新形态教材
高等学校基础医学系列

高等学校"十三五"医学规划教材

（供临床、基础、预防、护理、检验、口腔、药学等专业用）

病理学

Bing Li Xue

（第 2 版）

主　审　刘彤华
主　编　来茂德　申　洪
副主编　张晓杰　于燕妮　申丽娟　韩安家
编　者（按姓氏拼音排序）

柏青杨（齐齐哈尔医学院）	韩安家（中山大学）
和新盈（西安医学院）	胡新荣（广东医科大学）
贾永峰（内蒙古医科大学）	来　翀（浙江大学）
来茂德（浙江大学/中国药科大学）	李晓明（香港中文大学）
梁　莉（南方医科大学）	林　洁（南方医科大学）
龙　捷（广州医科大学）	龙汉安（西南医科大学）
卢林明（皖南医学院）	牛海艳（海南医学院）
申　洪（南方医科大学）	申丽娟（昆明医科大学）
徐恩萍（浙江大学）	徐芳英（浙江大学）
杨丽红（山西医科大学）	姚运红（广东医科大学）
于燕妮（贵州医科大学）	曾思恩（桂林医学院）
张宏颖（大连医科大学）	张晓杰（齐齐哈尔医学院）
徐芳英（浙江大学）	

编写秘书　安建虹（南方医科大学/华南理工大学）
　　　　　徐芳英（浙江大学）

高等教育出版社·北京

内容提要

本书系统介绍病理学基本理论、基本知识和基本技能，本书第1—6章介绍病理学基本概念、基本病变及疾病病理学改变中的共性和规律性的知识；第7—18章以解剖学系统为单位分别介绍各系统中常见的重要疾病。《病理学》第2版在保持第1版内容系统性和完整性的基础上力求简明、易懂和实用，力求准确阐述病理学中的基本概念，反映学科前沿并密切联系临床；在编排上采取纸质内容与数字化资源一体化设计。数字课程包括了图片、知识拓展、微视频、教学PPT、本章小结、自测题等，内容极为丰富，并介绍了18位历代著名病理学家。本书在内容上和编排上均独具特色。

本书适用于高等学校临床、基础、预防、护理、检验、口腔、药学等专业学生，是医学生参加执业医师考试的必备教材，还可供临床医务工作者和医学研究人员参考使用。

图书在版编目（CIP）数据

病理学／来茂德，申洪主编．--2版．-- 北京：高等教育出版社，2019.2（2024.4重印）

ISBN 978-7-04-051066-9

Ⅰ．①病… Ⅱ．①来… ②申… Ⅲ．①病理学－医学院校－教材 Ⅳ．①R36

中国版本图书馆CIP数据核字（2019）第023469号

项目策划　林金安　　吴雪梅　　杨　兵

策划编辑　杨　兵　董　梁　　责任编辑　杨　兵　　封面设计　张　楠　　责任印制　刁　毅

出版发行	高等教育出版社	网　　址	http://www.hep.edu.cn
社　　址	北京市西城区德外大街4号		http://www.hep.com.cn
邮政编码	100120	网上订购	http://www.hepmall.com.cn
印　　刷	涿州市京南印刷厂		http://www.hepmall.com
开　　本	889mm×1194mm　1/16		http://www.hepmall.cn
印　　张	27.5	版　　次	2015年12月第1版
字　　数	740千字		2019年2月第2版
购书热线	010-58581118	印　　次	2024年4月第4次印刷
咨询电话	400-810-0598	定　　价	86.00元

本书如有缺页、倒页、脱页等质量问题，请到所购图书销售部门联系调换

版权所有　侵权必究

物　料　号　51066-00

iCourse·数字课程（基础版）

病理学
（第2版）

主编　来茂德　申　洪

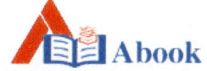

登录方法：
1. 电脑访问 http://abook.hep.com.cn/51066，或手机扫描下方二维码、下载并安装 Abook 应用。
2. 注册并登录，进入"我的课程"。
3. 输入封底数字课程账号（20位密码，刮开涂层可见），或通过 Abook 应用扫描封底数字课程账号二维码，完成课程绑定。
4. 点击"进入学习"，开始本数字课程的学习。

课程绑定后一年为数字课程使用有效期。如有使用问题，请点击页面右下角的"自动答疑"按钮。

病理学（第2版）

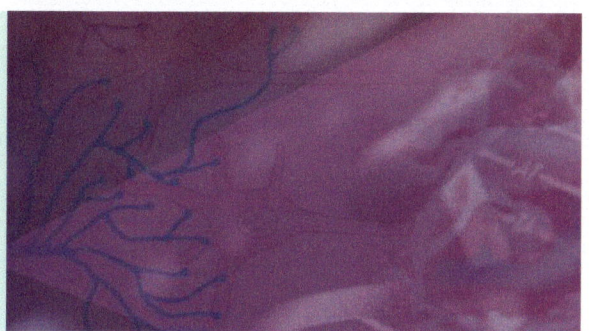

病理学（第2版）数字课程与纸质教材一体化设计，紧密配合。数字课程分图片、微视频、知识拓展、历代著名病理学家介绍、本章小结、自测题、教学 PPT 等资源。充分运用多种形式媒体资源，极大地丰富了知识的呈现形式，拓展了教材内容。在提升课程教学效果的同时，为学生学习提供思维与探索的空间。

http://abook.hep.com.cn/51066

扫描二维码，下载 Abook 应用

"病理学"数字课程编委会

(按姓氏拼音排序)

安建虹(南方医科大学/华南理工大学)　　柏青杨(齐齐哈尔医学院)

曹　娟(南方医科大学)　　　　　　　　韩安家(中山大学)

和新盈(西安医学院)　　　　　　　　　胡新荣(广东医科大学)

黄卓雅(惠州市中心人民医院)　　　　　贾永峰(内蒙古医科大学)

来　翀(浙江大学)　　　　　　　　　　来茂德(浙江大学/中国药科大学)

李巧稚(新疆医科大学)　　　　　　　　李晓明(香港中文大学)

梁　莉(南方医科大学)　　　　　　　　林　洁(南方医科大学)

龙　捷(广州医科大学)　　　　　　　　龙汉安(西南医科大学)

卢林明(皖南医学院)　　　　　　　　　牛海艳(海南医学院)

潘斌才(南方医科大学)　　　　　　　　申　洪(南方医科大学)

申丽娟(昆明医科大学)　　　　　　　　徐恩萍(浙江大学)

徐芳英(浙江大学)　　　　　　　　　　杨丽红(山西医科大学)

姚运红(广东医科大学)　　　　　　　　于燕妮(贵州医科大学)

曾思恩(桂林医学院)　　　　　　　　　张宏颖(大连医科大学)

张晓杰(齐齐哈尔医学院)　　　　　　　张耀忠(南方医科大学)

邹振宁(广东医科大学)

系列课程与教材建设委员会

主 任 委 员 来茂德（浙江大学/中国药科大学）

副主任委员 李　凡（吉林大学）

　　　　　　谢小薰（广西医科大学）

　　　　　　司传平（济宁医学院）

　　　　　　黄文华（南方医科大学）

委　　　员（按姓氏拼音排序）

高兴亚（南京医科大学）	龚永生（温州医科大学）
关亚群（新疆医科大学）	何　涛（西南医科大学）
侯筱宇（徐州医科大学）	黄孝天（南昌大学）
李存保（内蒙古医科大学）	刘　佳（华南理工大学）
刘志宏（宁夏医科大学）	阮永华（昆明医科大学）
石京山（遵义医科大学）	王　放（吉林大学）
解　军（山西医科大学）	徐国强（贵州医科大学）
杨保胜（新乡医学院）	曾思恩（桂林医学院）
张根葆（皖南医学院）	张晓杰（齐齐哈尔医学院）
钟照华（哈尔滨医科大学）	周天华（浙江大学）
朱　亮（大连医科大学）	

前 言

《病理学》第1版发行五年来被多所院校学生使用,受到同行和学生的好评。为全面落实"新时代全国高等学校本科教育工作会议"精神,加强本科教育,全面提高医学人才培养质量,高等教育出版社组织高校基础医学领域的专家教授启动新形态教材:高等学校基础医学系列再版工作。《病理学》第2版在总结第1版编写和使用的基础上,进行了修订。

"病理学"是临床医学及相关医学专业的重要基础课程。为提高学生的自主学习能力,《病理学》第2版教材根据病理学的学科特点,以课程的知识点为基础,紧密结合纸质教材内容,建设了丰富的数字化资源,辅助学生学习、拓展学习内容,并采用纸质教材+数字课程形式呈现。数字化资源涵盖知识拓展、图片、微视频、本章小结、历代著名病理学家介绍、自测题、教学PPT等栏目,与正文相关知识点对应的数字资源类型及编号用🖱标出。《病理学》第2版教材汇集了全国十余所高等医学院校病理学领域专家教授们的智慧、教学经验、珍藏多年的优质资源,以达到教学资源共享之目的,旨在提高教育教学质量。

本教材和以往的纸质教材不同之处在于:每章均设有思维导图,以提高学生对相应的整章结构和知识点的把握;有关键词、章导语,以激发学生的学习兴趣、热情及好奇心,帮助学生把握相应章节的知识要点和学习重点。

本教材共十八章。第一章"病理学概论"比较全面地介绍了病理学的基本概念、研究方法及其在医学中的地位等。第五章炎症和第六章肿瘤在内容和形式上都有新的变化,并及时反映了病理学学科最新进展。此外在乳腺癌分子分型、肺腺癌靶向诊断、神经内分泌肿瘤和新发传染病等方面都有很好的体现。书中有400余幅病变结构典型的彩色图片,希望达到病理学直观、深刻的教学效果。

本教材邀请了香港中文大学医学院李晓明博士编写了历代著名病理学家介绍,内容安排在数字课程上,相信对学生有很好的教育和启迪意义。

本教材得到了中国医学科学院北京协和医学院刘彤华院士的审阅和指导,在此表示诚挚的谢意!感谢各位编者的努力,感谢为本教材提供图片的同仁,感谢中山大学彭挺生教授对本教材第十章淋巴造血系统疾病的审修,感谢张耀忠在教材照片的完善和图片制作中提供的帮助,感谢徐芳英和安建虹作为本教材编写秘书所付出的辛勤劳动。

用新形式编写新教材是一种探索。本教材的编者为来自国内不同地区高校的一线教师,有丰富的病理学教学经验、科研能力和临床病理诊断水平。尽管编委们竭尽全力,主编花了大量的时间统稿和修缮,但还会留有不尽人意的地方。希望读者在使用过程中多提宝贵意见,以便我们在再版时修订和完善。教材的生命力在于质量,希望通过使用和修订,能使该教材在同类教材中"有特色,受人爱"。

来茂德　申　洪

2018年11月

目 录

- 001 第一章 病理学概论
  - 003 第一节 病理学学科范畴及其在医学中的地位
  - 005 第二节 病理学发展史
  - 007 第三节 病理学研究方法
  - 010 第四节 临床病理学
  - 012 第五节 病理学重要技术
  - 025 第六节 病理学学习与实践 ⓔ

- 026 第二章 细胞、组织的适应和损伤
  - 028 第一节 细胞的适应和老化
  - 031 第二节 细胞、组织的损伤

- 042 第三章 损伤的修复
  - 044 第一节 再生
  - 051 第二节 纤维性修复
  - 055 第三节 创伤愈合

- 060 第四章 局部血液循环障碍
  - 062 第一节 充血
  - 064 第二节 血栓形成
  - 068 第三节 栓塞
  - 071 第四节 梗死
  - 074 第五节 出血
  - 075 第六节 水肿

- 078 第五章 炎症
  - 080 第一节 炎症的原因
  - 081 第二节 炎症的基本病理变化及其形成机制
  - 086 第三节 炎症细胞
  - 091 第四节 炎症介质
  - 096 第五节 炎症的病理类型
  - 104 第六节 炎症的发展及结局

- 109 第六章 肿瘤
  - 111 第一节 肿瘤的一般形态
  - 113 第二节 肿瘤的异型性
  - 115 第三节 肿瘤的生长
  - 118 第四节 肿瘤的扩散
  - 121 第五节 肿瘤的分级与分期
  - 122 第六节 良性肿瘤和恶性肿瘤的区别
  - 123 第七节 肿瘤对机体的影响
  - 124 第八节 肿瘤的命名和分类
  - 126 第九节 癌前病变的相关概念
  - 129 第十节 常见肿瘤举例
  - 134 第十一节 肿瘤的病因学和发病学

- 146 第七章 心血管系统疾病
  - 148 第一节 动脉粥样硬化
  - 155 第二节 冠状动脉粥样硬化及冠状动脉粥样硬化性心脏病
  - 160 第三节 高血压
  - 166 第四节 动脉瘤 ⓔ
  - 166 第五节 风湿病
  - 171 第六节 感染性心内膜炎
  - 172 第七节 心瓣膜病
  - 175 第八节 心肌炎和心肌病
  - 180 第九节 心包炎 ⓔ
  - 180 第十节 先天性心脏病
  - 184 第十一节 心脏肿瘤 ⓔ

- 186 第八章 呼吸系统疾病
  - 188 第一节 肺炎
  - 194 第二节 慢性阻塞性肺疾病
  - 198 第三节 肺尘埃沉着病
  - 202 第四节 慢性肺源性心脏病
  - 204 第五节 呼吸窘迫综合征
  - 205 第六节 呼吸系统常见肿瘤

- 211 第九章 消化系统疾病
  - 213 第一节 消化管常见非肿瘤疾病

221	第二节 肝胆胰常见的非肿瘤疾病		353	**第十五章 骨和关节疾病**
231	第三节 消化管常见肿瘤		355	第一节 骨折愈合
240	第四节 肝胆胰肿瘤		356	第二节 骨肿瘤及瘤样病变
			364	第三节 骨非肿瘤性疾病
244	**第十章 淋巴造血系统疾病**		369	第四节 关节疾病
246	第一节 淋巴组织良性增生性疾病			
250	第二节 淋巴组织肿瘤		371	**第十六章 神经系统疾病**
265	第三节 白血病		373	第一节 中枢神经系统感染性疾病
273	第四节 组织细胞与树突细胞肿瘤ⓔ		377	第二节 中枢神经系统疾病常见并发症
273	第五节 淋巴造血组织增生性病变的观察和分析		379	第三节 神经系统变性疾病
			382	第四节 神经系统肿瘤
277	**第十一章 免疫性疾病**			
279	第一节 组织损伤的免疫机制		389	**第十七章 传染病及真菌病**
281	第二节 自身免疫病		391	第一节 结核病
285	第三节 免疫缺陷病		400	第二节 麻风ⓔ
288	第四节 移植排斥反应		400	第三节 伤寒
			402	第四节 细菌性痢疾
290	**第十二章 泌尿系统疾病**		404	第五节 肾综合征出血热
293	第一节 肾小球肾炎		404	第六节 钩端螺旋体病ⓔ
303	第二节 肾小管-间质性炎症		404	第七节 性传播疾病
305	第三节 尿路结石		408	第八节 新发传染病
307	第四节 泌尿系统常见肿瘤		411	第九节 真菌病
314	**第十三章 生殖系统及乳腺疾病**		415	**第十八章 寄生虫病**
316	第一节 子宫颈疾病		417	第一节 阿米巴病
319	第二节 子宫体疾病		420	第二节 血吸虫病
322	第三节 妊娠滋养细胞疾病		424	第三节 棘球蚴病
325	第四节 输卵管疾病		427	第四节 弓形虫病ⓔ
326	第五节 卵巢疾病		427	第五节 华支睾吸虫病ⓔ
331	第六节 前列腺疾病		427	第六节 丝虫病ⓔ
333	第七节 睾丸和阴茎肿瘤ⓔ		427	第七节 管圆线虫病ⓔ
333	第八节 乳腺疾病		427	第八节 肺型并殖吸虫病ⓔ
337	**第十四章 内分泌系统疾病**		428	**主要参考文献**
339	第一节 垂体疾病ⓔ		429	**中英文名词对照索引**
339	第二节 甲状腺疾病			
347	第三节 肾上腺疾病			
348	第四节 胰岛疾病			
350	第五节 神经内分泌肿瘤			

第一章
病理学概论

关键词

病理学	临床病理学	诊断病理学	细胞病理学
超微病理学	免疫病理学	分子病理学	定量病理学
病理解剖学	病理生理学	尸体解剖	冷冻切片
液基细胞学			

本章对病理学做概括性介绍，回答病理学基本概念、研究内容、学科范畴及其在医学中的地位，介绍病理学的形成、发展、分支学科和我国病理学的发展及先驱先辈，介绍临床病理学，包括诊断病理学、细胞病理学、尸体解剖等，简介病理学研究方法、重要技术及学习方法。

通过本章的学习，要求对病理学形成总体认识，明确其基本概念、研究内容、学科范畴、与相关学科的关系及在医学中的地位，明确其在临床医学诊断中的地位，掌握其在临床医学中的应用，熟悉病理学基本研究方法及基本病理学技术，熟悉重要病理学技术在病理学中的作用，了解病理学发展史，懂得怎样学好病理学。

思维导图

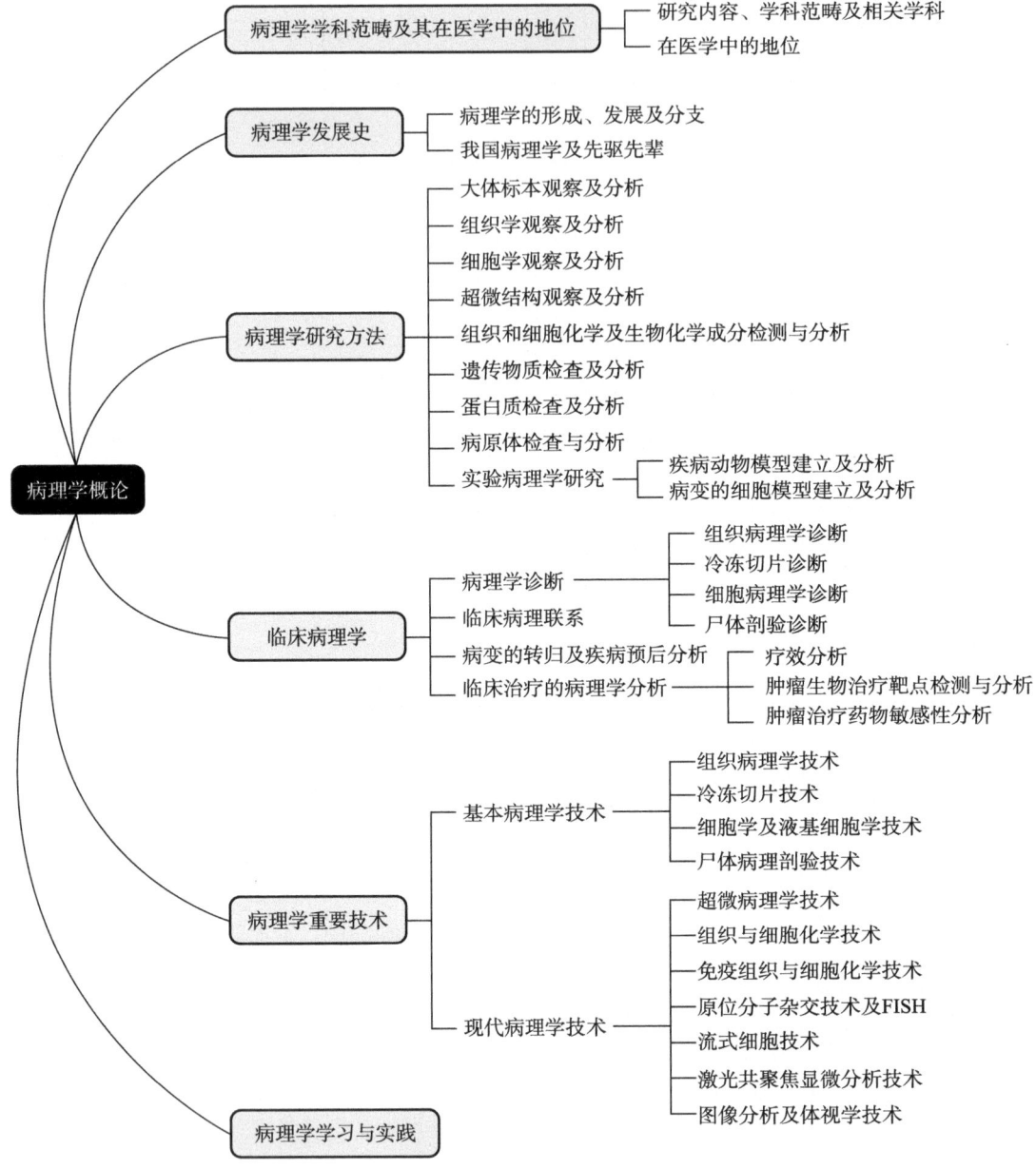

病理学（pathology）是以机体病变组织形态结构改变为核心研究疾病的病因、发病机制、病理变化、功能和代谢的改变、临床病理联系、转归和预后的医学核心科学，是揭示疾病本质的医学学科，既有明显的临床医学学科特点，又具有基础医学学科的基本属性，在揭示疾病的发生发展规律中具有关键作用，是现代医学的基石，其知识体系为疾病预防、诊断、治疗和研究所必需。没有病理学就没有现代医学，更谈不上现代医学的发展。

微视频 1-1
病理学概念

第一节　病理学学科范畴及其在医学中的地位

一、病理学研究内容、学科范畴及相关学科

病理学探讨并阐明疾病的病因、发病机制、病理变化、功能和代谢的改变、临床病理联系、转归和预后，揭示疾病的发生发展规律，回答疾病的本质。根据研究内容和临床属性，病理学大致可划分为基础病理学和临床病理学，前者包括基础病理解剖学和病理生理学，涉及疾病的发病学、毒理学、药理学等学科；后者则主要指临床诊断病理学，涉及影像学、各类内镜检查和临床诊断与治疗，涉及病变的转归和预后分析。此外，病理学直接涉及疾病的预防（图 1-1）。根据研究材料的不同，病理学可分为人体病理学（human pathology）和实验病理学（experimental pathology），前者基于人体病变材料开展研究，探讨并解决临床病理学问题，包括尸体解剖（autopsy）、活体组织检查（biopsy）和细胞学（cytology）检查等，有学者称其为 ABC 病理学；后者基于动物实验材料或间接的人体材料（如培养的人体肿瘤细胞）开展研究，从实验方面探讨疾病的病因、发病机制等病理学问题。此外，随着病理学检查技术和方法的发展，遗传物质和蛋白质分子的检查等已成为人体病理学和实验病理学研究的重要组成部分。

微视频 1-2
病理学的学科特点

疾病是机体对内外环境的变化和致病因子的作用所发生的异常反应，其发生既包含病因的作用，又包含机体自身的反应，其形成的基本标志是机体组织或细胞发生了形态结构的改变，即通常所谓的病理变化，简称病变。探讨病变形成的原因和机制是疾病发病学所要解决的问题，包括病因学及发病机制等。

疾病发生后，机体器官和组织不但形态结构发生了病变，而且功能也会损伤，代谢也会改变。从机体器官、组织形态结构的改变方面探讨疾病的病理学问题（特别是病理诊断问题）谓病理解剖学，通常称之为病理学；从器官、组织功能和代谢改变方面探讨疾病的病理学问题谓病理生理学。病理解剖学是病理生理学研究的基础，因为功能和代谢的改变往往是

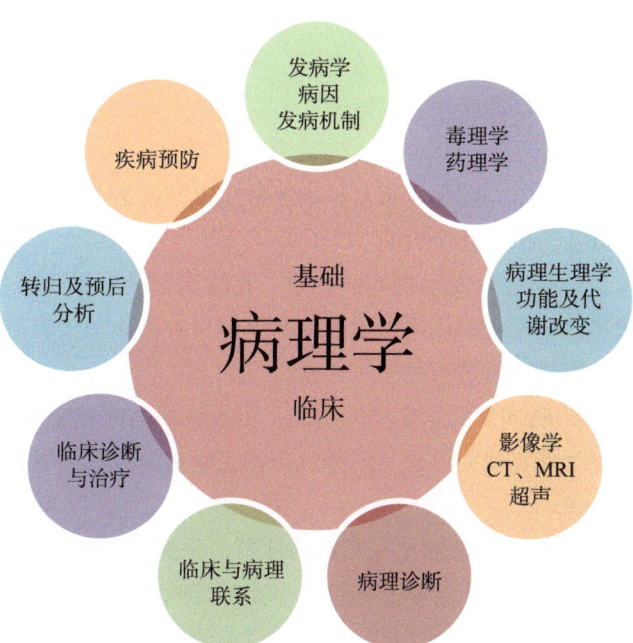

图 1-1　病理学学科范畴及其相关学科

相应组织器官形态结构（包括超微结构）改变的结果。病理生理学可以理解为是病理解剖学的衍生，也是临床功能检查及生化检验的基础。我国医学教育通常将病理学（病理解剖学）和病理生理学作为两门课程进行教授。

病理学不仅探讨病变组织形态结构的改变，在临床上还要根据病变特点做出病理诊断，并要探讨这些改变与临床症状、体征、血清学、生物化学和影像学等改变之间的关系，发现和检查相应病变中存在的分子治疗靶点；临床上往往根据病理诊断拟订治疗方案，分析疾病的预后和转归。以探讨并解决临床病理诊断问题为核心工作内容的病理学部分为诊断病理学，这是临床病理学的核心工作。临床病理学家一般根据活体组织材料进行病理诊断（简称活检），或根据死者尸体剖验组织进行尸体病理诊断（简称尸检）。法医学上法医病理学诊断是病理诊断的重要组成部分。通常所说的临床病理学不但包括诊断病理学内容，而且包括基于病理改变的临床病理分析以及为临床治疗提供相应的检测支持依据，如检测有关生物治疗靶点、肿瘤细胞耐药性检测等。

病理学改变是患者临床症状、体征、血清学和影像学等改变形成的基础。如何解析病理变化与它们之间的关系，包括病理变化与 X 线、CT、超声和磁共振图像之间的关系等，都是临床病理联系需要解决的问题。

病理学诊断或结果观察是临床诊断及拟订治疗方案的基础，也是病变转归和预后分析的依据。对于肿瘤患者，通过病理诊断可明确肿瘤的良恶性及不同类型、分级及分期（如 TNM 分期），临床上根据相应的病理诊断拟订切除、清扫、化学治疗、放射治疗或生物治疗方案。例如，病理诊断为结肠中分化腺癌，则临床上通常对肿瘤组织进行手术切除并清扫相应淋巴组织。又如，乳腺浸润性导管癌，病理检查 *Her-2* 阳性（++），则可通过荧光原位杂交（FISH）进一步确认是否存在 *Her-2* 基因扩增，如有扩增则临床上采用曲妥珠单抗（赫赛汀）进行治疗，能取得较满意的疗效。临床上，肿瘤患者病理 pTNM 分期对于预后分析有重要价值。

此外，在毒理学和药理学研究方面，毒物和药物的不良反应必须通过病理学检查才能确认。一些生物疗法的药物作用靶点需要病理学检查才能发现，如表皮生长因子受体（EGFR）治疗靶点的检查需要借助免疫组织化学标记才能明确。

概言之，病理学是医学核心学科，其学科范畴涉及基础医学、临床医学和预防医学三大医学板块。

二、病理学在医学中的地位

病理学乃医学之基石，为医学之本，这是由病理学的性质和任务所决定，其在医学中的地位可概括为以下几个方面。

1. 病理学揭示疾病的本质，在临床医学中举足轻重，不可替代　临床有关学科根据患者症状和体征及检验结果做出的诊断仅仅是对疾病临床表象的认识，尚不能确定疾病的本质，只能算是对病变本质进行的初步判断。

2. 病理学揭示疾病的病因，为疾病的防治奠定基础　能引起病变的根本原因为疾病的病因，病理学能直接回答这一问题。离开了病理学观察和分析来探讨疾病的病因只能是对疾病病因的间接认识。

3. 病理学诊断是医学最高诊断，是医学诊断的金标准，也是医学诊断中的"法官"。医学诊断可以是在患者症状和体征水平上的诊断，可以是建立在影像学基础上的诊断，还可以是建立在有关检验指标基础上的诊断，再就是建立在对组织和细胞结构观察分析基础上的诊断，哪一层级的诊断最可靠？答案很简单，是病理学诊断，因为病理学诊断能直接确定疾病的性质，回答临床问题，解释患者的症状和体征，并能确定死亡原因。目前，或者说在相当长的时期内，现有的临床诊断方法还不可能有效替代病理学诊断，因为病理学对疾病的诊断是在对病变组织和细胞结构改变直接观察的基础上做出的，现有的其他诊断手段和方法难以为之。医学上因此把病理学诊断作为诊断的"金标准"。当临床上出现不同的诊断意见，或诊断的正确与否不能确定时，只有病理诊断能够起到裁决作用。因此，病理学诊断又被当做医学诊断中的"法官"。

4. 病理学检查能直接指导临床医学实践　临床治疗包括治标和治本。病理学诊断揭示疾病的本质，对于疾病治本起到决定性作用。例如，肿瘤的治疗首先需要知道肿瘤的病理学诊断，明确肿瘤的性质、类别等。肿瘤医生称病理医生是肿瘤医生的眼睛，可见病理学观察和诊断对于肿瘤治疗的重要作用。在现代肿瘤治疗中，通过病理学检查可以发现肿瘤的治疗靶点，为临床拟订治疗方案奠定基础。

5. 在临床医学研究中，病理学观察往往是其重要组成部分　病理学还肩负新病种的发现和新药筛选等任务。例如重症急性呼吸综合征（SARS）、埃博拉病毒病、中东呼吸综合征等传染病刚出现时，都历经尸体剖验诊断。临床上往往基于病理学诊断对疾病进行研究分组。此外，毒理学研究、药物不良反应研究等都离不开病理学观察。

6. 病理学是认识疾病症状、体征、代谢和功能变化及转归的基础　要正确解释疾病的症状、体征、代谢和功能变化，离不开对病变的观察、分析和理解。例如，肝炎患者肝区疼痛的症状是由于肝炎时肝细胞水肿变性，导致肝大，刺激肝被膜引起；因此，临床触诊可在右肋缘下扪及肿大的肝这一体征；由于肝细胞气球样变和溶解坏死，释放出多种细胞酶，因此临床上肝功能检查能查出患者转氨酶等升高；此外，由于肝细胞胆色素代谢障碍，被动释放到肝细胞外并被吸收入血，最后沉积在皮肤和巩膜，形成黄疸。患者的上述临床症状、体征和功能及代谢方面的改变，都能从肝细胞基本病变中得到科学解释。

7. 病理学是医学主干课程和"桥梁"学科　病理学既是临床医学中的关键学科，在诊断中发挥决定性作用且与临床医学各科密切相关，是临床医学的基础，又是基础医学与临床医学之间的桥梁。只有通过病理学才能将基础医学与临床医学有机地联系起来（图1-2）。疾病过程中出现的症状和体征是以病理变化为基础的，疾病的诊断和治疗也以病理学为基础。因此，仅仅学习了解剖学、组织学与胚胎学、生理学、生物化学、细胞生物学、医学微生物和医学寄生虫学等基础医学知识还不足以学好临床医学；在学习临床医学课程前，必须先学习病理学。一名专业、优秀的临床医生，必须具有良好的病理学基础。

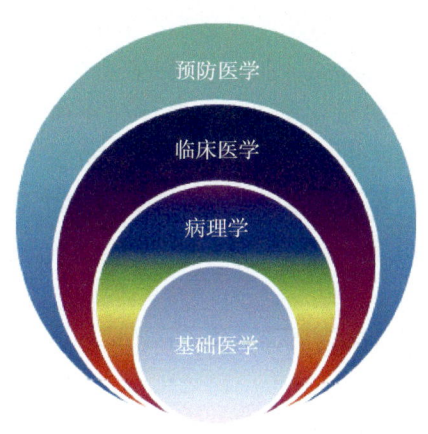

图1-2　病理学与基础医学、临床医学及预防医学的关系

第二节　病理学发展史

纵观医学发展过程可以发现，病理学以解剖学发展为基础，临床医学以病理学发展为基础。解剖学的发展将病理学学科不断引向深入，临床医学的发展又不断向病理学提出新的问题和更高

要求，促使病理学研究不断开拓和深入，推动了病理学的发展。

一、病理学的形成、发展及分支

知识拓展 1-1
Hippocrates 的从医誓言

病理学的形成和发展经历了漫长的岁月。古希腊名医希波克拉底（Hippocrates，公元前 460—前 377，图 1-3）提出了体液病理学（humoral pathology），认为机体内含血液、黏液、黄胆汁和黑胆汁 4 种基本体液，由于外界因素导致其失衡而引发疾病。他还提出医生必须恪守的从医誓言，并成为后世的基本医德准则。

历经两千多年，随着解剖学的发展和科学技术的兴起，现代意义上的病理学得以真正建立和发展。18 世纪中叶，意大利病理解剖学家摩尔加尼（Morgagni，1682—1771，图 1-4）根据 700 余例尸体解剖材料，发现人体疾病是由相应器官形态结构改变所致，提出疾病定位于器官的学术观点，1761 年发表划时代论著《论疾病的定位和原因》，创立了器官病理学（organ pathology），形成病理学雏形，被誉为"病理学之父"。19 世纪中叶，随着显微镜的发明，德国病理学家鲁道夫·魏尔啸（Rudolf Virchow，1821—1902，图 1-5）借助显微镜观察，发现细胞结构的改变和功能、代谢障碍是一切疾病的基础，1858 年发表了《细胞病理学》著作，创立了细胞病理学（cellular pathology），奠定了临床病理学基础，这在病理学乃至人类医学发展史上具有划时代意义，在现代病理学研究和发展中依然发挥着不可替代的作用。

伴随着科学技术的发展，在随后的医学探索、实践和资料积累中，病理学从器官病理学、细胞病理学逐渐发展到组织病理学（histopathology）；电子显微镜技术的发展使人们进一步认识到病变细胞超微结构的改变，形成了超微病理学（ultrastructural pathology）；现代免疫学、细胞生物学、生物化学、分子生物学和遗传学的兴起、发展及其在病理学学科中的渗透，免疫组织化学技术、流式细胞技术、图像分析技术和分子生物学技术的发展及其在病理学中的应用，对病理学的发展和完善产生了深刻的影响，形成了遗传病理学（genetic pathology）、免疫病理学（immunopathology）、分子病理学（molecular pathology）和定量病理学（quantitative pathology）等新的分支，构成了现代病理学基本体系（图 1-6）。病理形态学研究也从宏观、微观发展到分子水平，从定位、定性研究进入定位、定性与定量相结合的新阶段，观察结果更加客观、可靠。

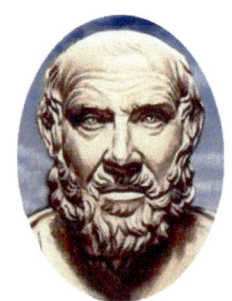
图 1-3 Hippocrates，公元前 460—前 377，体液病理学创立者

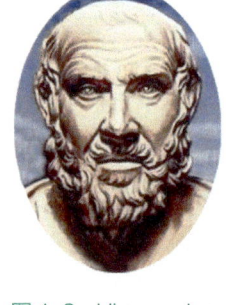
图 1-4 Morgagni，1682—1771，器官病理学创立者

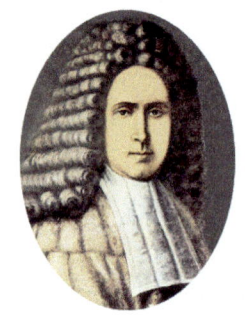
图 1-5 Rudolf Virchow，1821—1902，细胞病理学创立者（邓飞供图）

二、我国病理学及先驱先辈

我国古代即有病理学知识的记载。早在秦汉时期（公元前 221—公元 220 年），《黄帝内经》阐述了机体构造、器官的功能和疾病的发生；隋代，巢元方（公元 550—630 年，图 1-7）的《诸病源候论》论述了不同疾病的症状、病源、改变和转归；南宋时期，宋慈（公元 1186—1249 年，图 1-8）的《洗冤录集》介绍了尸解、伤痕病变和中毒鉴定；金元时期（12 世纪下半叶），窦汉卿（公元 1195—

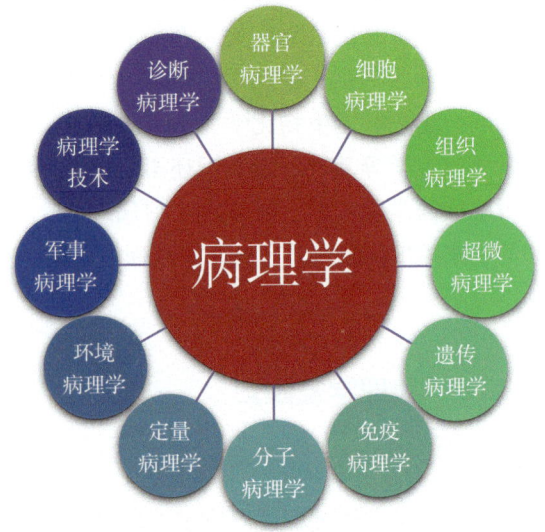
图 1-6 病理学学科分支

1280年）的《疮疡经验全书》对一系列疾病进行了绘图说明。在这些著作中，无不包含着病理学学术思想、方法及在临床医学实践中的应用。由于国内生物学和解剖学发展的限制，科学技术的应用受限，特别是缺乏显微镜技术的应用，我国古代病理学发展缓慢，长期处于宏观观察阶段。1866年，广州博济医院（现中山大学第二附属医院）附设医学校成立并开展了尸体病理解剖，揭开了我国现代病理学的序幕。

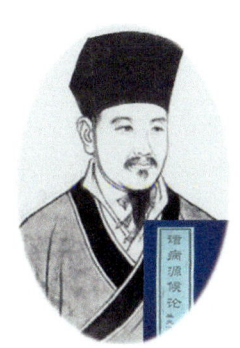

图1-7 巢元方，550—630，著《诸病源候论》

20世纪初我国病理学步入发展阶段，特别是在中华人民共和国成立后，我国病理学先辈们辛勤耕耘，在病理诊断和推动尸解、活检、教学、科研、学科建设、人才培养及学术交流等多方面做出了卓越贡献，促进了我国病理学的进步和发展，他们当中已故重要代表如徐诵明、胡正详、梁伯强、谷镜汧、侯宝璋、林振纲、秦光煜、江晴芬、李佩林、杨大望、吴在东、杨述祖、杨简、刘永、白希清、杨光华、武忠弼、佘铭鹏、李维华、刘彤华等。在教学方面，他们从无到有，编著了具有我国特色的病理学教材，对我国医学人才和病理学专家的培养发挥了巨大作用；在病理诊断方面，他们大力推动我国尸检、活检和细胞学检查的开展，编写病理学诊断著作加强了病理学和临床医学的紧密联系，凸显了病理诊断在医学中的重要地位；在科研方面，他们对长期危害我国人民生命健康的重要传染病（如麻风）、寄生虫病（如血吸虫病、黑热病）、地方病（如大骨节病、克山病）、心血管疾病（如动脉粥样硬化、冠状动脉粥样硬化性心脏病）及肿瘤（如肝癌、食管癌、鼻咽癌）等进行了广泛深入的研究，取得了丰硕成果；在人才培养方面，他们通过办班、培养进修生等多种形式为我国造就了一大批病理学家，对我国病理学的进一步建设和学科发展发挥了重要作用；在学术交流方面，他们积极介绍、传播国外病理学先进知识、技术和研究进展，积极举办病理学术交流会，促进了我国病理学的进步、发展和繁荣。

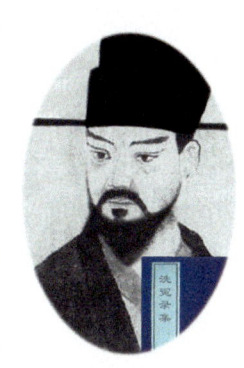

图1-8 宋慈，1186—1249，著《洗冤录集》

我国幅员辽阔、人口和民族众多、社会稳定且经济发展，在疾病谱系、种类和数量上都具有突出的特点。因此我国病理学未来的发展具有广阔的前景，一定能为人类病理学的发展做出重要贡献。

随着科学技术的进步和更多新兴学科的出现，随着学科间的互相渗透和发展，特别是分子生物学的发展，病理学将飞速发展，对疾病的研究和认识将进一步深化并更好地服务于临床，传统病理学将得到进一步完善并继续发挥其不可替代的作用。

微视频1-5
病理学的未来发展

第三节 病理学研究方法

病理学研究着重于病变结构的观察和分析，包括组织器官宏观及微观结构乃至遗传物质、蛋白质、生物分子的结构观察和功能分析，以及病变的动物模型及细胞模型的建立与分析等。

一、大体标本观察及分析

病变器官和组织标本的大体观察（又称肉眼观察）是病理学研究最基本的检查内容，是通过肉眼观察或借助放大镜、量尺及天平等衡器确定病变的大小、重量、形状、表面和切面形态、颜色和质地，判断组织器官是否存在病变及其性质（炎症、肿瘤或结构异常等）。例如肉眼观察到淋巴结肿大伴干酪样坏死，则首先考虑结核性病变。对于肿物，要注意其大小及与周围组织的关系，注意有无包膜及包膜的完整性。若肿物较大且无包膜或包膜不完整，或与周围组织分界不清，浸润性生长，切面有坏死或（和）出血，造成周围组织器官结构破坏则多考虑为恶性肿瘤。大体检查要注意系统观察，循序渐进，从上至下，由表及里，由一侧到另一侧；质地检查时需适当触压病变标本；切面检查要注意有无颜色和结构的改变，有无结节形成等。总之要注意寻找病变，防止遗漏。大体观察是病理诊断的基本依据，是准确取材并保证病理诊断准确的前提，是病理医生的基本功。

二、组织学观察及分析

组织学观察及分析是指将病变组织固定、包埋、切片并苏木精-伊红（HE）染色，然后借助显微镜对病变组织结构进行观察和分析，确定病变性质和特点，形成组织病理学诊断。观察时通常要注意病变组织和细胞结构发生了哪些改变，细胞有无变性或坏死，有无充血、出血或水肿，血管内有无血栓形成，组织中有无炎症细胞浸润或者是有何炎症细胞浸润，纤维结缔组织有无增生，组织或细胞有无异型性改变，有无核分裂或病理性核分裂，脉管内有无瘤栓等。

三、细胞学观察及分析

细胞学检查是将采集的细胞标本制成涂片，经固定和巴氏染色后借助显微镜对涂片中的细胞结构进行观察和分析，确定病变细胞性质和特点，形成细胞病理学诊断。观察时通常要注意病变细胞结构上发生了哪些改变，有无变性或坏死，有无异型性改变或程度如何，有何炎症细胞及数量如何，有无特殊病原体。

四、超微结构观察及分析

细胞超微结构观察及分析是将病变组织或细胞制成超薄切片或扫描电镜标本并行电子染色或导电处理，然后借助透射电镜（TEM）或扫描电镜（SEM）对病变细胞或组织的超微结构进行观察和分析，确定病变细胞或组织超微结构的形态改变特点。透射电镜观察时要注意病变细胞内超微结构发生了哪些改变，线粒体有无增多或减少，有无空泡化或结构消失；初级和次级溶酶体大小和数量有无改变；内质网有无扩张、水肿；粗面内质网有无脱颗粒；高尔基体有无异常；细胞有无自噬或异噬改变；糖原颗粒有无异常；胞质内有无异常颗粒或色素小体；核的形态有无异常，核染色质及核仁有何改变，核膜有无增厚；细胞有无特殊分化结构，或细胞的特殊分化结构有何异常改变，有无病毒颗粒等。扫描电镜观察时要注意细胞或组织结构表面有何异常，细胞和细胞表面之间的关系等。

五、组织和细胞化学及生物化学成分检测与分析

组织和细胞的化学及生物化学成分是构成组织和细胞的结构物质及功能活性物质，对于分析组织和细胞的结构与功能有重要价值。病变时这些物质会发生质变或量变，可借助免疫组织化学（简称免疫组化）和组织化学与细胞化学技术（后者又称特殊染色）来检测这些物质存在与否及

含量的改变。如，免疫组化抗体 CK 可检测上皮性细胞；又如过碘酸希夫（PAS）染色可显示黏多糖和糖原，苏丹Ⅲ（Sudan Ⅲ）染色可显示细胞内脂类物质，普鲁士蓝染色可显示组织和细胞中的铁离子；此外，一些病原体由于其具有特殊的结构成分也可通过特殊染色显示出来，如六氨银染色可显示真菌。这些方法在病理学研究中都具有重要价值。

六、遗传物质检查及分析

肿瘤性病变和遗传性疾病细胞内的遗传物质会发生改变，因此可借助分子生物学技术，检测这些物质是否发生改变，分析其与病变之间的关系等。例如，可借助聚合酶链反应（PCR）技术检查肿瘤细胞中癌基因是否有扩增。

七、蛋白质检查及分析

组织和细胞中的蛋白质在病变情况下会表达异常，可借助免疫组织化学技术对其进行检查。通过已知特异性抗体检测细胞内未知的特定抗原存在与否及其含量并分析细胞的属性和分化趋势，这在肿瘤病理诊断及分析中已得到广泛应用。

八、病原体检查与分析

病原体是炎症的重要原因，甚至可引起癌变。检查组织中病原体存在与否对疾病的病因分析具有重要价值。例如慢性萎缩性胃炎、胃溃疡和胃癌与幽门螺杆菌的关系，就可通过检查病变组织中幽门螺杆菌存在与否加以研究和分析。一些病原体可通过特殊染色显示，借助免疫组织化学和病原体核酸杂交技术也可检查分析病变中的病原体，在液基细胞学涂片上也可直接检查到病原体存在与否。

图 1-1 切片中的幽门螺杆菌

九、实验病理学研究

经典病理学以人体组织和细胞为研究对象，探索、发现并回答有关病理学问题，特别是临床病理诊断问题。然而有些疾病的人体组织材料难以获得，需要实验病理学（experimental pathology）研究，即用实验动物或间接人体病变材料（如培养的人体肿瘤细胞）通过建立有关病变模型来进行相应的病理学研究。

图 1-2 涂片中的念珠菌

（一）疾病动物模型建立及分析

疾病动物模型研究即根据研究目的用合适的动物复制人体疾病的动物模型以探讨病变的发生发展规律、机制和结局等。如将人体肿瘤细胞接种于裸鼠皮下或腹腔，经过一段时间在接种部位长出与人体肿瘤相似的肿物，制成动物模型，在此基础上观察、分析肿瘤的生长情况及转移特点等，也可进行药物疗效评价，新药筛选等。又如，用高脂饲料饲喂家兔，制备动脉粥样硬化模型，研究动脉粥样硬化的发病机制及治疗问题等。但应注意，人与动物存在种属差异，因此动物实验结果只能作为参考。

(二)病变的细胞模型建立及分析

病变的细胞模型研究即用人体或动物细胞在人工条件下进行传代培养，或建立有关细胞株，在此基础上观察有关因素作用下细胞或细胞株的生长特点，分析其细胞生物学、分子生物学、蛋白质组学和细胞遗传学等的改变及机制。由于人体内环境复杂，肿瘤细胞在培养基上可以生长，但接种于普通动物皮下或内脏则不一定能存活，因此体外实验结果不能等同于体内。

第四节　临床病理学

临床病理学是医学病理学的核心组成部分，其主要任务是解决疾病的病理诊断问题，此外分析患者的预后和转归，解析临床病理联系，探讨疾病治疗的病理学基础，特别是肿瘤治疗的病理学基础。

一、病理学诊断

病理学诊断包括组织病理学诊断、冷冻切片（又称冰冻切片）诊断、细胞病理学诊断（简称细胞学诊断）和尸体剖验诊断（简称尸检诊断），其中以尸检诊断最为权威和全面，其次是组织病理学诊断。目前的免疫组织化学检查、分子生物学检查和定量病理学测试及分析等属于病理学辅助诊断检查。

（一）组织病理学诊断

组织病理学诊断多用于活体组织检查，简称活检，即从患者病变处切取（或部分切取）、钳取或穿刺有关组织，经切片、染色后进行显微镜观察，进一步将所观察到的病理改变结果概括为结论即为病理诊断，是权威的医学诊断，它回答了什么解剖部位、什么组织出现了什么性质的病变。例如，"左侧乳房乳腺纤维腺瘤"这一病理诊断告诉我们在患者左侧乳房的解剖部位的乳腺组织形成了名为纤维腺瘤的肿瘤（良性）。病理诊断以书面报告形式由医院病理科发出，具有报告资质的病理医生签字后生效，是临床诊断及治疗的书面依据，是非常重要的病理文书。

相当一部分活检诊断直接服务于外科，因此常将其归为外科病理学范畴。活检的意义在于：①能及时准确地对患者的疾病做出病理诊断，指导临床治疗和预后分析。②通过活检诊断，对一些病变的患者定期随访（如癌前病变），有助于了解病变发展情况，判断疗效和拟订治疗方案。③活检标本除可用于疾病的病理诊断外，还可用于病理学检查方法的研究；活检诊断结果还可用于医学和病理学研究，特别是临床肿瘤诊断与治疗的研究。④在活检技术基础上，发展形成了冷冻切片诊断和快速石蜡切片诊断，提高了病理诊断的速度。

（二）冷冻切片诊断

一些患者需手术切除病变，当病变性质未能明确时，可在手术过程中切取部分病变组织，用冷冻切片技术切片并行 HE 染色，观察并确定病变性质（约需 30 min），为术中进一步确定手术治疗方案提供依据，这类病理诊断谓冷冻切片诊断。

（三）细胞病理学诊断

细胞病理学（cytopathology）简称细胞学，是以细胞为基础探讨疾病病理学问题的一门科学。当其探讨基于脱落细胞和（或）穿刺细胞的病理学诊断问题时谓诊断细胞学（diagnostic cytology）或临床细胞学（clinical cytology），通常简称为细胞学，其特点是利用机体器官或组织中正常或病变的脱落细胞或细针吸取细胞进行涂片、染色，并通过显微镜观察对病变细胞做出诊断，常用于肿瘤细胞的良恶性诊断。根据获取细胞方法的不同，细胞学可分为脱落细胞学（exfoliative cytology）和穿刺细胞学（fine needle aspiration cytology，FNAC），前者采集机体正常组织或病变自然脱落的细胞，后者则通过细针穿刺获取病变细胞。

细胞学检查多用于子宫颈和阴道分泌物、痰、尿液及胸腹水涂片或肿物印片、病变刷片及细针穿刺细胞的检查，经济快速，对患者无损伤或损伤小，可重复进行，可用于临床诊断分析和人群肿瘤普查。该检查对病变诊断的准确性有限，因此经细胞学检查发现的可疑肿瘤性病变通常需活检以进一步明确诊断。

（四）尸体剖验诊断

尸体病理学解剖（简称尸解或尸检），奠定了病理学学科基础且对病理学的发展至关重要。随着医学科学技术的发展、检测手段的增多和水平的提高，多数死者生前已能明确诊断，但就死者疾病的系统诊断而言，就新的疾病发现而言，尸检的作用仍然不可替代，且永远不可替代。尸检的主要作用体现在以下几方面。

（1）可系统发现死者的各种病变，特别是致死性病变，明确死亡原因，揭示病变之间的因果关系，诠释死者生前症状和体征的病变基础，总结经验教训，提高临床诊疗水平。病理医生常与临床医生召开临床病理讨论会（clinical pathologic conference，CPC），对死亡病例的诊断和治疗过程的一系列问题进行讨论和分析。法医学上对死者的死亡鉴定本质上属于尸体病理学诊断。

（2）可及时发现和确诊某些新发疾病和传染病。例如SARS作为新病种的确定就是建立在尸检的基础之上，其病原体也是通过尸检组织的检测和分析发现的。

（3）可积累不同人群疾病的病理材料，全面地认识疾病。

（4）可获得有关病变标本，为病理学教学和科研服务，促进医学科学的发展。

二、临床病理联系

临床病理联系是从临床和病理两方面分析患者的临床症状、体征、功能、代谢和影像学特征等与病理学改变之间的关系，帮助人们理解患者的有关临床表现，同时也可帮助临床推测患者有可能或应该出现的症状或体征等。例如门脉性肝硬化，患者出现腹水、食管静脉曲张、脾大、海蛇头及顽固的痔疮是由于门静脉高压所致，而门静脉高压则是肝硬化假小叶形成、纤维组织增生、动静脉短路形成等所致；又如，肾上腺嗜铬细胞瘤，由于瘤细胞可分泌肾上腺素样物质，患者会出现顽固的高血压，因此临床上对于高血压患者应注意肾上腺的检查。

三、病变的转归及疾病预后分析

病理学观察和诊断是临床上分析患者病变转归及预后的重要依据，对于肿瘤患者尤为重要。

例如对于肿瘤患者，临床上可根据肿瘤的良性与恶性、病理类型、分化程度或级别、浸润程度，有无器官或组织结构破坏，有无神经、血管、淋巴管侵犯或有无脉管内癌栓形成，有无血道或淋巴道转移，TNM分期和Ki-67、p53及有关蛋白质分子等的表达状况，结合肿瘤发生部位、手术切除情况及对放射或化学治疗、生物治疗等的效果，综合分析患者的预后。

四、临床治疗的病理学分析

（一）疗效分析

临床上病理学检查可作为疗效判断的"金标准"，可以回答病变是否完全消除且完全性修复。对于肿瘤患者，肿瘤切除后有无复发也可通过病理学检查加以明确。例如，膀胱癌局部切除患者，可通过尿液细胞学检查，监察肿瘤是否复发；肺癌切除后可通过痰液细胞学检查，监察有无新的癌细胞形成。

（二）肿瘤生物治疗靶点检测与分析

肿瘤生物治疗是当今肿瘤治疗学研究的重要内容，是肿瘤个性化治疗的重要组成部分。对肿瘤进行生物治疗首先取决于患者肿瘤组织中是否存在相应的生物治疗靶点，这些靶点通常是肿瘤基因或蛋白（如 *EGFR*、*VEGF*、*Her-2* 等），需要通过病理学检查才能明确。正因如此，现代病理学与临床治疗的关系极为密切。

（三）肿瘤治疗药物敏感性分析

以往在肿瘤的放射治疗和化学治疗中，涉及的重要问题之一是瘤组织对拟采用的放射或化学治疗有耐受或耐药现象，使得疗效明显降低。人们在研究这一问题时发现可通过检查肿瘤细胞对放射或化学治疗的剂量敏感性或药物敏感性来解决这一问题，可通过检查肿瘤组织中是否存在相应肿瘤耐药基因或蛋白来决定是否采用有关放射或化学治疗，也可通过对患者肿瘤组织中的肿瘤细胞进行培养并用其检查对何种抗肿瘤药物敏感。上述检查工作的完成都必须通过病理学检查及分析才能完成。也正因如此，肿瘤治疗的药物敏感性分析已成为临床病理学检查的一项新的其他学科不可替代的重要任务。

第五节 病理学重要技术

病理学的发展离不开病理技术的进步。没有显微镜技术和组织细胞制片技术就没有组织病理学和细胞病理学。当今病理学的飞速发展与病理学技术的迅猛发展有着极为密切的关系。例如，细胞学诊断新技术——液基细胞学诊断就是在液基细胞学制片技术基础上建立并发展起来的。有关病理学技术，广义上可理解为所有可用于病理学诊断、分析和研究的技术；狭义上可理解为具有病理形态学定性、定位和定量观察、测试与分析特点的有关技术，主要包括：常规组织病理学技术、常规细胞学技术、超微病理学技术、组织细胞化学技术、免疫组织化学技术、原位PCR技术、原位杂交技术、荧光原位杂交（FISH）技术、激光共聚焦显微分析技术、流式细胞术、计算机图像分析技术、体视学技术、数字切片技术、三维重建技术、原子力显微镜技术和远程病理学技术等。当今的人工智能技术通过与病理学诊断和病理学技术结合,也有望在病理学中的某些方面成为解决某些特定问题的病理学技术,如用于筛选宫颈液基细胞学阴性涂片的人工智能筛选技术。

病理学技术是临床病理学诊断的基本保障,没有基本的临床病理学技术就不可能开展临床病理学诊断。临床病理学技术水平的高低,直接影响临床病理学诊断水平,没有过硬的临床病理学技术就难以保障临床病理学诊断质量。因此,要特别重视建立和发展临床病理学技术。

一、基本病理学技术

病理学基本技术包括常规组织病理学技术、冷冻切片技术和细胞学技术,主要服务于临床病理诊断,在病理学科学研究中也发挥着重要作用。尸体剖验可谓特殊的病理学基本技术,新发病种研究及动物实验研究往往离不开尸体解剖。

(一)组织病理学技术

组织病理学技术或组织学技术是病理学最基本的技术,通常称之为常规病理学技术或常规组织学技术,包括用 10% 福尔马林(甲醛浓度为 4%)固定组织(固定),然后用液态石蜡浸透组织并制备成用于切取组织薄片的石蜡包埋块(包埋),再用石蜡切片机(图 1-9)从石蜡包埋块上切取 3~4 μm 组织薄片(切片),最后对切取的切片行苏木精-伊红染色(Hematoxylin-Eosin staining,HE 染色),用于临床活检、尸检之组织的病理学观察、诊断和实验病理学研究,是病理学的核心技术。在常规组织切片技术基础上,进一步发展形成了快速石蜡切片染色、细胞蜡块切片染色、组织细胞化学、免疫组织化学、免疫荧光、原位 PCR、原位分子杂交和 FISH 等技术。

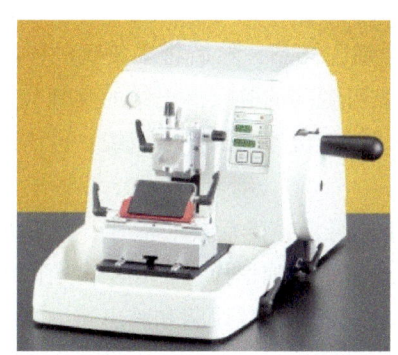
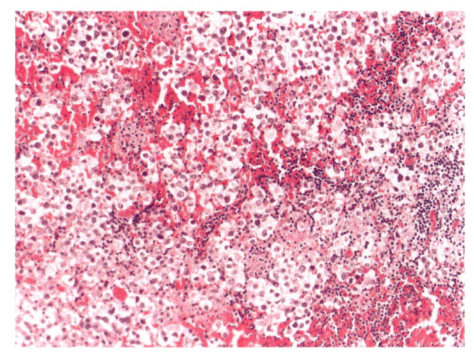

图 1-9 用于组织切片的石蜡切片机(左)及组织切片 HE 染色结果(右)

(二)冷冻切片技术

冷冻切片技术是一项服务于临床冷冻切片诊断的专项技术。该技术的核心是在切取组织冷冻切片的基础上行 HE 染色,快速显示组织病理学结构。临床上通常要求在接到标本后 30 min 内完成冷冻切片诊断。所谓冷冻切片是指将组织冷冻后进行的切片,需用冷冻切片机切片。为提高制片质量,防止冰晶产生,对拟行冷冻切片的组织不要固定,固定过程安排在冷冻切片后 HE 染色开始时进行。在冷冻切片基础上也可进行组织细胞化学、免疫组织化学、免疫荧光染色和原位 PCR、原位分子杂交及 FISH 检查,但这些并不常用。一些特殊染色,如苏丹Ⅲ、苏丹Ⅳ和油红等脂肪组织染色只能在冷冻切片上进行。

（三）细胞学及液基细胞学技术

细胞病理学技术简称细胞学技术，是对脱落细胞或细针穿刺细胞涂片进行染色的一类无创性病理学技术，通常用于临床细胞病理学诊断和防癌普查，国际上以巴氏染色（Papanicolaou's stain）作为细胞病理学规范染色技术。细胞学涂片通常用95%乙醇固定，巴氏染色后，核呈紫蓝色或褐色，角化上皮细胞胞质呈橘黄或橙色，非角化上皮细胞胞质呈浅淡的紫红色，其余细胞胞质多呈绿色或淡绿色，背景淡绿色，色泽较丰富、柔和（图1-10）。

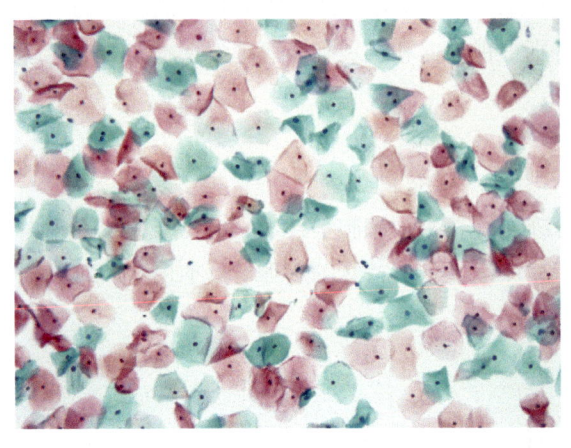

图1-10　子宫颈液基细胞学涂片巴氏染色结果

细胞学技术最大的进展是液基细胞学技术（liquid based cytology technique，LCT 或 thin-prep cytology test，TCT）的问世和广泛应用，该技术具有涂片均匀、干净，背景及细胞结构清晰，病变细胞和病原体相对易识别，观察效果好等明显优点，已得到临床广泛应用。细胞学技术目前主要包括以下三大类，即常规细胞学技术、细针穿刺细胞学技术和液基细胞学技术。

1. **常规细胞学技术**　包括取材、涂片（smear）、固定和染色几个基本步骤，简便易行，制片效果稳定。通常将分泌物、痰液直接涂于载玻片上即可，如果是积液或尿液则离心取沉淀涂片。该技术是早期发现、早期诊断恶性肿瘤的重要无创性检查技术，广泛应用于临床肿瘤诊断和防癌普查，如肺癌的痰涂片检查或支气管刷片检查，胸腔积液和腹腔积液肿瘤细胞离心涂片检查，尿路上皮癌的尿液脱落细胞学检查，食管癌的拉网涂片检查，乳头溢液和体表渗出性病变的检查及宫颈上皮内瘤变和感染性病变等的检查。

2. **细针穿刺细胞学技术**　是通过细针穿刺获取待检细胞样品，然后将采集到的样品直接涂片、固定并染色，多用于机体表浅部肿物的检查，如体表可触及的肿大淋巴结的穿刺检查，乳腺包块穿刺检查等，以明确是否存在肿瘤细胞及其良恶性。对于机体深部病变组织，可借助影像学技术引导对特定病变部位穿刺并涂片检查。

3. **液基细胞学技术**　是一项将机体细胞标本制成细胞悬液，然后离心涂片、固定并巴氏染色的新一代无创性脱落细胞涂片检查技术，广泛应用于子宫颈细胞学检查，在子宫颈低级别和高级别上皮内瘤变及癌细胞的检查中具有重要价值，对子宫颈真菌、放线菌和滴虫感染及细菌性阴道病的检查也具有良好效果。该技术也可用于痰细胞学检查等，对于肺癌等的早期发现和诊断也具有重要研究价值。

（四）尸体病理剖验技术

尸体病理解剖是对死者尸体进行系统解剖，取出组织器官，直接观察病变，发现死亡原因，明确临床诊断，分析诊疗措施合理与否的最权威的临床工作。

尸检时需要观察并记录死者的一般状态、死亡特征、体表各部位状态，需要系统取出体内脏器并观察、记录，内容包括：颈部、胸腔、腹腔、盆腔及颅腔内脏器的取出与观察，皮下脂肪、肌肉及乳腺组织的检查，在此基础上进行组织切片观察，系统做出病理诊断，确定主要疾病、并发症及其他伴发疾病，分析死亡原因及机制，分析疾病过程及病变间的相互关系，最终签发尸检病理报告。

> 知识拓展1-2
> 尸体病理剖验方法

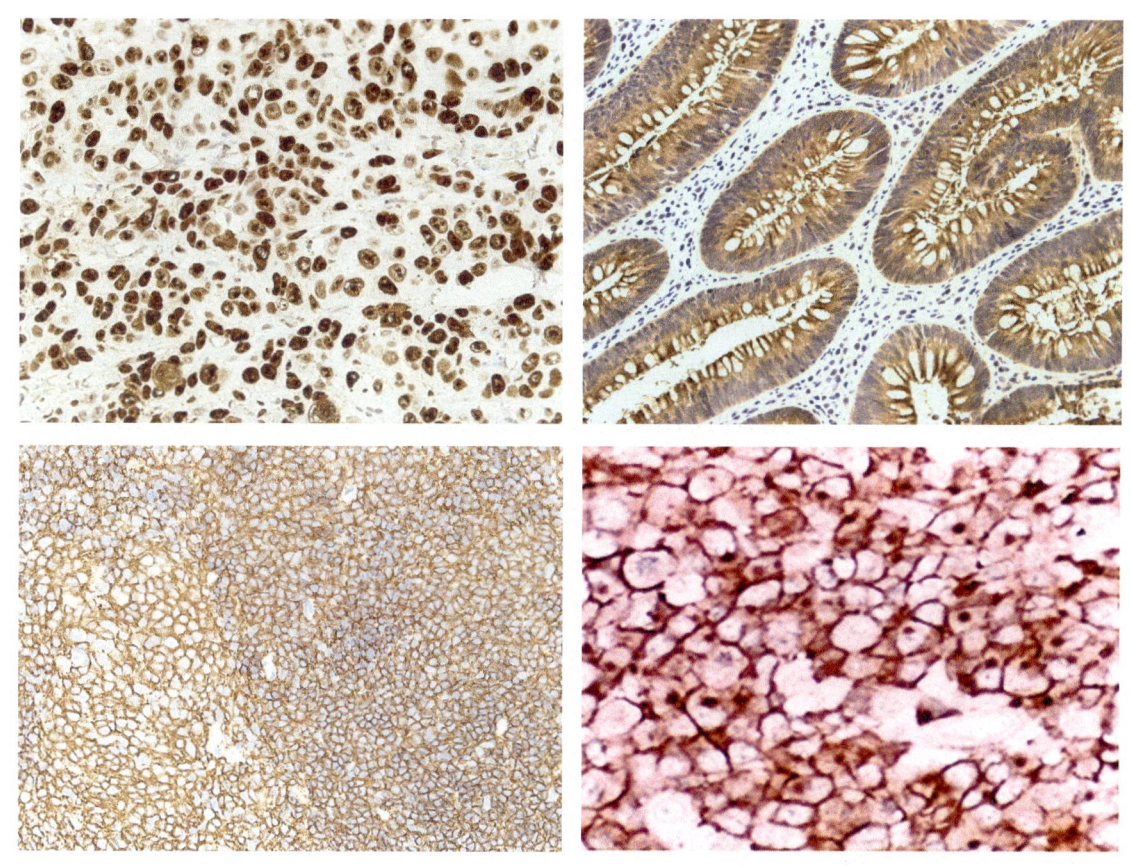

图 1-21 示免疫组化阳性模式
①细胞核阳性，左上Ki-67阳性；②细胞质阳性，右上示CEA阳性；③细胞膜阳性，左下示CD20阳性；④特殊表现形式，右下示CD30阳性，呈膜点型特征

最重要的方法之一，对于分析肿瘤的组织来源、生长、浸润和转移等有着极为重要的价值。在分子病理学技术方面，是原位杂交、原位PCR和原位末端标记DNA片段等技术的基础。此外在临床治疗方面，可用于某些病例靶向治疗药物靶点的分析和筛选等。表1-1列举了一些常用免疫组化标记物的表达、定位及应用。

表 1-1 常用免疫组化标记物的表达及定位

免疫组化标记物	常见表达及其应用	定位
AFP（甲胎球蛋白）	肝细胞及其来源肿瘤；内胚窦瘤，某些生殖细胞来源肿瘤	胞质
Calcitonin（降钙素）	甲状腺滤泡旁细胞，甲状腺髓样癌，部分神经内分泌肿瘤	胞质
c-erbB-2（癌基因蛋白）	乳腺癌注射用曲妥珠单抗治疗参考指标。卵巢癌、子宫内膜癌及消化道肿瘤预后参考指标	胞膜
CEA（癌胚抗原）	腺上皮恶性肿瘤，如结肠癌、胃癌、肺癌等	胞质
CD3	T细胞及其来源肿瘤	胞膜和胞质
CD20	B细胞及其来源肿瘤	胞膜
CD30	霍奇金病R-S细胞，间变性大细胞淋巴瘤	胞膜和胞质
CD31	标记血管内皮细胞	胞膜和胞质
CD34	血管内皮细胞及其来源肿瘤，胃肠间质瘤，孤立性纤维瘤及隆突性纤维瘤，肝癌血管	胞膜和胞质

续表 1-1

免疫组化标记物	常见表达及其应用	定位
CD38	浆细胞及多发性骨髓瘤	胞质
CD45RO（UCHL-1）	T 细胞及其来源肿瘤	胞膜和胞质
CD68	巨细胞、组织细胞及其来源肿瘤	胞质
CD79a	B 细胞及其来源肿瘤	胞膜和胞质
CD117	胃肠间质瘤及部分生殖细胞肿瘤	胞质
CD138	浆细胞及多发性骨髓瘤细胞	胞质
CgA（嗜铬素 A）	神经内分泌细胞、嗜铬细胞瘤、节细胞及其来源肿瘤	胞膜和胞质
CK（广谱角蛋白）	上皮细胞及其来源肿瘤	胞膜和胞质
CK7（细胞角蛋白 7）	大多数腺上皮及其来源肿瘤	胞质
CK14（细胞角蛋白 14）	鳞状上皮及其来源肿瘤	胞质
CK20（细胞角蛋白 20）	胃肠道、尿路上皮及 Merkel 细胞及其来源肿瘤	胞膜和胞质
D2-40	标记淋巴管内皮细胞	胞质
EGFR（表皮生长因子受体）	检测表皮生长因子受体的表达	胞质
EMA（上皮膜抗原）	上皮源性肿瘤，脑膜瘤	胞膜
ER（雌激素受体）	检测雌激素受体的表达	胞核
GFAP（胶质纤维酸性蛋白）	胶质细胞及其来源肿瘤	胞质
HCG（绒毛膜促性腺激素）	检测绒毛膜促性腺激素的分泌。胎盘滋养叶细胞、生殖细胞及其来源肿瘤	胞质
Hepatocyte（肝细胞）	肝细胞及其来源肿瘤	胞质
Ki67	检测细胞增殖状况，计算增殖指数	胞核
LCA/CD45（白细胞共同抗原）	白细胞及其来源的肿瘤	胞质
Myoglobin（肌红蛋白）	横纹肌及其来源的肿瘤	胞质
MAP-2	节细胞	胞质
NF（神经纤维丝）	神经元、外周神经纤维、交感神经节细胞及其来源肿瘤	胞质
NSE（神经元特异性烯醇化酶）	神经内分泌细胞、神经组织	胞质
Olig-2	少突胶质细胞	胞核
P53（P53 蛋白）	观察肿瘤预后指数	胞核
PAX5	B 细胞及其来源肿瘤细胞	胞核
PLAP	胎盘滋养叶细胞，部分生殖细胞肿瘤	胞核
PR（孕激素受体）	检测孕激素受体的表达，脑膜瘤	胞核
PSA（前列腺特异抗原）	前列腺上皮细胞及其来源肿瘤	胞质
S-100（S-100 蛋白）	神经组织、脂肪细胞及其来源肿瘤，神经鞘瘤、黑色素瘤	胞核
SMA（肌动蛋白）	平滑肌细胞及其来源肿瘤	胞质
SP-A（肺泡表面活性蛋白 -A）	肺泡上皮及细支气管上皮	胞膜和胞质
Syn（突触素）	神经内分泌肿瘤，节细胞	胞质

续表 1-1

免疫组化标记物	常见表达及其应用	定位
TTF-1（甲状腺转录因子-1）	甲状腺滤泡上皮、肺泡Ⅱ型上皮细胞及其来源肿瘤	胞核
TG（甲状腺球蛋白）	甲状腺球蛋白	胞质
VEGF（血管内皮生长因子）	检测血管内皮生长因子的表达	胞质
Vimentin（波形蛋白）	间叶组织及其来源肿瘤	胞质

（四）原位分子杂交及 FISH 技术

原位分子杂交简称原位杂交（in situ hybridization，ISH），是根据 DNA 变性、复性和碱基配对基本原理，用标记的已知序列的核苷酸片段作为探针（probe），通过在组织切片或细胞涂片、培养细胞爬片上的核酸碱基配对结合，直接检测或定位某一特定靶 DNA 或 RNA 的一种核酸分子片段检测技术（图 1-22）；其特点是杂交反应不在溶液或支持膜上进行，而是直接在目的 DNA 或 RNA 未经扩增的切片、涂片或染色体上进行，因而可在组织、细胞或染色体上原位检测目的 DNA 或 RNA 片段的存在与否。根据所用探针和待检 DNA、RNA 靶序列的不同，ISH 有 DNA-DNA 杂交、DNA-RNA 杂交和 RNA-RNA 杂交之分。

1. 直接原位杂交

（1）探针：用于原位杂交的探针有双链 cDNA 探针、单链 cDNA 探针、单链 cRNA 探针和合成的寡核苷酸探针等。一般而言，探针的长度以 50~300 个碱基为宜，用于染色体原位杂交的探针可为 1.2~1.5 kb。探针标记物有放射性和非放射性之分。非放射性探针标记物有荧光素、地高辛和生物素等，尽管其敏感性不如放射性标记探针，但因其具有性能稳定、操作简便、成本低、耗时短且无放射性等优点，已越来越广泛地得到应用。探针可直接购买，一般无须自行标记。

（2）原位杂交的基本程序：原位杂交可在常规石蜡组织切片、冷冻切片、细胞涂片和培养的细胞爬片上进行。其基本程序如图 1-24 所示，包括样品 DNA 的变性解链、核酸探针与靶核苷酸原位杂交及杂交信号的原位检测等。操作中应注意：①对 DNA-RNA 杂交和 RNA-RNA 杂交，须事先灭活 RNA 酶；当使用双链 cDNA 探针和（或）待检靶序列为 DNA 时，需将 DNA 变性、解链。②杂交温度应低于 DNA 解链温度（T_m）25℃左右。③原位杂交较免疫组化染色复杂，影响因素较多，缺乏内对照，因此需设计好有关对照，包括阳性对照、阴性对照、组织对照、探针对照、杂交反应体系对照和检测系统的对照等，可根据具体情况选用。

2. 核酸目的片段的原位扩增及杂交检测

（1）原位 PCR：为提高原位杂交检测的敏感性，可先对待检目的核酸片段原位扩增，然后行原位分子杂交。核酸目的片段的原位扩增采用原位聚合酶链式反应（in situ polymerase chain reaction），简称原位 PCR。该技术是聚合酶链式反应（polymerase chain reaction，PCR）技术在组织切片或细胞涂片上的应用和发展。PCR 技术可在

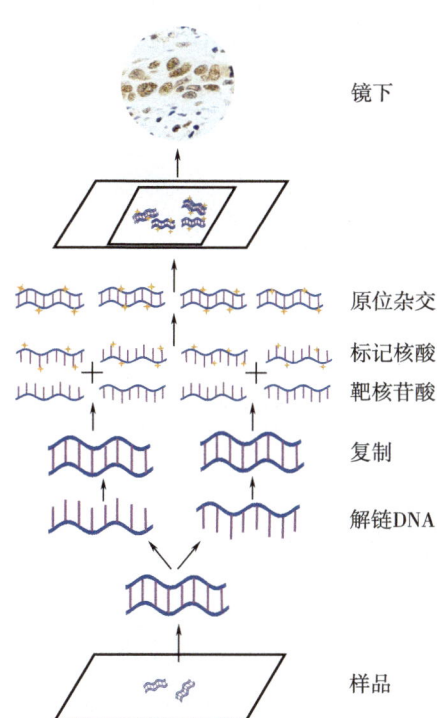

图 1-22 原位分子杂交技术原理解析（南方医科大学申洪设计，张耀忠绘制）

体外通过酶促反应将某一特定 DNA 序列扩增，使单一拷贝或低拷贝的待检核酸片段通过扩增达到常规核酸杂交方法可检出的水平，但通常的 PCR 技术不能对待检目的核酸片段进行组织学定位。原位 PCR 技术的特点是在组织原位而不是在溶液中扩增目的核酸片段。这一技术可在石蜡组织切片、冷冻切片、细胞涂片或培养细胞爬片上进行，其基本检测过程包括组织固定、预处理（如蛋白酶 K 和 RNA 酶消化）、原位扩增及杂交检测等；具体方法有直接原位 PCR、间接原位 PCR、原位反转录 PCR（in situ reverse transcription PCR，RT-PCR）和原位再生式序列复制反应（self sustained sequence replication reaction，3SR）等方法，目前以间接原位 PCR 应用为多。

（2）原位 PCR 技术存在的主要问题及注意事项：原位 PCR 技术理论上是一项目的基因检测灵敏度高且具有定位作用的完美技术，但实际应用中该技术最大的不足是特异性不高，易出现假阳性。其原因可能与引物和模板的错配有关，或与非特异性序列有关，也可能与特异性扩增序列的污染有关。为判断原位 PCR 及杂交检测结果的可靠性，须设计严格的实验对照，包括阳性对照、阴性对照、引物对照、PCR 反应体系对照和用 DNA 酶、RNA 酶处理后样品的阴性对照等。实际工作中要特别注意防止 PCR 扩增产物的污染等。

3. 荧光原位杂交（fluorescence in situ hybridization，FISH）　是用荧光素标记核酸探针进行原位分子杂交的一种核酸杂交技术，具有核酸结构定位观察分析的特点，有直接法和间接法。前者直接用荧光素标记探针进行杂交，步骤简单，但不能进行信号放大，灵敏度有限；后者则以非荧光标记物（如生物素、地高辛）标记已知核酸探针，再桥接荧光标记抗体，灵敏度高。

将 FISH 技术与染色体分析技术结合形成的染色体荧光原位杂交分析技术，可对分裂中期染色体 DNA 进行原位检测及分析。其基本原理是用已知的荧光素标记单链核酸为探针，依碱基配对互补原理与待检染色体样品中的单链核酸进行特异性结合，在染色体上形成带荧光的杂交双链核酸区带（图 1-23）。根据 DNA 分子在染色体上的分布特点，当探针与染色体 DNA 杂交后等于定位标记出特定基因在染色体上的部位。

4. 原位杂交、原位 PCR 及 FISH 技术的应用　原位杂交、原位 PCR 及 FISH 技术应用广泛，在病理学上可用于组织或细胞中含量极低的内源性或外源性目的基因的检测和定位分析，可用于

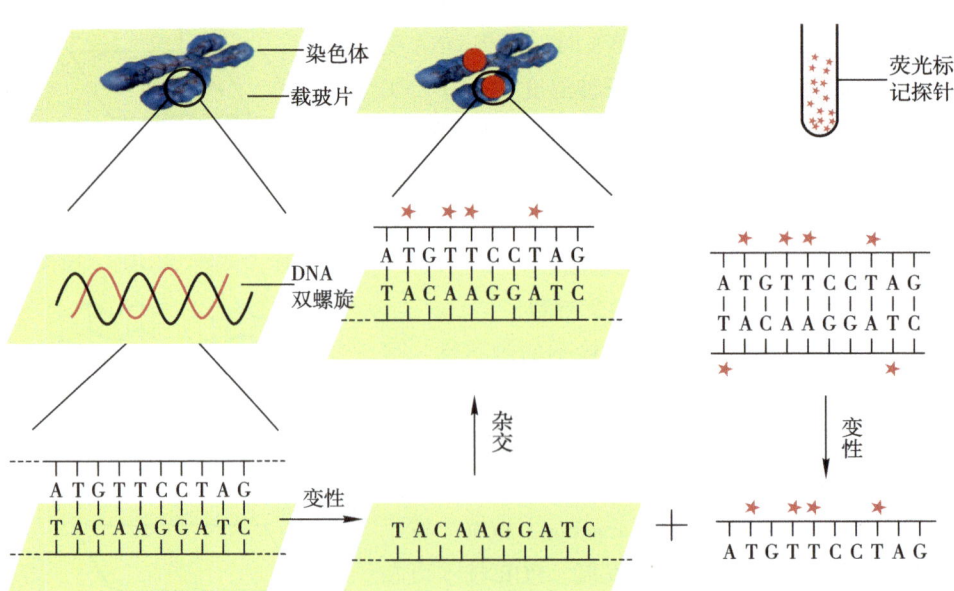

图 1-23　染色体荧光原位杂交技术基本原理解析（南方医科大学申洪设计，张耀忠绘制）

染色体精细结构的分析等，主要包括以下几方面：① 感染性病变检查，可用于各种感染性病变病原体 DNA、RNA 的检测和定位，如通过对组织中感染的 EB 病毒、人乳头状瘤病毒、肝炎病毒、巨细胞病毒、人免疫缺陷病毒、结核分枝杆菌及麻风分枝杆菌等基因的检测、观察和定位，可明确疾病的诊断及病因，并可查明这些病原体基因是否整合到宿主 DNA 及整合的位点，包括其在染色体上的定位。② 肿瘤基因定位检测，癌基因、抑癌基因检测及各种功能基因在转录水平的表达及其变化分析，基因突变、基因重排和染色体结构异常及易位等的检测和定位，分析有关基因和染色体的改变与肿瘤发生、发展、诊断、分型、疗效、监测、预后及术后复发的关系。③ 遗传病的产前诊断及某些遗传病基因携带者的确定。④ 分析其他病理状况或毒物作用下基因谱系、基因表达、基因组和染色体的病理变化，如染色体数量异常、染色体易位及特定片段的缺失和重排等。⑤ 在临床治疗上，可用于接受了基因治疗的患者其体内导入基因的检测和定位观察，监测治疗措施完成情况。

e 图 1-3 EB 病毒原位杂交检查结果

e 图 1-4 肿瘤细胞 P53 原位杂交检查结果

e 图 1-5 乳腺癌 Her-α 基因 FISH 检查结果

此外，还可用于鉴定核酸分子间的同源性、比较基因组杂交技术，以及定位标记特定基因在染色体上的部位。

（五）流式细胞技术

流式细胞技术是利用流式细胞仪（flow cytometer，FCM）对大量流动悬液中的单细胞进行定量测试、分析和分选（sortling）的一项现代细胞生物学技术，是单克隆抗体、免疫细胞化学、激光检测和计算机分析等技术方法相互结合形成的高新技术，具有精密、准确、快速和分辨力高等特点，可用于测试细胞的 DNA 相对含量及免疫学标记物的变化，分析细胞凋亡，分选特定细胞等。这些功能在生物医学中具有重要的应用价值，在细胞生物学、免疫学、肿瘤学、血液学、病理学、遗传学和临床检验等学科中已得到广泛应用。例如，通过 FCM 对细胞 DNA 或特定蛋白质的定量分析，探讨其与肿瘤的发生、发展、诊断、预后等的关系；又如，用 FCM 对血细胞或其他细胞的分选收集，对癌细胞多药耐药基因、癌基因和抑癌基因的检测等。

血液、胸腔积液、腹腔积液、尿液、脑脊液、培养细胞悬液及新鲜实体瘤的单细胞悬液等均可作为 FCM 测试样品。样品制备的基本要求为：①细胞新鲜。②细胞呈非结合状态的游离单细胞悬液。③悬液中的细胞数应不少于 10^6/mL。实际应用中应注意，单细胞悬液样品的质量会直接影响 FCM 的检测及分选结果。

待测细胞样品一般需染色。对于 DNA 含量分析需行 DNA 染色；对基于细胞免疫学标记物的分析或分选等，则需对待检细胞行免疫荧光染色。

DNA 荧光染色简便易行，在细胞悬液中加入一定浓度的荧光染料即可。FCM 测试 DNA 相对含量的基本原理是利用特异性荧光染料与 DNA 结合，经激光激发后检测所激发出的荧光强度，与荧光染料结合的 DNA 越多，荧光强度越强，DNA 含量就越高。常用的 DNA 荧光染料有碘化丙啶（propidium iodide，PI）、溴化乙啶（ethidium bromide，EB）、DAPI（4,6 diamidino-2-phenylindole, dihydrochloride；4,6-二脒基-2-苯基吲哚）、H033342、H033258、吖啶橙（acridine orange，AO）及派洛宁 Y（pyronine Y，PY）等。

细胞的免疫荧光染色是据抗原抗体特异性结合的基本原理，利用某些荧光素（如异硫氰基荧光素，fluorescein isothiocyanate，FITC）在一定条件下可与抗体结合，形成荧光素标记抗体，再用这类抗体与待检样品作用，只要存在相应抗原，即可形成抗原抗体荧光素复合物。该复合物在相应波长的激光照射下发出一定强度的荧光，为 FCM 检测、分析或分选。

(六)激光共聚焦显微分析技术

激光扫描共聚焦显微镜(laser scanning confocal microscope, LSCM)是细胞结构和功能定量测试及分析的重要精密仪器,在生命科学领域具有重要的应用价值。其以激光为光源,能对荧光标记细胞分层扫描并高速测试其荧光强度,可测试出细胞瞬间的反应,可对活细胞进行连续动态测试;基于其激光分层扫描的功能,可对细胞进行光切片并在此基础上进行三维结构重建,具有"细胞CT"或"显微CT"的功能。LSCM要求测试样品行荧光或免疫荧光染色,爬片、涂片及分离的离体细胞均可用于测试,以培养细胞为好。LSCM可用于:① 细胞内DNA、RNA相对含量测试和分布分析。② 细胞内溶酶体、线粒体、酶及结构性蛋白质等的测试和分布分析。③ 细胞内pH及钠、钾、钙等多种离子的相对含量及动态变化。④ 通过测试荧光分子的扩散速率,间接反映细胞膜的流动性,用于膜的磷脂酸组成和刺激-效应分析,如细胞膜的温度变化效应等。⑤ 荧光原位分子杂交的定量分析。⑥ 组织切片中各类蛋白表达的定量测试和分析,如定量监测肿瘤相关蛋白的表达,检测自身免疫病相关抗原的改变,监测药物对免疫细胞的影响等。⑦ 组织和细胞光切片及三维结构重建。普通荧光显微镜分辨率低,显示的图像为多层面图像的叠加。LSCM能对一定厚度的生物样品逐层观察和分析,能以0.1 μm的步距对细胞进行逐层扫描,实现对细胞和组织进行光(学)切片。在光切片基础上,借助计算机三维重建技术,LSCM能对细胞形态、细胞骨架、细胞质、细胞器、染色体等进行三维结构重建,进行立体结构分析和细胞体视学分析。

LSCM在病理学、肿瘤学、细胞生物学、组织学与胚胎学、分子生物学、神经生物学、药理学、毒理学和遗传学等多学科领域应用广泛,可直接观察细胞在生理、病理和毒理等情况下对外界因素的快速反应,进行定性、定量、定时和定位分析;可对样品作不同深度层面的无损扫描观察、荧光强度测试及三维结构重建;可直接在活细胞上进行动态实验,检测细胞内生命物质和离子通道等的变化。

(七)图像分析及体视学技术

图像分析及体视学技术对于定量揭示病变的形态结构特点有重要价值。对图像的分析包括定性和定量两方面。图像的定量分析通常简称为图像分析(image analysis),是指用量化的方法以数字的形式对图像中有关结构信息所进行的定量描述及分析,包括对有关图像的定量识别、判断、分类及解析等。进行图像分析时,由于图像质量欠佳或具体分析的需要,往往先要进行图像处理(image process),修饰或去除图像的缺陷与不足,将模糊图像变为清晰图像或以新的图像形式来表达原图像等,这类工作可通过计算机将图像转变为数字信号后来完成,因此称这类计算机技术为计算机图像处理或数字图像处理(digital image process)。通常所谓的图像处理,如不作特别说明,指的就是数字图像处理。

图像的结构特点可用几何学参数、光度学参数和特化参数来表述。几何参数有二维和三维之分。二维结构参数与三维结构参数之间有着密切的数学关系。由二维平面结构参数定量推论三维立体结构参数的科学谓体视学(stereology),用体视学原理和方法研究生物组织的三维结构或据生物组织的结构特点研究相应的体视学测试方法谓生物体视学(biological stereology)。

形态结构平面参数可用计算机图像分析系统测试,三维结构参数可用体视学或三维结构重建方法测得。体视学参数可用计算机图像分析系统或手工方法并借助体视学公式计算测得。对于形态结构光度学参数的测试,如灰度、吸光度等则需图像分析系统测试。

图1-6 图像分析仪

图像分析系统本质上是计算机功能在图像分析方面的扩展，是定量病理学测试和分析的重要工具，由硬件和软件两部分共同构成。硬件部分包括图像输入部件、计算机主机和显示器等，图像输入部件一般包括显微镜、摄像机或数码相机及扫描仪等。软件部分在很大程度上决定了图像分析系统的功能。目前，国际上功能强大的图像分析软件有 Image Pro Plus 等。

图像分析及体视学技术在定量病理学研究中有重要作用，是病理图像人工智能识别和诊断研究的基础。

微视频 1-7
病理学前期课程的设置
微视频 1-8
基础病理学及病理学总论与各论

第六节　病理学学习与实践

（来茂德　申　洪）

思考题

1. 何谓病理学？其研究内容、学科范畴、相关学科及在医学中的地位如何？
2. 掌握以下名词的基本概念：病理解剖学、组织病理学、细胞病理学、液基细胞学、免疫病理学、分子病理学、定量病理学、临床病理学、诊断病理学、穿刺细胞学、脱落细胞学、冷冻切片、尸体解剖、组织与细胞化学技术、免疫组化技术、原位分子杂交、原位 PCR 及 FISH。

网上更多……

本章小结　　历代著名病理学家介绍　　自测题　　教学 PPT

第二章
细胞、组织的适应和损伤

关键词

适应　　萎缩　　肥大　　增生　　化生　　可逆性损伤
不可逆性损伤　　变性　　细胞水肿　　脂肪变　　玻璃样变
坏死　　凝固性坏死　　液化性坏死　　干酪样坏死　　坏疽
机化　　凋亡

　　机体器官和组织的基本单位是细胞。细胞的生命活动是在体内、外环境的动态平衡（homeostasis）中进行的。机体在遭遇各种内外因素的刺激时会表现出代谢、功能和结构的调整。当刺激强度较轻时，机体会通过适应性反应达到新的平衡；如刺激强度超过了机体的适应能力，则可引起细胞和组织的损伤。有些损伤在刺激因素消失后可恢复正常，表现为可逆的损伤；有些则由于刺激很强或持续存在，形成不可逆的损伤，并最终导致细胞死亡。

　　本章学习要注意掌握适应、萎缩、肥大、增生、化生和损伤的基本概念、病理变化及类型，掌握细胞水肿、脂肪变性、玻璃样变、黏液样变、病理性色素沉着、钙化、凝固性坏死、液化性坏死和凋亡的基本概念、类型、病理变化及结局，熟悉损伤的原因，了解损伤的机制、发展过程及研究进展。

思维导图

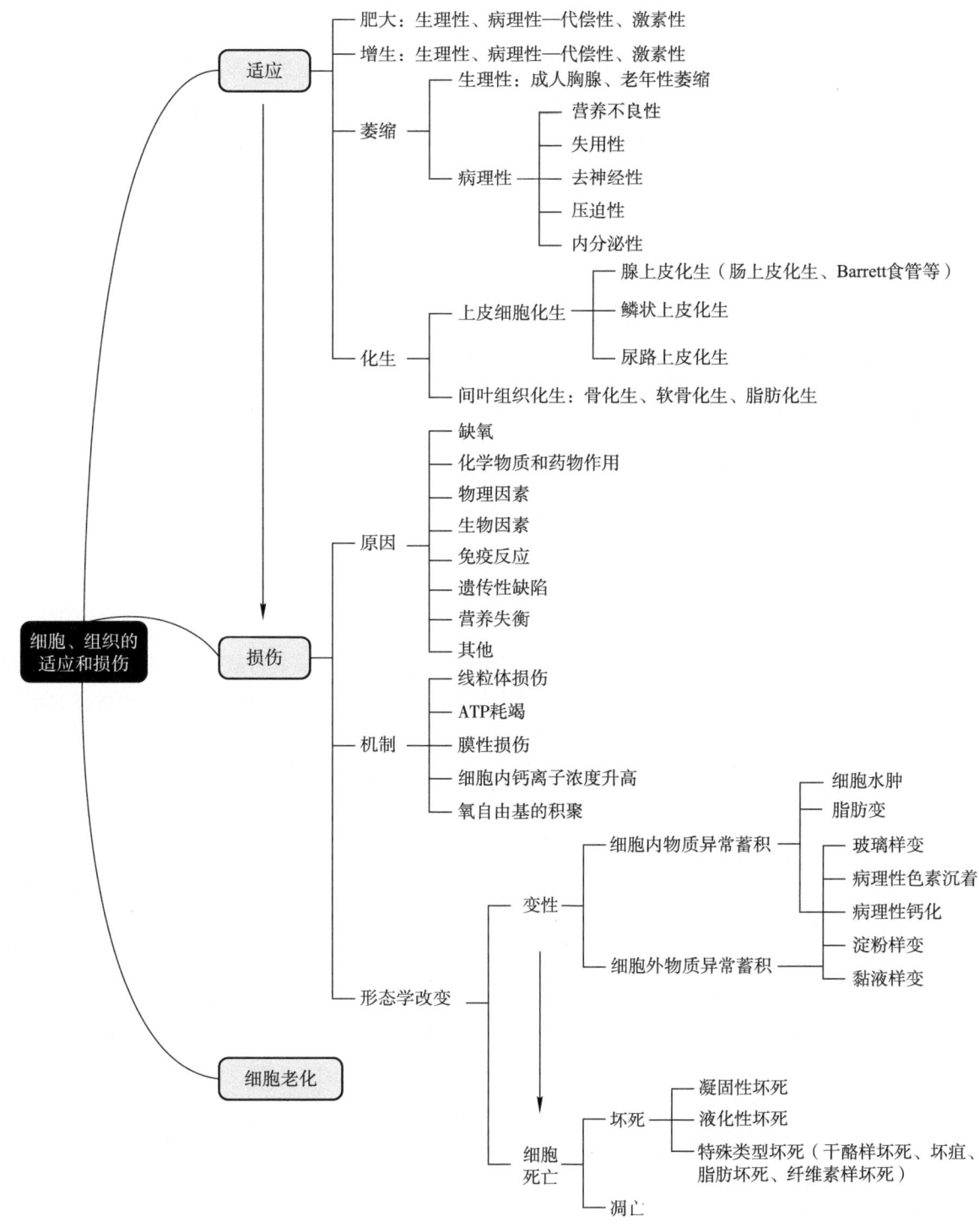

正常细胞和由其构成的组织、器官，乃至机体，能对不断变化的体内、外环境做出及时的反应。在生理负荷过多或过少时，或遇到轻度持续的病理性刺激时，细胞、组织和器官表现为适应。如内外因素的刺激作用超过了细胞和组织的适应能力，则可引起损伤（injury），表现出代谢、功能和结构三方面的变化。较轻的细胞损伤是可逆的，即消除刺激因子后，受损伤的细胞可恢复正常，称为亚致死性细胞损伤（sublethal cell injury）。如果引起损伤的刺激很强或持续存在，则可导致不可逆的细胞损伤，最终引起细胞死亡。

第一节　细胞的适应和老化

一、细胞适应

适应（adaptation）指细胞、组织、器官和机体对于持续性的内外刺激作出的非损伤性的应答反应。通过适应性反应，细胞、组织和器官改变其自身的代谢、功能和结构并达到新的平衡，以耐受各种刺激而得以存活，避免损伤。适应在形态上表现为萎缩、肥大、增生和化生，涉及细胞的数量、大小及分化的改变。

（一）萎缩

发育正常的器官或组织，由于实质细胞体积变小或数目减少使其体积缩小谓萎缩（atrophy）；区别于发育不全（hypoplasia）及未发育（aplasia），因为这两个概念是指器官或组织未充分发育至正常大小，或处于完全未发育的状态。

萎缩有生理性和病理性之分。生理性萎缩是生命过程的正常现象。如青春期后胸腺萎缩，绝经后的子宫内膜、乳腺和卵巢萎缩。老年人几乎一切器官和组织均不同程度地出现萎缩。病理性萎缩可根据原因的不同，分为以下几类。

1. 营养不良性萎缩　由营养不良引起的萎缩可波及全身或只发生于局部。饥饿、慢性结核病、糖尿病和恶性肿瘤等因素可导致营养物质摄入不足或消耗过度，引起患者全身性营养不良性萎缩，甚至形成恶病质（cachexia）。

2. 失用性萎缩　指机体组织或器官长期工作负荷减少所致的萎缩。如骨折后肢体长期固定，可导致肌肉和骨骼体积缩小。瘫痪肢体的骨骼体积缩小等也属于此类。失用性萎缩患者由于组织或器官活动减少伴随分解代谢降低，进而对合成代谢产生负反馈调节，使细胞体积缩小，也可能与器官活动减少后神经调节活动降低有关。

3. 去神经性萎缩　下运动神经元或轴突破坏可引起所支配器官组织的萎缩。例如麻风患者的周围神经受到侵犯时，可导致相应肢体部位（包括肌肉、骨骼及皮肤）的明显萎缩。当局部失去神经对血管、肌肉等的调节，可引起相应部位营养不良及活动减少等改变。

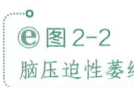

图 2-1　下肢麻风病性萎缩

图 2-2　脑压迫性萎缩

4. 压迫性萎缩　器官或组织长期受压亦可发生萎缩。这种萎缩除了压迫的直接作用外，还有营养不良和失用因素的影响。例如动脉瘤压迫脊椎引起脊椎萎缩，肾盂积水造成的肾实质萎缩（图 2-1），脑室积水时周围脑组织的萎缩等。

5. 内分泌性萎缩　内分泌功能失调（主要为功能低下）可引起相应靶器官的萎缩。例如垂体损伤引起 Simmond 综合征时，由于垂体促激素分泌减少，患者的甲状腺、肾上腺和性腺等都发生萎缩。甲状腺功能减退时可引起皮肤、毛囊和皮脂腺等萎缩。

萎缩的机制目前认为主要是组织和器官实质细胞的分解代谢大于合成代谢，特别是蛋白质的分解代谢增强所致。

萎缩的器官肉眼观察常表现为体积均匀性缩小，质量减轻。大脑萎缩时，脑回变窄，脑沟变宽、变深，皮质变薄，体积缩小，质量减轻（图2-2）。光镜下可见萎缩器官的实质细胞减少，体积减小。萎缩细胞胞质内常可见脂褐素（lipofuscin），电镜下可见自噬泡显著增多。自噬泡内的某些细胞碎片不能被消化而以膜包绕的形式存在于细胞质，称为残体（residual body），即光镜下所见的脂褐素。当脂褐素明显增多时，整个器官可呈棕褐色，称为褐色萎缩（brown atrophy）。

在实质萎缩的同时，间质纤维组织和脂肪组织往往出现一定程度的增生，以维持原有器官的正常外观，有时甚至其所占体积比正常实质还要多，这种情况称为假性肥大（pseudohypertrophy）。

轻度的萎缩一般可逆，在刺激或者病因消除后，组织或器官的大小和质量可恢复正常。严重的萎缩可引起细胞凋亡，成为不可逆性改变。

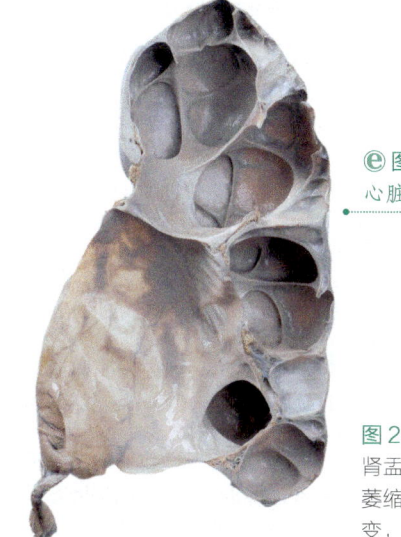

ⓔ 图2-3 心脏褐色萎缩

图2-1 肾压迫性萎缩
肾盂积液后引起肾实质萎缩，肾组织呈囊性改变，囊壁菲薄如纸

微视频2-1 萎缩

（二）肥大

器官或组织体积的增大谓肥大（hypertrophy），通常是由实质细胞的体积增大所致，可伴有细胞数量的增加。由器官或组织工作负荷增加引起的肥大称为代偿性肥大（compensatory hypertrophy），由激素作用引起的肥大称为内分泌性肥大（endocrine hypertrophy）。肥大的细胞合成代谢增加，功能通常增强。肥大可分为生理性和病理性。

1. 生理性肥大 如妊娠时子宫的增大（早期也包含增生）。骨骼肌、心肌细胞等分裂能力极弱的永久性细胞，只能以代偿性肥大来适应负荷的增加。

2. 病理性肥大 如高血压时心肌细胞为适应外周阻力的增加，心脏发生肥大（图2-3）。幽

ⓔ 图2-4 肾代偿性肥大

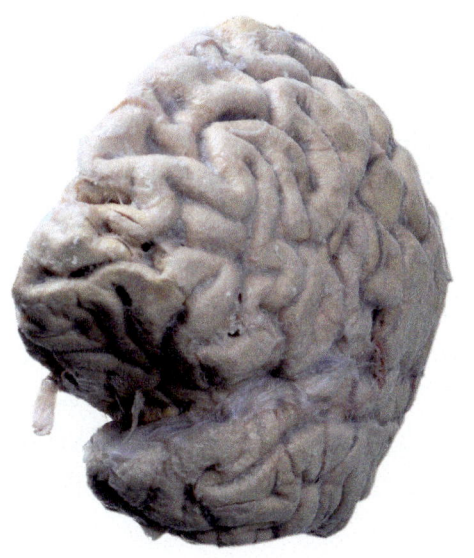

图2-2 脑萎缩
脑回变窄，脑沟变宽、变深

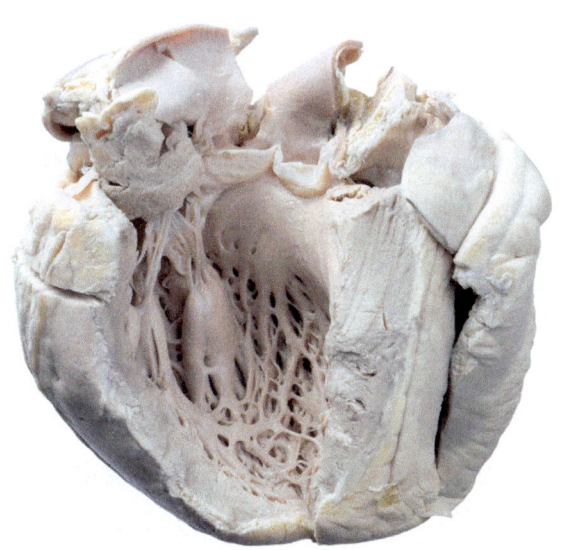

图2-3 心肌代偿性肥大
心脏体积增大、室壁增厚、心腔扩张

门狭窄时胃壁平滑肌的肥大，男性尿道阻塞时膀胱壁平滑肌细胞的肥大，一侧肾切除后对侧肾的肥大等均属于这种情况。

代偿性肥大是有限的，负荷超过一定的极限就会使器官发生衰竭［失代偿（decompensation）］，如心力衰竭。这种情况可能与肥大组织血供减少并导致损伤有关。

（三）增生

器官或组织的实质细胞数量增多谓增生（hyperplasia），可致器官、组织体积增大。实质细胞有分裂能力的器官（如肝、子宫、前列腺等）的体积增大常常是通过增生和肥大共同完成的，而缺乏分裂能力的组织（如心肌、骨骼肌等）的体积增大仅有细胞的肥大。细胞增生多与激素和生长因子的作用有关。增生也可分生理性和病理性。

1. 生理性增生　包括激素性增生（hormonal hyperplasia）和代偿性增生（compensatory hyperplasia）。如青春期女性乳腺导管上皮和妊娠期子宫平滑肌的增生，属于激素性增生。部分肝切除后，剩余肝细胞的增生则属于代偿性增生。

2. 病理性增生　多与激素或生长因子作用有关。如雌激素失调引起的乳腺异常增生和子宫内膜异常增生，雄激素的代谢产物二氢睾酮导致的前列腺腺体和间质增生；创伤愈合过程中，瘢痕体质患者成纤维细胞和血管增生过度所形成的瘢痕疙瘩（keloid）等。

细胞增生通常为弥漫性，导致相应的组织、器官呈弥漫性均匀增大。但在有关激素的作用下，前列腺、甲状腺、肾上腺和乳腺等增生常呈结节状（图2-4）。这可能是由这类器官中有的靶细胞对于激素的作用更为敏感所致。

增生也可分为非肿瘤性增生和肿瘤性增生，前者病因去除增生停止，后者则继续增生，这是两者的主要区别之一。

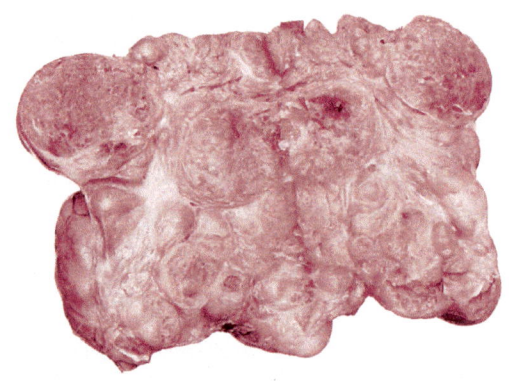

图2-4　结节性甲状腺肿

甲状腺切面可见多个大小不等的增生结节

（四）化生

一种分化成熟的细胞被另一种分化成熟的细胞替代谓化生（metaplasia）。目前认为，化生并非由一种成熟的细胞直接转变成另一种成熟的细胞，而是由存在于正常组织中的干细胞通过增生分化或细胞重编程（reprogramming）所致。这种分化上的转向通常发生在同源的细胞之间，即上皮细胞之间或间叶细胞之间。化生主要见于慢性刺激作用下的上皮组织，也可见于间叶组织。其形成过程与多种细胞因子和微环境有关，涉及多种组织特异性基因和分化基因。

1. 上皮细胞的化生　以鳞状上皮化生（squamous metaplasia）最为多见。如慢性宫颈炎时，子宫颈管的柱状上皮化生为鳞状上皮；长期吸烟所致的气管和支气管黏膜的假复层纤毛柱状上皮化生为鳞状上皮；涎腺、胰腺导管和胆管结石时，柱状上皮化生为鳞状上皮；肾盂膀胱结石时，尿路上皮化生为鳞状上皮等。鳞状上皮化生是正常不存在鳞状上皮的器官组织发生鳞状上皮癌的结构基础。

腺上皮化生多见于慢性胃炎时胃黏膜的肠上皮化生（intestinal metaplasia，图2-5）。鳞状上皮有时也可化生为腺上皮，例如Barrett食管就是食管的鳞状上皮化生为柱状上皮的结果，在此基础上可发生食管的腺癌。

此外，一些病变也可发生尿路上皮化生，如慢性前列腺炎和腺性膀胱炎黏膜下的腺上皮可发生尿路上皮化生。

2. 间叶组织的化生　化生亦可发生于间叶组织。如在正常不形成骨的部位可形成骨或软骨组织。这类化生多见于局部受损伤的软组织（如骨化性肌炎）以及一些肿瘤的间质。上皮组织的化生，在原因消除后可恢复；但骨或软骨化生则不可逆。

虽然化生的组织对有害的局部环境因素抵抗力增加，但失去了原有正常组织的功能，局部的防御能力反而削弱。不仅如此，在化生的基础上可通过异型增生而发生恶变。

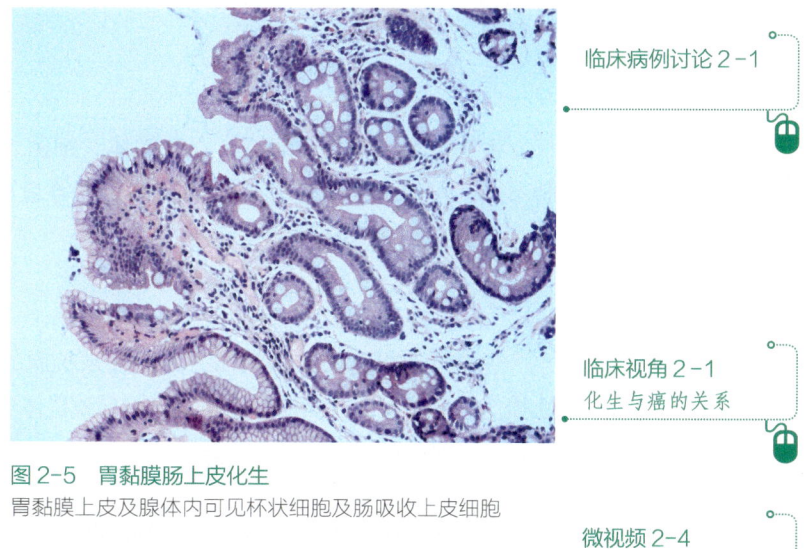

图 2-5　胃黏膜肠上皮化生
胃黏膜上皮及腺体内可见杯状细胞及肠吸收上皮细胞

二、细胞老化

机体成熟后，随着年龄的增长，几乎所有的器官系统均发生生理功能和组织结构的退行性改变。这种退行性改变通常称之为老化（aging）或衰老（senescence）。

第二节　细胞、组织的损伤

一、细胞、组织损伤的原因

造成细胞和组织损伤的原因很多，大致可分为以下几大类。

（一）缺氧

缺氧或低氧（hypoxia）是导致细胞和组织损伤最常见和最重要的原因之一。缺氧时，细胞内氧化磷酸化过程障碍，从而引起细胞代谢、功能和结构的变化。缺氧大致有三方面的原因：①血管性疾病或血栓导致动脉血流和静脉引流障碍，使血供减少或丧失［缺血（ischemia）］。②心肺功能衰竭导致血的氧合不足。③血液携带氧的能力降低或丧失，如贫血、一氧化碳中毒等。

（二）化学物质和药物因素

化学物质和药物是细胞适应、损伤和死亡的重要原因。如砷、氰化物、乙醇、某些重金属等，此外环境中的空气污染、杀虫剂等均可引起组织损伤。

（三）物理因素

机械性因素、高低温、气压改变、电离辐射、激光、超声波、微波和噪声等都可引起范围广泛的细胞和组织损伤。

（四）生物因素

生物因素主要包括病毒、立克次体、细菌、真菌和寄生虫等，它们引起细胞、组织损伤的机制不同，可通过产生各种毒素或代谢产物等造成细胞损伤，也可介导免疫反应或将其DNA片段整合入宿主DNA引起损伤。

（五）免疫反应

免疫反应可造成细胞损伤，如对外来抗原的变态反应损伤，对某些自身抗原的自身免疫反应性损伤等。先天性或获得性免疫缺陷可导致机体免疫功能下降，极易遭受外来病原体的侵袭而致病。

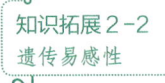
知识拓展2-2
遗传易感性

（六）遗传性缺陷

染色体畸变和基因突变可引起细胞代谢、功能和结构的改变，可表现为先天畸形或仅表现为蛋白质结构和功能的改变，也可表现为对某些疾病具有遗传易感性。

（七）营养失衡

食物中缺乏某些必需的物质，如蛋白质、维生素、微量元素等，可引起相应的病变。相反，营养过剩也可引起疾病，例如食物中动物脂肪过多可致肥胖症和动脉粥样硬化，并且可增加对许多疾病（如糖尿病）的易感性。

（八）其他

内分泌因素、衰老、心理和社会因素等也可致细胞、组织的损伤。

在对患者原有疾病进行诊断、治疗时，有可能导致医源性损伤，即由于诊治过程本身继发的损伤，医务人员在临床工作中要注意防范。

二、细胞、组织损伤的机制

不同原因引起细胞损伤的机制不尽相同，不同类型和不同分化状态的细胞对同一致病因素的敏感性也不一样。细胞对不同损伤因子作出的反应取决于损伤因子的类型、作用的持续时间和轻重程度。受损伤的细胞的最终结局因细胞类型、细胞所处状态及其适应能力的不同而有差异。细胞和组织损伤的机制相当复杂，其主要生化机制如下。

（一）线粒体损伤

线粒体是细胞能量代谢中心。许多导致损伤的因素，如缺氧和中毒，均可引起线粒体损伤。细胞胞质内Ca^{2+}增多，经磷脂酶A和鞘髓磷脂途径引起的磷脂的分解，游离脂肪酸和酰基硝胺醇衍生的脂质分解产物均可造成线粒体的损伤。形态学上表现为线粒体肿胀、嵴变短、稀疏甚至消失或空泡化。线粒体损伤时，线粒体内膜可形成高导电通道，使膜通透性增高，导致细胞损伤。此外，线粒体内细胞色素C渗透到胞质中，可启动凋亡途径，诱导细胞凋亡。

（二）ATP的耗竭

细胞内许多合成和分解过程需要ATP提供能量。体内ATP的产生主要有两种途径：有氧状态下线粒体内的氧化磷酸化和无氧条件下的胞质内糖酵解途径。低氧和中毒性损伤常伴有 ATP 合成减少。当 ATP 减少到正常细胞的 5%~10% 时，可对细胞形成明显的损伤效应。

（三）膜性损伤

膜损伤涉及细胞膜、线粒体膜和其他细胞器膜，是细胞损伤的重要特征。细胞膜损伤导致膜内外失衡，液体和离子内流，蛋白质、酶、辅酶和核酸流失；溶酶体膜损伤造成溶酶体酶泄漏及激活，细胞发生酶解性破坏，甚至死亡。

（四）细胞内钙离子浓度升高

生理情况下，细胞内钙离子（Ca^{2+}）浓度极低，约为胞外浓度的 1/10 000。某些损伤因素（如缺氧、毒素等）可致 Ca^{2+} 内流增加或释放增多，细胞内 Ca^{2+} 浓度升高并激活多种酶，或通过损伤线粒体诱导细胞凋亡。

（五）氧自由基的积聚

自由基是指最外层电子轨道上含有不配对电子的原子或分子。机体内产生的自由基主要是氧自由基，如超氧离子、羟自由基和过氧亚硝酸盐、氧自由基等。自由基可以是细胞正常代谢的产物，也可以由外源性因素产生，如药物的代谢产物。自由基具有高度的氧化活性和不稳定性，极易与周围分子发生反应，可导致生物膜的脂质过氧化、DNA 损伤和蛋白质的氧化修饰等，引起细胞、组织损伤。

三、细胞、组织损伤的形态学改变

细胞、组织依损伤程度不同可表现为可逆性损伤和不可逆性损伤两大类。较轻的细胞损伤是可逆的，其形态改变通常为变性。严重的细胞损伤是不可逆的，多表现为细胞的死亡，包括坏死和凋亡等。

（一）变性和物质异常沉积

变性（degeneration）是指细胞或细胞间质受损后因代谢发生障碍所致的某些形态学改变，表现为细胞质内或细胞间质内有各种异常物质或者过多的正常物质的过多蓄积，一般伴有功能下降。细胞内的变性是可逆的，细胞间质的变性一般是不可逆的。

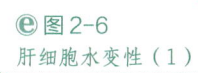
微视频 2-5 变性

1. **细胞水肿（cellular swelling）或称水变性（hydropic degeneration）** 是细胞损伤的早期形态表现，好发于肝、心、肾等脏器实质细胞。当缺氧、感染或中毒等因素引起线粒体受损，ATP 生成减少时，细胞膜 Na^+/K^+ 泵功能发生障碍，导致细胞内 Na^+ 和水分积聚，形成细胞水肿。

肉眼观，细胞水肿的脏器体积增大、包膜紧张、切面隆起、边缘外翻，颜色变淡而无光泽。光镜下，细胞体积增大，胞质透亮、淡染，可见大小不等的空泡及红染颗粒，胞核通常居中（图 2-6）。当细胞水肿严重时，细胞胞质异

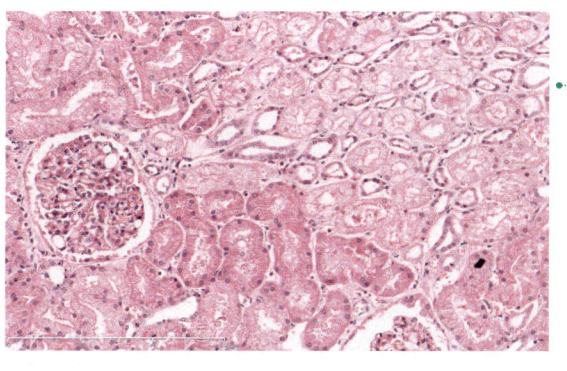

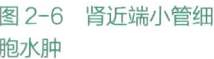
图 2-6 肝细胞水变性（1）

图 2-6 肾近端小管细胞水肿
细胞体积增大，胞质透亮，内见细小红染颗粒

常疏松透亮，胞体肿大似气球，谓气球样变（ballooning change）。电镜下，细胞内出现空泡，内质网和线粒体肿胀呈空泡状，细胞间连接疏松。

细胞水肿几乎是所有细胞损伤早期的表现形式，病因去除后可完全恢复。但是，如果病因持续存在，细胞可崩解死亡。

2. 脂肪变性（fatty degeneration） 实质细胞内脂质异常增多谓脂肪变性或脂肪变（fatty change）。脂质在形态上主要表现为脂滴，其主要成分为中性脂肪（三酰甘油），也可有磷脂和胆固醇等。细胞内的脂滴在常规石蜡切片制作过程中，会被脂溶性试剂溶解，形成境界清楚的空泡。冷冻切片用苏丹Ⅲ、苏丹Ⅳ或油红、邻苯二甲醛染色，脂滴呈橘红色；若用锇酸染色则呈黑色。电镜下可见脂滴为无膜包绕的边缘锐利的圆形小体，可相互融合形成光镜下所见的脂滴。脂肪变性常见于肝，也可发生于心肌、肾和其他器官。

（1）肝脂肪变性：肝是脂质代谢的主要器官，肝脂肪变性最为常见。脂质代谢过程中任一环节发生障碍，均可导致肝脂肪变性，主要原因及机制如下：①肝细胞胞质内脂肪酸增多。高脂饮食或皮下、大网膜等处的脂肪组织大量分解（如营养不良），使得血液中脂肪酸增多；缺氧时发生糖酵解，生成的乳酸转化为大量脂肪酸。②三酰甘油合成增加。③脂蛋白合成障碍，三酰甘油转运出肝受阻。

肉眼观，肝脂肪变性之肝体积增大、表面光滑、边缘钝、色淡黄、质软、相对密度轻，切面有油腻感。光镜下，肝细胞核周可见许多小空泡，严重者可融合成大空泡，将核挤至一侧，似脂肪细胞（图2-7）。不同病因所致肝脂肪变性其肝小叶内的病变分布不同。慢性肝淤血时，小叶中央区缺氧较重，故脂肪变性首先发生于该区。磷中毒时脂肪变性病变通常分布在肝小叶周边，这可能与小叶周边肝细胞对磷中毒更为敏感有关。严重中毒和传染病时脂肪变性常累及全部肝细胞。

肝脂肪变性达一定程度时临床上称之为脂肪肝，表现为肝大，肝区轻度压痛，肝功能异常。原因去除后病变可消退，但如进一步发展，严重者可致肝硬化。

（2）心肌脂肪变性：有灶性和弥漫性之分。灶性心肌脂肪变性可见于长期中等程度的缺氧，常发生于心内膜下及乳头肌处，多见于左心室。脂肪变性的黄色条纹与相对正常的红色心肌相间排列，构成状似虎皮的斑纹，又称"虎斑心"。这种排列可能与乳头肌内的血管分布有关，血管末梢部位因缺血、缺氧程度较重，病变明显，呈黄色；而近血管供应区则缺氧程度轻，病变不明显。中毒和严重缺氧可引起弥漫性心肌脂肪变性，常侵犯两侧心室，心肌呈弥漫性淡黄色。白喉性中毒性心肌炎属弥漫性脂肪变性的典型改变，镜下可见脂肪滴常位于心肌细胞核附近，较细小，排列呈串珠状。

心肌脂肪变性需与心肌脂肪浸润（fatty infiltration）鉴别，后者系心外膜下有过多的脂肪积聚，并向心肌内伸入（图2-8）。心肌因受伸入脂肪组织的挤压而萎缩。病变常以右心室，特别

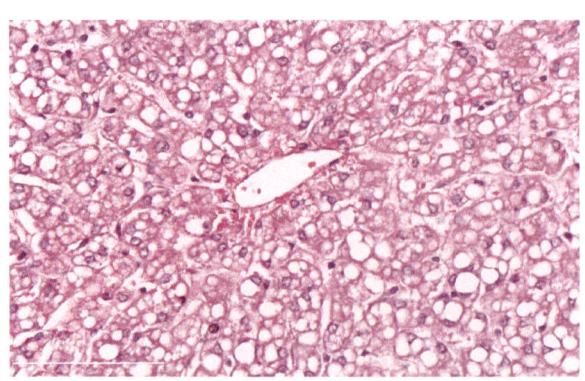

图2-7 肝细胞脂肪变性
肝细胞体积增大，胞质内可见圆形脂肪空泡，肝血窦变窄

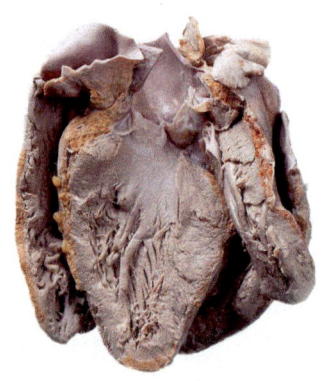

图2-8 心肌脂肪浸润
可见心尖部脂肪向心肌压迫，心肌变薄

是心尖区为重。心肌脂肪浸润多见于高度肥胖者或饮啤酒过度者，大多无明显症状，严重者可因心力衰竭而猝死。

3. **玻璃样变性（hyaline degeneration）** 又称透明变性，是指细胞内或间质中出现均质、半透明的玻璃样物质，HE染色呈红染的毛玻璃样。玻璃样变性是单纯形态学描述，有血管壁玻璃样变性、结缔组织玻璃样变性和细胞内玻璃样变性，发生部位不同，其病因、发病机制、意义和玻璃样物质的化学成分各不相同。

（1）血管壁玻璃样变性：常见于缓进型高血压及糖尿病患者的细小动脉，特别是肾、脑、脾及视网膜等处的细动脉。由于血管壁长期痉挛，使得血管内膜缺血、缺氧，通透性升高，血浆蛋白渗入内膜下，形成红染、均质、无结构的玻璃样物质。此时细小动脉管壁增厚、变硬，弹性减弱、脆性增加，管腔狭窄甚至闭塞，故称细动脉硬化，可导致相应器官缺血或细小动脉破裂出血。

e 图2-9
肾入球小动脉和肾小球玻璃样变性

（2）结缔组织玻璃样变性：常见于纤维瘢痕组织、纤维化的肾小球及动脉粥样硬化的纤维斑块等处。肉眼观，病变组织呈灰白半透明，质地致密坚韧，弹性消失。镜下，见结缔组织中纤维细胞和血管均减少，胶原纤维变粗并彼此融合而失去纤维性状，形成均质红染的梁状或片状结构（图2-9）。

（3）细胞内玻璃样变性：指细胞质内出现过多的异常蛋白质沉积，形成圆形、红染的小体。可发生于多种疾病，如肾小球肾炎或其他肾疾病，此时肾小管上皮重吸收经肾小球滤过的血浆蛋白，在上皮内融合成玻璃样小滴；酒精性肝病时肝细胞质内出现的Mallory小体和慢性炎症时浆细胞内免疫球蛋白积聚所形成的Russell小体均为细胞内玻璃样变。

4. **淀粉样变性（amyloid degeneration）** 是指在细胞外间质内出现淀粉样物质的异常沉积。淀粉样物质为结合黏多糖的不同蛋白质，遇碘时被染成赤褐色，再加硫酸则呈蓝色，与淀粉遇碘时的反应相似，故得名淀粉样物质。该物质沉积于细胞间、小血管基底膜下或沿网状纤维支架分布，在HE切片上呈片状分布、均质红染。刚果红染色呈橘红色，在偏光显微镜下呈绿色双折光。电镜下为非分支的原纤维构成的网，以及由正常血清α球蛋白构成的非纤维性无定形物质和硫酸肝素。

由淀粉样物质沉积所致的疾病谓淀粉样物质沉积症（amyloidosis），有原发性和继发性及全身性和局灶性之分。原发性全身性淀粉样物质沉积症患者的淀粉样物质之前体为免疫球蛋白轻链，见于多发性骨髓瘤和B淋巴细胞瘤。继发性全身性淀粉样物质沉积症患者的淀粉样物质是一种肝合成的非免疫球蛋白的蛋白质，谓淀粉样相关蛋白，常继发于慢性炎症，如慢性结核病、

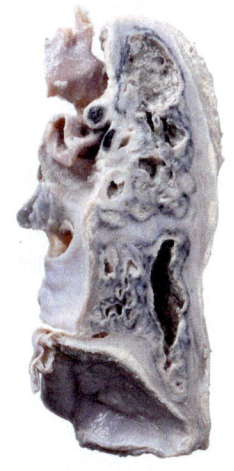
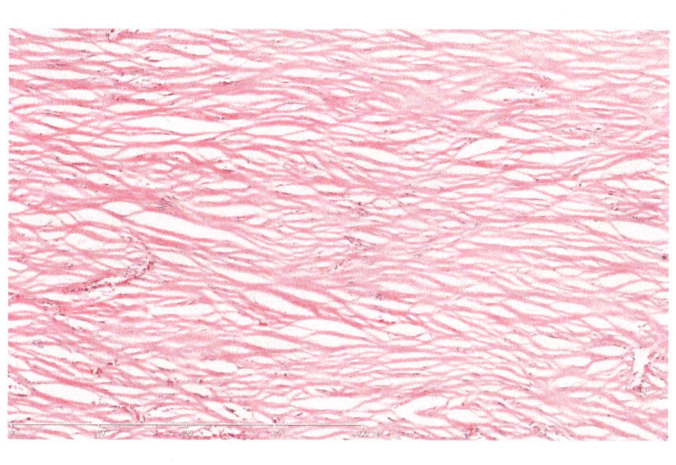

图2-9 胸膜玻璃样变
胸膜增厚，半透明（左）；镜下可见均质红染的胶原纤维（右）

慢性化脓性骨髓炎、类风湿关节炎和某些恶性肿瘤（如霍奇金淋巴瘤）。继发性局灶性淀粉样物质沉积症见于阿尔茨海默（Alzheimer）病的脑组织、甲状腺髓样癌组织及2型糖尿病的胰岛等。

5. 黏液样变性（mucoid degeneration） 间质内出现黏多糖（透明质酸等）和蛋白质等类黏液物质的蓄积谓黏液样变性。肉眼可见局部组织明显肿胀，呈半透明胶冻状。镜下组织间质疏松，充以灰蓝色黏液样基质，其内可见散在的有较多突起的星芒状细胞。黏液样变性常见于间叶组织肿瘤、风湿病、动脉粥样硬化及营养不良时的骨髓和脂肪组织等。甲状腺功能减退时，甲状腺素合成减少可能导致透明质酸酶活性减弱，使含有透明质酸的黏液样物质及水分易于蓄积于皮肤和皮下的间质中，形成黏液性水肿（myxedema）。阿辛蓝（alcian blue）等特殊染色可用于黏液样变性与各种黏液（mucin）的鉴别。

6. 病理性色素沉着（pathologic pigmentation） 有色物质［色素（pigment）］在细胞内、外的异常蓄积谓病理性色素沉着。沉着的色素主要是由体内生成的（内源性色素），包括含铁血黄素、脂褐素、胆红素和黑色素等。随空气吸入肺内的炭尘和文身时注入皮内的着色物质等属于外源性色素沉着。

（1）含铁血黄素（hemosiderin）：是血红蛋白代谢的衍生物。红细胞或血红蛋白被巨噬细胞吞噬后，通过溶酶体的消化，来自血红蛋白的Fe^{3+}与蛋白形成电镜下可见的铁蛋白微粒，若干铁蛋白微粒聚集成为光镜下可见的大小形状不一的金黄色或棕黄色颗粒，具有折光性。长期反复发作的心力衰竭患者，因肺内持续充血，漏出的或因毛细血管破裂而出的红细胞被巨噬细胞所吞噬，然后以含铁血黄素方式沉积下来，这类出现于左心衰竭患者肺内的含有含铁血黄素的巨噬细胞称为心力衰竭细胞（heart failure cell），并可随痰咳出。另外，溶血性贫血、铁利用障碍及反复多次输血者可发生全身性含铁血黄素沉着，尤其是脾、肝和骨髓等器官。含铁血黄素由于含有Fe^{3+}，普鲁士蓝反应成蓝色，区别于尘细胞。

（2）脂褐素（lipofuscin）：是一种黄褐色色素，内含50%左右的脂质。一般认为，是由于胞质中的自噬溶酶体内细胞器碎片不能被酶消化而形成的一种不溶性残体。镜下可见黄褐色的颗粒状色素，位于核周围（如肝细胞）或核的两端（如心肌细胞）。脂褐素通常见于老年、营养不良和慢性消耗性疾病患者的肝细胞、心肌细胞、精囊上皮和神经元内，故又有老年性色素和消耗性色素之称。正常人的附睾上皮细胞、睾丸间质细胞及某些神经元内也可含有脂褐素。

（3）黑色素（melanin）：是由黑色素细胞合成的一种黑褐色的内源性色素。正常时存在于皮肤、毛发、虹膜、肾上腺髓质及脑的黑质等处。人类的黑色素合成受垂体、肾上腺和性腺等激素的调控。腺垂体分泌的促黑素细胞激素（MSH）和促肾上腺皮质激素（ACTH）能促进其合成。而肾上腺皮质激素能抑制MSH的释放，故肾上腺皮质功能低下的艾迪生病（Addison disease）患者皮肤色素增多。全身性皮肤黑色素增多还见于某些与性激素有关的疾病和状态，如前列腺癌接受大量雌激素治疗者、慢性肝病患者、孕妇和口服含雌激素避孕药的妇女。局限性黑色素增多常见于色素痣及恶性黑色素瘤等。

图2-10 黑色素瘤

7. 病理性钙化（pathologic calcification） 是指钙盐沉积在骨和牙以外的组织所形成的改变。这种钙盐的成分以磷酸钙为主，其次是碳酸钙。肉眼表现为灰白颗粒状或团块状坚硬的质块，触之有砂粒感或硬石感。HE切片中呈不规则的蓝色颗粒或团块（图2-10），硝酸银染色则成黑色。病理性钙化可分为营养不良性钙化和转移性钙化。

（1）营养不良性钙化（dystrophic calcification）：指发生在局部变性、坏死组织和异物中的异常钙盐沉积。机体钙、磷代谢并无异常，而与局部细胞受损后钙的摄取增加并形成磷酸钙沉淀等有关。营养不良性钙化可见于结核坏死灶、脂肪坏死灶、动脉粥样硬化斑块、陈旧性瘢痕组织和血栓等，以及坏死的寄生虫体、虫卵、石棉纤维和其他异物；此外也见于一些肿瘤性病变，如脑膜瘤、乳腺癌及甲状腺肿瘤等；妊娠晚期胎盘也常见钙化。钙化有时可引起器官功能异常，如心瓣膜钙化导致心力衰竭，动脉粥样硬化导致心、脑、肾等脏器的损害。

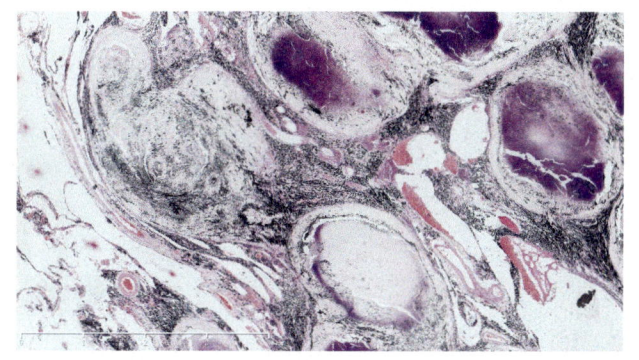

图2-10 尘肺钙化
蓝紫色区域为钙化区域

（2）转移性钙化（metastatic calcification）：指全身性钙、磷代谢障碍，血钙和血磷增高所引起的某些组织的钙盐沉积。转移性钙化时钙盐常沉积于肺泡壁、肾小管的基底膜和胃黏膜上皮。一般认为，这些局部氢氧根离子高，在高钙血症的情况下容易形成氢氧化钙和混合盐羟磷灰石。转移性钙化可见于甲状旁腺功能亢进症、维生素D过多症和肿瘤转移至骨引起的骨组织的快速广泛的破坏，一般不引起明显临床症状。

（二）细胞死亡

细胞受到严重损伤累及细胞核时，呈现代谢停止、结构破坏和功能丧失等不可逆性变化，即细胞死亡（cell death）。坏死和凋亡是细胞死亡的两种主要类型。

1. 坏死（necrosis） 是指活体内局部组织、细胞的病理性死亡。坏死可因不可逆损伤直接迅疾发生，也可由可逆性损伤（变性）发展而来。坏死后的细胞和组织不仅代谢停止、功能丧失，而且可引起周围组织的炎症性反应。坏死细胞和组织的形态改变，主要是由坏死细胞被自身的溶酶体酶消化（自溶）引起，也可以由坏死引发的急性炎症时渗出的中性粒细胞释放的溶酶体酶引起（异溶）。有无炎症反应对鉴别坏死和死亡后自溶十分有价值，后者无炎症反应。

微视频2-6
坏死

（1）坏死的基本病变：临床上一般将失去存活能力的组织称为失活组织，在治疗中必须将其清除。失活组织失去原有光泽，颜色苍白，弹性减退，刺激后回缩不良，失去正常的感觉和运动（如肠蠕动）功能等，切开后无新鲜血液流出。

1）细胞核的变化：细胞死亡的形态改变主要在细胞核。坏死细胞核水分脱失，染色质凝聚，细胞核变小，嗜碱性增强，称核固缩（pyknosis）。核固缩后核膜破裂，染色质崩解成碎片，称核碎裂（karyorrhexis）。坏死细胞内pH下降，DNA酶激活后水解染色质中的DNA，使其嗜碱性减退，仅能见到核的轮廓，直至消失，称核溶解（karyolysis）。核固缩、核碎裂最后都会发生染色质溶解，但是核固缩、核碎裂、核溶解并不一定是一个循序渐进的过程。不同类型的细胞死亡，其核形态变化过程也不一样。凋亡时以核固缩和核碎裂为主。

2）细胞质和细胞膜的变化：细胞死亡时，发生RNA丢失及蛋白质变性等改变，使得胞质嗜酸性增强。坏死细胞的细胞膜出现破裂或崩解，细胞内容物溢出，可引起周围组织的炎症反应。凋亡时细胞膜则保持完整性。

3）间质的变化：间质对各种损伤因子的耐受性大于实质细胞，所以早期间质可没有明显改变。后期基质逐渐解聚，胶原纤维肿胀、液化和纤维性结构消失，与坏死细胞融合成为一片无结构的红染物质。

细胞坏死后明显的形态学改变需数小时后才可观察到，如心肌梗死最早的形态学证据要在梗死后4~12 h才出现。但因坏死细胞膜通透性增加，胞质中的一些酶释放到血液中，使血中该酶活性升高，如心肌梗死2 h后就可测到血液肌酸激酶、乳酸脱氢酶和谷草转氨酶升高，肝细胞坏

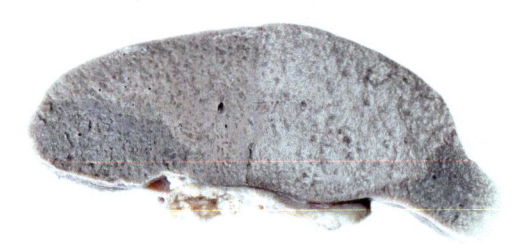

图 2-11 脾凝固性坏死
左图可见凝固性坏死，色灰白，与周围正常组织分界清晰；右图镜下可见坏死区细胞结构消失，与正常组织交界处形成充血出血带

死时血液谷丙转氨酶和谷草转氨酶等升高，胰腺坏死时血液淀粉酶升高等。

（2）坏死的类型：引起坏死形态改变有两个基本过程：蛋白质的变性和细胞的酶性消化。根据坏死的形态表现，坏死可分为以下几类。

1）凝固性坏死：组织细胞坏死后凝固成灰白、干燥的固态结构并保留原组织细胞的轮廓谓凝固性坏死（coagulative necrosis）。凝固性坏死可发生于除脑以外的所有组织，多见于脾、肾和心等器官的缺血性坏死。

肉眼观，坏死灶早期由于组织液进入而肿胀，随后水分丧失，蛋白质凝固而逐渐干燥，呈灰白或黄白色，质地较硬，周围可形成暗红色充血出血带，与正常组织分界清晰。光镜下，坏死区域细胞结构消失，表现为核固缩、核碎裂、核溶解，胞质红染，但细胞的外形和组织轮廓仍可保存一段时期（图 2-11）。

2）液化性坏死：组织细胞坏死后发生液化，形成液态坏死组织谓液化性坏死（liquefactive necrosis）。其形成机制与坏死组织中脂质含量相对较高，蛋白质含量相对较少，不易凝固及酶性溶解作用有关，常发生于脑及胰腺。发生在脑的液化性坏死称脑软化。化脓菌感染时，由于大量中性粒细胞渗出，释放水解酶，坏死组织液化形成脓肿（abscess），亦属液化性坏死。

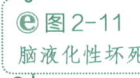
图 2-11 脑液化性坏死

3）特殊类型的坏死：一些类型的组织坏死有特定的发生机制和形态学特征，属于特殊类型的坏死。

A. 坏疽：继发腐败菌感染的大量组织坏死谓坏疽（gangrene）。坏疽常发生在肢体或与外界相通的内脏。腐败菌在分解坏死组织过程中，产生硫化氢，与血红蛋白中的铁离子结合，形成硫化铁，使组织变为黑色或暗绿色。根据坏疽的形态，可分为三种：

干性坏疽（dry gangrene） 多发生于四肢，特别是下肢。动脉粥样硬化、血栓闭塞性脉管炎和冻伤等疾病时，动脉阻塞，但静脉回流仍通畅，加上体表水分蒸发，坏死的肢体干燥皱缩，呈黑色，与周围正常组织之间有明显的分界线（图 2-12）。病变局部干燥，不利于腐败菌生长，因此腐败性变化较轻。

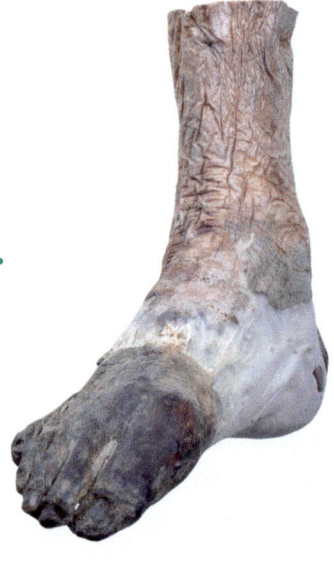

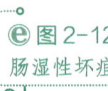
图 2-12 肠湿性坏疽

湿性坏疽（wet gangrene） 多发生在与体表相通的内脏（如肺、肠和子宫等），也可发生在动脉阻塞并有淤血水肿的肢体，如肠坏疽、坏疽性阑尾炎和坏疽性胆囊炎等。由于坏死局部含水量高，腐败菌容易入侵和繁殖，使得病变局部腐败菌感染严重，肿胀，呈黑色或暗绿色，与周围正常组织无明显分界线。坏死组织腐败分解产生吲哚、粪臭素等，形成恶臭。湿性坏疽病变发展较快，坏死组织腐败、分解产生大量毒性物质被机体吸收，可致毒血症，威胁生命。

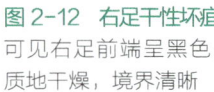
图 2-12 右足干性坏疽
可见右足前端呈黑色，质地干燥，境界清晰

气性坏疽（gas gangrene）深部的开放性创伤合并产气荚膜杆菌等厌氧菌感染时，细菌分解坏死组织，产生大量气体，使病变区域肿胀，可因含气而呈蜂窝状。病变局部棕黑色，与正常组织分界不清，有奇臭，常累及肌肉，并沿肌束蔓延，肌纤维发生凝固性坏死，部分为液化性坏死。患者病情发展迅猛，机体大量吸收坏死组织分解产物和毒素后，可中毒而死亡。

B. 干酪样坏死（caseous necrosis）：是特殊类型的凝固性坏死，主要见于结核分枝杆菌感染引起的坏死。肉眼观，病变呈淡黄色，质地松软，表观细腻，似干酪样（图2-13）。镜下，可见组织坏死彻底，原有的组织结构完全崩解破坏，呈现片状、无定形、颗粒状的红染物。

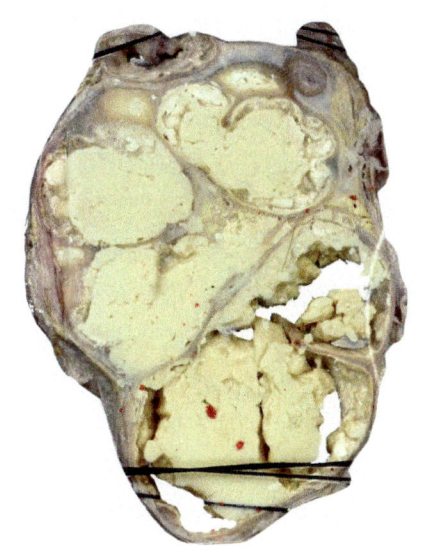
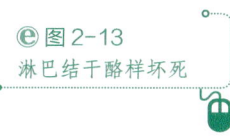

图2-13 肾干酪样坏死
肾切面可见大量肾组织坏死，淡黄色，质地细腻，似干酪样

C. 脂肪坏死（fat necrosis）：主要有酶解性脂肪坏死和外伤性脂肪坏死两种。酶解性脂肪坏死常见于急性胰腺炎，胰腺组织受损后胰酶外溢并激活，将细胞内的脂肪分解为甘油和脂肪酸，甘油很快被机体吸收，而脂肪酸则与组织中钙离子结合形成钙皂。肉眼观，病变呈不透明的灰白色斑点或斑块状改变。镜下，坏死细胞有时尚能见到模糊的轮廓，内有散在的嗜碱性颗粒状物（钙皂）。外伤性脂肪坏死大多见于乳腺、臀部外伤。外伤可致脂肪细胞破裂，脂滴游离，引起慢性炎症和异物巨细胞反应，局部可形成肿块。

D. 纤维素样坏死又称纤维蛋白样坏死（fibrinoid necrosis）：是发生于纤维结缔组织和血管壁的一种坏死。镜下可见病变局部组织结构消失，形成边界不清的小条或小块状，染色深红的，有折光性的无结构物质。因其染色与纤维素（纤维蛋白）相似，故而得名。常见于变态反应性疾病，如急性风湿病、结节性动脉周围炎和新月体性肾小球肾炎等；也可见于非变态反应性疾病，如恶性高血压的小动脉和胃溃疡底部的动脉壁。

（3）坏死的结局：坏死对机体的影响与坏死组织的部位、严重程度和坏死细胞坏死前所具有的生理功能，以及剩余正常细胞的再生能力和代偿能力等因素有关。坏死组织形成后其结局如下：

1）溶解吸收：组织坏死后，坏死组织本身及周围中性粒细胞释放的各种水解酶，使坏死组织溶解液化，然后被淋巴管或血管吸收。不能吸收的碎片，则由吞噬细胞吞噬、清除。小的坏死灶溶解吸收后，功能和形态可部分修复。大的坏死灶溶解后不易完全吸收，可形成囊腔（cyst）。

2）分离排出：位于体表和与外界相通脏器的较大的坏死灶不易完全溶解吸收。坏死周围组织发生炎症反应，渗出的中性粒细胞释放水解酶，溶解坏死灶周围组织，使坏死灶与健康组织分离、脱落，形成缺损。皮肤或黏膜组织坏死后形成的缺损谓溃疡（ulcer）。与外界相通的器官（如肾、肺）组织坏死并液化后可经自然管道（输尿管、气管）排出，所形成的空腔谓空洞（cavity）。深部的坏死组织经皮肤或空腔脏器排出时，若形成仅一端开口的盲性管道谓窦道（sinus），若形成连接于空腔器官之间或空腔器官与体表之间的2个或多个开口的相通管道谓瘘管（fistula）。溃疡、空洞仍可修复。

3）机化：坏死组织如不能完全溶解吸收或分离排出，则周围组织形成由新生毛细血管和成纤维细胞（纤维母细胞）构成的肉芽组织，长入并代替坏死组织，最后形成瘢痕组织。这种由肉芽组织取代坏死组织、渗出物或血肿等各种病变组织的过程谓机化（organization）。

4）包裹、钙化：如果坏死灶较大，或坏死组织难以溶解吸收，或不能完全机化，则常由周围肉芽组织加以包裹（encapsulation），之后则演变为增生的纤维组织包裹，其中的坏死组织有时可继发营养不良性钙化。

2. 凋亡（apoptosis） 是形态学和生化特征上区别于经典坏死的另一种类型的细胞死亡。是指活体内细胞在生理性或病理性刺激下，激活一系列基因，启动细胞内死亡程序，从而发生的"主动"死亡过程，又被称为"程序性细胞死亡"（programmed cell death，PCD）。PCD原意是指在发育过程中，定时可见的生理性刺激导致的细胞死亡，是一生理过程，是基因在一定的时空情况下引起细胞死亡，因此是一个功能性名称。而凋亡强调的是形态学改变。一方面程序性细胞死亡并非都有细胞凋亡的形态学特征，另一方面细胞凋亡可见于许多非生理状态时，如疾病所引起的细胞凋亡和抗癌药所致的癌细胞死亡等。

（1）凋亡的形态学特征：凋亡一般表现为组织中单个细胞的死亡。光镜下，可见凋亡细胞与周围细胞黏附能力下降，彼此分离。细胞水分脱失而皱缩，胞膜完整，核染色质重新分布于核膜下，或者浓集呈紫蓝色致密颗粒，胞质浓缩，嗜酸性增强。后期由胞膜包裹核碎片和细胞器，形成多个凋亡小体（apoptotic bodies）。病毒性肝炎时肝细胞间所见的嗜酸性小体（councilman bodies）和淋巴组织生发中心中的可染小体（tingible bodies）是凋亡小体的典型例子。

在凋亡过程中，细胞膜保持完整，无细胞内容物外泄，因此不引起炎症反应。形成的凋亡小体由相邻细胞（上皮细胞、巨噬细胞和肿瘤细胞等）吞噬、降解。

（2）凋亡形成的机制：诱发凋亡的信号包括生长因子或激素的缺乏、死亡受体的特异性参与以及各种损伤因子的作用等。凋亡的起始信号通路主要包括外源性通路和内源性通路。①外源性通路：即死亡受体通路，是诱导凋亡的细胞外因素与细胞表面的肿瘤坏死因子受体（TNFR）家族和相关蛋白fas等结合，激活含半胱氨酸的天冬氨酸蛋白酶（caspase）家族成员，通过一系列蛋白酶级联反应，完成凋亡。②内源性通路：即线粒体通路，线粒体膜上凋亡抑制蛋白bcl-2表达下调或凋亡促进蛋白bax表达上调，引起膜通透性升高，细胞色素C外溢至线粒体外，与凋亡蛋白酶激活因子-1结合后活化含半胱氨酸的天冬氨酸蛋白酶家族，完成凋亡。

（3）细胞凋亡与坏死的区别：细胞凋亡与坏死在诱因、形态特征、生化改变等方面均存在差异，两者的区别见表2-1。

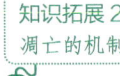
知识拓展2-4
凋亡的机制

表2-1 凋亡与坏死的区别

区别点		凋亡	坏死
诱因		生理性和病理性均可	仅见于病理性损伤
形态学改变	发生范围	一般为单个细胞	一般为多个细胞
	细胞膜	保持完整性，形成凋亡小体	完整性破坏，细胞崩解
	细胞质	浓缩	肿胀
	线粒体及其他细胞器	失去水分而皱缩	发生肿胀，溶解破裂
	核染色质	边集或形成致密颗粒	凝聚成块状
生化特征		依赖于ATP的耗能过程。有新蛋白质合成，核酸内切酶激活，DNA在核小体处被剪切，有序分解成180~200 bp或其倍数的片段	不依赖于ATP，DNA随机降解，剪切后形成大小不一的片段
周围炎症反应		缺乏，凋亡小体被巨噬细胞或相邻实质细胞吞噬	存在

（徐芳英　来茂德）

思考题

1. 细胞凋亡和坏死的特征是什么？
2. 试对以下成对的名词进行区别：心肌脂肪变与心肌脂肪浸润，化生与分化，肝脂肪变和脂肪肝，含铁血黄素细胞与心力衰竭细胞，营养不良性钙化与转移性钙化，瘘管与窦道，程序性细胞死亡与细胞重编程。

网上更多……

本章小结　　历代著名病理学家介绍　　自测题　　教学 PPT

第三章
损伤的修复

关键词

修复　　再生　　干细胞　　成纤维细胞　　肉芽组织

瘢痕组织　　纤维性修复　　创伤愈合　　骨折愈合

一期愈合　　二期愈合　　痂下愈合

　　损伤组织的修复是机体与生俱来的能力，是许多疾病痊愈的基础，是疾病发展过程中损伤组织通向愈合的必由之路。

　　本章学习要求掌握修复和再生的基本概念和类别，区分和理解生理性与病理性、完全性与不完全性再生和修复；掌握稳定性细胞、不稳定性细胞和永久性细胞的概念及所包含的细胞类型；掌握干细胞的概念及作用；掌握肉芽组织和瘢痕组织的基本概念、形态特点、作用及两者间的关系；掌握创伤愈合的基本过程、类型（一期愈合、二期愈合、痂下愈合）、特点及骨折愈合基本过程；熟悉上皮组织、血管组织、纤维组织、肌肉组织及神经组织的再生过程；熟悉主要的生长因子及作用；熟悉影响创伤愈合和骨折愈合的主要因素；了解创伤愈合分子机制方面的研究进展。

思维导图

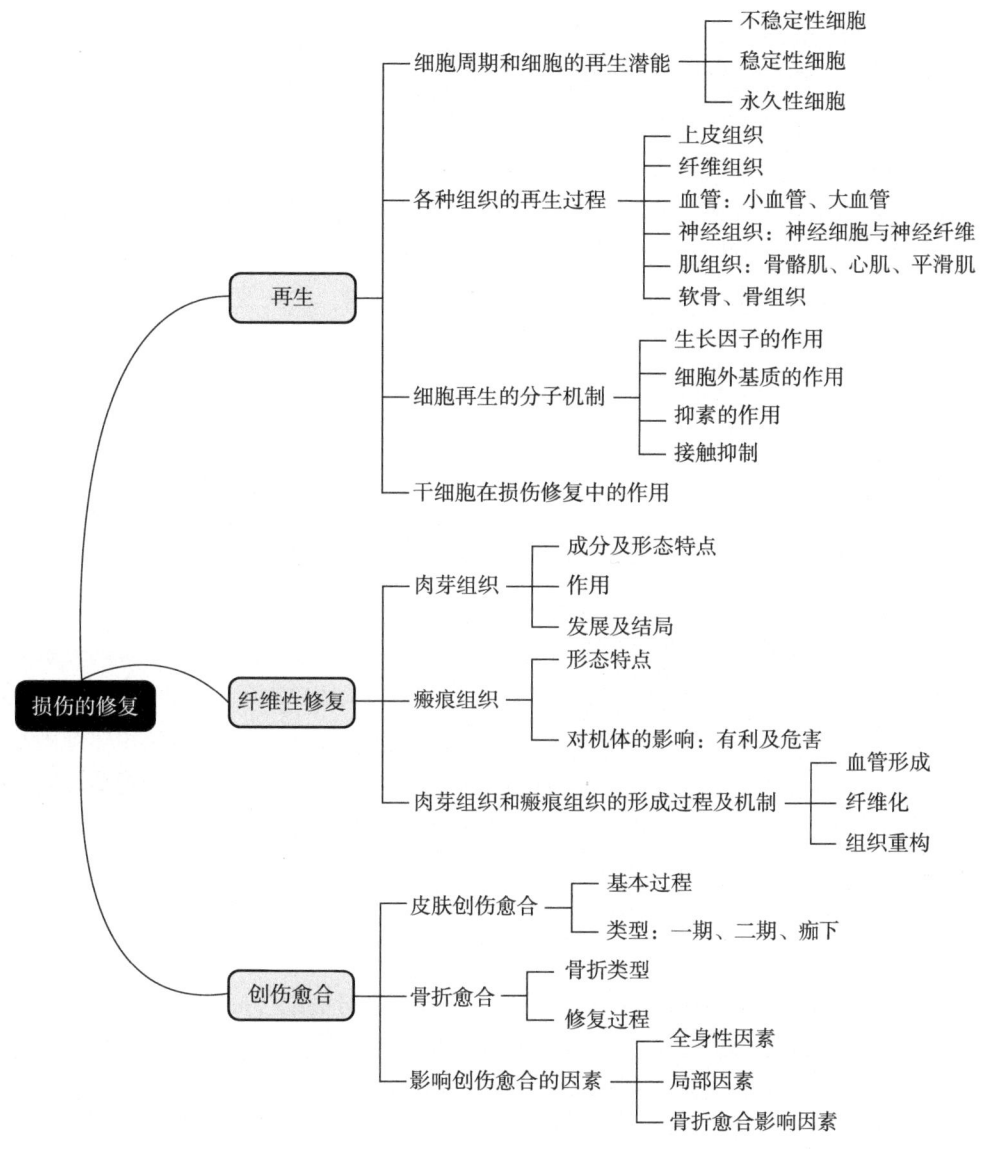

机体对损伤所致的组织缺损、细胞丢失进行结构修补、细胞补充及功能恢复的过程谓修复（repair）。参与修复过程的主要成分包括损伤组织的实质细胞、结缔组织、脉管、神经纤维和细胞外基质等，修复后可以完全或部分恢复原组织的结构和功能。修复可概括为以下两种不同的形式：①由损伤周围的同种细胞分裂增殖进行修复，谓再生（regeneration）。②由肉芽组织修补填充缺损，谓纤维性修复，因其最终将形成瘢痕，故也称瘢痕修复。如果损伤程度较轻，损伤的细胞又具有较强的再生能力，能完全恢复原有的组织结构和功能，称完全再生；如果损伤程度较重，有多种细胞、组织受损，或损伤的细胞再生能力较弱，则由纤维结缔组织完成修复，不能完全恢复原有的组织结构和功能，称为不完全再生。上述两种修复形式常同时存在。本章重点阐述组织损伤后不同的修复过程及其分子机制、皮肤及软组织创伤愈合、骨折愈合的一般规律。

第一节　再生

再生可分为生理性再生和病理性再生。生理性再生指生理条件下，有些细胞和组织不断老化或凋亡，依靠周围同种细胞不断分裂增殖进行补充，以维持组织、器官的完整和稳定，保持原有的组织结构和功能。例如，血液中红细胞寿命平均为120天，中性粒细胞只能存活1~3天，因此需不断地从造血器官产生大量新生的血细胞进行补充；皮肤的表层角化细胞不断地脱落，而通过表皮的基底细胞不断地分裂增殖和分化予以补充；月经期子宫内膜脱落后，由内膜基底部细胞增殖加以修复；消化道黏膜上皮经1~2天就通过再生更新一次等。

一、细胞周期和细胞的再生潜能

细胞周期（cell cycle）由间期（interphase）和分裂期（mitotic phase，M期）构成（图3-1）。间期又可分为 G_1 期（DNA合成前期）、S期（DNA合成期）和 G_2 期（DNA合成后期）。在生理条件下，绝大多数成熟组织的细胞呈休眠状态（G_0 期），当组织受到损伤导致细胞缺损时，刺激具有分裂能力的休眠细胞进入细胞周期进行有丝分裂。不同组织细胞，进入细胞周期的难易程度不同，在单位时间内进入细胞周期进行增殖的细胞数量也不相同，因此具有不同的再生能力。一般而言，植物比动物细胞再生能力强；低等动物比高等动物的细胞或组织再生能力强，如螃蟹具有断肢再生能力。就个体而言，幼稚组织比分化成熟的组织再生能力强，如胚胎组织再生能力强；平时易受损伤的组织及生理状态下经常更新的组织具有较强的再生能力。按再生能力的强弱，可将人体组织细胞分为以下三类。

1. **不稳定性细胞（labile cells）**　又称持续分裂细胞（continuously dividing cell）。这类细胞在生理条件下持续不断地丧失，不断地被周围同种

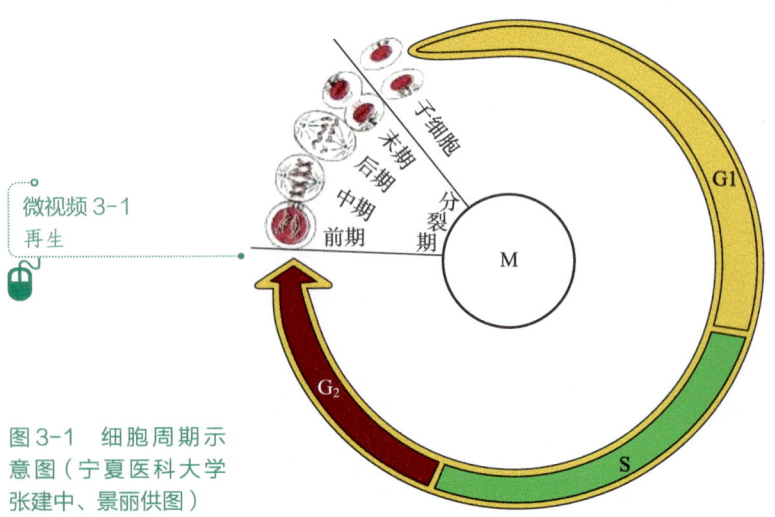

微视频 3-1 再生

图 3-1　细胞周期示意图（宁夏医科大学张建中、景丽供图）

细胞的分裂增殖所替代，包括大部分被覆上皮组织、骨髓造血组织和间皮组织的细胞，如表皮细胞、尿路上皮、呼吸道和消化道黏膜上皮细胞，生殖道管腔的被覆上皮等。在生理条件下，这类组织中超过1.5%的细胞处于分裂期。

2. **稳定性细胞（stable cells）** 又称静止细胞（quiescent cell）。这类组织细胞在生理条件下处于G_0期，不增殖，但具有较强的增殖潜能。当受到损伤刺激时，即进入G_1期，表现出较强的再生能力，包括各种腺体及腺样器官的实质细胞，如消化道、泌尿道和生殖道等黏膜腺体，肝、胰、涎腺、内分泌腺、汗腺、皮脂腺及肾小管上皮细胞等；此外还包括原始间叶细胞及其分化的各种细胞，如成纤维细胞、内皮细胞、成骨细胞和成软骨细胞等。原始间叶细胞具有很强的分化能力，可向许多特定的间叶细胞分化。例如骨折愈合时，原始间叶细胞增殖，并向成软骨细胞及成骨细胞分化。虽然平滑肌细胞也属于稳定性细胞，但通常情况下其再生能力较弱，在再生性修复过程中的实际意义取决于平滑肌所属器官。

3. **永久性细胞（permanent cells）** 又谓非分裂细胞（nondividing cell）。这类组织细胞在出生后不再有再生能力或再生能力极弱。这类细胞有神经元、骨骼肌细胞及心肌细胞。神经元在出生后即停止有丝分裂，不再增殖，一旦遭受破坏则形成永久性缺失。心肌细胞和骨骼肌细胞再生能力极弱，一旦损伤则依靠瘢痕组织修复。

各种组织细胞的再生能力见表3-1。

表3-1　各种组织细胞的再生能力

细胞类型	再生能力	组织细胞
不稳定性细胞	强	表皮、黏膜上皮、内皮、间皮、骨髓组织
稳定性细胞	较强	腺体、腺器官、间叶细胞、平滑肌
永久性细胞	弱/无	神经细胞、心肌细胞、骨骼肌细胞

二、各种组织的再生过程

组织损伤后，实质细胞再生的过程，既取决于该细胞再生能力的强弱，也依赖于组织结构受损的状况，特别是上皮组织基底膜或内脏器官支架结构的完好程度等，在相应实质细胞再生过程中发挥重要作用。

（一）上皮组织的再生

1. 被覆上皮的再生

（1）体表的复层扁平上皮：损伤后，由创口边缘鳞状上皮的基底细胞分裂增殖，向缺损中心迁移，先形成单层上皮覆盖缺损表面，随后增殖分化为鳞状上皮。如皮肤的一度烧伤，表皮除部分基底细胞外，以上各层细胞均发生坏死，依靠残存基底细胞增殖分化，可完全修复原有结构和功能。

（2）黏膜被覆上皮：鳞状上皮和尿路上皮的再生与体表上皮相同。单层柱状上皮损伤后，也是由邻近的基底层细胞增殖修补，新生的上皮细胞起初为立方形，以后变为柱状细胞。

2. 腺上皮的再生　一般管状腺体上皮，如果仅限于部分上皮细胞的缺损，基底膜尚完好，则可由残存的腺上皮细胞分裂增殖，沿基底膜排列，完全恢复原有的结构和功能；如果腺体基底膜等结构已破坏，则难以实现完全性再生，往往发生瘢痕修复。肾小管上皮细胞损伤的修复也与上述腺上皮的修复相似，基底膜完好者可以实现完全性再生，否则为瘢痕修复。子宫内膜、胃肠等腺体可通过残留细胞再生。肝细胞有较活跃的再生能力，其再生可分三种情况：①部分肝组织切除后，通过肝细胞分裂增殖，短期内就能使肝恢复接近原来的大小。②肝细胞坏死时，不论范围大小，只要肝小叶网状支架完整，坏死周围区残存的肝细胞分裂增殖，沿其支架延伸，就可恢复原有结构。③肝细胞坏死严重且范围较大时，肝小叶网状支架塌陷，网状纤维转化为胶原纤维，或者由于肝细胞反复坏死或慢性炎症刺激，纤维组织大量增生，形成肝小叶内间隔，此时再生肝细胞呈结构紊乱的肝细胞团，不能恢复原有的肝小叶结构，而是形成假小叶（肝硬化的特征性病变），属不完全再生。

（二）纤维组织的再生

在损伤因子的刺激下，受损部位残存的成纤维细胞开始分裂增殖。成纤维细胞，又谓纤维母细胞，可由静止状态的纤维细胞转变而来，或由原始间叶细胞分化而来。成纤维细胞胞体大，两端常有突起，呈短梭形，突起亦可呈星芒状，细胞质略呈嗜碱性；细胞核大、淡染，常有1~2个核仁。电镜下见细胞质内有丰富的粗面内质网和核糖体，表明其合成蛋白质的功能很活跃。当成纤维细胞停止分裂后，开始合成并向细胞外分泌前胶原蛋白，在细胞周围形成胶原纤维。成纤维细胞逐渐成熟，细胞质越来越少，细胞核逐渐变细长，染色逐渐加深，最后变成长梭形的纤维细胞并埋藏在胶原纤维之中。

（三）血管的再生

1. **小血管的再生** 大部分组织损伤都伴有小血管的受损。小血管再生可为损伤修复提供营养和氧，直接影响到其他组织细胞的再生。毛细血管的再生过程一般称为血管形成（angiogenesis），主要是以出芽（budding）方式再生。首先损伤部位毛细血管在蛋白分解酶作用下发生基底膜溶解，内皮细胞分裂增殖形成向外突起的幼芽，随着内皮细胞的增殖和迁移，新生细胞不断地向前推移而形成一条实心的细胞索，在毛细血管内血流的冲击下，逐渐出现管腔，形成新生的毛细血管，进而彼此吻合构成血管网（图3-2）。增殖的内皮细胞逐渐成熟，分泌Ⅳ型胶原、层粘连蛋白和纤维连接蛋白，形成基膜的基板。周边的成纤维细胞分泌Ⅲ型胶原和基质，组成基膜的网板，进而变成血管外膜细胞。至此，构筑毛细血管的再生过程完成。新生的毛细血管基膜不完整，内皮细胞间隙较大，故通透性较高，易致水肿。其中有些新生毛细血管为适应功能的需要，局部原始间叶细胞可增殖分化成平滑肌细胞构成血管肌层，逐渐改建为小动脉或小静脉，完成了各级小血管再生。

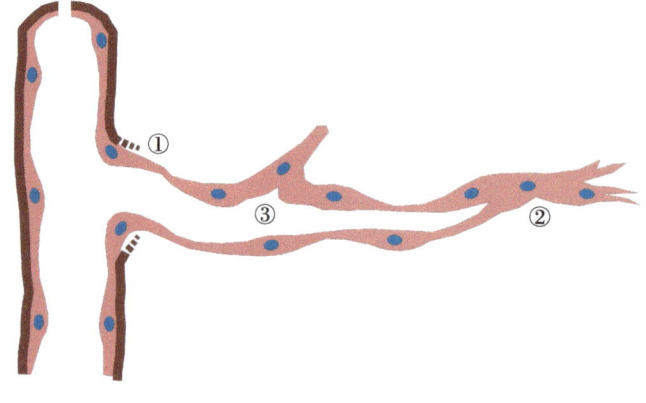

图3-2 毛细血管再生模式图
①基底膜溶解，②内皮细胞芽，③血流冲击出现管腔

2. **大血管的修复** 较大血管断裂后，两断端需要手术缝合，吻合口处两侧内皮细胞分裂增殖，互相连接，恢复原来的内膜结构。离断的肌层因平滑肌细胞再生能力弱，只能通过瘢痕修复以维持其完整性。

（四）神经组织的再生

1. **神经细胞的修复** 脑和脊髓的神经元及外周神经的神经节细胞损伤后均不能再生修复，

其所属的神经纤维也随之消失,通过周围的神经胶质细胞增生修复,形成胶质瘢痕。

2. 神经纤维的再生　外周神经损伤断裂后,如果所属的神经细胞仍然存活,则可以再生,恢复原有的结构和功能。首先,断裂的神经纤维远端和近端的数个 Ranvier 节神经纤维髓鞘及轴突崩解,并被吸收或被巨噬细胞吞噬清除。然后由两端的神经鞘细胞增殖形成带状的合体细胞,将断端连接。近端轴突以每天约 1 mm 的速度逐渐向远端生长,穿过神经鞘细胞带,最后达到末梢鞘细胞,鞘细胞产生髓磷脂将轴索包绕形成髓鞘。这一再生过程常需数月以上才能完成。上述神经纤维再生需要 3 个基本条件:①相应的神经细胞仍然存活,以便合成轴突生长所需蛋白质等物质。②神经纤维的两断端间隔距离一般不能超过 2.5 cm。③在断裂处不能有增生纤维组织阻隔。如果断离的两端相隔太远,或者两端之间有瘢痕组织阻隔,或因截肢失去远端,再生轴突均不能到达远端,而是与增生的结缔组织混杂在一起,形成瘤样团块,称为创伤性神经瘤或截肢后神经瘤,常引起顽固性疼痛。为预防该情况发生,临床上常施行神经吻合术或对截肢神经断端做适当处理。

(五)肌组织的再生

骨骼肌再生能力极弱,损伤后其再生情况依肌膜是否存在和肌纤维是否完全断裂而有所不同。骨骼肌细胞是一种多核的长形细胞,可长达 4 cm,核可多达数十甚至数百个。损伤较轻肌膜未被破坏时,肌原纤维仅部分发生坏死,引发中性粒细胞和巨噬细胞浸润并吞噬清除坏死物质,残存肌细胞分裂,产生肌质和分化出肌原纤维,从而恢复骨骼肌的结构。如果肌纤维完全断开,断端肌质增多,也可有肌原纤维的新生,使断端膨大如花蕾样,但肌纤维断端不能直接连接,而是依靠纤维瘢痕愈合。愈合后的肌纤维仍可以收缩,加强锻炼后可以恢复功能;如果整个肌纤维(包括肌膜)均被破坏,则难以再生,只能通过瘢痕修复。

平滑肌细胞有一定的再生能力,但是在损伤的修复过程中作用不大,断开的肠管或较大血管经手术吻合后,断裂处的平滑肌主要是通过纤维瘢痕连接。

心肌细胞几乎没有再生能力,损伤后一般都是瘢痕修复。

临床视角 3-1
显微外科技术

(六)软骨、骨组织的再生

软骨再生起始于软骨膜的增生,这些增生的幼稚细胞形似成纤维细胞,以后逐步变为软骨母细胞,并形成软骨基质,细胞被埋在软骨陷窝内而变为静止的软骨细胞。软骨再生能力弱,软骨组织缺损较大时由纤维组织参与修补。骨组织再生能力强,骨折后可完全修复(参见本章第三节)。

三、细胞再生的分子机制

细胞的再生能力受基因控制,但受损组织修复的完好程度,不仅取决于受损组织细胞的再生能力,在很大程度上还受细胞因子、细胞外基质及其他因素的调控。

(一)生长因子在细胞再生过程中的作用

生长因子(growth factor)是一种能增加细胞大小、促进细胞分裂和分化,以及抑制细胞凋亡的蛋白质或多肽。当细胞受到损伤因素刺激后,可释放多种生长因子,刺激同类细胞增殖,促进修复过程。有些生长因子可作用于多种类型的细胞,而有些生长因子只作用于特定的靶细胞。此外,生长因子还在细胞迁移、收缩和分化中发挥作用。生长因子是通过识别靶细胞膜上的生长因子受体并与之结合，触发一系列反应，将信号传入细胞内，刺激或抑制某些基因的表达，以促进细胞分裂。目前已知参与损伤修复的重要生长因子如下。

1. 表皮生长因子（epidermal growth factor，EGF） 是最早发现的生长因子，为53个氨基酸残基，3个二硫键构成的一种相对分子质量为6 000的多肽，对调节细胞生长、增殖和分化起着重要作用，可促进上皮细胞、成纤维细胞、胶质细胞等的增殖，促进肉芽组织生长。

2. 血小板源性生长因子（platelet derived growth factor，PDGF） 来源于血小板的α颗粒，能刺激成纤维细胞、平滑肌细胞和血管内皮细胞的增殖和迁移，并能促进少突胶质细胞等的增殖。

3. 转化生长因子（transforming growth factor，TGF） 因其最初在大鼠肾成纤维细胞的实验研究中具有使细胞恶性转化的能力而得名。目前发现TGF为多肽类生长因子，许多细胞都能分泌产生，包含两种类型，即TGF-α和TGF-β。TGF-α与EGF的氨基酸序列同源性为33%~44%，并且可与EGF受体结合，故与EGF具有相同作用。TGF-β由血小板、巨噬细胞和内皮细胞等产生，对成纤维细胞和平滑肌细胞的作用与其浓度有关：低浓度诱导PDGF合成分泌，发挥间接促细胞增殖活性；高浓度则抑制PDGF受体表达，使细胞生长受抑制；此外TGF-β还对成纤维细胞具有趋化作用，并可刺激其产生胶原和纤维粘连蛋白，抑制胶原纤维降解，促进纤维化发生。

4. 成纤维细胞生长因子（fibroblast growth factor，FGF） 生物活性十分广泛，几乎可刺激所有间叶细胞，主要作用于内皮细胞，特别在新生的毛细血管形成过程中，能使内皮细胞分裂并诱导其产生蛋白溶解酶，使基底膜溶解，便于内皮细胞出芽。

5. 血管内皮生长因子（vascular endothelial growth factor，VEGF） 是高度保守的同源二聚体糖蛋白，最初从肿瘤组织中分离提纯，对肿瘤血管的形成有促进作用，也可促进胚胎发育、创伤愈合及慢性炎症时的血管增生。VEGF还可明显增加血管的通透性，进而促进血浆蛋白在细胞基质中沉积，为成纤维细胞和血管内皮细胞长入提供临时基质。

（二）细胞外基质在细胞再生修复过程中的作用

细胞外基质（extracellular matrix，ECM）是由细胞合成并分泌到细胞外、分布在细胞表面或细胞之间的大分子，主要是一些多聚糖、蛋白质或蛋白聚糖。这些物质构成复杂的网架结构，为细胞的生存和活动提供适宜的场所。ECM包括细胞间基质和基底膜，不仅把细胞连接在一起，借以支撑、锚定、维持组织细胞的结构和生理功能，还通过信号传递等调控细胞的形状、代谢、功能、分化、增殖和迁移。尽管不稳定性细胞和稳定性细胞都具有再生能力，但能否完全再生为正常结构尚依赖ECM的完整性。ECM的合成和降解与组织细胞形态、创伤愈合、纤维化及肿瘤侵袭和转移等密切相关。

1. 胶原（collagen） 是一种为ECM提供张力强度的纤维结构蛋白，占人体蛋白质总量的30%以上。胶原由三条富含羟脯氨酸和羟赖氨酸的多肽链构成三维螺旋结构，目前已经分离鉴定出约30种不同类型的胶原蛋白，其中Ⅰ、Ⅱ、Ⅲ、Ⅴ和Ⅺ型胶原为纤维性胶原蛋白，主要存在于细胞间基质，其张力强度是由三条多肽链通过赖氨酰氧化酶催化后共价结合形成的交联决定的，在这个过程中依靠维生素C的参与，因此维生素C缺乏导致维生素C缺乏病形成时可引起创伤愈合不良。其他类型胶原为非纤维性胶原蛋白，组成基底膜（Ⅳ型）、椎间盘（Ⅸ型）或上皮细胞间连接（Ⅶ型）等。

2. 弹力蛋白（elastin） 可延伸数倍并在张力消失后回缩至其原长度。各种组织，特别是大血管壁、皮肤、子宫、韧带和肺组织，在结构上需要弹性以发挥功能，这些组织的回缩能力是由弹力纤维来完成的。在形态上，弹力纤维中心是由弹力蛋白构成，其周围由原纤维蛋白形成的网状结构包绕。原纤维蛋白网状结构是弹力蛋白组装成弹力纤维的支架，如果原纤维蛋白缺乏，则会导致骨骼畸形和大动脉中层弹力纤维形成不良等异常，如马方综合征（Marfan's syndrome）。

3. **蛋白多糖（proteoglycan）和透明质酸素（hyaluronan）** 均为构成ECM的重要成分。常见的蛋白多糖包括硫酸肝素（heparin sulfate）、硫酸软骨素（chondroitin sulfate）和硫酸皮肤素（dermatan sulfate）。蛋白多糖可结合大量的水分子，形成高度水合的凝胶，使多种类型的结缔组织（尤其是关节软骨）具有膨胀性、抗压、反弹及润滑的能力，可调节某些生长因子的作用。例如通过与FGF结合形成复合物，有利于FGF与细胞表面的相应受体结合。透明质酸素与调节细胞增殖和迁移的细胞表面受体有关。

4. **黏附性糖蛋白（adhesive glycoprotein）和整合素（integrin）** 在结构上并不相同，但其功能均与细胞间黏附相关，既能与其他ECM结合，又能与特异性的细胞表面蛋白结合。这样，它们就把不同的ECM和ECM与细胞联系起来。

（1）纤维粘连蛋白（fibronectin）：是一种相对分子质量为450 000的多功能黏附蛋白，由两个不同亚单位通过二硫键组成的异源二聚体构成，其亚单位上有与胶原、纤维蛋白、肝素和蛋白多糖等ECM成分亲和结合的位点，与整合素受体家族成员具有结合能力。纤维粘连蛋白可由成纤维细胞、巨噬细胞和内皮细胞产生。纤维粘连蛋白基因转录后在RNA的剪接上有所不同，因而产生不同的mRNA，翻译成血浆纤维粘连蛋白和ECM纤维粘连蛋白。在创伤部位，ECM纤维粘连蛋白积聚，血浆纤维粘连蛋白与纤维蛋白结合形成凝固质，促进伤口愈合。

（2）层粘连蛋白（laminin）：是基底膜中含量最为丰富的糖蛋白，相对分子质量为820 000，为三个不同的亚单位共价结合形成的交叉状结构，并跨越基膜与其他ECM成分相连。层粘连蛋白一方面可与细胞表面的特异性受体结合，另一方面也可与ECM成分如Ⅳ型胶原和硫酸肝素结合，还可介导细胞与结缔组织基质黏附。层粘连蛋白还在调控细胞增殖、分化和迁移中发挥重要作用。

（3）整合素：是细胞表面受体的主要家族，属于细胞黏附分子，由α和β两个亚单位形成的异源二聚体构成，介导细胞与细胞间的相互作用及细胞与ECM间的相互作用。整合素在体内表达广泛，大多数细胞表面都可表达一种以上的整合素，在多种生命活动中发挥关键作用。例如，由于整合素具有黏附作用，使其成为白细胞游出、血小板凝集、组织和器官发育及创伤愈合中的关键因素。此外，某些细胞只有通过黏附才能使其发生增殖，若通过整合素介导的细胞与ECM黏附发生障碍，则可导致细胞凋亡。

损伤修复过程中，ECM经代谢调整，其成分也会有所改变，如Ⅲ型胶原减少而Ⅰ型胶原增多，则使修复组织连接增强。然而当实质脏器发生慢性炎症时，由于ECM过度增多和积聚，可促进其纤维化和硬化。

（三）抑素和接触抑制

1. **抑素（chalone）** 是一种特异性抑制细胞分裂的蛋白质，由成熟的和分化的细胞产生，可抑制DNA合成和阻止细胞分裂增殖，还能延缓衰老过程，增加细胞的预期寿命。其主要作用在细胞周期的G_1后阶段和有丝分裂前的G_2期，通过延长丝裂期和丝裂后成熟期而发挥作用。抑素具有组织特异性，例如已分化的表皮细胞能分泌表皮抑素，抑制基底细胞增殖。当已分化的表皮细胞丧失时，抑素分泌终止，基底细胞分裂增殖，直到增殖分化的细胞达到足够数量或抑素达到足够浓度为止。当组织中细胞因受损而抑素减少和抑制力下降时，则伤口附近的细胞趋向于旺盛分裂。抑素在调控体内物质代谢、组织再生和创伤愈合中起重要作用，不仅作用于正常细胞，也作用于癌细胞,临床上可用于抗癌治疗和抑制器官移植的排斥反应。

2. 接触抑制(contact inhibition) 是指细胞在生长过程中达到相互接触时停止分裂的一种现象。由于培养基中的生长因子耗尽时也会产生生长抑制,所以将正常细胞因相互接触而抑制分裂的现象改称为密度依赖性的生长抑制(density-dependent inhibition of growth)。在相同条件下培养的恶性细胞对密度依赖性生长抑制失去敏感性,因而不会在形成单层时停止生长,而是相互堆积形成多层生长的岛状体,这种现象也说明恶性细胞的生长和分裂已经失去了控制,调节细胞正常生长和分裂的信号对于恶性细胞不再起作用。在组织和细胞损伤的修复过程中,当周边的细胞增殖填补创口时,一旦细胞互相接触,就停止分化和增殖。

细胞生长和分化还涉及多种信号之间的协调及相互作用。

四、干细胞及其在再生中的作用

干细胞(stem cell,SC)是一类未充分分化、尚不成熟并具有自我更新能力和分化潜能的细胞。在一定条件下,它可分化成多种功能细胞。根据来源和个体发育过程中所处的阶段不同,干细胞可分为胚胎干细胞(embryonic stem cell,ESC)和成体干细胞(adult stem cell)。根据干细胞的发育分化潜能可分为全能干细胞、多能干细胞和单能干细胞。胚胎干细胞是指起源于着床前胚胎内细胞群的全能干细胞,具有向三个胚层分化的能力,可分化为成体所有类型的成熟细胞。成体干细胞是指存在于各组织器官中具有自我更新和一定分化潜能的不成熟细胞,属于单能或多能干细胞。目前,尚未在所有组织中证明有成体干细胞的存在,但已发现,部分组织中的成体干细胞不仅可以向本身组织进行分化,也可以向其他组织类型的成熟细胞进行分化,称之为横向分化或转分化(transdifferentiation),如骨髓干细胞可以分化成脂肪、骨、神经、心肌、骨骼肌和上皮等组织(图3-3)。这些发现使人们传统认为的永久性细胞的损伤通过再生进行修复成为可能,更为人工干预下的组织再生的发展提供了广阔的资源和空间,其中成体干细胞的研究因受伦理限制较小和致瘤风险低而发展较快。

诱导性多能干细胞(induced pluripotent stem cell,iPSC)是通过体外基因转染技术将已经分化的成体细胞重新编程所获得的一类干细胞。这类细胞的生物学特性(细胞形态、生长特性、表面标志物、形成畸胎瘤等)与ESC非常相似。iPSC具有ESC的全能性,可分化为神经、肌肉等多种组织,适合于干细胞移植、组织工程、受损组织器官的修复等。与ESC不同的是,iPSC的获取可在不损毁胚胎或不用卵母细胞的条件下,制备用于研究和治疗的ESC样细胞。iPSC可避免伦理问题,也可获得具有个体自身遗传背景的ESC样细胞,为干细胞基础和应用研究开辟了广阔前景。

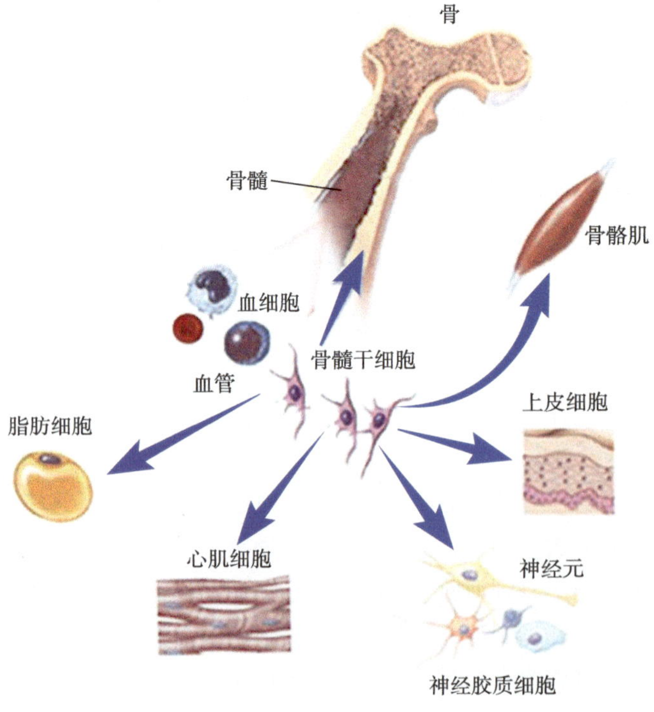

图3-3 骨髓干细胞分化模式图

再生医学（regenerative medicine）是通过研究机体的正常组织特征与功能、再生修复、创伤愈合和干细胞分化等机制，寻找有效的生物治疗方法，促进机体自我修复与再生，或构建新的组织和器官，以改善或恢复损伤组织和器官功能的新兴医学分支。其主要目的就是通过人工干预使胚胎干细胞或成体干细胞定向分化，再生修复受损的组织或器官，可通过治疗性克隆（therapeutic cloning）、干细胞体外扩增及诱导分化来实现这一目标。其中治疗性克隆是指将患者机体组织中成熟细胞的核注入去核卵细胞中，通过体外培养发育成囊胚，从而获得包含供者DNA的胚胎干细胞，这些细胞可以分化成不同组织，再将这些分化成熟细胞移植到患者相应的受损部位而完成修复的过程，可有效避免由于异体细胞移植而引起的免疫排斥反应的发生。通过分离骨髓干细胞等，经体外培养扩增，然后移植到患者相应组织中已进入临床应用阶段；在体外诱导干细胞分化、增殖后获得大量成熟细胞，再移植到损伤组织而达到再生修复目的已显示出极大的临床应用潜力。

第二节　纤维性修复

由增生的肉芽组织填补损伤缺损、修复损伤组织并转变为瘢痕组织谓瘢痕修复，又称为纤维性修复，是损伤范围较大或受损细胞不具有再生能力的情况下进行的一种不完全性修复，损伤的修复不能单独依靠实质细胞的再生来完成，必须由肉芽组织的增生来填补组织缺损或机化坏死组织及异物。

一、肉芽组织

肉芽组织（granulation tissue）是由大量的新生毛细血管和增殖的成纤维细胞及浸润的炎症细胞所构成的新生组织，肉眼观察呈鲜红色、颗粒状且柔软湿润，形似鲜嫩的肉芽，触之易出血，但无痛觉。

（一）肉芽组织的成分及形态

肉芽组织主要由新生毛细血管、成纤维细胞和中性粒细胞组成（图3-4）。肉芽组织中不含神经纤维，故无痛觉。其基本结构：①大量新生的毛细血管和内皮细胞增殖形成的实心细胞索，大多数与创面垂直，相互连接形成毛细血管网，并在近肉芽组织表面处向下弯曲形成弓状突起，故肉眼观察表面呈鲜红色细颗粒状。新生毛细血管的内皮细胞核体积较大，呈椭圆形，向腔内突出。②增殖的成纤维细胞散在分布于毛细血管周围。肉芽组织中一些成纤维细胞的细胞质中含有肌细丝，这种细胞除有成纤维细胞的功能外，尚有平滑肌样的收缩功能，因此称其为肌成纤维细胞（myofibroblast）。成

微视频3-2
肉芽组织

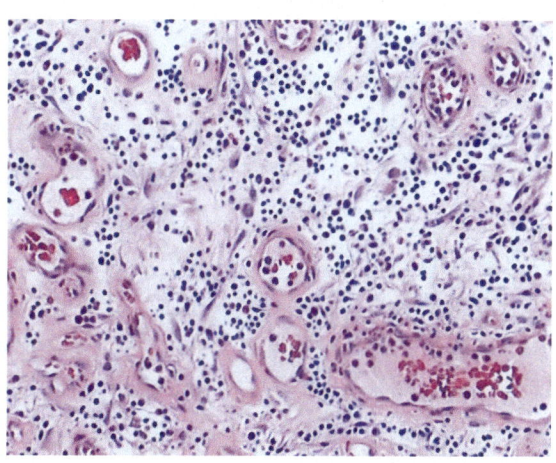

图3-4　肉芽组织
可见大量的新生毛细血管、成纤维细胞和炎症细胞（中山市博爱医院钟守军供图）

纤维细胞合成并分泌基质及胶原，早期基质较多，以后则胶原越来越多。毛细血管网之间可见多少不等的炎症细胞浸润。肉芽组织内炎症细胞种类、数量和水肿程度与是否伴发感染有关。巨噬细胞能分泌 PDGF、FGF、TGF-β、IL-1 及 TNF，加上创面凝血时血小板释放的 PDGF，进一步刺激成纤维细胞和血管内皮细胞增殖。巨噬细胞和中性粒细胞能吞噬细菌及组织碎屑，中性粒细胞破坏后释放出各种蛋白水解酶，能分解坏死组织及纤维蛋白。

（二）肉芽组织的作用

肉芽组织在组织损伤修复过程中有以下重要作用：①抗感染和保护创面。②填补创口及其他组织缺损。③机化或包裹坏死组织、血栓、炎性渗出物及其他异物。

（三）肉芽组织的发展及结局

组织损伤后，24 h 内成纤维细胞和血管内皮细胞开始分裂增殖，第 3～5 天肉芽组织明显形成，由下向上（如体表创口）或从周围向中心（如组织内坏死）生长推进，填补创口或机化坏死物等。随着时间的推移（1～2 周），肉芽组织按其生长的先后顺序，逐渐成熟。其主要形态标志为：肉芽组织中水分逐渐吸收，炎症细胞减少并逐渐消失；新生毛细血管闭塞、数目减少，按功能的需要仅有少数毛细血管改建成小动脉和小静脉；成纤维细胞产生越来越多的胶原，但成纤维细胞数目不断减少，逐渐转变为纤维细胞。至此，肉芽组织成熟并转变为纤维结缔组织。时间再长，胶原纤维更多并发生玻璃样变性，细胞和毛细血管成分更少，形成瘢痕组织（图 3-5）。

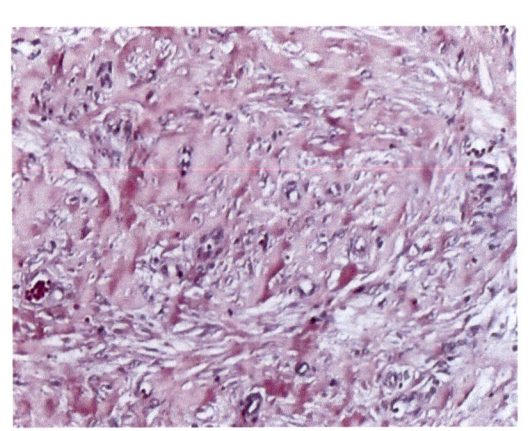

图 3-5　瘢痕组织
可见大量的胶原纤维、少量纤维细胞、血管及炎症细胞（中山市博爱医院钟守军供图）

二、瘢痕组织

（一）瘢痕组织的形态

瘢痕（scar）是指由肉芽组织成熟后经改建形成的老化阶段的纤维结缔组织。瘢痕组织由大量平行或交错分布的胶原纤维束组成，大部分区域呈均质淡染的玻璃样变，细胞和血管稀少。肉眼观察，局部呈收缩状态，颜色苍白或灰白色、半透明，质硬韧且缺乏弹性。

（二）瘢痕组织对机体的影响

1. 对机体有利的方面　①填补并连接损伤的创口或其他缺损，保持组织器官的完整性。②保持组织器官的坚固性。瘢痕组织含大量胶原纤维，虽然其抗拉强度不及正常皮肤，但明显强于肉芽组织。如果胶原形成不足或承受的力太大且持久，则可造成瘢痕膨出，例如在心室壁可形成室壁瘤。

2. 对机体的危害　①瘢痕收缩，特别是发生于关节附近和重要器官的瘢痕，常常引起关节挛缩或活动受限。当其发生于消化道、泌尿生殖道等腔室器官时，则可引起管腔狭窄，如消化性溃疡瘢痕收缩可引起幽门狭窄。关于瘢痕收缩的机制可能是其水分丧失或肌成纤维细胞收缩所致。②瘢痕性粘连，特别是在各器官之间或内脏器官与体腔壁之间发生的纤维性粘连，常不同程度地影响其功能。③脏器内大量瘢痕形成，可导致器官硬化。④瘢痕组织增生过度则形成肥大性瘢痕。如果这种肥大性瘢痕突出于皮肤表面并向周围不规则扩延，则称为瘢痕疙瘩（keloid），临床上常称之为"蟹足肿"（图3-6），其发生机制不清，大多数学者认为与体质有关；也有学者认为可能与瘢痕中缺血缺氧，促使其中的肥大细胞分泌生长因子，使肉芽组织增生过度所致。

瘢痕组织内的胶原在胶原酶的作用下，可逐渐缓慢地被分解、吸收，从而使瘢痕缩小、软化。胶原酶主要来自于成纤维细胞、中性粒细胞和巨噬细胞等。

三、肉芽组织和瘢痕组织的形成过程及机制

肉芽组织在损伤后的3~5天即可形成，最初是成纤维细胞和血管内皮细胞的增殖，随着时间的推移，逐渐形成纤维性瘢痕。这一过程包括：①血管形成。②纤维化。③组织重构。

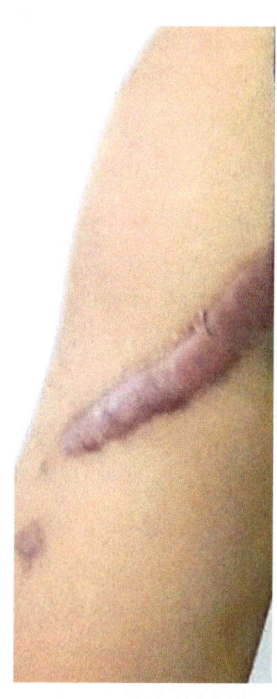

图3-6 瘢痕疙瘩
（宁夏医科大学张建中、景丽供图）

（一）血管形成

从胚胎学和组织学观点出发，可把血管形成分为两种类型：其中一种见于胚胎时期，由内皮前期细胞（endothelial precursor cell，EPC）即成血管细胞（angioblast）形成新的血管，谓血管发生（vasculogenesis）；另外一种是由组织中的成熟血管内皮细胞以出芽的方式形成毛细血管，谓血管新生（neovascularization）。血管形成对于组织损伤的修复、局部缺血时侧支循环的建立和肿瘤的生长都发挥着非常重要的作用。最近研究证明，EPC可从骨髓进入血液，到达损伤区域，参与损伤修复中的血管形成，与胚胎期血管发生机制类同。

血管新生的步骤为：①损伤处毛细血管基底膜降解及毛细血管内皮细胞芽形成。②内皮细胞向刺激方向迁移。③位于迁移细胞后面的内皮细胞增殖和发育成熟。缺损填补后，内皮细胞分裂停止并形成毛细血管管腔，在毛细血管外出现周细胞，在较大的血管外出现平滑肌，即微血管网络形成。

上述过程受生长因子、细胞和ECM间的相互作用所调控。

1. **生长因子和受体** 许多生长因子均可诱导血管生成，其中VEGF、血管生成素（angiopoietin）和碱性FGF在血管形成中发挥重要作用。内皮细胞表面存在具有酪氨酸激酶活性的VEGF受体（VEGFR），在血管形成的早期，VEGF与VEGFR-2结合，动员骨髓EPC并刺激损伤部位内皮细胞增殖和迁移，诱导毛细血管出芽。进一步的血管改建则依赖于血管生成素（Ang1和Ang2）的调控及PDGF和TGF-β的参与。Ang1与内皮细胞上的Tie2受体相互作用，使内皮细胞外侧出现周细胞，以维持新生血管的稳定和促进血管的成熟。PDGF刺激血管外平滑肌细胞的形成，TGF-β促成ECM蛋白的产生。这一过程使新生血管从简单的由内皮细胞构成的管腔，成为更精细的血管结构并维持内皮细胞处于静止状态。FGF家族有20多个成员，其中包括酸性FGF（FGF-1）和碱性FGF（FGF-2）等，这些生长因子通过结合细胞膜上相应的具有酪氨酸激酶活性的受体而发挥作用。FGF-2的作用主要是通过刺激内皮细胞增殖，从而参与血管形成，并且可趋化巨噬细胞和成纤维细胞向损伤病灶迁移，促进上皮细胞迁移并覆盖创口。

2. 细胞外基质（ECM） 血管生成的关键环节是内皮细胞的运动和迁移、毛细血管出芽。这些过程由几类 ECM 蛋白调控，主要通过内皮细胞表面的整合素受体间的相互作用，以及细胞和 ECM 之间的相互作用而发挥作用。其中涉及整合素、基质-细胞蛋白、纤溶酶原激活剂、基质金属蛋白酶、内皮抑素（endostatin）和血管抑素（angiostatin）等的参与，而共同调节血管的形成。

（二）纤维化

新生肉芽组织逐渐老化形成纤维结缔组织的过程如下。

1. 成纤维细胞增殖和迁移 肉芽组织富含新生血管，其通透性较正常血管大，VEGF 可进一步增加其通透性，因而导致血浆蛋白渗出，血浆中的纤维蛋白原和血浆纤维连接蛋白等在 ECM 中积聚，为生长中的成纤维细胞和内皮细胞提供临时基质。多种生长因子可启动成纤维细胞向损伤部位的迁移和增殖，包括 PDGF、FGF-2 和 TGF-β 等，这些生长因子来源于血小板和各种炎症细胞以及活化的内皮细胞。在肉芽组织中，巨噬细胞除了吞噬清除坏死组织碎片、纤维蛋白和其他异物外，还可刺激上述生长因子的表达，因而促进成纤维细胞的迁移、增殖和 ECM 的积聚。在趋化因子刺激下，肥大细胞、嗜酸性粒细胞和淋巴细胞数量也相应增加，并直接或间接地调节成纤维细胞的迁移和增殖。

2. 细胞外基质积聚 在修复过程中，增殖的成纤维细胞和新生血管的数量逐渐减少，成纤维细胞合成分泌更多的 ECM 并在细胞外积聚。纤维性胶原是修复部位结缔组织的主要成分，对创伤愈合过程中张力的形成尤为重要。在创伤愈合的第 3~5 天，成纤维细胞即开始合成并分泌胶原，可持续数周之久，视创口大小而定。许多调节成纤维细胞增殖的生长因子同样可刺激 ECM 的合成，PDGF、FGF 和 TGF-β 等皆可促进胶原合成。然而，胶原的不断积聚依赖于合成的增加和降解的减少。TGF-β 是一种重要的促纤维化因子，可促进成纤维细胞增殖、合成胶原，并可通过抑制蛋白水解酶活性或增加蛋白酶抑制剂活性减少胶原的降解；TGF-β 还可刺激纤维粘连蛋白和蛋白多糖的产生，增加 ECM 的积聚。随着胶原的不断增多，肉芽组织逐渐转变成含有纤维细胞、致密胶原和其他 ECM 成分的瘢痕。在瘢痕成熟过程中，血管逐渐退化，富含血管的肉芽组织演变为血管稀少颜色灰白的瘢痕组织。

（三）组织重构

肉芽组织转变为瘢痕的过程涉及 ECM 的构成和数量的改变。ECM 合成和降解的平衡，不仅导致了组织的重构，而且又是慢性炎症和创伤愈合的重要特征。基质金属蛋白酶（matrix metalloproteinase，MMP）是降解 ECM 成分的关键酶，胶原和 ECM 成分的降解可由锌离子依赖的 MMP 家族来完成。中性粒细胞弹性蛋白酶、组织蛋白酶 G 和纤溶酶等虽可降解 ECM 成分，但它们为丝氨酸蛋白水解酶，而非金属蛋白酶。现已分离鉴定出 MMP 家族有 20 多个成员，其中包括：①间质胶原酶（MMP-1、MMP-2 和 MMP-3）：降解纤维性胶原。②明胶酶（MMP-2 和 MMP-9）：降解Ⅳ型胶原和纤维粘连蛋白。③溶基质素（MMP-3、MMP-10 和 MMP-11）：可降解全部 ECM 组分，包括蛋白聚糖、层粘连蛋白、纤维粘连蛋白和无定形胶原。MMP 可由成纤维细胞、巨噬细胞、中性粒细胞、滑膜细胞和某些上皮细胞等多种细胞合成分泌，并由生长因子和细胞因子等调控。TGF-β 和类固醇激素在生理条件下有抑制 MMP 合成的作用。MMP 是以无活性的酶原形式分泌的，需要某些化学性刺激和蛋白酶（如纤溶酶）的作用才能活化。活化型 MMP 可被特异性金属蛋白酶抑制剂快速抑制，从而有效地控制降解过程。创伤愈合过程中

MMP 及其抑制剂活性在受到严密调控的同时，也成为损伤部位清除坏死组织和结缔组织重构的必要条件。

第三节　创伤愈合

创伤愈合（wound healing）是指机体遭受外力作用，皮肤等组织出现离断或缺损后的愈复过程，包括了各种组织的再生和肉芽组织增生、瘢痕形成的复杂过程，表现为不同修复形式的协同作用。

一、皮肤创伤愈合

（一）创伤愈合的基本过程

轻度的创伤仅限于皮肤表皮层，通过上皮再生即可愈合；稍重者发生皮肤和皮下组织断裂，出现裂口；严重的创伤可致肌肉、肌腱、大血管和神经等组织的断裂甚至骨折。以下以皮肤手术切口为例叙述创伤愈合的基本过程。

1. **伤口的早期变化**　伤口局部有不同程度的组织坏死和血管破裂或断裂出血，数小时内便出现炎症反应，表现为充血、浆液渗出及白细胞游出，故局部红肿。早期炎症细胞浸润以中性粒细胞为主，3 天后则以巨噬细胞为主。伤口中的血液和渗出液中的纤维蛋白原很快凝固形成质块，凝固性质块表面干燥后可形成痂皮，对伤口起保护作用。

2. **伤口收缩**　2～3 天后伤口边缘的全层皮肤及皮下组织向伤口中心移动，于是伤口开始缩小，直到 14 天左右停止。伤口收缩的意义在于缩小创面。伤口缩小的程度因伤口部位、伤口大小及形状而不同。伤口收缩是伤口边缘新生的肌成纤维细胞的收缩牵拉的结果，而与胶原形成无关，因此抑制胶原形成对伤口收缩没有影响。5-羟色胺（5-HT）、血管紧张素及去甲肾上腺素等能促进伤口收缩，肾上腺皮质类固醇及平滑肌拮抗药则能抑制伤口收缩。

3. **肉芽组织和瘢痕形成**　大约从第 3 天开始，从伤口底部及边缘肉芽组织开始生长，逐渐填平创口。毛细血管以每天 0.1～0.6 mm 的速度再生延长，其方向大都与创面垂直，近表面时呈袢状向下弯曲。第 5～6 天起成纤维细胞产生胶原，其后 1 周胶原形成甚为活跃，并逐渐缓慢下来，以后逐渐向瘢痕组织演变。大约在伤后 1 个月，瘢痕完全形成并使创缘比较牢固地结合在一起，通过组织重构作用，瘢痕中的胶原纤维最终与皮肤表面平行。

4. **表皮及其他组织再生**　创伤后 24 h 内，伤口边缘的表皮基底细胞即可从凝固性质块下面向伤口中心分裂增殖，逐渐向创口中心迁移，形成单层上皮，覆盖于增生的肉芽组织表面。当这些细胞彼此接触则停止迁移，继续分裂和分化成为复层鳞状上皮。健康的肉芽组织对表皮再生非常重要，因为它可提供上皮再生所需的营养及生长因子。如果肉芽组织生长不良，长时间不能将伤口填平，则将延缓上皮再生；此外，由于异物或严重感染等刺激而形成过度生长的肉芽组织，高出于皮肤表面，也会阻止表皮再生，因此临床上常需将其切除。若皮肤缺损过大，再生表皮不能将伤口完全覆盖，则需植皮修复。

皮肤附属器（毛囊、汗腺及皮脂腺）如果完全被破坏，则不能完全性再生，而由瘢痕组织修复。肌腱断裂后，初期也是瘢痕修复，通过功能锻炼和组织重构及改建，胶原纤维逐渐按原来肌腱纤维方向排列，可使其功能得到较好恢复。

(二）创伤愈合的类型

根据创伤愈合效果及方式，创伤愈合可分为以下三种类型。

1. 一期愈合（healing by first intention） 见于组织缺损少、创缘整齐、无感染或炎症反应轻、黏合或缝合后创面对合严密的伤口，愈合效果好，瘢痕形成少，表观上仅见少许灰白色线条状瘢痕。临床上大部分手术切口愈合后均呈一期愈合。这种伤口中只有少量血凝块，炎症反应轻微，表皮再生在 24～48 h 内便可完成。肉芽组织在第3天就可从伤口边缘长出并很快将伤口填满，5～6天胶原纤维形成（此时可以拆线），切口达临床愈合标准（图3-7）。2周后瘢痕开始"变白"，形成白色愈合线条，3个月左右愈合组织抗拉力强度达到高峰，达到正常皮肤强度的70%～80%。

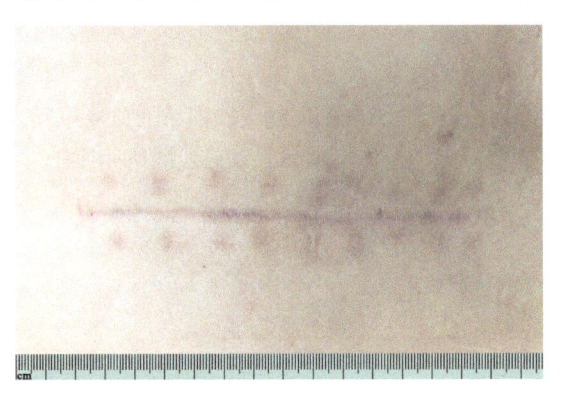

图3-7 手术切口一期愈合（宁夏医科大学张建中、景丽供图）

2. 二期愈合（healing by second intention） 见于组织缺损较大、创缘不整、错开、无法整齐对合，或伴有感染的伤口，愈合效果欠佳，瘢痕形成多，表观上可见较多灰白色瘢痕。二期愈合与一期愈合不同之处：①由于感染等因素，局部组织细胞变性、坏死较重，炎症反应明显。只有待感染被控制，坏死组织被清除以后，再生才能开始，愈合时间较长。②创口大，缺损组织多，需要较多肉芽组织生长才能填补伤口，形成的瘢痕较大。③抗拉力强度较弱（图3-8）。

3. 痂下愈合（healing under scar） 伤口表面的血液、渗出物及坏死组织干涸后形成黑色硬

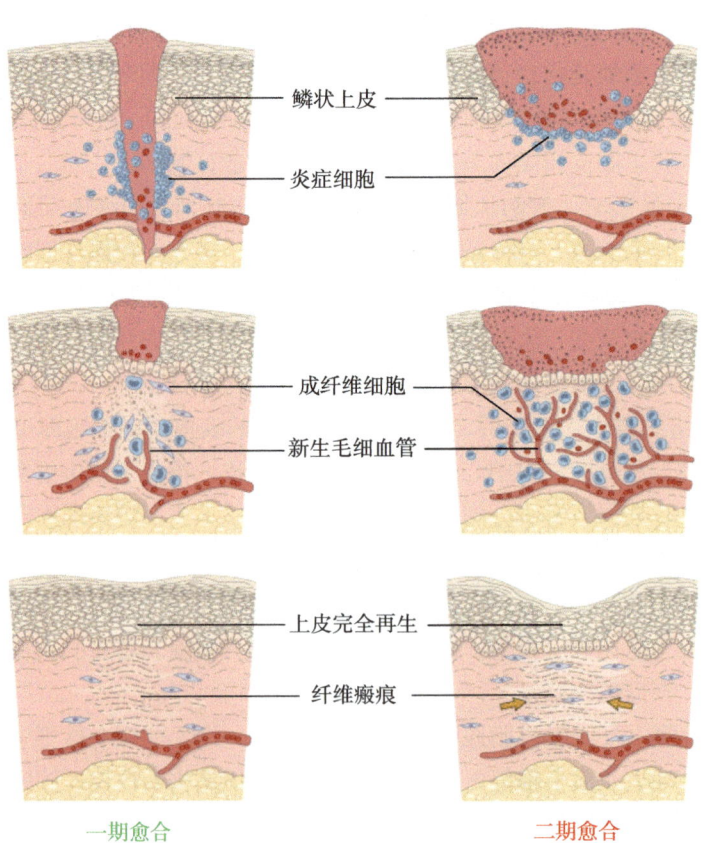

图3-8 一期愈合与二期愈合模式图（宁夏医科大学张建中、景丽供图）

痂，伤口修复在其下进行，待肉芽组织增生、上皮再生完成后，伤口组织愈合，痂皮即脱落。由于痂皮干燥且覆盖在伤口表面，因此不利于细菌生长并对伤口有一定的保护作用，有助于伤口愈合。痂下愈合可以是一期愈合，也可以是二期愈合。

二、骨折愈合

骨折（bone fracture）通常可分为外伤性骨折和病理性骨折两大类。骨折愈合的好坏和所需的时间与骨折的部位、性质、错位的程度、年龄以及引起骨折的原因等因素有关。骨的再生能力很强，经过良好复位后的单纯性外伤性骨折，几个月内便可完全愈合，恢复骨组织的正常结构和功能。骨折愈合过程可分为以下几个阶段（图3-9）。

1. **血肿形成**　骨折后组织出血，形成血肿并将骨折组织相互粘连在一起。

2. **纤维性骨痂形成**　骨折发生后的2~3天，血肿逐渐被肉芽组织取代并机化，继而发生纤维化形成纤维性骨痂，或称暂时性骨痂。肉眼观察及X线检查见骨折局部呈梭形肿大。镜下见骨折断端充满细胞成分，新生血管丰富，可见残留死骨。骨折断端间隙开始有成软骨细胞出现，可见部分透明软骨形成。

3. **骨性骨痂形成**　骨折发生后骨内膜及骨外膜细胞逐渐转变为成软骨细胞及成骨细胞，填充于骨折断端间的肉芽组织中并进一步增生骨化，形成由骨小梁构成的骨痂，谓骨性骨痂形成。纤维性骨痂中的软骨也通过软骨化骨形成骨性骨痂，骨髓腔被骨痂封闭。

4. **骨痂改建或再塑**　骨性骨痂中的骨小梁排列杂乱无序，难以负重，需要改建才能适应正常生理负重需要。在这一期间，不断有破骨细胞溶解并吸收骨痂，不断有成骨细胞形成新的骨质，最终骨小梁逐渐趋向规律，皮质骨的骨单位（哈弗斯系统）重新建立，幼稚的编织骨逐渐被成熟的板层骨代替，骨质连接更趋坚固。

如果骨折复位良好，骨折可完全恢复原状，髓腔亦重新畅通，不留任何骨折痕迹。即使有轻微移位及畸形，对于儿童及少年患者多能完全纠正，凹侧缺损部分可通过膜内化骨得以修补，凸侧多余骨质则被吸收。当然这种改建有一定的限度，畸形严重者难以完全矫正。

> 临床视角 3-2
> 骨折的原因和表现

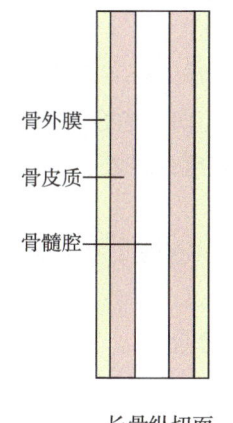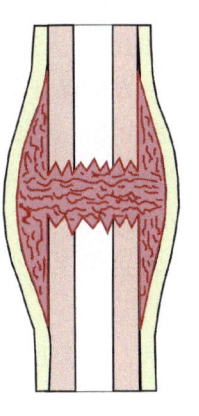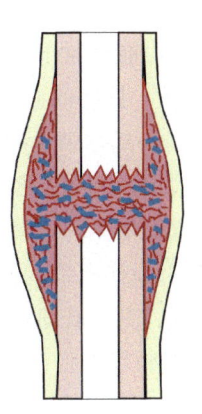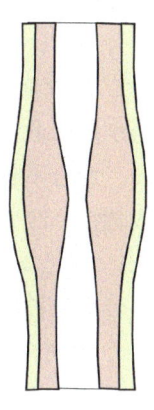

长骨纵切面　　血肿形成　　纤维性骨痂形成　　骨性骨痂形成　　骨痂改建

图3-9　骨折愈合过程模式图（宁夏医科大学 张建中、景丽供图）

三、影响创伤愈合的因素

组织损伤的程度、局部组织细胞的再生能力，伤口有无组织坏死和异物，以及是否伴有感染等因素，均影响损伤组织的修复、愈合时间及瘢痕的大小。因此，治疗上应尽量缩小创面、清除异物、控制感染及促进组织细胞再生和肉芽组织生长。影响创伤愈合的因素包括全身和局部两个方面。

（一）全身因素

1. **年龄** 儿童和青少年的组织再生能力较强，创伤愈合快。老年人则相反，组织再生力差，愈合慢，这与老年人血管硬化、血液供应减少和组织细胞增殖能力减弱有很大的关系。

2. **营养** 严重的蛋白质不足，尤其是含硫氨基酸（如甲硫氨酸、胱氨酸）缺乏时，组织的再生能力降低，肉芽组织及胶原形成不良，伤口不易愈合。维生素 C（Vit C）对创伤愈合非常重要，因为 α-多肽链中的两个主要氨基酸（脯氨酸和赖氨酸）必须经羟化酶羟化后才能形成前胶原蛋白，而 Vit C 具有激活羟化酶的作用，因此 Vit C 缺乏时前胶原蛋白难以形成，进而影响胶原纤维的形成。在微量元素中，锌对创伤愈合有重要作用，锌缺乏者，创伤愈合延缓。锌的作用机制不很清楚，可能与锌是细胞内某些氧化酶的必需成分有关。

3. **内分泌** 机体的内分泌状态对修复反应有重要影响。例如肾上腺糖皮质激素对修复具有抑制作用，而肾上腺盐皮质激素和甲状腺素则对修复有促进作用。糖皮质激素具有明显的抗炎作用，可以减弱伤口纤维化，从而延缓创伤愈合并降低愈合创口的张力强度。临床上有时候也利用糖皮质激素来减少瘢痕形成。例如角膜感染损伤时，可联合应用抗生素和糖皮质激素治疗，以减少修复过程中角膜胶原积聚对角膜透明度带来的不良影响。

（二）局部因素

1. **感染与异物** 感染可严重影响损伤组织的修复效果和愈合时间。伤口感染后，渗出物增多，创口内压力增大，易使伤口裂开，或导致感染扩散而加重损伤。许多化脓菌产生的毒素可致组织坏死，加重组织的损伤；此外，坏死组织及异物妨碍愈合并容易引发感染或使感染加重。因此，伤口如有感染或有较多的坏死组织及异物，常常是二期愈合。临床上对已感染的伤口应及早引流，当感染被控制后修复才能顺利进行；对于创面不整齐、缺损较大、已被细菌污染但尚未发生明显炎症的伤口，施行清创术以清除坏死组织、异物和细菌，并可在确保没有严重感染的前提下缝合创口，这样有可能使属于二期愈合的伤口达到一期愈合。

2. **局部血液循环** 良好的血液循环一方面保证组织再生所必需的氧和营养，另一方面对坏死组织的吸收及控制局部感染也起着重要作用。因此，局部血流供应良好时，伤口愈合好而快；相反，愈合不良且缓慢。例如下肢动脉粥样硬化或静脉曲张患者，其下肢伤口愈合迟缓。局部用药或理疗，改善局部血液循环可促进伤口愈合。

3. **神经支配** 对损伤组织的修复非常必要，缺少神经支配则损伤组织难以修复，例如麻风病患者由于神经受损，其皮肤溃疡难以愈合。

4. **电离辐射** 能破坏细胞、损伤 DNA、抑制组织再生，因而影响创伤的愈合。

（三）影响骨折愈合的因素

上述影响创伤愈合的全身及局部因素都会影响骨折愈合。此外，骨折原因、部位、性质和错位程度等均影响骨折的愈合。骨折治疗时应注意以下 3 点。

1. **及时正确地复位** 完全性骨折时由于肌组织的收缩导致断端骨组织发生错位或有其他组织、异物的嵌塞，使得愈合延迟或不能愈合。因此应及时、正确地复位，为骨折完全愈合创造必要的条件。

2. **及时牢固地固定** 骨折断端即使已经复位，由于肌肉活动仍可错位，因此复位后应及时并牢固固定，一般需固定到骨性骨痂形成之后。

3. **功能锻炼保持局部良好的血液供应** 由于骨折患者骨组织固定后长期卧床，血液循环不良，会延迟愈合并有可能发生血栓形成及肌组织失用性萎缩、关节强直等不利后果。因此，在不影响局部固定的情况下，应尽早离床活动或在床上进行局部功能锻炼。

骨折愈合异常时，偶有患者新生骨质产生过多，形成赘生骨痂，可致骨变形。也有患者纤维性骨痂形成骨性骨痂障碍，致使骨折两端仍能活动，形成假关节。

（胡新荣 姚运红）

思考题

1. 试述肉芽组织各组成成分与其功能的关系。
2. 举例说明伤口一期愈合与二期愈合的区别。
3. 区别下列概念：再生修复，完全性再生与不完全性再生，多能干细胞与诱导性多能干细胞，分化与转分化，成纤维细胞与肌成纤维细胞，肉芽组织、纤维组织与瘢痕组织，机化与纤维化，纤维骨痂与骨性骨痂。

网上更多……

本章小结　　历代著名病理学家介绍　　自测题　　教学PPT

第四章
局部血液循环障碍

关键词

充血 淤血 血栓形成 白色血栓 混合血栓 红色血栓
透明血栓 栓塞 血栓栓塞 脂肪栓塞 气体栓塞
减压病 羊水栓塞 梗死 贫血性梗死 出血性梗死
败血性梗死 出血 水肿

  血液循环障碍包括全身血液循环障碍和局部血液循环障碍，前者见于心脏疾患所致的心力衰竭和血管损伤所致的大出血，后者见于机体器官和组织中几乎所有的损伤性病变。因此本章是病理学中最基础的内容之一，学好本章对于病理学课程的学习，对于认识所有疾病血液循环方面的改变，对于临床治疗措施的拟订等都具有十分重要的意义。
  学习本章要求掌握充血的概念及类型，淤血的原因、基本病理变化、后果及慢性肺淤血和慢性肝淤血的主要病变，出血的概念及类型，血栓形成的概念、形成条件、对机体的影响及血栓的类型、形态与结局，栓塞的概念、类型及后果，栓子的概念及运行途径，梗死的概念、类型、病理变化、形成条件及出血性梗死的常见类型，水肿的基本概念及相关概念；熟悉血栓形成的机制及过程，各类栓塞的形成机制，梗死形成的原因、条件及对机体的影响和结局，出血的原因、机制及后果。

思维导图

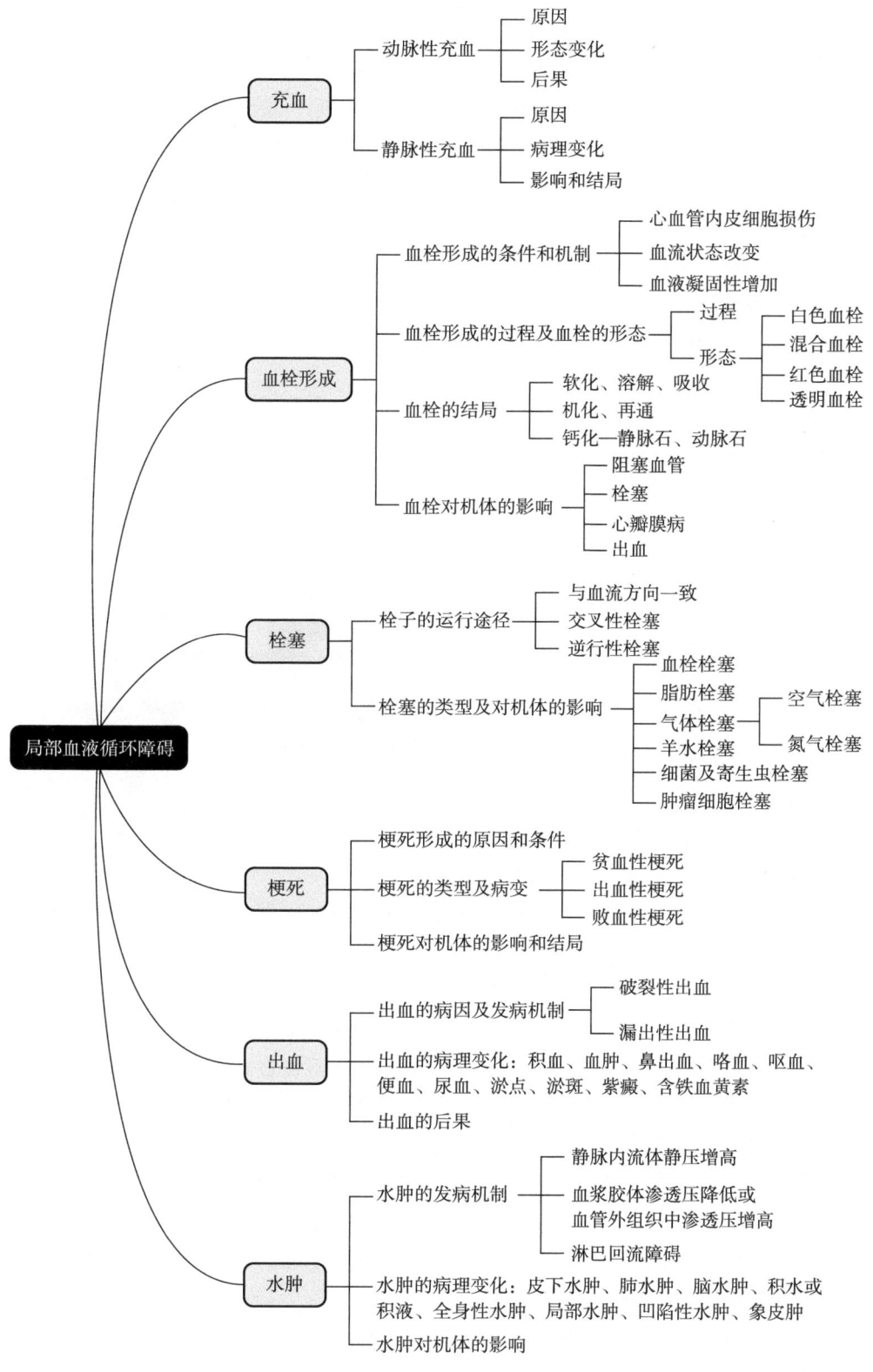

在正常情况下，血管内血容量、血液的凝固性、血管壁的完整性和通透性、血管内外的渗透压等在一定的生理范围内波动，并达到相应的平衡。一旦失衡，并超过了生理调节范围，即可引起血液循环障碍，影响相应的局部器官和组织的形态结构、代谢及功能，出现组织的萎缩、变性、坏死等改变，严重者甚至导致机体死亡。血液循环障碍可分为全身性和局部性两类，两者既有区别又有联系。局部血液循环障碍多由局部因素引起，表现为某一局部组织或器官的血液循环障碍，亦可以是全身血液循环障碍的局部表现，特别是与全身血液循环有关的器官（如心脏）发生了血液循环障碍时常影响全身血液循环。相反，全身血液循环障碍亦可表现为局部组织和器官的血液循环障碍，如右心衰竭时的肝淤血。

本章主要阐述局部血液及体液循环障碍。局部血液循环障碍是指某个器官或局部组织的循环异常，可表现为：局部循环血量的异常（充血和缺血），血液性状和血管内容物的异常（血栓形成、栓塞，其后果可引起梗死），血管壁通透性和完整性的改变（水肿、积液和出血）。

第一节　充血

局部组织或器官血管内血液含量增多谓充血（hyperemia）。按其发生的原因和机制不同，可分为动脉性充血和静脉性充血两类（图4-1）。

一、动脉性充血

由于动脉输入血量增多引起局部组织或器官血管内血量增多谓动脉性充血（arterial hyperemia），又称主动性充血（active hyperemia），简称充血（hyperemia）。

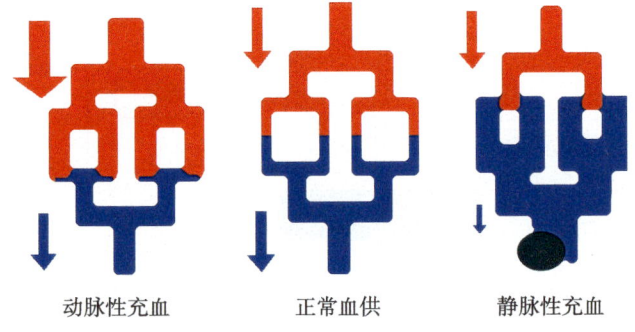

图4-1　充血模式图（宁夏医科大学张建中、景丽供图）

（一）原因

凡能引起细小动脉扩张的原因，都可引起局部组织或器官的充血。细小动脉扩张主要是神经体液因素作用于血管，使血管舒张神经兴奋性增加或舒血管活性物质释放所致。动脉性充血可分为以下两种。

1. **生理性充血**　生理情况下为适应组织器官生理需要和代谢增强而发生的充血。如进食后胃肠道的充血，运动时骨骼肌的充血，阴茎的勃起等。

2. **病理性充血**

（1）炎性充血：炎症开始及早期，致炎因素刺激引起的轴突反射和炎症介质（如血管活性胺等）释放所致的细动脉扩张和充血。

（2）减压后充血：受压的局部器官或组织突然解除其所受压力，细动脉发生反射性扩张并充血谓减压后充血。临床上，大量腹水（ascites）患者，由于腹水压迫腹腔器官，致使相应器官内血管张力降低，若一次性抽放大量腹水，压力突然解除，则会形成减压后充血，并可导致大量血液流入腹腔脏器而引起脑缺血和晕厥，因此抽放腹水一次不宜过多。

临床视角4-1
不能一次抽放大量腹水

（二）形态变化

动脉性充血的组织和器官体积增大，颜色鲜红，温度升高。镜下可见扩张的细动脉和毛细血管内充满血液。

（三）后果

动脉性充血是暂时的，对机体通常无病理影响。炎症性充血与血液成分渗出为炎症中的防御反应。少数情况下动脉性充血亦可产生严重的后果，如脑血管已有病变时发生动脉性充血可诱发脑血管破裂出血。

二、静脉性充血

由于静脉回流受阻导致小静脉和毛细血管被动扩张，局部血管内血量增加谓静脉性充血（venous hyperemia），也称被动性充血（passive hyperemia），简称淤血（congestion），可发生于局部或全身，其病理学意义远较动脉性充血重要。

（一）原因

1. 静脉受压　由于静脉受压导致管腔狭窄或闭塞，血液回流受阻，引起相应器官或组织淤血。例如，妊娠后期子宫压迫髂静脉可引起下肢淤血；肠粘连、肠扭转时肠系膜静脉受压可引起局部肠组织淤血；肝硬化时导致门静脉高压，静脉回流受阻，致使胃肠道和脾淤血等。

2. 静脉腔阻塞　静脉血栓形成或肿瘤细胞形成的瘤栓可阻塞静脉引起淤血；静脉炎可致管腔完全或不完全阻塞，引起淤血。通常组织内静脉的分支多，互相连接，侧支循环丰富，因此只有当较大的静脉干阻塞，血液不能充分通过侧支回流时，才会出现淤血。

3. 心力衰竭　左心衰竭可引起肺循环淤血，常见于心肌梗死、二尖瓣病变等。右心衰竭可引起体循环淤血，常见于肺源性心脏病、肺动脉狭窄等。长时间的左心衰竭与肺淤血可致肺动脉压升高，造成右心衰竭，导致全身各器官淤血。

（二）病理变化

大体观察：①淤血的局部组织和器官肿胀、暗红色、体积肿大。②长期的慢性淤血，由于纤维组织增生，局部组织和器官质地变硬。③体表淤血时，由于微循环的灌注量减少，血液内氧合血红蛋白减少，局部皮肤黏膜发绀、温度下降。

镜下：淤血区小静脉和毛细血管扩张，充满血液，慢性淤血性病变中可见纤维增生。

（三）影响和结局

1. 淤血性水肿或出血　肺、皮下和胃肠等结构较疏松的器官和组织的淤血，因毛细血管内流体静脉压升高和缺氧使血管壁通透性增加，水、钠、蛋白质可漏出，并潴留在组织间隙或浆膜腔，形成淤血性水肿（congestive edema）或积水（hydrops）。若毛细血管与小静脉严重损伤，则可导致红细胞漏出，形成淤血性出血（congestive hemorrhage）。

2. 淤血性硬化　慢性淤血的组织由于长期缺氧及代谢产物的刺激使纤维组织增生，网状纤维胶原化，导致组织硬化，谓淤血性硬化（congestive sclerosis）。

3. 实质细胞萎缩、变性、死亡 长期淤血可使组织器官缺氧，引起营养不足、中间代谢产物堆积和刺激，导致实质细胞萎缩、变性，甚至死亡。

（四）器官淤血举例

1. 慢性肺淤血 多由左心衰竭所致。左心衰竭时，左心房压升高使肺静脉回流受阻，导致肺淤血。肉眼观察：肺体积增大，呈棕褐色，肺质地变硬，谓肺褐色硬化（brown induration）。镜下观察：①肺泡壁毛细血管和小静脉高度扩张淤血。②肺泡腔内可见漏出的水肿液、红细胞、巨噬细胞和心力衰竭细胞（heart failure cell，图4-2）。心力衰竭细胞简称心衰细胞，是指在左心衰竭时，肺泡腔内巨噬细胞吞噬红细胞后，红细胞崩解，血红蛋白中的含铁血红素被转变为含铁血黄素并积累在巨噬细胞内，这种胞质内含有棕黄色含铁血黄素颗粒的巨噬细胞谓心力衰竭细胞。③肺泡间隔增厚和纤维化。临床上慢性肺淤血患者有明显的气促、缺氧和发绀等症状，可咳铁锈色痰；急性肺淤血的患者咳粉红色泡沫痰。

微视频4-1
慢性肺淤血

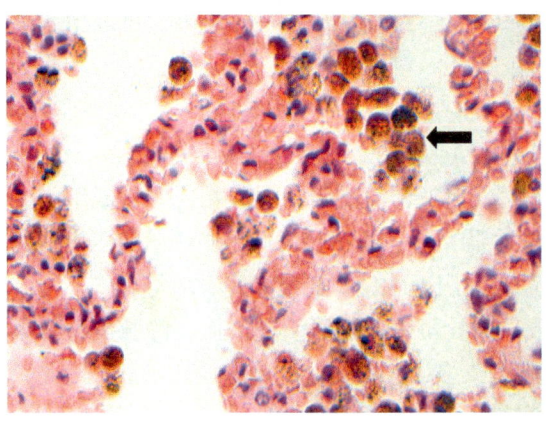

图4-2　慢性肺淤血
黑色箭头示肺泡腔内的心力衰竭细胞（昆明医科大学申丽娟供图）

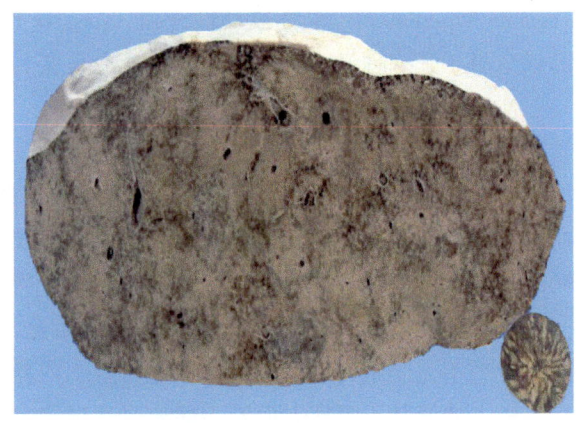

图4-3　慢性肝淤血
肝体积增大，切面可见红黄相间的槟榔样条纹，右下为槟榔切面（昆明医科大学阮永华供图）

2. 慢性肝淤血 多由右心衰竭引起，肝静脉回流受阻，导致肝小叶中央静脉和肝窦淤血。肉眼观察：慢性肝淤血，肝体积增大，质量增加，切面呈红黄相间的槟榔样条纹（图4-3），谓槟榔肝（nutmeg liver）。镜下观察：①慢性肝淤血时中央静脉和肝窦扩张充血，导致小叶中央肝细胞萎缩、消失或变性、坏死。②小叶边缘区肝细胞则发生脂肪变性。③间质纤维组织增生。长期严重的肝淤血，间质纤维组织明显增生，导致淤血性肝硬化（congestive liver cirrhosis）。

第二节　血栓形成

在活体心脏或血管内血液有形成分析出、聚集或血液发生凝固形成固体质块的过程谓血栓形成（thrombosis），所形成的固体质块谓血栓（thrombus）。与离体血液凝固或死后血液凝固所形成的血凝块不同，血栓是在活体状态并且是在心血管内形成的固体质块。

正常情况下，血液在循环系统内不发生凝固和凝集，这是因为血液的凝血系统和抗凝血系统处于动态平衡的状态。在某些因素或条件作用下，这种动态平衡被打破，血液便可在活体心脏或血管内凝集和凝固，导致血栓形成。

一、血栓形成的条件和机制

血栓形成是血液在心血管内流动情况下所发生的血液凝固，它是在一定条件下，通过血小板的黏附、凝集和血液凝固这样一个基本过程形成的，需要以下3个条件。

（一）心血管内皮细胞损伤

正常心血管内衬的一层内皮细胞构成屏障，不仅将血小板、凝血因子和促使发生凝血的内皮下细胞外基质隔开，而且可合成阻止血小板聚集的前列环素、一氧化氮、ADP酶等物质，防止血栓的形成。因此内皮细胞具有抑制血小板黏集、抗凝血和溶解纤维蛋白的作用（图4-4）。一旦内皮细胞发生变性、坏死和脱落，则局部屏障破坏，内皮下胶原暴露。此时受损的内皮细胞释放出ADP与血小板膜上的ADP受体结合，促进血小板发生黏附反应。黏附的血小板可释放出内源性ADP，促使更多的血小板黏附及凝聚，并使血小板释放出更多的促凝物质。同时，内皮下胶原暴露激活Ⅻ因子，损伤的内皮细胞释放组织因子，启动了内、外源性凝血系统，使凝血酶原激活变为凝血酶从而引发凝血过程。血栓形成是在胶原裸露的局部形成持久性血小板黏集堆开始的，因此内皮细胞损伤、胶原裸露是血栓形成最重要的因素。凝血酶将纤维蛋白原转变为纤维蛋白，故凝血酶是血栓形成的核心成分。

心血管内膜损伤导致血栓形成，多见于风湿性和感染性心内膜炎及心肌梗死区的心内膜、动脉粥样硬化斑块破裂形成溃疡等部位。缺氧、休克、败血症的细菌内毒素等可引起全身广泛的内皮损伤，激活凝血过程，导致弥散性血管内凝血（disseminated intravascular coagulation，DIC），在全身微循环内形成血栓。

（二）血流状态改变

正常血流是分层的，红细胞和白细胞在血管的中轴流动，构成轴流，血小板在轴流外围；周边血浆构成边流。这种分层的血流将血小板与血管内膜分开，防止血小板与内膜接触和激活。当血流缓慢或有涡流形成时，轴流破坏，血小板进入边流，易黏附于内膜；涡流产生的冲击作用可损伤血管内皮细胞，促使血栓形成。

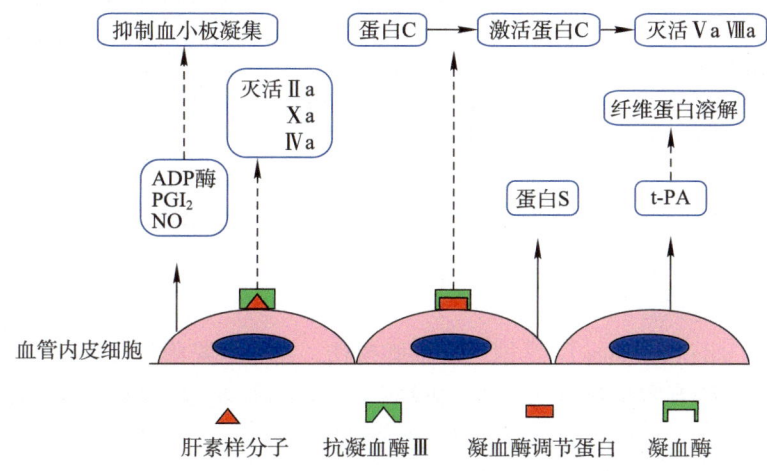

图4-4 内皮细胞抑制血栓形成作用示意图（宁夏医科大学张建中、景丽供图）

血流缓慢和涡流形成是血栓形成的重要因素。例如久病和术后卧床的患者血流缓慢，易并发血栓形成；下肢静脉血流比上肢缓慢，因此下肢血栓形成比上肢多见；在二尖瓣狭窄时，左心房内血流缓慢并有涡流形成，因此，左心房内易形成血栓。

（三）血液凝固性增加

血小板或凝血因子增多及血液黏稠度增高，或纤维蛋白溶解系统活性降低，则血液凝固性增加。严重创伤、产后或大手术后，由于凝血系统激活，加上严重失血，血液中补充了大量血小板，易发生黏集；同时纤维蛋白原、凝血酶原及凝血因子Ⅻ、Ⅶ等的含量也相应增多，易形成血栓。大面积烧伤时，由于组织损伤激活凝血系统，加上大量血浆丧失，血液浓缩并黏稠度增加而有利于形成血栓。有些肿瘤（如肺癌、肾癌及前列腺癌等）及胎盘早期剥离的患者，因有大量组织因子入血，激活外源性凝血系统，常导致静脉内血栓形成。此外，血小板增多及黏性增加也可见于妊娠高血压症、高脂血症、动脉粥样硬化、吸烟和肥胖症患者等。

在血栓形成的过程中，往往是多种因素综合作用的结果。上述三个条件可同时存在，互相影响，或者其中某一条件起主要作用。如左心房内球形血栓形成，除血流缓慢外同时还伴有涡流。手术后髂静脉内血栓形成，多由手术创伤导致血管内皮细胞损伤，组织因子释放和血小板、纤维蛋白原等凝血因子增多，血液凝固性增高所致，也有手术后卧床，血流缓慢等因素的共同作用。因此，为防止血栓形成，应尽量减少血管的损伤。长期卧床患者应适当活动肢体或尽可能起床活动，以促进血液循环，预防血栓形成。

二、血栓形成过程及血栓的形态

（一）血栓形成过程

无论心脏或动脉、静脉内的血栓，其形成过程都以血小板黏附于内膜下裸露的胶原开始。黏附于内膜损伤处的血小板释放出内源性ADP及血栓素A_2（TXA_2），两者共同作用于血流中的血小板，使血小板继续彼此黏集，形成血小板小堆。此时，内源性和外源性凝血系统同时启动，产生大量纤维蛋白多聚体，后者与纤维连接蛋白共同使黏集的血小板堆牢固地黏附于受损内膜表面，不再离散，形成镜下均匀一致、无结构的灰白色血小板血栓，谓白色血栓，这是血栓形成的第一步。在静脉血栓中，白色血栓位于静脉内延续性血栓的起始部，即血栓头部（图4-5）。

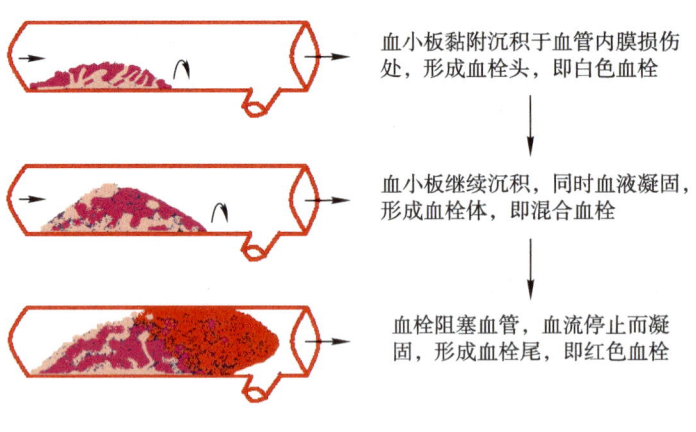

图4-5 血栓形成过程示意图（宁夏医科大学张建中、景丽供图）

- 血小板黏附沉积于血管内膜损伤处，形成血栓头，即白色血栓
- 血小板继续沉积，同时血液凝固，形成血栓体，即混合血栓
- 血栓阻塞血管，血流停止而凝固，形成血栓尾，即红色血栓

（二）血栓类型和形态

1. **白色血栓**（pale thrombus） 是因内皮细胞损伤，血小板黏附于受损内皮表面，聚集并逐渐增大而形成的。肉眼观察呈灰白色小结节或赘生物状，表面粗糙有波纹，质硬，与管壁黏着紧密不易脱落。镜下，白色血栓主要由血小板及少量纤维蛋白构成，因此又称为血小板血栓或析出

性血栓。白色血栓常见于急性风湿性心内膜炎时二尖瓣闭锁缘上形成的血栓赘生物,在静脉血栓中,白色血栓位于静脉内延续性血栓的起始部,即血栓头部。

2. 混合血栓 (mixed thrombus) 当静脉血栓头部的白色血栓增大到一定程度时,可使其下游的血流变慢并发生漩涡,导致另一个血小板小梁的形成,如此发展形成许多血小板小梁,其间纤维蛋白形成网架,网罗大量红细胞及少量白细胞,导致血液凝固,形成凝集的血小板小梁与红细胞交替构成的血栓,谓混合血栓,构成血栓的体部。肉眼观察呈灰白色和红褐色相间的层状结构,故又谓层状血栓。镜下观察,可见血小板、纤维蛋白、红细胞和白细胞成分(图4-6)。

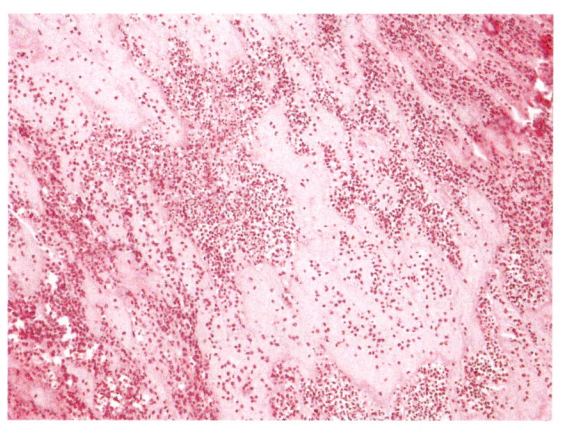

图4-6 混合血栓
血小板梁之间充填红细胞、白细胞(宁夏医科大学张建中、景丽供图)

3. 红色血栓 (red thrombus) 随着混合血栓逐渐增大并阻塞管腔,局部血流停滞并凝固,形成暗红色凝血块,谓红色血栓,构成静脉内延续性血栓的尾部。肉眼观察呈暗红色,新鲜的红色血栓湿润,有一定的弹性,与血管壁无粘连,与死后凝血块相似;陈旧的红色血栓由于水分被吸收,变得干燥,易碎,失去弹性,并易于脱落造成栓塞。镜下观察,在纤维蛋白网眼内充满红细胞。

4. 透明血栓 (hyaline thrombus) 又谓微血栓 (microthrombus),发生于微循环血管内,只能在显微镜下见到,主要由纤维蛋白构成,又谓纤维蛋白性血栓,最常见于DIC。

此外,根据血栓与管腔的关系,凡能引起管腔完全阻塞者,谓阻塞性血栓,多见于口径中等大小的血管;若血栓仅是黏附于心壁或血管壁而无管腔阻塞,谓附壁血栓,多见于心腔及大血管内;在心瓣膜上形成的白色血栓称赘生物,常见于风湿性心内膜炎或感染性心内膜炎。

三、血栓的结局

(一)软化、溶解、吸收

在血栓形成过程中,激活的Ⅻ因子一方面促使血栓形成,另一方面激活纤维蛋白溶酶系统。后者及血栓内白细胞崩解后释放的溶蛋白酶的作用,使得血栓逐渐被溶解而软化。小的新鲜血栓可被快速完全溶解、吸收;大的血栓多为部分软化,可被血流冲击形成碎块、颗粒或整体脱落,随血流运行到局部组织或器官并阻塞相应的灌流血管,形成血栓栓塞。

(二)机化、再通

血栓形成后,若纤维蛋白溶解系统活性不足,仅使血栓部分软化,1~2天后血管内皮细胞和成纤维细胞向血栓内长入,形成肉芽组织,逐渐取代血栓。血栓被肉芽组织取代的过程谓血栓机化 (organization)。机化的血栓和血管壁紧密相连,不易脱落。在机化过程中,由于血栓逐渐干燥收缩及软化,其内部或血栓与血管壁间出现裂隙,新生的内皮细胞覆盖其表面,形成新生的血管,可使部分血流重新通过。这种使已阻塞的血管重新恢复血流的过程谓再通 (recanalization)。

(三)钙化

血栓形成后,钙盐可沉积在未溶解吸收的血栓内,使血栓部分或全部钙化,形成静脉石

（phlebolith）或动脉石（arteriolith）。机化的血栓也可钙化（calcification）。

四、血栓对机体的影响

血管破裂时，血栓形成能起止血作用，如胃、十二指肠溃疡底部血管内的血栓形成能避免大量出血，这是对机体有利的一面。然而，多数情况下血栓形成对机体会造成不利影响，其危害的严重程度视血管阻塞的部位、程度、阻塞血管的大小、发生速度，以及侧支循环建立的情况不同而异。此外，所形成的血栓脱落后可引起栓塞、心瓣膜病和出血等。

（一）阻塞血管

发生在动脉的血栓，当管腔未完全阻塞时，只是血流减少，局部器官和组织缺血，则细胞变性、组织萎缩；若血管完全阻塞，且未能建立有效的侧支循环时，则可引起器官、组织缺血性坏死（梗死），如冠状动脉粥样硬化合并血栓形成引起心肌梗死，脑动脉血栓形成引起脑梗死（脑软化）。静脉血栓形成，若侧支循环充分建立，局部血液循环状态可以改善，不会导致严重后果。下肢主要的深静脉（如股静脉或髂静脉）的血栓形成，会引起远端肢体淤血、水肿、出血，甚至坏死。

（二）栓塞

在血栓与血管壁黏着不牢固或血栓尚未机化之前，整个或部分血栓可以软化脱落，形成血栓栓子，随血流运行并阻塞血管，导致栓塞。如果栓子内含致病菌，则细菌可随栓子运行而蔓延扩散，引起败血症或脓毒血症，形成败血性梗死或栓塞性脓肿。

（三）心瓣膜病

心瓣膜上形成的血栓机化，可致瓣膜粘连、增厚变硬，腱索增粗缩短，引起相应瓣膜狭窄或关闭不全，导致心瓣膜病。

（四）出血

常见于DIC时微循环内广泛的微血栓形成，可消耗大量的凝血因子和血小板，从而造成血液的低凝状态，引起全身性广泛出血。

第三节　栓塞

循环血液中出现不溶于血液的异常物质并随着血液流动阻塞血管管腔的现象谓栓塞（embolism），阻塞血管的异常物质谓栓子（embolus）。栓子可以是固体、液体或气体。最常见的栓子是脱落的血栓，其他栓子有脂肪栓子、空气栓子、肿瘤细胞栓子、细菌栓子和羊水栓子等。

一、栓子的运行途径

栓子运行的途径一般与血流方向一致，偶尔也有逆血流方向运行的，但最终停留在口径与其相当的血管并阻断血流（图 4-7）。

1. 来自静脉系统及右心的栓子　沿血流方向常在肺动脉主干及其分支形成栓塞。但某些体积较小而富有弹性的栓子（如脂肪栓子），有可能通过肺泡壁毛细血管回流入左心，再进入体循环并阻塞动脉小分支。

2. 来自主动脉系统及左心的栓子　沿动脉血流运行，可阻塞于各器官的小动脉内，引起栓塞。

3. 门静脉系统栓子　来自肠系膜静脉和脾静脉等门静脉系统的栓子，可引起肝内门静脉分支的栓塞。

4. 交叉栓塞和逆行性栓塞　在房间隔或室间隔缺损及动-静脉瘘的情况下，心腔内的栓子可由压力高的一侧，通过缺损处进入另一侧心脏，再随动脉血流栓塞相应的分支，这类栓塞谓交叉性栓塞（crossed embolism），较少见。下腔静脉内的栓子，在剧烈咳嗽、呕吐等胸、腹腔内压力骤增时可逆血流方向运行，栓塞下腔静脉所属分支，这类栓塞谓逆行性栓塞（retrograde embolism）。

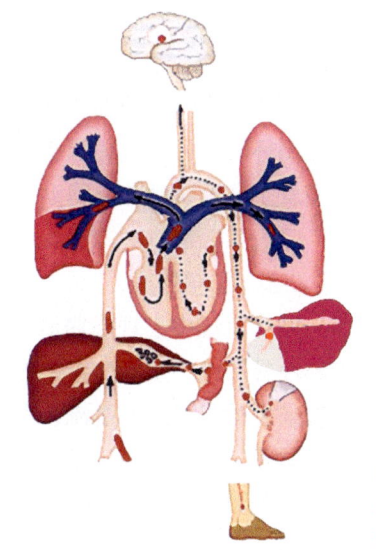

图 4-7　栓子运行途径示意图（宁夏医科大学张建中、景丽供图）

二、栓塞的类型及对机体的影响

栓塞对机体的影响，因栓子的种类、大小、部位及侧支循环建立情况而异。常见的栓塞类型有以下几种。

（一）血栓栓塞

由血栓或血栓的一部分脱落引起的栓塞谓血栓栓塞（thrombo-embolism），是各种栓塞中最常见的一种，占所有栓塞的 99%。

1. 肺动脉栓塞　据统计，肺动脉栓塞（pulmonary embolism）的栓子 90% 以上来自下肢深静脉，少数来自盆腔静脉，偶尔来自右心。血栓栓子栓塞肺动脉后，对机体的影响与栓子的大小和数量有关。肺具有肺动脉和支气管动脉双重的血液供应，当栓子较小且数量少时，常栓塞到肺动脉的小分支，不会引起明显的后果。若肺已有严重淤血，微循环内压升高，使支气管动脉供血受阻，则可引起肺组织的出血性梗死。若栓子较大，栓塞肺动脉主干或大分支（图 4-8），则会造成肺动脉栓塞症，患者出现突发性呼吸困难、发绀、休克甚至猝死。

肺动脉栓塞引起猝死的机制尚未完全清楚，可能与肺动脉机械性阻塞，血栓刺激动脉内膜引起的神经反射和血栓释出的 TXA_2 和 5-HT，导致肺动脉、支气管动脉和冠状动脉广泛痉挛和支气管痉挛，造成急性肺动脉高压、右心衰竭和窒息有关，同时也与肺缺血、缺氧和左心排血量下降有关。

2. 体循环的动脉栓塞　动脉系统栓塞的栓子，80% 来自左心及动脉系统的附壁血栓，如亚急性细

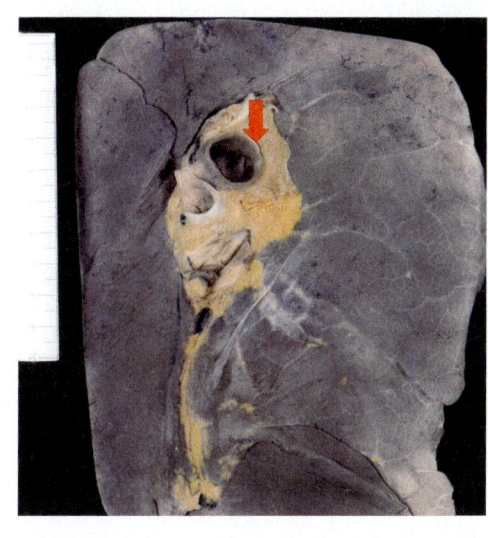

临床视角 4-2
肺动脉栓塞的诊断和治疗

图 4-8　肺动脉血栓栓塞
红色箭头示肺动脉分支管腔内血栓栓塞（香港中文大学医学院病理解剖及细胞学系杜家辉教授和李晓明博士供图）

菌性心内膜炎时瓣膜的赘生物、动脉瘤及动脉粥样硬化的附壁血栓。栓子随动脉血流至小动脉分支，引起栓塞。动脉系统栓塞以下肢、脑、肠、肾和脾的栓塞较常见，其后果取决于栓子的大小、栓塞的部位、局部侧支循环建立的情况以及组织对缺血的耐受性。当栓塞的动脉缺乏有效的侧支循环时，可引起局部组织梗死。肝有肝动脉和门静脉双重血液供应，因此很少发生梗死。若栓塞发生在冠状动脉或脑动脉分支，常可导致严重后果，甚至危及生命。

（二）脂肪栓塞

循环血流中出现脂肪滴阻塞血管谓脂肪栓塞（fat embolism）。脂肪栓塞的栓子常来源于长骨粉碎性骨折或严重脂肪组织挫伤时。黄骨髓或脂肪组织的脂肪细胞破裂，脂肪游离成无数脂滴并通过破裂的静脉进入血流，引起肺脂肪栓塞。有时脂滴可通过肺毛细血管或肺内动、静脉短路进入动脉系统，引起脑、肾、皮肤和眼结膜等栓塞。

脂肪栓塞主要影响肺和神经系统，其后果取决于脂滴的大小和数量的多少。少量脂滴入血，可被吞噬细胞吞噬吸收，不会产生严重后果。部分脂滴进入肺血管，可损伤肺微血管内皮细胞，使血管壁通透性增高，引起肺水肿、肺出血。若进入肺内的脂肪滴较多，其量达 9~20 g，使 75% 肺循环栓塞时，会严重影响气体交换，患者可死于窒息或急性右心衰竭。直径小于 20 μm 的脂肪滴可通过肺循环进入左心，并通过体循环栓塞相应器官，引起相应的损伤和临床表现，尤其在大脑，可引起水肿、出血和梗死，患者可出现烦躁不安、头痛、幻觉甚至昏迷等。

（三）气体栓塞

大量气体进入血液，或原溶解于血液中的气体游离出来，形成气泡阻塞血管或心腔，谓气体栓塞（gas embolism），主要有空气栓塞和氮气栓塞。

1. 空气栓塞（air embolism） 因气体进入血液导致的气体栓塞谓空气栓塞，多见于血管内呈负压状态的较大的静脉，如头颈、胸壁和肺的创伤或手术时，损伤锁骨下静脉和颈静脉，因这些血管接近心脏，负压较高，大量空气可迅速被吸入管腔，随血流到达右心；可见于分娩时，子宫强烈收缩可将空气挤入破裂的静脉窦内；也可见于输液、输血、输卵管通气、人工气胸或气腹损伤静脉等意外事故等。

少量空气随血流进入肺组织后会溶解，不会引起严重后果；偶有部分空气泡经肺循环进入体循环动脉，导致脑栓塞，引起患者抽搐和昏迷。若迅速进入静脉的空气超过 100 mL，空气在右心聚集，因心脏搏动，空气和血液经搅拌而形成可压缩的泡沫血，填塞心腔或造成广泛肺毛细血管的空气栓塞，可导致循环中断而猝死。

2. 氮气栓塞（减压病） 人体从高气压环境急速转入低气压环境时，溶解于血液、组织液和脂肪组织中的气体迅速游离并形成气泡而引起的气体栓塞谓减压病（decompression sickness），主要见于潜水员从深海迅速浮出水面或飞行员从地面快速升空而机舱又未密封时。由于在体外大气压骤然降低的情况下，原来溶解于血液中的气体很快被释放出来，形成气泡。其中氧气和二氧化碳很快被溶解吸收，而氮气溶解较慢，可在血液或组织中形成小气泡或互相融合成大气泡，于是在血管内形成氮气栓塞，引起缺血和梗死；组织内的气泡，常引起局部症状，如关节、肌肉疼痛等。若短期内大量气泡形成，阻塞血管，特别是阻塞冠状动脉时可引起严重的血液循环障碍，重者迅速死亡。

二、出血的病理变化

内出血可发生于体内任何部位,血液积聚于体腔内称体腔积血,如腹腔积血、心包积血,体腔内可见血液或凝血块。发生于组织内的出血,量大时形成血肿(hematoma),如脑血肿、皮下血肿等;量少时仅能够镜下查见,组织中可见多少不等的红细胞或含铁血黄素。

外出血常见的有鼻黏膜出血[排出体外谓鼻出血(epistaxis),又谓鼻衄];肺结核空洞或支气管扩张出血经口排到体外谓咯血(hemoptysis);消化性溃疡或食管静脉曲张出血经口排到体外谓呕血(hematemesis);结肠、胃出血经肛门排出谓便血(hematochezia);泌尿道出血经尿道排出谓尿血(traces);微小的出血进入皮肤、黏膜、浆膜面形成较小的出血(1~2 mm)谓瘀点(petechia),而稍大的出血(3~5 mm)谓紫癜(purpura),直径超过1~2 cm的皮肤下出血谓瘀斑(ecchymosis)。

新鲜的出血呈红色,陈旧性出血则因红细胞降解形成含铁血黄素而呈棕黄色。镜下,组织的血管外见红细胞和巨噬细胞(图4-11),巨噬细胞胞质内可见吞噬的红细胞及含铁血黄素(hemosiderin),组织中亦见游离的含铁血黄素。较大的血肿因吸收不全可发生机化。

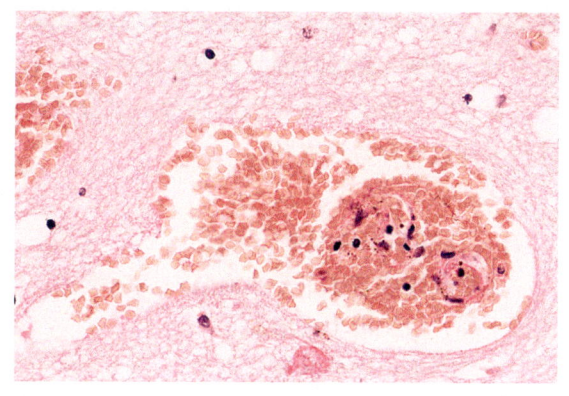

图4-11 漏出性出血
毛细血管扩张,红细胞漏出血管外(宁夏医科大学张建中、景丽供图)

三、出血的后果

人体具有止血的功能,一般缓慢的小量出血多可自行止血,主要由于局部受损血管发生反射性收缩,或血管受损处血小板黏集,经凝血过程形成血凝块,阻止继续出血。局部组织内所形成的血肿或体腔内的血液可逐渐吸收或机化。

出血对机体的影响取决于出血的类型、出血量、出血速度和出血部位。破裂性出血若出血过程迅速,在短时间内丧失循环血量20%~25%时,可发生失血性休克。漏出性出血,若出血广泛亦可导致出血性休克。出血量虽然不多,但如果发生在重要的器官,亦可引起严重的后果,如心脏破裂引起心包内积血,由于心脏压塞,可导致急性心功能不全;脑出血尤其是脑干出血,因重要的神经中枢受压可致死亡。局部组织或器官的出血,可导致相应的功能障碍,如脑内囊出血可引起对侧肢体的偏瘫,视网膜出血可引起视力减退或失明。慢性出血可引起贫血。

第六节 水肿

组织间隙内体液增多谓水肿(edema),体腔内体液积聚谓积水或积液(hydrops),如胸腔积液(hydrothorax)、心包积液(hydropericardium)、腹腔积液(ascites)、脑积水(hydrocephalus)等。积水是水肿的特殊表现形式。水肿按波及的范围可分为全身性水肿(anasarca)和局部水肿(local edema),按发病原因可分为肾性水肿、肝性水肿、心性水肿、营养不良性水肿、淋巴性水肿和炎性水肿等。

一、水肿的发病机制

毛细血管内压的增加或胶体渗透压的降低均能导致组织间液的增加和水肿形成。水肿也可由局部炎症介质影响血管通透性引起。当淋巴管阻塞时（如肿瘤压迫），淋巴液回流障碍也会导致水肿。由淤血引起的水肿，其水肿液为低蛋白质含量的漏出液，相对密度往往低于1.012。

（一）静脉内流体静压增高

静脉内流体静压增高可促进静脉内液体成分通过静脉或毛细血管壁进入组织间隙或体腔，导致水肿。局部静脉或毛细血管流体静压的升高可由静脉回流障碍引起，如左心衰竭时可引起肺淤血水肿；肿瘤压迫局部静脉或静脉血栓形成可使毛细血管的流体静压增高，引起局部水肿；妊娠子宫压迫髂总静脉可致下肢水肿等。全身性静脉流体静压增高往往由右心充血性心力衰竭引起，其结果是造成全身性水肿。

（二）血浆胶体渗透压降低或血管外组织中渗透压增高

血浆胶体渗透压主要由血浆白蛋白维持，当血浆白蛋白合成减少或大量丧失时，血浆胶体渗透压下降，组织液生成增加。

血浆白蛋白降低的原因很多，包括①蛋白质合成障碍：见于肝硬化或严重营养不良。②蛋白质分解代谢增强：见于慢性消耗性疾病，如结核病、恶性肿瘤等。③蛋白质丧失过多：见于肾病综合征时大量蛋白质从尿中丧失。

此外，血管外组织胶体渗透压的增高也会造成水肿，如炎症时，局部组织细胞坏死崩解，大分子蛋白质分解成小分子，使局部胶体渗透压升高，加上炎症时毛细血管壁通透性增加，血浆蛋白渗出至组织内，局部组织出现水肿。

（三）淋巴回流障碍

当淋巴道堵塞时，淋巴回流受阻或不能代偿性加强回流时，含蛋白质的水肿液在组织间隙聚积，可形成淋巴性水肿。例如乳腺癌治疗时，将乳腺或腋下淋巴结手术切除或用放射治疗，导致淋巴回流受阻，可引起患侧上肢的严重水肿。丝虫病时，腹股沟淋巴管和淋巴结纤维化，淋巴回流受阻，引起患肢和阴囊水肿，严重时谓象皮肿（elephantiasis）。

二、水肿的病理变化

水肿的肉眼改变表现为组织肿胀，颜色苍白而质软，切面有时呈胶冻样。镜下，水肿液积聚于细胞和纤维结缔组织之间或腔隙内，HE染色为透亮空白区，细胞外基质成分被水肿液分隔。若水肿液内蛋白质含量多，则水肿液红染；若蛋白质含量少，如心性或肾性水肿，则呈淡染。尽管任何组织器官都可发生水肿，但皮下、肺、脑最为常见。

（一）皮下水肿

不同原因引起的皮下水肿，其部位分布各异，可以是弥漫性，也可以是局部性。右心衰竭往往往导致双下肢水肿，长期卧床易致骶部水肿。由肾功能不全或肾病综合征引起的水肿影响全身各部位，但早期首先发生于疏松结缔组织，如眼睑水肿。皮肤水肿时表面紧张、苍白，用手指按压留下凹陷，称为凹陷性水肿（pitting edema）。

（二）肺水肿

引起肺水肿的最常见原因是左心衰竭，其次为肾衰竭、成人型呼吸窘迫综合征（adult respiratory distress syndrome，ARDS）、肺部感染和过敏反应。水肿液积聚于肺泡腔内，使肺肿胀有弹性，质显硬，质量比正常增加 2~3 倍，切面有淡红色泡沫状液体渗出。

（三）脑水肿

脑水肿可以位于局部受损伤的脑组织，如脓肿、肿瘤灶的周围，也可为全脑性水肿，如脑炎、高血压危象和脑静脉流出通道阻塞。脑外伤可引起局部或全脑水肿，取决于损伤的性质和程度。脑水肿在肉眼观察时脑组织肿胀，脑回变扁平，脑沟变浅，质量增加。镜下见脑组织疏松，血管周围空隙加宽。

三、水肿对机体的影响

水肿对机体的影响取决于水肿的部位、程度、发生速度及持续时间。全身性皮下水肿有时可以提示心力衰竭和肾衰竭，对诊断有帮助。局部的皮肤水肿影响伤口的愈合和感染的清除。肺水肿影响通气功能，甚至引起死亡。肺水肿时，水肿液不但聚集在肺泡壁毛细血管周围，阻碍氧气交换，而且聚集在肺泡腔内，形成有利于细菌感染的环境。脑水肿可引起颅内压增高，脑疝形成，压迫脑干，造成患者的迅速死亡。喉头水肿可引起气道阻塞，患者因窒息死亡。

（申丽娟）

思考题

1. 为什么肝淤血时会发生槟榔肝的改变，它是怎样发生的？其病理学改变如何？
2. 怎样理解心、血管内膜的内皮细胞在血栓形成中的作用？
3. 试述血小板在凝血过程的作用。
4. 各种血栓有什么区别？
5. 试述贫血性梗死和出血性梗死的异同。

网上更多……

本章小结　　历代著名病理学家介绍　　自测题　　教学 PPT

第五章
炎症

关键词

炎症　　变质　　渗出　　增生　　炎症介质　　趋化作用
吞噬作用　　浆液性炎　　纤维蛋白性炎　　化脓性炎
出血性炎　　积脓　　脓肿　　蜂窝织炎　　疖　　痈　　瘘管
窦道　　肉芽肿　　菌血症　　毒血症　　败血症　　脓毒血症
隐性炎症

　　本章概括性介绍炎症，这是机体组织中最大的一类疾病，是非常重要的学习内容。本章作为炎症总论章节与各论章节对具体某一炎症性病变介绍不同的是，本章强调炎症性病变中共性和规律性的知识内容，强调炎症的基础性知识，并为今后具体炎症性病变的学习奠定基础。

　　在本章的学习中要注意掌握炎症中的有关基本概念、病因、病理变化、病理类型、发展过程及结局，熟悉炎症基本病变形成机制、临床类型、对机体的影响及重要炎症介质，了解炎症研究的发展动态，了解炎症与肿瘤的关系，了解隐性炎症。

思维导图

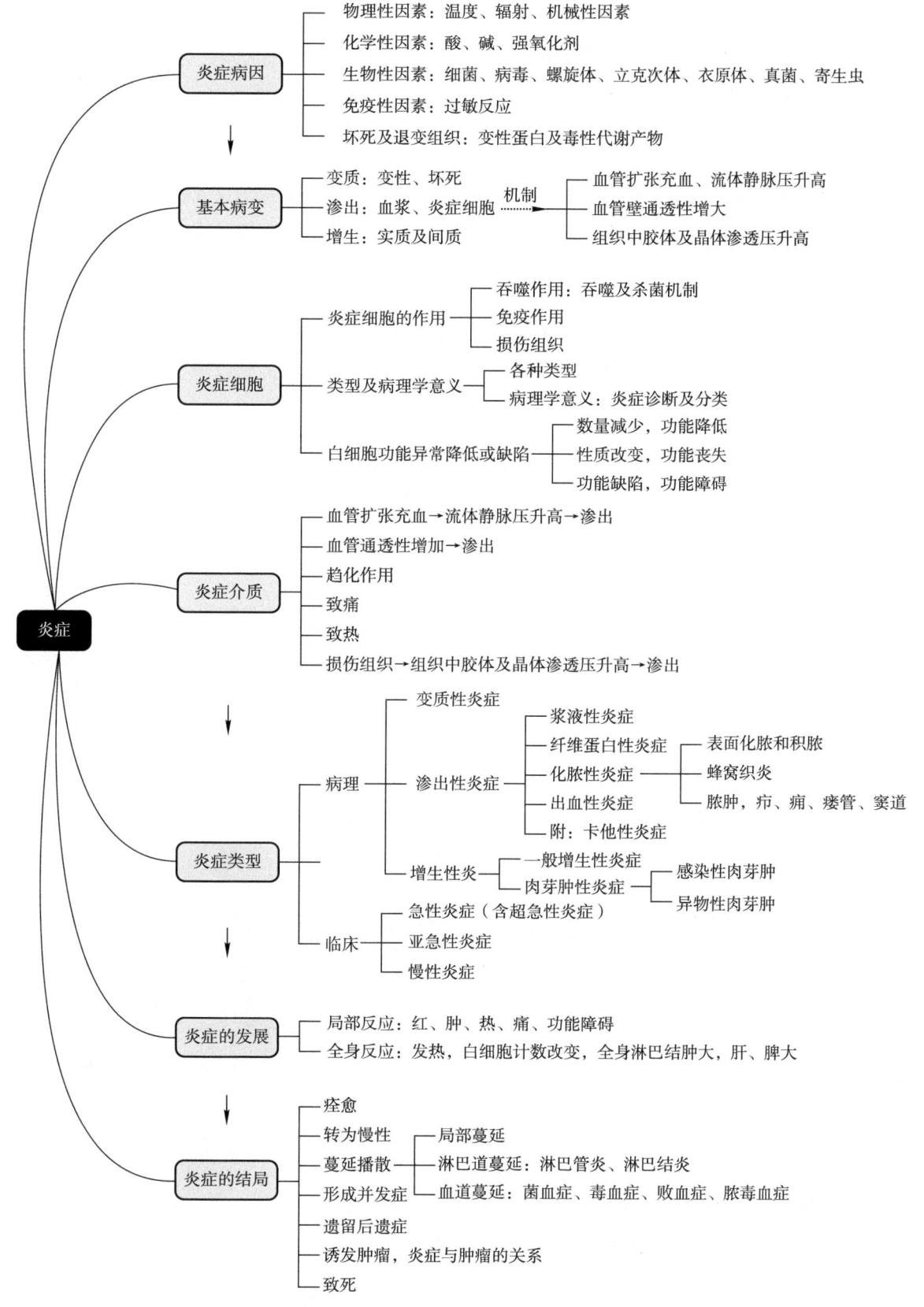

具有血管系统的活体组织对致炎因子所致损伤的防御性反应谓炎症（inflammation）。炎症可以是独立性疾病，如肝炎、肺炎和肾炎等；也可以是其他疾病改变中的一种伴发表现，如肿瘤性病变往往伴发炎症反应。机体对致炎因子刺激所发生的炎症反应是主动性反应，既有防御作用，又可对机体组织造成损伤；不但累及局部组织，也可引起机体全身性反应。炎症在医学中占有极其重要的地位。人类的许多疾病，如肝炎、肺炎、肾炎、扁桃体炎、口腔溃疡、外伤感染及各种传染病［如结核病、严重急性呼吸综合征（SARS）、埃博拉病毒病、禽流感、中东呼吸综合征等］均属炎症。

临床上炎症局部表现为红、肿、热、痛、功能障碍，并可伴有发热，白细胞增多，肝、脾及全身淋巴结肿大等全身性反应。炎症的基本病理变化表现为局部组织和细胞的变质，血浆及炎症细胞渗出，实质和间质细胞及血管增生。上述炎症的表现和改变可谓炎症的经典表现和改变；当炎症反应没有上述典型的表现和改变，可谓隐性炎症（para inflammation）。机体通过炎症反应，局限病变，消灭或（和）排除损伤因子，稀释或（和）中和毒素，清除异物和坏死的组织；通过实质和间质细胞的再生，修复炎症造成的组织缺损。炎症的不同类型或不同发展阶段其病理变化不同，有的以变质为主，有的以渗出为主，有的则以增生为主。炎症的结局也因病变部位、程度、机体抵抗力及临床治疗情况而异。

微视频 5-1
隐性炎症

第一节　炎症的原因

能导致组织损伤，产生炎症反应的因素谓炎症的原因，也称致炎因子（inflammatory agent）。炎症的原因很多，可来自机体外部，也可源自机体内部；可以是生物性的，也可以是非生物性的。根据致炎因子的性质特点，可将炎症的原因归纳为以下几类（图 5-1）。

一、物理性因素

温度、电流、电离辐射、放射线、紫外线、切割、挤压、撞击等物理性因素均可造成损伤，引起炎症。如高温所引起的烧伤、烫伤，低温所引起的冻伤，刀、枪所致刀伤和枪弹伤等均为物理性因素导致的炎症性损伤。

二、化学性因素

强酸、强碱等腐蚀性化学物质，强刺激性化学物质（如松节油等），肾组织慢性损伤导致体内尿酸、肌酐、尿素等化学性代谢产物累积等，均可造成相应组织损伤，导致炎症反应；化学性药物、毒物同样能引发炎症，如异烟肼、利福平等可致肝损伤，导致肝组织非病毒性炎症；烟草中的尼古丁所致呼吸道损伤，酒精所致酒精性肝炎等均属炎症。

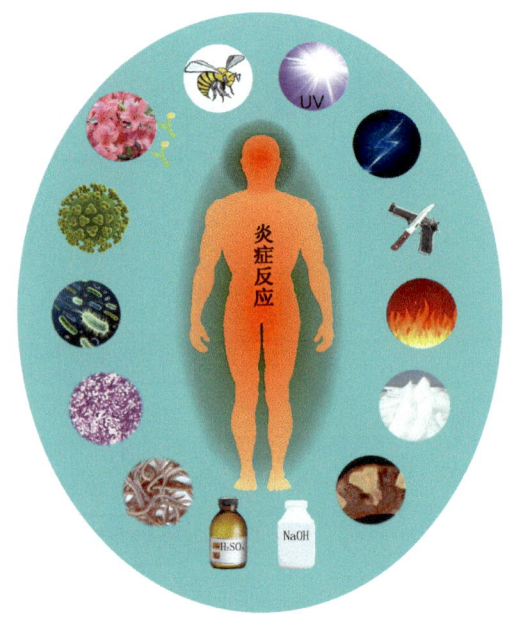

图 5-1　炎症原因
包括物理性、化学性、生物性、免疫性因素及坏死组织的作用（南方医科大学申洪设计，张耀忠绘制）

三、生物性因素

细菌、病毒、真菌、支原体、衣原体、立克次体、螺旋体和寄生虫（包括昆虫）等生物性因素均可引发炎症。能导致机体产生疾病的微生物和寄生虫谓病原体。由病原体引起的炎症谓感染。致病菌本身及其内毒素和外毒素均可引起炎症；病毒可通过在细胞内复制及机体的免疫反应作用导致细胞损伤，发生炎症反应。许多病原体，如寄生虫、结核分枝杆菌可通过其抗原诱发机体产生变态反应性炎症。根据病原体的不同，感染可分为细菌性感染、病毒性感染、真菌性感染、螺旋体感染和寄生虫感染等。炎症原因众多，病原体是极为重要的致炎因子，受到高度重视。

四、免疫性因素

免疫反应可导致组织损伤，形成炎症反应。各型变态反应均可造成组织损伤，引起炎症。过敏性鼻炎、过敏性支气管炎、荨麻疹、结核病、风湿病、肾移植排斥反应、药物过敏性皮疹及肾小球肾炎等炎症反应均与免疫因素有关。免疫功能低下更容易引起病原体感染，形成复杂性炎症或机会感染。

五、坏死及退变组织

组织坏死可产生内源性化学物质，引发炎症。无菌性坏死性股骨头炎、肩周炎即为局部组织坏死或退行性变所致。梗死灶周围的出血充血带即为坏死组织直接引发的炎症反应。

由病原体所致的炎症谓感染性炎症，而由物理性、化学性和单纯的退变及坏死组织所引起的炎症谓非感染性炎症。免疫性因素所致的炎症可以是感染性的，也可以是非感染性的，如机体对药物、花粉等非病原体所产生的过敏反应是非感染性的，机体对寄生虫感染所产生的过敏反应或变态反应是感染性的。

致炎因子作用于机体是否引起炎症，以及组织炎症反应的性质和强弱，不仅与致炎因子的强度和性质有关，还与机体对致炎因子的敏感性有关。因此，炎症反应的发生、发展应综合考虑致炎因子和机体两方面因素的作用。通常，机体的炎症反应与致炎因子的强弱及机体对致炎因子的敏感程度呈正相关。

第二节 炎症的基本病理变化及其形成机制

一、基本病理变化

炎症的基本病理变化表现为局部组织和细胞不同程度的变质（alteration）、渗出（exudation）和增生（proliferation）。变质为炎症的损伤性改变，渗出和增生为炎症的抗损伤过程和表现。一般急性炎症或炎症早期，炎症反应以变质和渗出为主；慢性炎症及炎症后期则以增生为主。无论是急性炎症还是慢性炎症，炎症反应区域都会表现出血管扩张充血和炎症细胞浸润。

（一）变质

炎症局部组织、细胞发生的变性或（和）坏死统称变质，是炎症病变发生损伤的重要标志。实质和间质均可发生变质。实质细胞的变质常表现为细胞水肿、脂肪变性及凝固性坏死或液化性坏死、坏疽等，间质的变质可表现为结缔组织的黏液样变性、纤维蛋白样坏死（又称纤维素样坏死）及组织崩解等。此外，变质也可表现为内源性色素如含铁血黄素、胆色素的沉积。值得指出的是，组织和细胞的变质性改变并非炎症所特有，在其他病理过程中也能见到。实质或间质的变质可引起相应器官和组织的结构破坏和功能障碍，严重时可引起相应器官衰竭，如急性重型肝炎可致急性肝衰竭，慢性肾小球肾炎可致肾衰竭等。变质的形成往往是致炎因子直接作用的结果，也可以是炎症反应过程中的间接性继发改变，如由炎症反应所产生的自由基或溶酶体酶的作用所致的损伤，由细胞因子或抗体介导所致的免疫性损伤，往往都是间接性损伤。

（二）渗出

1. 渗出的概念　炎症局部组织血管内的液体、蛋白质或（和）白细胞通过血管壁进入周围组织间隙或浆膜腔、黏膜表面及体表的过程谓渗出。渗出是机体本能的防御反应，起始于血管扩张充血，这是炎症渗出的基础，血管内的液体及蛋白质或（和）白细胞进入组织中及炎症细胞浸润则是渗出的重要结果。渗出的白细胞谓炎症细胞，简称炎症细胞，包括中性粒细胞、巨噬细胞、淋巴细胞、浆细胞、嗜酸性粒细胞和嗜碱性粒细胞。在炎症反应过程中，病灶内往往可见数量不等的炎症细胞浸润。渗出的液态物质谓渗出液（exudate），由渗出的液体、蛋白质和白细胞构成。渗出液在局部组织中可导致组织水肿，在浆膜腔内则形成积液，例如急性胸膜炎时可形成胸腔积液，急性腹膜炎时可形成腹水，盆腔炎时可形成盆腔积液，心包炎时可形成心包积液等。血管扩张充血和渗出是炎症反应的重要标志。

2. 渗出液和漏出液的区别　渗出液与漏出液（transudate）不但发生机制不同，而且其属性及成分的含量也明显不同。渗出液是由毛细血管内流体静压增高、血管内皮通透性增加及组织中胶体和晶体渗透压增加所致，是炎症反应的结果；血管内的胶体渗透压降低也可促进血液中液体成分的渗出。漏出液是因毛细血管内压增高，例如心力衰竭所致的静脉淤血，导致静脉血管内压增高，血液中的液体成分被动通过血管壁进入组织间隙或浆膜腔，或因某些疾病（如肝硬化、肾炎、营养不良等）引起的血浆胶体渗透压降低，使组织间液吸收障碍所致，属于非炎性水肿。临床上鉴别穿刺抽出的体腔积液是炎症引起的渗出液，还是其他因素引起的漏出液，有助于疾病病理现象的分析，有助于诊断、鉴别诊断和治疗。表5-1是渗出液与漏出液的区别要点。

表5-1　渗出液与漏出液的区别

区别要点	渗出液	漏出液
原因	炎症	非炎症
机制	血管通透性↑流体静压↑ 组织中渗透压↑	流体静压↑ 或（和）血浆胶体渗透压↓
蛋白质含量	含量高，≥30 g/L	含量低，≤25 g/L
相对密度	≥1.018	≤1.018
细胞数	多，≥500/mm³	少，≤100/mm³
Rivalta试验*	阳性	阴性
凝固性	可凝固	不凝固
透明度	浊	清

*：Rivalta试验为醋酸蛋白沉淀试验，其基本原理是渗出液含大量蛋白质，可被醋酸（0.1%）沉淀

3. 渗出液的作用　渗出的作用通过渗出液而实现。渗出液既有积极的防御作用，也有消极的负面作用。

（1）积极的防御作用：体现在渗出液可减轻损伤并有助于增强局部组织的抵抗力，促进损伤组织的修复，消除炎症。其机制如下。

1）稀释毒素，减轻损伤：渗出液可直接快速稀释毒素及有害物质，减轻炎症反应对局部组织的损伤作用。

2）参与免疫反应：①渗出液进入组织后，与病变组织中的抗原成分混合，之后这些渗出液被吸收入血，其内抗原则刺激血中淋巴细胞产生抗体和淋巴因子，发挥体液免疫和细胞免疫作用。②渗出液中所含的巨噬细胞在炎症病灶中可吞噬抗原，并进一步加工提呈抗原信息，发挥免疫作用。③渗出液中的自然杀伤（NK）细胞可发挥非特异性免疫作用，直接灭杀病原体。④渗出液中带来的抗体和补体也可直接或间接与病原体结合，中和其毒素，并促进吞噬细胞对其吞噬。⑤渗出液中的纤维蛋白构成的纤维蛋白网可限制细菌扩散，有利于吞噬细胞对致病菌的吞噬作用。

3）参与损伤组织的修复：①吞噬细胞对组织中的异物、变性坏死的细胞和组织碎片的吞噬作用有助于清理局部炎性病变，促进炎性损伤的早日修复。②渗出液中的纤维蛋白可构成纤维蛋白网，成为修复支架，有利于损伤修复。

4）提高局部组织的代谢能力，增强抵抗力：渗出液可带来血液中的氧及营养成分，当渗出液被吸收时又可带走局部组织中的代谢产物，这些均有助于局部损伤组织的修复，消除炎症反应。

（2）消极的负面作用：体现在渗出液对局部组织结构和功能的损伤。

1）炎症时渗出液过多可压迫邻近器官，影响其功能，甚至导致极为严重的后果。例如大量的心包腔积液可影响心脏的舒缩功能；脑渗出液过多可导致颅内压增高，造成小脑扁桃体疝等，危及患者生命。

2）当渗出液中的纤维蛋白渗出过多不能完全吸收时，则可发生机化，引起组织粘连或肉质变，如心包炎、胸膜炎、腹膜炎等可引起心包粘连、胸膜粘连和肠粘连等；大叶性肺炎可并发肺肉质变，导致病变肺组织功能永久性丧失。

3）机体渗出液过多，可导致患者脱水及水电解质代谢失衡，危及患者生命，如大面积烧伤、霍乱所致的严重腹泻等。

微视频 5-2
渗出液的抗炎作用及副作用

（三）增生

在致炎因子、组织崩解产物的作用下，炎症局部细胞增殖、细胞数量增多谓炎性增生。增生可发生在急性炎症，如肠伤寒、急性弥漫性增生性肾小球肾炎等。增生更多见于慢性炎症。一般来说，慢性炎症或多或少都会表现出一定程度的增生。炎性增生可表现为实质细胞的增生，如坏死性肝硬化中增生的肝细胞结节；也可表现为纤维肉芽组织增生，如慢性胃溃疡病变中增生的肉芽组织和纤维瘢痕组织；还可表现为巨噬细胞和淋巴细胞的增生，如伤寒肉芽肿中增生的巨噬细胞，桥本甲状腺炎病变组织中增生的淋巴细胞等（图5-2）。近年来，发

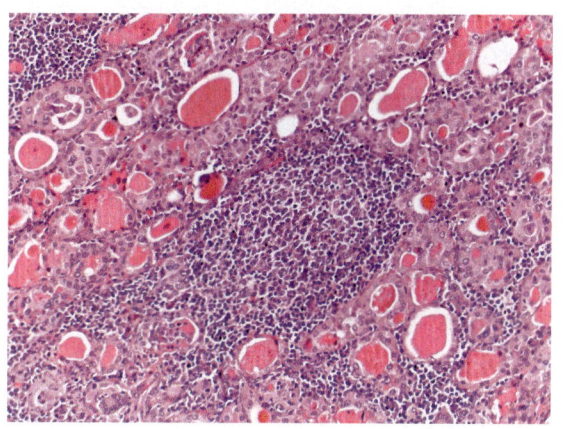

图5-2　桥本甲状腺炎
示淋巴细胞炎性增生

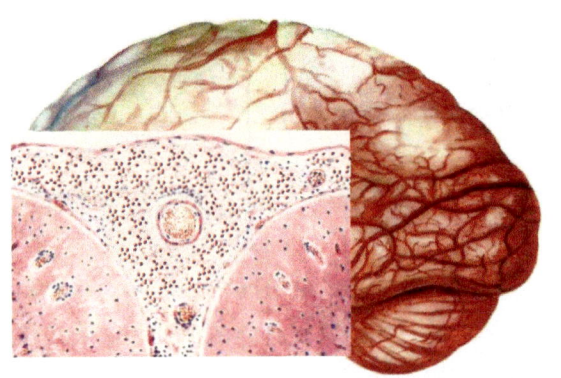

图 5-3 流行性脑脊髓膜炎
炎性血管扩张充血及大量中性粒细胞渗出

现了一些刺激实质细胞和间质细胞增生的因子，如表皮生长因子、血小板源性生长因子、成纤维细胞生长因子等，这些生长因子在增生中发挥着重要作用。

增生有助于损伤组织的修复，这是其对机体有益的一面。但是，过度的增生又可改变组织结构，对原有组织造成破坏，影响其固有的功能。如慢性肝炎中纤维组织增生导致肝硬化，心肌炎病变心肌组织中纤维组织增生导致心肌硬化，大叶性肺炎病变肺组织中纤维组织增生导致肺肉质变等，都可造成相应器官组织结构破坏，固有结构改变和功能障碍。

此外，炎症病变中往往可见血管扩张，这是炎症不可缺少的重要病理变化，并贯穿于炎症整个过程。没有血管扩张充血的炎症是不存在的。由炎症因素所致的血管扩张充血谓炎性充血，表现为细小静脉和毛细血管扩张，扩张的血管内充满红细胞或血浆，血管内还可见或多或少的中性粒细胞或淋巴细胞，这些白细胞有的附着在血管壁的内皮细胞上。图 5-3 为流行性脑脊髓膜炎的蛛网膜下隙血管扩张充血，蛛网膜下隙还可见大量炎性（脓性）渗出物。

一般来说，炎症反应越重，充血程度也越重，甚至可造成血管破裂出血，此时充血反倒不一定明显。急性炎症，血管扩张充血表现典型且充血程度重；而慢性炎症，血管扩张充血则往往较轻。长期淤血造成局部组织长期缺氧，可刺激局部纤维结缔组织增生。血管扩张充血的消失也可作为炎症病变恢复的重要指征之一。

炎症通常都具有变质、渗出和增生这些基本病变，这是炎症的共性。由于致炎因素、机体反应性、炎症的部位和发展阶段的不同，炎症的病理改变可呈多种不同的表现。有的以变质为主，有的以渗出为主，有的则以增生为主；有的以血管扩张充血为主，甚至出血，有的血管扩张充血则不那么明显。一般来说在炎症反应中，变质性病变以损伤为主，渗出与增生性改变则以抗损伤为主。炎症过程中的变质属于损伤性表现或反应，而渗出和组织细胞的增生则属于机体抗损伤的防御性反应，当然在这一防御性反应中也会给机体带来继发性损伤。变质、渗出与增生三者之间有着密切联系，相互影响，在一定条件下可互相转化，构成炎症的复杂过程。

二、炎症渗出性病变的形成过程及机制

炎症性改变涉及变质、渗出和增生。有关变质的发生机制在第二章第二节中已介绍，增生的机制在第三章第一节中也已介绍。以下着重介绍渗出性炎症的形成过程及机制。

炎症渗出性病变的形成，可概括为以下三个基本方面：血流动力学改变、血浆渗出及白细胞渗出。

（一）血流动力学改变

当致炎因子作用于局部组织后，通过轴突反射和血管运动神经的兴奋作用，局部微循环迅速发生改变，细小血管出现短暂的收缩，持续数秒后，细小血管和毛细血管扩张，毛细血管开放，血流开始变慢，局部血流量增多，形成充血。炎症中的血管扩张充血往往表现为细小静脉淤血，其程度取决于炎症反应程度。

神经因素在这一过程的早期发挥主要作用,时间较短。之后体液因素发挥重要作用,且作用时间较长。体液中的炎症介质(如组胺、5-羟色胺、前列腺素、激肽及补体等)均具有较强的扩张血管作用,造成局部充血。血流动力学改变的进一步结果是血浆和白细胞渗出。

(二)血浆渗出

渗出液包含血浆和白细胞两大成分,两者以不同机制渗出。血浆的渗出是血管内流体静压增高、血管壁通透性增高和组织中渗透压增高的综合作用结果。图5-4示血浆渗出机制。

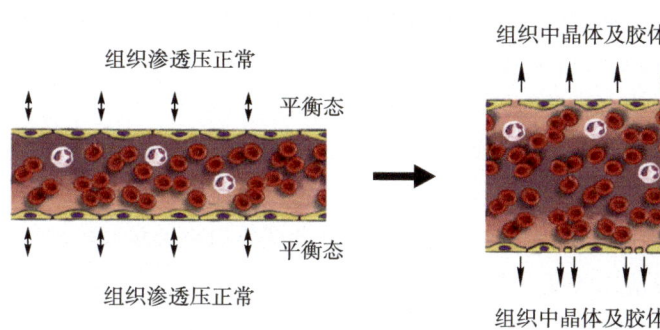

图5-4 血浆成分渗出机制示意图
A:示常态血管正常流体静压、渗透压及通透性;B:示血管扩张充血、流体静压增大、血管壁通透性增大、内皮及管壁受损,导致液体渗出(南方医科大学申洪设计,张耀忠绘制)

1. **血管内流体静压增高** 由于血流动力学的改变,导致炎性充血,局部血管内血量增多,血流缓慢,血管内的流体静压升高,从而促使血管内的液体向血管外渗出。

2. **血管壁通透性增加** 毛细血管和细静脉内皮细胞具有半透膜作用。正常情况下,水和小分子可自由通过血管壁内皮细胞膜,而血浆蛋白等大分子则不易通过。炎症时,由于致炎因子和炎症介质等的作用,病变组织一方面发生淤血,局部缺氧和酸中毒,致使细静脉和毛细血管扩张,内皮细胞收缩,导致内皮细胞连接缝隙扩大;另一方面,内皮细胞和基底膜的损伤导致了血管壁完整性破坏,这些改变共同导致血管壁通透性增高,为液体渗出创造了有利条件。血管壁通透性的增加不但有助于血液液体成分的渗出,也有助于白细胞的渗出,以及红细胞的漏出。

3. **组织中的渗透压增高** 组织中的渗透压由晶体渗透压和胶体渗透压共同组成。致炎因子的作用,导致局部组织受损,细胞破裂,细胞中的离子和蛋白质被释放到组织中,致使局部组织间液中的晶体渗透压和胶体渗透压及总的渗透压均增高,从而促使血管中的液体成分向组织中渗出。此外,炎症病变分解代谢增强,局部代谢性酸中毒,蛋白质和离子增多,也导致了炎症局部组织间液中胶体和晶体渗透压的增高,促进了炎性渗出。

(三)白细胞的渗出

白细胞主动通过血管壁进入组织中的过程谓白细胞渗出,亦称游出。这一过程是主动的,渗出的白细胞又谓炎症细胞。白细胞或炎症细胞聚集在炎症区域的现象谓白细胞浸润或炎症细胞浸润(图5-5)。炎症细胞渗出是炎症细胞浸润的基础,是炎症防御反应的重要表现,也是炎症反应的重要形态学特征。

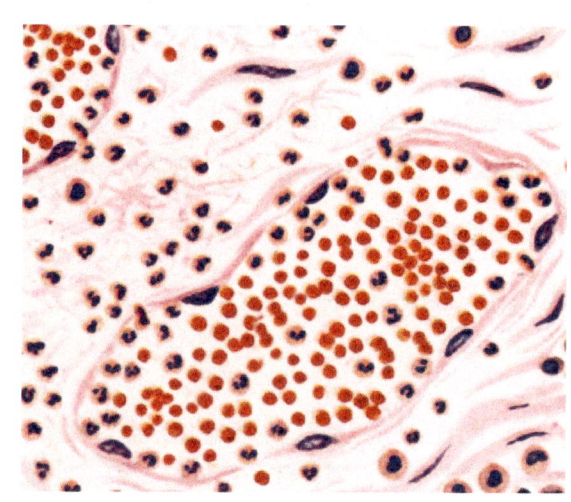

图5-5 炎症细胞浸润
示中性粒细胞和单核细胞浸润及白细胞附壁,并以阿米巴样运动方式游出血管壁

1. **白细胞附壁** 正常情况下血液在血管

内流动时,血液中的有形成分并不与血管内皮接触,这种状态需要一定的流速来维持。炎症局部血管扩张,血流变慢或停滞,白细胞得以靠近血管壁[谓白细胞边集(leukocytic margination)]缓慢流动并逐渐黏附在血管壁内皮细胞表面,谓白细胞黏着或附壁(adhesion)。由于血管壁通透性增高,血浆渗出,致使局部血液浓缩,黏滞度增加,因而会进一步促进白细胞边集、黏着和附壁。

2. 白细胞游出　附壁白细胞通过其阿米巴样运动方式主动穿过血管壁进入周围组织,这一过程谓白细胞游出(transmigration),是白细胞渗出过程的核心,也是白细胞渗出的重要机制,并且表明白细胞通过血管壁进入组织中的过程不是被动的,而是主动的。

白细胞游出时,附壁白细胞在内皮细胞的连接处伸出伪足,胞质流动,以阿米巴样运动方式穿过内皮细胞间隙,然后穿过基底膜到达血管外,进入组织中(图5-5、图5-6)。大量白细胞聚集游出造成血管内皮损伤,谓白细胞介导的血管内皮损伤。

中性粒细胞、嗜酸性粒细胞、单核细胞及淋巴细胞均可游出。白细胞的游出与炎症的不同阶段、不同致炎因素及组织坏死崩解产物和炎症介质的作用有关。急性炎症中性粒细胞首先游出,单核细胞游出约在48 h后;慢性炎症则多为淋巴细胞渗出。化脓菌感染以中性粒细胞游出为主,病毒感染则以淋巴细胞为主,过敏反应以嗜酸性粒细胞为主。

3. 趋化作用与炎症细胞浸润　渗出的白细胞向组织损伤部位定向移动谓趋化作用(chemotaxis)或趋化效应,能介导白细胞向损伤部位定向移动的化学性和(或)生物性物质谓趋化因子(chemotactic factor)。趋化因子有外源性和内源性之分。常见的外源性趋化因子源自细菌及其代谢产物,常见的内源性趋化因子来源于血浆、补体(特别是C5a)、白细胞三烯(特别是LTB_4)和细胞因子(特别是IL-8)等。趋化作用的结果是大量白细胞聚集于病变部位,形成炎症细胞浸润(图5-5、图5-6)。

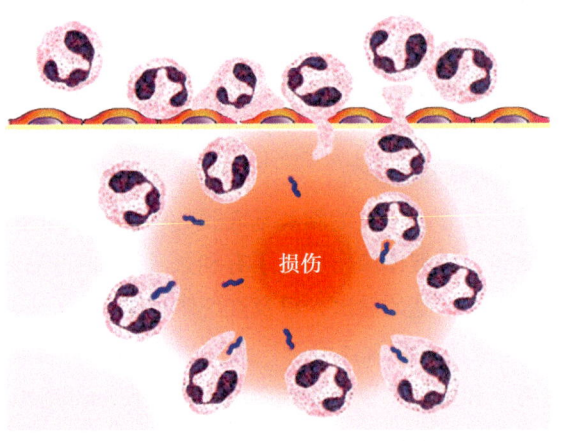

图5-6　白细胞的渗出和趋化作用(南方医科大学张耀忠绘制)

知识拓展5-1
白细胞渗出及其趋化作用的分子生物学机制

不同的趋化因子可趋化不同的白细胞,如5羟基花生四烯酸(5-HETE)是中性粒细胞的趋化因子,巨噬细胞因子(MCF)对单核细胞有特异性趋化作用,过敏性嗜酸性粒细胞趋化因子(ECF-A)对嗜酸性粒细胞有很强的趋化作用等。不同的细胞对趋化因子的反应速度也不同,中性粒细胞对其趋化因子的反应快,而淋巴细胞的趋化反应慢;因此,急性炎症往往表现为较多的中性粒细胞浸润,而慢性炎症则表现为淋巴细胞浸润。

趋化作用的机制是炎症病理学中的重要研究内容。目前认为,白细胞表面有一种能与趋化因子结合的特异性G蛋白耦联受体,当两者结合后,激活第二信使系统,通过一系列生化反应,导致白细胞内游离Ca^{2+}增多等,刺激胞质内的收缩蛋白,促使白细胞定向运动。

第三节　炎症细胞

炎症细胞是炎症反应的标志性细胞,在炎症中发挥关键作用,也是炎症分类的重要依据。炎症细胞主要源自血液,部分源自组织中。炎症细胞在炎症反应中既有积极的防御作用,又对组织产生损伤作用。炎症细胞功能一旦障碍或缺失，将带来严重后果，患者将出现严重感染，淋巴组织增生，甚至易发生恶性肿瘤。

一、炎症细胞的作用

炎症细胞具有吞噬作用和免疫反应作用，并可导致组织损伤，在病理诊断分类中有重要意义。

1. 吞噬作用（phagocytosis） 白细胞或炎症细胞吞噬、消化和降解病原体、病变组织碎片、抗原、异物及抗原抗体复合物的作用谓吞噬作用。具有吞噬功能的白细胞谓吞噬细胞，包括巨噬细胞、中性粒细胞和嗜酸性粒细胞（图5-7）。中性粒细胞又称小吞噬细胞，数量多，是机体清除和灭杀病原体的主要细胞。巨噬细胞又称大吞噬细胞，吞噬功能强，能吞噬许多病原体和较大的组织碎片、异物及坏死的细胞等。嗜酸性粒细胞的吞噬作用较弱，主要吞噬抗原抗体复合物。吞噬作用是炎症反应中重要的防御反应。白细胞的吞噬过程及机制如下。

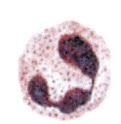 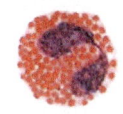 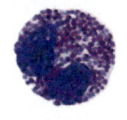 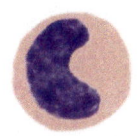

中性粒细胞　　嗜酸性粒细胞　　嗜碱性粒细胞　　单核细胞

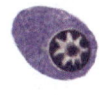 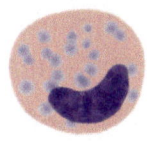 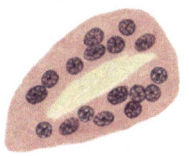

淋巴细胞　　浆细胞　　巨噬细胞　　多核巨噬细胞

图5-7 各型炎症细胞（南方医科大学张耀忠绘制）

（1）识别和黏着：吞噬细胞并不能直接识别出病原体和组织崩解碎片及异物等。机体首先通过调理素（IgG和补体）与病原体、组织崩解碎片及异物等结合，然后巨噬细胞借助其补体受体和Fc受体识别结合了病原体或组织崩解碎片及异物的调理素并与之结合，使其黏着在吞噬细胞表面（图5-8）。

知识拓展5-2 白细胞识别抗原和异物的机制

（2）包围吞入：病原体或组织崩解碎片、异物等借助调理素受体黏着在吞噬细胞表面后，吞噬细胞伸出伪足或通过胞质内陷将拟吞噬的病原体、组织崩解碎片及异物包围，然后合拢伪足，形成由吞噬细胞胞膜包绕吞噬内容物的泡状小体，谓吞噬体。之后细胞内的溶酶体与吞噬体融合，形成吞噬溶酶体（本质上为次级溶酶体）（图5-8）。

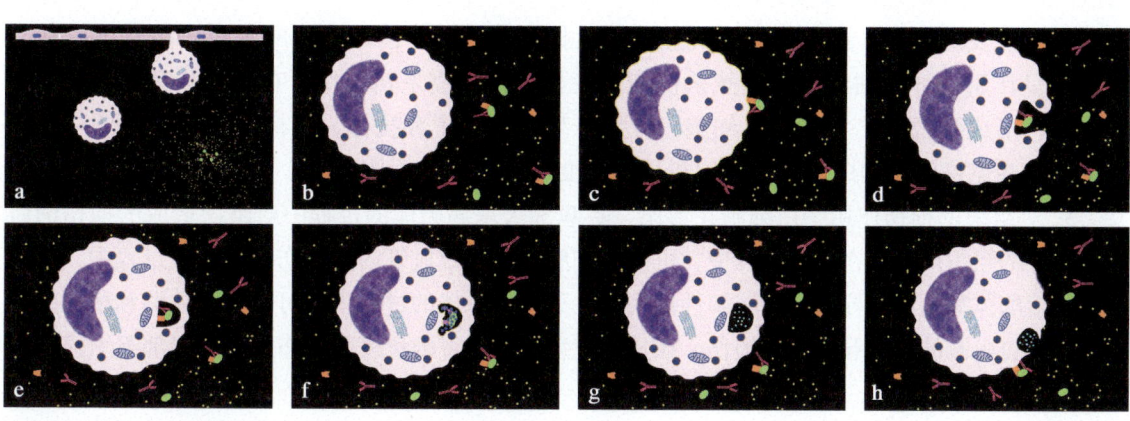

图5-8 吞噬细胞的吞噬过程

a. 吞噬细胞从血管壁游出，向损伤部位做趋化运动；b. 抗体、补体与抗原异物结合形成复合体；c. 抗原抗体及补体复合体借抗体Fc段及补体与吞噬细胞表面受体结合；d. 吞噬细胞伸出伪足；e. 吞噬体形成；f. 吞噬溶酶体形成；g. 复合体中的异物被降解；h. 被降解的异物排出细胞外（南方医科大学申洪设计，张耀忠绘制）

（3）灭杀与降解：吞噬的病原体、组织崩解碎片及异物等在吞噬溶酶体内消化、降解（图5-8）。通过吞噬细胞一系列的作用，大多数病原微生物被灭杀。值得注意的是，有些细菌（如结核分枝杆菌）的体表含有蜡脂质，可保护其不被溶酶体降解，一旦机体抵抗力降低，又能繁殖，并可随吞噬细胞的游走在机体内播散，导致病变复发和扩散。

炎症细胞对致病菌的灭杀降解可通过以下机制实现。

1）溶酶体水解酶对致病菌的水解作用：细菌被吞噬后，吞噬溶酶体释放酸性水解酶将细菌灭杀、降解。

2）BPI蛋白的作用：溶酶体内的细菌通透性增加蛋白（bacterial permeability-increasing protein，BPI）可激活磷脂酶并降解细胞膜磷脂，使细菌外膜通透性增加，菌体内环境破坏，从而灭杀细菌。

3）溶菌酶通过降解细菌糖肽外衣作用而杀菌。

4）乳铁蛋白和阳离子蛋白的作用：前者位于白细胞特异性颗粒中，后者为存在于嗜酸性粒细胞中的主要碱性蛋白（MBP）。它们的杀菌能力虽然有限，但对许多寄生虫具有毒性作用。

5）防御素（defensin）的作用：这是一种富含精氨酸的阳离子多肽，对病原微生物及某些哺乳类细胞有毒性作用，存在于白细胞颗粒中。

6）活性氧和活性氮对病原微生物的杀伤作用：活性氧由激活的还原型烟酰胺腺嘌呤二核苷酸磷酸（NADPH）氧化酶产生，后者使NADPH氧化产生超氧负离子（O_2^-）。大多数超氧负离子经歧化酶作用产生H_2O_2，具有直接杀菌作用并能被还原成高活性的羟自由基。中性粒细胞内的嗜天青颗粒含有髓过氧化物酶（MPO），可催化H_2O_2和Cl^-产生$HOCl^-$，后者是强氧化剂，具有杀菌作用。H_2O_2-MPO-Cl是中性粒细胞最有效的杀菌系统。O_2^-、H_2O_2和$HOCl^-$形成方程式如下：

$$2O_2 + NADPH \xrightarrow{NADPH氧化酶} 2O_2^- + NADP + H^+$$

$$2O_2^- + 2H^+ \xrightarrow{歧化酶} H_2O_2 + O_2$$

$$H_2O_2 + Cl^- + H^+ \xrightarrow{MPO} HOCl^- + H_2O$$

NO是主要的活性氮分子，是一氧化氮合成酶作用于精氨酸产生的。NO与超氧负离子（O_2^-）相互作用生成高活性的自由基过氧亚硝酸盐（ONOO·）。这些氧自由基和氮自由基能破坏微生物的蛋白质、脂质和核酸，实现杀菌作用。

2. 免疫反应作用　白细胞通过炎症反应发挥免疫作用。巨噬细胞的吞噬作用对抗原具有加工提呈作用；淋巴细胞中的自然杀伤细胞发挥直接免疫杀伤作用；T和B淋巴细胞则分别被致敏，形成致敏的T和B淋巴细胞，分别产生细胞因子和抗体，发挥细胞免疫和体液免疫作用。这些免疫作用构成了炎症细胞在局部病变区域的免疫杀伤系统。

3. 对组织的损伤作用　白细胞在渗出、吞噬和灭杀病原体的过程中对组织造成的损伤谓白细胞介导的组织损伤。在渗出过程中，可因白细胞游出导致血管内皮损伤；在吞噬过程中，可因白细胞溶酶体酶的释放导致组织溶解性损伤；在灭杀病原体的过程中，可因溶酶体酶和细胞因子的释放及自由基的形成导致组织损伤。在局部免疫反应中可因免疫杀伤作用造成局部组织损伤。

二、炎症细胞类型及病理学意义

渗出、浸润到组织中的炎症细胞包括中性粒细胞、巨噬细胞、淋巴细胞、浆细胞、嗜酸性粒细胞和嗜碱性粒细胞（见图5-7），它们与炎症的类型及病理学诊断有密切关系（表5-2）。

1. 中性粒细胞 组织中浸润的中性粒细胞来源于血液。成熟的中性粒细胞胞质呈粉红色，核分成三叶；免疫组化CD15、MPO等阳性。中性粒细胞具有较强的吞噬作用，并可借助其溶酶体酶进一步降解吞噬体中的内容物。中性粒细胞多见于急性炎症早期、化脓性炎症或慢性炎症急性活动期，黏膜组织糜烂和溃疡时往往可见中性粒细胞渗出和浸润。

表5-2 各型炎症细胞的来源、功能及病理学意义

炎症细胞	来源	功能	主要病理学意义
中性粒细胞	血	吞噬、降解细菌、病毒及组织碎片	①急性炎症早期 ②化脓性炎症 ③慢性炎症急性活动期
巨噬细胞	血，组织细胞	吞噬、降解细菌、病毒、组织碎片及异物	①急性炎症后期 ②慢性炎症 ③非化脓性炎症 ④病毒感染 ⑤寄生虫感染 ⑥肉芽肿性炎症
淋巴细胞	血，淋巴组织	细胞免疫 体液免疫	①慢性炎症 ②病毒感染 ③迟发型变态反应
浆细胞	血，淋巴组织	体液免疫	慢性炎症
嗜酸性粒细胞	血	吞噬抗原抗体复合物	①变态反应炎症 ②寄生虫感染 ③炎症消退或痊愈阶段
嗜碱性粒细胞	血	释放炎症介质组胺、5-羟色胺及血小板激活因子	①参与急性炎症反应 ②与过敏反应关系密切

2. 巨噬细胞 组织中浸润的巨噬细胞来源于血液中的大单核细胞和组织中的组织细胞。巨噬细胞胞体大，胞质丰富，核呈肾形且多偏位分布，胞质中多含吞噬颗粒、脂质和异物等；免疫组化CD68、Mac387、MPO、LYS阳性。该细胞具有很强的吞噬能力，细菌、病毒、异物、组织碎片等均可被其吞噬。一些巨噬细胞为加强其吞噬能力，可相互融合，形成多核巨细胞。吞噬了异物的巨噬细胞谓异物巨细胞。多核巨噬细胞内含吞噬的异物时谓多核异物巨细胞，简称多核异物巨细胞。巨噬细胞的出现多见于急性炎症后期或慢性炎症、非化脓性炎症、病毒感染、寄生虫感染等，大量巨噬细胞的出现多见于肉芽肿性炎症。

3. 淋巴细胞 组织中浸润的淋巴细胞来源于血液及局部淋巴组织。淋巴细胞体积较小，胞质少，核质比大，核深染，类型上有T淋巴细胞和B淋巴细胞之分，前者参与细胞免疫，后者参与体液免疫。T淋巴细胞、B淋巴细胞在HE染色切片上难以区分，需免疫组化标记甄别。T淋巴细胞免疫组化CD3、CD4、CD5、CD8、CD45RO等阳性，B淋巴细胞免疫组化CD20、CD79a、PAX-5等阳性。淋巴细胞的出现多见于慢性炎症、病毒感染和迟发型变态反应等。

4. 浆细胞 组织中浸润的浆细胞来源于B淋巴细胞及原始间叶细胞。浆细胞呈椭圆形，胞

质嗜碱性，核位于细胞的一侧且呈车辐状，免疫组化 CD38、CD138 阳性。浆细胞合成抗体，参与体液免疫。浆细胞浸润见于慢性炎症，也见于一些特殊感染，如梅毒。浆细胞可发生细胞内玻璃样变，在浆细胞内形成均质、红染、半透明、无结构之小体，谓拉塞尔小体（Russell 小体），影响浆细胞产生抗体的功能。

5. **嗜酸性粒细胞** 组织中浸润的嗜酸性粒细胞来源于血液。成熟的嗜酸性粒细胞胞质红染，核分成两叶，具有吞噬抗原抗体复合物的作用；免疫组化 CD15、MPO 阳性。嗜酸性粒细胞浸润见于变态反应炎症、寄生虫感染或炎症消退和病灶痊愈阶段。

6. **嗜碱性粒细胞** 组织中的嗜碱性粒细胞源于血液，但数量极少。该细胞核呈分叶状，胞质嗜碱性，颗粒状，内含组胺、5-羟色胺及血小板激活因子等，参与急性炎症反应，与变态反应关系密切。

三、白细胞功能异常降低或缺陷

所有能影响白细胞数量和质量的因素都可导致白细胞功能异常，概括起来包括白细胞数量减少、性质改变和功能缺陷三大方面。

（一）白细胞数量减少

白细胞数量减少导致白细胞总体功能下降，往往是骨髓损伤或抑制导致白细胞生成障碍所致，多由再生障碍性贫血、尿毒症及肿瘤广泛骨转移或肿瘤化学和放射治疗引起。

（二）白细胞性质改变

白细胞性质改变导致其异常分化，正常功能丧失，如淋巴细胞免疫功能丧失，粒细胞吞噬功能丧失，见于白血病、淋巴瘤和骨髓瘤等。

（三）白细胞功能缺陷

白细胞从黏附、游出、趋化、识别、吞入到杀伤和降解的任何环节出现障碍均可导致白细胞功能缺陷，可以是先天性的，也可以是获得性的。白细胞功能障碍主要表现如下。

1. **黏附缺陷** 白细胞黏附缺陷（leukocyte adhesion deficiency，LAD）见于常染色体隐性遗传病。LAD-1 型是因 CD18 的 β_2 缺陷，导致白细胞黏附、吞噬等功能障碍，患者临床上反复感染或创伤愈合不良。LAD-2 型由墨角藻糖基转移酶突变导致唾液酸化和 Lewis 寡糖 X 缺乏所致，临床上也表现为反复的细菌感染，但较 LAD-1 型轻。

2. **识别障碍** 由于调理素缺乏，影响白细胞对抗原异物的识别，见于丙种球蛋白缺乏症和补体缺乏患者。

3. **趋化作用缺陷** 表现为白细胞运动功能降低、趋化因子产生障碍和白细胞微管组装障碍，从而影响白细胞位移。

4. **吞入和脱颗粒障碍** 吞噬细胞肌动蛋白功能障碍或（和）调理素缺乏则影响吞入。初级溶酶体不能与吞噬体结合则导致吞噬溶酶体形成障碍。白细胞异常色素减退综合征（Chediak-Higashi 综合征）为常染色体隐性遗传病，可能存在编码胞质蛋白的基因缺陷；患者白细胞减少，出现巨大溶酶体，吞噬溶酶体形成障碍，T 淋巴细胞分泌具有溶解作用的颗粒发生障碍，导致患者免疫功能严重缺陷，临床上常反复感染。

5. **杀菌活性障碍** NADPH 氧化酶基因缺陷，可影响活性氧的产生，继而影响杀伤作用，导致慢性肉芽肿形成。这类患者大部分遗传方式为 X 连锁（质膜结合成分 gp91phox 突变），部分为常染色体隐性遗传（胞质成分 p47phox 和 p67phox 突变）。

6. **免疫功能缺陷** 包括先天免疫功能缺陷和获得性免疫功能缺陷。前者如 B 细胞缺陷（Bruton 综合征）、T 细胞缺陷（Di George 综合征）和联合免疫缺陷病；后者即为获得性免疫缺陷综合征（艾滋病），是目前导致白细胞功能缺陷最主要的疾病。患者由于白细胞免疫功能障碍，临床上往往出现严重的感染、全身淋巴组织增生和恶性肿瘤，特别是卡波西肉瘤。

第四节 炎症介质

炎症介质（inflammatory mediator）是指介导、参与炎症反应的化学性和（或）生物性的物质，在炎症的发生发展过程中发挥重要介导作用，可促进血管反应，使血管扩张充血、血管壁通透性增高，促进炎症的渗出，对炎症细胞有趋化作用。有些炎症介质还可引起发热、疼痛等，有些则可导致组织损伤等（表 5-3）。

表 5-3 炎症介质效应及其主要炎症介质

炎症介质效应	主要炎症介质
血管扩张	组胺、5-羟色胺、缓激肽、PGD_2、PGE_2、PGF_2、PGI_2、NO、P 物质、C3a、C5a
血管通透性↑	组胺、5-羟色胺、缓激肽、C3a、C5a、白细胞三烯（LTC_4、LTD_4、LTE_4）、P 物质、阳离子蛋白、PAF、活性氧化代谢产物、PG、纤维蛋白多肽
趋化作用	白细胞三烯（LTB_4）、C3a、C5a、细胞因子（IL-1、IL-8、TNF）、PAF、纤维蛋白多肽、阳离子蛋白、细菌代谢产物
发热	细胞因子（IL-1、IL-6、TNF）、PG
疼痛	PGE_2、缓激肽
组织损伤	溶酶体酶、氧自由基、NO

一、炎症介质来源及分类

炎症介质有的源于体外，更多的则源于体内；有的存在于血液中，有的则在炎症反应时产生。不同细胞可释放不同或相同的炎症介质，也可释放多种炎症介质。

1. **根据炎症介质来源分类** 根据炎症介质是源于体内还是体外，可分为外源性炎症介质和内源性炎症介质。前者主要源于病原体及其代谢产物，后者源于机体内细胞。目前所认识的炎症介质以内源性为主。

内源性炎症介质可分为细胞释放的炎症介质和体液固有的炎症介质。两者的区别在于前者需炎症刺激才能由相应细胞（如肥大细胞等）释放；后者存在于体液中，由肝细胞产生并释放入血，其产生无需炎症的即时刺激。有关内源性炎症介质的细胞来源和分类可概括为图 5-9。

细胞释放的炎症介质包括：组胺、5-羟色胺、前列腺素、白细胞三烯、脂质素、溶酶体酶、细胞因子、趋化因子、血小板激活因子、活性氧、一氧化氮、神经肽（如 P 物质）等。

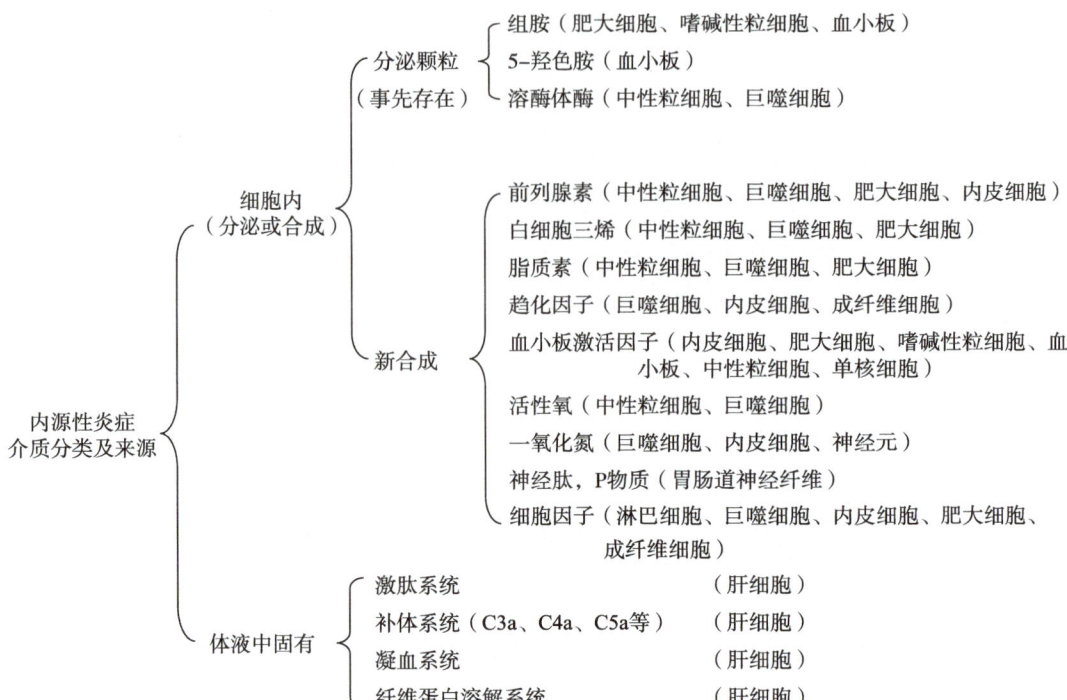

图 5-9 内源性炎症介质分类及细胞来源

体液中的炎症介质有：激肽系统、补体系统、凝血系统和纤维蛋白溶解系统。激肽系统通过一系列的反应形成缓激肽，发挥生物学效应；补体系统包括 C3a、C3b、iC3b、C4a、C5a 等；凝血系统包括机体凝血过程中一系列的凝血因子，如凝血酶原及凝血酶，第Ⅻ、Ⅺ、Ⅺa 因子等；纤维蛋白溶解系统包括纤维蛋白溶解过程中产生的纤溶酶原、纤溶酶、纤维蛋白及纤维蛋白多肽等。

2. 根据炎症介质的功能分类　基于炎症介质的不同功能，炎症介质可概括为促血管反应炎症介质、趋化作用炎症介质、致痛炎症介质、致热炎症介质和致伤炎症介质。

（1）促进血管反应炎症介质：这类炎症介质可使血管扩张充血、提高血管壁通透性，促进炎症的渗出，如组胺、5-羟色胺、缓激肽、PG（PGD_2、PGE_2、PGF_2、PGI_2）、NO、P 物质、C3a、C5a、白细胞三烯（LTC_4、LTD_4、LTE_4）、阳离子蛋白、PAF、活性氧化代谢产物、纤维蛋白多肽等均具有这类功能。

（2）趋化作用炎症介质：这类炎症介质对白细胞具有趋化作用，如白细胞三烯（LTB_4）、补体（C3a、C5a 等）、细菌代谢产物、阳离子蛋白、细胞因子（IL-1、IL-8、TNF 等）、血小板激活因子（PAF）和纤维蛋白多肽等。

（3）致痛炎症介质：这类炎症介质对局部病变组织具有致痛作用，如 PGE_2 和缓激肽。

（4）致热炎症介质：这类炎症介质对机体具有致热作用，如细胞因子（IL-1、IL-6、TNF）和 PG 等。

（5）致伤炎症介质：如氧自由基、NO、溶酶体酶等，对局部组织具有损伤作用。

值得一提的是，炎症介质的作用还具有以下特点：①同一炎症介质可具有多项不同的功能，如 PG，既有血管扩张作用，又具有提高血管通透性的作用，还具有致痛和致热作用。②同一炎症效应可由多个炎症介质实现，如血管扩张充血可由组胺、5-羟色胺、缓激肽、PG 等实现。③一些炎症介质具有连环效应，如白细胞三烯，不但能提高血管壁的通透性，而且对白细胞具有趋化作用，当白细胞通过血管壁后即可向病变部位浸润。

二、炎症介质的细胞来源

白细胞、肥大细胞、内皮细胞、巨噬细胞及血小板等可释放或产生不同或（和）相同的炎症介质（表5-4，图5-9）。

表5-4 炎症介质来源细胞释放或产生的主要炎症介质

炎症介质来源细胞	释放或产生的主要炎症介质
肥大细胞	组胺、5-羟色胺、前列腺素、白细胞三烯、脂质素、血小板激活因子、细胞因子（TNF、IL-1）
嗜碱性粒细胞	组胺、5-羟色胺、血小板激活因子
血小板	组胺、5-羟色胺、TXA_2、血小板激活因子
中性粒细胞	溶酶体酶、血小板激活因子、活性氧
巨噬细胞	溶酶体酶、血小板激活因子、细胞因子（TNF、IL-1）、活性氧和一氧化氮
淋巴细胞	多种细胞因子
内皮细胞	前列腺素、白细胞三烯、血小板激活因子、细胞因子、趋化因子、一氧化氮
肝细胞	激肽、补体、凝血系统及纤维蛋白溶解系统

上述细胞在炎症介质的产生中具有以下特点：①同一炎症介质可由多种细胞产生，如组胺可由肥大细胞、嗜碱性粒细胞和血小板释放或产生。②同一细胞可产生多种炎症介质，如肥大细胞可产生组胺、5-羟色胺、PG等。

三、炎症介质及功能

（一）细胞释放的炎症介质

1. 血管活性胺（vasoactive amine） 包括组胺（histamine）和5-羟色胺（5-HT）。

（1）组胺：主要存在于肥大细胞和嗜碱性粒细胞的胞质异染颗粒中，也存在于血小板内。当细胞损伤，则这些细胞脱颗粒释放出组胺并作用于效应细胞上的H_1、H_2受体发挥其生物学作用，包括：①致血管扩张、充血，局部流体静压升高。②致血管内皮细胞收缩，内皮细胞间隙扩大，细静脉和毛细血管管壁的通透性增高。③致平滑肌（胃肠、细支气管）收缩。④对嗜酸性粒细胞有趋化作用。组胺在过敏性炎症中发挥关键作用。

（2）5-羟色胺：主要源自血小板，肥大细胞和小肠嗜铬细胞次之。其作用与组胺类似，包括：①扩张血管。②使血管内皮细胞收缩，导致血管壁通透性增高。③使气管、支气管及胃肠道平滑肌收缩。

临床上由于组胺、5-羟色胺对血管的作用，导致病变部位充血、水肿；过敏性支气管炎患者由于气管、支气管平滑肌收缩，管腔狭窄，导致患者哮喘；胃肠炎患者由于胃肠平滑肌收缩，导致患者胃肠绞痛和腹泻。组胺对嗜酸性粒细胞有趋化作用，这有助于嗜酸性粒细胞清除病变中的抗原抗体复合物。

2. 花生四烯酸衍生物 花生四烯酸是二十碳不饱和脂肪酸，其代谢产生前列腺素（prostaglandin，PG）、白细胞三烯（leukotrienes，LT）和脂质素（lipoxins，LX）三类重要炎症介质，代谢反应见图5-10。

ⓔ 表5-1 主要炎症介质及其细胞来源

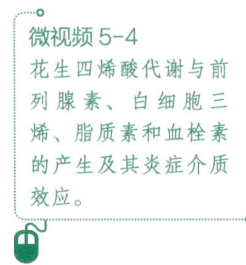

微视频 5-4
花生四烯酸代谢与前列腺素、白细胞三烯、脂质素和血栓素的产生及其炎症介质效应。

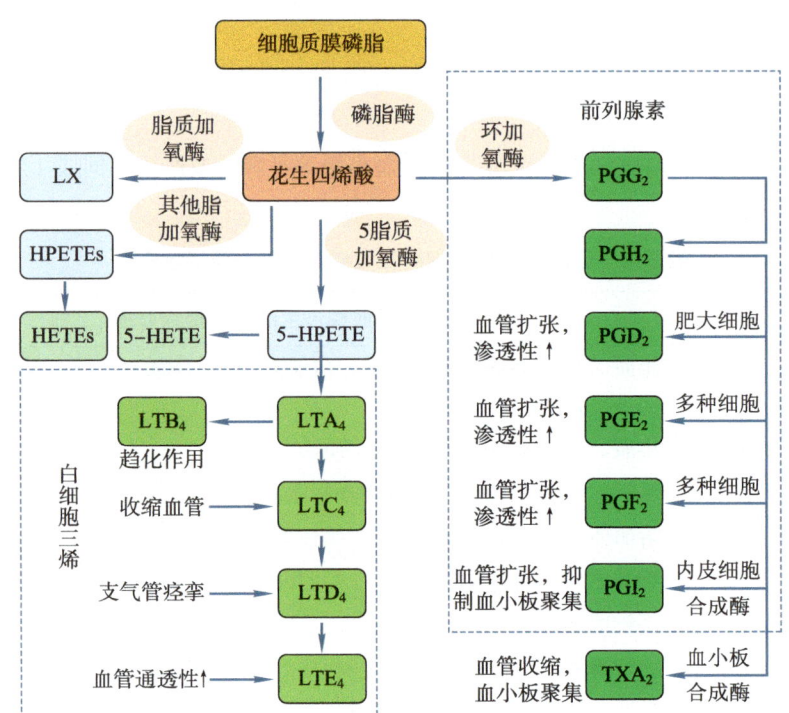

图 5-10　花生四烯酸代谢与前列腺素、白细胞三烯、脂质素和血栓素的产生及其炎症介质效应
（HPETEs：羟基过氧二十碳四烯酸；HETEs：羟基二十碳四烯酸；5-HETE：5-羟基二十碳四烯酸）

（1）前列腺素：由肥大细胞、巨噬细胞和内皮细胞等产生。花生四烯酸在环加氧酶作用下形成前列腺素（包括 PGD_2、PGE_2 和 PDF_2）和前列环素（PGI_2），在血小板内形成血栓素（又谓凝血素，TXA_2）。PG 主要作用如下：①扩张血管，增加血管壁的通透性（PGD_2、PGE_2、PDF_2、PGI_2 的作用）。②致发热作用。③致痛作用（PGE_2）。TXA_2 具有血小板凝集和缩血管作用。

（2）白细胞三烯：花生四烯酸在 5-脂加氧酶作用下先形成 5-羟基花生四烯酸（5-HPETE，即：5-羟基过氧二十碳四烯酸），然后转化为白细胞三烯（LTA_4），进一步转化为 LTB_4 和 LTC_4、LTD_4 和 LTE_4 等。其主要作用如下：①增大血管壁通透性（LTC_4、LTD_4 和 LTE_4 的作用）。②对中性粒细胞具有趋化作用（LTB_4 和 5-HETE 的作用）。③收缩血管和支气管平滑肌（LTC_4、LTD_4 和 LTE_4 的作用）。

（3）脂质素：是花生四烯酸代谢中产生的炎症抑制因子，能抑制白细胞聚集及其炎症反应，抑制中性粒细胞附壁及其趋化作用，与炎症消退有关。临床上阿司匹林、吲哚美辛（消炎痛）和类固醇激素等药物的消炎机制在于其抑制花生四烯酸的代谢，从而减轻炎症反应。

3. 溶酶体酶　主要由中性粒细胞和单核细胞释放，参与炎症反应的溶酶体酶主要有酸性水解酶、中性蛋白酶（弹力蛋白酶、胶原酶、组织蛋白酶）、溶菌酶等。其在炎症中的作用是：①降解病原体、组织碎片及异物，并可损伤组织。②酶解作用导致血管壁通透性增高。③通过中性蛋白酶激活补体 C3 和 C5 形成 C3a 和 C5a，参与吞噬作用和免疫反应。临床上，化脓性炎症的形成离不开溶酶体酶的作用，溶酶体酶一方面可降解化脓菌，另一方面可造成组织和细胞损伤并液化，形成脓液。

4. 细胞因子（cytokine）　由多种细胞（主要是淋巴细胞和巨噬细胞）释放并影响其他细胞的生物学功能。据其作用及靶细胞，可分为以下 5 类。

（1）淋巴细胞增殖及活化调节因子：如白细胞介素 2（IL-2）、白细胞介素 4（IL-4）和转化生长因子 β（TGF-β）等。IL-2 和 IL-4 可刺激淋巴细胞增殖，TGF-β 则抑制其增殖。

（2）免疫调节因子：如肿瘤坏死因子 α（TNF-α）、白细胞介素 1β（IL-1β）、白细胞介素

6（IL-6）及 I 型干扰素（INF-α、INF-β）等。TNF-α 和 IL-1β 可刺激黏附分子的表达，增强白细胞的附壁，促进白细胞渗出及成纤维细胞增生；TNF 还可促进中性粒细胞的聚集及蛋白水解酶的释放。炎症时，机体的全身不良反应也与 TNF-α 和 IL-1β 的作用有关。

（3）巨噬细胞等炎症细胞激活因子：如 γ 干扰素（INF-γ）、白细胞介素 5（IL-5）、白细胞介素 10（IL-10）、白细胞介素 12（IL-12）、肿瘤坏死因子 β（TNF-β）等。

（4）白细胞趋化因子：这是一组具有促使白细胞向病变区域定向运动的小分子蛋白质，如 C5a、LTB_4 和白细胞介素 8（IL-8）等。主要有以下两类：① CXC 族趋化因子：如 IL-8，主要对中性粒细胞产生趋化作用。② CCR 族趋化因子：参与对单核细胞、T 淋巴细胞及嗜酸性粒细胞的趋化作用。

（5）造血细胞刺激因子：如白细胞介素 3（IL-3）、白细胞介素 7（IL-7）、粒细胞单核细胞集落刺激因子（GM-CSF）、干细胞因子等。这类细胞因子可刺激造血干细胞产生造血细胞，刺激白细胞增殖、分化和成熟，刺激骨髓组织向末梢血释放中性粒细胞等。

5. 血小板激活因子（platelet-activating factor，PAF） 属磷脂类代谢产物，可由血小板、中性粒细胞、单核细胞、嗜碱性粒细胞、肥大细胞、内皮细胞及其他细胞的膜磷脂在磷脂酶 A2 作用下产生。其炎症介质功能体现在：①促进血小板凝聚并释放颗粒。②使血管及支气管平滑肌收缩；在低浓度下可诱导血管扩张，使其通透性增高。③增强白细胞黏附、趋化及脱颗粒作用并产生氧自由基。④促进花生四烯酸等炎症介质的合成。因此，抑制或拮抗 PAF 可抑制炎症反应。

6. 活性氧及 NO　氧自由基 [包括超氧负离子（O_2^-）、过氧化氢（H_2O_2）和羟自由基（·OH）] 为通常所指的活性氧，在中性粒细胞和巨噬细胞吞噬降解反应中通过 NADPH 氧化酶的作用产生。在低浓度时可促进黏附分子、趋化因子和细胞因子的表达，高浓度时则可直接导致组织损伤。

知识拓展 5-5
活性氧对组织的损伤机制

NO 可由内皮细胞、巨噬细胞和神经元等多种细胞在 NO 合成酶的作用下通过精氨酸、O_2 和 NADPH 反应生成。在炎症反应中具有多种效应：①松弛血管平滑肌，导致血管扩张充血、通透性增高。②抑制血小板黏附、聚集和脱颗粒，抑制肥大细胞引起的炎症反应。③抑制白细胞向损伤部位趋化。④ NO 能与超氧负离子结合，产生活性氮中间产物，灭杀病原微生物。

7. 神经肽　参与炎症全身反应及血管反应；P 物质是其小分子多肽，可传导疼痛信号，并致血管扩张充血、通透性增加。

（二）体液中的炎症介质

体液中的炎症介质包括激肽系统、凝血系统、纤维蛋白溶解系统和补体系统中的一系列生物分子。这四个系统之间并非孤立存在，而是存在密切联系的（图 5-11）。

1. 激肽系统（kinin system）　该系统由激肽类生物分子、相应的酶及激肽系统激活后的产物缓激肽（bradykinin）构成。具有以下功能：①使血管扩张充血，导致局部流体静压升高。②促内皮细胞收缩，增加血管壁通透性。③促血管外平滑肌收缩。④具有明显的致痛作用。

2. 凝血系统（clotting system）　该系统由凝血酶原、凝血酶、各种凝血因子及凝血产物纤维蛋白及其多聚体共同组成。炎症时由于组织损伤及血管内皮受损，XII 因子激活，凝血系统启动。凝血系统中的 X a 可引起血管壁通透性增高，促进白细胞游出；凝血酶本身可促进白细胞黏着，促进成纤维细胞增生。XII 因子激活还能激活纤维蛋白溶解系统。

3. 纤维蛋白溶解系统（fibrinolytic system）　该系统主要由纤维蛋白溶解酶原、纤维蛋白溶解酶、纤维蛋白原、纤维蛋白及纤维蛋白多肽构成。凝血系统启动的同时可借助凝血酶激活纤维蛋

微视频 5-5
激肽系统、凝血系统、纤维蛋白溶解系统和补体系统及其相互间的关系

图 5-11 激肽系统、凝血系统、纤维蛋白溶解系统和补体系统及其相互间的关系

白溶解系统，使纤维蛋白溶解酶原转变成纤维蛋白溶解酶，后者使纤维蛋白原变为纤维蛋白，随后降解为纤维蛋白多肽，使血管壁通透性增高并对白细胞有趋化作用。此外，纤维蛋白溶解酶还可使补体 C3 降解，形成 C3a，发挥炎症介质作用。

4. 补体系统（complement system） 该系统由 20 种蛋白质构成，主要的补体成分有 C3、C3a、C3b、iC3b、C4a、C5、C5a、C5b 等。其主要炎症效应：① C3a 和 C5a 可使肥大细胞脱颗粒，释放出组胺，导致血管扩张充血、通透性增高。② C5a 促进中性粒细胞与内皮细胞黏着，并对白细胞具有趋化作用。③ 促使白细胞释放溶酶体酶，引起组织损伤。④ 具有调理素作用，通过 C3b、iC3b 与细菌、异物等的结合增强吞噬细胞的识别和吞噬功能等。

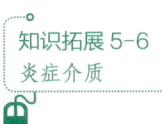
知识拓展 5-6
炎症介质

炎症介质之间有着密切联系，其作用互相交织，在炎症过程中共同发挥重要作用。表 5-3 概括了炎症介质的主要功能。

第五节 炎症的病理类型

病理学上根据炎症的基本病理变化可将炎症分为变质性炎、渗出性炎和增生性炎。临床上根据发病的急缓将炎症分为急性炎症和慢性炎症。本节着重介绍经典炎症的病理类型。

一、变质性炎

1. 概念 以变质性改变为主的炎症谓变质性炎（症）（alteration inflammation），多见于重症感染和中毒，临床上多呈急性、亚急性经过。肝炎病毒所引起的病毒性肝炎，肝细胞发生了变性和坏死；乙型脑炎病毒所致的乙型脑炎，脑组织形成软化灶；白喉杆菌外毒素导致的中毒性心肌炎，心肌细胞变性；重金属中毒所致的肾小管上皮细胞变性和坏死等，这些病变均以变质性改变为特点，均为变质性炎。

2. 病理变化及影响 变质性炎的基本病理变化表现为组织和细胞发生明显的变性和（或）坏死，渗出和增生相对较轻。病变多发生在心、肝、肾、脑等实质器官。由于实质器官发生了明显的变性和坏死，因此常引起器官功能障碍。当变质性炎以坏死性改变为特征时谓坏死性炎，如果伴有坏死和腐败菌感染则谓坏疽性炎。图 5-12 示糖尿病足，呈坏死性炎改变，病变区域皮肤

及皮下组织明显坏死、溃烂伴腐败菌感染，并形成经久不愈的溃疡。

二、渗出性炎

以渗出性改变为主的炎症谓渗出性炎（症）（exudative inflammation），多见于感染、中毒等，临床上多呈急性或亚急性经过，部分病例也可呈慢性经过，如慢性化脓性炎症。

渗出性炎以渗出性病变形成为特点，含有大量渗出物，内含大量浆液或纤维蛋白、中性粒细胞等，血管有损伤时可见红细胞，变质性改变和增生改变一般较轻。渗出物可位于组织间、浆膜腔内及皮肤、黏膜表面等。当渗出液分布在组织中时则形成水肿，此时组织中水分增多、细胞淡染、分布稀疏。当渗出液聚集在腔性结构内时谓积液。例如，当渗出液聚集在胸腔时谓胸腔积液，聚集在心包腔时谓心包积液，聚集在腹腔时谓腹腔积液等。

当渗出性炎发生在皮肤、黏膜表面时，渗出液可因重力因素向下流，形成所谓的卡他性炎（catarrhal inflammation）。卡他为希腊文（Catarrhal）译音，意为向下流。根据渗出物的特点，卡他性炎可表现为浆液性卡他性炎、浆液黏液性卡他性炎和脓性卡他性炎等。当卡他性炎症中的渗出液为浆液，谓浆液性卡他，若为浆液与黏液的混合物或脓液，则分别谓浆液黏液性卡他或脓性卡他。

根据渗出成分的构成特点，渗出性炎又可进一步分为浆液性炎、纤维蛋白性炎、化脓性炎和出血性炎（图5-13）。

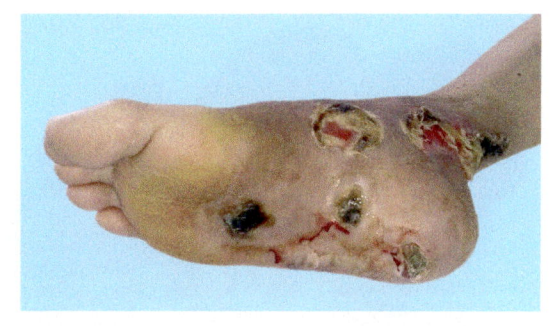

图 5-12 坏死性炎
糖尿病足伴坏死及溃疡形成（福建医科大学附属协和医院柯甦捷供图）

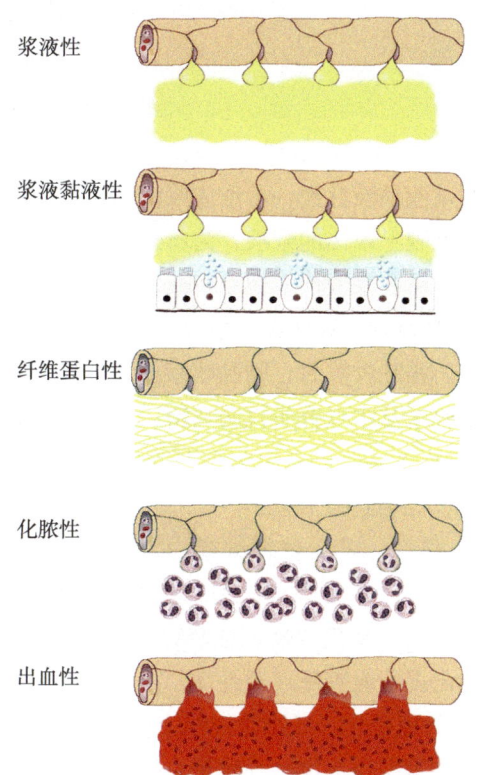

图 5-13 渗出性炎的主要类型（南方医科大学申洪设计，张耀忠绘制）

（一）浆液性炎

1. 概念 以浆液渗出为特征的渗出性炎谓浆液性炎（serous inflammation），其渗出物可谓浆液性渗出物，以血浆成分为主，含有较多蛋白质及少量中性粒细胞和纤维蛋白，多见于过敏反应、病毒性或细菌性感染，物理性与化学性损伤等。

2. 病理变化 浆液性炎可发生在疏松组织中，也可发生在黏膜、浆膜、滑膜和皮肤。

（1）发生在疏松组织或实质性器官中的浆液性炎：由于大量液体渗出，分布在疏松组织或实质性器官中，导致疏松组织或实质性器官炎性水肿。过敏性反应及蚊虫叮咬等所表现出的局部组织红、肿，为血管扩张充血、浆液渗出、炎性水肿形成所致；青霉素过敏时的肺水肿，也是肺组织内大量浆液渗出所致。

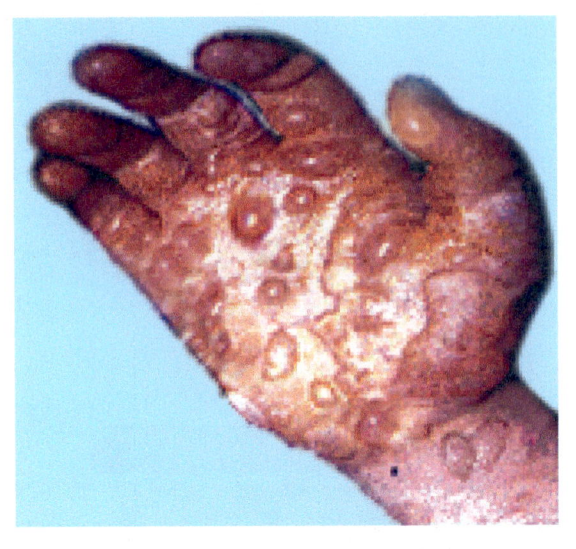

图 5-14 皮肤二度烫伤时表皮水疱
示浆液性炎

（2）发生在胸膜或腹膜、盆腔、心包膜上的浆液性炎：由于浆液渗出并聚集，可致胸腔或腹腔、盆腔、心包腔积液。当关节的滑膜发生浆液性炎时，可造成关节腔积液，导致关节胀痛，并随关节运动而加剧。

（3）发生在皮肤的浆液性炎：表现为皮肤红肿或水疱形成，如皮肤二度烧伤或烫伤时渗出液聚集在表皮内形成的水疱（图 5-14），皮肤 I 型过敏反应所形成的荨麻疹，皮肤天疱疮、唇疱疹等均为皮肤的浆液性炎。

（4）发生在呼吸道和消化道黏膜表面的浆液性炎：可混合有分泌黏液，形成"水样黏液"并伴有渗出的炎症细胞和混入的脱落细胞，谓浆液黏液性炎，可形成浆液性卡他或浆液黏液性卡他。例如感冒初期鼻腔内流出的稀薄鼻涕乃鼻黏膜上渗出的浆液，为鼻黏膜浆液性炎；当有分泌黏液混入，则形成浆液黏液性炎；临床上表现为鼻腔浆液性卡他或浆液黏液性卡他。肠炎时的腹泻也会表现为浆液黏液性炎。

3. 结局　浆液性炎一般较轻，易消退。胸膜腔和心包腔内如有大量积液，则可影响呼吸和心功能。霍乱发病时，肠黏膜渗出大量浆液并伴有分泌黏液混入，患者出现严重腹泻，并可进一步导致脱水及水电解质代谢失衡，严重者危及生命。

（二）纤维蛋白性炎

1. 概念　以大量纤维蛋白（纤维素）渗出为特征的渗出性炎谓纤维蛋白性炎（fibrinous inflammation）或纤维素性炎，多由某些细菌感染及其毒素（如白喉杆菌、痢疾杆菌、肺炎球菌的毒素）或一些内源性毒性产物（如尿毒症时的尿素）、外源性毒物（如汞）所致。纤维蛋白的大量渗出提示血管壁通透性高，损伤较重。

2. 病理变化　纤维蛋白性炎好发于黏膜（咽、喉、气管、结肠）、浆膜（胸膜、腹膜、心包膜）及肺组织。渗出的纤维蛋白原在凝血酶的作用下，转化为纤维蛋白，并交织成网状，网内可见中性粒细胞及坏死组织碎屑。纤维蛋白在 HE 染色切片下呈网状结构，也可融合成片，粉染，可混有中性粒细胞和坏死细胞。不同的致炎因素和部位，炎症病变可呈不同的表现。

（1）发生在黏膜的纤维蛋白性炎：黏膜表面可见假膜，为渗出的纤维蛋白、白细胞、脱落崩解的上皮细胞和坏死组织与感染的细菌混合形成的灰白色膜状物，覆盖在黏膜表面。因此，黏膜的纤维蛋白性炎又称假膜性炎。假膜性炎的常见致病菌为痢疾杆菌和白喉棒状杆菌，分别可致细菌性痢疾和白喉。细菌性痢疾的假膜容易脱落，导致患者腹泻，并表现出里急后重的特殊临床表现。白喉可发生在鼻、咽及气管，以形成白色假膜为特征。由于局部组织结构特点不同，发生在咽部的白喉（咽白喉）其假膜附着于黏膜面上较牢固，不易脱落，白喉杆菌的外毒素易在局部被吸收入血，并可进一步导致中毒性心肌炎；发生在气管的白喉（气管白喉）其假膜容易脱落，可造成支气管堵塞而引起窒息（图 5-15）。

（2）发生在浆膜的纤维蛋白性炎：病变可发生在胸膜、腹膜、滑膜、心包及胃、肠浆膜等部位。风湿性心包炎时，心包脏层和壁层表面可渗出大量纤维蛋白，形成许多绒毛状结构被覆在心包上，谓纤维蛋白性心包炎，又称为"绒毛心"（cor villosum）（图 5-16）。临床上，心脏收缩和舒张时绒毛相互摩擦,因而听诊可闻及心包摩擦音。结核性胸膜炎、类风湿关节炎及尿毒症等也常表现出相应浆膜的纤维蛋白性炎。

（3）肺的纤维蛋白性炎：多见于肺炎球菌引起的大叶性肺炎之灰色肝样变期。此时肺泡腔内可见大量纤维蛋白渗出,充满肺泡腔,并交织成网,网眼中可见大量中性粒细胞（图5-17),肺组织实变。临床上患者呼吸困难,X线胸片可见大片致密阴影。

3. 结局　纤维蛋白性炎多呈急性经过,渗出的纤维蛋白可被渗出物内的中性粒细胞释放的蛋白溶解酶溶解、液化,之后吸收或排出。肠黏膜上的假膜会自然脱落并被排出体外。如果纤维蛋白渗出较多,而中性粒细胞渗

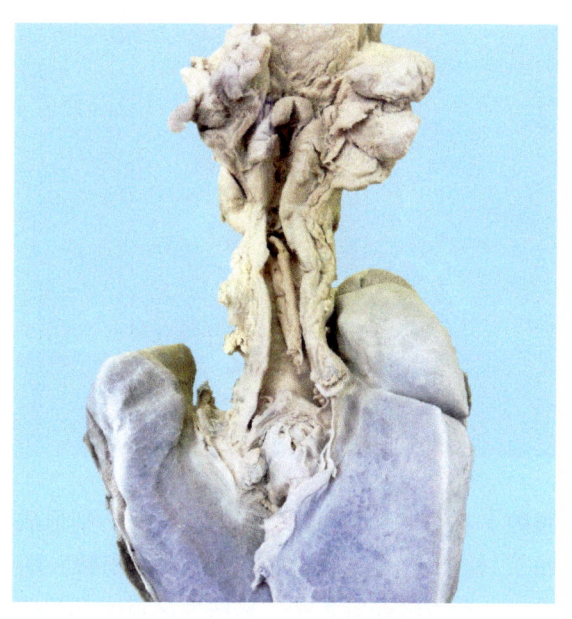

图 5-15　气管白喉之假膜
气管表面可见一层灰白色假膜,将要脱落(南方医科大学张耀忠摄)

出较少,造成蛋白水解酶相对不足,则纤维蛋白不能被完全溶解和吸收,因而会发生机化,导致炎性粘连;肺的纤维蛋白性炎若机化则可导致肺肉质变,使病变肺组织丧失功能。纤维蛋白性胸膜炎可导致胸膜增厚、粘连,甚至胸膜腔闭塞,严重者将影响肺功能。

（三）化脓性炎

以大量中性粒细胞渗出并伴有不同程度的组织坏死、液化和脓液形成为特点的渗出性炎谓化脓性炎（purulent inflammation),是化脓菌感染的结果。常见的化脓菌有葡萄球菌、链球菌、肺炎球菌、脑膜炎双球菌、大肠埃希菌、铜绿假单胞菌等。在化脓性炎的发展过程中,中性粒细胞释放出溶解酶将变性坏死的组织溶解、液化的过程谓化脓。病变组织中变性坏死的细胞也会释放溶酶体酶,参与化脓。化脓过程中所形成的变性坏死的中性粒细胞谓脓细胞。化脓形成的液态

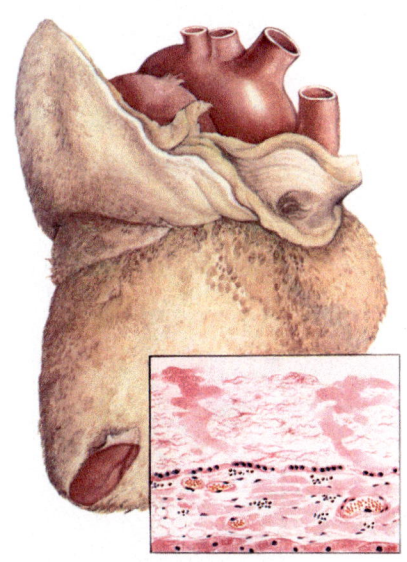

图 5-16　绒毛心
心包壁层及脏层可见大量渗出的纤维蛋白

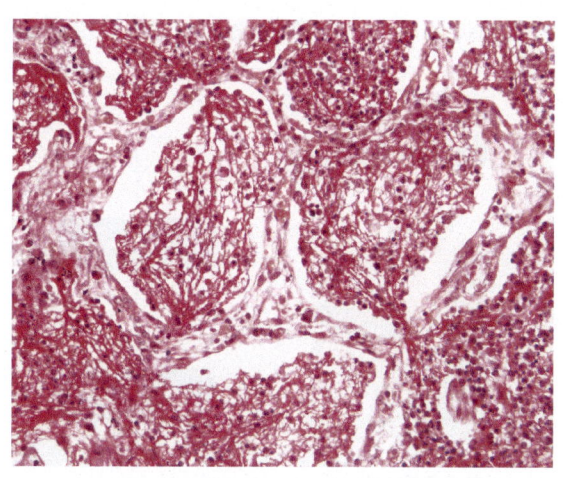

图 5-17　肺的纤维蛋白性炎
大叶性肺炎灰色肝样变期,肺泡腔内可见大量纤维蛋白及中性粒细胞渗出

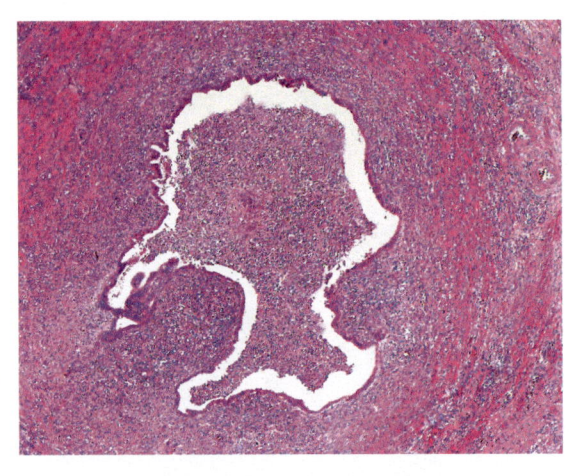

图 5-18 输卵管积脓
输卵管腔内可见大量中性粒细胞渗出（南方医科大学石晓欣摄）

物质谓脓液，为混浊的灰黄色或黄绿色的浓稠液体，味臭。脓液的主要成分为脓细胞、化脓菌、坏死液化组织和少量的浆液。化脓性炎症可分为以下三类。

1. 表面化脓和积脓　表面化脓指发生在黏膜、浆膜或皮肤表面的化脓性炎，病变中的中性粒细胞主要向黏膜或浆膜、皮肤表面渗出。化脓性尿道炎、化脓性支气管炎、化脓性胆囊炎、化脓性输卵管炎等皆表现为相应黏膜的表面化脓，化脓性腹膜炎则表现为相应浆膜的表面化脓。当渗出的脓液聚集在浆膜腔（如腹腔）或输卵管、胆囊、阑尾腔内时，则形成积脓（empyema），分别为浆膜腔积脓（如腹腔积脓）、输卵管积脓、胆囊积脓和阑尾积脓。图 5-18 示输卵管黏膜表面化脓，脓液聚集在输卵管腔内，形成输卵管积脓。化脓性尿道炎和化脓性支气管炎的脓液可分别通过尿道、气管排出体外，一般不形成积脓。

2. 蜂窝织炎（phlegmonous inflammation）　疏松组织中发生的弥漫性化脓性炎谓蜂窝织炎。常见于皮下、黏膜下、肌肉组织和阑尾。蜂窝织炎主要由溶血性链球菌所致。这类菌能分泌透明质酸酶和链激酶，前者可分解结缔组织基质中的透明质酸，后者则分解纤维蛋白。透明质酸和纤维蛋白均系构成结缔组织的重要基质。当这些基质被分解时，结缔组织间隙增大，致病菌易沿着组织间隙扩散，形成弥漫性化脓性炎（图 5-19）。病理变化表现为病变局部血管扩张充血，组织水肿，大量中性粒细胞弥漫浸润，炎症灶与周围正常组织分界不清（图 5-20）。患者全身中毒症状明显。单纯的蜂窝织炎愈合后一般不留痕迹。

3. 脓肿（abscess）　为器官或组织内的局限性化脓性炎，其主要特征是局部组织发生坏死并溶解液化，形成脓液，病灶周围纤维结缔组织增生，包绕化脓性病变，形成脓肿膜和充满脓液的脓腔。较大的脓肿一般具有脓肿壁，其本质是纤维肉芽组织，起到包裹并局限病变的作用。脓肿可发生在皮下或内脏，常由金黄色葡萄球菌引起。这些菌一方面产生毒素使局部组织坏死，继而大量中性粒细胞浸润，释放蛋白酶将坏死组织液化，形成聚集的脓液（图 5-21）；另一方面，金黄色葡萄球菌可产生血浆凝固酶，使纤维蛋白原转变为纤维蛋白，从而阻止病原菌扩散，局限

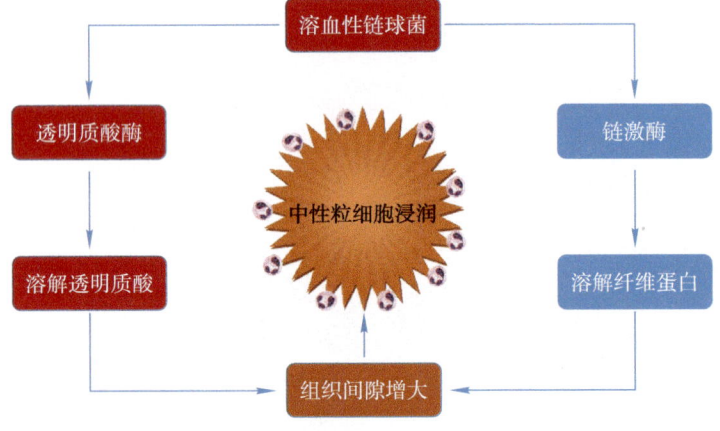

图 5-19 蜂窝织炎形成机制

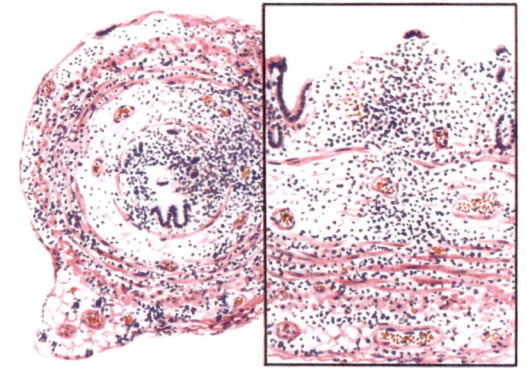

图 5-20 阑尾蜂窝织炎
阑尾壁上可见中性粒细胞弥漫浸润

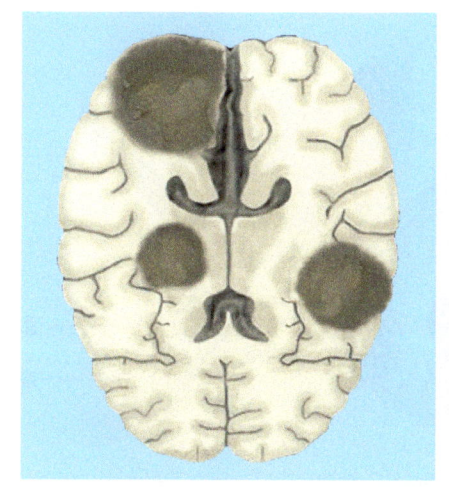
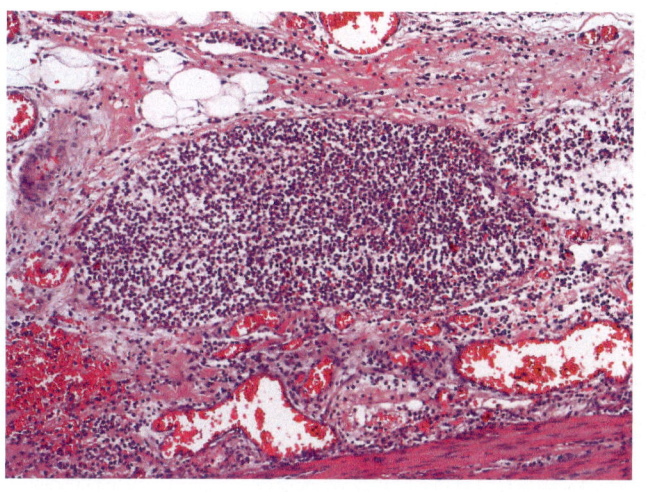

图 5-21 脓肿
A：多发性脑脓肿，可见脓肿壁及脓腔形成（张耀忠绘）；B：阑尾脓肿形成，可见大量中性粒细胞集聚，外绕少量脓肿膜（南方医科大学石晓欣摄）

病灶，同时纤维组织增生并包裹病变，使化脓性病变呈局限性改变，形成脓肿（图 5-22）。当脓肿结构极为微小，需在显微镜下才能观察到时，这样的小脓肿常称之为微脓肿。小脓肿可吸收消散，较大的脓肿则由于脓液过多而难以吸收，通常需切开排脓或穿刺抽脓，之后由肉芽组织修复。

发生在皮肤组织的化脓性炎，若为一个毛囊或皮脂腺及其周围组织发生的局限性化脓性炎并形成微小脓肿谓疖（furuncle，图 5-23），若为多个毛囊或皮脂腺及其周围组织发生的化脓性炎并融合形成互相沟通的脓肿谓痈（carbuncle）。痈可由多个疖直接融合形成。疖常发生在面部，青春期面部产生的所谓"青春痘"即为常见的疖。痈则好发于颈项和肩背等毛囊及皮脂腺丰富的部位。治疗上，较大的痈需及时切开、引流排脓，局部才易修复愈合。

图 5-22 脓肿形成机制

组织深部脓肿向体表或自然管道穿破，可形成窦道（sinus）或瘘管（fistula）。前者指病灶向体表、体腔或自然管道穿破，形成只有一个开口的病理性盲管；后者则指病灶一端向体表穿破，另一端向自然管道（如消化道或呼吸道等）穿破的管状病变，或两个腔性器官之间（如气管与食管之间）的病理性沟通，形成有两个或两个以上开口的病理性通道。例如，肛周脓肿可向皮肤表面穿破，形成窦道。若肛周脓肿一方面向皮肤表面穿破，在肛周皮肤上形成一开口，另一方面向直肠肠腔穿破，在肛管上形成另一开口，则构成瘘管，临床上称之为肛瘘（图 5-24）。窦道和瘘管会不断排出脓性渗出物，有些患者可长期不愈。

（四）出血性炎

出血性炎（hemorrhagic inflammation）是指以血管损伤为其固有特点的必然伴有出血性改变

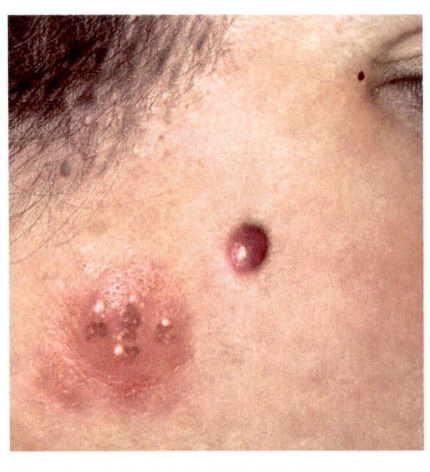

图 5-23 疖（中）和痈（左下）（南方医科大学申洪、张耀忠供图）

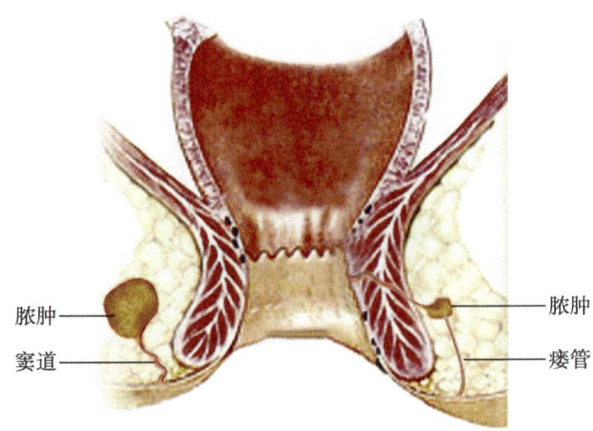

图 5-24 肛周脓肿、瘘管和窦道（南方医科大学申洪设计，张耀忠绘制）

的一类炎症。对于炎症性病变，如果出血性改变不是必然的，而是可有可无，这种情况下当炎症有出血改变时，宜称之为××炎症伴出血。例如，宫颈炎症性病变，轻者无出血，重者则可出血，出血并不是宫颈炎必然出现的改变，而是伴随改变，属于宫颈炎症伴出血。那么在炎症性病变中是否存在这样的以出血为其固有病理特征的一类炎症呢？回答是肯定的。

人类疾病中有些炎症性病变固然以出血性改变为其共同特征，如流行性出血热、登革热、钩端螺旋体病、黄热病、鼠疫、炭疽、埃博拉出血热等。这些疾病无论轻重，都会有血管损伤，都会有不同程度的出血，并以出血加炎症反应为其共同的病变特点，重者组织坏死（图 5-25）。这些病变中的出血不是可有可无的伴随现象，而是必然的病理变化。出血的机制是病原菌自身的内毒素和所产生的外毒素对血管内皮细胞的损伤所致。这类疾病还有一个共同的特点，那就是它们往往都是传染病，而且多为自然疫源性疾病。出血性炎症应注意与炎症伴出血相区别，后者产生的出血往往是吞噬细胞及坏死组织释放的酶对血管壁的损伤或白细胞介导的血管壁损伤所致。

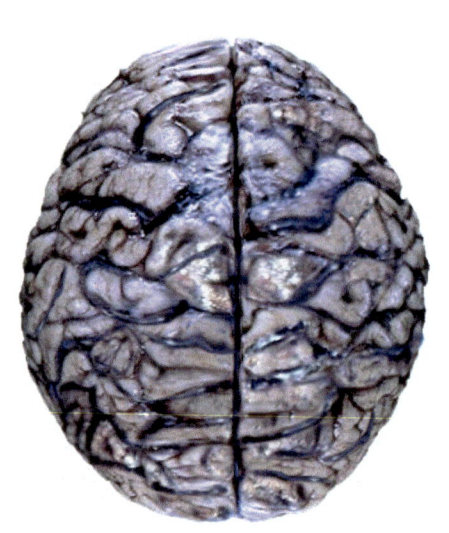

图 5-25 脑出血性炎
颅脑炭疽，脑组织血管充血、出血并坏死（南方医科大学申洪、张耀忠供图）

知识拓展 5-7
登革热
知识拓展 5-8
埃博拉出血热

知识拓展 5-9
自然疫源性疾病

微视频 5-5
出血性炎症讨论

三、增生性炎

以增生性改变为病理特征的炎症谓增生性炎。这类炎症的变质和渗出性改变相对不明显，多见于慢性炎症，但也见于急性炎症。例如急性弥漫性增生性肾小球肾炎，既是增生性炎，也是急性炎症。增生性炎可分为一般增生性炎和特异性增生性炎两大类。

（一）一般增生性炎

一般增生性炎也称非特异性增生性炎，主要见于通常的慢性炎症，以实质细胞、血管和成纤维细胞增生，炎症细胞浸润为基本特征，且不形成肉芽肿。其基本病理变化如下。

1. **实质细胞增生** 增生的实质细胞可以是被覆上皮或腺上皮，也可以是其他实质细胞，如慢性结肠炎时增生的结肠黏膜上皮，慢性肝炎时增生的肝细胞均为增生的实质细胞。

2. **成纤维细胞和小血管增生** 这些增生表现为组织中成纤维细胞和小血管数量增多，成为纤维肉芽组织形成的基础。

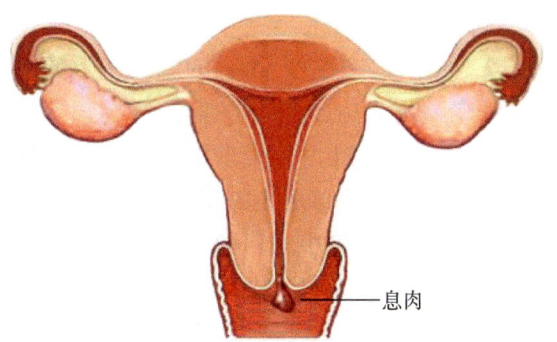

图5-26 宫颈息肉（南方医科大学申洪设计，张耀忠绘制）

3. **炎症细胞浸润** 浸润的炎症细胞通常为淋巴细胞和浆细胞。炎症呈急性活动时则可见中性粒细胞浸润，血管扩张充血较明显。

一般增生性炎在增生的基础上可进一步导致炎性息肉和炎性假瘤形成。所谓息肉（polyp）是指突出于黏膜或皮肤表面的增生性凸起组织。炎性息肉（inflammatory polyp）是指黏膜上皮、腺上皮或皮肤组织炎性增生所形成的突出于黏膜或皮肤表面的组织结构，如鼻息肉、宫颈息肉（图5-26）和皮肤的纤维上皮性息肉均为炎性息肉。鼻黏膜、宫颈黏膜和大肠黏膜是炎性息肉的好发部位。

炎性假瘤（inflammatory pseudotumor）指局部组织炎性增生所形成的境界相对清楚的结节状病灶，其本质是炎症性病变而非肿瘤性病变，肺组织相对多发，眼眶易发。临床上炎性假瘤需与肿瘤鉴别。肺的炎性假瘤成分较复杂，有增生的肺泡上皮、血管内皮、组织细胞和成纤维细胞，有淋巴细胞和浆细胞等炎症细胞浸润。眼眶的炎性假瘤多以淋巴细胞、浆细胞和成纤维细胞增生为主。

（二）特异性增生性炎

特异性增生性炎通常指的是肉芽肿性炎（granulomatous inflammation），以肉芽肿（granuloma）形成为特征。由巨噬细胞及其演化细胞增生所构成的境界相对清楚的结节状病灶谓肉芽肿。以肉芽肿形成为基本特征的炎症谓肉芽肿性炎。如果所形成的肉芽肿具有慢性炎症的特点则这类肉芽肿称之为慢性肉芽肿，这类肉芽肿性炎则称为慢性肉芽肿性炎症。巨噬细胞是肉芽肿中的关键细胞。

肉芽肿的形成与致炎因子的长期持续性刺激及病原体不能完全灭杀有关。不同的病因可引起形态不同的肉芽肿。根据致炎因子和病变特点的不同，肉芽肿可分为感染性肉芽肿和异物性肉芽肿两大类。

1. **感染性肉芽肿** 由特殊病原体感染所致的以巨噬细胞增生为特征的境界相对清晰的结节状病灶谓感染性肉芽肿，通常具有一定的诊断意义。结核分枝杆菌、伤寒杆菌、麻风分枝杆菌、寄生虫及其虫卵等均为特殊病原体，分别可导致结核性肉芽肿、伤寒性肉芽肿、麻风肉芽肿、寄生虫性肉芽肿等感染性肉芽肿形成。不同肉芽肿具有不同的形态结构特点，例如，结核性肉芽肿（结核结节）由干酪样坏死、朗汉斯巨细胞、类上皮细胞、成纤维细胞及淋巴细胞构成（图5-27）。伤寒肉芽肿则主要由伤寒细胞构成，其内可见被吞噬的红细胞、

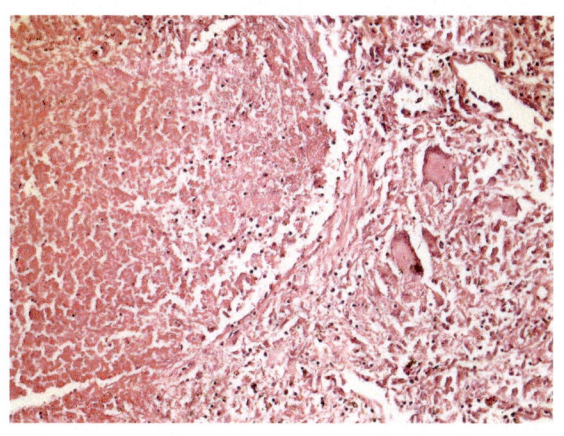

图5-27 肺结核性肉芽肿

可见干酪样坏死、朗汉斯巨细胞、类上皮细胞、成纤维细胞及淋巴细胞（南方医科大学孙东瑾、张耀忠摄）

淋巴细胞等。

2. 异物性肉芽肿　由异物刺激所形成的以异物巨细胞增生为特征的肉芽肿性病变谓异物肉芽肿。病灶内可见多少不等的异物巨细胞或多核异物巨细胞（图5-28）。异物巨细胞与感染性肉芽肿中的巨噬细胞不同，通常胞体大且大小不一，形态不规则，内含异物且多呈空泡状。细胞内含两个以上核的异物巨细胞谓多核异物巨细胞。导致异物肉芽肿形成的异物以手术缝线居多，此外滑石粉、硅尘等也是常见的异物。病变组织也可产生异物，如表皮囊肿中形成的脂质性异物，可导致异物肉芽肿形成。

知识拓展5-10
多核异物巨细胞的形成

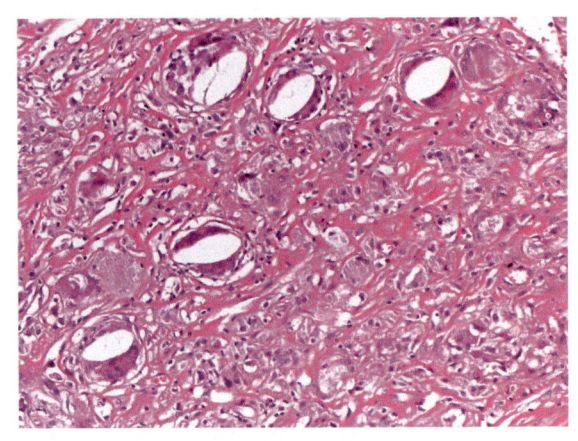

图5-28　巨噬细胞及多核异物巨细胞（南方医科大学石晓欣摄）

上述炎症分类不是绝对的，在炎症的发展过程中，一种类型的炎症可转变为另一种类型，如浆液性炎可发展成纤维蛋白性炎或化脓性炎；不同类型的渗出性炎可并存，如纤维蛋白性化脓性炎症。此外，根据炎症是否有红、肿、热、痛、功能障碍这些炎症的典型表现和是否具有变质、渗出和增生基本病理改变，炎症可分为经典炎症和隐性炎症（Para inflammation）两大类。前者具有典型的变质或渗出、增生病理改变，并可伴有相应的临床表现，后者则因没有明显的这些改变而得名。相对于经典炎症而言，隐性炎症是机体对毒性应激或组织器官功能不全的适应性反应，是介于正常和经典炎症表现之间的一种状态，其生理目的是恢复组织的功能和稳态。如果这种应激状态或反应持续一段时间，则隐性炎症可演变成慢性病变或发生通常的炎症改变。肥胖、2型糖尿病、动脉粥样硬化、青光眼、视网膜变性及与年龄相关的神经退行性疾病等都属于隐性炎症，其特点是没有典型的急性炎症反应如红、肿、热、痛、变质、渗出和充血性改变不明显，没有明显的慢性炎症改变，如纤维组织增生和淋巴细胞浸润不明显；通常人们感受不到这种炎症的存在，表现隐匿，难以察觉，也因此易为人们忽视。

第六节　炎症的发展及结局

一、炎症的局部及全身反应

炎症形成时首先出现局部反应，表现为红、肿、热、痛和功能障碍。根据炎症的致病机制，红和热是由局部血管扩张充血和代谢旺盛所致，肿是由炎症性充血、渗出导致组织水肿所致，痛是由组织损伤、渗出物压迫和炎症介质（如前列腺素、缓激肽）刺激神经末梢所致。由于炎症时组织发生变质、渗出或增生性改变，因此会破坏或限制局部组织的功能，导致功能障碍。炎症所致的功能障碍因炎症部位、性质和程度不同而异，例如，肝炎表现为氨基转移酶升高，肺炎表现为呼吸功能障碍，肩周炎表现为肩关节运动功能障碍，输卵管炎则可导致患者受孕功能障碍等。

炎症反应较重时往往会伴有全身反应，表现为：①发热，多见于急性感染性炎症，特别是传染病，如SARS。②白细胞计数改变，细菌性炎症一般增高，而病毒性炎症和伤寒则表现为降低或无明显改变。一些严重感染的患者，血液中的白细胞呈核左移改变，即在血液中可见大量的杆状核粒细胞。有些患者则可表现出类白血病反应，血液中的白细胞高达（40～100）×10⁹/L。虽然类白血病反应患者血液中的白细胞数量极度增多，但其形态结构正常，无异型性。③全身中毒性反应，患者不但有发热、白细胞计数改变，而且精神萎靡、不思饮食、全身乏力、肌肉酸痛等。④肝、脾及全身淋巴结肿大，多见于败血症和脓毒血症患者。

多器官功能障碍综合征（MODS）属于持续或过度的全身性炎症反应状态。主要继发于严重的创伤、感染、组织坏死和缺血。可分为局限性炎症反应阶段、有限全身炎症反应阶段和全身炎症反应失控阶段。全身反应阶段期间，大量炎性代谢产物进入循环血液，刺激炎症介质瀑布样释放，致使内源性炎症介质拮抗物不足以制约其作用，导致循环血液中炎症介质浓度升高，毛细血管内皮的完整性受到破坏，全身多个重要器官受到影响并出现功能障碍。

知识拓展 5-11
炎症全身反应

二、急性炎症与慢性炎症

从炎症的发病及病程来看，有些炎症发病急，持续时间短；有些炎症则发病隐匿、缓慢或持续时间长。根据这些特点，临床上将炎症分为急性炎症（acute inflammation）和慢性炎症（chronic inflammation）两大类。

1. **急性炎症** 发病急、病程短，数天到1个月。病理变化一般表现为明显的变质性炎或渗出性炎，病灶中有较多的中性粒细胞浸润；临床上炎症局部红、肿、热、痛、功能障碍表现明显，全身中毒性反应也比较突出，常表现为发热、厌食、精神萎靡、全身乏力、外周血白细胞增多等，重者还可出现肝、脾及全身淋巴结肿大等。

2. **慢性炎症** 是由致炎因子长期持续性作用所致，可由急性炎症迁延而来，也可因致炎因子的刺激较轻但持续存在，致使炎症一开始即呈慢性经过，病程长，持续数月至数年以上。病理变化一般以增生性改变为主，纤维肉芽组织明显增生，并可伴有实质细胞的增生；变质和渗出性变化不明显或较轻；浸润的炎症细胞以淋巴细胞、巨噬细胞和浆细胞为主；血管反应相对较轻。当慢性炎症急性活动时，在慢性炎症基础上可见中性粒细胞浸润及较明显的血管反应。临床上，慢性炎症病灶的局部表现及全身反应不明显。

当炎症的病程介于急性与慢性炎症之间时谓亚急性炎症，其病理变化呈急性炎症向慢性炎症过渡的表现。有些急性炎症病程极短，数小时或稍长，1～2天即可恢复，可谓超急性炎症。

三、炎症的结局

炎症的结局与致炎因子的不同作用、机体抵抗力强弱和治疗情况等密切关联。一般来说，大多数炎症能治愈；部分炎症可迁延不愈，转变为慢性，或蔓延扩散；此外炎症可导致并发症形成，重度炎症可致患者死亡。

（一）痊愈

痊愈分完全性痊愈和不完全性痊愈。当机体抵抗力强，病原体被及时消灭、清除，炎性渗出物和坏死组织被及时溶解、液化和吸收，受损组织通过周围相同的正常细胞完全再生修复，使病变组织完全恢复正常结构，这类痊愈谓完全性痊愈。如果机体抵抗力弱，病程长，炎性坏死和渗出的范围大，导致肉芽组织形成并修复受损组织，这类痊愈谓不完全性痊愈。

（二）蔓延扩散

对于感染性炎症，当病变程度重，机体抵抗力低或治疗不及时、不恰当、不彻底、不正确时，则炎症病灶中的病原体可在体内大量繁殖并向周围蔓延扩散，或侵入淋巴管、血管并扩散到全身，引起不良后果。炎症病变蔓延扩散可表现为以下三种形式。

1. 局部蔓延　病原体经组织间隙或机体自然管道（不包括血管和淋巴管）向周围组织、器官扩散，在原病灶的基础上形成更大范围的相同病灶，或形成与原病灶大致连通、病变性质相同的新病灶，谓炎症的局部蔓延。例如肾结核病变可沿尿路向下扩散，引起输尿管结核和膀胱结核；小叶性肺炎沿细小支气管和肺泡向四周扩散形成融合性肺炎，这些都是炎症局部蔓延的表现和结果。

2. 淋巴道扩散　当病原微生物从病灶中侵入淋巴管内，随淋巴液到达局部淋巴结或其他淋巴结，引起继发性淋巴管炎和淋巴结炎，谓炎症的淋巴道扩散。例如肺结核原发灶中的结核分枝杆菌经淋巴管进入肺门淋巴结并引起相应的淋巴管炎和肺门淋巴结结核，形成原发复合征，即为炎症的淋巴道扩散。又如，下肢感染性病灶中病原微生物可通过淋巴管扩散导致腹股沟淋巴结炎，也是炎症的淋巴道扩散。

3. 血道扩散　当病原微生物从炎症病灶中侵入血管或病原微生物的毒素被吸收入血，则可引起菌血症、毒血症、败血症和脓毒败血症，重者危及生命。

（1）菌血症（bacteremia）：感染的致病菌由局部病灶侵入血管内，血液中可查到致病菌，但患者没有全身中毒症状，这种状况谓菌血症。在一些细菌性炎症的感染早期，如肠伤寒和肺炎早期等，可存在菌血症，病原菌有可能很快被吞噬细胞消灭。

（2）毒血症（toxemia）：病原菌产生的毒素或毒性代谢产物被吸收入血，患者出现全身中毒症状，如高热、寒战、精神萎靡、全身乏力、肌肉酸痛、不思饮食等，甚至出现中毒性休克，可伴有心、肝、肾等器官实质细胞变性或坏死，血培养病原菌阴性，这种状况谓毒血症。

（3）败血症（septicemia）：病原菌侵入血液并在血液中大量繁殖且产生毒素，导致患者出现严重的全身中毒症状，如高热、寒战、皮肤和黏膜出血，肝、脾及全身淋巴结明显肿大等，这种疾病状况谓败血症。此时患者血液中病原菌培养阳性。常见的败血症有葡萄球菌性败血症、脑膜炎双球菌性败血症等。

（4）脓毒血症（pyemia）：由化脓菌所引起的败血症谓脓毒血症或脓毒败血症。这种感染状况，除有败血症的表现外，化脓菌随血流到达全身各处，常在肺、肝、肾、皮肤等处形成多发性小脓肿，显微镜观察除化脓性病变外，还可见脓肿中央及小血管内有细菌菌落存在；这些小脓肿是由于化脓菌团块栓塞毛细血管所致，因此称之为栓塞性脓肿（embolic abscess）；因其导致原发病灶以外新的类同病变形成，或其形成机制类似肿瘤转移，故又称为转移性脓肿或迁徙性脓肿（metastic abscess）（图5-29）。

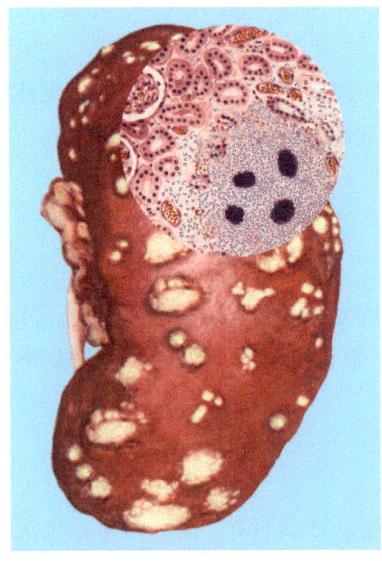

图5-29　转移性肾脓肿

肾组织表面可见大量大小不一的灰黄色病灶。显微镜下可见病灶由大量中性粒细胞构成，内含紫蓝色细菌团块
（南方医科大学申洪设计，张耀忠绘制）

（三）迁延不愈，转为慢性

当致炎因素在体内持续存在，炎症反复发作，或机体抵抗力低下，治疗不及时、不恰当、不

彻底、不正确，或没有有效的治疗，则炎症过程可由急性转变为慢性，长期不愈，病情可轻可重。急性病毒性肝炎转变为慢性即为炎症迁延不愈转为慢性的典型。慢性炎症可长期存在，一般对机体不产生明显影响，如慢性咽炎，但也可导致机体产生继发性病变（如慢性肝炎发展为肝硬化），其结局因炎症的部位、程度等而异。

（四）形成并发症

炎症可发生继发性改变，形成并发症。常见的并发症类型如下。

（1）胃肠腔性器官的溃疡性病变可继发出血、穿孔：如胃和十二指肠溃疡出血和穿孔，肠伤寒组织坏死并继发穿孔，阑尾急性化脓性炎症继发穿孔等。在穿孔病变基础上，胃肠内容物进入腹腔，可进一步导致急性弥漫性（化脓性）腹膜炎，危及患者生命。

（2）腔性器官慢性增生性炎症性病变可导致腔道狭窄或阻塞：如幽门慢性增生性炎症可导致幽门狭窄，慢性细菌性痢疾、慢性血吸虫病结肠之增生性改变可导致肠腔狭窄，重者肠梗阻。

（3）器官或组织之间出现粘连：如腹膜炎可进一步导致肠粘连，流行性脑脊髓膜炎可进一步导致脑膜粘连等。

（4）局部组织增生，形成炎性息肉或炎性假瘤：如宫颈慢性炎症导致宫颈息肉形成，鼻黏膜慢性炎症导致鼻息肉形成，机化性肺炎导致肺的炎性假瘤形成等。

（5）器官或组织硬化，功能受损：炎症过程中纤维肉芽组织增生、透明变性及纤维组织收缩等，可损伤或改变相应组织和器官的结构，破坏其功能，导致相应器官硬化或功能障碍，甚至衰竭。例如，慢性活动性肝炎可进一步导致假小叶形成，并发展为肝硬化，使肝功能受到持续性影响；慢性肾小球肾炎肾小球玻璃样变及纤维化，形成原发性颗粒性固缩肾并导致肾衰竭；大叶性肺炎肺肉质变，导致肺功能损伤；慢性风湿性心瓣膜炎可致瓣膜增厚、粘连、变形并变硬，导致心瓣膜病，出现瓣膜狭窄及闭锁不全等。

（6）体质下降，继发感染，形成恶病质：炎症可导致机体抵抗力降低，易造成新的继发性感染，如慢性支气管炎肺部易继发感染，肠伤寒可继发小叶性肺炎等。一些炎症，如结核病，患者长期低热，机体大量能量和营养物质被消耗，体重、体质明显下降，甚至会形成恶病质。

（7）继发免疫损伤性疾病：如风湿病继发于 A 组乙型溶血性链球菌感染，急性弥漫增生性肾小球肾炎也继发于链球菌感染（A 组乙型之 12、4、1 型）；获得性免疫性血小板减少性紫癜可继发于病毒感染之后，自身免疫性溶血性贫血可继发于梅毒、结核、病毒和支原体感染等。

（8）垂直传播给子代：一些传染病，如乙型肝炎、丙型肝炎、梅毒、艾滋病，母亲染病后病原体可通过胎盘感染子代。

（9）颅内炎症致颅内并发症：如流行性脑脊髓膜炎、乙型脑炎等可因颅内压增高导致脑疝，如小脑扁桃体疝，危及患者生命。流行性脑脊髓膜炎还可继发颅内脓肿和脑积水等。

（10）生殖系统炎症可继发不孕不育：如附睾结核继发男性不育，输卵管化脓性炎可继发女性不孕。

（五）后遗症形成

一些炎症可有后遗症形成，如流行性脑脊髓膜炎可遗留耳聋、视力障碍、斜视和面神经麻痹等；流行性乙型脑炎患者可遗留语言障碍、痴呆、吞咽困难、眼球运动障碍、肢体瘫痪等；脊髓灰质炎可引起病变脊髓前角同侧之下肢终生瘫痪；男童腮腺炎可导致成年后不育等。

（六）诱发肿瘤或癌变

一些慢性感染性炎性病变具有癌变的潜在可能，如幽门螺杆菌感染所致的胃溃疡、慢性萎缩性胃炎伴肠上皮化生及不典型增生，乙型、丙型病毒性肝炎，EB 病毒感染性炎症，肺结核，慢性溃疡性结肠炎，宫颈慢性炎症伴人型乳头瘤病毒（HPV16.18 型）感染，尖锐湿疣，华支睾吸虫病、血吸虫病之结肠炎及艾滋病等，这些炎性病变均有可能进一步导致癌变或继发肿瘤形成，需引起重视。

知识拓展 5-12 炎症与肿瘤的关系

（七）致死

重要器官重度炎症，无论是变质性炎，还是渗出性炎或是增生性炎，病变组织器官可被严重破坏或改变，导致功能衰竭，或形成严重并发症、恶病质、继发重要器官出血、脑疝及全身水电解质失衡等，重者可死亡。例如，急性重型肝炎导致肝衰竭，急进性肾小球肾炎和慢性肾小球肾炎导致肾衰竭，SARS 及干酪性肺炎导致肺功能不全，乙型脑炎导致小脑扁桃体疝，霍乱腹泻继发水电解质代谢失衡等均可致死。

（申　洪）

复习思考题

1. 列举本章中出现的新名词并解析其含义。
2. 试述炎症的概念、基本病理变化及基本病理变化之间的相互关系。
3. 试述中性粒细胞、巨噬细胞、淋巴细胞、浆细胞和嗜酸性粒细胞的形态、功能及病理学意义。
4. 试述炎症介质的概念及功能，并举例说明。
5. 试述变质性炎、渗出性炎及增生性炎的病变特点。
6. 试述浆液性炎、纤维蛋白性炎及化脓性炎的病变特点。
7. 试述慢性炎症的基本病理变化。
8. 简述炎症的结局。
9. 简述菌血症、毒血症、败血症和脓毒血症的概念。
10. 试述炎症反应的意义并举例说明。

网上更多……

本章小结　　历代著名病理学家介绍　　自测题　　教学 PPT

第六章
肿瘤

关键词

肿瘤　瘤　癌　肉瘤　癌症　肿瘤的实质　肿瘤的间质
分化　异型性　肿瘤的演进　浸润　直接蔓延　转移
TNM 分期　间变　癌前病变　非典型增生　上皮内瘤变
原位癌　癌基因　肿瘤抑制基因　"二次打击"学说

　　肿瘤几乎可发生在机体任何部位、任何器官、任何组织和细胞，其种类广、数量多且结构复杂。尽管如此，肿瘤的发生、发展、病理变化、转归及临床诊治与预后仍有许多共同的特点和规律。本书将肿瘤内容分为总论和各论两部分介绍。总论部分介绍肿瘤病理学中所包含的共性内容，包括有关基本概念、病因、发病机制、一般形态、组织结构、生长特点、发展规律、病理变化、命名与分类、分级与分期、良性与恶性的区别、对机体的影响、转归及预后等；各论对一些重要的常见肿瘤的病理学知识加以介绍，按系统分类置于相关章节中。本章概括性介绍肿瘤病理学总论内容，为后续有关肿瘤病理学的学习奠定基础。

　　本章学习要求掌握肿瘤的基本概念，肿瘤性与非肿瘤性增生的区别，肿瘤的大体形态和组织形态学特点，肿瘤的异型性及基本病理变化，肿瘤的生长方式和转移途径，良、恶性肿瘤区别，癌与肉瘤的病变特点及两者的区别，肿瘤的命名原则及基本分类，癌前病变、异型增生、非典型增生、原位癌和上皮内瘤变的概念及病变；熟悉肿瘤对机体的影响及常见肿瘤的病理形态特点；了解肿瘤的病因学和发病学。

思维导图

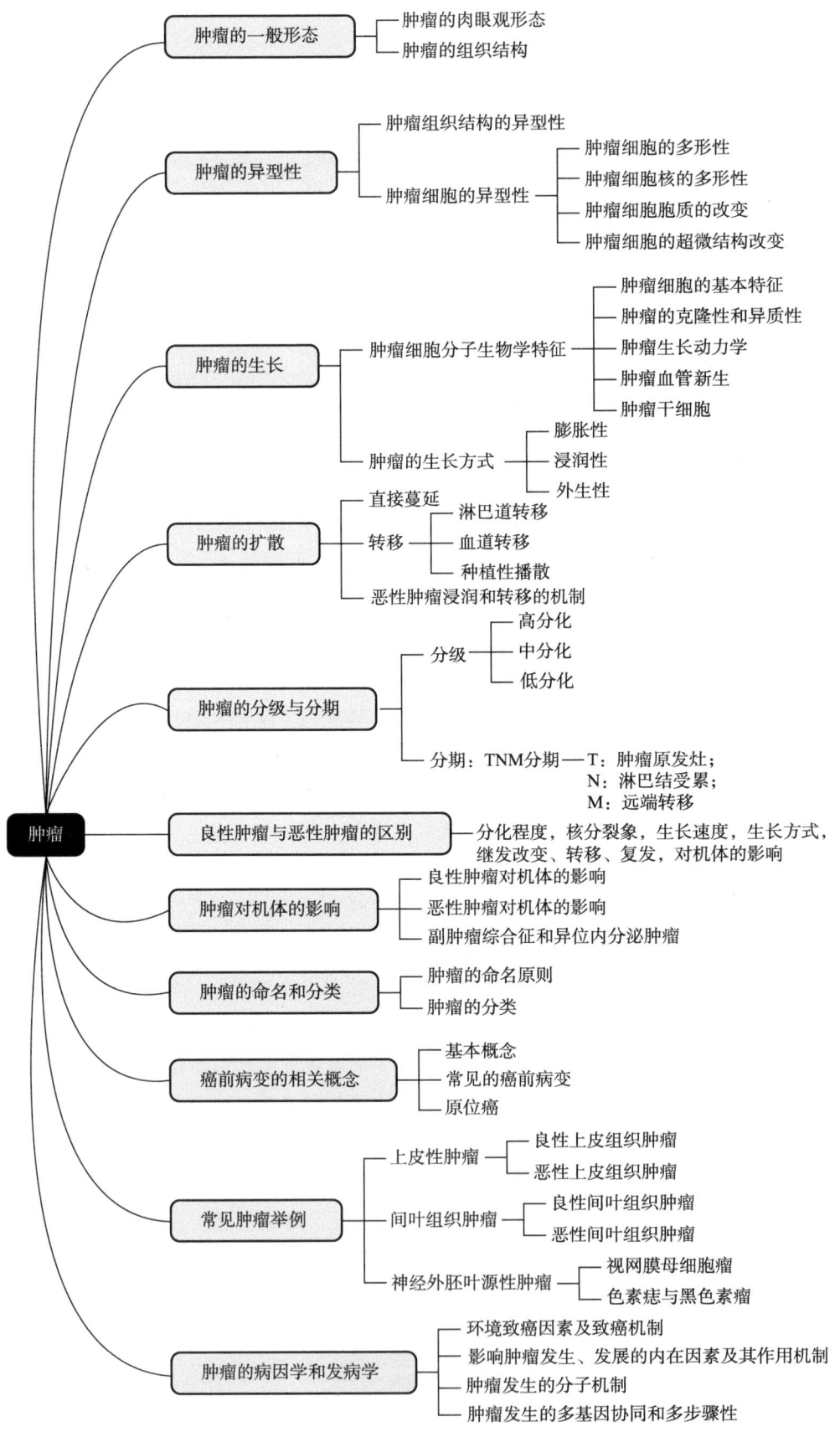

肿瘤（tumor, neoplasm）是一类常见病、多发病，其中恶性肿瘤是目前严重危害人类健康的一类疾病。［2012年全球新增恶性肿瘤患者约1 410万，死亡约820万。我国每年新增患者约220万，死亡约170万。据2012年中国卫生统计资料，2011年恶性肿瘤居我国居民死因第一位，城市地区病死率约为172.33/10万，其中男性为215.19/10万，女性为128.86/10万；农村地区病死率约为150.83/10万，其中男性为196.39/10万，女性为103.12/10万。2015年中国死于恶性肿瘤的预期人数约281.4万，其中肺癌（61.0万）、胃癌（49.8万）、肝癌（42.2万）、食管癌（37.5万）、结直肠癌（19.1万）、胰腺癌（7.9万）、乳腺癌（7.1万）、脑肿瘤（6.1万）、白血病（5.3万）、淋巴瘤（5.2万）等为主要恶性肿瘤。］

肿瘤是在外界因子和机体内在因素的双重作用下，细胞发生转化所形成的肿块；是机体在各种致瘤因素作用下，在基因水平上失去对局部细胞生长和分化的正常调控，导致其克隆性异常增生而形成的新生物（neoplasm）。这种新生物形成的过程谓肿瘤形成（neoplasia），通常表现为局部肿块，但也有少数肿瘤并不形成肿块，如白血病。

肿瘤细胞的克隆性异常增生与非肿瘤性增生有本质的不同。它们之间的鉴别具有重要的临床意义。肿瘤性增生一般是单克隆性的。肿瘤细胞具有异常的形态、代谢和功能，并在不同程度上失去了分化成熟的能力。肿瘤生长异常旺盛，在致瘤因素消除后，仍能持续性生长，即具有相对的自主性，提示肿瘤细胞的遗传异常可以传给其子代细胞。肿瘤性增生不仅与机体不协调，而且有害。

非肿瘤性增生，如正常组织在生理状态下的增生，以及炎症、修复等病理状态下的增生，一般是多克隆性的。增生的细胞具有正常的形态、代谢和功能，能分化成熟。非肿瘤性增生有一定的限度，增生的原因一旦消除后就不再继续。非肿瘤性增生在一定程度上能修复原来正常组织的结构和功能，一般对机体有利。

第一节 肿瘤的一般形态

肿瘤在大体和显微镜下具有不同的形态学特征，这些特征可以帮助确定肿瘤的良恶性和组织学来源。

一、肿瘤的肉眼观形态

肿瘤的形态多种多样，肿瘤的数目、大小、形状、颜色和质地等宏观特征可在一定程度上反映肿瘤的良、恶性。

1. **肿瘤的数目和大小** 肿瘤的数目不一，通常为一个，称为单发瘤；也可为多个，称为多发瘤，其多个肿块可同时发生，也可先后发生。多个肿瘤的出现，要考虑是否为恶性肿瘤转移，但也可以为某些特殊的良性肿瘤，如家族性腺瘤性息肉病和神经纤维瘤病。

肿瘤大小不一，其体积与肿瘤的性质（良、恶性）、生长时间和发生部位等有关。肿瘤小者甚至在显微镜下才能发现，如原位癌。大者直径可达数十厘米，可重达数千克乃至数十千克，如卵巢的浆液性囊腺瘤。通常生长于体表或大的体腔（如腹腔）内的肿瘤，可长得很大；生长于密闭的狭小腔道（如颅腔、椎管）内的肿瘤则一般较小。肿瘤极大者往往是良性，虽然生长缓慢，

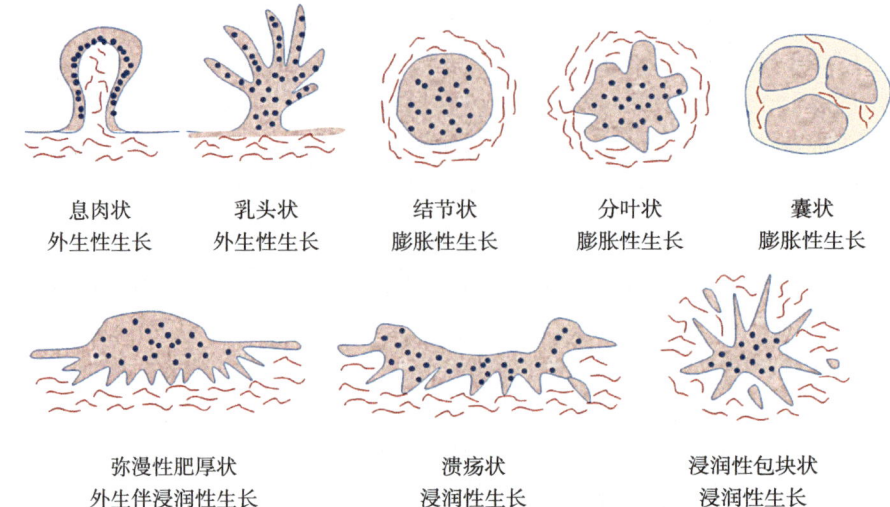

图 6-1 肿瘤的形状

但生长时间较长。恶性肿瘤虽然生长迅速,但可很快引起转移和患者死亡,体积一般不大。

2. 肿瘤的形状　多种多样,一般与其发生部位、组织来源、生长方式和肿瘤的良恶性密切相关。可表现为乳头状(papillary)、菜花状(cauliflower)、绒毛状(villous)、蕈状(fungating)、息肉状(polypoid)、结节状(nodular)、分叶状(lobular)、囊状(cystic)、浸润性包块状(infiltrating mass)、弥漫性肥厚状(diffuse thickening)和溃疡状(ulcerative)等(图6-1)。

3. 肿瘤的颜色和质地　一般接近其来源的正常组织,如脂肪瘤呈黄色,切面有油腻感。恶性肿瘤的切面多呈灰白或灰红色,但可因其含血量的多寡,有无变性、坏死、出血及是否含有色素等,而呈现各种不同的颜色。质地方面,癌组织的切面一般较干燥,而多数肉瘤切面湿润、质嫩,似鱼肉状。肿瘤通常较正常组织硬,其硬度与肿瘤的种类、肿瘤实质与间质的比例及有无变性坏死等有关,如骨瘤质硬,脂肪瘤质软;实质多于间质的肿瘤一般较软,反之则较硬;瘤组织发生坏死时变软,有钙质沉着(钙化)或骨质形成(骨化)时则变硬。肿瘤的颜色和质地有助于判断其起源,如血管瘤多呈红色或暗红色,黑色素瘤呈黑色,绿色瘤呈绿色,脂肪瘤呈黄色等。

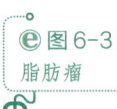

图 6-3 脂肪瘤

4. 肿瘤的包膜　一般来说,良性肿瘤常有完整的包膜,与周围组织分界清楚,因而容易完整切除;而恶性肿瘤一般无包膜,与周围组织分界不清,手术时不易完整切除。

二、肿瘤的组织结构

组织学上,肿瘤一般可分为实质和间质两部分(图6-2)。

1. 肿瘤的实质(parenchyma)　是肿瘤细胞的总称,是肿瘤的主要成分,是肿瘤生物学特点的主要决定因素。肿瘤实质的形态多种多样,是判断良、恶性和恶性肿瘤恶性程度的主要依据。在显微镜下对肿瘤实质起源、异型性和分化程度进行判断,确定肿瘤的分类、命名和组织学诊断,是临床病理工作的重要内容。

2. 肿瘤的间质(mesenchyma, stroma)　主要由结缔组织和血管构成,还有数量不等的免疫细胞等成分。间质成分构成了肿瘤生长的微环境,不仅起着支持和营养肿瘤实质的作用,其与实质成分的相互作用往往决定着肿瘤的生长和发展。间质成分本身不具特异性,但不同肿瘤间存在数量、分布、各种间质成分比例等方面的差异。肿瘤中血管的多少会影响生长速度,免疫细胞的

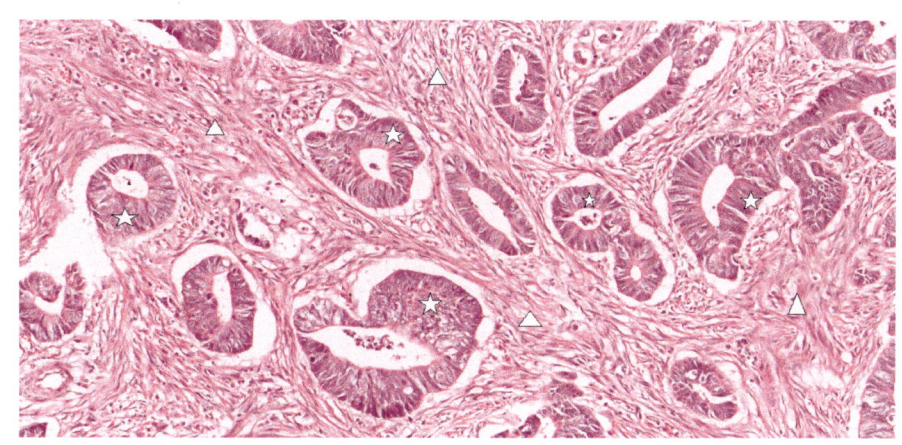

图 6-2 结肠腺癌
肿瘤包括实质☆和间质部分△

类型、密度等反映了机体的免疫防御状态。在肿瘤结缔组织间质中除成纤维细胞外，还有一种肌成纤维细胞（myofibroblast）。以前认为它主要起着阻碍肿瘤发展的作用，但近年研究认为其还可以促进肿瘤中血管的形成，并加速肿瘤的浸润和转移。

尽管肿瘤一般有实质和间质两部分构成，但绒毛膜上皮癌和白血病两种恶性肿瘤只有实质，没有间质。某些双向性肿瘤（如乳腺纤维腺瘤和叶状肿瘤）上皮性成分和间叶性成分均有明显的增生，都是肿瘤性，两种成分都是肿瘤的实质，很难讲增生性上皮成分是实质，而增生性间叶成分是肿瘤的间质。

第二节 肿瘤的异型性

肿瘤组织无论在细胞形态还是组织结构上都与其来源的正常组织有不同程度的差异，这种差异谓异型性（atypia）。肿瘤异型性的大小反映了肿瘤组织的分化成熟程度。分化（differentiation）一词在组织胚胎学中指幼稚细胞或原始细胞发育成为成熟细胞的过程。在肿瘤学中则是指肿瘤细胞和组织与其来源的细胞和组织在形态和功能上的相似程度。肿瘤与其来源的正常细胞和组织越相似，肿瘤组织分化程度越高，异型性越小；肿瘤与其来源的正常细胞和组织越不同，分化程度越低，异型性越大。识别这种异型性的大小是区别肿瘤性增生和非肿瘤性增生，判断肿瘤的良恶性，以及恶性程度高低的主要组织学依据，恶性肿瘤常具有明显的异型性。

微视频 6-1 肿瘤的异型性

有的恶性肿瘤主要由未分化细胞构成，称为间变性肿瘤（anaplastic tumor）。间变（anaplasia）指的是恶性肿瘤细胞缺乏分化，异型性显著。间变的肿瘤细胞具有明显的多形性（pleomorphism），即瘤细胞彼此在大小和形状上有很大的变异，因此往往难以确定其组织来源。间变性肿瘤几乎都是高度恶性的肿瘤。

ⓔ 图 6-4 肿瘤细胞间变

一、肿瘤组织结构的异型性

肿瘤组织结构的异型性是指肿瘤组织在空间排列方式上（包括极向、器官样结构及其与间质的关系等方面）与其来源的正常组织的差异。良性肿瘤的细胞异型性较小，因此诊断主要依据组织结构的异型性。例如子宫平滑肌瘤的细胞与正常子宫平滑肌细胞很相似，只是其排列与正常组

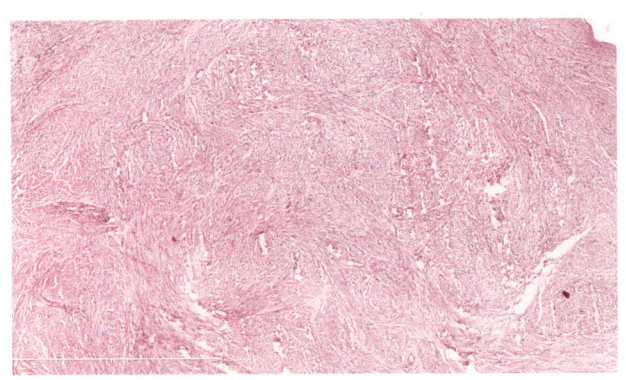

图 6-3　平滑肌瘤
肿瘤细胞排列呈编织状

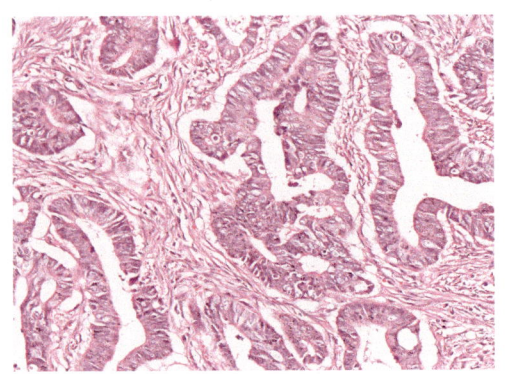

图 6-4　结肠腺癌
腺体大小不一，结构紊乱

织不同，呈编织状（图 6-3）。恶性肿瘤的组织结构异型性明显，肿瘤细胞排列更加紊乱，失去正常的排列结构、层次或极向。如起源于腺上皮的腺癌，腺体排列紊乱，大小和形状不规则，腺上皮细胞排列失去原有的极向，出现层次增多、相互重叠等现象（图 6-4）。

二、肿瘤细胞的异型性

良性肿瘤细胞的异型性小，一般与其起源的已经分化成熟的正常细胞相似。恶性肿瘤细胞通常异型性明显。

（一）肿瘤细胞的多形性

恶性肿瘤细胞一般比正常细胞大，各个瘤细胞的大小和形态相互很不一致，有时出现瘤巨细胞（tumor giant cell）。但少数分化很差的肿瘤，其瘤细胞较正常细胞小，大小也比较一致，如肺小细胞癌。

（二）肿瘤细胞核的多形性

肿瘤细胞核的体积增大（核肥大），使细胞核与细胞质的比例（核质比）较正常增大（正常细胞一般为 1:(4~6)，恶性肿瘤细胞可接近 1:1）。核的大小、形状和染色不一，并可出现巨核、双核、多核或奇异形核。由于核内 DNA 增多，核染色深，染色质呈粗颗粒状，分布不均匀，常堆积在核膜下，显得核膜增厚。核仁肥大，数目也常增多（可达 3~5 个）。可出现核分裂象增多，特别是出现不对称性、多极性及顿挫性等病理性核分裂象时，对于诊断恶性肿瘤具有重要的意义（图 6-5）。正常核分裂时，染色体均匀地分布到两个子细胞，所以在子细胞形成前，染色体会均匀地排列在两极。不对称核分裂是指两极不对称，一极大一极小。有时在瘤细胞内染色体可分为 3 极、4 极甚至更多极。这样一个瘤细胞可以在分裂时分为 3 个、4 个甚至更多个细胞。多极性核分裂是一种特殊类型的不对称核分裂。顿挫性核分裂是指染色体无极性地分散在细胞中，可能与纺锤体形成障碍有关。这种细胞一般很难完成细胞分裂，故又谓流产性核分裂。恶性肿瘤细胞的核异常改变多与染色体呈多倍体（polyploidy）或非整倍体（aneuploidy）有关。有些正常组织如增殖旺盛，也可出现正常的核分裂象。

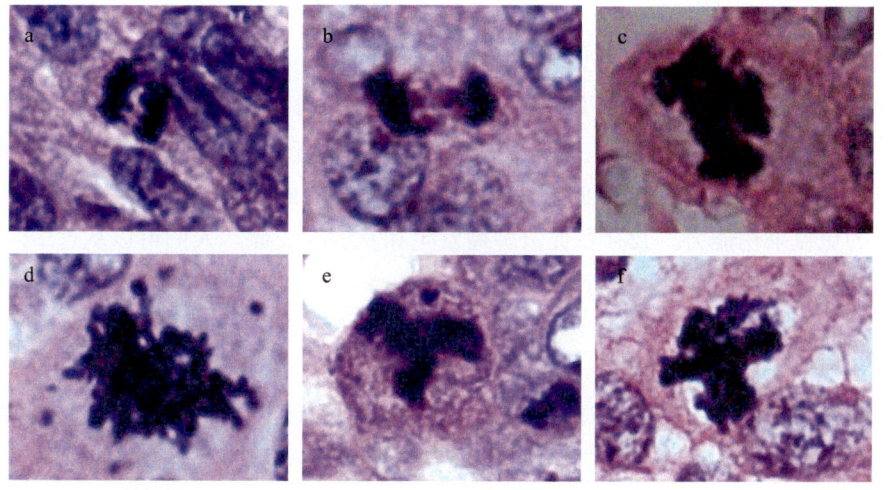

图6-5 多种核分裂象
a. 正常核分裂象；
b. 不对称核分裂象；
c、d. 顿挫性核分裂象；
e. 三极核分裂象；
f. 四极核分裂象

（三）肿瘤细胞胞质的改变

恶性肿瘤细胞的胞质一般由于分化低而减少，但有时也可增多。胞质内核糖体增多和酸性代谢产物增加，使得胞质呈嗜碱性。有些肿瘤细胞可产生异常的胞质内产物或分泌物（如黏液、糖原、脂质、激素、角蛋白和色素等），有助于鉴别诊断。例如肝癌细胞内有时可见黄褐色的胆色素，黑色素瘤细胞内有时可见黑色素。

上述瘤细胞的形态，特别是细胞核的多形性是恶性肿瘤的重要形态特征，对区别良、恶性肿瘤有重要意义，而胞质内的特异性产物常有助于判断肿瘤的来源。

（四）肿瘤细胞的超微结构改变

随着肿瘤细胞的分化，胞质内可以观察到具有特征性的细胞器，如神经内分泌肿瘤中的神经内分泌颗粒（neuroendocrine granules），鳞状细胞肿瘤中的张力原纤维（tonofilament）和桥粒（desomosomes）等。这些超微结构可提示肿瘤来源或者分化方向，在鉴别恶性肿瘤起源上有辅助价值，尤其是在癌和肉瘤、鳞癌和腺癌及黑色素瘤的鉴别诊断上。但尚未发现可以区别良恶性肿瘤的特殊的超微结构改变。

第三节 肿瘤的生长

具有局部浸润和远处转移能力是恶性肿瘤最重要的生物学特性，也是恶性肿瘤患者死亡最主要的原因。

一、肿瘤细胞分子生物学特征

一个典型的恶性肿瘤的自然生长史要先后经历以下阶段：一个细胞发生恶性转化→转化细胞的克隆性增生→局部浸润→远处转移。在此过程中，恶性转化细胞的内在特点和宿主对肿瘤细胞或其产物的反应共同影响肿瘤的生长与演进。

（一）肿瘤细胞的基本特征

肿瘤细胞具有 12 个基本特征，即：①基因组的不稳定性和突变。②蛋白表达异常。③能量代谢异常。④形态结构具有异型性。⑤持续产生细胞生长信号。⑥对抑制细胞生长的信号不敏感。⑦抵抗细胞死亡。⑧无限制的细胞增殖能力。⑨持续的血管形成。⑩组织浸润和转移能力。⑪逃避机体的免疫杀伤能力。⑫存在促进肿瘤发生和发展的炎症。人们可以从这 12 个方面切入去研究肿瘤发生、发展、诊断、治疗和预后等问题。

（二）肿瘤的克隆性和异质性

一个肿瘤来源于一个具有遗传损害的转化细胞不断增生繁衍，即肿瘤性增生是一种单克隆性增生而非多克隆性增生。子宫平滑肌瘤是研究肿瘤克隆起源的实例。子宫平滑肌瘤可以单发，但大多数是多发性的，不同的肿瘤属于不同的克隆。研究子宫平滑肌瘤克隆性问题可以用女性的多态 X 性联标志，正常子宫平滑肌 X 染色体分别来自父系和母系，而子宫平滑肌瘤里只含有一个或来自母系或来自父系的等位基因，如雄激素受体基因，因此可以推断肿瘤的单克隆起源。

肿瘤的异质性（heterogeneity）是指由一个克隆来源的肿瘤细胞在生长过程中形成不同肿瘤细胞特征的亚克隆的过程，从而使肿瘤由不同细胞结构和功能特征的细胞群体所组成，谓肿瘤的异质性。不同的肿瘤细胞可以发生一些新的基因突变及表观遗传的改变，形成具有不同特性的亚克隆。异质性使恶性肿瘤在生长过程中变得越来越富有侵袭性的现象，称为肿瘤的演进（progression），包括生长加快、浸润周围组织和远处转移能力的提高等。通过进化选择，只有那些能适应生长、浸润与转移的亚克隆才能在肿瘤的生长过程中存活下来。

（三）肿瘤生长动力学

不同肿瘤的生长速度存在极大的差异。一般来讲，良性肿瘤生长缓慢，可持续数年甚至数十年，如果其生长速度突然加快，在排除出血囊性变的情况下，就须考虑恶性转变的可能。恶性肿瘤生长较快，特别是成熟程度低、分化差者，短期内即可形成明显的肿块，但由于血管形成及营养供应相对不足，容易发生出血、坏死等继发改变。肿瘤的生长速度与以下三个因素有关。

1. 肿瘤细胞倍增时间（doubling time）　事实上，多数恶性肿瘤细胞的倍增时间并不比正常细胞（24~48 h）更短，而是与正常细胞相似或比正常细胞更长。因此，恶性肿瘤的生长速度快并非由细胞倍增时间缩短引起。肿瘤的生长速度取决于细胞的新生和死亡之间的平衡。

2. 生长分数（growth fraction）　是指肿瘤细胞群体中处于增殖阶段（S 期 +G_2 期）的细胞的比例。在细胞恶性转化的初期，生长分数很高，但是随着肿瘤的持续生长，不断有瘤细胞发生分化，离开增殖阶段的细胞越来越多，使得大多数肿瘤细胞处于 G_0 期。即使是生长迅速的肿瘤，如小细胞肺癌，其生长分数也只在 20% 左右。

3. 瘤细胞的生成与丢失　肿瘤是否能进行性长大及其长大速度决定于瘤细胞的生成大于丢失的程度。部分肿瘤细胞由于营养不足、机体抗肿瘤反应等因素的影响，会失去生命力，发生死亡。肿瘤细胞的生成与丢失的程度共同影响着肿瘤的生长。生长分数越高，瘤细胞的生成越多，生长速度相对越快。

肿瘤的生长速度取决于生长分数和肿瘤细胞的生成与丢失之比，而与倍增时间关系不大。肿瘤生长动力学概念在肿瘤的化学治疗上有重要意义。目前很多抗癌药物只能作用于增殖期的细胞，因此高生长分数的肿瘤（如高度恶性的淋巴瘤）对于化学治疗特别敏感；而一些常见的实体瘤（如结肠癌）生长分数低，则对化学治疗不够敏感。

（四）肿瘤血管新生

肿瘤内原先存在的血管以出芽方式产生新生血管的过程谓肿瘤血管生成（angiogenesis）；机体通过动员骨髓源性血管内皮前体细胞归巢（homing）至肿瘤组织形成微血管的过程谓血管发生（vasculogenesis），以上两者共同促进肿瘤血管新生化（tumor neovascularization）。如果没有新生血管形成来供应营养，肿瘤在达到 1~2 mm 的直径或厚度后（约 10^7 个细胞）将不再增大。因此，诱导血管生成的能力是恶性肿瘤生长、浸润与转移的前提之一。

肿瘤血管新生化受促血管生成因子和抗血管生成因子的双向调控，这些因子可以由肿瘤细胞本身、浸润到肿瘤组织内及其周围的炎症细胞以及间质细胞等产生。抑制肿瘤血管新生已成为当今肿瘤治疗的新途径。近年来，一些针对血管内皮生长因子（VEGF）及其受体的靶向药物已获得临床使用，如贝伐单抗（bevacizumab, Avastin）通过与人血管内皮生长因子结合并阻断其生物学活性，可用于转移性结直肠癌的治疗。

> 知识拓展 6-2
> 肿瘤血管生成的分子机制

（五）肿瘤干细胞

干细胞（stem cell）是能进行不对称分裂（dissymmetric division）的原始细胞，它具有自我更新和多向分化潜能。不对称分裂是指分裂后一个子代细胞仍然保持与亲代细胞完全相同的未分化状态；而另一个子代细胞则定向分化，分化成熟而后死亡。肿瘤干细胞（tumor stem cell）或称癌症干细胞（cancer stem cell），是指肿瘤内启动和维持肿瘤生长能力的细胞，又谓肿瘤始动细胞（tumor initiating cell）。肿瘤干细胞可能来自正常组织的干细胞或者是已分化成熟、通过转化过程获得自我更新能力的细胞。肿瘤干细胞具有自我更新、高成瘤性和分化潜能三大特性，并对化学治疗药物耐受和放射治疗产生抵抗。已有大量报道，在多种肿瘤中鉴定出肿瘤干细胞，并对其特性进行了深入的研究，但迄今还没有一个公认的、能鉴定所有干细胞的标志物，需要有多个标志物联合应用，并结合细胞的生物学特征来最后鉴定。

二、肿瘤的生长方式

肿瘤的生长方式有膨胀性、浸润性和外生性生长三种。

1. **膨胀性生长** 是大多数良性肿瘤的生长方式。随着体积逐渐增大，肿瘤推开并挤压周围组织，但不侵犯周围组织，一般不明显破坏器官的结构。肉眼观察往往呈结节状，周围有完整的包膜，与周围组织分界清楚（图6-6）。位于皮下或腹腔者临床触诊时可以推动，容易手术切除，切除后也不易复发。

2. **浸润性生长** 是大多数恶性肿瘤的生长方式。肿瘤细胞借助于自身的运动能力穿破原有的组织到达周围甚至远处谓浸润（infiltration）。肿瘤组织像树根一样侵入并破坏周围组织谓浸润性生长，也称为侵袭性

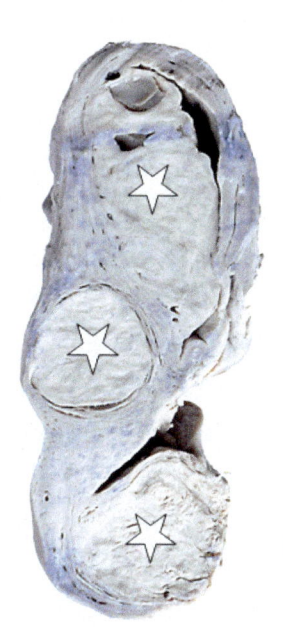

图6-6 子宫平滑肌瘤
☆多个肿瘤结节膨胀性生长

生长（invasive growth），是区别良、恶性肿瘤的最重要的形态学指标。浸润性生长的肿瘤常无包膜形成，与周围组织境界不清（图6-7）。但个别良性肿瘤（如血管瘤），也可以表现为浸润性生长方式，临床触诊时，肿瘤相对固定。手术切除时，切除范围应比肉眼所见肿瘤范围更广，否则易有肿瘤残留，导致术后复发。

3. 外生性生长　是良、恶性肿瘤都可以有的生长方式。发生在体表、体腔表面或管道器官（如消化道，泌尿生殖道等）表面的肿瘤，常向表面生长，形成突起的乳头状、息肉状、蕈伞状或菜花状的肿物，这种生长方式谓外生性生长。恶性肿瘤在外生性生长的同时，其基底部往往也呈浸润性生长。以外生性方式生长的恶性肿瘤由于生长迅速，血液供应不足，容易发生坏死脱落而形成底部高低不平、边缘隆起的恶性溃疡。

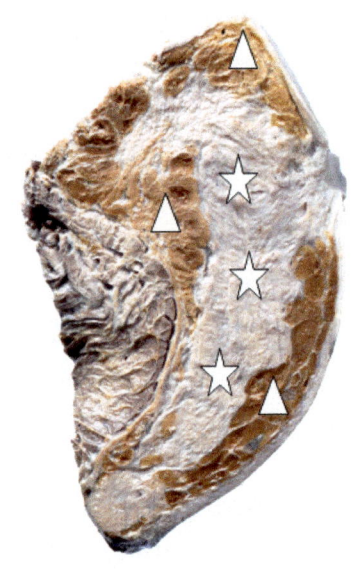

图6-7　乳腺癌
☆癌组织浸润性生长，△乳腺脂肪组织

第四节　肿瘤的扩散

以浸润性方式生长的恶性肿瘤，不仅可以在原发部位侵袭生长、蔓延（直接蔓延），而且还可以通过多种途径扩散到身体其他部位（转移）。

（一）直接蔓延

随着恶性肿瘤的不断长大，肿瘤组织可连续地沿着组织间隙、淋巴管、血管或神经束衣侵袭，破坏邻近正常器官或组织，并继续生长，称为直接蔓延（direct spread）。如晚期乳腺癌可穿过胸肌和胸腔至肺，胰头癌可蔓延到肝、十二指肠。

（二）转移

恶性肿瘤细胞从原发部位侵入淋巴管、血管或体腔，不连续地迁徙到他处而继续生长，形成与原发瘤同样类型的肿瘤，这一过程谓转移（metastasis），所形成的肿瘤谓转移瘤或继发瘤。良性肿瘤一般不转移，恶性肿瘤发展到一定程度将发生转移。转移的基本途径如下。

1. 淋巴道转移（lymphatic metastasis）　是上皮起源的恶性肿瘤（癌）的常见转移方式。

肿瘤细胞侵入淋巴管后，随淋巴液引流方向首先到达局部淋巴结，先聚集于边缘窦，然后继续增殖而累及整个淋巴结（图6-8）。局部淋巴结发生转移后，可继续转移至下一站的其他淋巴结，最终可经胸导管进入血流继发血道转移。有时肿瘤会发生跳跃式转移（skip metastasis）或逆行转移（troisier sign，paradoxical metastasis），但比较少。跳跃式转移是指越过相应的引流淋巴结而在淋巴引流链更远的淋巴结发生转移，如右半结肠的淋巴回流中一般是先到结肠壁淋巴结（epicolic nodes）和结肠旁淋巴结（paracolic nodes），再到沿各分支动脉分布的中间淋巴结（intermediate nodes），然后到沿各动脉根部分布的主淋巴结（principal nodes），如果升结肠癌的结肠旁的淋巴结没有转移，而中间淋巴结或主淋巴结有癌的转移，则谓跳跃式转移。正常淋巴管之间有丰富的吻合，

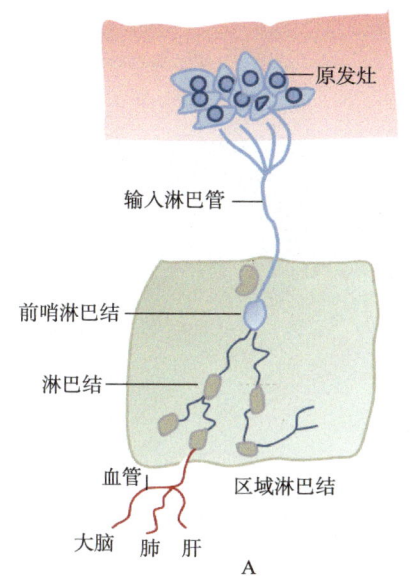
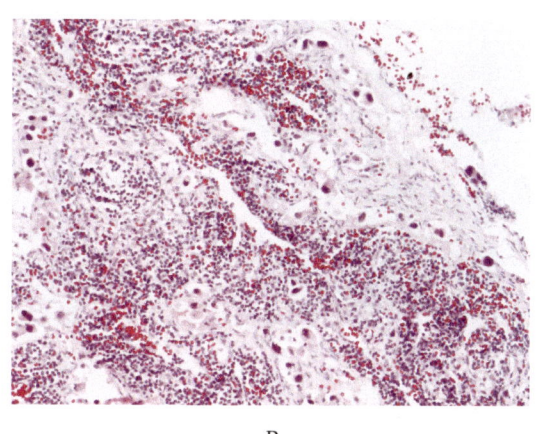

图 6-8 淋巴道转移

淋巴道转移模式图（A）；淋巴结转移性癌（B）；被膜下淋巴窦扩张，腔内充满癌细胞，淋巴结结构被破坏，由癌组织取代

即使在正常的情况下也有淋巴液的逆流。假如淋巴管或淋巴结有癌细胞堵塞，癌细胞就可随逆流的淋巴液到达淋巴引流路径起始部位，增殖并形成转移灶，这种转移方式谓逆行转移。

近年来前哨淋巴结（sentinel lymph node）受到大家关注。前哨淋巴结是指接收原发肿瘤引流通道上的第一个淋巴结，如右半结肠癌的结肠旁淋巴结。前哨淋巴结有时不止一个。前哨淋巴结检测的意义在于评估肿瘤转移与否，如前哨淋巴结没有转移，则其他淋巴结转移的可能性小；反之，则可能性大。

临床上最常见的癌转移淋巴结是左锁骨上淋巴结（Virchow 淋巴结），其原发灶多位于肺和胃肠道。受累的淋巴结体积增大，质地变硬，切面常呈灰白色，多个转移淋巴结可相互融合成团。

2. 血道转移（hematogenous metastasis） 是间叶组织起源的恶性肿瘤（肉瘤）的常见转移方式，有些癌（如肝细胞癌、肾细胞癌等）及大部分癌的晚期也容易发生血道转移。恶性肿瘤细胞侵入血管后可随血流到达远处器官继续生长，形成转移瘤。由于毛细血管和静脉壁较薄，同时管内压力较低，故肿瘤细胞多经毛细血管或者静脉入血，少数亦可经淋巴管入血。进入血管系统的恶性肿瘤细胞常增殖成团谓瘤栓（tumor embolus）（图 6-9）。血道转移的途径与血栓栓塞过程相似，即侵入体循环静脉的恶性肿瘤细胞经右心到肺，在肺内形成转移瘤，如骨肉瘤等的肺转移；侵入门静脉系统的恶性肿瘤细胞，首先转移至肝，如胃癌等的肝转移；侵入肺静脉的肺原发性及转移性恶性肿瘤细胞可经左心随主动脉血流到达全身各器官，常转移到脑、骨、肾及肾上腺等处。因此，这些器官的转移瘤常发生在肺内已有转移之后。此外，侵入胸、腰、骨盆静脉的恶性肿瘤细胞，也可通过吻合支进入脊椎静脉丛（Baston 脊椎静脉系统），例如前列腺癌常通过此途径转移到脊椎，进而转移到脑，这时可不伴有肺的转移。

转移瘤常表现为多个散在分布、境界清楚的结节，大多数位于邻近器官表面（图 6-10）。位于器官表面的转移瘤，常由于结节

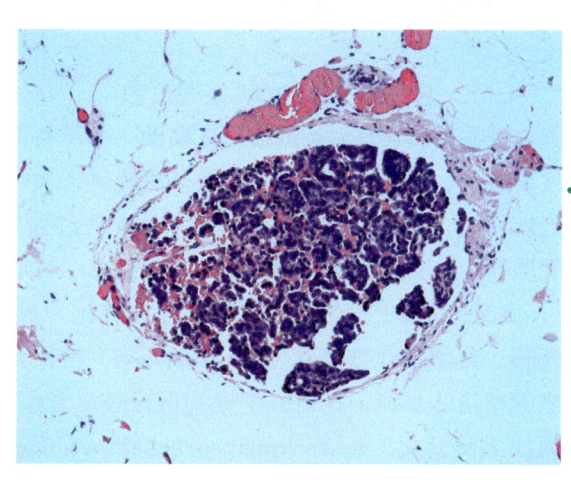

ⓔ 图 6-8 肿瘤肠系膜种植性播散

图 6-9 血管内瘤栓

血管腔内癌细胞团，混杂有血液成分

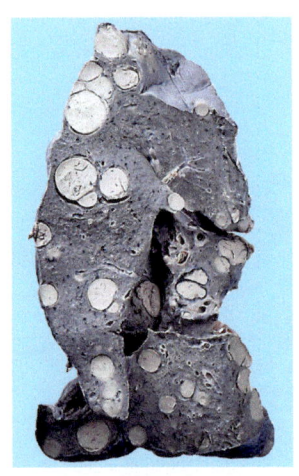

图 6-10 肺转移瘤
肺切面见多个癌结节,胸膜下为多

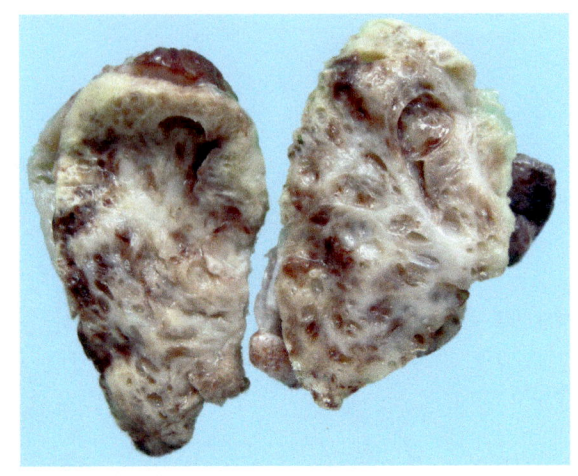

图 6-11 卵巢 Krukenberg 瘤
切面肿瘤组织有大小不一的囊腔,黏液已流出。右侧和左上为残留的卵巢组织。

中央出血、坏死而下陷,形成所谓的"癌脐"。血道转移虽然可见于许多器官,但最常见的是肺,其次是肝和骨。临床上恶性肿瘤患者必须进行肺及肝等常见转移脏器的影像学检查,以判断有无血道转移,确定患者的临床分期和治疗方案。

3. **种植性转移**(implantation metastasis,spread by seeding) 体腔内器官的恶性肿瘤侵犯至器官表面时,其瘤细胞可以脱落,并像播种一样种植在体腔内器官的表面,形成多个转移瘤,这种转移方式谓种植性转移。种植性转移常见于原发于腹腔器官的恶性肿瘤,如胃癌破坏胃壁侵及浆膜后,可种植到大网膜、腹膜、腹腔内器官表面,甚至卵巢等处,在卵巢可形成 Krukenberg 瘤,即源自胃肠道的卵巢转移性黏液癌(图 6-11)或印戒细胞癌。

🖱 图 6-8 肠系膜种植性转移

Krukenberg 瘤多来自于胃,也可以是消化道其他部位的黏液癌或印戒细胞癌,通过种植性转移至卵巢,偶尔也可以通过淋巴道或血道而来,肉眼可见双侧卵巢受累增大,镜下见富于黏液的印戒细胞癌弥漫浸润和间质反应性增生。肺癌也常在胸腔内形成广泛的种植性转移。浆膜腔的种植性转移常伴有血性浆液性积液。血性积液的产生是由于浆膜下淋巴管或毛细血管被瘤栓阻塞,或毛细血管受恶性肿瘤刺激,通透性增加,以及恶性肿瘤细胞破坏血管壁而引起积液和出血。抽吸体腔积液做细胞学检查常可查见恶性肿瘤细胞。脑部的恶性肿瘤(如小脑的髓母细胞瘤),亦可经脑脊液转移到脑的其他部位或脊髓,形成种植性转移。需要警惕的是,手术也可能造成医源性种植性转移,应尽量避免。

(三)恶性肿瘤浸润和转移的机制

浸润和转移是恶性肿瘤最主要的生物学特征,它是患者死亡的主要原因。恶性肿瘤细胞从原发灶解离,侵袭周围组织,突破基底膜进入血管和淋巴管,游出迁移至远处器官并继续生长,形成转移瘤,是经历一系列严格步骤的主动过程(图 6-12)。目前认为在这个复杂的过程中,上皮间质转化(epithelial mesenchymal transition,EMT)发挥了重要的作用。

EMT 是指上皮细胞通过特定程序转化为具有间质表型细胞的生物学过程,从而使细胞获得迁移、化学治疗抵抗和干性(stemness)特征。癌细胞经过 EMT 过程获得了游走的能力,穿过血管壁进入血流,在血流中流动再穿过血管壁进入远处组织并在局部停留,这些癌细胞又经过间质上皮转化(mesenchymal epithelial transition,MET),并在局部增殖形成转移灶。E-钙黏素

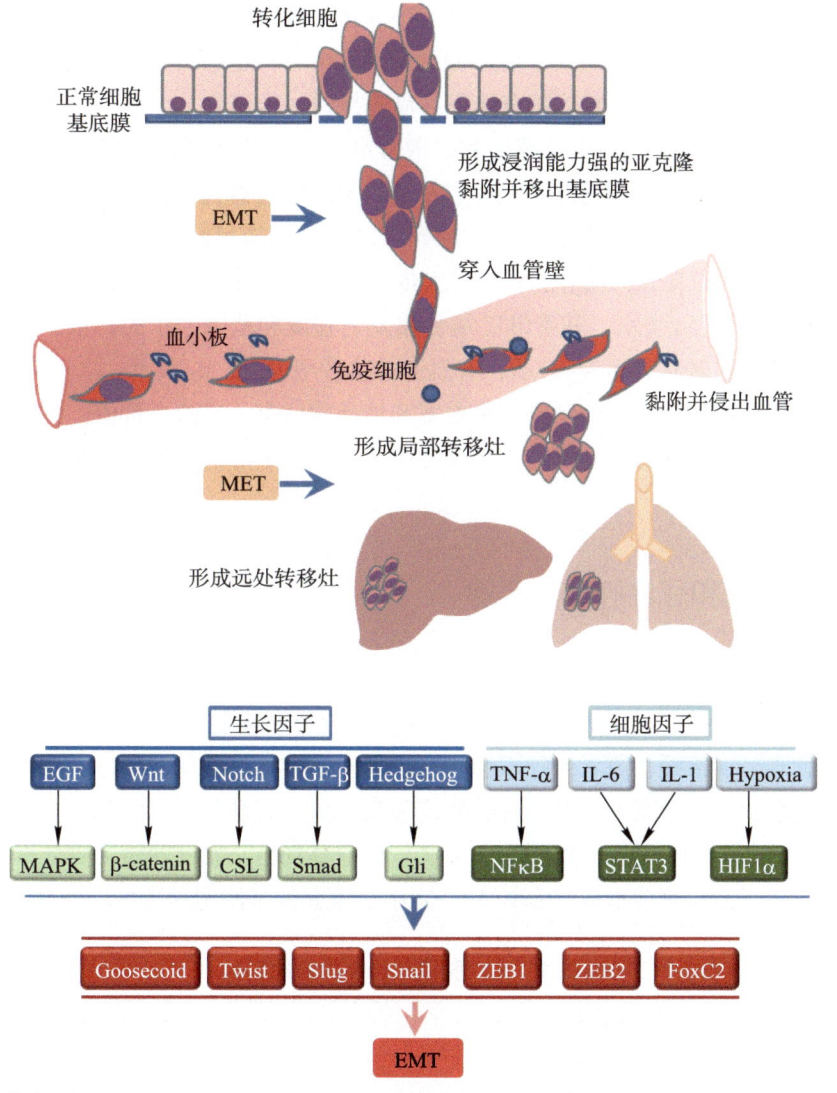

图 6-12 恶性肿瘤局部浸润和血道播散模式图
转移过程中的EMT-MET过程

图 6-13 EMT 经典信号通路及其相互作用

EGF：表皮生长因子；MAPK：丝裂酶原活化蛋白激酶；TGF-β：转化生长因子β；TNF-α：肿瘤坏死因子α；NFκB：核因子κB；IL-1/6：白介素-1、6；STAT3：信号转导和转录激活因子3；HIF1α，缺氧诱导因子1α；ZEB1/2：E盒结合锌指蛋白1/2；FoxC2:：叉头框蛋白C2

（E-cadherin）等上皮标志的表达降低和波形蛋白（vimentin）等间质标志的表达可用于最终鉴定EMT。癌细胞 EMT-MET 过程涉及许多细胞信号通路的相互作用（crosstalk），是癌细胞与癌间质微环境作用的结果，信号通路的相互作用引起多个转录因子的表达变化，包括 Snail/Slug、ZEB1/2和 Twist 等（图 6-13）。转移是一个极其复杂的过程，并非单一 EMT-MET 能解释所有问题，即使 EMT-MET 也有许多机制尚不清楚。转移的分子机制阐明对肿瘤的治疗非常重要。

第五节　肿瘤的分级与分期

肿瘤的分级（grading）和分期（staging）一般只用于恶性肿瘤。恶性肿瘤的分级是根据其分化程度的高低、异型性的大小及核分裂的多少来确定恶性程度的级别。目前运用最普遍的是三级分级法，即Ⅰ级为高分化，属低度恶性；Ⅱ级为中分化，属中度恶性；Ⅲ级为低分化，属高度恶性。这种分级法简明且易掌握，对临床治疗和判断预后也有一定意义，但标准的量化不够，存在主观因素影响。因此，如何建立精确的分级标准尚有待进一步研究。

肿瘤的分期用于评价肿瘤的生长范围和扩散程度。目前有不同的分期方案，但其主要原则均是根据原发肿瘤的大小，浸润的深度、范围及是否累及邻近器官，有无局部和远处淋巴结的转移，有无血源性或其他远处转移等，来确定肿瘤发展的分期或早晚。国际上广泛采用的是TNM分期系统。T指肿瘤的原发灶，随着肿瘤的增大依次用$T_1 \sim T_4$来表示；N指局部淋巴结受累及情况，淋巴结未累及时用N_0表示，随着淋巴结受累及的程度和范围的扩大，依次用$N_1 \sim N_3$表示；M指血道转移，无血道转移者用M_0表示，有血道转移者用M_1或M_2表示。

肿瘤的分级和分期对临床医师制订治疗方案和估计预后有一定参考价值，特别是肿瘤的分期更为重要，但必须结合各种恶性肿瘤的生物学特性及患者的全身情况等综合考虑。

第六节　良性肿瘤和恶性肿瘤的区别

良性肿瘤和恶性肿瘤在生物学特点和对机体的影响上有明显的不同。如果把恶性肿瘤误诊为良性肿瘤，就会延误治疗，或者治疗不彻底造成复发、转移；相反，如把良性肿瘤误诊为恶性肿瘤，会造成过度治疗，给患者带来不应有的痛苦和经济、心理负担。因此，区别良性肿瘤与恶性肿瘤对于正确诊断和治疗具有重要的临床意义。目前鉴别良、恶性肿瘤主要依据病理形态学改变，并结合生物学行为等多项指标（表6-1），其中最重要的是细胞异型性、浸润与转移。

表6-1　良性肿瘤与恶性肿瘤的区别

区别要点	良性肿瘤	恶性肿瘤
分化程度	分化高，异型性小	分化低，异型性大
核分裂象	无或稀少，无病理性核分裂象	多见，并可见病理性核分裂象
生长速度	缓慢	较快
生长方式	膨胀性或外生性生长，前者常有包膜形成，一般与周围组织分界较清楚，常可推动	浸润性或外生性生长，常无包膜形成，一般与周围组织分界不清楚，常不可推动
继发改变	很少发生出血、坏死	常发生出血、坏死、溃疡形成等
转移	一般不转移	可发生转移
复发	手术切除后很少复发	手术切除等治疗后仍易复发
对机体影响	较小，主要为局部压迫或阻塞。如发生在重要器官也可引起严重后果	较大。除压迫、阻塞外，还可以破坏原发处和转移处的组织，引起出血、坏死或并发感染，可造成恶病质及死亡

需特别注意的是，良性肿瘤与恶性肿瘤之间有时并无绝对界限，有些肿瘤的组织形态和生物学行为介于两者之间，称为交界性肿瘤（borderline tumor），如卵巢交界性浆液性乳头状囊腺瘤和交界性黏液性囊腺瘤、唾液腺多形性腺瘤等。此类肿瘤在一定条件下可逐渐向恶性发展，临床上应加强随访。恶性肿瘤的恶性程度也各不相同，有的较早发生转移，如鼻咽癌；有的转移较晚，

如子宫内膜腺癌；有的几乎不发生转移，如皮肤基底细胞癌。

肿瘤的良恶性也并非一成不变，有些良性肿瘤如不及时治疗，可转变为恶性肿瘤，谓恶变（malignant change），如结肠息肉状腺瘤可恶变为腺癌。极个别的恶性肿瘤（如黑色素瘤），有时由于机体免疫力加强等原因，可以停止生长甚至完全自然消退。儿童的神经母细胞瘤的瘤细胞有时能发育成为成熟的神经细胞，有时甚至转移灶的瘤细胞也能继续分化成熟，形成良性的节细胞神经瘤，但这种情况极其罕见，绝大多数恶性肿瘤不能自然逆转。

第七节　肿瘤对机体的影响

肿瘤因其良恶性的不同，对机体的影响也有所不同。早期或者很小的肿瘤，常常无明显的临床表现，有时在患者死后尸体解剖时才被发现，如子宫的小平滑肌瘤、甲状腺的隐匿癌（occult carcinoma）和前列腺癌。以下介绍中晚期肿瘤对机体的影响。

一、良性肿瘤对机体的影响

良性肿瘤生长缓慢，无浸润和转移，对机体的影响主要与其发生部位和继发改变有关，通常以局部压迫和阻塞症状为主要表现，影响相对较小。体表的良性肿瘤除少数可发生局部症状外，一般对机体无重要影响；但若发生在腔道或重要器官，也可引起较为严重的后果。例如，突入肠腔的消化道良性肿瘤（如平滑肌瘤）可引起肠梗阻或肠套叠；颅内的脑膜瘤可压迫脑组织、阻塞脑室系统而引起颅内压升高等症状。良性肿瘤有时可发生继发性改变，产生不同程度的影响。如子宫黏膜下肌瘤常伴有浅表糜烂或溃疡，引起出血和感染。内分泌腺的良性肿瘤则常因能引起某种激素分泌过多而产生全身性影响，如脑垂体的生长激素细胞腺瘤可引起巨人症或肢端肥大症；胰岛细胞瘤分泌过多的胰岛素，可引起阵发性血糖过低。

二、恶性肿瘤对机体的影响

恶性肿瘤由于生长较迅速，浸润破坏器官的结构从而影响其功能，还可发生转移，因此对机体的影响较严重。恶性肿瘤除可引起与上述良性肿瘤相似的局部压迫和阻塞等症状外，肿瘤压迫、浸润局部神经可引起顽固性疼痛；浸润并引起局部坏死后，可并发出血、穿孔等症状。晚期患者还可出现贫血、发热、体重下降、盗汗、感染和恶病质（cachexia）等全身症状。

恶性肿瘤患者的贫血可因消化道癌性溃疡出血、营养不良及化学治疗导致的骨髓造血抑制和骨髓造血组织被肿瘤细胞取代等造成。发热可能与肿瘤产生的致热原（如TNF-α）有关，如霍奇金淋巴瘤患者在早期常有不规则的发热。晚期恶性肿瘤患者因肿瘤进展或放射化学治疗引起免疫功能下降，常常并发严重的感染（如肺炎）导致死亡，部分患者可因恶病质死亡。恶病质是指机体严重消瘦、无力、贫血和全身衰竭的状态，其发生是肿瘤和宿主之间相互作用的结果，具体机制尚未完全阐明。研究发现，一些内源性细胞因子（如TNF-α、IFN-γ、IL-1、IL-6等）及肿瘤源性代谢因子（如蛋白分解诱导因子及脂肪动员因子等），在恶病质发生中发挥作用，可促进分解代谢和降低食欲等。

三、副肿瘤综合征和异位内分泌肿瘤

肿瘤的产物（包括异位激素产生）或异常免疫反应（包括交叉免疫、自身免疫和免疫复合物沉着等）或其他不明原因，可引起内分泌、神经、消化、造血、骨关节、肾及皮肤等系统发生病变，出现相应的临床表现。这些表现不是由原发肿瘤或转移灶直接引起，而是通过上述原因间接引起，故称为副肿瘤综合征（paraneoplastic syndrome）。该综合征见于10%～15%的恶性肿瘤患者，具体可表现为异位内分泌综合征、高血钙、低血糖、痛风、自身免疫性关节炎，以及血液高凝状态引起的静脉血栓形成、心内膜炎和红细胞增多症等，严重时可导致患者死亡。副肿瘤综合征的意义在于它可能是一些隐匿肿瘤的早期表现，可由此而发现早期肿瘤；其次，不要误认为这些系统的症状是由肿瘤转移所致，而放弃对肿瘤的治疗。如肿瘤治疗有效，这些综合征可减轻或消失。

副肿瘤综合征中最常见的是异位内分泌综合征（ectopic endocrine syndrome），是指一些非内分泌腺肿瘤能产生和分泌激素或激素类物质，如促肾上腺皮质激素（ACTH）、甲状旁腺素（PTH）、胰岛素、抗利尿激素（ADH）、人绒毛膜促性腺激素（hCG）、促甲状腺激素（TSH）、生长激素（GH）、降钙素等，引起内分泌失调而出现相应的临床症状。这类肿瘤称为异位内分泌肿瘤（ectopic endocrine tumor），大多数为恶性肿瘤，其中以癌居多，如肺小细胞癌、胃癌、肝癌、胰腺癌、结肠癌等；也可见于肉瘤，如纤维肉瘤、平滑肌肉瘤、横纹肌肉瘤和未分化肉瘤等。例如肺小细胞癌可产生ACTH，引起类库欣（Cushing）综合征。此外，弥散神经内分泌系统来源的肿瘤也可产生生物胺或多肽激素，引起内分泌失调等。

第八节 肿瘤的命名和分类

人体任何部位、任何器官、任何组织几乎都可发生肿瘤，因此肿瘤的种类繁多，命名较复杂。一般根据肿瘤的组织来源和生物学行为进行命名。

一、肿瘤的命名原则

1. **良性肿瘤的命名** 在其起源组织名称后加一"瘤"字（英文后缀为-oma）。如起源于纤维结缔组织的良性肿瘤称为纤维瘤（fibroma），起源于腺体和导管上皮的良性肿瘤称为腺瘤（adenoma），含有腺体和纤维两种成分的良性肿瘤则称为纤维腺瘤（fibroadenoma）。多发性良性肿瘤或在局部呈广泛弥漫生长的良性肿瘤有时称之为"瘤病（-omatosis）"，如神经纤维瘤病（neurofibromatosis）、脂肪瘤病（lipomatosis）和血管瘤病（angiomatosis）等。

有时还结合肿瘤的形态特点命名，如起源于皮肤或黏膜的良性肿瘤形成细小的指状突起，称为乳头状瘤。腺瘤呈乳头状生长并有囊腔形成者称为乳头状囊腺瘤（papillary cystadenoma）。

少数冠以"瘤"字的病变并非真性肿瘤，只是传统习惯。如错构瘤（hamartoma）是指所在器官局部组织比例失常、结构紊乱所形成的包块，是一种发育不良的良性病变。迷离瘤（choristoma）是指正常组织移位到其他部位而形成的包块。动脉瘤（aneurysm）是指动脉壁由于

病变或外伤，使病变局部不能抵抗动脉压力而向壁外膨出所形成的包块样结构。

2. 恶性肿瘤的命名　起源于上皮组织的恶性肿瘤统称为癌（carcinoma），命名时在其起源组织名称之后加一"癌"字。如起源于鳞状上皮的恶性肿瘤称为鳞状细胞癌（squamous cell carcinoma），起源于腺体或导管上皮的恶性肿瘤称为腺癌（adenocarcinoma）。由间叶组织（包括纤维结缔组织、脂肪、肌肉、脉管、骨、软骨组织等）发生的恶性肿瘤统称为肉瘤（sarcoma），其命名方式是在来源组织名称之后加"肉瘤"二字，如纤维肉瘤（fibrosarcoma）、横纹肌肉瘤（rhabdomyosarcoma）、骨肉瘤（osteosarcoma）等。恶性肿瘤有时也会结合其形态特点命名，如形成乳头状及囊状结构的腺癌，则称为乳头状囊腺癌（papillary cystadenocarcinoma）；肺小细胞癌则是因癌细胞小，短梭形或呈淋巴细胞样，形似裸核而命名。

图 6-8　畸胎瘤
图 6-9　髋底部畸胎瘤
图 6-10　成熟性畸胎瘤
图 6-11　非成熟性畸胎瘤

如果一个肿瘤组织中既有癌的成分，又有肉瘤的成分，则称癌肉瘤（carcinosarcoma）。畸胎瘤（teratoma）则是来源于性腺或胚胎剩件中的全能细胞，通常由两个或以上胚层的多种组织构成的肿瘤，偶见由单胚层组织构成的畸胎瘤，如卵巢甲状腺肿，本质上是一种单胚层畸胎瘤。畸胎瘤同样有良性（成熟性）和恶性（非成熟性）之分。

通常所说的癌症（cancer）泛指所有恶性肿瘤，包括癌、肉瘤和其他特殊命名的恶性肿瘤。

3. 肿瘤命名的特殊情况　有少数肿瘤不按上述原则命名，下面列举一些特殊情况。

有些肿瘤类似于某种幼稚组织，称为母细胞瘤（-blastoma）。其中大多数为恶性，如神经母细胞瘤（neuroblastoma）、髓母细胞瘤（medulloblastoma）和肾母细胞瘤（nephroblastoma）等；也有良性者，如骨母细胞瘤、软骨母细胞瘤和脂肪母细胞瘤等。

有些恶性肿瘤因成分复杂或由于历史沿袭，在肿瘤的名称前加"恶性"二字，如恶性畸胎瘤（malignant teratoma）、恶性黑色素瘤（malignant melanoma）、恶性神经鞘瘤（malignant schwannoma）和恶性脑膜瘤（malignant meningioma）等。

有些恶性肿瘤冠以人名，如尤文肉瘤（Ewing sarcoma）和霍奇金淋巴瘤（Hodgkin lymphoma）。少数肿瘤虽称为"病"或"瘤"，如白血病（leukemia）、精原细胞瘤（seminoma）和多发性骨髓瘤（multiple myeloma），实际上都是恶性肿瘤。临床上对恶性淋巴瘤和恶性黑色素瘤有时会省去"恶性"二字，但仍是恶性。

二、肿瘤的分类

肿瘤的分类通常依据其组织来源或者分化方向（如上皮来源的肿瘤），分为几大类。每一大类又分为良性与恶性两组。目前，由世界卫生组织（WHO）制定的肿瘤分类会定期更新，最新的 WHO 肿瘤分类不仅以病理学改变为依据，还结合了临床表现、免疫表型和分子遗传学改变，它的广泛使用，有利于统一诊断和预后评判。表 6-2 列举了各组织来源的主要肿瘤分类。

表 6-2　常见肿瘤分类

组织来源	良性肿瘤	恶性肿瘤
上皮组织		
鳞状上皮	鳞状细胞乳头状瘤	鳞状细胞癌
基底细胞		基底细胞癌
腺体或导管内衬上皮	腺瘤	腺癌
泌尿道上皮	乳头状瘤	尿路上皮癌

续表

组织来源	良性肿瘤	恶性肿瘤
间叶组织		
纤维结缔组织	纤维瘤	纤维肉瘤
脂肪组织	脂肪瘤	脂肪肉瘤
平滑肌组织	平滑肌瘤	平滑肌肉瘤
横纹肌组织	横纹肌瘤	横纹肌肉瘤
血管组织	血管瘤	血管肉瘤
淋巴管组织	淋巴管瘤	淋巴管肉瘤
骨组织	骨瘤	骨肉瘤
软骨组织	软骨瘤	软骨肉瘤
滑膜组织	滑膜瘤	滑膜肉瘤
间皮	间皮瘤	恶性间皮瘤
淋巴造血组织		
淋巴组织		淋巴瘤
造血组织		各种白血病
神经组织		
神经鞘细胞	神经鞘瘤	恶性神经鞘瘤
胶质细胞	胶质细胞瘤（WHO Ⅰ级）	恶性胶质细胞瘤（WHO Ⅱ~Ⅳ级）
原始神经细胞		髓母细胞瘤
脑膜	脑膜瘤	恶性脑膜瘤
交感神经节	节细胞神经瘤	神经母细胞瘤
其他肿瘤		
黑色素细胞	痣	恶性黑色素瘤
胎盘滋养叶细胞	葡萄胎	绒毛膜上皮癌，恶性葡萄胎
生殖细胞　　（男）		精原细胞瘤
（女）		无性细胞瘤
		胚胎性癌
混合性肿瘤		
涎腺	涎腺混合瘤（多形性腺瘤）	恶性涎腺混合瘤
肾胚基		肾母细胞瘤（Wilms瘤）
性腺或胚胎剩件	畸胎瘤（成熟性）	恶性畸胎瘤（非成熟性）

第九节　癌前病变的相关概念

癌前病变相关的主要术语有癌前病变（precancerous lesions）、癌前疾病（precancerous

diseases）、癌前状态（precancerous conditions）、不典型增生（atypical hyperplasia）、异型增生（dysplasia）和上皮内瘤变（intraepithelial neoplasia）等。

一、基本概念

癌前疾病和癌前状态是临床术语，癌前病变、不典型增生、异型增生和上皮内瘤变是病理学术语。癌前疾病或癌前状态是指某些在统计学上具有明显癌变危险的慢性疾病，如不及时治愈则有可能转变为癌。癌前病变是指某些具有癌变潜在可能性的良性病变，长期不治疗，有的可转变为癌。人们常常把癌前病变与癌前疾病（状态）相混淆。以慢性萎缩性胃炎为例，慢性萎缩性胃炎是一种癌前疾病或称癌前状态，如果在慢性萎缩性胃炎的基础上，胃黏膜上皮发生异型增生时，病理学上称这种胃黏膜的病变为癌前病变。

癌前病变并不是癌，而是病变恶变可能性增加的标志，但这并不意味着所有癌的发展都要经过癌前病变的阶段，因此不应将癌前病变与癌等同起来；癌前病变大多数不会演变成癌，仅仅是其中极少部分可能演变成癌；正确认识癌前病变对癌的防治非常重要，但不能把癌前病变扩大化，把一些不属于癌前病变的（如一般的皮肤痣、普通的消化性溃疡和慢性胃炎）当做癌前病变；癌前病变主要出现在一些上皮性恶性肿瘤，间叶组织的恶性肿瘤没有公认的"肉瘤前病变"。

不典型增生与异型增生：不典型增生是上皮性癌前病变的形态学改变，是指上皮出现细胞形态和组织结构的异型性，如细胞的多形性、核分裂增加、核/质比例增大和细胞的排列极向混乱，其改变程度分轻、中和重三级。鳞状上皮轻度不典型增生是指病变累及上皮层的下1/3，中度是指累及上皮层的下2/3，重度是指病变由下至上累及上皮层的上1/3。如果异型增生的上皮累及了上皮的全层，但没有突破基底膜，则谓原位癌。不典型增生，主要是轻度不典型增生和少部分中度不典型增生，除见于癌前病变外，也可以见于炎症性病变时的修复性改变。目前多用异型增生来代替不典型增生，描述癌前病变时的上皮性改变，病变的分级同不典型增生。所以异型增生指肿瘤性改变；不典型增生可以是肿瘤性，也可以是炎症性。目前为了区别炎性、再生性、修复性的不典型增生，反应性不典型增生与真性肿瘤的不典型增生，倾向于将"不典型增生"用于反应性增生，而将真性肿瘤的不典型增生称为"异型增生"。

上皮内瘤变：是一种以形态学改变为特征的上皮性病变，包括组织结构和细胞形态学改变，这种形态学改变同时伴随细胞增殖动力学和细胞分化的异常。本质上，上皮内瘤变与以往所称的异型增生应为同义，可以根据程度的不同分为低级别和高级别上皮内瘤变。低级别上皮内瘤变一般对应于Ⅰ~Ⅱ级上皮异型增生。高级别上皮内瘤变是其组织结构和细胞形态学具有恶性特征的黏膜病变，但没有任何浸润间质的证据，包括重度（Ⅲ级）异型增生和原位癌。

"上皮内瘤变"的命名最早见于子宫颈鳞状上皮病变，谓子宫颈上皮内瘤变（cervical intraepithelial neoplasia，CIN）。CINⅠ、CINⅡ和CINⅢ相当于异型增生Ⅰ级、Ⅱ级和Ⅲ级，但在分低级别和高级别时与上述不同，CINⅠ属低级别，CINⅡ和CINⅢ属高级别（图6-14）。"上皮内瘤变"的命名现在几乎推广到所有上皮性病变。

二、常见的癌前病变

癌前病变可分为遗传性和获得性两类。常见的癌前病变有以下几种。

1. 黏膜白斑（leukoplakia） 常发生在口腔、外阴、子宫颈、食管和阴茎等处。镜下表现为

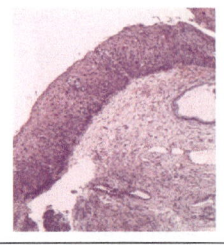
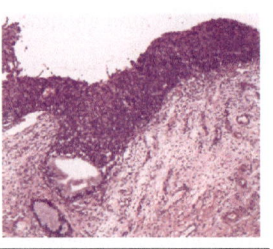

图 6-14 宫颈上皮内瘤变

CIN Ⅰ 低级别子宫颈上皮内瘤变　　CIN Ⅱ　　CIN Ⅲ 高级别子宫颈上皮内瘤变

黏膜的鳞状上皮过度增生和过度角化，并出现一定的异型性。肉眼上呈白色斑块，故称白斑。如长期不愈就有可能转变为鳞状细胞癌。

2. 皮肤慢性溃疡　经久不愈的皮肤溃疡和瘘管，特别是小腿的慢性溃疡，由于长期慢性刺激，表皮鳞状上皮增生，有时会癌变。

3. 慢性宫颈炎和宫颈糜烂　是已婚妇女常见的疾患。在慢性宫颈炎等因素影响下，子宫颈阴道部的鳞状上皮可发生坏死、脱落，被来自子宫颈管内膜的单层柱状上皮所取代，呈粉红色或鲜红色，好像发生了黏膜上皮的缺损，称为宫颈糜烂。但实际上并非真性糜烂，其随后又可被化生的鳞状上皮所取代，称为糜烂愈复。如果上述过程反复进行，则少数病例可出现异型增生，形成上皮内瘤变并具有演变为鳞状细胞癌的潜能。人乳头瘤病毒（human papilloma virus，HPV）感染与慢性宫颈炎和宫颈糜烂有密切关系。

4. 乳腺增生性纤维囊性变（纤维囊性乳腺病）　由内分泌失调引起，常见于40岁左右的妇女，主要表现为乳腺小叶末梢导管和腺泡上皮细胞的增生，导管囊性扩张，间质纤维组织增生。伴有导管上皮异型增生和乳头状增生者较易发生癌变。

5. 结肠、直肠的息肉状腺瘤　较为常见，可以单发或多发，不同组织学类型的腺瘤癌变率不一样，其中绒毛锯齿状腺瘤癌变率最高。遗传性家族性腺瘤性息肉病属于遗传性癌前病变，100%的患者在50岁前发生癌变。

6. 慢性萎缩性胃炎及胃溃疡　慢性萎缩性胃炎时，胃黏膜腺体可发生肠上皮化生，这种肠上皮化生可以通过异型增生进展为胃癌，其发生率不到1%。慢性胃溃疡时，溃疡边缘的黏膜因受刺激而不断增生，也可能转变为癌，其癌变率大约为1%。幽门螺杆菌感染与慢性萎缩性胃炎及胃溃疡有关。

7. 慢性溃疡性结肠炎　黏膜在反复溃疡和增生的基础上可发生结肠腺癌。

8. 肝硬化　由乙型和（或）丙型慢性病毒性肝炎所致的肝硬化患者，部分病例经异型增生可进展为肝细胞性肝癌。

三、原位癌

原位癌（carcinoma in situ）是指黏膜或皮肤鳞状上皮层内的重度异型增生已累及上皮全层，但尚未侵破基底膜而向下浸润生长的癌变组织。如子宫颈、食管及皮肤的原位癌。此外，发生鳞状上皮化生的黏膜及乳腺的导管和小叶也可发生原位癌（图6-15）。原位癌是癌组织侵袭前的状态，并不一定发展成浸润癌，但如果突破基底膜，则成为浸润癌。原位癌不转移。

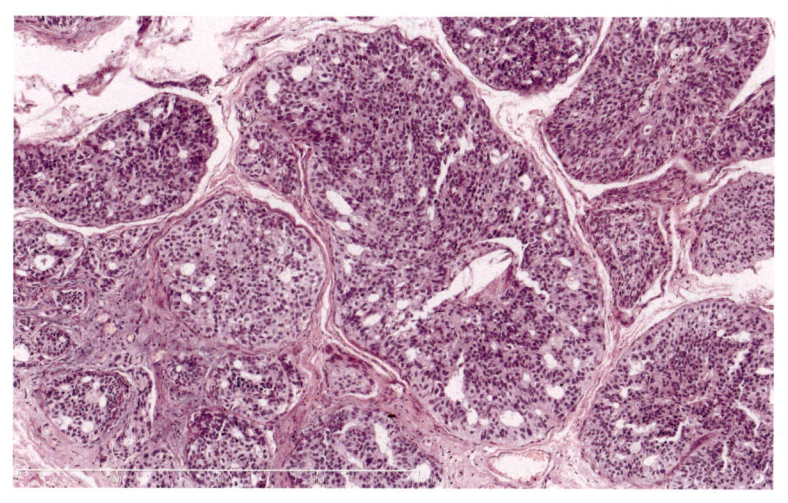

图 6-15 乳腺导管原位癌

第十节　常见肿瘤举例

几乎人体所有组织都可以发生肿瘤，这里主要介绍最常见肿瘤的病理学特征。

一、上皮性肿瘤

起源于上皮组织（包括被覆上皮、腺体和导管上皮等）的肿瘤最为常见。人体的恶性肿瘤大部分发生在上皮组织。

（一）良性上皮组织肿瘤

1. **乳头状瘤（papilloma）**　发生在被覆上皮（如鳞状上皮或尿路上皮）的良性肿瘤。肿瘤呈外生性生长，形成多个手指样或乳头状突起，外观似菜花状或绒毛状，根部常有蒂与正常组织相连。镜下，每一乳头由含血管的结缔组织间质构成其轴心，表面覆盖增生的鳞状上皮或尿路上皮或柱状上皮。鳞状细胞乳头状瘤常见于外阴、鼻腔及喉等组织，其发生可能和人乳头瘤病毒的感染有关。尿路上皮乳头状瘤可见于膀胱、输尿管和肾盂等部位。阴茎、膀胱和结肠等处的乳头状瘤较易发生恶变。

2. **腺瘤（adenoma）**　是由腺体、导管或分泌上皮发生的良性肿瘤，多见于甲状腺、卵巢、乳腺、唾液腺和结肠等组织。黏膜腺的腺瘤多呈息肉状，腺器官内的腺瘤则多呈结节状，常有包膜，与周围正常组织分界清楚。腺瘤的腺体与其起源腺体在组织结构上存在差异，但细胞形态上相似，也常具有一定的分泌功能。

根据腺瘤的组成成分或形态特点，又可将其分为囊腺瘤、纤维腺瘤、多形性腺瘤和息肉状腺瘤等类型。

（1）**囊腺瘤（cystadenoma）**：由于腺器官内腺瘤无导管形成，其分泌物不易排出，淤积于腺腔，使得腺腔逐渐扩大并互相融合，形成肉眼可见大小不等的囊腔，称为囊腺瘤。多见于卵巢，亦见于甲状腺及胰腺。卵巢囊腺瘤主要有两种类型：一种为腺上皮向囊腔内呈乳头状生长，并分泌浆液，称为浆液性乳头状囊腺瘤（serous papillay cystadenoma）；另一种分泌黏液，常为多房性，

图 6-12 皮肤乳头状瘤

图 6-13 脉络丛乳头状瘤

图 6-14 卵巢多房性黏液性囊腺瘤

图 6-15 涎腺多形性腺瘤

图 6-16 乳腺纤维腺瘤

囊壁多光滑，少有乳头状增生，称为黏液性囊腺瘤（mucinous cystadenoma）。其中浆液性乳头状囊腺瘤较易发生恶变，发展为浆液性囊腺癌（serous cystadenocarcinoma）。

（2）纤维腺瘤（fibroadenoma）：常发生于女性乳腺，是乳腺常见的良性肿瘤。镜下见乳腺导管扩张，上皮和纤维组织增生明显，并可有黏液样变。

（3）多形性腺瘤（pleomorphic adenoma）：由腺上皮、肌上皮、黏液样及软骨样组织等多种成分混合组成，又称为混合瘤，常发生于唾液腺，特别常见于腮腺。目前认为，该肿瘤是由腮腺闰管上皮细胞和肌上皮细胞发生的一种腺瘤，所形成的黏液样基质还可化生为软骨样组织，从而构成多形性特点，生长缓慢，但切除后较易复发，具有交界性肿瘤的特点，少数可恶变为恶性混合瘤。

（4）息肉状腺瘤（polypous adenoma）：又称腺瘤性息肉，发生于黏膜，有蒂与黏膜相连，多见于结、直肠。其表面呈绒毛状者恶变率较高。结肠多发性腺瘤性息肉病常有家族遗传性，不但癌变率高，而且癌变发生时年龄较轻。

（二）恶性上皮组织肿瘤

上皮组织发生的恶性肿瘤统称癌，是人类最常见的一类恶性肿瘤，多见于40岁以上的人群。癌呈浸润性生长，与周围组织分界不清。发生在皮肤、黏膜表面者，常呈息肉状、蕈伞状或菜花状，表面常有坏死及溃疡形成；发生在器官内的癌，常为不规则结节状，呈树根状或蟹足状向周围组织浸润，质地较硬，无包膜。切面常为灰白色，较干燥。镜下，癌细胞可呈腺管状、巢状或条索状排列，与间质分界清楚。少数分化低的癌组织在间质内呈弥漫性浸润生长，与间质分界不清。网状纤维染色可见其出现在癌巢的周围而不见于癌细胞之间，免疫组织化学染色癌细胞表达上皮标志如细胞角蛋白（cytokeratin，CK）等，以上特点有助于与间叶来源的恶性肿瘤（肉瘤）相鉴别。

癌的常见类型有以下几种：

1. 鳞状细胞癌（squamous cell carcinoma） 简称鳞癌，常发生在机体原有鳞状上皮被覆的部位，如皮肤、口腔、子宫颈、阴道、食管、喉、阴茎等处。有些部位本身并非鳞状上皮覆盖，但可通过鳞状上皮化生，发生鳞癌，如支气管、胆囊、肾盂等处发生的鳞癌。鳞癌肉眼观常呈菜花状，表面可坏死脱落形成溃疡，同时向深层浸润性生长。镜下分化好的鳞癌癌巢中，细胞间可见到细胞间桥，在癌巢的中央可出现层状的角化物，谓角化珠（keratin pearl）或癌珠（图6-16）；分化较差的鳞癌则无角化珠形成，甚至也无细胞间桥，瘤细胞异型性明显，可见较多的核分裂象。

2. 基底细胞癌（basal cell carcinoma） 由基底细胞或表皮原始上皮性胚芽发生，多见于老年人面部，如眼睑、颊及鼻翼等处。镜下见癌细胞呈巢状分布，胞质嗜碱性，核深染，癌巢外围细胞排列成栅栏状。肿瘤生长缓慢，表面常形成溃疡，并可浸润破坏深层组织，但几乎不发生转移，对放射治疗很敏感，预后非常好。

3. 尿路上皮癌（transitional cell carcinoma）起源于膀胱或肾盂等处的尿路上皮，常为多发性、乳头状，可形成溃疡或浸润深层组

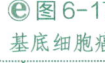

图6-16 高分化鳞状细胞癌

癌巢中可见角化珠形成

织。镜下，癌细胞多层排列，似尿路上皮，依据异型性大小可分为低级别和高级别尿路上皮癌。

4. 腺癌（adenocarcinoma） 是起源于腺上皮、导管或分泌上皮的恶性肿瘤，多见于胃肠道、甲状腺、乳腺、胆囊等组织。癌细胞常排列形成大小不等、形状不一、排列不规则的腺样结构。有时，腺癌细胞会排列形成大量乳头状结构，谓乳头状腺癌（papillary adenocarcinoma）；当腺腔高度扩张呈囊状时谓囊腺癌（cystadenocarcinoma）；既有乳头状生长，又有囊腔形成，谓乳头状囊腺癌（papillary cystadenocarcinoma）；当大量黏液潴留在腺腔内，或由于腺体的崩解形成黏液湖时，称为黏液癌（mucinous carcinoma）或黏液腺癌（mucinous adenocarcinoma）。黏液癌常见于胃和结直肠，肉眼见癌组织呈灰白色，湿润半透明，如胶冻样，又称为胶样癌（colloid carcinoma）。胃肠道腺癌如组织学上见大量黏液，可诊断为黏液腺癌。有时镜下可见黏液积聚在癌细胞内，将核挤向一侧，使细胞似印戒样，称之为印戒细胞。当肿瘤组织中见大量印戒细胞时谓印戒细胞癌（signet-ring cell carcinoma），早期即可发生广泛的浸润和转移，预后差（图6-17）。

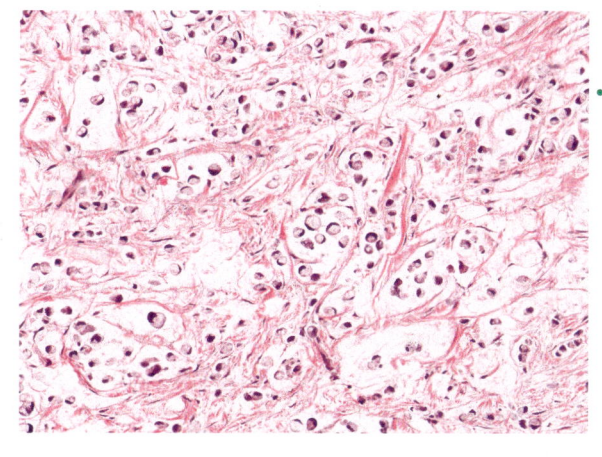

图6-17 胃印戒细胞癌
典型印戒细胞弥漫分布

二、间叶组织肿瘤

间叶组织肿瘤类型复杂，但良性居多，恶性少见。

（一）良性间叶组织肿瘤

这类肿瘤分化较好，组织结构、细胞形态、硬度及颜色等均与其来源的正常组织相似。肿瘤以膨胀性生长为主，生长缓慢，常有包膜。其中比较常见的类型有以下5类。

1. 纤维瘤（fibroma） 常见于四肢及躯干的皮下。肉眼为结节状，灰白色，可见编织状的条纹，质韧且硬，与周围组织分界明显，有包膜。镜下见大量胶原纤维编织状排列，纤维间含有细长的纤维细胞。瘤组织生长缓慢，手术切除后不再复发。

2. 脂肪瘤（lipoma） 常见于背、肩、颈及四肢近端的皮下组织。肿瘤大小不一，直径由数厘米至数十厘米，常为单发，亦可为多发（脂肪瘤病，lipomatosis）。肉眼观察呈扁圆形或分叶状，色淡黄，质地柔软，有油腻感，以薄的包膜与周围分界。镜下见肿瘤由分化成熟的脂肪细胞构成，有宽窄不一的纤维组织分隔。一般无明显症状，极少恶变，手术易切除。

3. 脉管瘤 分为血管瘤（hemangioma）和淋巴管瘤（lymphangioma）两类，以血管瘤居多。血管瘤多为先天性，常见于儿童的头面部皮肤，也可见于肝及肢体等处。发生在皮肤或黏膜的瘤组织可呈突起的鲜红色肿块，或呈暗红或紫红色斑，压之退色；发生在内脏者多为结节状。瘤组织由大量肿瘤性新生血管构成，无包膜，呈浸润性生长，组织学上有海绵状血管瘤、毛细血管瘤、蔓状血管瘤和混合型血管瘤等之分。血管瘤一般随身体的发育而长大，成年后即停止发展。

淋巴管瘤由增生的肿瘤性淋巴管构成，内含淋巴液。淋巴管可呈囊性扩大并互相融合，内含大量淋巴液，称为囊状水瘤（cystic hydroma），多见于小儿颈部。

4. **平滑肌瘤（leiomyoma）** 子宫最多见。以往认为胃肠道平滑肌瘤也较多见，其实不然，以往HE染色观察到的所谓平滑肌瘤，经CD34和CD117免疫组织化学标志检查大多为胃肠间质瘤。平滑肌瘤呈结节状，膨胀性生长，常无明确包膜；切面呈编织状或旋涡状，质韧；镜下可见瘤组织由分化较好的平滑肌细胞构成，细胞排列成编织状，核分裂象少见。

5. **骨瘤（osteoma）和软骨瘤（chondroma）** 骨瘤好发于头面骨及颌骨，也可累及四肢骨，形成局部隆起。镜下见瘤组织主要由成熟的骨质组成，但失去正常骨质的结构和排列方向。

软骨瘤包括自骨膜发生并向外突起的外生性软骨瘤，以及发生于手足短骨和四肢长骨等骨干骨髓腔内的内生性软骨瘤。镜下见瘤组织由成熟的透明软骨组成，呈不规则分叶状，每一小叶由疏松的纤维血管间质包绕。位于盆骨、胸骨、肋骨、四肢长骨或椎骨的软骨瘤易恶变，指（趾）骨软骨瘤极少恶变。

（二）恶性间叶组织肿瘤

间叶组织来源的恶性肿瘤统称肉瘤，约为癌的1/10，多见于青少年。肉瘤体积常较大，质软，切面多呈灰红色或灰白色，质软且湿润，似鱼肉，故称肉瘤。瘤组织往往呈结节状或分叶状，因生长速度较快，可挤压周围组织形成假包膜，易发生出血、坏死、囊性变等继发性改变。镜下，肉瘤细胞大多弥漫分布，不形成细胞巢，与间质分界不清，网状纤维染色可见肉瘤细胞间存在网状纤维。免疫组织化学染色瘤组织波形蛋白（vimentin）阳性。肿瘤间质内结缔组织少，但富含血管，故肉瘤多经血道转移。区分癌与肉瘤，对肿瘤的病理诊断、治疗和预后有重要意义，两者区别见表6-3。

表6-3 癌与肉瘤的区别

区别要点	癌	肉瘤
组织起源	上皮组织	间叶组织
发病情况	较常见，约为肉瘤的9倍，多见于40岁以上成人	较少见，大多见于青少年
大体特点	色灰白、质较硬、较干燥	色灰红、质软、湿润、鱼肉状
组织学特点	多形成癌巢，实质与间质分界清楚，常有纤维组织增生	多弥漫分布，实质与间质分界不清，间质内血管丰富，纤维组织少
网状纤维	癌细胞间多无网状纤维	肉瘤细胞间多有网状纤维
免疫组织化学	癌细胞表达上皮标志（如细胞角蛋白）	肉瘤细胞表达间叶标志（如波形蛋白）
转移	多经淋巴道转移	多经血道转移

以下列举一些常见肉瘤。

1. **纤维肉瘤（fibrosarcoma）** 起源于纤维组织，多见于四肢皮下。分化好的肉瘤组织，细胞多呈梭形，两端细长，排列成特征性的"人字形"或"鲱鱼骨样"，生长缓慢，转移及复发较少见；分化差的瘤组织则异型性明显，生长较快，易发生转移，切除后易复发。

2. **脂肪肉瘤（liposarcoma）** 为肉瘤中较常见的一种类型，多见于腹膜后及大腿的软组织深部。大多数肿瘤呈结节状或分叶状，黄红色，有油腻感，有时可呈黏液样或鱼肉样。瘤细胞形态多样，可见明显异型性和多形性的成脂肪细胞，胞质内可见数量和大小不等的脂滴空泡，也可见分化成熟的脂肪样细胞。根据瘤组织的形态特点，脂肪肉瘤可分为：分化成熟型、黏液样型、圆形细胞型和多形性脂肪肉瘤等，后两者恶性程度高，易复发和转移。

3. **横纹肌肉瘤（rhabdomyosarcoma）** 是儿童中除白血病外最常见的恶性肿瘤。主要见于10岁以下的婴幼儿和儿童。儿童患者瘤组织好发于鼻腔、眼眶、泌尿生殖道等腔道器官，成年患者瘤组织多见于头颈部及腹膜后，偶可见于四肢。肿瘤由不同分化阶段的幼稚的横纹肌细胞组成。根据瘤细胞的分化程度、排列结构和大体特点可分为细胞分化程度很低的胚胎性横纹肌肉瘤（包括葡萄状肉瘤）、瘤细胞排列成腺泡状的腺泡状横纹肌肉瘤以及瘤细胞呈形态多样的多形性横纹肌肉瘤（主要见于成人）三种类型。各型横纹肌肉瘤恶性程度均很高，生长迅速，易早期发生血道转移，预后极差。目前对于无转移者联合手术、放射和化学治疗，其预后已明显改善。

4. **平滑肌肉瘤（leiomyosarcoma）** 相对多见于子宫，偶见于腹膜后、肠系膜、大网膜及皮下软组织，患者多为中老年人。平滑肌肉瘤的瘤细胞有程度不等的异型性，核分裂象多少对判断其恶性程度有决定意义。恶性程度高者，手术后易复发，可发生血道转移至肺、肝及其他器官。由于以前主要依靠形态学诊断，先前诊断的胃肠道的平滑肌瘤和平滑肌肉瘤，很大一部分实际上是来源于胃肠道的Cajal间质细胞（一种具有起搏功能，与胃肠道蠕动有关的细胞）的肿瘤，谓胃肠道间质瘤（gastrointestinal stromal tumor, GIST）。GIST常有*C-Kit*基因的突变，95%有CD117阳性。

5. **血管肉瘤（hemangiosarcoma）** 起源于血管内皮细胞，可发生于各器官和软组织，发生于软组织者多见于皮肤，尤以头面部为多见。肿瘤多隆起于皮肤表面，呈丘疹或结节状，暗红或灰白色，内部易有出血坏死。分化较好者镜下可见明显血管腔，大小不一，形状不规则，血管内皮细胞有不同程度的异型性，可见核分裂象。分化差者瘤细胞常呈片状增生，异型性明显，核分裂象多见，形成不明显、不典型或仅呈裂隙状的血管腔。血管肉瘤的恶性程度一般较高，常转移至局部淋巴结、肝、肺和骨等处。

6. **骨肉瘤（osteosarcoma）和软骨肉瘤（chondrosarcoma）** 骨肉瘤起源于成骨细胞，为最常见的骨恶性肿瘤。常见于青少年，好发于四肢长骨干骺端，尤其是股骨下端和胫骨上端。肉眼可见肿瘤侵犯破坏骨皮质，切面灰白色、砂粒感，常见出血和囊性变。镜下见瘤细胞异型性大，呈梭形或多边形，肿瘤细胞可直接形成肿瘤性骨样组织，是诊断骨肉瘤的重要依据。骨肉瘤恶性程度高，生长迅速，常在发现时已有血道转移至肺、骨、脑等处。

软骨肉瘤起源于软骨细胞或向软骨分化，以产生肿瘤性软骨为特征。好发年龄在40~70岁，发病部位多见于盆骨，也可发生在股骨、胫骨等长骨和肩胛骨等处。肉眼可见肿瘤位于骨髓腔内，呈灰白色、半透明的分叶状肿块，常伴有钙化。镜下见软骨基质中散布有异型性的软骨细胞，表现为核大深染，核仁明显，核分裂象多见，出现较多的双核、巨核和多核瘤巨细胞。软骨肉瘤一般生长缓慢，转移少见，晚期可经血道转移至肺和骨等处。术后易复发，复发时可出现去分化现象（dedifferentiation）。

三、神经外胚叶源性肿瘤

神经外胚叶起源的肿瘤有中枢神经系统肿瘤、周围神经系统肿瘤和弥散神经内分泌系统（diffuse neuroendocrine system, DNES）来源的肿瘤。以下仅介绍视网膜母细胞瘤和黑色素瘤。

（一）视网膜母细胞瘤

视网膜母细胞瘤（retinoblastoma）是来源于视网膜胚基的少见的恶性肿瘤。绝大多数发生在3岁以内的婴幼儿，6岁以上罕见。约7%在出生时即已存在，约40%为常染色体显性遗传病。大多数发生在一侧眼内，也可发生在双侧。肿瘤早期在视网膜上生长，而后向周围浸润，表现为灰白色或黄色结节状肿块，切面有明显的出血及坏死，并可见钙化点。镜下见肿瘤由小圆细胞构成，胞质不明显，核圆形、深染，核分裂象多见。瘤细胞可围绕一空腔做放射状排列，形成菊形团结构。转移少见，可经血道转移至骨、肝、肺、肾等处，只在眼眶软组织被累及时才发生淋巴道转移，累及耳前及颈淋巴结。预后差，多在发病后1.5年左右死亡，少数可自发性消退。

（二）色素痣与黑色素瘤

1. **皮肤色素痣**（pigmented nevus） 来源于表皮基底层的黑色素细胞，为良性错构瘤性增生性病变，但有的可恶变成黑色素瘤。根据其在皮肤组织内发生部位的不同可分为皮内痣、交界痣和复合痣。皮内痣最常见，痣细胞在真皮内呈巢状或条索状排列；交界痣痣细胞在表皮和真皮的交界处生长，形成多个细胞巢团，较易恶变为黑色素瘤；复合痣，同时有交界痣和皮内痣的改变。色素痣如出现色素加深、体积增大、生长加快或溃破、发炎和出血等，则需警惕恶变。

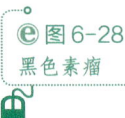
图 6-28
黑色素瘤

2. **黑色素瘤**（melanoma） 即恶性黑色素瘤，是一种能产生黑色素的高度恶性肿瘤，可以一开始即为恶性，也可由交界痣恶变而来。多见于30岁以上成人，发生于皮肤者以足底部、外阴及肛门周围多见，也可发生于黏膜和内脏。黑色素瘤的组织结构呈多样性，瘤细胞可排列成巢状、条索状或腺泡样。瘤细胞可呈多边形或梭形，核大，常有粗大的嗜酸性核仁，胞质内可有黑色素颗粒。也有胞质内没有黑色素颗粒者，谓无黑色素性黑色素瘤，诊断非常困难，易误诊。免疫组织化学染色 HMB-45、S-100 阳性，电镜见胞质内含有少数典型的黑色素小体或前黑色素小体，有助于黑色素瘤的诊断。黑色素瘤的预后大多很差，发生转移者，放射、化学治疗及免疫治疗均无明显疗效。因此，早期诊断和及时治疗十分重要。

第十一节　肿瘤的病因学和发病学

肿瘤的形成和发展是一多步骤的长期过程，机体在各种内、外环境因素和遗传的致癌因素作用下，细胞发生非致死性的 DNA 损害，激活原癌基因，灭活肿瘤抑制基因，并引起凋亡调节基因和 DNA 修复基因等一系列基因组的动态变化，使细胞发生转化（transformation）。被转化的细胞在漫长的演进过程中获得异质性，形成具有不同特点的亚克隆，具备了侵袭和转移的能力，发展为恶性肿瘤（图6-18）。肿瘤从本质上说是一种基因病，细胞在恶性转化过程中获得了12个特征（见第三节），使转化细胞具有恶性肿瘤的生物学行为。

一、环境致癌因素及致癌机制

环境中的致癌因素包括化学致癌因素、物理性致癌因素和致癌的微生物。

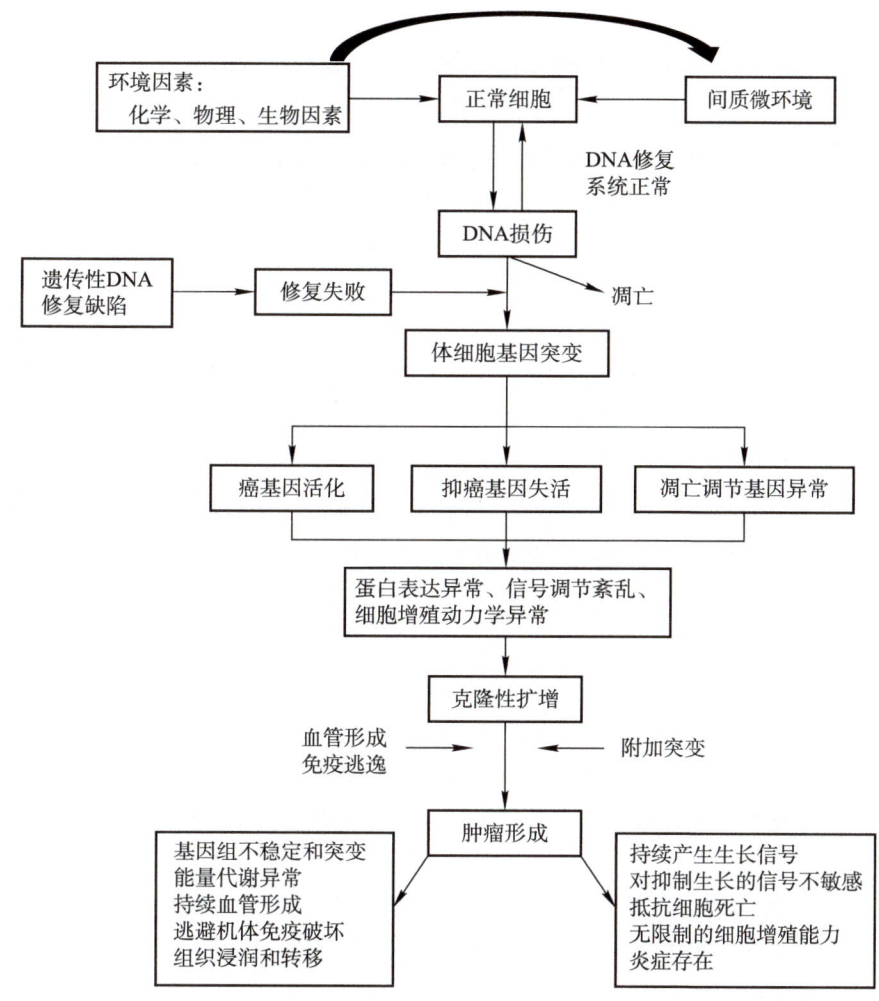

图 6-18 恶性肿瘤形成和发展的基本环节

（一）化学致癌因素

可导致恶性肿瘤发生的物质统称为致癌物（carcinogen），致癌物引发的初始变化称为激发作用（initiation）。有些物质本身无致癌性，但可以协同化学致癌物增加致癌效应，这类物质称为促癌物，其所发挥的协同作用称为促进作用（promotion）。

化学致癌物在结构上是多种多样的，其中少数不需在体内进行代谢转化即可致癌，称为直接致癌物，如烷化剂。绝大多数则需要在体内（主要是肝）进行代谢，活化后才能致癌，称为间接致癌物或前致癌物，其代谢活化产物称为终末致癌物，如 3,4- 苯并芘是间接致癌物，其终末致癌物是环氧化物。化学致癌物大多数是致突变剂（mutagens），都具有亲电子结构的基团，能与细胞内大分子的亲核基团（如 DNA 分子中的鸟嘌呤的 N-7，C-8）共价结合，形成加合物（adducts），导致其结构改变。

常见的促癌物有佛波醇酯、激素、苯酚和某些药物等，主要通过诱导细胞增殖而促进肿瘤的发生，如雌激素与子宫内膜癌的发生有关。

1. **直接化学致癌物** 一般为弱致癌剂，致癌时间长，常见的有烷化剂和酰化剂。一些抗癌药也属于此类，如环磷酰胺、氮芥、苯丁酸氮芥、亚硝基脲等，患者在用药数年后发生第二恶性肿瘤，通常是粒细胞性白血病。某些金属元素（如镍、铬、镉、铍等）也可致癌，如铬可引起肺癌。另外一些非金属元素和有机化合物也有致癌性，如砷诱发皮肤癌，氯乙烯可致肝血管肉瘤，苯可致白血病等。

2. 间接化学致癌物　大部分间接致癌物在体内的代谢过程依赖细胞色素氧化酶 P450 系统，人群中这些酶的活性因为基因多态性而存在差异，因此个体间易感性也不同。

（1）多环芳烃：存在于石油、煤焦油中。致癌性特别强的有 3,4- 苯并芘、1,2,5,6- 二苯并蒽等。3,4- 苯并芘是煤焦油的主要致癌成分，存在于工厂排出的煤烟和烟草点燃后的烟雾中，与肺癌等肿瘤发生相关。另外，烟熏和烧烤的鱼、肉等食品中也含有多环芳烃，经常食用会提高胃癌的发病率。

（2）芳香胺类与氨基偶氮染料：致癌的芳香胺类，如乙萘胺、联苯胺、4- 氨基联苯等，与印染厂工人和橡胶工人的膀胱癌发生率较高有关。氨基偶氮染料，如以前在食品工业中曾使用过的奶油黄（二甲基氨基偶氮苯）和猩红，可引起大鼠的实验性肝细胞性肝癌。

（3）亚硝胺类：致癌谱很广，可在动物中诱发多种实验性肿瘤。在胃内的酸性环境下，亚硝酸盐与来自食物的各种二级胺合成亚硝胺。亚硝酸盐可来源于鱼、肉类食品的保存剂及着色剂，也可由细菌分解硝酸盐产生。流行病学调查显示，河南林州食管癌的高发病率与食物中高含量的亚硝胺有关。

（二）物理性致癌因素

物理性致癌因素主要是离子辐射，包括 X 线、γ 线、亚原子微粒（β 粒子、质子、中子或 α 粒子）的辐射及紫外线。离子辐射能引起染色体断裂、易位和发生点突变，使癌基因活化或抑癌基因失活，受损细胞在不断分裂过程中若再受到其他环境因素所致的附加突变，则可在长期潜伏后发生肿瘤。

日本长崎、广岛在第二次世界大战时受原子弹爆炸影响的幸存居民，经过 5~10 年的潜伏期，慢性粒细胞白血病的发生率明显增高，甲状腺癌、乳腺癌、肺癌等发生率也较高。长期接触 X 线及镭、铀、氡等放射性核素，可引起各种癌症，例如放射工作者长期接触 X 线而防护措施不到位，可诱发皮肤癌、急性和慢性粒细胞性白血病。

紫外线长期过度照射，可引起细胞内 DNA 中相邻的两个嘧啶连接，形成嘧啶二聚体，二聚体又形成环丁烷，从而破坏 DNA 双螺旋中二聚体所在处的磷酸二酯骨架，妨碍 DNA 分子的复制，导致皮肤的鳞状细胞癌、基底细胞癌和恶性黑色素瘤，易发生在白种人或照射后色素不增加的有色人种。正常人这种损害通常可为一系列 DNA 修复机制所修复，因此皮肤癌发病较少。着色性干皮病是一种罕见的常染色体隐性遗传病，先天性缺乏修复 DNA 所需的酶，无法修复受紫外线损害的 DNA，皮肤癌的发病率很高。

（三）生物性致癌因素

1. 细菌　幽门螺杆菌（*helicobacter pylori*，HP）引起的慢性胃炎与胃腺癌及胃黏膜相关淋巴瘤的发生相关，根除 Hp 可降低胃癌的发病率，也可使胃黏膜相关淋巴瘤消退。HP 的 *CagA*（cytotoxin associated gene A）基因进入胃黏膜上皮后造成细胞 DNA 损害，引起 *P16* 基因缺失，上调 *Bcl-2* 基因表达，抑制凋亡，这些改变可能与肿瘤的发生有关。HP 感染发展成胃癌的风险为 1%~2%，发展成胃黏膜相关淋巴瘤的风险 <1%。

2. 病毒　越来越多的证据表明，人类的某些肿瘤与病毒相关，这些病毒包括 RNA 病毒和 DNA 病毒。

（1）RNA 致瘤病毒：此类病毒含有一条单链 RNA 和反转录酶，可以通过转导或插入突变等方式将其遗传物质整合到宿主细胞的 DNA 中，使细胞发生转化。依据细胞转化能力的不同，可将 RNA 致瘤病毒分为两种：①急性转化病毒：含有病毒癌基因，如 *V-Src*、*V-Abl*、*V-Myc* 等，病毒感染细胞后，将以病毒 RNA 为模板在反转录酶催化下合成 DNA，然后整合到宿主的 DNA 链中并表达，导致细胞转化；②慢性转化病毒：病毒本身不含癌基因，但是有活性很强的启动子或增强子，反转录后插入宿主细胞 DNA 链中的原癌基因附近，引起正常或已突变的原癌基因激活和过表达，导致细胞转化。目前已证实，与人类肿瘤发生密切相关的 RNA 病毒只有 1 种，即人类 T 细胞白血病 / 淋巴瘤病毒 1（humen T-cell leukemia/lymphoma virus 1，HTLV-1）。HTLV-1 转化的靶细胞是 $CD4^+$ 的 T 细胞亚群（辅助性 T 细胞），与人 T 细胞白血病 / 淋巴瘤有关，主要发生在日本和加勒比地区。HTLV-1 在人类通过性交、血液制品和哺乳传播，感染者中仅有 1%~3% 会发展为白血病，潜伏期约 50 年。

（2）DNA 致瘤病毒：DNA 病毒感染细胞后有两种后果：①宿主细胞死亡：如果病毒 DNA 未整合到宿主的基因组中，病毒自行复制，产生大量病毒颗粒，导致细胞死亡；②转化宿主细胞：病毒 DNA 整合到宿主细胞的基因组中，引起细胞的转化。以下列举几个与人类肿瘤发生密切相关的 DNA 病毒。

1）人乳头瘤病毒（human papilloma virus，HPV）：目前已发现有 100 余种亚型，其中 HPV-1、HPV-2 和 HPV-4 与人类良性鳞状细胞乳头状瘤（疣）有关，HPV-6、HPV-11 与生殖道的乳头状瘤有关，HPV-16、HPV-18 与子宫颈和肛门生殖区域的鳞状细胞癌、口腔癌和喉癌有关。研究表明在乳头状瘤中，HPV 病毒的基因组尚未整合到宿主细胞的 DNA 中，而在宫颈癌中 HPV 的 DNA 已整合到宿主细胞的 DNA 中。由此可见，病毒 DNA 的整合对于肿瘤的发生非常重要。不仅如此，目前还发现整合的病毒 DNA 在同一肿瘤的所有癌细胞中均在基因组的同一位置，表明整合方式是克隆性的，或整合后细胞发生了克隆性增生。HPV 病毒的基因组包括早期区、晚期区和非编码区，整合后的断点总是在早期区的 E1/E2 开放阅读框架内，当 E2 区被阻断后，HPV-16、HPV-18 的 E6 和 E7 蛋白过度表达。E6 与 Rb、E7 与 p53 蛋白结合并导致其降解。E7 还可干扰 *P53* 基因的转录并灭活 *P21*，从而促进肿瘤的发生。

2）Epstein-Barr 病毒（EBV）：是一种疱疹病毒，与其有关的人类肿瘤有伯基特（Burkitt）淋巴瘤、某些霍奇金淋巴瘤、鼻咽癌、少数胃癌和免疫抑制患者［如人类免疫缺陷病毒（HIV）感染或者器官移植后］发生的 B 细胞淋巴瘤等。

EBV 感染人类的口咽部上皮细胞和 B 细胞后，病毒并不复制，反而促使受感染的细胞发生永生化，其机制涉及 *LMP-1*、*EBNA-2* 和 *EBNA-3C* 等多个基因。如 EBV 的潜伏膜蛋白基因 *LMP-1* 整合入宿主 DNA 中，表达的 LMP-1 蛋白可持续激活 B 细胞的 CD40 受体，活化 NFKB 和 JAK/STAT 信号通路，延长 B 细胞寿命、促进增殖。

3）乙型肝炎病毒和丙型肝炎病毒（hepatitis B virus，HBV；hepatitis C virus，HCV）：有 70%~85% 的肝细胞性肝癌是由 HBV、HCV 感染或混合感染所致。HBV 和 HCV（HCV 是 RNA 病毒）本身并不含有可以编码任何转化蛋白（癌蛋白）的基因。可能与肝细胞死亡引起的免疫性慢性炎症和肝细胞再生以及遗传损害有关。

3. 真菌　黄曲霉菌广泛存在于霉变食物，尤以霉变的花生、玉米及谷类含量最多。黄曲霉毒素有许多种，主要诱发肝细胞性肝癌，其中黄曲霉毒素 B_1（aflatoxin B_1）的致癌性最强。黄曲霉毒素高污染地区肝癌中，*P53* 突变常发生于 249 密码子（G—T 颠换）。乙型肝炎病毒（HBV）感染与黄曲霉毒素 B_1 有着协同致癌作用。

二、影响肿瘤发生、发展的内在因素及其作用机制

机体的内在因素在肿瘤的发生和发展中也起着非常重要的作用，但许多机制还没有阐明。以下主要从两方面作一简单介绍。

（一）遗传因素

从遗传学角度，可以认为肿瘤是一种基因病，但在人类肿瘤中，与遗传直接相关者不足10%。绝大多数常见肿瘤发生的遗传因素更多地体现在对致癌因素的易患性上（susceptibility），揭示这些肿瘤易患性的机制对肿瘤的预防非常重要。依据一些高癌家族系谱的分析，人类与遗传有关的癌症有以下几种情况。

1. 常染色体显性遗传的肿瘤　如视网膜母细胞瘤、神经纤维瘤病Ⅰ型和Ⅱ型、多发性内分泌肿瘤综合征和 Von Hippel-Lindau 综合征。另外还有一些癌前病变，由于存在抑癌基因（如 *APC*、*P53*、*Rb*）的突变或缺失，恶变率极高。如家族性腺瘤性息肉病的患者存在 *APC* 基因突变失活，100% 会在 50 岁前恶变为多发性结肠腺癌。此类肿瘤和癌前病变都属于单基因遗传，有典型的家族史，以常染色体显性遗传的规律遗传。此类肿瘤的发病模式需要二次突变，第一次突变通过遗传获得，并且产生了遗传不稳定性，提高了发生第二次突变的可能性。临床上发病较早，肿瘤往往多发，常累及双侧器官。

2. 常染色体隐性遗传的遗传综合征　此类中大部分与DNA修复基因缺陷有关，如着色性干皮病患者经紫外线照射后易患皮肤基底细胞癌、鳞状细胞癌或黑色素瘤；Bloom综合征（先天性毛细血管扩张性红斑及生长发育障碍）患者易患白血病及其他恶性肿瘤；毛细血管扩张性共济失调征患者多发生急性白血病和淋巴瘤；Fanconi贫血可伴有白血病；此外，与抑癌基因 *P53* 有关的 Li-Fraumeni 综合征，可引起家族性各种不同肿瘤的发生，如乳腺癌、各种骨和软组织肉瘤等。

3. 与遗传和环境因素均有关的家族性肿瘤　一些常见肿瘤（如乳腺癌、胃肠癌、食管癌、肝癌和白血病等）有家族聚集倾向。这类肿瘤一般是多基因遗传性肿瘤，在其发生过程中环境因素也很重要。流行病学调查发现，5%~10% 的乳腺癌有家族史，70%~85% 的 *BRCA1/2* 基因突变的携带者在一生中将发生乳腺癌；小于30岁的女性乳腺癌中，25%以上是由 *BRCA1* 或 *BRCA2* 基因突变所致。目前对这类肿瘤的遗传机制还不十分清楚。

（二）宿主对肿瘤的反应

发生了恶性转化的细胞，其突变的癌基因或肿瘤抑制基因编码的蛋白可引起免疫系统的反应，包括细胞免疫和体液免疫。以往一直认为机体对肿瘤的免疫反应是抗肿瘤的，但近年来的研究也发现，有的免疫反应是促肿瘤的，机体免疫反应对肿瘤的作用取决于抗肿瘤和促肿瘤作用的协调。

1. 肿瘤抗原　是指在肿瘤发生、发展过程中，肿瘤细胞独有的或较正常细胞过度表达的抗原物质。根据其产生机制和分子结构的不同分为以下几类。

（1）突变基因的产物：原癌基因、肿瘤抑制基因及其他基因突变后产生的蛋白均可引起免疫反应。突变基因表达的蛋白可与人类主要组织相容性复合体（MHC）Ⅰ类分子共同组成复合物，被 $CD8^+$ T 细胞通过其表面的 T 细胞受体识别，杀伤肿瘤细胞。$CD4^+$ T 细胞可识别 MHC Ⅱ类分

子限制性肿瘤抗原，发挥抗肿瘤作用。

（2）过度或异常表达的细胞蛋白：这类蛋白在正常细胞中也表达，但在肿瘤细胞中存在过度或异常表达。如前列腺特异性抗原（PSA）在正常前列腺细胞也表达，但在前列腺癌患者中其表达水平显著升高，因此，血清PSA水平的检测可用于前列腺癌的诊断和病程监测。

（3）生物因素诱发的肿瘤抗原：病毒基因整合后诱导细胞发生转化，表达出可以被免疫系统识别的新的病毒相关抗原，可以激发机体的免疫反应，从而识别和杀死被病毒感染的细胞。如抗人乳头瘤病毒（HPV）疫苗已投入临床使用，在预防女性宫颈癌中发挥了一定的作用。

（4）肿瘤胚胎抗原：指正常情况下只出现在胚胎组织，而不出现在已分化成熟的组织中，但在肿瘤细胞中可高表达的抗原。编码肿瘤胚胎抗原的基因在发育过程中被关闭，但在恶性转化过程中重新激活。由于宿主对胚胎抗原已具有免疫耐受，因此难以激发抗肿瘤的免疫应答，但可作为肿瘤免疫诊断的有效手段。如在肝细胞性肝癌等中出现的甲胎蛋白（α-fetoprotein，αFP或AFP）和在结肠癌中出现的癌胚抗原（carcinoembryonic antigen，CEA）。

（5）细胞表面的糖脂和糖蛋白改变：正常细胞表面存在的糖脂或糖蛋白成分在肿瘤细胞上会明显增加，但无严格的肿瘤特异性，如神经节苷脂和黏液等的形成增多，黑色素瘤中双唾液酸神经节苷脂3（GD3）的增高等。因此，临床上抗GD3单克隆抗体疗法成为新的治疗研究方向。MUC-1是黏蛋白成员之一，在腺癌中其表达量异常增加，分布的极性消失。另外如卵巢癌中CA-125和CA-19-9表达增高，可用于诊断和监测以及治疗的靶标。

2. 抗肿瘤的免疫效应机制　　机体抗肿瘤的免疫效应包括细胞免疫应答和体液免疫应答，但以细胞免疫应答为主。发挥细胞免疫效应的细胞主要包括T细胞、NK细胞和巨噬细胞。参与抗肿瘤免疫的T细胞亚群主要以$CD8^+$T细胞和$CD4^+$T细胞为主。$CD8^+$细胞毒性T细胞（CTL）表面存在IL-2和IFN-γ受体，被它们活化后可通过其T细胞受体识别肿瘤细胞上的MHC I类型分子，发挥直接杀伤作用。$CD4^+$T辅助细胞释放的多种细胞因子，在调节CTL、NK细胞和巨噬细胞的抗肿瘤效应中起重要作用。NK细胞是不需活化即可杀伤肿瘤细胞的淋巴细胞亚群。NK细胞被细胞因子活化后，其杀伤范围和效率都会显著提高，其机制主要是通过NK细胞受体和抗体依赖性细胞介导的细胞毒作用（antibody dependent cell mediated cytotoxicity，ADCC）。在抗肿瘤中发挥效应的巨噬细胞主要是M1型，可产生肿瘤坏死因子和活性氧代谢产物溶解肿瘤细胞，也可以通过ADCC杀伤肿瘤细胞，而M2型巨噬细胞有促进肿瘤发展的作用。

体液免疫应答主要是激活补体和介导NK细胞参与ADCC。

3. 肿瘤免疫编辑　　在肿瘤发生、发展过程中，机体免疫系统与肿瘤细胞间的相互作用一直是研究热点，科学家们早在1909年就初步建立了肿瘤免疫的概念，后来提出了肿瘤免疫监视假说，到了2002年，肿瘤免疫编辑学说才被正式提出。肿瘤免疫编辑是一个动态发展的过程，包括三种不同的状态：免疫清除（elimination）、免疫平衡（equilibrium）和免疫逃逸（escape）。免疫编辑包含了两层含义：一是免疫系统可以识别并清除肿瘤细胞；二是肿瘤细胞可以通过免疫重塑，逃避免疫系统的攻击。

免疫清除即传统上的免疫监视过程，指发生转化的细胞能被人体免疫系统识别并消灭。在免疫缺陷病患者和接受免疫抑制剂治疗的患者中，恶性肿瘤的发病率明显增加，有力说明了免疫清除在抗肿瘤中的重要性。在这一过程中，如果肿瘤细胞没有被完全清除，免疫系统会选择甚至促进产生免疫耐受的肿瘤细胞，进入免疫平衡期，免疫存活下来的弱免疫原性肿瘤细胞和免疫系统之间处于相对平衡的状态。在这一阶段中，肿瘤细胞通过产生新的突变和基因不稳定等机制，形成新的亚克隆谓肿瘤逃逸变型（tumor escape variants，TEV）。当机体最终出现临床症状时，往往已进入免疫逃逸期。免疫逃逸的发生涉及多种机制，肿瘤细胞可通过抗原的变化、凋亡等信号通路的改变和产生大量免疫抑制性细胞因子等途径逃避免疫监视；免疫系统则发生抗原耐受、抗原提呈细胞功能缺失，产生免疫抑制性免疫细胞，甚至有些免疫细胞还可促进肿瘤生长（如 M2 型巨噬细胞）等变化。

三、肿瘤发生的分子机制

肿瘤发生的分子机制非常复杂，尽管近几十年来取得了很大的进展，但与了解肿瘤的发生机制还差得很远。以下简要阐述几个肿瘤发生发展中的重要概念，包括癌基因的活化、抑癌基因的失活、凋亡障碍、端粒酶活化、基因组不稳定和表观遗传学改变。

（一）癌基因的活化

1. 原癌基因、癌基因及癌蛋白概念　原癌基因（proto-oncogene）是存在于正常细胞，对细胞增生和分化进行生理性调节的基因，其编码的产物往往是对正常细胞生长十分重要的细胞因子。原癌基因可在多种因素的作用下被激活成癌基因（oncogene），能够促进细胞自主生长，发生恶性转化（表6-4）。癌基因编码的蛋白谓癌蛋白（oncoprotein），可持续转化靶细胞，使得靶细胞自主生长，不再需要生长因子或其他刺激信号，并具有逃避细胞周期检查点（checkpoint）的能力。上述癌基因的改变可以通过基因扩增（gene amplification）、点突变、染色体缺失（deletion）和染色体重排（chromosomal rearrangements），包括染色体易位（translocation）和倒转（inversion）来实现。这些基因的改变可影响基因的表达。表观遗传学改变也可影响基因的表达。

表 6-4　人类常见的原癌基因、激活方式和相关肿瘤

分类	原癌基因	激活方式	相关人类肿瘤
生长因子			
PDGF-β 链	SIS	过表达	星形细胞瘤、骨肉瘤
FGF	HST-1	过表达	胃癌
	INT-2	扩增	膀胱癌、乳腺癌、黑色素瘤
TGF-α	TGF-α	过表达	肝细胞性肝癌、星形细胞瘤
生长因子受体			
EGF 受体家族	ERB-B1	过表达	肺鳞癌、胶质瘤
	ERB-B2	扩增	乳腺癌、卵巢癌
FMS 样酪氨酸激酶 3	FLT3	扩增	乳腺癌、卵巢癌
神经营养因子受体	RET	点突变	白血病、家族性甲状腺髓样癌
PDGF 受体	PDGF-R	过表达、易位	胶质瘤、白血病
信号转导相关蛋白			
GTP 结合蛋白	K-Ras	点突变	结直肠癌、肺癌、胰腺癌
	H-Ras	点突变	膀胱和肾肿瘤

续表

分类	原癌基因	激活方式	相关人类肿瘤
	N-Ras	点突变	黑色素瘤、造血系统肿瘤
非受体型酪氨酸激酶	ABL	易位	慢性粒细胞白血病、急性淋巴母细胞白血病
RAS 信号转导蛋白	BRAF	点突变	黑色素瘤、结直肠癌、甲状腺乳头状癌
WNT 信号转导蛋白	β-catenin	点突变、过表达	肝母细胞瘤、肝细胞性肝癌
核调节蛋白			
转录活化因子	C-MYC	易位	伯基特淋巴瘤
	N-MYC	扩增	神经母细胞瘤、小细胞肺癌
	L-MYC	扩增	小细胞肺癌
细胞周期调节蛋白			
周期素	CYCLIN D	易位	套细胞淋巴瘤
	CYCLIN E	过表达	乳腺癌
周期素依赖激酶	CDK4	扩增或点突变	胶质母细胞瘤、黑色素瘤、肉瘤

2. 癌蛋白的分类和功能　　肿瘤细胞最突出的特征是细胞增殖动力学异常。细胞增殖主要受细胞生长因子调节，这些因子与特异的细胞表面受体结合，然后通过细胞内信号的传递，最终导致 DNA 的合成和细胞分裂。癌基因编码的蛋白与原癌基因的正常产物有量或结构上的不同，依据其作用的部位和功能，可以将癌蛋白分为生长因子类癌蛋白、生长因子受体类癌蛋白、酪氨酸激酶类癌蛋白、GTP 结合蛋白类癌蛋白和核蛋白类癌蛋白五大类。目前已开发出针对特定癌蛋白的药物来治疗肿瘤，取得了较好效果。如针对生长因子受体 ERBB2 的单克隆抗体曲妥珠单抗（herceptin）用于治疗高表达该癌蛋白的乳腺癌和其他肿瘤。酪氨酸激酶抑制剂吉非替尼（gefitinib）、厄洛替尼（erlotinib）等药物治疗非小细胞肺癌。

（二）抑癌基因失活

1. 抑癌基因的基本概念　　在正常细胞中，抑癌基因又称肿瘤抑制基因（tumor suppressor gene），其编码的产物组成一个网络，能监测有害的变化，并在细胞生长、增殖调控中发挥重要的负性调节作用（表 6-5）。肿瘤抑制基因的产物可作为转录因子、细胞周期抑制因子、信号转导分子等发挥作用。一般认为，确定为某个组织或器官恶性肿瘤的抑癌基因要符合三个条件，一是在该癌的相应正常组织中必须有正常的表达，二是在该种恶性肿瘤中这个基因要有改变，三是将野生型基因导入该基因缺陷的恶性肿瘤细胞中将部分或全部抑制其恶性表型。符合上述标准的有 Rb-1、P53、APC、DCC、WT1、NF1 和 NF2、BRCA1、P16 和 P15 及 DPC4 等。肿瘤抑制基因的失活大多需要经历等位基因的两次突变或缺失（纯合子），即 Knudson 提出的"二次突变"学说。1974 年，Knudson 以视网膜母细胞瘤研究资料为据提出，在两条 13 号染色体上有两个 Rb 基因（等位基因），两个等位基因需要经过两次突变使基因功能完全丧失，从而发生视网膜母细胞瘤。在家族性视网膜母细胞瘤患儿，其基因组中已经存在一个等位基因缺陷（从父母处获得），另一个等位基因是正常的（杂合型）。这种个体只要再有一次突变（缺失、点突变或表观遗传学改变）就可形成肿瘤（图 6-19）。由于已有一个基因的改变，个体更容易发生第二个突变，所以家族性视网膜母细胞瘤的患儿发病年龄小，双侧发病的较多。而在散发性视网膜母细胞瘤的患

表 6-5 常见人类肿瘤抑制基因和相关肿瘤

定位	肿瘤抑制基因	功能	与体细胞突变相关的肿瘤	与遗传性突变相关的肿瘤
细胞表面	TGF-β 受体	生长抑制	结肠癌、胃癌	不明
	E-cadherin	细胞黏附	胃癌	家族性胃癌
胞质	APC/β-catenin	抑制信号传导	胃癌、结肠癌、胰腺癌、黑色素瘤	家族性腺瘤性息肉病、结肠癌
	PTEN	PI3 激酶信号转导	子宫内膜癌、前列腺癌	不明
	SMAD2	TGF-β 信号转导	结肠癌、胰腺癌	
细胞核	Rb	调节细胞周期	视网膜母细胞瘤、骨肉瘤、乳腺癌、肺癌	视神经母细胞瘤、骨肉瘤
	P53	调节细胞周期和 DNA 损伤所致的凋亡	大多数人类肿瘤	Li-Fraumeni 综合征
	WT-1	核转录	肾母细胞瘤	肾母细胞瘤
	P16/INK4a	抑制周期素依赖激酶	胰腺癌、食管癌	黑色素瘤
	BRCA1	DNA 修复		女性家族性乳腺癌、卵巢癌
	BRCA2	DNA 修复		男性和女性乳腺癌

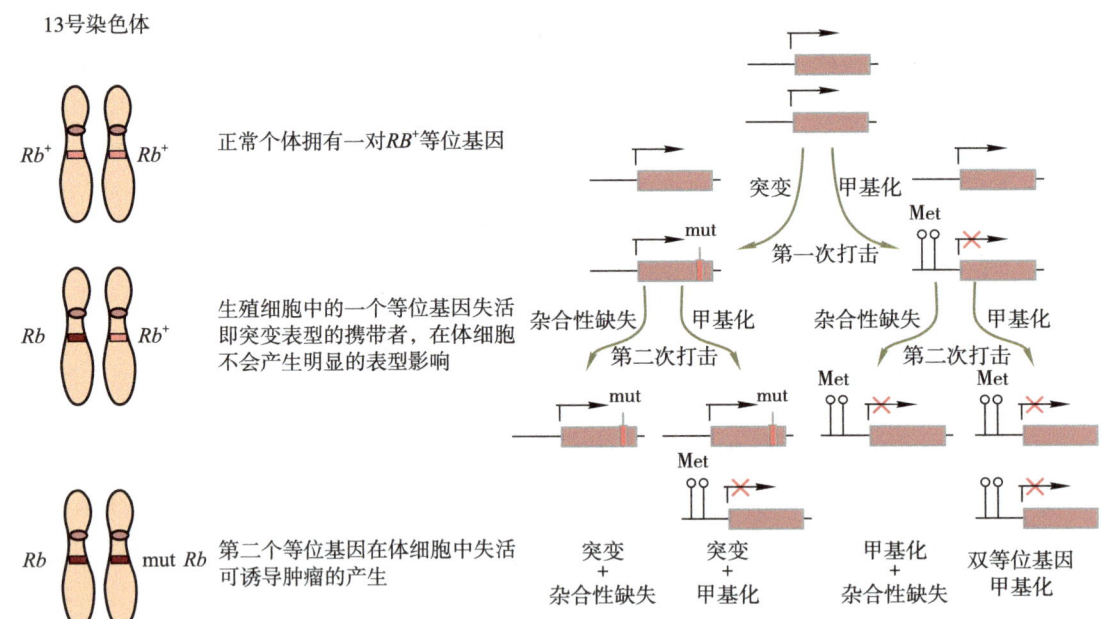

图 6-19 肿瘤形成的二次打击学说
（左）经典的二次打击学说；（右）：修正后的二次打击学说

儿，由于要有两次体细胞的突变以导致两个等位基因的失活，时间要长得多，因此发生这种可能性的只有家族性的万分之一，而且发病晚，多为单侧。

2. *Rb-1* 和 *P53* 基因

（1）*Rb* 基因：是在对视网膜母细胞瘤（retinoblastoma，RB）的研究中最早发现的一种肿瘤抑制基因。*Rb* 基因定位于染色体 13q14，编码的 Rb 蛋白属于核磷蛋白，在细胞周期调节中起重要作用。*Rb* 的两个等位基因都必须发生突变或缺失才能产生肿瘤，除了发生在视网膜母细胞瘤外，还可见于部分骨肉瘤、乳腺癌和小细胞肺癌等。Rb 蛋白在细胞中以活化的低磷酸化和失活的高磷酸化两种形式存在。活化的 Rb 蛋白对于细胞从 G_1 期进入 S 期有抑制作用。当细胞受到增生刺激时，Rb 蛋白被磷酸化失活，使细胞进入 S 期。如果点突变或 13q14 的缺失使 *Rb* 基因失活，则 Rb 蛋白表达出现异常，细胞就无障碍地进入 S 期，不断增生，形成肿瘤。

（2）*P53* 基因：定位于染色体 17p13.1，编码正常的 p53 蛋白（野生型）存在于核内，是一种转录因子和核结合蛋白。正常的 p53 蛋白可抑制细胞周期、监测细胞 DNA 损伤和诱导细胞凋亡等。当细胞发生 DNA 损伤时，p53 蛋白表达增加，诱导 *P21* 和 DNA 修复基因 *GADD45* 转录，使细胞停滞在 G_1 期，进行 DNA 修复。如修复成功，细胞进入 S 期；如修复失败，则带有 DNA 损害的细胞进入老化或者凋亡，以保证基因组的遗传稳定。因此，正常的 p53 蛋白又被称为"分子警察"或"基因组守卫者"。如果 *P53* 基因缺失或发生突变，DNA 损伤后不能通过 *P53* 的介导发生 G_1 期停滞和 DNA 修复，细胞可以进入增殖，将 DNA 的异常传递给子代细胞，最终可能发展成恶性肿瘤。

P53 基因的突变可见于 80% 以上的人类肿瘤，尤其在结肠癌、肺癌、乳腺癌和胰腺癌中更为多见。*P53* 基因异常的方式有突变、缺失、基因重排和甲基化等多种。在大多数肿瘤中，两个 *P53* 等位基因的失活一般均是由体细胞突变所致。Li-Fraumeni 综合征患者可通过遗传获得一个 *P53* 的突变，在 50 岁时发生第二次突变产生恶性肿瘤的可能性高于 *P53* 基因正常的人群 25 倍，主要发生肉瘤、乳腺癌和白血病等。

（三）凋亡障碍

在正常的个体中，细胞的新生和死亡是平衡的，一旦这种平衡被破坏，机体就可能出现疾病。如果细胞增殖过度或细胞的凋亡减少，就可以形成肿瘤。另外，当面对环境 DNA 损伤因子时，正常细胞发生无法修复的 DNA 损害，会启动凋亡信号，诱发凋亡，以维持基因组稳定性。在肿瘤中常常有诱导细胞凋亡和抑制细胞凋亡平衡的破坏。如 BCL 家族中的 bcl2/bcl-xl 蛋白可以抑制凋亡，而 bax/bak 蛋白则可以促进细胞凋亡。正常情况下，bcl2/bcl-xl 和 bax/bak 在细胞内保持平衡，如 bcl2 蛋白增多，凋亡被抑制，在许多肿瘤中有 bcl2 的异常表达；如 bax 蛋白增多，则细胞进入凋亡。野生型的 p53 蛋白可以诱导 bax/bak 的合成，而促使 DNA 受损的细胞进入凋亡。

（四）端粒酶活化

端粒（telomeres）是位于染色体末端的 DNA 重复序列，其长度随着细胞复制次数的增多而逐渐缩短。正常细胞分裂一定次数后，端粒缩短到一定程度，就会被 DNA 修复机制识别，使得细胞发生细胞周期 G_1 停滞或凋亡。生殖细胞和干细胞含有端粒酶，可使缩短的端粒恢复，而大部分体细胞不含端粒酶，只能复制 60~70 次后死亡。很多人类肿瘤细胞都存在使端粒不会缩短的机制，从而使肿瘤细胞具有相对无限复制的能力。目前已证明，85%~95% 的人类肿瘤含一定程度的端粒酶活性，其活性与某些肿瘤的恶性程度和预后有关。

（五）基因组不稳定

人类在生活中接触到许多可致突变的环境因素，但由于正常细胞具有 DNA 修复机制，恶性肿瘤并不多见。细胞在复制和重组阶段保持基因组稳定性需要大量不同的损伤应答蛋白，因此一些有遗传性 DNA 修复调节基因突变或缺陷的人，发生肿瘤的危险性较高。基因组不稳定主要表现为染色体不稳定和微卫星不稳定。表观遗传不稳定包括有基因组总体低甲基化和CpG岛甲基化表型（CIMP）等。这种不稳定可导致许多基因的突变。遗传性非息肉病性结肠癌（hereditary nonpolyposis colorectal cancer，HNPCC）是一个典型的实例，该病由DNA错配修复基因缺陷所引起，分子水平上有微卫星不稳定性，有广泛的基因突变。

（六）表观遗传学改变

表观遗传学改变（epigenetic changes）指不伴有基因核苷酸序列改变的，可逆的基因表达的遗传学改变。以DNA甲基化研究最为深入，DNA甲基化是在甲基转移酶的催化下，DNA的CG二核苷酸的胞嘧啶被选择性地添加甲基，形成5-甲基胞嘧啶，这常见于基因的5′-CG-3′序列。DNA的甲基化可使得肿瘤抑制基因沉默，从而促进肿瘤的形成。近年来，组蛋白修饰和非编码RNA的研究使表观遗传学的概念大为拓展。组蛋白修饰包括组蛋白末端的乙酰化、甲基化、磷酸化、泛素化等多种方式，可影响组蛋白与DNA双链的亲和性，从而改变染色质的疏松或凝集状态，或通过影响其他转录因子与结构基因启动子的亲和性来发挥基因调控作用。真核生物DNA 93%可转录成RNA，但仅2%翻译成蛋白质，这些不翻译的RNA称为非编码RNA，在基因表达调节中发挥重要的作用。非编码RNA主要由微小RNA（micro RNA）和长链非编码RNA构成。

四、肿瘤发生的多基因协同和多步骤性

流行病学、遗传学和实验动物模型研究均已证实，恶性肿瘤的发生是一个长期的多因素、多阶段、多步骤的过程。因此，一个人类恶性肿瘤的形成需要十几年甚至几十年的时间。在病理学上，有些肿瘤先形成癌前病变，继而发生癌变，再发生浸润形成浸润性癌，最后发生转移，如直肠癌（图6-20）。一般认为，细胞癌变是一个多阶段的顺序化过程，在不同阶段有不同的基因发生改变，但是从正常组织到恶性肿瘤的形成，整个过程并非是线性的，而是一个错综复杂的过程。即使是同一个恶性肿瘤，也可以分为不同的分子亚型，各亚型发生发展的分子机制也有差异。实验证明，单独一个癌基因的活化，不会完成癌变过程。这些活化的癌基因发挥不同的作用，但往往具有互补性质。根据其作用的不同，癌基因通常分两类：第一类是使细胞产生不死性（immortalization），如*C-Myc*；第二类是使细胞迅速增殖，细胞形态和功能等表型转化的基因，如*Ras*。

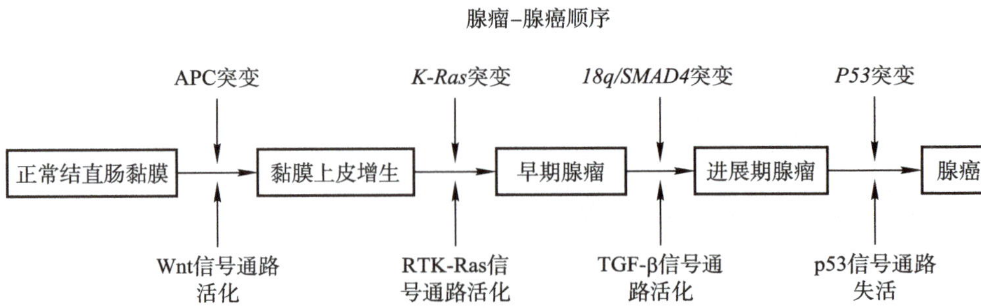

图6-20 直肠癌多步骤癌变模式图
（根据Vogelstain和Fearon模型修改）

腺瘤-腺癌顺序

正常结直肠黏膜 →（APC突变 / Wnt信号通路活化）→ 黏膜上皮增生 →（K-Ras突变 / RTK-Ras信号通路活化）→ 早期腺瘤 →（18q/SMAD4突变 / TGF-β信号通路活化）→ 进展期腺瘤 →（P53突变 / p53信号通路失活）→ 腺癌

（来茂德　徐芳英　徐恩萍）

思考题

1. 试述炎性增生与肿瘤性增生的区别。
2. 试述肿瘤实质与间质的关系。
3. 试述肿瘤的异质性及其临床意义。
4. 简述肿瘤的生长方式及其临床意义。
5. 试述肿瘤转移的基本途径。
6. 简述良、恶性肿瘤的区别。
7. 试述肿瘤的命名原则。
8. 试述癌与肉瘤的区别。
9. 试述遗传因素与肿瘤发生的关系。
10. 区别这些概念：分化、异型性、多形性和间变，分级与分期，癌与肉瘤，癌前病变、癌前疾病、癌前状态、不典型增生、异型增生、上皮内瘤变和原位癌，胃肠平滑肌瘤与间质瘤，癌基因与抑癌基因。

网上更多……

本章小结　　历代著名病理学家介绍　　自测题　　教学 PPT

第七章
心血管系统疾病

关键词

动脉粥样硬化　　冠心病　　心绞痛　　心肌梗死　　高血压

动脉瘤　　风湿病　　感染性心内膜炎　　心瓣膜病

二尖瓣狭窄　　二尖瓣关闭不全　　心肌炎　　心肌病

先天性心脏病　　心脏黏液瘤

　　心血管系统疾病是一组累及心脏和血管的疾病。心脏病变可损伤心内膜、心瓣膜、心肌和心外膜,并引起心脏血流动力学改变和血液循环障碍,代表性疾病为冠状动脉性心脏病(简称冠心病)、风湿性心脏病和慢性心瓣膜病。血管病变可损伤大、中、小血管,主要为动脉血管,代表性疾病分别为动脉粥样硬化(AS)和高血压。AS主要发生在大、中动脉,高血压主要累及细、小动脉。

　　AS、高血压、冠心病、风湿病、心瓣膜病和感染性心内膜炎是本章学习的重要内容,要求掌握上述疾病的病理学变化,熟悉其病因、发生机制及临床病理联系;了解心肌炎、心肌病、心包炎及常见先天性心脏病的病变特点。此外,通过本章学习掌握临床病理联系分析方法,为后续病理学章节的学习及临床阶段心血管系统疾病的学习与实践奠定基础。

思维导图

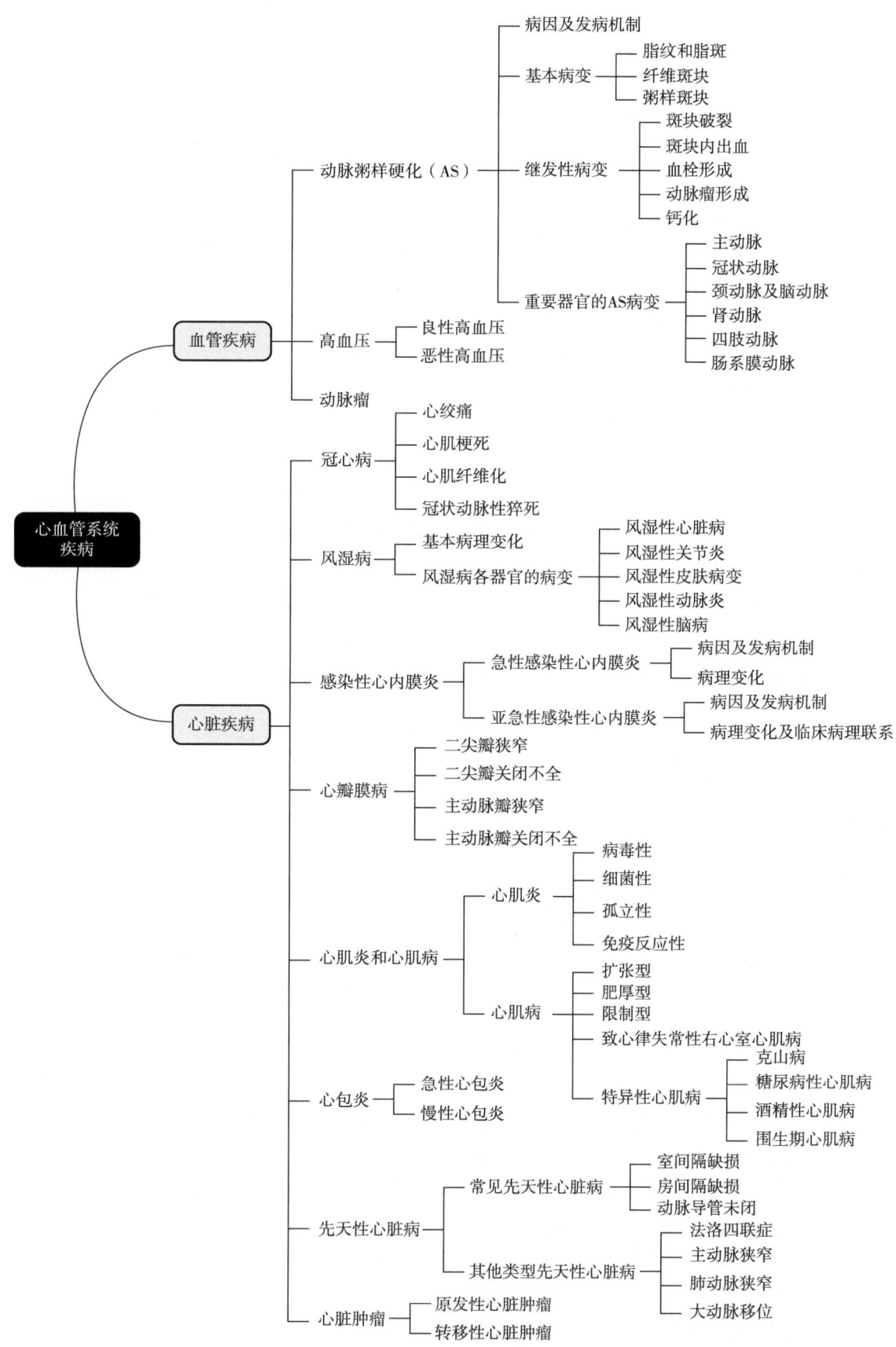

心血管系统疾病，特别是动脉粥样硬化、冠心病和高血压是对人类健康与生命威胁最大的一组疾病。在各类疾病的发病率和病死率中，心血管系统疾病居第一位。

第一节 动脉粥样硬化

动脉粥样硬化（atherosclerosis，AS）是心血管系统中最常见的疾病之一。AS 主要累及大、中弹性动脉和肌性动脉，病变特点是：脂质（lipid）在动脉内膜不断积聚，内膜灶状纤维化和粥样斑块形成，伴有动脉中膜的逐渐退变，使动脉壁变硬、管腔狭窄，并引起一系列继发性改变，常导致心、脑等器官缺血性病变，因而产生严重的后果。本病多见于中老年人，其发病率随年龄增长而增高。在我国，AS 的发病率有明显上升的趋势。

AS 属于动脉硬化性疾病的一种。动脉硬化（arteriosclerosis）是指一组以动脉壁增厚变硬、弹性减退和管腔变窄为特征的动脉硬化性疾病，主要包括三种类型。① AS：发生于大、中动脉，最常见，临床意义非常重要；②动脉中层钙化（Mönckeberg medial calcific sclerosis）：较少见，好发于 50 岁以上人群的中等肌性动脉，常见于四肢动脉，尤其是下肢动脉，表现为管壁中膜有广泛钙盐沉积，并可发生骨化，除非合并粥样硬化，多不产生明显症状，其临床意义不大；③细、小动脉硬化（arteriolosclerosis）：常与高血压和糖尿病有关，其基本病变是细动脉（arterioles）和小动脉（small arteries）的玻璃样变及纤维化，临床意义重要。

一、病因及发病机制

（一）危险因素

1. **高脂血症（hyperlipidemia）** 是指血浆总胆固醇（total cholesterol，TC）和（或）三酰甘油（triacylglycerol，TAG）的异常增高。高胆固醇血症（hypercholesterolemia）和高三酰甘油血症（hypertriglyceridemia）是 AS 的最主要危险因素。实验证明，高脂饮食可诱发动物实验性 AS 斑块形成。流行病学研究表明，AS 的严重程度随 TC 的升高呈线性加重，TC 浓度与冠心病（coronary heart disease，CHD）危险程度及其病死率呈正相关。长期控制 TC 在合适的水平，可预防 AS；降低 TC 可以减少动脉粥样斑块的形成。目前认为，低密度脂蛋白（low-density lipoprotein，LDL）或低密度脂蛋白胆固醇（LDL-cholesterol，LDL-C）是 AS 和 CHD 的主要致病因素，尤其是 LDL 亚型中的小颗粒致密低密度脂蛋白（small dense low-density lipoprotein，sLDL）的水平被认为是判断 CHD 的最佳指标。LDL 被动脉壁内细胞氧化修饰（ox-LDL）后，具有促进粥样斑块形成的作用。极低密度脂蛋白（very low-density lipoprotein，vLDL）、中间密度脂蛋白（intermediated-density lipoprotein，IDL）和乳糜微粒（chylomicron，CM）也与 AS 发病率呈正相关。而高密度脂蛋白（high-density lipoprotein，HDL）或高密度脂蛋白胆固醇（HDL-cholesterol，HDL-C）具有抗 AS 和 CHD 发病的作用。此外，载脂蛋白（apolipoprotein，apo）在血浆中的浓度，apoB 的升高与 apoA-I 的降低，也与 AS 的发生有密切关系。

综上所述，LDL、LDL-C、IDL、vLDL、TAG 及其载脂蛋白 apoB 的异常升高与 HDL、HDL-C 及其载脂蛋白 apoA-I 的降低同时存在，对 AS 的发生发展具有极为重要的意义。在临床实践中，以 TC 及 LDL-C 增高最受关注。

> 知识拓展 7-1
> 高脂血症的定量标准

> 知识拓展 7-2
> 脂蛋白在 AS 发病中的作用

2. 高血压（hypertension） 是 AS 的主要危险因素。高血压患者与同年龄、同性别的无高血压者相比，AS 发病较早，病变重。高血压时，血流对血管壁的机械性压力和冲击作用较强，可引起内皮损伤和（或）功能障碍，使内膜对脂质的通透性增加。与高血压发病有关的肾素、儿茶酚胺和血管紧张素等可改变动脉壁代谢，导致血管内皮损伤，从而造成脂蛋白渗入内膜增多，血小板和单核细胞黏附，中膜平滑肌细胞（SMC）迁入内膜等变化，促进 AS 的发生和发展。

3. 吸烟 是 AS 一个确定的危险因素，是心肌梗死主要的独立危险因子。大量吸烟导致内皮细胞损伤和血中一氧化碳（carbon monoxide, CO）浓度升高，碳氧血红蛋白增多，刺激内皮细胞释放生长因子，促使中膜 SMC 向内膜迁入、增生。大量吸烟可使血中 LDL 易于氧化，ox-LDL 有更强的致 AS 的作用。烟内含有一种糖蛋白，可激活凝血因子XII及某些致突变物质，后者可引起血管壁 SMC 增生。吸烟还可增强血小板聚集功能，升高血中儿茶酚胺浓度及降低 HDL 水平。这些都有助于 AS 的发生。

4. 致继发性高脂血症的疾病 包括：①糖尿病（diabetes）：患者血中 TAG 和 vLDL 水平明显升高，而 HDL 水平降低。此外，高血糖可致 LDL 糖基化和高三酰甘油血症，后者易产生 sLDL 并被氧化，促进血中单核细胞迁入内膜而转化为泡沫细胞；2 型糖尿病患者还常有凝血VIII因子增高及血小板功能增强，而加速 AS 血栓形成及引起动脉管腔闭塞。②高胰岛素血症（hyperinsulinemia）：可促进动脉壁 SMC 增生，使血中 HDL 含量降低，CHD 发病率和病死率增高。③甲状腺功能减退（hypothyroidism）和肾病综合征（nephrotic syndrome）：均可引起高胆固醇血症，使血浆 LDL 明显增高。

知识拓展 7-3
胰岛素抵抗

5. 遗传 CHD 的家族聚集现象提示遗传因素是 AS 发病的危险因素。家族性高胆固醇血症、家族性脂蛋白脂酶缺乏症等患者 AS 的发病率较高。已知有 400 多种突变的等位基因与家族性高胆固醇血症有关，影响 LDL 受体蛋白的合成、运输、结合、集聚和受体的再循环，导致血浆 LDL 极度升高，年龄很小就可发病。各种载脂蛋白（apolipoprotein, apo）的基因突变也可引起 LDL 水平发生改变。大约 20% 的血浆胆固醇水平的变化与 apoE 基因的多态性相关。HDL 的主要载脂蛋白 apoA-I 基因的多态性，如遗传性 apoA-I 基因缺陷，与早期 AS 相关。

6. 代谢综合征（metabolic syndrome, MS） 是一种合并高血压及葡萄糖与脂质代谢异常的综合征，伴有 LDL 升高和 HDL-C 降低，其直接后果是导致严重心血管事件的发生，并造成死亡。

7. 年龄、性别、肥胖、感染

（1）年龄：动脉内膜随着年龄增长而逐渐增厚。AS 检出率和病变程度的严重性随年龄增加而增高，并与动脉壁的年龄性变化有关。在 40~60 岁的人群中，心肌梗死的发病率增加了 5 倍。

知识拓展 7-4
年龄对 AS 发生的影响

（2）性别：女性绝经前 HDL 水平高于男性，LDL 水平低于男性，患 CHD 的概率低于同龄组男性。绝经后，两性间发病率差异消失。这可能与雌激素可使 HDL 水平增高有关。

（3）肥胖：肥胖人群易患高脂血症、高血压和糖尿病，从而间接促进 AS 的发生。

（4）感染：血清流行病学研究指出，病毒可能是 AS 发生的一个因素。在人 AS 的病灶中发现了肺炎衣原体、巨细胞病毒、幽门螺杆菌、疱疹病毒等生物体的基因组序列，但它们能否引起 AS 尚不清楚。

（二）发病机制

虽历经近一个世纪的研究，但 AS 发病机制尚未完全阐明，学说很多，如脂质渗透/积蓄学说（lipid infiltration/insudation hypothesis）、血栓镶嵌学说（thrombus encrustation hypothesis）、

损伤应答学说（reaction to injury hypothesis）、炎症学说（inflammation hypothesis）、单克隆学说（monoclonal hypothesis）、内膜细胞群和新内膜形成学说（intimal cell mass and neointima formation hypothesis），以及血流动力学说（hemodynamic hypothesis）等。但任何一种学说均不能单独而全面地解释AS的发生与发展。在AS形成中有两种观点占主导地位，一种强调内膜的细胞增生，另一种强调血栓的反复形成与机化。目前倾向于把以上两种观点的主要部分结合在一起，并将危险因素考虑进去作为调整，形成包含炎症学说在内的损伤应答学说，认为AS是一种由动脉内皮细胞损伤启动的动脉壁的慢性炎症反应，这一论点的中心如下（图7-1）：①慢性内皮损伤，通常轻微，内皮细胞功能失调，通透性增强，白细胞黏附，血栓形成；②脂蛋白（主要是LDL-C）渗入动脉壁；③病灶处的脂蛋白氧化修饰；④血液单核细胞（和其他白细胞）黏附于内皮，随后移入内膜，转化为巨噬细胞和泡沫细胞；⑤血小板黏附；⑥活化的血小板、巨噬细胞或者血管细胞释放因子引起中膜SMC移入内膜；⑦SMC在内膜增生并合成细胞外基质（extracellular matrix，ECM），导致胶原和蛋白聚糖积聚；⑧脂质在巨噬细胞和SMC内、外进一步积聚。

> 知识拓展7-5
> 动脉粥样硬化发病机制的学说

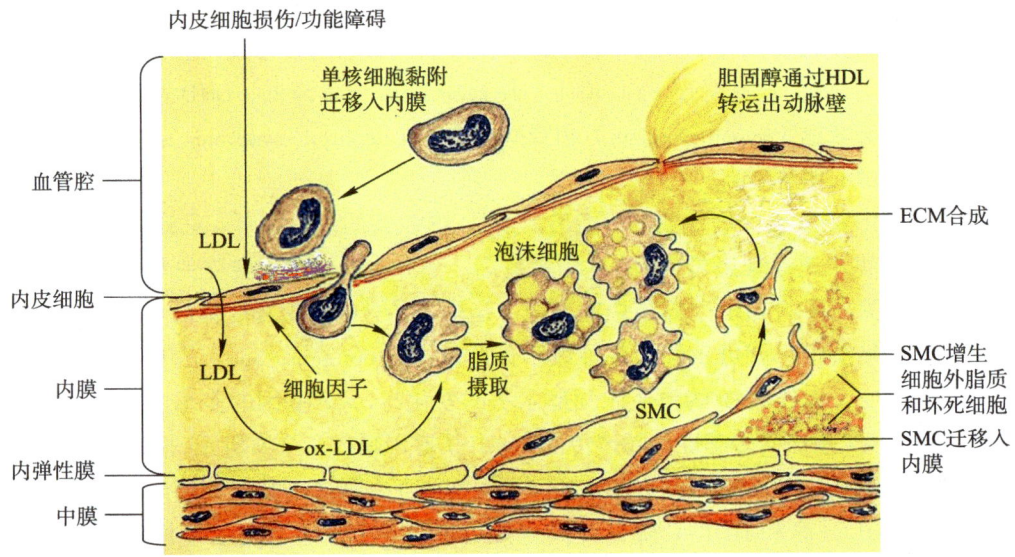

图7-1　动脉粥样硬化发病机制模式图
内皮细胞损伤或功能障碍，LDL渗入内皮下间隙并氧化修饰成ox-LDL；单核细胞迁移入内膜，转化为巨噬细胞；血小板和单核细胞释放生长因子，导致中膜SMC迁移入内膜并增生，产生ECM；巨噬细胞通过vLDL受体和清道夫受体，SMC通过LDL受体，识别、摄取ox-LDL，形成泡沫细胞。LDL：低密度脂蛋白；ox-LDL：氧化型LDL；SMC：平滑肌细胞；ECM：细胞外基质；vLDL：极低密度脂蛋白；HDL：高密度脂蛋白

1. 内皮细胞损伤的作用　血管内皮细胞通透性升高，慢性的或反复的内皮细胞损伤是AS起始病变。血流动力学失调和高胆固醇血症是引起内皮细胞变化的两个最重要的决定因素。在实验动物中，由机械性的剥脱、血流动力学压力、免疫复合物沉积、放射和化学刺激物介导的内皮损伤可引起内膜增厚，在高脂饮食条件下，有典型的粥瘤形成。而在人类，对AS的发生更为关键的因素是非剥脱性内皮细胞功能障碍导致内皮通透性升高、白细胞黏附增强与内皮细胞基因产物表达的变化。吸烟、高半胱氨酸、某些病毒和其他感染因子都可能引起内皮细胞功能障碍。内皮细胞的功能障碍、活化及形态学损伤可引发血液中单核细胞、血小板及血管壁中膜SMC的变化而形成AS的病灶。

2. 脂质的作用　在血管壁局部积聚的脂质起源于血浆脂蛋白，各种机制导致的血脂异常

（TC、TAG、LDL、LDL-C、IDL、sLDL、vLDL、apoB 的升高与 HDL、HDL-C、apoA-Ⅰ的降低）是 AS 发病的始动性环节。慢性高脂血症（特别是高胆固醇血症），可以刺激巨噬细胞或内皮细胞产生氧自由基使一氧化氮（nitric oxide，NO）失活，而直接削弱内皮细胞功能，使内皮细胞通透性增高，脂蛋白积聚在内膜中并发生氧化修饰而成为 ox-LDL 等。ox-LDL 对 AS 的病变形成有以下几种作用：①通过清道夫受体（scavenger receptor）被巨噬细胞吞入进而形成泡沫细胞。②增加单核细胞在病灶处积聚。③刺激生长因子和细胞因子的释放。④对内皮细胞和 SMC 具有细胞毒性。⑤导致内皮细胞功能障碍。

3. 单核/巨噬细胞的作用　单核细胞和巨噬细胞在 AS 的发病中起着关键性的作用。AS 早期，在 ox-LDL、单核细胞趋化蛋白-1（monocyte chemoattractant protein-1，MPC-1）、PDGF、FGF、TNF、TGF-α 等因子的影响下，单核细胞通过表达于内皮细胞表面的黏附分子黏附于损伤内皮表面，然后通过内皮细胞间隙移入并定位于内膜，转化为巨噬细胞。经其表面的清道夫受体、CD36 受体和 Fc 受体的介导，巨噬细胞大量吞入以 ox-LDL 为主的脂蛋白，转变成巨噬细胞源性泡沫细胞，这种细胞是 AS 的早期病变脂纹、脂斑的主要成分。巨噬细胞也产生 IL-1 和 TNF，增强白细胞的黏附；一些由巨噬细胞生成的细胞因子（如 MPC-1）可以进一步吸引白细胞进入斑块；巨噬细胞产生氧自由基，也可以引起病灶处的 LDL 发生氧化；巨噬细胞合成生长因子，可以促使 SMC 增生。

4. 平滑肌细胞增殖的作用　动脉中膜 SMC 迁移入内膜，在内膜 SMC 增生并合成 ECM，使脂纹转变成纤维斑块和粥样斑块，因而 SMC 增生是参与 AS 进展期病变形成的主要环节。研究表明，许多 AS 斑块是单克隆的，即它们起源于一个或少数几个 SMCs。如前所述，渗入内膜的 ox-LDL 的刺激，活化的血小板、巨噬细胞、内皮细胞及 SMC 自身产生的一些生长因子，如 PDGF、FGF、IL-1、TNF 等，均有促进 SMC 游走和（或）增生的作用。游走的 SMC 发生增生、表型转化，即由收缩型（细胞长梭形，胞质内含大量肌丝和致密体）转变为合成型（细胞类圆形，胞质内含大量粗面内质网、核糖体及线粒体），分泌细胞因子（如 IL-1、TNF、PDGF 等）和合成 ECM，经其表面的 LDL 受体介导 SMC 吞噬脂质，形成 SMC 源性泡沫细胞。此外，修饰的脂质（如 ox-LDL 等）具有细胞毒作用，使泡沫细胞坏死、崩解，致使局部出现脂质池和降解的脂质产物（如游离胆固醇）等。这些物质与局部的载脂蛋白及分解脂质产物共同形成粥样物质，从而出现粥样斑块并诱发局部炎症反应，压迫中膜使之萎缩及促使外膜毛细血管增生、T 细胞浸润和纤维化。

二、病理变化

AS 主要发生于大动脉（如主动脉）、中动脉（如冠状动脉、脑基底动脉、肾动脉和四肢动脉），最常见于腹主动脉，其次依次为冠状动脉、降主动脉、颈动脉和脑底 Willis 环，以这些动脉的分叉、分支开口、血管弯曲凸面为好发部位。

AS 病变最早可以开始于胚胎期，表现为内膜垫形成，出生后不久演变为脂纹，经 20~30 年的时间形成典型病变，几年以后可能发生严重的急性并发症或者继发性改变。AS 的基本病变是在动脉内膜形成粥样斑块，主要含有三种成分：①细胞，包括泡沫细胞、SMC、巨噬细胞和 T 淋巴细胞；② ECM，包括胶原、弹性纤维和蛋白多糖；③细胞内和细胞外脂质。这三种成分的含量和分布随斑块的变化有所不同。AS 的典型病变的发生发展可分为以下 4 个阶段。

1. 脂纹和脂斑（fatty streak）　是 AS 肉眼可见的最早病变。肉眼观，主动脉的脂纹常见于其

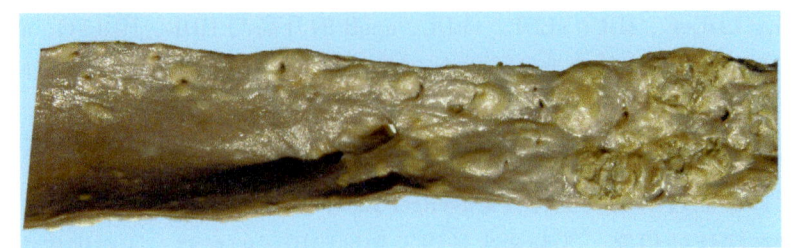

图 7-2 主动脉粥样硬化

主动脉内膜见隆起的灶状病变,可见三期病变。左上 1/3 段为黄色斑点与条纹,多位于分支开口处,为脂纹、脂斑期;中间 1/3 段为隆起于内膜表面的灰黄色斑块,病灶面积增大,为纤维斑块期;右 1/3 段见显著隆起的灰黄色斑块,广泛累及内膜,部分斑块破裂,其内可见黄色粥糜样物质,为粥样斑块期

后壁及分支开口处,为宽 1~2 mm 的斑点或长短不一的黄色条纹,平坦或稍微隆起于内膜表面,由细胞内和细胞外的脂质积聚构成(图 7-2)。光镜下,脂纹处内皮细胞下有大量泡沫细胞聚集。泡沫细胞圆形,体积较大,胞质内有大量小空泡(为在制片过程中被溶解的脂质)。苏丹Ⅲ染色呈橘黄(红)色,为脂质成分。脂纹中的泡沫细胞源于巨噬细胞多于 SMC。此外,可见少量淋巴细胞、中性粒细胞等。

脂纹与脂斑对机体无明显影响,而且因病变中纤维组织尚未增生,故当病因去除后病变可消退。这种病变十分常见,据尸检观察,9 岁以下儿童的主动脉脂纹检出率约 10%。

2. 纤维斑块(fibrous plaque) 泡沫细胞的坏死导致细胞外脂质形成,加之 SMC 大量增生,产生胶原、弹性纤维及蛋白多糖,使病变演变为纤维斑块。肉眼观察,初为隆起于内膜表面的灰黄色斑块(图 7-2),随着斑块表层的胶原纤维不断增加及玻璃样变,斑块乃逐渐变为瓷白色,如蜡滴状。光镜下,典型病变主要含三层结构(图 7-3)。①纤维帽(fibrous cap):是指内皮下和坏死中心之间区域,由 SMC、密集的胶原纤维、巨噬细胞以及少量弹力纤维和蛋白聚糖组成;②脂质区(lipid zone):由泡沫细胞、细胞外脂质和坏死碎片组成,该区较小或不明显;③基底部(basal zone):由增生的 SMC、结缔组织和炎症细胞组成。

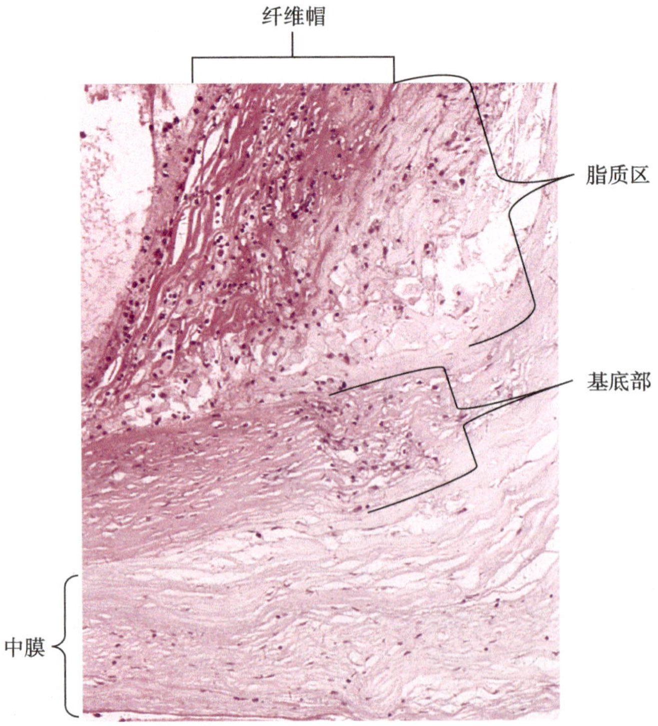

3. 粥样斑块(atheromatous plaque) 泡沫细胞坏死崩解后,其胞质内的脂质被释放出来,成为富含胆固醇酯的脂质池,并释放出许多溶酶体酶,促进其他细胞坏死崩解。纤维斑块逐渐演变为粥样斑块,亦称粥瘤(atheroma)。肉眼观察,为明显隆起于内膜表面的灰黄色斑块。切面,表层的纤维帽为瓷白色,深部为由脂质和坏死崩解物质混合而成的黄色粥糜样物质(见图 7-2)。光镜下,表层纤维帽的胶原纤维玻璃样变,SMC 被分散埋藏于 ECM 之中。深部为大量无定形坏死物质,其内富含细胞外脂质、胆固醇结晶(HE 片中为针形或

图 7-3 冠状动脉粥样硬化之纤维斑块

冠状动脉局部内膜显著增厚,病变主要含三层结构;表层为纤维帽,大量红色胶原纤维中夹杂着 SMC 和泡沫细胞;其下为脂质区,见大量泡沫细胞和粥样物质;基底部由增生的结缔组织及其夹杂的少许泡沫细胞构成。泡沫细胞圆形,体积较大,胞质内有大量小空泡

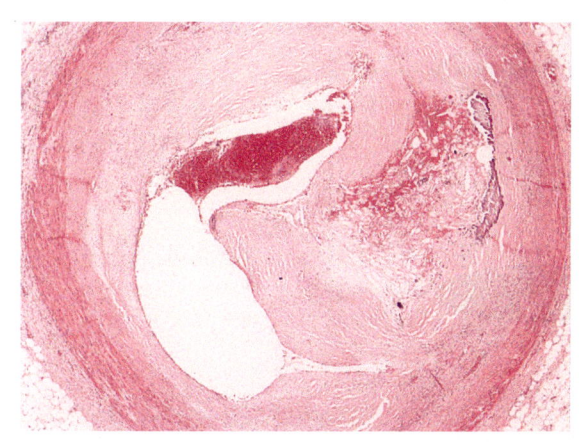

图7-4 冠状动脉粥样硬化斑块内出血、钙化
冠状动脉内膜显著不规则增厚，表层为纤维帽，其下为坏死物质及胆固醇结晶，并可见斑块内出血及蓝色钙盐沉积。中膜受压变薄。管腔内见血栓形成

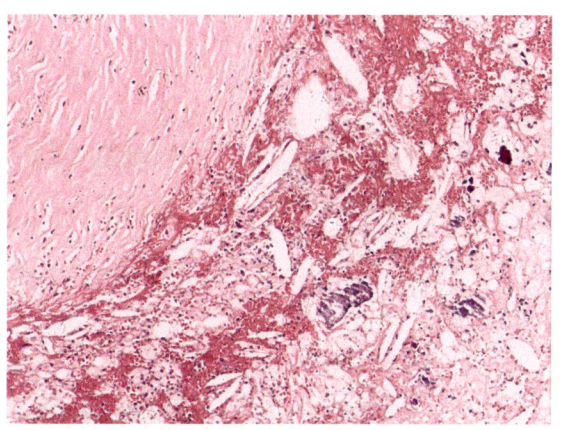

图7-5 冠状动脉粥样硬化之胆固醇结晶
本图为图7-4斑块深层改变。高倍镜下见纤维帽下为大量无定形坏死物质，其内见泡沫细胞、胆固醇结晶（针形或梭形空隙），并见斑块内出血和蓝色钙盐沉积

梭形空隙）及钙化等（图7-4，图7-5）。坏死物底部和边缘可见肉芽组织、少许泡沫细胞和淋巴细胞。病变严重者中膜 SMC 萎缩、变薄。外膜可见新生毛细血管、结缔组织增生及淋巴细胞、浆细胞浸润。

4. 继发性病变（complicated lesion） 是指在纤维斑块和粥样斑块的基础上合并的病变，亦称复合性病变。

（1）斑块破裂：斑块表面纤维帽破裂常形成粥瘤性溃疡（见图7-2）及并发血栓形成，坏死性粥样物质可排入血流而造成胆固醇栓塞。斑块破裂常见于腹主动脉下段、髂动脉和股动脉。富含软的细胞外脂质的斑块容易破裂。

（2）斑块内出血：斑块内新生的毛细血管破裂或斑块纤维帽破裂可形成斑块内血肿，使斑块迅速增大并突入管腔，甚至使管径较小的动脉完全闭塞，导致急性供血中断，如冠状动脉粥样硬化伴斑块内出血可致心肌梗死（图7-4，图7-5）。

（3）血栓形成：为最危险的并发症，表浅的或由于斑块破裂造成的较深的内膜损伤，使动脉壁胶原暴露，引起血小板聚集形成血栓（图7-4）。从而加重病变动脉的狭窄，甚至阻塞管腔导致梗死，如心和脑的梗死。若血栓脱落，则可导致栓塞。

（4）动脉瘤形成：严重的粥样斑块由于其底部中膜平滑肌受压萎缩变薄，弹性减弱，不能承受血流压力而使动脉壁向外局限性扩张，形成动脉瘤（aneurysm），典型的见于腹主动脉。动脉瘤破裂可致大出血。此外，血流可从粥瘤溃疡处内膜侵入主动脉中膜，或中膜内的血管破裂出血，均可造成中膜撕裂，形成夹层动脉瘤（dissecting aneurysm）。

（5）钙化：钙盐多沉着在纤维帽及粥瘤灶内（图7-4），导致动脉壁变硬变脆，易于破裂。

上述 AS 的发病机制、并发症和自然发展史概括如图7-6。

二、重要器官的动脉粥样硬化

在大的动脉，粥样斑块的形成一般不会影响血流；但在中等肌性动脉（如冠状动脉及脑动脉），斑块及其继发性病变可使管腔狭窄甚至闭塞，引起组织坏死，如心肌梗死、脑软化、足坏疽等，兹略述如下。

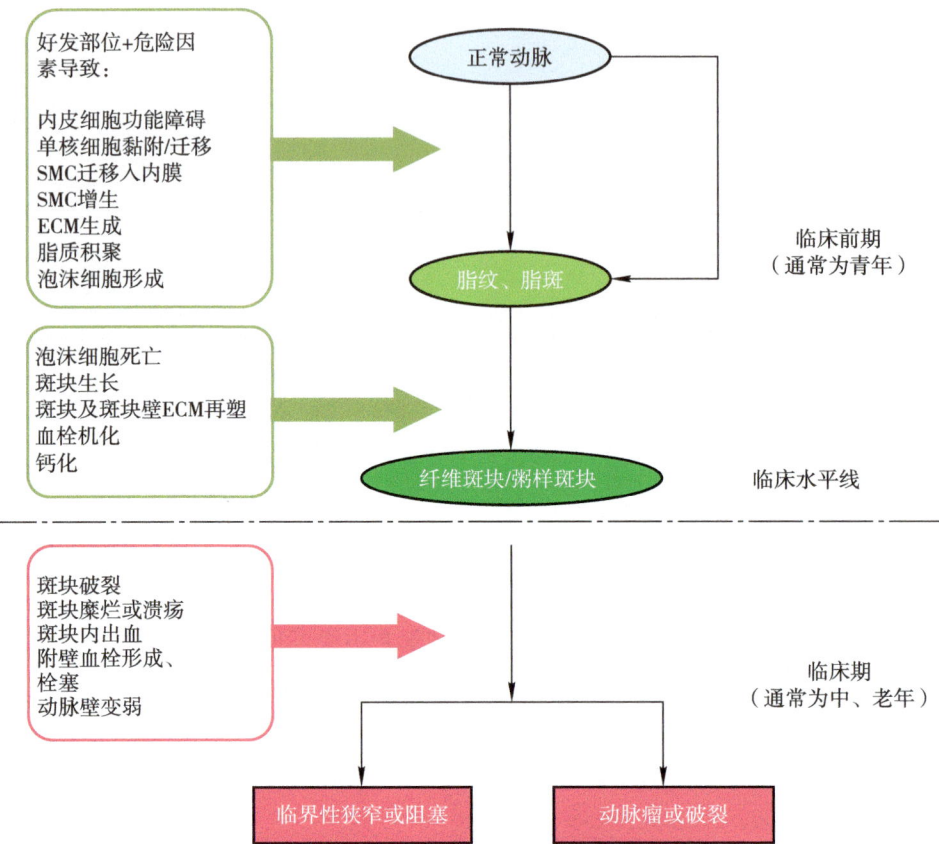

图7-6 AS的病变、发病机制、并发症和自然发展史

斑块通常起始于少年时代，缓慢和隐匿性发展许多年，或者在此后的短期内快速发展，在中年或者老年出现临床症状。病变从脂纹/脂斑发展到纤维斑块与粥样斑块，然后出现斑块并发症。SMC：平滑肌细胞；ECM：细胞外基质

1. **主动脉粥样硬化** 病变好发于主动脉后壁及其分支开口处，病变严重程度依次为腹主动脉、胸主动脉、主动脉弓和升主动脉。严重者主动脉内膜广泛受累，弥漫分布不同发展阶段的病变，常见溃疡（见图7-2）、血栓形成、钙化及出血等继发性改变。由于主动脉管腔大，粥样斑块所致管腔狭窄的症状并不明显，但其继发病变常可导致严重后果。粥样物质和血栓脱落可引起栓塞。主动脉瘤主要见于腹主动脉，破裂可发生致命性大出血。有的病例主动脉根部内膜病变严重，累及主动脉瓣，使瓣膜增厚、变硬，甚至钙化，形成主动脉瓣膜病。

2. **冠状动脉粥样硬化** 见本章第二节。

3. **颈动脉及脑动脉粥样硬化** 脑部动脉粥样硬化比冠状动脉粥样硬化发生晚，一般在40岁以后才出现。病变最常见于颈内动脉起始部、基底动脉、大脑中动脉和Willis环。纤维斑块和粥样斑块常导致管腔狭窄，并可因继发性病变加重狭窄甚至形成闭塞。长期供血不足可致脑实质萎缩，表现为脑回变窄，脑沟变宽、变深，脑皮质变薄，质量减轻（图7-7）。患者记忆力和智力减退，精神异常，甚至痴呆。急速供血中断可致脑梗死（脑软化）。脑软化灶多发生在颞叶、内囊、尾状核、豆状核和丘脑等处，严重时可引起患者失语、偏瘫甚至死亡。当血压突然升高时，Willis环上的小动脉

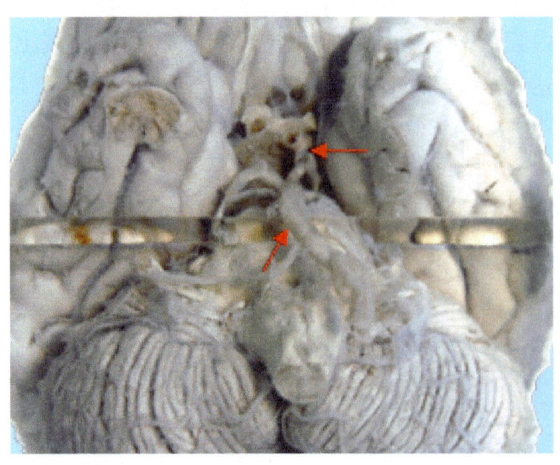

图7-7 脑动脉粥样硬化

脑回变窄，脑沟变宽、变深；基底动脉（↗）和Willis环管壁（←）增厚，管腔狭窄、变硬

瘤可破裂出血。

4. 肾动脉粥样硬化　病变最常累及肾动脉开口处或主干近侧端，严重者可导致肾动脉高度狭窄，甚至因并发血栓形成而完全阻塞。前者可引起肾血管性高血压；后者可导致受累动脉供血区域的梗死，梗死灶机化后形成较大块的凹陷瘢痕，多个瘢痕可使肾缩小，谓动脉粥样硬化性固缩肾。

5. 四肢动脉粥样硬化　下肢动脉粥样硬化较上肢为常见，且较严重。股浅动脉在内收肌腱裂孔水平处最常发生阻塞。当较大动脉管腔明显狭窄时，可因肢体缺血在行走时引起疼痛，休息后好转，再走时出现剧痛，即所谓间歇性跛行（claudication）。当动脉管腔严重狭窄，继发血栓形成而侧支循环又不能代偿时，可发生供血局部的缺血性坏死（梗死），甚至发展为坏疽。

6. 肠系膜动脉粥样硬化　可引起消化不良、肠道张力减低、便秘、腹痛等症状。血栓形成时，有剧烈腹痛、腹胀和发热。肠壁坏死时，可引起便血、麻痹性肠梗阻及休克等症状。

第二节　冠状动脉粥样硬化及冠状动脉粥样硬化性心脏病

一、冠状动脉粥样硬化

冠状动脉粥样硬化（coronary atherosclerosis）是 AS 中对人类构成威胁最大的疾病。因为冠状动脉靠近心室，承受最大收缩压撞击，血管树受心脏形状影响，有多次方向改变，承受较大剪应力，所以易于发生 AS。据统计，20~50岁病变检出率，男性显著高于女性；60岁以后男女无明显差异。其好发部位及严重程度以左冠状动脉前降支最高，其余依次为右主干、左主干或左旋支、后降支。病变常呈节段性，多发生于血管的心壁侧，斑块多呈新月形，使管腔呈偏心性狭窄（图7-8）。按管腔狭窄程度可分为4级：Ⅰ级，≤25%；Ⅱ级，26%~50%；Ⅲ级，51%~75%；Ⅳ级，≥76%。冠状动脉粥样硬化常伴发冠状动脉痉挛、出血及血栓形成，导致原有管腔狭窄程度加剧，甚至供血中断，引起心绞痛、心肌梗死等，并可成为心源性猝死的原因。

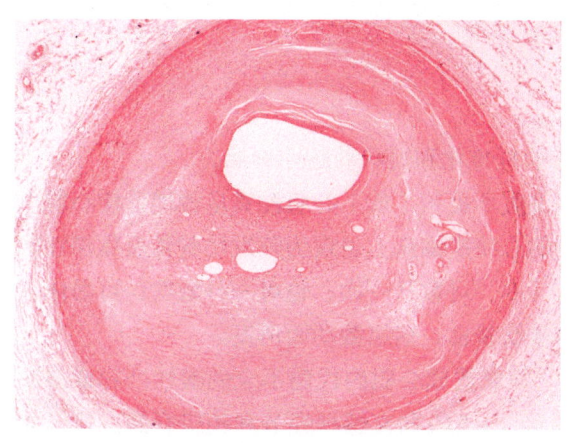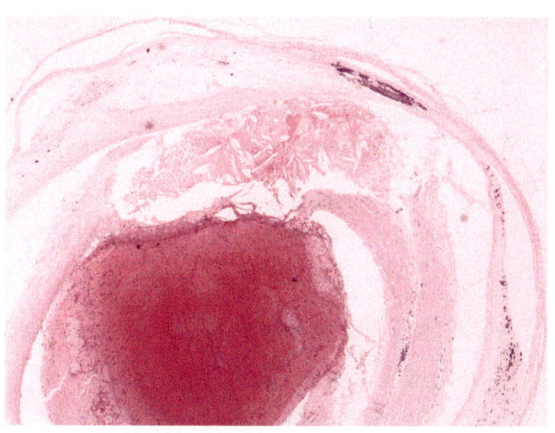

图7-8　冠状动脉粥样硬化

左图示冠状动脉内膜明显增厚，管腔呈偏心性狭窄，狭窄程度>75%，此外见再通血管形成；右图示管腔内血栓形成并形成再通裂隙，管壁上可见粥样物质

二、冠状动脉粥样硬化性心脏病

冠状动脉性心脏病（coronary heart disease，CHD）简称冠心病，是指因狭窄性冠状动脉疾病

而引起的心肌供血不足所造成的缺血性心脏病。由于其最常见的病因是冠状动脉粥样硬化引起的冠状动脉管腔狭窄,因此把 CHD 视为冠状动脉粥样硬化性心脏病(coronary atherosclerotic heart disease)的同义词。所谓缺血性心脏病(ischemic heart disease,IHD),是指一组与心肌需氧供氧失衡密切相关的临床病症。

(一)病因

CHD 时,心肌缺血缺氧的原因表现在两个方面:冠状动脉供血不足和心肌需氧量增加。

1. **冠状动脉供血不足** 现将能引起冠状动脉供血不足的疾病分述如下。

(1)冠状动脉粥样硬化:严重和慢性的冠状动脉粥样硬化引起一支或一支以上的冠状动脉的狭窄是 CHD 的发病基础。当受累的冠状动脉管腔狭窄达到≥75%,冠状动脉扩张不能满足心肌需氧量增加时,就会导致典型的心绞痛。因此,冠状动脉管腔狭窄≥75%被定义为"临界性狭窄"。但是,CHD 的发生与预后不仅取决于受累的冠状动脉的狭窄程度,而且与冠状动脉斑块的动态变化密切相关,它包括:斑块的急性复合性病变、冠状动脉血栓形成、冠状动脉痉挛。

(2)斑块的急性继发性病变:经常发生在狭窄程度小于临界的 75% 的冠状动脉,表现为斑块破裂、斑块增大和继发血栓形成,脱落的粥瘤碎屑可造成远端的冠状动脉血管栓塞,引起急性心肌梗死。

(3)冠状动脉血栓形成:如果血管被完全阻塞,则发生急性心肌梗死;如果血管阻塞是不完全和动态变化的,则患者发生不稳定型心绞痛或者致命的心律失常,后者可以引起心源性猝死(sudden cardiac death)。

(4)冠状动脉痉挛:心血管造影技术证明,冠状动脉痉挛可引起心绞痛和心肌梗死。冠状动脉痉挛的机制尚不完全清楚。

(5)其他因素:其他比较少见的引起冠状动脉血流减少的因素有,主动脉瓣或二尖瓣的赘生物脱落引起的冠状动脉栓塞,冠状动脉血管炎症所致的血管狭窄。严重的高血压也与冠状动脉血流减少和心肌缺血有关,特别是在先前已有冠状动脉粥样硬化的患者。

2. **心肌需氧量增加** 除了冠状动脉血流减少,心肌需氧量的增加也可加重心肌缺血,通常见于左心室肥大的患者。血压骤升、情绪激动、体力劳累、心动过速等可导致心肌负荷增加,心肌需氧量增加,冠状动脉供血相对不足。

(二)临床类型与病理变化

CHD 临床上主要表现为心绞痛、心肌梗死、心肌纤维化和冠状动脉性猝死。

1. **心绞痛(angina pectoris,AP)** 是冠状动脉供血不足和(或)心肌耗氧量骤增致使心肌急性、暂时性缺血、缺氧所引起的临床综合征。典型的心绞痛临床上表现为阵发性胸骨后压榨性或紧缩性疼痛,常放射至左肩和左臂;每次发作 3~5 min,可数日一次,也可一日数次;可因休息或用硝酸酯类药物而缓解消失,亦可因体力活动、暴饮暴食、情绪激动而诱发。

AP 典型临床表现的发生机制:由于心肌缺血、缺氧造成心肌内代谢不全的酸性产物或多肽类物质堆积,刺激心脏局部的交感神经末梢,信号经 1~5 段胸交感神经节和相应脊髓段传至大脑,在相应脊髓段的脊神经所分布的皮肤区域产生不适感,表现为憋闷或紧缩感。AP 是心肌缺血所引起的反射性症状。

AP 的主要临床类型:根据引发原因和疼痛程度,国际上将 AP 分为三种主要类型:

(1)稳定型心绞痛(stable angina pectoris):又称典型心绞痛或轻型心绞痛,一般不发作,仅在体力活动过度增加、心肌耗氧量增多时发作，临床表现为典型症状。病情可稳定1～3个月。通常伴有固定性的一支或一支以上的冠状动脉粥样硬化性狭窄（≥75%）。

（2）变异型心绞痛（prinzmetal或variant angina pectoris）：常发生在休息时或睡梦中。是冠状动脉收缩性增加而引起的AP，主要由冠状动脉痉挛引起，痉挛多发生在AS的斑块附近，也可发生在正常的冠状动脉。此型心绞痛对血管扩张剂反应良好。

（3）不稳定型心绞痛（unstable angina pectoris）：也称进行性加重性心绞痛（crescendo angina），以心绞痛疼痛频率增加为特征。在负荷或休息时均可发作，症状更强烈，持续时间长于稳定型心绞痛，是心肌梗死的前兆，被归属于心肌梗死前心绞痛。大多至少有一支冠状动脉大支近端高度狭窄，由于斑块的急性变化合并血栓形成、远端冠状动脉血栓栓塞和（或）血管痉挛而发作。患者常伴有左心室扩张及心力衰竭；光镜下，可见弥漫性心肌纤维化。

2. 心肌梗死（myocardial infarction，MI）又谓心肌梗塞，是指由冠状动脉供血急剧减少或中断引起的急性、持续性局部缺血、缺氧所致的心肌凝固性坏死。典型的心肌梗死临床表现为剧烈而持久的胸骨后疼痛，休息及硝酸酯类药物不能完全缓解，可并发心律失常、休克或心力衰竭。本病多发生于中老年人，40岁以上占87%～96%，冬春季多发。发病时大多无明显诱因，在安静或睡眠时发病，部分患者发病前有剧烈体力劳动、精神紧张、饱餐、饮酒等诱因。急性心肌梗死大约一半患者在未到达医院前就已死亡。

（1）原因：心肌梗死大多由冠状动脉粥样硬化引起。在此基础上并发血栓形成、斑块内出血或持续性痉挛使冠状动脉血流进一步减少或中断，或过度劳累使心脏负荷加重，导致心肌严重缺血。

（2）好发部位和范围：心肌梗死的部位与冠状动脉供血区域一致，多发生在左心室，其中约50%发生在左冠状动脉前降支供血区的左心室前壁、心尖部及室间隔前2/3；约25%发生于右冠状动脉供血区的左心室后壁、室间隔后1/3及右心室大部；此外，可见于左冠状动脉旋支供血区的左心室侧壁（图7-9）。心肌梗死极少累及心房。

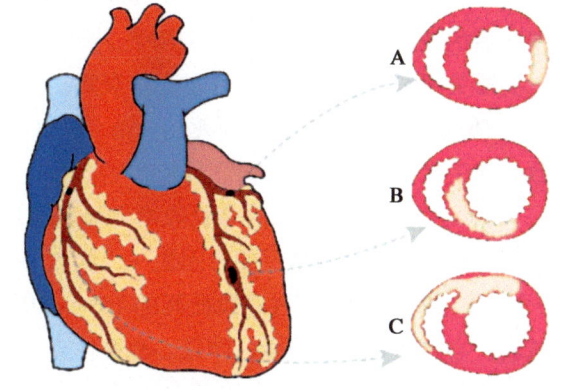

图7-9 冠状动脉供血区域与MI好发部位的对应关系

A：左冠状动脉旋支阻塞所致左心室侧壁MI；B：左冠状动脉前降支阻塞所致左心室前壁、心尖部及室间隔前2/3MI；C：右冠状动脉阻塞所致左心室后壁、室间隔后1/3及右心室大部MI

（3）类型：根据梗死灶的范围和累及心室壁的厚度可将MI分为两个主要类型。

1）心内膜下心肌梗死（subendocardial myocardial infarction）：指梗死仅累及心室壁内层1/3的心肌，并波及肉柱和乳头肌。常为多发性、小灶状坏死（直径0.5～1.5 cm），不规则地分布于左心室四周，严重者融合成片或累及整个左心室内膜下心肌引起环状梗死（circumferential infarction）。因为心内膜供血来自末梢动脉，而且承受心室内压力相对最高，所以心内膜下心肌是心室壁灌流最差的部位，典型的心肌梗死常首发于心内膜下心肌。

2）透壁性心肌梗死（transmural myocardial infarction）：亦称区域性心肌梗死（regional myocardial infarction），累及心室壁全层，梗死面积大小不一，多在2.5～10 cm^{2}之间。该型梗死远比心内膜下心肌梗死常见。如梗死未累及全层但深达室壁2/3以上则称厚壁梗死。透壁性心肌梗死常有相应的一支冠状动脉病变突出，并常伴有动脉痉挛或血栓形成。

（4）病理变化：心肌梗死的形态学表现决定于梗死的时间，一般在梗死发生6 h后肉眼才能辨认。基本的病变过程是：凝固性坏死合并炎症反应、肉芽组织形成、坏死心肌溶解吸收、肉芽组织机化形成富含胶原纤维的瘢痕组织。肉眼观察，梗死灶形态不规则，8～72 h颜色苍白，

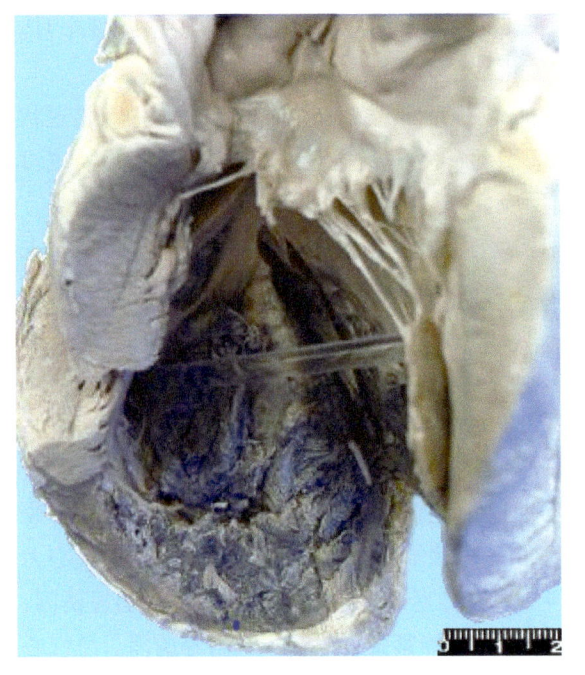

图 7-10 心肌梗死伴附壁血栓形成
左心室前壁及心尖部心肌梗死，梗死灶局部区域机化成白色瘢痕，心室内可见附壁混合血栓形成

3～7天时，梗死灶变软，呈淡黄色或黄褐色，梗死灶外周出现充血出血带。数周到数月后，肉芽组织增生，机化形成地图形白色瘢痕，称为陈旧性心肌梗死（图7-10）。光镜下，早期表现为凝固性坏死。4～12 h，心肌纤维出现凝固性坏死，间质水肿伴有出血，中性粒细胞开始浸润；8～24 h，梗死边缘的心肌纤维变长呈波浪状，梗死的心肌肌浆明显红染、凝集；24～72 h，整个心肌纤维凝固性坏死，核消失，横纹消失，肌质变成不规则粗颗粒状，梗死区炎症反应明显，中性粒细胞浸润达高峰；3～7天时，心肌纤维肿胀、空泡变，胞质内出现颗粒及不规则横带（收缩带），梗死灶周边肉芽组织增生，开始机化梗死区（图7-11）；10天时，在梗死灶边缘可见较多肉芽组织；数周到数月后，肉芽组织机化梗死病变形成瘢痕组织（图7-12）。

（5）并发症：心肌梗死（尤其是透壁性心肌梗死）可发生下列并发症。

1）乳头肌功能失调（papillary muscle dysfunction）：常见于心肌梗死的患者，多发生在心肌梗死后的3天内，主要累及二尖瓣乳头肌。梗死的乳头肌可发生破裂，结果腱索与乳头肌分离，二尖瓣关闭不全，可引起急性左心室衰竭。

2）心律失常：占心肌梗死的75%～95%，多因心肌梗死累及传导系统并致其功能紊乱，导致心律失常，重者心搏急停、猝死。

3）心力衰竭：梗死的心肌收缩力显著减弱以致丧失，可引起左心、右心或全心淤血性心力衰竭，是患者死亡最常见的原因之一，约占心肌梗死的60%。

4）心源性休克：占心肌梗死的10%～20%。当心肌梗死的面积＞40%时，心肌收缩力极度减弱，心排血量显著减少，导致心源性休克，甚至死亡。

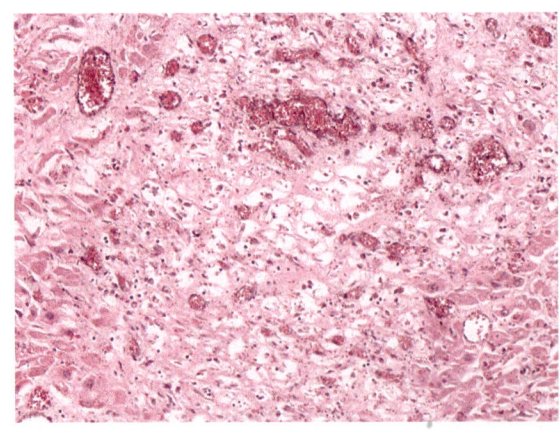

图 7-11 心肌梗死
心肌纤维出现凝固性坏死，并可见重度水变性，血管扩张充血，间质水肿并出血

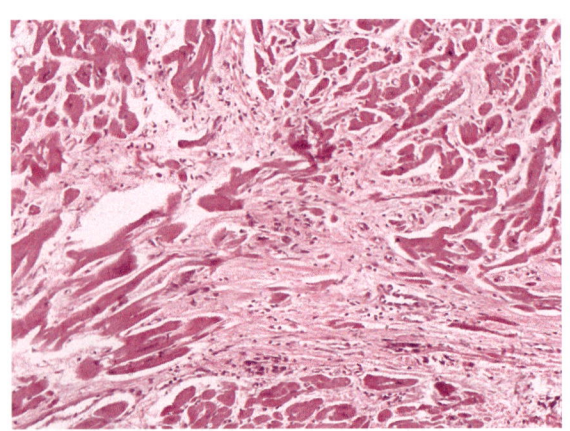

图 7-12 心肌梗死并机化
心肌梗死灶中可见肉芽组织增生并纤维化，病变周围心肌细胞肥大

5）室壁瘤（ventricular aneurysm）：占心肌梗死的 10%~38%，是大的透壁性心肌梗死的后期并发症，由梗死区坏死组织或瘢痕组织在室内血液压力作用下局部组织向外膨出所致，多发生于左心室前壁近心尖处，常合并血栓、心律失常和心力衰竭。

6）心脏破裂：是急性透壁性心肌梗死的严重并发症，占致死病例的 3%~13%，常发生在心肌梗死后前 2 周内，特别是第 4~7 天内。好发部位和后果为：①左心室前壁的下 1/3 处破裂，血液流入心包腔，造成急性心脏压塞而致患者死亡；②室间隔破裂，左心室血液流入右心室，导致急性右心衰竭；③左心室乳头肌断裂，致使急性二尖瓣关闭不全、急性左心衰竭。

7）附壁血栓形成：在梗死病灶上可有附壁血栓形成（图 7-10），特别常见于室壁瘤形成的患者。血栓脱落可进一步引起动脉系统栓塞，血栓机化则导致内膜纤维性增厚。

8）急性心包炎：多见于透壁性心肌梗死后 2~4 天，为非感染性浆液性或浆液纤维素性心包炎，约占心肌梗死的 15%。

（6）生化改变：一般心肌缺血 30 min 内，心肌细胞内糖原即消失。此后，肌红蛋白逸出，血和尿中肌红蛋白升高。心肌细胞坏死后，谷氨酸-草酰乙酸转氨酶（glutamic oxaloacetic transaminase，GOT）、谷氨酸-丙酮酸转氨酶（glutamic pyruvic transaminase，GPT）、肌酸磷酸激酶（creatine phosphokinase，CPK）及乳酸脱氢酶（lactate dehydrogenase，LDH）透过细胞膜释放入血，引起相应酶的血浓度升高。其中 CPK 和 LDH 的增高对于心肌梗死，特别是早期梗死的临床诊断意义较大。近年来，临床上又将血清中肌酸激酶（creatine kinase，CK）的异构体 MB（CK-MB）、心肌肌钙蛋白 T（myocardial troponin T，cTnT）和 I（myocardial troponin I，cTnI）等的增高作为心肌坏死的依据。

知识拓展 7-6
急性心肌梗死的临床表现及诊断

3. 心肌纤维化（myocardial fibrosis） 冠状动脉中度至重度的粥样硬化，引起心肌持续性和（或）反复加重的缺血缺氧，心肌纤维组织大量增生并纤维化，形成慢性缺血性心脏病（chronic ischemic heart disease），或称缺血性心肌病（ischemic cardiomyopathy，CIM）。患者以心律失常和进行性淤血性心力衰竭为主要表现，多有心绞痛或心肌梗死病史。肉眼观察，心脏体积增大，心腔扩张；心壁可见较多灰白色瘢痕，并可见透壁性瘢痕。光镜下，心肌广泛纤维化，部分心肌纤维萎缩，部分心肌纤维代偿性肥大，有时可见机化的附壁性血栓（图 7-13）。

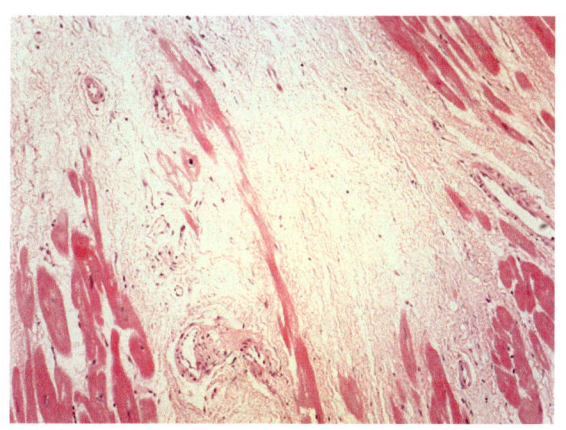

图 7-13 心肌纤维化
心肌组织中见大量纤维组织增生，导致纤维化，邻近心肌纤维肥大

4. 冠状动脉性猝死（sudden coronary death） 是心源性猝死（sudden cardiac death）中最常见的一种，多见于 39~49 岁患者，男性是女性的 3.9 倍，可发生于某种诱因后，如饮酒、劳累、吸烟、运动、争吵等。患者突然昏倒、四肢抽搐、小便失禁，或突发呼吸困难、口吐泡沫、大汗淋漓、迅速昏迷，可迅速死亡，或在 1 至数小时后死亡。不少病例在无人察觉的情况下死于夜间。

临床病例讨论 7-1
心肌梗死

病理学检查，多数病例见一支或两支以上冠状动脉有狭窄性动脉粥样硬化，有的病例有继发病变（血栓形成或斑块内出血）或冠状动脉痉挛。猝死原因主要是心肌缺血导致心律失常、心室颤动所致。此外，冠状动脉畸形、梅毒性主动脉炎等所致的冠状动脉口狭窄或闭塞，以及感染性心内膜炎时瓣膜上的血栓脱落致冠状动脉栓塞等，均可引起猝死。

第三节 高血压

血压（blood pressure，BP）一般指体循环动脉血压，是推动血液在动脉血管内向前流动的压力，也是血液作用于动脉管壁上的侧压力。高血压（hypertension）是以体循环动脉血压持续升高为主要表现的疾病。据世界卫生组织（WHO）建议，一般成人收缩压≥140 mmHg 和（或）舒张压≥90 mmHg，可诊断为高血压。高血压的诊断标准见表 7-1。

表 7-1　高血压的定义与分期（JNC2003/ 中国 2005）

血压分期	收缩压 /mmHg	舒张压 /mmHg
正常血压	≤120	≤80
高血压前期（或正常高值）	120～139	80～89
高血压 I 期	140～159	90～99
高血压 II 期	160～179	100～109
高血压 III 期	≥180	≥110
单纯收缩期高血压	≥140	<90

注：JNC：American National Council，美国全国联合委员会；1 mmHg = 0.1333 kPa

高血压可分为原发性、继发性和特殊类型高血压。原发性高血压（primary hypertension）也称为特发性高血压（essential hypertension），占 90%～95%，是一种原因未明的以体循环动脉血压持续升高为主要表现的独立性全身性疾病。继发性高血压（secondary hypertension）占 5%～10%，是指患有某些疾病时出现的血压升高，如慢性肾疾病、肾动脉狭窄所引起的肾血管性高血压，肾上腺和垂体的肿瘤等所引起的内分泌性高血压。这种血压升高只是某种疾病的症状之一，因此也称为症状性高血压（symptomatic hypertension）。妊娠高血压和某些疾病导致的高血压危象，如高血压脑病、颅内出血、不稳定型心绞痛、急性心肌梗死、急性左心衰竭伴肺水肿、主动脉狭窄及子痫等，称为特殊类型高血压。

原发性或特发性高血压又称高血压病，是人类最常见的心血管疾病之一，多见于中、老年人，增高的血压对血管的功能和结构都造成影响，基本病变为细、小动脉硬化，常引起心、脑、肾及视网膜等脏器病变，并伴有相应的临床表现。多数病程漫长，症状显隐不定，常在不被重视的情况下发展至晚期，导致左心室肥大、双肾弥漫性颗粒性固缩、脑内出血等严重并发症。高血压是冠心病的最重要的危险因素之一。本节仅叙述原发性高血压。

一、病因及发病机制

（一）病因

目前认为原发性高血压是一种遗传因素和环境因素相互作用所导致的疾病，同时神经系统、内分泌系统、体液因素及血流动力学等也发挥着重要的作用，比较明确的致病因素有如下几种：

1. **遗传因素** 动物实验、流行病学研究、家系研究等证据提示，遗传是高血压发病的重要因素，约 75% 的高血压患者有遗传素质（genetic predisposition）。双亲均有高血压病史者与无高血压家族史者相比，高血压患病率高 2~3 倍；单亲有高血压病史者高血压患病率高 1.5 倍。高血压患者、有高血压家族史而血压正常者及有高血压倾向者，血清中有一种激素样物质，可抑制细胞膜的 Na^+/K^+ ATP 酶的活性，导致细胞内 Na^+、Ca^{2+} 浓度升高，肾上腺素受体密度增加，血管反应性加强，细、小动脉壁平滑肌收缩加强，促使血压升高。

尚未发现特殊的基因缺陷可引起高血压，因而高血压极可能是多基因遗传病。血管紧张素基因多态性与原发性高血压有关，血管紧张素基因有 15 种缺陷，而高血压患者该基因上的三个特定部位均有相同的变异，这种相同的变异与血清中血管紧张素水平增高相关。以下三种少见的遗传性高血压被认定是由单基因突变导致：①糖皮质激素可抑制性醛固酮增多症（glucocorticoid-remediable aldosteronism，GRA）：具有常染色体显性遗传性高血压；②真性盐皮质激素过多综合征（syndrome of apparent mineralocorticoid excess，AME）：具有常染色体隐性遗传性高血压；③Liddle 综合征（Liddle syndrome）：具有常染色体显性遗传的高血压。基因突变结果都引起肾对钠的重吸收不断增加。

> 知识拓展 7-7
> 由单基因突变导致的三种遗传性高血压

2. **环境因素**

（1）膳食和电解质因素：摄 Na^+ 过多与高血压有关。日均摄盐量高的人群高血压患病率明显高于日均摄盐量低的人群，减少日均摄盐量或用药物增加 Na^+ 的排泄均可降低高血压的发病率。WHO 建议每人每日摄盐量应控制在 5 g 以下，可起到预防高血压的作用。但并非所有的人对钠盐的反应都一样，存在着盐敏感和不敏感的个体差异。K^+ 和 Ca^{2+} 摄入不足也易导致高血压。多食蔬菜（富含钾）和高钙饮食可降低高血压患病率。

（2）职业和社会心理应激因素：精神长期或反复处于紧张状态的职业，高血压患病率比对照组高。能引起严重心理障碍的社会应激因素，如暴怒、过度惊恐和忧伤等，可改变体内激素平衡，从而影响所有代谢过程，导致高血压的发生发展。

（3）其他因素：超重或肥胖、吸烟、年龄增长和缺乏体力活动等，也是血压升高的重要危险因素。肥胖儿童高血压的患病率是正常体重儿童的 2~3 倍，高血压患者中，约 33% 有不同程度的肥胖。体力活动与高血压呈负相关，缺乏体力活动的人发生高血压的危险高于有体力活动者。研究发现，体力活动具有降压作用，并且可以减少降压药物的剂量，维持降压效果。此外，阻塞性睡眠呼吸暂停（obstructive sleep apnea，OSA）综合征的患者 60%~80% 有高血压。

3. **神经内分泌因素** 一般认为，细动脉的交感神经纤维兴奋性增强是高血压发病的主要神经因素。缩血管神经递质（去甲肾上腺素、神经肽 Y 等）和舒血管神经递质（降钙素基因相关肽、P 物质等）具有升压或降压作用。

（二）发病机制

关于原发性高血压的发病机制曾有许多学说，如精神神经源学说、内分泌学说、肾源学说、遗传学说和摄钠过多学说等。但是没有一种学说能完全解释高血压的发病，表明高血压的发病机制是复杂的，可能该病是由彼此相互影响的多种因素共同作用的结果，这些因素包括遗传、环境、神经内分泌、体液等。

1. **血压升高的机制** 动脉血压等于心排血量和外周阻力的乘积。心排血量受心率、心收缩力及血容量的影响，外周阻力受神经、体液因素及局部自动调节因素的影响。因此，任何能引起血容量、心率、心收缩力、外周阻力增加的因素都可能使动脉血压升高：①交感神经的调节作用。②肾素-血管紧张素系统的调节作用（图7-14）。③肾上腺素和去甲肾上腺素的升压作用。④血管内皮生成的血管活性物质的作用。

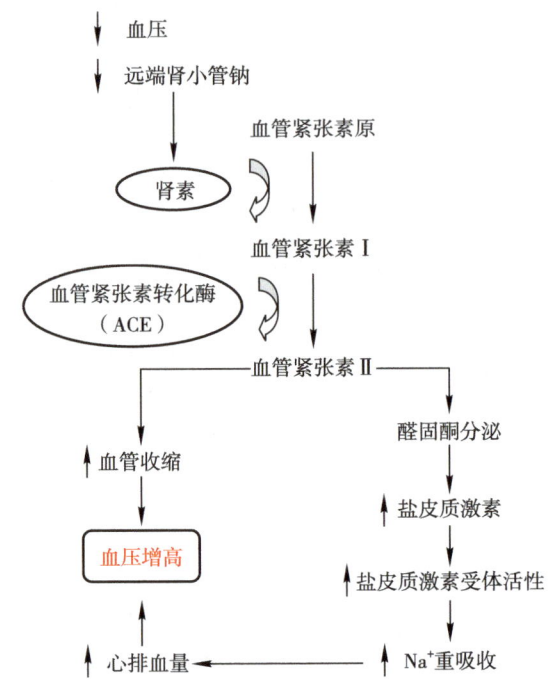

图7-14　肾素-血管紧张素-醛固酮系统对正常血压的调节

肾素将血管紧张素原裂解为Ang I，ACE将Ang I转变为Ang II。Ang II可直接引起细、小动脉强烈收缩，血压升高。Ang II也使醛固酮分泌增多，增加肾小管对钠离子的重吸收，增加心排血量，使血压增高。Ang I：血管紧张素 I；ACE：血管紧张素转化酶；Ang II：血管紧张素 II

2. 原发性高血压的发病机制　主要涉及三条相互重叠的途径（图7-15）。

（1）钠、水潴留：该机制的核心是各种原因引起钠潴留，从而引起水潴留，使血浆和细胞外液容量增加，致心排血量增加，血压升高。此外，外周血管具有自动调节心排血量的机制，因为血管壁平滑肌内Na^+、Ca^{2+}浓度增高，使动脉壁平滑肌收缩性增强，以限制组织灌注。随着血管收缩，外周阻力增加，也可引起血压升高。前述的发病因素中，遗传因素与摄钠过多的结果都是导致钠、水潴留，使血压升高。丘脑-垂体-肾上腺活动增强时，肾上腺皮质分泌醛固酮增多，使肾排Na^+减少，导致钠、水潴留，升高血压。

（2）功能性血管收缩：该途径是指外周血管（细、小动脉）的结构无明显变化，仅平滑肌收缩使血管口径缩小，从而使外周阻力增加，导致血压升高。凡能引起血管收缩物质增多的因素都可通过这条途径引起血压升高。如精神心理上的长期过度紧张、焦虑、烦躁等，可致

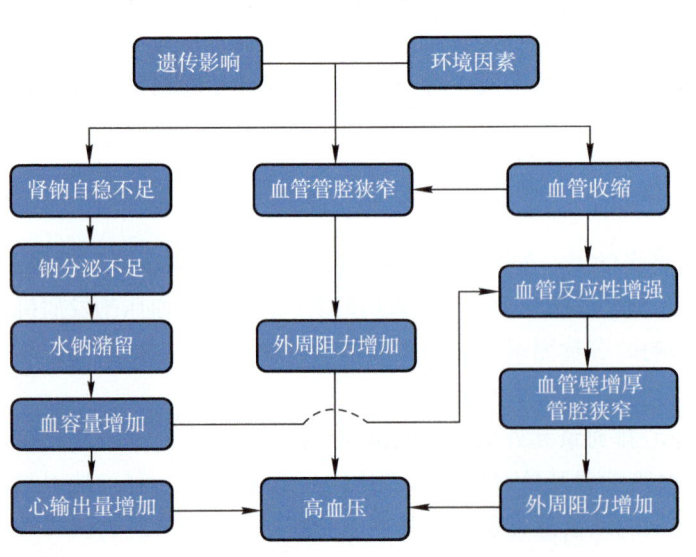

图7-15　原发性高血压发病机制

大脑皮质高级中枢功能失调，对皮质下中枢调控能力减弱甚至丧失，当血管舒缩中枢产生以收缩为主的冲动时，交感神经节后神经纤维则分泌多量的去甲肾上腺素（NE），作用于细、小动脉平滑肌α受体，引起细、小动脉收缩或痉挛，致血压升高。在高血压病例中，血压自动调节的最终结果始终是增加外周阻力。虽然血压的增加开始是由于血容量的增加，但代偿性机制成功地代偿血容量的改变而引起以外周阻力增加的形态学改变。

（3）结构性血管壁增厚：该途径是指外周血管（细、小动脉）壁的增厚主要是由于血管平滑肌细胞的增生与肥大所致。遗传性的血管平滑肌生长和结构缺陷，是血管平滑肌细胞的增生与肥大的原因。血管收缩因子（如血管紧张素Ⅱ）还可作为生长因子而起作用，引起SMC增生、肥大和基质的沉积。

二、类型和病理变化

根据病情发展速度不同，原发性高血压可分为良性和恶性两大类型。

（一）良性高血压

良性高血压（benign hypertension）也称缓进型高血压（chronic hypertension），约占原发性高血压的95%。一般起病隐匿，病程长，进展缓慢，可达十数年甚至数十年，多见于中、老年人，最终常死于心、脑病变，死于肾衰竭者少见。根据病变进程可将本病分为三期。

1. 功能紊乱期　为高血压早期病变，表现为全身细、小动脉间歇性痉挛，血管痉挛时血压升高，当血管痉挛缓解后，血压可恢复到正常水平。血压处于波动状态，呈间歇性增高，舒张压常在90～100 mmHg。细、小动脉无明显结构改变，心、肾、脑、眼底均无明显器质性损害。患者可有头痛、头昏。此期如及时采取治疗措施，血压可恢复正常。

2. 动脉系统病变期　此期主要表现为细、小动脉硬化。

（1）细动脉硬化（arteriolosclerosis）：表现为细动脉玻璃样变，是良性高血压最主要的病变特征，最易累及肾小球入球小动脉、视网膜中央动脉和脾中央动脉。细动脉是指中膜仅有1～2层SMC的或直径<0.3 mm的最小动脉，组织学称微动脉（arteriole）。由于细动脉反复或持续性痉挛，管壁缺氧，加之高血压的机械性刺激，内皮细胞和基底膜受损而使内皮通透性升高，血浆蛋白漏入内皮下间隙。同时内皮细胞及中膜SMC分泌ECM增多，继而SMC因缺氧而凋亡，血管壁逐渐被血浆蛋白和ECM所代替，发生玻璃样变性。随疾病发展，内皮下方的玻璃样物质积聚越来越多，细动脉管壁日益增厚，管腔变小，弹性减弱、变脆（图7-16）。细动脉硬化最早可在眼底镜检查中被发现，表现为视网膜中央动脉反光增强或动、静脉交叉处静脉呈受压现象。

（2）小动脉硬化（arteriosclerosis）：管径0.3～1 mm的动脉称为小动脉，包括粗细不等的几级分支。由于持续性动脉压升高，肌性小动脉内膜亦有血浆蛋白漏入，内膜胶原纤维及弹力纤维增生，内弹力膜分裂。中膜SMC增生、肥大，胶原纤维和弹性纤维增多。最终导致血管壁增厚，管腔缩小，管壁弹性减弱。主要累及肾小叶间动脉、弓形动脉及脑的小动脉等（图7-17）。

（3）中动脉及大动脉：这些动脉内膜弹力纤维增生，中膜SMC增生、肥大，血管壁增厚，可伴AS性病变。

此期患者血压进一步升高，一般舒张压持续超过110 mmHg。心电图显示左心室轻度肥大，尿中可有少许蛋白质。患者常有眩晕、头痛、疲乏、心悸等症状。

3. 内脏病变期　为高血压后期病变，由于细、小动脉硬化的进一步发展，许多内脏器官均

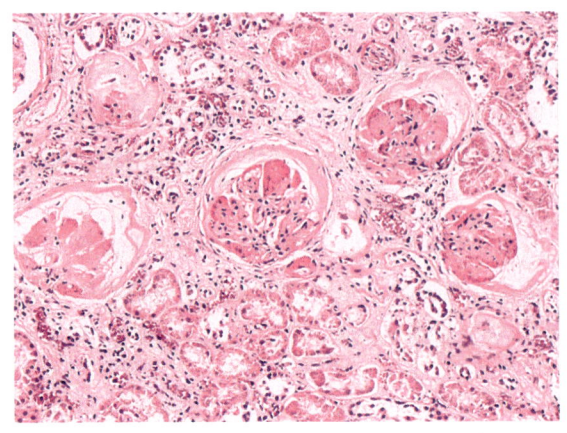

图 7-16 高血压之肾细动脉玻璃样变
部分肾小球纤维化并玻璃样变，入球小动脉或出球小动脉玻璃样变性，表现为管壁增厚，红染、均质状，管腔狭窄甚至闭塞

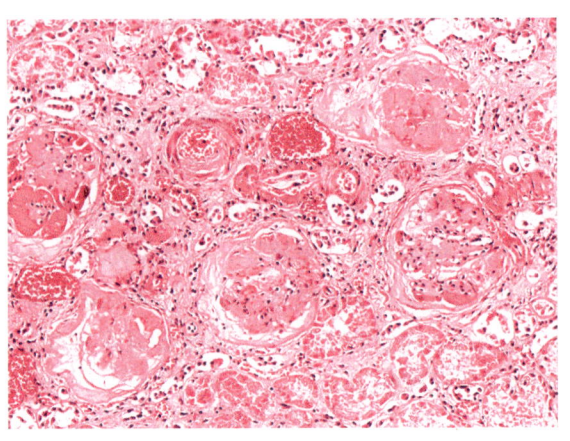

图 7-17 高血压之肾小动脉硬化
肾小动脉内膜增厚，中膜SMC增生、肥大，胶原纤维和弹性纤维增多，肾小球硬化

可受累，其中最主要的是心脏、肾、脑和视网膜。

（1）心脏：主要病变是代偿性左心室肥大。由于细、小动脉硬化，外周阻力增加，血压持续性升高，左心室需加强收缩力以克服外周阻力，左心室发生代偿性肥大。左心室游离壁及室间隔均质性增厚，可达 1.5～2.5 cm，乳头肌和肉柱增粗、变圆，但心腔不扩张，称为向心性肥大（concentric hypertrophy）（图 7–18）。病变继续发展，间质毛细血管与每一个肥大的心肌纤维中心的距离增大，肥大心肌纤维逐渐出现供血不足，心肌收缩力减弱，左心室失代偿，心腔扩张，谓离心性肥大（eccentric hypertrophy）（图 7–19）。心脏舒张功能障碍是最常见的由高血压引起的功能异常，它可以导致淤血性心力衰竭。心肌肥大可继发间质纤维化，进一步使左心室变硬。高血压也可加重冠状动脉的粥样硬化。心脏收缩功能障碍、心脏舒张功能障碍和冠状动脉狭窄合并在一起，可导致更危险的心肌缺血、梗死和心力衰竭。淤血性心力衰竭是高血压患者最常见的死亡原因之一。

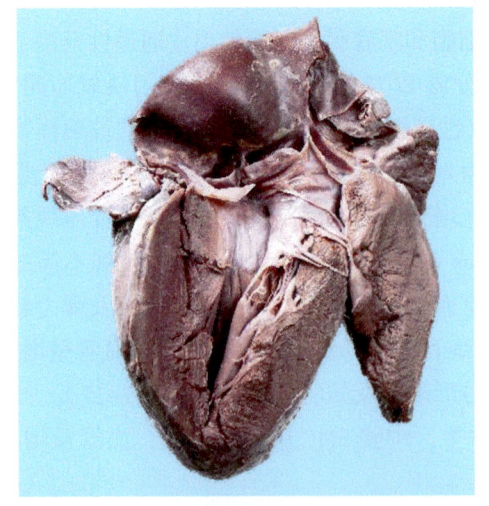

图 7-18 左心室向心性肥大
左心室肥大，左心室壁及室间隔显著增厚，乳头肌显著增粗，左心室腔相对较小（桂林医学院曾思恩、陈秋月供图）

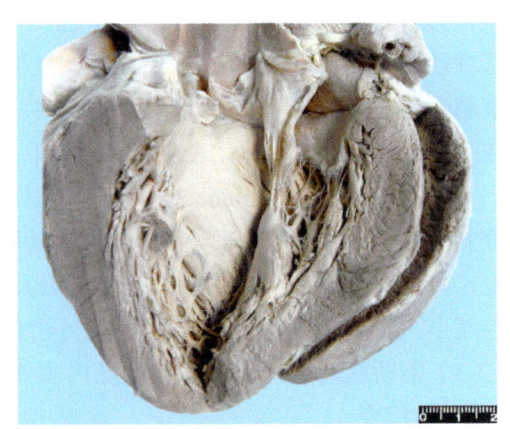

图 7-19 左心室离心性肥大
左心室肥大，心腔扩张，肉柱变扁平，主动脉瓣与二尖瓣无明显变化

单纯由高血压引起的心脏病谓高血压心脏病（hypertensive heart disease）。患者收缩压常在 180 mmHg 以上，舒张压可达 120 mmHg。叩诊左心界向左向下扩大，X 线显示左心室明显肥大，心电图显示左心室明显肥大和心肌劳损，严重者有心力衰竭的症状和体征。

（2）肾：病变表现为原发性颗粒性固缩肾，为双侧对称性、弥漫性病变，又谓细动脉性肾硬化（arteriolar nephrosclerosis）。肉眼观察，肾体积缩小，质地变硬，质量减轻，一侧肾质量一般小于 100 g（正常成年人一侧肾重约为 150 g）。表面布满无数均匀的红色细颗粒。切面，肾皮质变薄，一般在 2 mm 左右（正常厚 3~5 mm）。髓质变化不明显，但肾盂和肾周围脂肪组织明显增生。光镜下，肾细、小动脉硬化明显。肾小球入球小动脉玻璃样变，小叶间动脉及弓形动脉内膜增厚。病变严重区域的肾小球因缺血发生萎缩、纤维化和玻璃样变，相应的肾小管因缺血而萎缩和消失。肾间质结缔组织增生及淋巴细胞浸润（图 7-16，图 7-17）。肾实质萎缩，纤维化和增生的间质纤维结缔组织收缩，使肾表面呈现凹陷。健存的肾小球发生代偿性肥大，所属肾小管代偿性扩张，使局部肾组织向表面突起，形成肉眼所见的肾表面的弥漫性细小颗粒状。

临床上，可多年不出现肾功能障碍。晚期由于病变的肾单位越来越多，肾血流量逐渐减少，肾小球滤过率逐渐降低，患者可发生水肿、蛋白尿及管型，严重者可出现尿毒症的临床表现。由于高血压心、脑病变出现较肾早且严重，因此多数患者常在此前死于心、脑并发症。

（3）脑：由于脑细、小动脉痉挛和硬化，患者可出现一系列脑部变化。

1）高血压脑病：由于脑内细、小动脉痉挛和硬化，脑组织缺血，毛细血管通透性增加，发生脑水肿和颅内高压，导致以中枢神经功能障碍为主要表现的症候群，谓高血压脑病（hypertensive encephalopathy）。患者可出现头痛、头晕、眼花等症状。有时在短期内病情显著恶化，血压急剧升高，收缩压可上升 80~100 mmHg，舒张压可增高 30~50 mmHg，谓高血压危象（hypertensive crisis）。患者有意识模糊、剧烈头痛、恶心、呕吐、视力障碍及癫痫等症状。

2）脑软化：由于脑的细、小动脉硬化、痉挛，导致其供血区域脑组织发生多数的小坏死灶（直径 < 1.5 cm），即微梗死灶（microinfarct）。光镜下，梗死灶组织液化坏死，形成质地疏松的筛网状病灶，谓脑软化（cerebral softening）。最终坏死组织被吸收，由周围胶质细胞产生胶质，形成胶质瘢痕。常发生于壳核、丘脑、脑桥和小脑。由于软化灶较小，一般不引起严重后果。

3）脑出血（cerebral hemorrhage）：又称脑卒中（stroke），是高血压最严重的并往往是致命性的并发症。多为大出血灶，常发生在基底核、内囊，其次为大脑白质、脑桥和小脑。出血区域脑组织完全被破坏，形成囊腔状，其内充满坏死组织和凝血块（图 7-20）。有时，出血范围甚大，可破裂入侧脑室。患者常骤然发生昏迷、呼吸加深和脉搏加快，严重者可出现潮式（Cheyne-Stokes）呼吸、瞳孔与角膜反射消失、肢体弛缓、腱反射消失、大小便失禁等。内囊出血者可引起对侧肢体偏瘫和感觉丧失。出血灶破入侧脑室时，患者发生昏迷，常导致死亡。

脑出血可因血肿占位及脑水肿导致颅内压增高，并发脑疝形成，特别是小脑扁桃体疝可压迫延髓呼吸中枢，导致患者死亡，尤其是内囊和脑桥的出血常致患者死亡。小的血肿可被

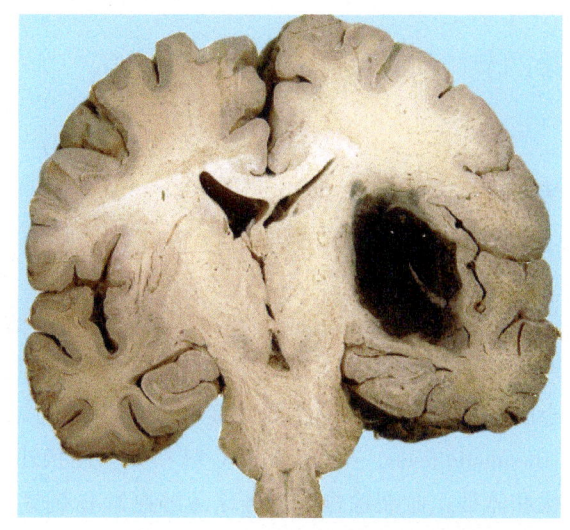

图 7-20 高血压之大脑出血

大脑冠状切面见左侧基底节区域出血，可见大量血凝块。同侧侧脑室被挤压变得偏位、狭窄

吸收，胶质瘢痕修复。中等量的出血灶可被胶质瘢痕包裹，形成血肿或液化成囊腔。引起脑出血的原因可归纳为三种情况：①脑细、小动脉硬化、痉挛，局部脑组织缺血，细、小动脉通透性增加，引起漏出性出血；脑细、小动脉硬化，血管壁变脆，血压升高时可破裂出血。②脑血管硬化致使其管壁弹性下降，局部膨出可形成微小动脉瘤（microaneurysm），伴有 AS 的高血压患者脑内也可发生微小动脉瘤。由于血压不断升高，可致微小动脉瘤破裂出血。③脑出血多见于基底核区域，尤以豆状核最常见。因为供应该区域血液的豆纹动脉从大脑中动脉呈直角分出，受到大脑中动脉压力较高的血流冲击，易使已有病变的豆纹动脉破裂出血。

（4）视网膜：视网膜中央动脉亦常发生硬化。眼底血管是人体内唯一能被窥视的小动脉。高血压眼底改变包括血管和视网膜病变，按 Keith-Wagener 分类法分为四级，即Ⅰ级为视网膜小动脉轻度狭窄和硬化，动脉变细；Ⅱ级为小动脉中度硬化和狭窄，动静脉交叉压迫现象，动脉反光增强呈银丝状；Ⅲ级为视网膜水肿、渗出和出血；Ⅳ级为视神经盘水肿。因视神经盘水肿，视网膜渗出和出血，患者视物模糊。

临床病例讨论 7-2 高血压

（二）恶性高血压

恶性高血压（malignant hypertension）又谓急进型高血压（accelerated hypertension），较少见，仅占原发性高血压的 5% 左右，多发生于青壮年。起病急，血压显著升高，常超过 230/130 mmHg，病变进展迅速，可发生高血压脑病，或较早即出现肾衰竭。恶性高血压多为原发性，部分可继发于良性高血压。

恶性高血压的特征性病变是坏死性细（小）动脉炎（necrotizing arteriolitis）和增生性细（小）动脉硬化（hyperplastic arteriolosclerosis）。内皮细胞完整性丧失，细动脉和小动脉通透性异常增高，血浆迅速浸润血管壁全层，蛋白质进入血管壁，纤维素沉积，形成纤维素样坏死，即为坏死性细（小）动脉炎。随后，很快发生 SMC 增生，胶原等基质增多，使血管壁呈同心层状增厚，如洋葱皮样（onion-skin），即为增生性细（小）动脉硬化。病变主要累及肾和脑血管。肾小球入球小动脉管壁纤维素样坏死，管腔内可有血栓形成，肾小球毛细血管基底膜增厚或坏死。肾球囊及肾曲小管内常有出血。常引起急性肾衰竭。脑细、小动脉可发生同样病变，常引起脑局部缺血、水肿，可发生高血压脑病。患者大多死于尿毒症、脑出血或心力衰竭，并常出现视网膜出血及视神经盘水肿，患者视物模糊，视网膜眼底出血者可引起视网膜剥离。

第四节　动脉瘤

第五节　风湿病

风湿病（rheumatism）是一种与 A 组乙型溶血性链球菌感染有关的多系统变态反应性炎症性疾病。病变累及全身结缔组织，最常侵犯心脏、关节，其次是皮肤、滑膜、血管和脑，以心脏病变最为严重。主要病变为胶原纤维的黏液样变性和纤维素样坏死。急性期称为风湿热（rheumatic fever, RF），除有心脏和关节症状外，常伴有发热、皮疹、皮下结节、小舞蹈病等症状和体征；血液检查，抗链球菌溶血素 O 抗体滴度增高，红细胞沉降率加快等。风湿热常反复发作，急性期过后可造成轻重不等的心脏病变，特别是心瓣膜的器质性病变，形成慢性心瓣膜病，可带来严重后果。

风湿病可发生于任何年龄，但多发生于 5~15 岁儿童，发病高峰为 6~9 岁，心瓣膜病常出现在 20~40 岁，男女性发病率大致相等，是不发达地区 5~25 岁人群心脏病所致死亡的主要原因。

一、病因及发病机制

（一）病因

风湿病的发生与咽喉部 A 组乙型溶血性链球菌感染有关。其根据是本病多发生于链球菌感染盛行的冬、春季节及咽喉部链球菌感染好发的寒冷潮湿地区。在某些链球菌性咽炎的流行区，咽炎患者的风湿热发病率高达 3%。抗生素广泛使用后，不但能预防和治疗咽峡炎、扁桃体炎，而且也明显地减少了风湿病的发生和复发。虽然在风湿病患者血液中发现了高效价的抗链球菌抗原的抗体，但在局部（心、血管、关节等处）却无这种细菌感染，炎性病变也非化脓性，说明本病不是细菌直接作用所致。

（二）发病机制

风湿病的发病机制有以下几种学说。

1. 链球菌感染学说　认为本病是链球菌直接感染所致，但从病灶中未能检测或分离出链球菌。

2. 链球菌毒素学说　认为风湿病病变是由链球菌毒素（如链球菌溶血素 S、链球菌溶血素 O、链球菌蛋白酶、C- 多糖等）所引起。链球菌的溶血素 O 可在咽部感染后 10~15 天诱导机体产生抗 O 抗体，与风湿病的发病时间相一致。因此，临床检测血中抗 O 抗体作为风湿病的血清学诊断指标。

3. 变态反应学说　认为风湿病病变是由于机体对链球菌抗原产生变态反应（主要为Ⅲ型变态反应），常伴有血中补体减少，但两者均不见于风湿病，而且，几乎不能解释 Aschoff 小体的发生。

4. 自身免疫学说　该学说认为风湿性心脏炎与自身免疫相关，链球菌抗原的抗体对心脏、血管及结缔组织有免疫交叉反应。当链球菌感染（如咽喉炎），链球菌释放出菌体蛋白 M、糖蛋白 C 和溶血素 O 并刺激机体产生抗 M、抗 C 和抗 O 抗体，M 抗体与心肌和血管平滑肌发生了交叉反应，C 抗体和 O 抗体与心脏、血管及皮下结缔组织发生了交叉反应，所形成的抗原抗体复合物可进一步激活补体，导致变态反应性炎症性损伤（Ⅲ型变态反应）。该学说目前得到较多学者认同。风湿热症状在咽部感染乙链球菌后 2~3 周出现以及在病灶中查不到链球菌细菌，均能用该学说得到合理解释。免疫荧光检查证明活动性风湿性全心炎患者心肌内有弥漫的免疫球蛋白沉积，心瓣膜（主要在闭锁缘）有 IgG 沉积，这些均支持该学说。

二、基本病理变化

风湿病的病变可累及全身结缔组织，最常侵犯心脏、关节。在浆膜、皮肤、脑、肺等部位，少数病变为非特异性炎，表现为充血、浆液或浆液纤维素渗出，胶原纤维可能发生黏液样变性和纤维素样坏死，并有淋巴细胞浸润。大多数病变为肉芽肿性炎，典型的肉芽肿发生在心脏，类似的肉芽肿也可发生在动脉和皮下组织。典型病变分为三期：

1. **变质渗出期** 病变部位结缔组织基质黏液样变性和胶原纤维发生纤维素样坏死。同时有充血、浆液、纤维素渗出，少量淋巴细胞、浆细胞、中性粒细胞和单核细胞浸润，病灶中含少量免疫球蛋白。此期持续约1个月。

2. **增生期** 亦称为肉芽肿期（granulomatous phase），其特点是形成具有特征性的风湿性肉芽肿，即阿绍夫小体（Aschoff body），对本病具有诊断意义。Aschoff小体又称风湿小体，体积较小，多位于心肌间质、心内膜下和皮下结缔组织，心外膜、关节等处少见。心肌间质的Aschoff小体多位于小血管旁，略带圆形或梭形。Aschoff小体的中心是红色肿胀的胶原变性或纤维素样坏死，周边围绕数量不等的风湿细胞、淋巴细胞、浆细胞和Aschoff巨细胞。风湿细胞来源于心脏的巨噬细胞的聚集与增生。典型的风湿细胞称为Anitschkow细胞，体积较大，圆形、卵圆形，胞质丰富，略嗜碱性，核大圆形或卵圆形，核膜清晰，核染色质集中于中央，横切面呈枭眼状，纵切面呈毛虫状。Anitschkow细胞变成多个核的巨细胞后，称为Aschoff巨细胞（图7-21）。此期病变持续2~3个月。

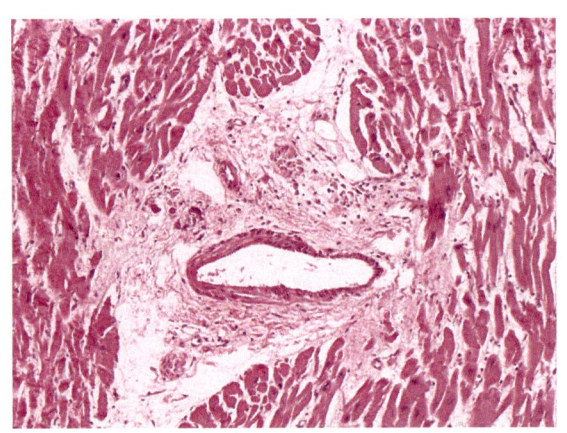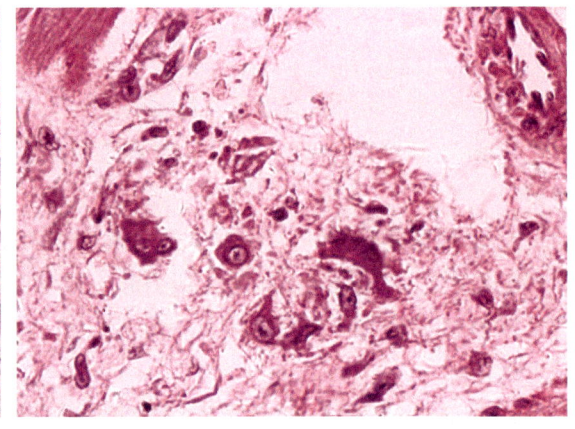

图7-21 风湿性心肌炎之风湿小体（左低倍，右高倍）
风湿小体（Aschoff小体）位于心肌间质内小血管旁，梭形或略带圆形，中心是红色肿胀的胶原变性或纤维素样坏死，周边围绕数量不等的风湿细胞、淋巴细胞、浆细胞和Aschoff巨细胞；风湿细胞体积较大，胞质丰富，核大，核膜清晰，染色质聚集于中央，横切面呈枭眼状，纵切面呈毛虫状

3. **纤维化期（瘢痕期）** 风湿小体发生纤维化是此期的特点。纤维素样坏死物质逐渐被吸收，细胞成分减少，出现成纤维细胞，产生胶原纤维，并变为纤维细胞。整个小体变为梭形小瘢痕。此期经过2~3个月。上述整个病程经4~6个月。由于风湿病常有反复急性发作，因此受累器官或组织中有新旧病变并存。病变反复发展，纤维化和瘢痕形成，导致器官功能障碍。

三、风湿病的各器官病变

（一）风湿性心脏病

风湿性心脏病（rheumatic heart disease, RHD）包括急性期的心脏炎（carditis）和慢性风湿性心脏病（chronic rheumatic heart disease, CRHD）。风湿性心脏病若累及心脏的三层结构，则称为风湿性全心炎（rheumatic pancarditis），包括风湿性心内膜炎、风湿性心肌炎和风湿性心外膜炎。儿童风湿病患者中，65%~80%有急性风湿性心脏炎的临床表现。

1. **风湿性心内膜炎（rheumatic endocarditis）** 主要侵犯心瓣膜，也可累及腱索和左心房壁内膜。其中二尖瓣最常受累，其次为二尖瓣和主动脉瓣同时受累，三尖瓣和肺动脉瓣极少被累及。这是因为在关闭时，左侧心脏瓣膜比右侧心脏瓣膜承受的血液压力大，结果瓣膜闭锁缘上的内皮细胞受损和局灶性脱落。病变早期表现为浆液性心内膜炎，瓣膜肿胀、透亮。光镜下，瓣膜因浆液性渗出物而变得疏松，可见巨噬细胞浸润、黏液样变性及纤维素样坏死。其后，坏死灶周围出现Anitschkow细胞，严重病例可有Aschoff小体形成。几周后，在瓣膜闭锁缘上形成单行排列的、直径为1~2 mm的疣状赘生物（verrucous vegetation），简称疣赘物或赘生物，所形成的心内膜炎谓疣状心内膜炎（verrucous endocarditis）。这些疣赘物呈灰白色、半透明，附着牢固，一般不易脱落（图7-22），并可将比邻瓣膜粘连在一起。光镜下，疣赘物为由血小板和纤维素构成的白色血栓。疣赘物主要发生在二尖瓣的心房面和主动脉瓣心室面，因为此处瓣膜闭锁缘处内膜经常受到摩擦和血流冲击而容易损伤。有时，左心房内膜亦有血栓形成。病变后期，心内膜下病灶发生纤维化，疣赘物亦发生机化。当炎性病变波及房、室内膜时，可引起心内膜损伤，可有血栓形成，见于左心房内膜，机化后导致内膜增厚、粗糙和皱缩，形成McCallum斑（McCallum's patch），以左心房后壁表现明显。

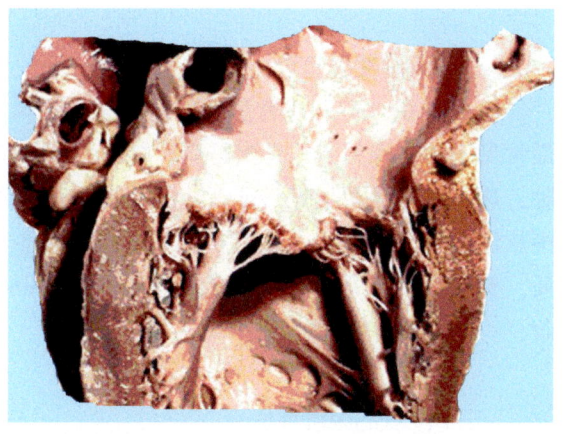

图7-22 风湿性心内膜炎

二尖瓣瓣膜增厚、缩短，腱索增粗和缩短；瓣膜闭锁缘上心房面见粟粒样大小疣赘物，呈单行排列，灰白色，半透明，大小较一致

心瓣膜由于病变反复发作和机化，大量结缔组织增生，致使瓣膜增厚、卷曲、缩短及钙化，瓣叶之间可发生纤维性粘连，腱索增粗、缩短、僵直，终致慢性心瓣膜病，引起血流动力学改变，甚至心力衰竭。

2. **风湿性心肌炎（rheumatic myocarditis）** 特征性病变是风湿小体，在症状发作几周后形成。风湿小体主要见于心肌间质结缔组织，特别是小血管周围。心肌小血管旁的结缔组织发生纤维素样坏死，继而形成风湿小体（图7-21），呈弥漫性或局限性分布，大小不一，多呈梭形，最常见于左心室后壁、室间隔、左心房及左心耳等处。病变后期，风湿小体发生纤维化，形成梭形小瘢痕。

有时在儿童，渗出性病变特别明显，心肌间质发生明显水肿及弥漫性炎性细胞浸润，以淋巴细胞和巨噬细胞为主，重者出现纤维素样坏死，心肌纤维肿胀、断裂，嗜酸性粒细胞浸润，心脏扩大，常引起心功能不全，导致死亡。

风湿性心肌炎常可影响心肌收缩力，临床上表现为心搏加快，第一心音低钝，严重者可导致心功能不全，心电图常见PR间期延长。可能是病变波及房室结或迷走神经兴奋所致。

3. **风湿性心外膜炎（rheumatic pericarditis）** 常伴有风湿性心内膜炎和风湿性心肌炎。其病变特点是心包膜脏层和壁层浆液和（或）纤维素渗出，偶见风湿小体形成。心外膜大量浆液渗出时，心包腔内可见大量液体潴留，形成心包积液；大量纤维素渗出时，覆盖于心外膜脏层表面的纤维素似绒毛状物质，谓绒毛心（cor villosum）。恢复期，浆液逐渐被吸收，渗出的纤维素也大部分被溶解吸收，少数患者因纤维素未被溶解吸收则机化，导致心包粘连，形成缩窄性心包炎（constrictive pericarditis）。临床上，心脏收缩和舒张时绒毛会相互摩擦，因而听诊可闻及心包摩擦音，由于心包积液影响声波传导，致听诊心音低钝。

(二)风湿性关节炎

约 75% 的风湿病患者急性发作时会出现风湿性关节炎（rheumatic arthritis），常累及大关节，最常见于膝和踝关节，其次是肩、腕、肘等关节。各关节常先后受累，反复发作。病变关节红、肿、热、痛并活动受限，且呈游走性改变，即所谓的"舔关节"。光镜下，病变关节、滑膜及周围软组织呈浆液性炎，血管扩张充血，并有少量淋巴细胞渗出，间质黏液样变性及纤维素样坏死，有时在关节周围结缔组织内可有少数 Aschoff 小体形成。病变愈合时，浆液性渗出物完全吸收，一般不留后遗症。

(三)皮肤的风湿性病变

急性风湿病时，皮肤可出现环形红斑和皮下结节，具有诊断意义。

1. 皮肤环形红斑（erythema annulare） 为渗出性炎性病变，是皮肤风湿性病变中最多见的病变，多见于躯干及四肢皮肤，为淡红色环状红晕，微隆起，直径约 3 cm，中央皮肤色泽正常（图 7-23）。光镜下，红斑处真皮浅层血管扩张充血，血管周围组织水肿，淋巴细胞、单核细胞及少许中性粒细胞浸润。病变常在 1～2 天内消失。

2. 皮下结节（subcutaneous nodules） 为增生性病变，多见于肘、腕、膝、踝等大关节附近的伸侧面皮下，结节直径 0.5～2.0 cm，圆形或椭圆形，质地较硬，境界清楚，活动，压之不痛（图 7-24）。光镜下，结节中央为大片的纤维素样坏死，周围可见 Anitschkow 细胞，可见增生的成纤维细胞呈栅栏状排列，伴有以淋巴细胞为主的炎症细胞浸润。数周后，结节逐渐纤维化，形成小瘢痕。风湿热时，皮下结节并不经常出现，但有诊断意义。皮下结节的出现常与风湿性心脏病的发生有关。

(四)风湿性动脉炎

风湿性动脉炎（rheumatic arteritis）大、小动脉均可受累，如冠状动脉、肾动脉、肠系膜动脉、脑动脉及肺动脉等，但以小动脉受累较多见。急性期血管壁发生黏液样变性、纤维素样坏死

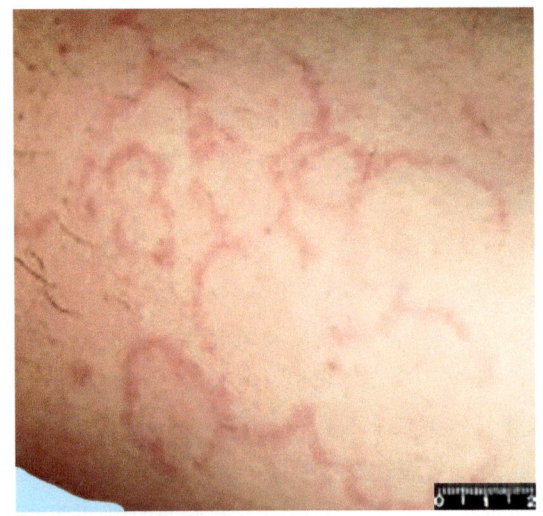

图 7-23 急性风湿病四肢皮肤环形红斑
四肢皮肤见多个淡红色环状红晕，直径约 3 cm，中央皮肤色泽正常

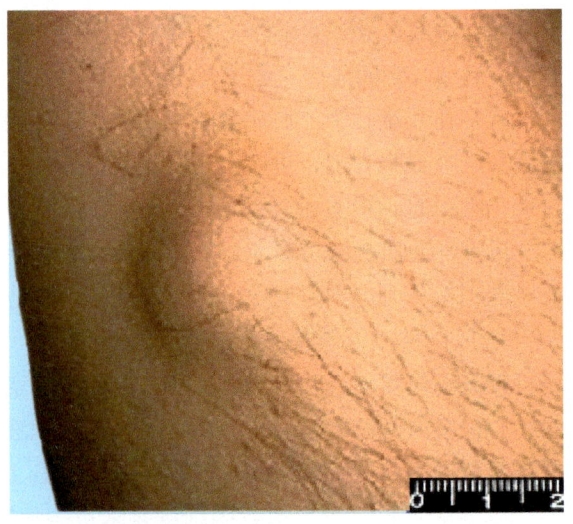

图 7-24 急性风湿病皮下结节
肘关节附近的伸侧面皮下见一圆形结节，直径约 2 cm，质地较硬，境界清楚

和炎症细胞浸润，可有 Aschoff 小体形成，并可继发血栓形成。后期，血管壁因瘢痕形成而呈不规则增厚，管腔狭窄。风湿性冠状动脉炎时，临床上可出现与冠心病相似的心肌缺血症状。

（五）风湿性脑病

风湿性脑病多见于 5~12 岁儿童，女孩多见。病变主要累及大脑皮质、基底核、丘脑及小脑皮质。主要病变为风湿性动脉炎和皮质下脑炎，可有神经细胞变性、胶质细胞增生及胶质结节形成。当锥体外系统受累较重时，患儿可出现面肌和肢体的不自主运动，谓小舞蹈症（chorea minor）。

第六节　感染性心内膜炎

感染性心内膜炎（infective endocarditis，IE）是指由病原微生物直接侵犯心内膜而引起的炎症性疾病。病原微生物主要是细菌，故常称细菌性心内膜炎（bacterial endocarditis，BE），通常分为急性和亚急性两种。

一、急性感染性心内膜炎

（一）病因及发病机制

急性感染性心内膜炎（acute infective endocarditis，AIE）主要由毒力较强的化脓菌引起，大多为金黄色葡萄球菌，其次是溶血性链球菌、肺炎球菌。由于心内膜病变常溃烂或脱落，故又谓溃疡性心内膜炎。通常病原菌先在机体局部引起化脓性炎症，如化脓性骨髓炎、痈、产褥热等，当机体抵抗力降低时，病原菌则侵入血流引起败血症、脓毒血症，并侵犯心内膜。本病起病急，病程短，病情严重，患者多在数日或数周内死亡。近年来由于广泛应用抗生素，使本病的病死率大大下降。

（二）病理变化

急性感染性心内膜炎多发生于正常心内膜上，多单独侵犯二尖瓣或者主动脉瓣，引起急性化脓性心内膜炎，瓣膜可被破坏，坏死组织脱落后形成溃疡，其底部多有血栓形成。血栓、脓性渗出物、坏死组织和大量细菌菌落混合在一起，形成赘生物。赘生物体积较大，呈灰黄或灰绿色，质地松脆，易脱落形成含菌栓子，可引起心、脑、肾、脾等器官的梗死和多发性小脓肿（败血性梗死）。严重者，可发生瓣膜破裂、穿孔或腱索断裂，导致急性心瓣膜关闭不全。因瓣膜破坏严重，患者度过急性期后瓣膜可形成大量瘢痕，而引起瓣膜关闭和（或）开放障碍，形成慢性心瓣膜病。

二、亚急性感染性心内膜炎

（一）病因及发病机制

亚急性感染性心内膜炎（subacute infective endocarditis，SIE）通常由毒力相对较弱的细菌感染所引起，最常见的是草绿色链球菌（约占 75%），此外有肠球菌、肺炎球菌、淋球菌或真菌等。病原菌一般从感染病灶（牙周炎、扁桃体炎、咽喉炎、骨髓炎等）侵入血液，也可在拔牙、静脉插管及心脏手术时侵入血中，引起败血症，并侵犯心内膜。本病常发生于已有病变的瓣膜（如风湿性心内膜炎）或并发于先天性心脏病（如室间隔缺损、法洛四联症等），最常侵犯病变的二尖瓣和主动脉瓣，并可累及其他部位心内膜。病程经过6周以上，可迁延数月乃至1~2年。

（二）病理变化与临床病理联系

1. **心脏** 肉眼观察，病变特点是常在原有病变的瓣膜上形成赘生物。赘生物大小不一，单个或多个，呈息肉状或鸡冠状，灰黄色或灰绿色，干燥质脆，易破碎和脱落（图7-25）。受累瓣膜增厚、变形，常发生溃疡和穿孔，腱索可断裂。光镜下，赘生物由血小板、纤维素、坏死组织、炎症细胞、细菌菌落构成。细菌菌落常被包裹在血栓内部。瓣膜溃疡底部可见不同程度的肉芽组织增生和淋巴细胞、单核细胞及少量中性粒细胞浸润。有时还可见原有的风湿性心内膜炎病变。

瓣膜的损害可致瓣口狭窄和（或）关闭不全，形成心瓣膜病。临床上相应部位可听到杂音，且杂音的性质和强弱常发生变化，这与赘生物的多变有关。患者可因瓣膜穿孔或腱索断离导致致命性急性瓣膜功能不全和心力衰竭。

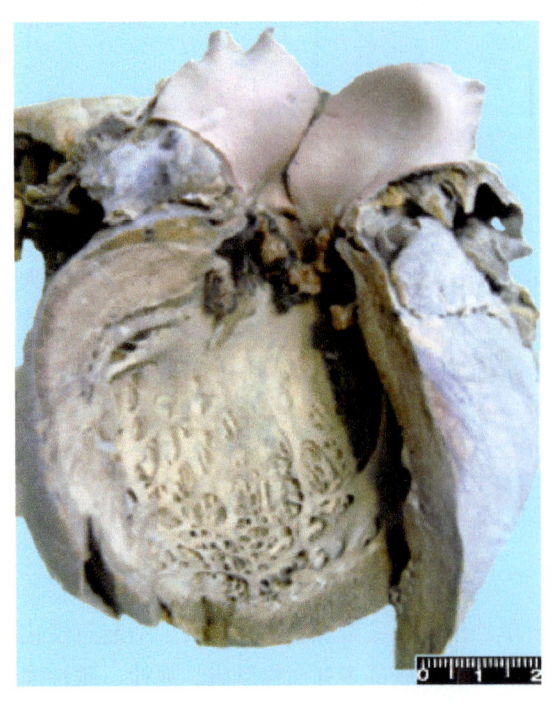

图7-25 亚急性感染性心内膜炎
左心室肥厚，心腔扩张，二尖瓣上形成大小不一，呈息肉状的赘生物

2. **血管** 由于赘生物破碎脱落和细菌毒素作用，可引起动脉性栓塞和血管炎。栓塞最多见于脑动脉，其次为肾动脉、脾动脉和心脏，并可引起相应部位的梗死，但一般不引起感染性梗死和脓肿形成。由于细菌毒素和（或）免疫复合物的作用，血管壁受损，导致出血，表现为皮肤、黏膜和眼底部有出血点。部分患者由于皮下小动脉炎，于指、趾末节腹面、足底或大、小鱼际处，出现红紫色、微隆起、有压痛的小结，称Osler小结。

3. **肾** 可因栓塞发生梗死及肾组织炎症。

4. **败血症** 由于细菌和毒素的持续作用，患者有长期发热，皮肤、黏膜点状出血，脾大，贫血，白细胞增多和血培养阳性等表现。

第七节 心瓣膜病

心瓣膜病（heart valve diseases）是指心瓣膜受各种致病因素作用损伤后或先天性发育异常所造成的器质性病变，表现为瓣膜口狭窄和（或）关闭不全，最终常导致心功能不全，引起全身血液循环障碍。为常见的慢性心脏病之一。

瓣膜口狭窄（valvular stenosis）是指瓣膜口在开放时不能充分张开，造成血流通过障碍。其形成机制主要是由于瓣膜炎症修复过程中相邻瓣膜之间互相粘连，瓣膜纤维组织增厚、弹性减弱或丧失，瓣膜环硬化和缩窄等引起。瓣膜关闭不全（valvular insufficiency）是指心瓣膜关闭时不能完全闭合，使一部分血液反流。其形成机制主要是由于瓣膜增厚、变硬、卷曲、缩短，或由瓣膜破裂和穿孔所致，亦可因腱索增粗、缩短和与瓣膜粘连而引起。

心瓣膜病大多为风湿性心内膜炎、感染性心内膜炎的结局，其次是主动脉粥样硬化和主动脉梅毒累及主动脉瓣，少数病例发生于瓣膜的钙化或先天发育异常。瓣膜狭窄和瓣膜关闭不全通常合并存在，也可单独发生。病变可累及一个瓣膜，也可累及两个以上瓣膜或先后受累，后者谓联合瓣膜病。

心瓣膜病可引起血流动力学变化，早期，由于心肌代偿肥大，收缩力增强，可克服瓣膜病带来的血流异常，一般不出现明显血液循环障碍症状，称为代偿期。后期，瓣膜病变不断加重，最后出现心功能不全，发生全身血液循环障碍，进入失代偿期，此时心脏发生肌源性扩张，心腔扩大，肉柱扁平，心尖变钝，心肌收缩力降低。

一、二尖瓣狭窄

二尖瓣狭窄（mitral stenosis）大多数由风湿性心内膜炎反复发作所致，少数由亚急性细菌性心内膜炎（subacute bacterial endocarditis, SBE）引起。正常成人二尖瓣口开大时，其面积约 5 cm^2，可通过两个手指。瓣膜口狭窄时，可缩小至 1~2 cm^2，甚至 0.5 cm^2，或仅能通过医用探针。腱索和乳头肌明显粘连缩短时，常合并关闭不全。

二尖瓣狭窄的程度可分 3 种类型：①隔膜型：病变最轻，瓣膜轻度增厚，仍有弹性，瓣叶轻度粘连，瓣膜轻度狭窄；②增厚型：病变较重，瓣膜增厚显著，弹性明显减弱，瓣叶间显著粘连，瓣膜口狭窄明显；③漏斗型：病变最严重，瓣膜极度增厚、变硬，瓣叶间严重纤维性粘连，失去活动性，瓣膜口缩小且固定呈鱼口状。

1. 血流动力学和心脏变化　早期，左心房发生代偿性扩张和肥大。由于二尖瓣狭窄，舒张期左心房血液流入左心室受阻，以致舒张末期仍有部分血液滞留于左心房内，加上肺静脉来的血液，致左心房血液量比正常增多，左心房发生代偿性扩张和肥大。后期，左心房收缩力减弱而呈高度扩张（谓肌源性扩张），引起左心房严重淤血，肺静脉回流受阻，从而导致肺静脉压升高，随即引起肺淤血、肺水肿或漏出性出血。由于肺静脉压升高及肺淤血，可通过神经反射引起肺内小动脉收缩，使肺动脉压升高（正常 15 mmHg，可升高至 40~50 mmHg）。长期肺动脉压升高致使右心室代偿性扩张、肥大。进一步发展，右心室发生肌源性劳损，出现肌源性扩张，继而出现右心室淤血。右心室高度扩张时，右心室瓣膜环随之扩大，出现三尖瓣相对关闭不全，收缩期，右心室部分血液反流入右心房，加重了右心房负担，可致右心功能不全，引起体循环淤血。

二尖瓣口狭窄时，左心室内流入血量减少，心室腔一般无明显变化。当狭窄非常严重时，左心室可出现轻度缩小（图 7-26）。

2. 临床病理联系　二尖瓣狭窄，听诊时在心尖区可闻及舒张期隆隆样杂音。这主要是

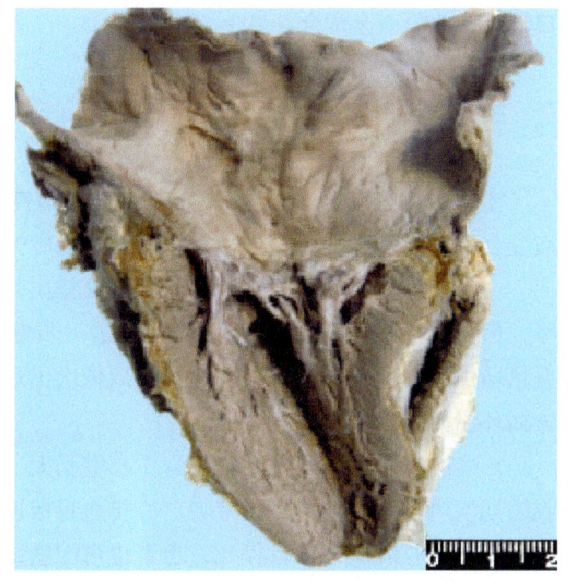

图 7-26　二尖瓣狭窄
左心房扩张，左心室轻度缩小；二尖瓣瓣膜明显增厚、缩短，瓣叶间明显粘连，瓣口狭窄明显；腱索增粗、缩短

由于左心房发生代偿性扩张和肥大，使血液在加压情况下快速通过狭窄的二尖瓣口，引起涡流与震动所致。X线检查，显示左心房增大，左心室无变化或轻度缩小，呈梨形心。左心房高度扩张时，可引起心房颤动，血流紊乱，易于继发附壁血栓，多见于左心房后壁及左心耳。血栓脱落后可引起栓塞。由于肺淤血、水肿及漏出性出血，肺内气体交换受到影响，患者出现带血的泡沫状痰，呼吸困难、发绀及面颊潮红（二尖瓣面容）。右心衰竭时，体循环淤血，出现颈静脉怒张、肝淤血增大、下肢水肿和浆膜腔积液等。

二、二尖瓣关闭不全

二尖瓣关闭不全（mitral insufficiency）也是风湿性心内膜炎的常见后果，也可由亚急性感染性心内膜炎等引起。二尖瓣关闭不全时，收缩期左心室一部分血液反流到左心房内，加上肺静脉输入的血液，左心房血容量较正常增加，压力升高。久之，左心房代偿性肥大。在心舒张期，大量的血液涌入左心室，使左心室因收缩加强而发生代偿性肥大。进一步发展，左心室和左心房均可发生代偿失调（左心衰竭），从而依次出现肺淤血、肺动脉高压、右心室和右心房代偿性肥大、右心衰竭及体循环淤血。

二尖瓣关闭不全与二尖瓣口狭窄相比，除瓣膜的变化不同外，还有左心室代偿性肥大和失代偿后出现的肌源性扩张。X线检查，左心室肥大，心脏呈球形。听诊时，心尖区可闻及左心室的部分血液通过未关闭的瓣膜口反流到左心房所致的收缩期吹风样杂音。后期，瓣膜口狭窄和关闭不全常合并发生（图7-27）。

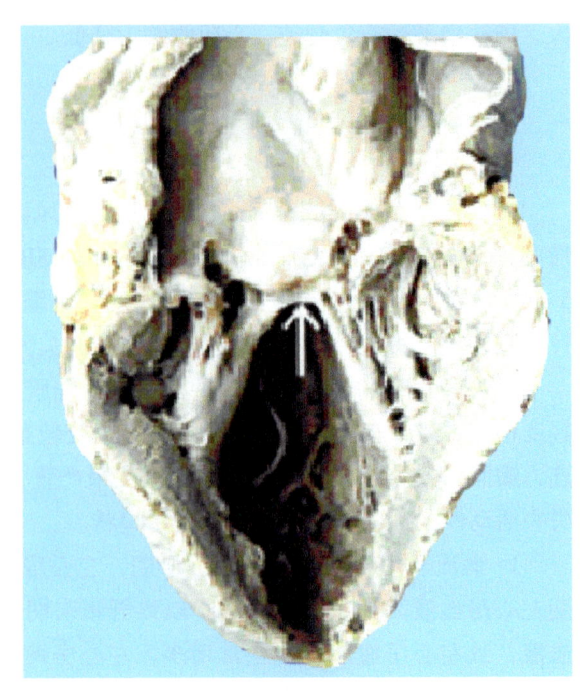

图7-27 二尖瓣狭窄合并关闭不全
心脏瓣膜瘢痕形成（↑），使瓣膜变形，引起狭窄及关闭不全，腱索增粗、缩短，左心室、左心房均扩张

三、主动脉瓣狭窄

主动脉瓣狭窄（aortic stenosis）主要是慢性风湿性主动脉瓣病变的后果，常与风湿性二尖瓣病变合并发生。少数由先天性发育异常或动脉粥样硬化引起主动脉瓣钙化所致。

主动脉瓣狭窄时，收缩期左心室血液排出受阻，久之，左心室出现代偿性肥大，左心室壁肥厚，但心腔不扩张（谓向心性肥大）。进一步发展，左心室代偿失调而出现肌源性扩张，左心室血量增加，继之出现左心房淤血。之后依次出现左心房衰竭、肺淤血、肺动脉高压及右心衰竭和体循环淤血。

X线检查，由于其主要病变为左心室肥大，故心脏呈靴形。听诊时，主动脉瓣听诊区可闻及收缩期吹风样杂音。严重狭窄者，心排血量极度减少，血压降低，内脏（特别是冠状动脉）供血不足，出现心绞痛，重者猝死；患者也可因脑缺血出现头昏和晕厥。

四、主动脉瓣关闭不全

主动脉瓣关闭不全（aortic insufficiency）主要由风湿性主动脉炎引起，也可由感染性心内膜炎、主动脉粥样硬化和梅毒性主动脉炎等引起。此外，类风湿性主动脉炎及马方（Marfan）综合征均可引起瓣膜环扩大，造成主动脉瓣相对关闭不全。

由于瓣膜口关闭不全，在左心室舒张期，主动脉部分血液反流至左心室，使左心室血容量增加而逐渐发生代偿性肥大。久之，左心室出现失代偿性肌源性扩张，导致二尖瓣相对关闭不全，加重左心房的负荷；之后，依次引起肺淤血、肺动脉高压、右心肥大、右心衰竭、体循环淤血。

听诊主动脉瓣区可闻及舒张期叹气样杂音。由于左心室血容量增多，心排血量也增多，导致收缩压升高，但舒张期由于部分血液迅速反流入左心室，致使舒张压急剧下降，脉压增大。患者可出现颈静脉搏动、水冲脉、股动脉枪击音及毛细血管搏动现象。由于舒张压降低，冠状动脉供血不足，患者可出现心绞痛。

临床病例讨论 7-3
心瓣膜病

第八节 心肌炎和心肌病

一、心肌炎

心肌炎（myocarditis）是指各种原发性心肌局限性或弥漫性炎症，但不包括继发于梗死等的炎症反应。心肌炎可由病毒、细菌、真菌、寄生虫、免疫反应及物理、化学因素等引起，以病毒性心肌炎及细菌性心肌炎最为常见，孤立性心肌炎因易漏诊而更应加以注意。

（一）病毒性心肌炎

病毒性心肌炎（viral myocarditis）是由嗜心肌病毒引起的原发性心肌炎症，常累及心包，引起心包心肌炎。

1. 病因及发病机制　引起心肌炎的最常见病毒是柯萨奇病毒（Coxsackievirus）A 组和 B 组、埃可病毒（echovirus）和流行性感冒病毒（influenzavirus）。病毒可直接损伤心肌或启动与心肌细胞起交叉反应的免疫反应。新近研究表明，肠道病毒感染可以引起心肌细胞骨架蛋白异常。血清学检查和在心肌中检测出病毒 DNA 或者 RNA，有助于确定致病病毒。

2. 病理变化　按 Dallas 标准，心肌炎应同时具备心肌间质内炎症细胞浸润和心肌细胞变性坏死两个特征。光镜下，心肌组织呈坏死性炎症改变，进一步发展，心肌间质明显纤维化；肉眼观察可见心肌代偿性肥大及心腔扩张。本病病变依患者年龄不同而有所不同。初生儿的病毒性心肌炎，初期可见心肌细胞变性、坏死及间质内中性粒细胞浸润。其后，代之以淋巴细胞、巨噬细胞、浆细胞浸润及肉芽组织形成。在成人，多累及心房后壁、室间隔及心尖区，有时可累及传导系统。

（二）细菌性心肌炎

细菌性心肌炎（bacterial myocarditis）是由细菌引起的心肌炎症。可由细菌直接感染或细菌毒素及其代谢产物所致的变态反应引起。常见以下三种病理变化。

1. 心肌脓肿　常由化脓菌引起，如葡萄球菌、链球菌、肺炎双球菌、脑膜炎双球菌等。化脓菌来源于脓毒败血症时的转移性细菌菌落，或来自细菌性心内膜炎时的化脓性血栓栓子。肉眼观察，心脏表面及切面可见多发性黄色小脓肿，周围有充血带。光镜下，脓肿内心肌细胞坏死液化，脓腔内有大量脓细胞及数量不等的细菌集落。脓肿周围心肌有不同程度的变性、坏死，间质内中性粒细胞及单核细胞浸润。

2. 白喉性心肌炎　白喉杆菌可产生外毒素，一方面可阻断心肌细胞核糖体的蛋白质合成，另一方面可阻断肉碱介导的长链脂肪酸运入线粒体，导致心肌细胞脂肪变性和坏死。光镜下，可见灶状心肌变性坏死，心肌细胞出现嗜酸性变、肌质凝聚、脂肪变性及肌质溶解，可见淋巴细胞、单核细胞及少数中性粒细胞浸润。病灶多位于右心室壁，愈复后形成细网状小瘢痕。有的病例出现弥漫性心肌坏死，可导致心性猝死。

3. 非特异性心肌炎　在上呼吸道链球菌感染（急性咽峡炎、扁桃体炎）及猩红热时，可并发急性非风湿性心肌炎。其发病机制尚未明了，可能是由链球菌毒素引起。病变呈间质性心肌炎改变。光镜下，心肌间质结缔组织内及小血管周围有淋巴细胞、单核细胞浸润，心肌细胞有不同程度的变性、坏死。

（三）孤立性心肌炎

孤立性心肌炎（isolated myocarditis）亦称特发性心肌炎（idiopathic myocarditis），1899年由Fiedler首先描述，又称Fiedler心肌炎，至今原因不明。20～50岁的患者多见。急性孤立性心肌炎常导致心脏扩张，可突然发生心力衰竭致死。孤立性心肌炎的组织学变化分为两型。

1. 弥漫性间质性心肌炎（diffuse interstitial myocarditis）　光镜下，心肌间质和小血管周围有大量淋巴细胞、浆细胞和巨噬细胞浸润，可伴有多少不一的嗜酸性粒细胞和中性粒细胞浸润；心肌细胞较少发生变性、坏死。

2. 特发性巨细胞性心肌炎（idiopathic giant cell myocarditis）　病变特点是心肌内有局灶性坏死及肉芽肿形成。病灶中央可见红染、无结构的坏死物，周围见淋巴细胞、浆细胞、单核细胞和嗜酸性粒细胞浸润，其内混有较多多核巨细胞。巨细胞的形态、大小各异，可为异物型或朗汉斯巨细胞（Langhans giant cell）。

（四）免疫反应性心肌炎

免疫反应性心肌炎（myocarditis due to immune-mediated reactions）主要见于一些变态反应性疾病，如风湿病、类风湿关节炎、系统性红斑狼疮、结节性多动脉炎等。其中以风湿性心肌炎最为常见，在心肌间质结缔组织内可见到典型的风湿性肉芽肿。其次，某些药物可引起变态反应性心肌炎，如磺胺、抗生素（青霉素、四环素、链霉素、金霉素等）、消炎药（保泰松、吲哚美辛）、抗抑郁药（阿米替林）及抗癫痫药（苯妥英）等。主要累及左心室和室间隔。光镜下，常表现为间质性心肌炎。可引起心肌细胞坏死、溶解，可见淋巴细胞、浆细胞及较多的嗜酸性粒细胞浸润。

二、心肌病

1995年，世界卫生组织和国际心脏病联合会（WHO/ISFC）将心肌病（cardiomyopathy）定义为伴有心脏功能异常的心肌疾病，分为原因不明的原发性心肌病和特异性心肌病两大类。原发性心肌病分为 5 个亚型：扩张型、肥厚型、限制型、致心律失常性右心室心肌病、发育不良和未定型心肌病。未定型心肌病主要包括一些在病理生理机制上难以明确归入上述 4 类心肌病中的少见心肌疾病，如心脏致密化不全、心内膜弹力纤维增生、心脏无明显扩大的心功能不全以及线粒体病等。特异性心肌病定义为由心脏或其他系统疾病导致的心肌疾病，分为内分泌性、围生期、中毒性、缺血性、瓣膜性、高血压性和炎症性心肌病等亚型。曾在我国暴发流行的克山病属于特异性心肌病。

> 知识拓展 7-8
> 心肌病的研究进展

（一）扩张型心肌病

扩张型心肌病（dilated cardiomyopathy，DCM）是以心脏进行性肥大、心腔扩张和收缩能力下降为特征的一型心肌病，有时也称充血性心肌病（congestive cardiomyopathy）。约占心肌病的 90%，发病年龄在 20～60 岁，男性多于女性。

1. 病因及发病机制 ⓔ

2. 病理变化　肉眼观察，心脏体积增大、松弛，质量增加，大多超过正常人 50%～100%；心肌肥大并左右心室扩张，左心室更重，左右心房扩张；心尖部肌壁变薄呈钝圆形，状如牛心（图 7-28）。因心腔扩张，可致二尖瓣和三尖瓣相对性关闭不全。肉柱间隐窝内可见附壁血栓。光镜下，部分心肌细胞肥大、伸长，核大深染、核型不整；肌质水肿并空泡变性、嗜碱性变及小灶状液化性肌溶解；部分病例可见单个核细胞浸润。

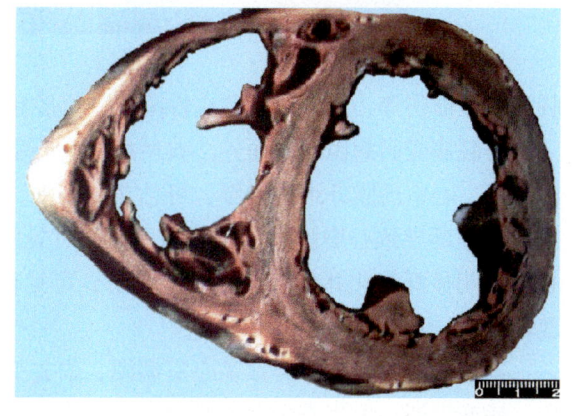

图 7-28　扩张型心肌病
心肌肥大，左、右心室均明显扩张

3. 临床病理联系　扩张型心肌病的心肌收缩无力，临床上患者通常死于严重的难以治愈的进行性充血性心力衰竭、栓塞或室性心律失常，部分患者可猝死。

（二）肥厚型心肌病

肥厚型心肌病（hypertrophic cardiomyopathy，HCM）是以左心室显著肥大、室间隔不对称性肥厚、舒张期充盈受损及左心室流出道受阻为特征的一型心肌病。与扩张型心肌病患者无力收缩的心脏不同，肥厚型心肌病以有力的、运动功能亢奋的收缩为特征，可以快速排出心室腔的血液。本病根据流出道是否明显受阻分为梗阻性和非梗阻性两型。

1. 病因及发病机制 ⓔ

2. 病理变化　肉眼观察，肥厚型心肌病最基本的特征是心肌肥大，以左心室和室间隔最为显著。心脏质量增加常超过 800 g。在大多数病例中，室间隔厚度超过左心室游离壁（两者之比 > 1.3，正常为 0.95），通常以主动脉下区最为显著，凸向左心室腔。肥厚的室间隔与二尖瓣前叶接触可引起左心室流出道受阻（图 7-29）。因为增厚变硬的左心室在心舒张期充盈受阻，所以左心房扩张。此外，可见二尖瓣和主动脉瓣下方之心内膜纤维化增厚。光镜下，肥厚型心肌病的特征是肥大的、分支异常的心肌细胞排列紊乱，周围结缔组织增生，尤以室间隔最为明显。病变后期，可以发生显著的心肌纤维化。

3. 临床病理联系　肥厚性心肌病最基本的功能异常是肥大的左心室在心舒张期不能充盈，导致左心室血容量显著减少，射血虽然有力但是无效。此外，肥厚的室间隔与二尖瓣前叶接触可以引起左心室流出道受阻，导致心排血量减少和继发性肺动脉压增高，可出现呼吸困难、心绞痛、室性心律失常和猝死。肥厚性心肌病所致猝死是不能解释的年轻运动员猝死的最常见原因之一。疾病晚期，心肌纤维化并可引起充血性心力衰竭。

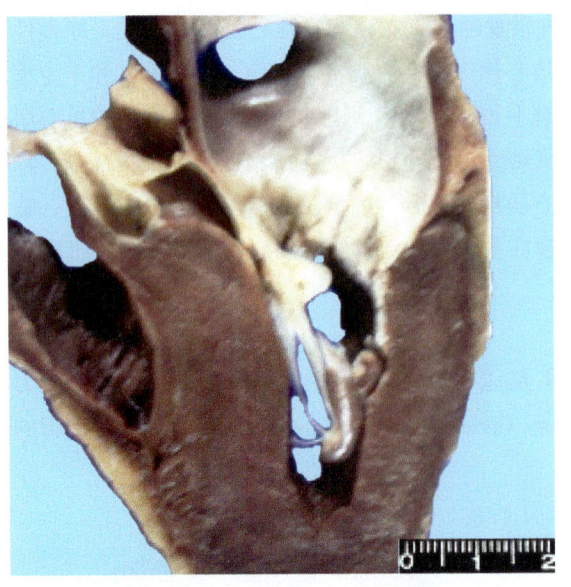

图7-29 肥厚型心肌病
左心室和室间隔显著增厚，室间隔厚度大于左心室游离壁。肥厚的室间隔凸向左心室腔，与二尖瓣前叶接触，左心室流出道受阻。左心房扩张

（三）限制型心肌病

限制型心肌病（restrictive cardiomyopathy，RCM）是以心肌顺应性原发性降低导致心脏舒张期心室充盈受限为特征的心肌病。比扩张型心肌病和肥厚型心肌病少见。最常见的病因是心内膜心肌纤维化，其次是心脏淀粉样变、心内膜纤维弹性组织增生症、血色素沉着病和心脏放射性损伤等，导致心肌顺应性降低，心腔狭窄。

心脏病变因病因不同而异。典型病变为心室内膜和内膜下心肌进行性纤维化。肉眼观察，心房扩张，心室内膜纤维性增厚，可达2~3 mm，呈灰白色，左心室病变显著并以心尖部为重，病变向上蔓延导致心瓣膜增厚并关闭不全，可见附壁和瓣膜血栓，心室容积顺应性下降。光镜下，心内膜明显纤维化并延伸进心肌组织中，可见玻璃样变、钙化及附壁血栓；内膜下心肌常萎缩、变性。

本病导致的心功能异常是心室僵硬、失去弹性并收缩无力。患者疲乏，用力时呼吸困难并胸痛。病变后期，发生充血性心力衰竭。本病的血流动力学障碍与缩窄性心包炎非常相似。因为原发性心包疾病适合外科手术治疗，所以鉴别这两类疾病非常重要。

本病病程长短不一，轻者存活期可达25年，死亡原因多为心力衰竭或肺栓塞。心功能Ⅲ级—Ⅳ级（New York Heart Association，NYHA）、严重二尖瓣和三尖瓣关闭不全及栓塞患者多预后不良。

（四）致心律失常性右心室心肌病

致心律失常性右心室心肌病（arrhythmogenic right ventricular cardiomyopathy，ARVC）又称致心律失常性右心室发育不良（arrhythmogenic right ventricular dysplasia，ARVD），用ARVD/C表示。本病以右心室心肌被进行性增生的纤维脂肪组织替代为特点，起初为局灶性，逐渐呈全心弥漫性改变。有时左心室亦可受累，而室间隔相对很少受累。临床常表现为心律失常、右心扩大和猝死。

本病病因及发病机制可能与下列因素有关：①遗传因素：本病是一种常染色体显性遗传病。②个体发育异常学说：认为本病右心室病变系右心室先天性发育不良所致。③退变或变性学说：认为本病是由于某种代谢或超微结构缺陷引起的进行性心肌细胞变性、坏死的结果。④炎症学说：认为本病心肌被脂肪组织代替是慢性心肌炎引起的后天性损伤（炎症、坏死）和修复过程演进的结果。右心室被脂肪和纤维脂肪组织替代的主要机制有以下3个方面：①心肌细胞凋亡或进行性坏死。②心肌组织炎性改变，临床过程从急性心肌炎到纤维组织增生并逐渐加重，从右心室蔓延到左心室，并引起充血性心力衰竭（congestive heart failure，CHF）。③心肌的营养不良，常

见于心肌炎后和遗传性心肌萎缩。

（五）特异性心肌病

特异性心肌病（specific cardiomyopathy，CM）也称继发性心肌病，是指病因明确或与系统疾病相关的心肌疾病，包括缺血性心肌病、瓣膜性心肌病、高血压心肌病、炎症性心肌病、代谢性心肌病（如糖原贮积症、糖脂质变性、淀粉样变性等）以及肌营养不良、神经肌肉病变、过敏、中毒反应（乙醇、儿茶酚胺、蒽环类药物、照射等）及围生期心肌病等。多数特异性心肌病有心室扩张和因心肌病变所产生的各种心律失常或传导障碍，临床表现多类似扩张型心肌病（DCM），但淀粉样心肌病可类似限制型心肌病，而糖原贮积症类似肥厚型心肌病。心内膜活检可明确诊断。

1. 克山病（Keshan disease） 是一种以心肌损伤为主的地方性心肌病（endemic cardiomyopathy），因1935年在我国黑龙江省克山县的一次大流行而得名。本病主要流行于我国东北、西北、华北及西南一带的山区或丘陵地带。病理学上以心肌的变性、坏死及修复后瘢痕形成为特点。临床上常有急性或慢性心功能不全表现。

（1）病因及发病机制 ⓔ

（2）病理变化：根据起病急缓、病程长短及心肌代偿情况，临床上把本病分4型：急性型、亚急性型、慢性型（或称痨型）和潜在型。但其病变均主要累及心肌。心肌的发病为成批出现的变性、坏死和瘢痕形成。通常急性型以变性、坏死为主，亚急性型以变性、坏死和瘢痕相混合为多见，慢性型以机化、瘢痕为主，潜在型各种病变均较轻微。

肉眼观察，除潜在型和少数急性型外，心脏体积和质量均有不同程度的增大，体积大者可达正常心脏的2~3倍，左、右心室均呈肌源性扩张，心室壁不增厚，心尖部反而变薄，使心脏略呈球形。慢性型病例心脏可超过500 g。心室切面可见较多散在分布的变性、坏死及瘢痕病灶。病灶在分布上，通常是心室重于心房，左心室及室间隔重于右心室，心室壁内侧重于外侧。另外，在心室肉柱或心耳内可见附壁血栓或血栓机化后形成的附壁瘢痕（图7-30）。心瓣膜及冠状血管常无明显变化。光镜下，主要表现为心肌细胞成片灶状变性和坏死。变性主要为细胞水肿和脂肪变，坏死主要为凝固性坏死和液化性肌溶解。坏死灶常围绕冠状动脉呈袖套状分布。坏死灶最终被机化而形成瘢痕。

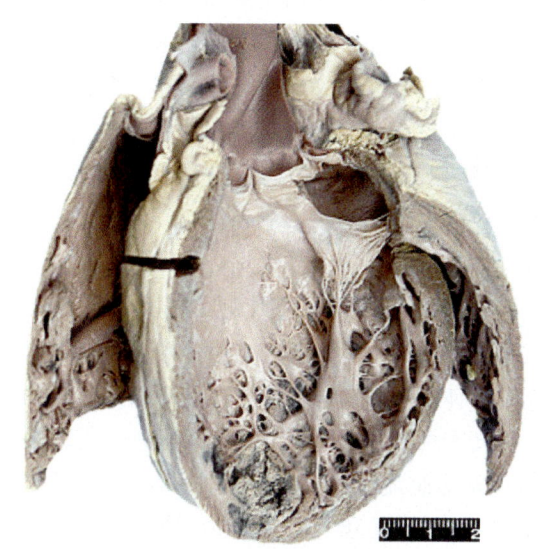

图7-30 克山病
心脏呈球形，体积增大；左心室呈肌源性扩张，心室壁不增厚，心尖部变薄。切面可见散在分布的变性、坏死、出血及瘢痕病灶；心室肉柱内可见附壁血栓及血栓机化后形成的附壁瘢痕

2. 糖尿病性心肌病（diabetes mellitus cardiomyopathy，DMCM） 是排除了高血压性心脏病、冠状动脉粥样硬化心脏病、心脏瓣膜病及其他心脏病变所致的心肌损伤后诊断的一种特异性心肌病，是糖尿病的并发症之一，其主要病理学改变是：①微小心肌细胞坏死；②微小心肌间纤维瘢痕灶；③心肌间细、小动脉壁明显增厚，内皮细胞增生，内皮下有耐淀粉酶、PAS阳性物质沉积，管壁纤维化及玻璃样变性，管腔明显狭窄。临床上可表现为心绞痛、进行性心功能不全、心律失常、心源性休克甚至猝死。

知识拓展7-9
糖尿病性心肌病的发病机制

知识拓展7-10
酒精性心肌病的发病机制

3. **酒精性心肌病（alcoholic cardiomyopathy，ACM）** 是指长期大量酒精摄入所导致的以心脏扩大、心律失常和充血性心力衰竭为特征的心肌病变。ACM 的病理改变与 DCM 基本相同，没有特征性改变。临床上，表现为劳力性气促、心脏增大、心动过速、奔马律、颈静脉怒张、心力衰竭和低血压等。

> 知识拓展 7-11
> 酒精性心肌病的病理变化
>
> 知识拓展 7-12
> 围生期心肌病的定义

4. **围生期心肌病（peripartum cardiomyopathy，PPCM）** 2010 年，欧洲心脏病学会将 PPCM 定义为：是一种特发性心肌病，在妊娠末期或产后数月内出现的以左心室收缩功能障碍为主的心力衰竭，且无其他致心力衰竭的病因存在。患者射血分数几乎总是下降至 45% 以下。病理变化与 DCM 相似。

> 知识拓展 7-13
> 围生期心肌病的病理变化

临床上，起病距产后时间越近，症状越急骤；反之则较缓和。主要出现程度不等的左心或右心衰竭的症状和体征。心肌收缩力减弱，心排血量减少，心腔逐渐扩大，进而发生充血性心力衰竭。

第九节 心包炎 ⓔ

第十节 先天性心脏病

先天性心脏病（congenital heart disease）是指胚胎时期由于心血管系统发育异常或发育障碍引起的、在出生时病变即已存在的疾病，表现为心血管解剖结构异常或出生后应自动关闭的通道未能闭合，又称先天性心脏畸形，简称先心病。它是新生儿和儿童时期（特别是 4 岁以下的儿童）最常见的先天性缺陷，其发生率占全部活产婴儿的 0.6%~1.4%。在我国，先天性心脏病的发病率为 0.7%~0.8%，我国每年新增先天性心脏病患者 12 万~15 万。先天性心脏病种类很多，所造成的血流动力学影响和症状千差万别，轻者可终身无症状，重者出生即出现严重症状（如缺氧、休克甚至夭折）。

先天性心脏病的病因和发病机制一般认为主要是胚胎早期（妊娠 5~8 周），亦即胚胎心脏发育的最重要时期，母体内存在某些有害因素，如病毒感染、宫内缺氧、服用有致畸形作用的药物或母体患有糖尿病、系统性红斑狼疮、饮酒、接受放射线辐射等，影响了心脏的正常发育所致。有些先天性心脏病可能与遗传因素有一定关系，不少单基因或多基因遗传性疾病伴有心血管畸形。

根据血流动力学结合病理生理变化，先天性心脏病可分为三大类：①发绀型：如法洛（Fallot）四联症和大动脉移位。②非发绀型：如房间隔缺损、室间隔缺损和动脉导管未闭。③阻塞型：如主动脉缩窄。也可根据有无分流分为三类：①无分流类：如二叶主动脉瓣、肺动脉瓣狭窄、三尖瓣下移、主动脉缩窄。②左向右分流类：如房间隔缺损、室间隔缺损、动脉导管未闭。③右向左分流类：如法洛四联症、大血管移位。成人常见先天性心脏病见表 7-2。此外，还有一些少见的先天性心脏病，如二腔心及三腔心、永存动脉干、双主动脉弓、二尖瓣及三尖瓣发育不全、左冠状动脉起源于肺动脉等。

少数先天性心脏病患者在 5 岁前有自愈的机会；另外有少数患者畸形轻微，对循环功能无明显影响，无须任何治疗；大多数患者需手术治疗，校正畸形。随着外科手术技术和经导管介入治疗技术的发展，手术效果已极大提高，目前能存活至成人期的患者可达 85% 左右。常见的先天性心脏病有以下几种。

表 7-2 成人常见先天性心血管病

部位	畸形	血流动力学
心房	房间隔缺损	左向右分流
心室	室间隔缺损	左向右分流
瓣膜	二叶主动脉瓣	无分流
	肺动脉瓣狭窄	无分流
	三尖瓣下移	无分流
血管	动脉导管未闭	左向右分流
	主动脉缩窄	无分流
	主动脉窦动脉瘤	窦瘤破裂多发生左向右分流
复杂	法洛四联症	右向左分流

常见先天性心脏病

（一）室间隔缺损

室间隔缺损（ventricular septal defect，VSD）为临床上最常见的先天性心脏畸形，可单独存在或合并其他心脏畸形。包括室间隔膜部和室间隔肌部缺损。最常见的为高位膜部缺损（图7-31），多由心内膜垫的心内膜下组织增生和伸延不良，不能与主动脉－肺动脉隔及室间隔肌部愈合而致。少数病例室间隔肌部出现小孔状缺损，是由室间隔肌部在形成时被吸收过多所致。

单独室间隔膜部缺损一般不大。在心室收缩期，左心室内压力高于右心室，部分血液分流到右心室内，右心室血液容量因而增加，输入肺循环的血液量也随之增多。这样，由肺静脉回流到左心的血量亦增加，最后可依次导致右心室、肺动脉、左心室、左心房的扩张和肥大。当缺损甚小时，向右心室分流的血液量虽然很少，但是血流通过狭窄的小孔却能发生较大的涡流，临床听诊可闻及明显的收缩期杂音。缺损较小时，患者不出现发绀。缺损口径大时，左心室向右心室分流量大，右心室负荷增加，继而产生肺动脉高压及肺小血管病变。如肺循环压力超过体循环压力，则可引起右心室向左心室分流，临床上可出现发绀，可进行手术修复。

（二）房间隔缺损

房间隔缺损（atrial septal defect，ASD）是先天性心脏畸形中常见的类型之一，其发病率占小儿先天性心脏病的第二位。最常见的为卵圆孔未闭导致的第二房间孔缺损，为卵圆窝内的一个或多个缺口（亦称为卵圆窝缺损），最大者为整个卵圆窝缺损。

临床上，因为左心房压力较右心房压力高，左心房血液可通过房间隔缺损处分流至右心房（图7-31），此时患者无发绀。若缺损较大，右心负荷增加，则将导致右心肥大及肺动脉高压，严重者可引起右心房血液向左心

知识拓展 7-14
卵圆孔未闭产生的原因

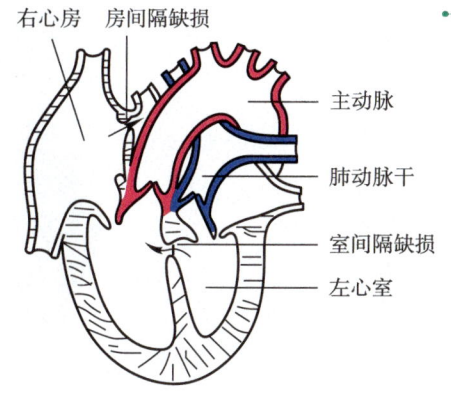

图 7-31 室间隔缺损、房间隔缺损模式图
室间隔高位膜部缺损，心室收缩期，左心室部分血液分流到右心室内；第二房间隔缺损，病变晚期右心房血液可通过房间隔缺损处逆流至左心房

逆向分流，左心腔内混合大量静脉血，患者遂出现发绀（晚期发绀）。患儿女性多于男性，常能存活至中年，晚期可死于右心衰竭、交叉性栓塞及肺内感染等。手术修复缺损可收到良好效果。

此外，亦可见第一房间隔缺损，它是指孤立的第一房间孔及第一房间隔缺损，是心房间隔在房室瓣水平上的部分缺如。孤立的第一房间隔缺损是由于第一房间隔生长障碍所致，心内膜垫并不参与。然而，大多数病例往往并发房室管的心内膜垫愈合不全或不愈合，因此，二尖瓣、三尖瓣及室间隔完整者极为少见（可有部分性或完全性房室管永存）。孤立性第一房间隔缺损时血流动力障碍与第二房间孔缺损相似，预后一般较好。若合并心内膜垫缺损时，除在心房水平上左心向右心分流外，可有二尖瓣和（或）三尖瓣关闭不全，以及在心室水平上的左心向右心分流。

（三）动脉干和心球的分隔异常

1. **法洛四联症（tetralogy of Fallot）** 是由 Fallot 1888 年首先描述的，是成人最常见的发绀型先天性心脏病。该病由 4 种心脏和大血管畸形的组合构成（图 7-32）：①肺动脉流出道狭窄。②主动脉右移，粗大的主动脉骑跨于室间隔膜部缺损上方。③室间隔膜部缺损。④右心室肥大扩张。由于肺动脉狭窄，右心室排血阻力增大，致使右心室逐渐肥大。

临床上，由于肺动脉流出道狭窄，血液注入肺内受阻而引起右心室代偿性肥大。由于室间隔巨大缺损，血液由左心室向右心室分流，右心室负荷增加，导致右心室肥大、扩张。由于主动脉骑跨于膜性缺损的上方，同时接受左、右心室的血液，致使主动脉管腔扩张，管壁增厚。肺动脉越狭窄，右心室注入主动脉的血越多，主动脉的扩张和肥厚也越明显。肺动脉高度狭窄时，使肺循环血量锐减，气体交换不足，加之主动脉接受更多的右心室血液，血氧饱和度降低，因而出现发绀、呼吸困难和活动受限，属发绀型心脏病。

本病较为常见，患儿一般能存活多年，由于侧支循环的代偿作用，少数患者可存活至成年。支气管动脉常出现代偿性扩张，肺动脉与支气管动脉之间的侧支循环，使主动脉中的血液可通过侧支循环入肺而得到代偿。少数病例可合并动脉导管未闭，从而成为重要的侧支循环。本病可进行手术治疗。

2. **主动脉或肺动脉狭窄（aortic or pulmonary artery stenosis）** 多由于主动脉-肺动脉隔的发生部位偏于一侧，造成主动脉和肺动脉的分隔不均所致。如果分出一条细小的主动脉和粗大的肺动脉，则形成主动脉狭窄；反之，则形成肺动脉狭窄。这类畸形常伴有间隔膜部缺损。

（1）主动脉缩窄（coarctation of aorta）：是指主动脉局限性狭窄。本病较为常见，分为幼年型

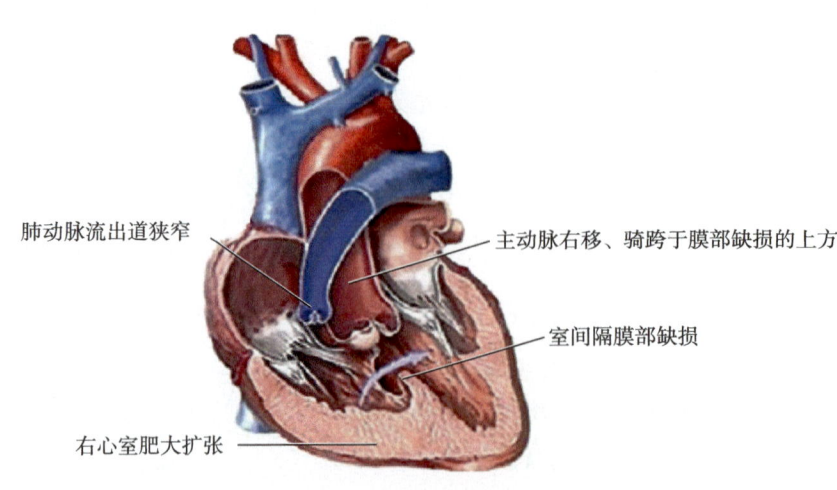

图 7-32 法洛四联症模式图

可见肺动脉狭窄，主动脉右移并在室间隔膜部缺损上方骑跨于左右心室，室间隔膜部缺损，右心室肥大扩张

和成人型两种。幼年型（infantile form）为动脉导管之前的主动脉段狭窄，又称导管前缩窄。狭窄常较重，常合并动脉导管开放。不合并动脉导管开放的患儿很难存活。合并动脉导管开放的患儿，由于含氧量低的肺循环血液可经开放的导管进入主动脉远端供应下半身，患儿可以存活，但患儿下半身因动脉血氧含量低而出现青紫、下肢凉冷、跛行等。成人型（adult form）为动脉导管之后的主动脉峡部狭窄，又称导管后缩窄（图7-33）。狭窄程度常较轻，动脉导管也常常闭锁。由于狭窄以上的主动脉段（胸主动脉以上）与狭窄以下的主动脉段（腹主动脉及分支）形成较大的脉压，因而两者之间的动脉分支常常形成广泛而明显的侧支循环，以代偿下肢的血液供应。其动脉血管内压力特点为上肢血压增高而下肢血压不高或降低，甚至呈上肢血压高于下肢的反常现象。在肩胛间区、胸骨旁、腋部可有侧支循环动脉的搏动和杂音，或腹部听诊有血管杂音。

（2）肺动脉狭窄（pulmonary artery stenosis）：常伴有心室间隔缺损（图7-34）。由于肺动脉狭窄造成血流入肺障碍，右心室排出的血液大部分经由心室间隔缺损进入骑跨的主动脉，肺部血流减少，而动静脉血在主动脉处混合被送达身体各部，造成动脉血氧饱和度显著降低，出现发绀并继发红细胞增多症。肺动脉狭窄程度轻的患者，在心室水平可有双向性的分流。右心室压力增高，其收缩压与左心室和主动脉的收缩压相等，右心房压亦增高。由于右心室肥厚增大，肺动脉主干可呈狭窄后扩张。

临床症状主要是自幼出现进行性发绀和呼吸困难，哭闹时更甚，伴有杵状指（趾）和红细胞增多。患儿易感乏力，劳累后的呼吸困难与乏力常使患儿采取下蹲位休息，部分患儿由于严重的缺氧而引起呼吸困难、头晕、发绀加重，或阵发性晕厥，甚至有癫痫抽搐。其他并发症尚有心力衰竭、脑血管意外、感染性心内膜炎、肺部感染等。如不治疗，体力活动大受限制，且不易成长。

听诊可于胸骨左缘第二肋间闻及粗糙响亮的收缩期杂音，常伴收缩期喀喇音；肺动脉瓣区第二心音减弱并分裂；主动脉瓣区第二心音正常。

3. 大动脉移位（transposition of the great arteries） 或称大血管移位（transposition of the greatvessels），是由胚胎时期主动脉和肺动脉转位异常而致的心血管畸形，可分为纠正型和非纠正型。①纠正型（corrected form）：主动脉移向前方，肺动脉移向后侧，但通常伴有左、右心室

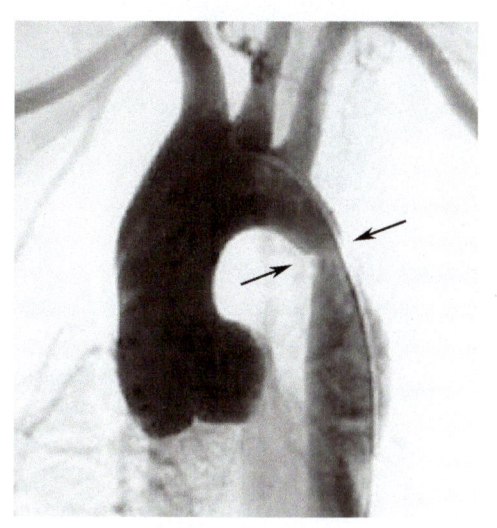

图7-33 主动脉峡部狭窄X片
主动脉造影示主动脉峡部狭窄

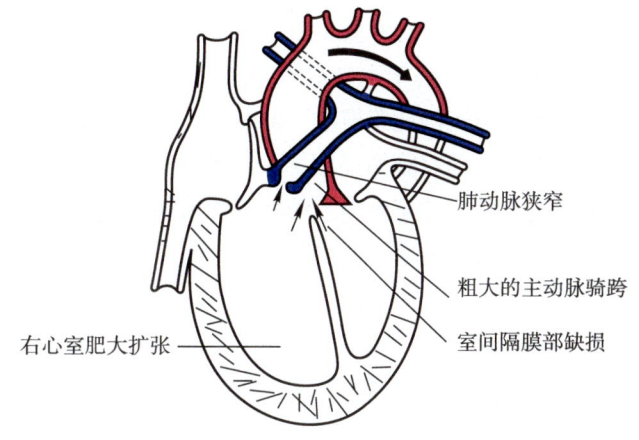

图7-34 肺动脉狭窄模式图
肺动脉狭窄伴有室间隔膜部缺损，右心室肥大扩张，主动脉粗大并骑跨于室间隔膜部缺损处

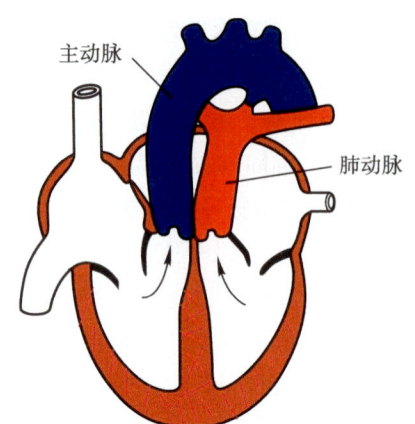

图7-35 大动脉移位非纠正型模式图
主动脉与肺动脉互换位置，主动脉位于肺动脉的前面，由右心室发出，肺动脉干发自左心室

互相移位，故主动脉仍出自左心室，肺动脉出自右心室，血液循环无异常，患者无症状，可健康存活。②非纠正型（non-corrected form）：主动脉与肺动脉互相交换位置，导致主动脉位于肺动脉的前面，由右心室发出，肺动脉干发自左心室，又称完全性大动脉移位（complete transposition of the great arteries）（图7-35）。右心室血液不能注入肺，而经主动脉流入体循环；左心室血液不能流入体循环，而经肺动脉注入肺。该畸形多伴有室间隔膜部缺损或动脉导管未闭，使肺循环和体循环之间出现多处交通。

患儿胎儿时期因有脐静脉和动脉导管的沟通可以存活；出生后，肺开始呼吸，患儿出现发绀，因而属于发绀型先天性心脏病。若心脏无其他异常血液通路，则很快死亡；若体、肺循环之间有异常通路，如卵圆孔未闭、动脉导管开放、房间隔缺损或室间隔缺损等，可使部分血液混合，供给全身需要而维持生命。

完全性大血管移位时肺动脉源出自左心室，而主动脉源出自右心室，常伴有心房或心室间隔缺损或动脉导管未闭，心脏常显著增大；X线片示肺部充血，选择性右心室造影可确立诊断。不完全性大血管移位患者右心室形成双出口，主动脉和肺动脉均从右心室发出，常伴心室间隔缺损；X线片示心影显著增大、肺部充血，选择性右心室造影可确立诊断。如同时有肺动脉瓣口狭窄，则鉴别诊断困难。

（四）动脉导管未闭

动脉导管未闭（patent ductus arteriosus）是指连接于主动脉干与肺动脉干之间的短管-动脉导管，在出生以后始终不闭锁的异常状态。为临床上最常见的先天性心脏病之一。主要是动脉导管过于粗大或出生后动脉导管肌纤维不能收缩所致。女性多见，为男性的2~3倍。动脉导管在胚胎发育中是连接主动脉和肺动脉的主要通道，也是胎儿赖以生存的生理性血流通道。正常胎儿大部分肺动脉血液由此导管流入主动脉。出生后呼吸功能及肺循环建立，动脉导管失去作用，于出生后3~12个月闭锁为动脉韧带。如出生后1年仍不闭锁，谓动脉导管未闭或动脉导管开放（图7-36）。

临床上，由于主动脉内压高于肺动脉，因此部分主动脉血流经此管道注入肺循环，患儿无发绀，为非发绀型。随着肺循环血量多，回流入左心的血液也多，可导致左心室肥厚。动脉导管未闭可与其他心脏畸形合并发生。单纯性动脉导管未闭可手术治愈。

知识拓展7-15
动脉导管未闭封堵术

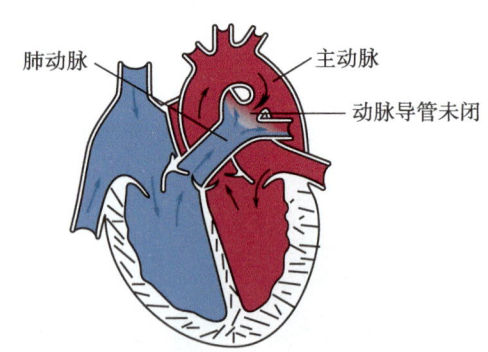

图7-36 动脉导管未闭模式图
未闭的动脉导管使主动脉与肺动脉相通，主动脉血一部分流入肺动脉

第十一节　心脏肿瘤

（张宏颖）

思考题

1. 描述动脉内膜粥样斑块的形成过程及其病理特征。
2. 粥样斑块的继发病变是什么？试述各继发病变的形成机制和临床意义。
3. 试述冠心病的临床表现以及病理基础。
4. 试述心肌梗死的好发部位和并发症。
5. 试比较良性高血压和恶性高血压的病理学特征。
6. 二尖瓣上有赘生物存在，试分析有哪些疾病可能，并比较这些赘生物的病理学特征和结局。
7. 试述二尖瓣狭窄的血流动力学改变，由此推演其他瓣膜病变的血流动力学改变。
8. 试比较下列名词的概念差异：粥瘤与动脉瘤，脑梗死与脑软化，细动脉硬化与小动脉硬化，心脏向心性肥大与离心性肥大，高血压脑病与高血压危象，风湿热与风湿病。

网上更多……

本章小结　　历代著名病理学家介绍　　自测题　　教学 PPT

第八章
呼吸系统疾病

关键词

鼻炎　　鼻息肉　　鼻窦炎　　咽炎　　喉炎　　肺炎

支气管炎　　慢性支气管炎　　支气管哮喘　　慢性阻塞性肺疾病

支气管扩张症　　肺气肿　　肺硅沉着病　　肺尘埃沉着病

肺石棉沉着病　　慢性肺源性心脏病　　呼吸窘迫综合征

鼻咽癌　　喉癌　　肺癌　　胸膜间皮瘤

呼吸系统疾病包括鼻、咽、喉、气管和支气管、肺及胸膜的疾病，有炎症性、气道阻塞及扩张性、外源性异物沉着性、继发性及肿瘤性疾病等。其中重要的危害性大的常见病有慢性支气管炎、肺炎、肺结核、支气管哮喘、支气管扩张、肺气肿、硅沉着病、肺源性心脏病、呼吸窘迫综合征、鼻咽癌和肺癌等。肺结核安排在传染病章节介绍。

本章学习要求掌握上述疾病的概念、病理变化，熟悉其常见病因、并发症、结局及临床病理联系，了解上述疾病的发病机制，了解鼻、咽、喉常见炎症性疾病，SARS及肺石棉沉着病的病因、病理变化、并发症及临床病理联系等，为临床阶段呼吸系统疾病的学习与实践奠定基础。

思维导图

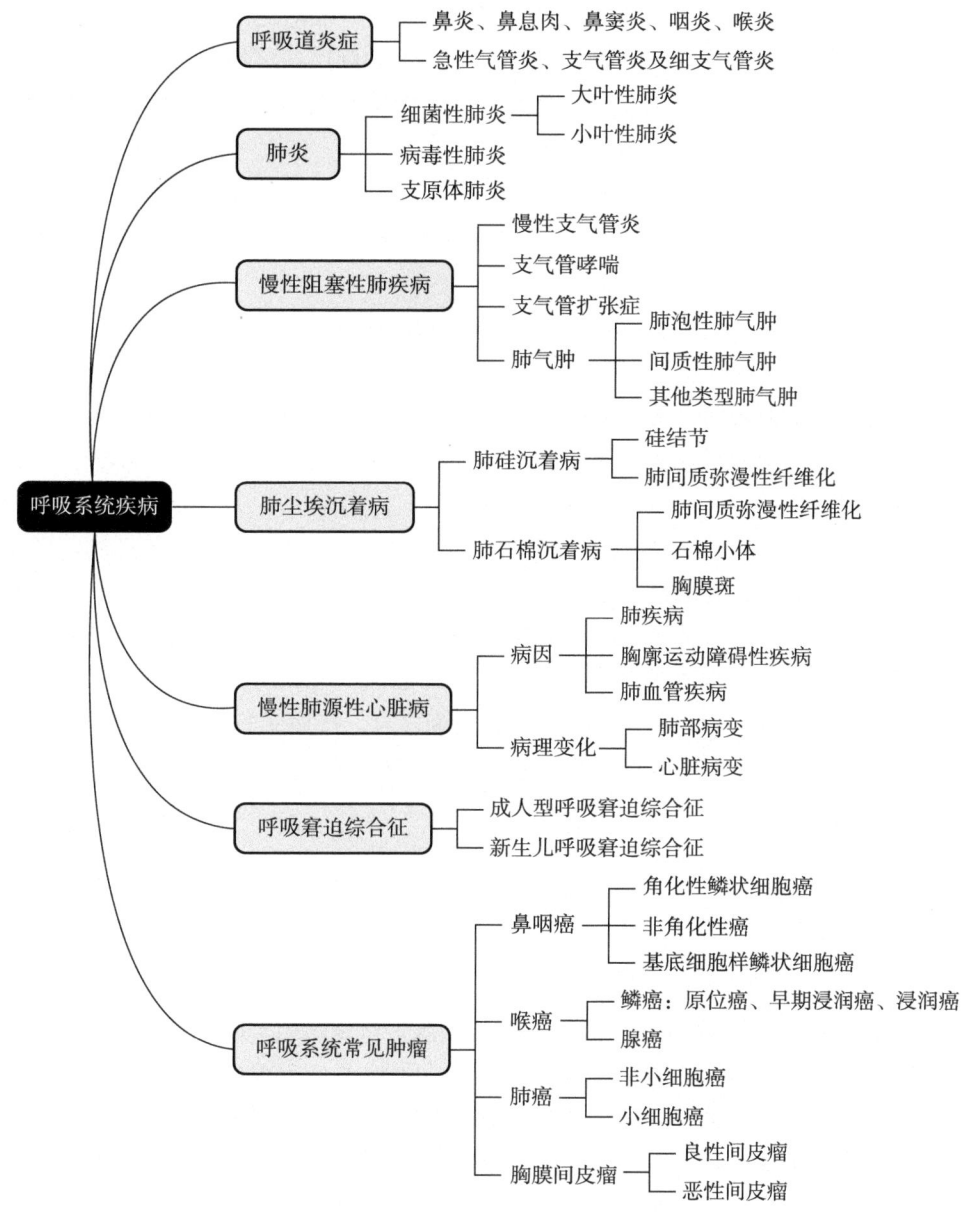

呼吸系统疾病是我国的常见病和多发病。由于大气污染、吸烟、人口老龄化及工业经济发展所产生的理化因子、生物因子吸入等因素，慢性阻塞性肺疾病（包括慢性支气管炎、肺气肿、支气管哮喘）、肺源性心脏病、肺癌、肺部弥散性间质纤维化及肺部感染等疾病的发病率逐年增加。2002年底在我国暴发的非典型性肺炎造成了巨大的国民经济损失。目前在多个国家出现的人禽流感病死率超过60%，而禽流感病毒侵入人体的主要靶器官是肺。因此，呼吸系统疾病对人类健康危害重大，防治任务异常艰巨。

图 8-1
呼吸系统结构示意图

第一节　肺炎

炎症性疾病是呼吸系统最常见的一类疾病。呼吸系统为开放性系统，随空气进入的病原微生物及有害物质可导致炎性疾病的发生。主要包括鼻炎、鼻窦炎、咽炎、喉炎、气管支气管炎、细支气管炎和肺炎等。

肺炎（pneumonia）通常指肺的急性渗出性炎症，是呼吸系统的常见病、多发病。根据病因不同，由生物因子引起的感染性肺炎有细菌性肺炎、病毒性肺炎、支原体肺炎、真菌性肺炎和寄生虫性肺炎之分；由不同理化因素引起的肺炎，有放射性肺炎、类脂性肺炎和吸入性肺炎或过敏性肺炎之分。根据肺部炎症发生的部位，有肺泡性肺炎和间质性肺炎之分。根据病变累及的范围，有大叶性肺炎、小叶性肺炎和节段性肺炎之分。按病变的性质又可分为浆液性、纤维素性、化脓性、出血性、干酪性及肉芽肿性肺炎等。临床诊断采用最能反映肺炎特征和本质的名称。本章着重介绍感染性肺炎。

一、细菌性肺炎

（一）大叶性肺炎

大叶性肺炎（lobar pneumonia）是主要由肺炎链球菌引起的以肺泡内弥漫性纤维素渗出为主的炎症，病变通常累及肺大叶的全部或大部。本病多见于青壮年，临床起病急，主要症状为寒战、高热、咳嗽、胸痛、呼吸困难和咳铁锈色痰，并形成肺实变体征，外周血白细胞增多等。病程一般经5～10天，体温下降，症状和体征消退。

1. 病因及发病机制　大叶性肺炎90%以上是由肺炎链球菌引起，其中1、3、7和2型多见，但以3型毒力最强。此外，肺炎杆菌、金黄色葡萄球菌、流感嗜血杆菌、溶血性链球菌也可引起，但均少见。肺炎链球菌正常情况下寄生于口腔和鼻咽部，当受寒、醉酒、过度疲劳和免疫力低下时，呼吸道的防御功能减弱，机体抵抗力降低，易致细菌侵入肺泡而发病。进入肺泡内的病原菌迅速生长繁殖并引发肺组织的变态反应，导致肺泡间隔毛细血管扩张、通透性升高，浆液和纤维蛋白原大量渗出并与细菌共同通过肺泡间孔（cohn孔）或呼吸性细支气管向邻近肺组织蔓延，波及部分或整个肺大叶，而肺大叶之间的蔓延则是经叶支气管播散所致。

2. 病理变化及临床病理联系　大叶性肺炎的病变性质为肺泡腔内的纤维素性炎，常发生于单侧肺，多见于左肺或右肺下叶，也可同时或先后发生于两个或多个肺叶。典型的自然发展过程大致可分为4期。

（1）充血水肿期：发病的第1～2天，肉眼观察可见病变肺叶肿胀，暗红色，质地稍实。镜下见肺间隔内毛细血管弥漫性扩张充血,肺泡腔内有大量浆液性渗出液,其内混有少量红细胞、中性粒细胞和巨噬细胞(图8-1)。渗出液中常可检出肺炎链球菌。此期患者因毒血症而寒战、高热,外周血白细胞计数升高,因肺泡腔内有浆液性渗出物,故听诊可闻及湿啰音,胸部X线检查显示肺纹理增粗。

(2)红色肝样变期:一般于发病后的第3~4天,肉眼观察见肿大的肺叶充血呈暗红色,质地变实,切面灰红,似肝外观,故称红色肝样变期。镜下见肺泡间隔内毛细血管仍处于扩张充血状态,而肺泡腔内则充满纤维蛋白及大量红细胞,其间夹杂少量中性粒细胞和巨噬细胞。其中纤维蛋白丝连接成网并穿过肺泡间孔与相邻肺泡内的纤维蛋白网相连(图8-2)。此期渗出物中仍能检测出多量的肺炎链球菌。胸部X线检查可见大片致密阴影。若病变范围较广,患者动脉血中氧分压因肺泡换气和肺通气功能障碍而降低,可出现发绀等缺氧症状。肺泡腔内的红细胞被巨噬细胞吞噬,红细胞中血红蛋白中的含铁血红素被转变为含铁血黄素并随痰液咳出,致使痰液呈铁锈色(谓铁锈色痰)。病变波及胸膜时,则引起纤维素性胸膜炎,发生胸痛,并可随呼吸和咳嗽而加重。由于肺组织发生实变,临床上叩诊呈浊音。纤维素性胸膜炎听诊可闻及胸膜摩擦音。X线检查可见段性或大叶性分布的均匀密度增高影。

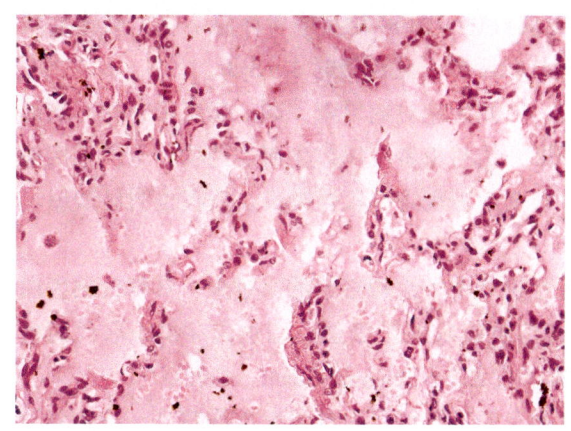

图8-1 大叶性肺炎之充血水肿期
肺泡腔内可见大量浆液性水肿液及少量红细胞、中性粒细胞和巨噬细胞(徐州医科大学吴永平、巩玉森供图)

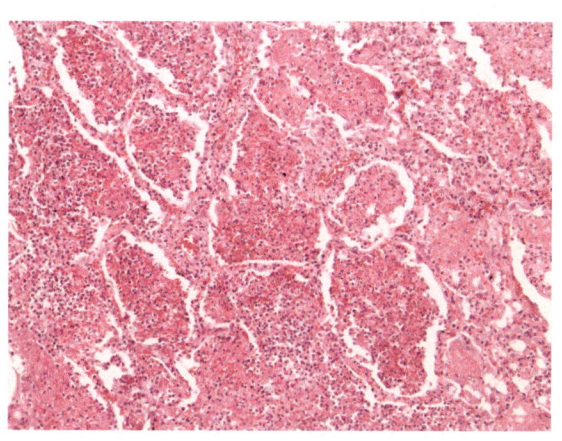

图8-2 大叶性肺炎之红色肝样变期
肺泡间隔血管充血,肺泡腔内充满纤维素及大量红细胞,其间夹杂少量中性粒细胞和巨噬细胞,纤维素丝连接成网

3)灰色肝样变期:发病后的第5~6天,肉眼观察见病变肺叶仍肿大,但充血消退,由红色逐渐转变为灰白色,质实如肝(图8-3),故称灰色肝样变期。镜下见肺泡腔内渗出大量的纤维蛋白,相邻肺泡纤维蛋白丝经肺泡间孔互相连接的现象更为多见;纤维蛋白网中有大量中性粒细胞(图8-4);因肺泡壁毛细血管受压迫,肺泡腔内几乎很少见到红细胞。此期肺泡虽仍不能充气,但病变肺组织内因肺泡间隔毛细血管受压,血流量显著减少,使静脉血氧含量不足反而减轻,故缺氧状况得以改善。此期患者的其他临床症状开始减轻,痰液中由于机体的特异性抗体也已形成,渗出物中肺炎链球菌多已消失,因而不易检出细菌。

4)溶解消散期:发病后1周左右进入该期。此时机体的防御功能显著增强,病菌消灭殆尽。肺泡腔内中性粒细胞变性坏死,并释放出大量蛋白水解酶将渗出物中的纤维蛋白溶解,由淋巴管

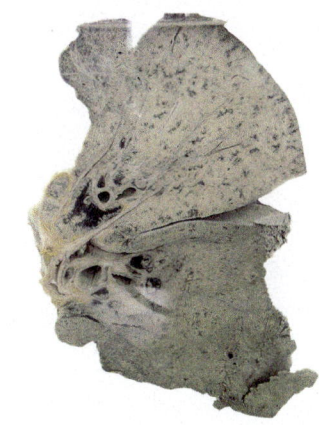

图8-3 大叶性肺炎灰色肝样变期之大体表现
左肺上下两叶均受累及,切面质实(徐州医科大学吴永平、巩玉森供图)

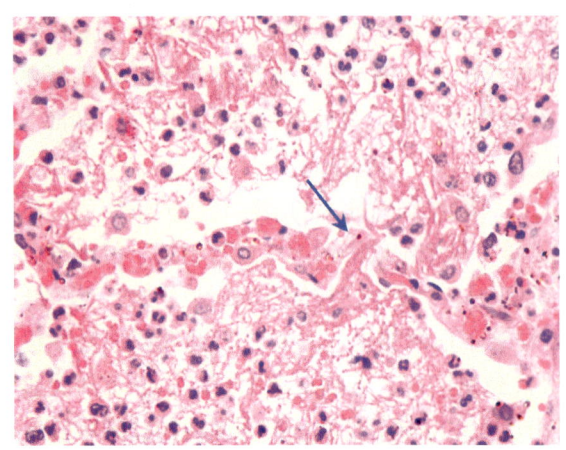

图 8-4　大叶性肺炎灰色肝样变期之镜下表现
肺泡腔内充满大量纤维蛋白及中性粒细胞，毗邻肺泡见纤维蛋白丝穿过肺泡间孔并互相连接，纤维蛋白网中可见大量中性粒细胞

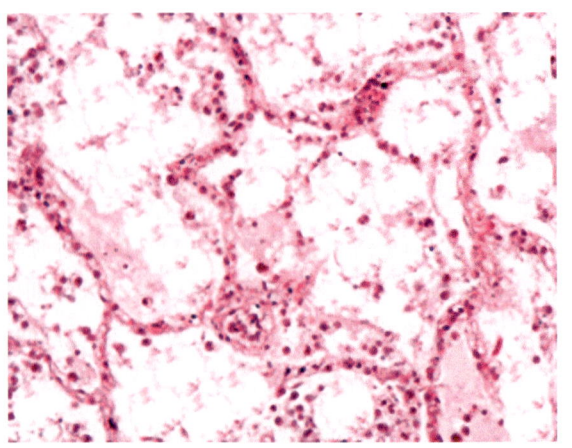

图 8-5　大叶性肺炎之溶解消散期
肺泡腔内水肿液、炎症细胞等逐渐消失，肺泡腔恢复通气（南方医科大学申洪供图）

吸收或经气道咳出。肺内实变病灶消失，病变肺组织质地较软。肺内炎症病灶完全溶解消散后，肺组织结构和功能恢复正常，胸膜渗出物亦被吸收或机化（图 8-5）。患者体温下降，临床症状和体征逐渐减轻、消失，胸部 X 线检查为不均匀的片状阴影。此期历时 1~3 天。

大叶性肺炎的上述病理变化是一个连续的过程，彼此无绝对的界限，同一病变肺叶的不同部位亦可呈现不同阶段的病变。现今常在疾病的早期即开始对患者使用抗生素类药物，干预了疾病的自然经过，故已很少见到典型的 4 期病变过程。病变常表现为节段性肺炎，病程也明显缩短。

3. 并发症　少见。

（1）肺肉质变：亦称机化性肺炎。由于肺内炎性病灶中中性粒细胞渗出过少，其释放的蛋白酶量不足以溶解渗出物中的纤维蛋白，大量未能被溶解吸收的纤维蛋白即被肉芽组织取代而机化（图 8-6）。病变肺组织呈褐色肉样外观，故称肺肉质变（pulmonary carnification）。

（2）胸膜肥厚和粘连：大叶性肺炎时，病变常累及局部胸膜伴发纤维素性胸膜炎，若胸膜及胸膜腔内的纤维蛋白不能被完全溶解吸收发生机化，则致胸膜增厚或粘连。

（3）肺脓肿及脓胸：当病原菌毒力强或机体抵抗力低下时，由金黄色葡萄球菌和肺炎链球菌混合感染者，易并发肺脓肿，并常伴有脓胸（图 8-7）。

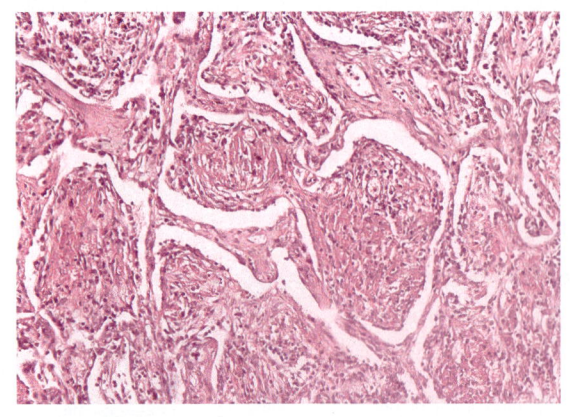

图 8-6　肺肉质变
肺泡腔内大量肉芽组织取代纤维蛋白渗出物并发生纤维化（徐州医科大学吴永平、巩玉森供图）

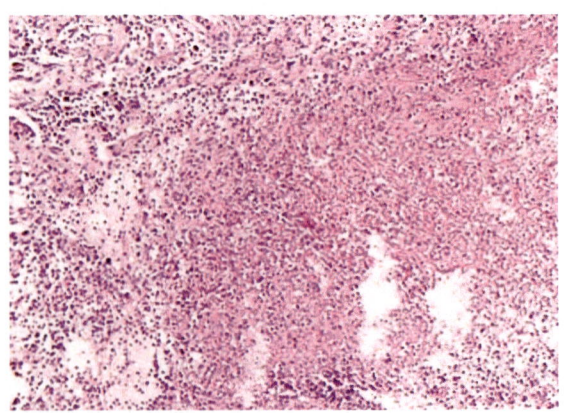

图 8-7　大叶性肺炎合并肺脓肿
可见大量炎性渗出物及坏死组织，形成脓液（徐州医科大学吴永平、巩玉森供图）

（4）败血症或脓毒败血症：严重感染时，细菌侵入血液大量繁殖并产生毒素所致。

（5）感染性休克：见于重症病例，是大叶性肺炎的严重并发症。主要表现为严重的全身中毒症状和微循环衰竭，故又称中毒性肺炎或休克性肺炎，临床较易见到，病死率较高。

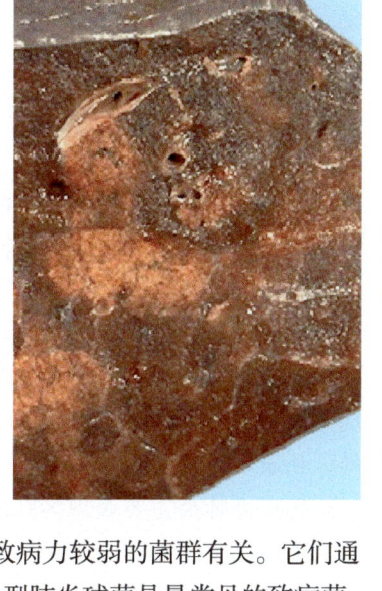

图8-8 小叶性肺炎之大体改变

肺切面可见多灶性灰白灰黄色病灶，病灶中央可见细支气管管腔断面，部分区域融合成片，形成融合性小叶性肺炎（徐州医科大学吴永平、巩玉森供图）

（二）小叶性肺炎

由化脓菌引起的以肺小叶为病变单位、细小支气管为病变中心的急性化脓性炎症谓小叶性肺炎（lobular pneumonia），又称支气管肺炎（bronchopneumonia），多发生于小儿、体弱老人及久病卧床者。

1. 病因及发病机制　小叶性肺炎大多由细菌引起，常见的致病菌有葡萄球菌、肺炎链球菌、嗜血流感杆菌、肺炎克雷伯杆菌、铜绿假单胞杆菌及大肠埃希菌等，其发病常与上述细菌中致病力较弱的菌群有关。它们通常是口腔或上呼吸道内的常驻菌群。其中致病力较弱的4、6、10型肺炎球菌是最常见的致病菌。当患传染病或处于营养不良、恶病质、昏迷和手术后等情况下，由于机体抵抗力下降，呼吸系统防御功能受损，这些细菌就可大量侵入细支气管及末梢肺组织并生长繁殖，引起小叶性肺炎。因此，小叶性肺炎常是某些疾病的并发症，如麻疹后肺炎、手术后肺炎、吸入性肺炎、坠积性肺炎等。

2. 病理变化　小叶性肺炎的病变特征是以细支气管为中心的肺组织化脓性炎症。

（1）肉眼观察：双肺表面和切面散在分布灰黄色质实病灶，以下叶和背侧多见。病灶大小不一，直径多在0.5～1 cm（相当于肺小叶范围），形态不规则，病灶中央常可见病变细支气管的横断面。严重病例，病灶可互相融合成片，甚或累及整个大叶，发展为融合性支气管肺炎（confluent bronchopneumonia），一般不累及胸膜（图8-8）。

（2）镜下：不同的发展阶段，病变的表现和严重程度不一致。早期，病变的细支气管黏膜充血、水肿，表面附着黏液性渗出物，周围肺组织无明显改变或肺泡间隔仅有轻度充血。随病情进展，病灶中支气管、细支气管管腔及其周围的肺泡腔内出现较多中性粒细胞、少量红细胞及脱落的肺泡上皮细胞。病灶周围肺组织充血，浆液渗出，部分肺泡过度扩张，形成代偿性肺气肿。严重时，病灶中中性粒细胞渗出增多，范围扩大，细支气管和肺组织损伤程度加重（图8-9）。

3. 临床病理联系　小叶性肺炎多为其他疾病的并发症，其临床症状常被原发疾病掩盖，但发热、咳嗽和咳痰仍然是最常见的症状。支气管黏膜受炎症及渗出物的刺激引起咳嗽；痰液往往为黏液脓性或脓性，同时原发疾病常常症状加重。因病变常呈小灶性分布，故肺实变体征不明显，胸部X线检查则可见肺内散在不规则小片状或斑点状模糊阴影；由于病变部位细支气管和肺泡腔内含有渗出物，故听诊可闻及湿啰音。

4. 结局和并发症　小叶性肺炎经及时有效治疗，大多可以痊愈。婴幼儿、年老体弱者，特别是并发其他严重疾病者，预后大多不良，严重者可危及生命。

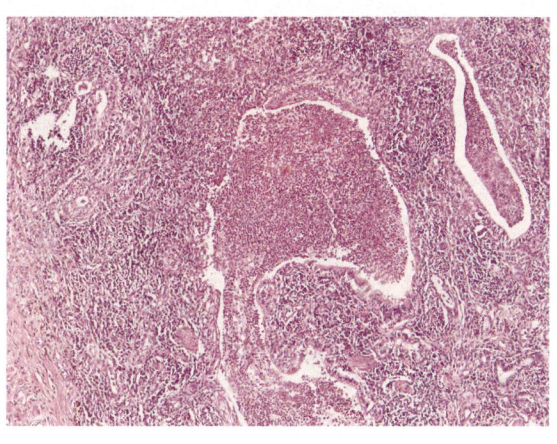

图8-9 小叶性肺炎之镜下改变

病变以细支气管管腔为中心，其内及周围肺泡腔内充满脓细胞，管壁及肺泡破坏（徐州医科大学吴永平、巩玉森供图）

小叶性肺炎的并发症远较大叶性肺炎多，且危险性也大，较常见的有呼吸功能不全、心力衰竭、脓毒血症、支气管扩张症、肺气肿、肺脓肿、脓胸等。

二、病毒性肺炎

病毒性肺炎（viral pneumonia）大多发生于冬春季，可暴发流行，也可散在发生。常由上呼吸道病毒感染向下蔓延所致，在人群中通过飞沫传播。部分病例为器官移植患者，通过多次输血输液甚至供者的器官引起病毒感染。常见引起病毒性肺炎的病毒有流感病毒，其次为呼吸道合胞病毒、腺病毒、副流感病毒、麻疹病毒、鼻病毒、单纯疱疹病毒及巨细胞病毒等。除流感病毒、副流感病毒导致成人型病毒性肺炎外，其余病毒所致肺炎多见于儿童。病毒性肺炎发病可由一种病毒感染，也可由多种病毒混合感染或继发于细菌感染。临床上，患者除有发热及全身中毒症状外，还表现为频繁咳嗽、气急和发绀等。

病毒性肺炎主要表现为肺间质性炎症。肉眼观察，病变常不明显，病变肺组织因充血水肿而轻度肿大（图 8-10）。

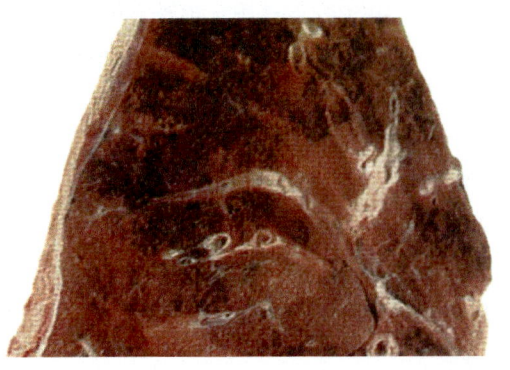

图 8-10 病毒性肺炎
肺组织轻度肿大充血
（吴永平、巩玉森供图）

镜下通常表现为肺泡间隔显著增宽，肺泡壁毛细血管扩张充血、间质水肿及淋巴细胞、单核细胞浸润；肺泡腔内一般无渗出物或仅有少量浆液。病变较严重时，肺泡腔内则出现由浆液、少量纤维蛋白、红细胞及巨噬细胞混合成的渗出物，甚至可见肺组织坏死。由流感病毒、麻疹病毒和腺病毒引起的肺炎，其肺泡腔内渗出的浆液性渗出物常浓缩并受空气挤压，形成薄层红染的膜状物贴附于肺泡内表面，即透明膜形成。细支气管上皮和肺泡上皮也可增生、肥大，并形成多核巨细胞，如麻疹性肺炎时出现的巨细胞较多，又称巨细胞肺炎。在增生的上皮细胞和多核巨细胞内可见病毒包涵体。病毒包涵体呈圆形或椭圆形，其周围常有一圈清晰的透明晕，其在细胞内出现的位置常因感染病毒的种类不同而异；腺病毒、单纯疱疹病毒和巨细胞病毒感染时，病毒包涵体位于上皮细胞的核内并呈嗜碱性；呼吸道合胞病毒感染时，位于胞质且呈嗜酸性；麻疹肺炎时，则胞核和胞质内均可见病毒包涵体。检出病毒包涵体是病理组织学诊断病毒性肺炎的重要依据（图 8-11，图 8-12）。

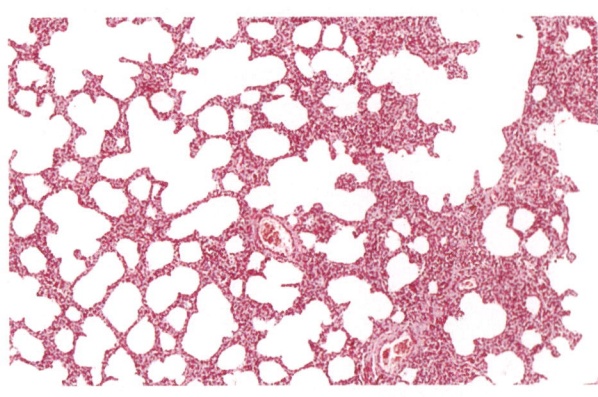

图 8-11 病毒性肺炎之镜下表现
肺泡间隔明显增宽，其内可见大量淋巴细胞浸润，血管扩张充血；部分肺泡破裂，融合成大的囊泡（桂林医学院曾思恩、陈秋月供图）

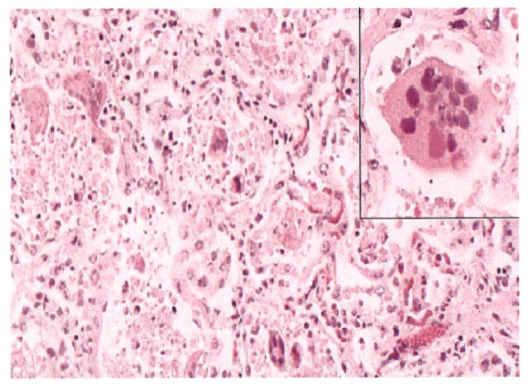

图 8-12 病毒性肺炎严重病例
可见肺泡腔内充满炎性渗出物，内见巨细胞及细胞内红染病毒包涵体（徐州医科大学吴永平、巩玉森供图）

病毒性肺炎若为混合性感染引起，如麻疹病毒合并腺病毒感染，或继发细菌性感染，则其病变更为严重和复杂。病灶可呈小叶性、融合节段性和大叶性分布，且支气管和肺组织均可出现明显的坏死、出血，或混杂有化脓性病变，从而掩盖病毒性肺炎的病变特征。

大叶性肺炎、小叶性肺炎和病毒性肺炎的区别见表8-1。

表8-1 大叶性肺炎、小叶性肺炎和病毒性肺炎的区别

区别要点	大叶性肺炎	小叶性肺炎	病毒性肺炎
病因	肺炎链球菌	上呼吸道细菌	病毒及肺炎支原体
年龄	青壮年	老年人、儿童及体弱者	儿童、老年人
病理变化	急性纤维素性炎，累及肺大叶。病程7~10天，病变四期：充血水肿期、红色肝样变期、灰色肝样变期、溶解消散期	以肺小叶为单位、细支气管为中心性的细支气管急性化脓性炎，周围肺组织呈代偿性肺气肿表现	肺间质性炎症，肺泡腔内渗出不明显。严重者，肺泡腔内可见较多渗出物及病毒包涵体
结局及并发症	多痊愈，或可并发肺肉质变、胸膜粘连、肺脓肿、脓胸、败血症、感染性休克	多为其他原发疾病的并发症，及时有效治疗可痊愈，否则并发严重的心肺功能不全、肺脓肿、脓胸等，重者可致死	一般预后较好。少数病例伴有坏死性小叶性肺炎时可致死
临床联系	起病急骤，高热，寒战，胸痛，呼吸困难，咳铁锈色痰	发热、咳嗽、肺部湿啰音及原发疾病症状	干咳，重者呼吸困难等

三、支原体肺炎

支原体肺炎（mycoplasmal pneumonia）是由肺炎支原体引起的一种急性间质性肺炎（interstitial pneumonia）。寄生于人体的支原体有数十种，但仅有肺炎支原体对人体致病，引起呼吸道感染。儿童和青少年发病率较高，秋、冬季发病较多，病原体常存在于带菌者的鼻咽部，主要经飞沫传播，常为散发性，偶尔流行。患者起病较急，多有发热、头痛、咽喉痛及顽固而剧烈的咳嗽、气促和胸痛，咳痰常不显著。听诊常闻及干、湿啰音。胸部X线检查，显示节段性纹理增强及网状或斑片状阴影。白细胞计数轻度升高，淋巴细胞和单核细胞增多。本病临床不易与病毒性肺炎鉴别，但可由患者痰液、鼻分泌物及咽拭子培养出肺炎支原体而诊断。大多数支原体肺炎预后良好。

肺炎支原体感染可波及整个呼吸道，引起上呼吸道炎、气管炎、支气管炎及肺炎。肺部病变常累及单侧一叶肺组织，以下叶多见，也偶可波及双肺。病变主要发生于肺间质，故病灶实变不明显，常呈节段性分布。肉眼观呈暗红色，切面可有少量红色泡沫状液体溢出，气管或支气管腔可有黏液性渗出物，胸膜一般不被累及。镜下见病变区内肺泡间隙明显增宽，血管扩张、充血，间质水肿伴大量淋巴细胞、单核细胞和少量浆细胞浸润。肺泡腔内无渗出物或仅有少量混有单核细胞的浆液性渗出液。小支气管、细支气管壁及其周围间质充血水肿及慢性炎性细胞浸润，伴细菌感染时可有中性粒细胞浸润。严重病例，支气管上皮细胞可明显变性、坏死、脱落，肺泡表面可有透明膜形成。

第二节 慢性阻塞性肺疾病

慢性阻塞性肺疾病（chronic obstructive pulmonary disease，COPD）是一组慢性气道阻塞性疾病的统称，其共同特点为肺实质和小气道受损，导致慢性气道阻塞、呼吸阻力增加和肺功能不全，主要包括慢性支气管炎、支气管哮喘、支气管扩张和肺气肿等疾病。

一、慢性支气管炎

慢性支气管炎（chronic bronchitis）是发生于支气管黏膜及其周围组织的慢性非特异性增生性炎性疾病，是一种常见病、多发病，中老年人群中发病率达15%～20%，主要临床特征为反复发作的咳嗽、咳痰或伴有喘息症状，且症状每年至少持续3个月，连续2年以上。病情持续多年者常并发严重影响健康的肺气肿及慢性肺源性心脏病。

1. 病因及发病机制　慢性支气管炎由多种因素长期综合作用所致，已确定的致病因素包括：①病毒和细菌感染：慢性支气管炎的发病与感冒密切相关，多发生于冬春季，凡能引起上呼吸道感染的病毒和细菌在慢性支气管炎病变的发展过程中都可起重要作用，鼻病毒、腺病毒和呼吸道合胞病毒是致病的主要病毒，而上呼吸道常驻菌中，肺炎链球菌、肺炎克雷伯杆菌、流感嗜血杆菌等则可能是导致慢性支气管炎急性发作的主要病原菌。②吸烟：对慢性支气管炎的发病也起重要作用，吸烟者患病率较不吸烟者高2～10倍，且患病率与吸烟量呈正比。烟草烟雾中含有的焦油、尼古丁和镉等有害物质能损伤呼吸道黏膜，降低局部抵抗力，烟雾又可刺激小气道收缩，从而增加气道的阻力。③空气污染与过敏因素：工业烟雾、粉尘等造成的大气污染与慢性支气管炎有明显的因果关系；过敏性因素与慢性支气管炎也有一定关系，喘息型慢性支气管炎患者往往有过敏史。④机体内在因素：如机体抵抗力降低，呼吸系统防御功能受损及内分泌功能失调等，也与本病的发生发展密切相关。

2. 病理变化　早期，病变常限于较大的支气管，随病情进展逐渐累及较小的支气管和细支气管。主要病变为：①呼吸道黏液-纤毛排送系统受损，纤毛柱状上皮变性、坏死、脱落，再生的上皮杯状细胞增多，并发生鳞状上皮化生。②黏膜下腺体增生肥大和浆液性上皮发生黏液腺化生，导致分泌黏液增多。③管壁充血水肿，淋巴细胞、浆细胞浸润（图8-13）。④管壁平滑肌断裂、萎缩（喘息型者，平滑肌束增生、肥大），软骨可变性、萎缩或骨化。

慢性支气管炎反复发作导致病变程度逐渐加重，累及的细支气管也不断增多，并引起管壁纤维性增厚、管腔狭窄甚至发生纤维性闭锁；此外，炎症易向管壁周围组织及肺泡扩展，形成细支气管周围炎。细支气管炎和细支气管周围炎是引起慢性阻塞性肺气肿的病变基础。

3. 临床病理联系　患者因支气管黏膜受

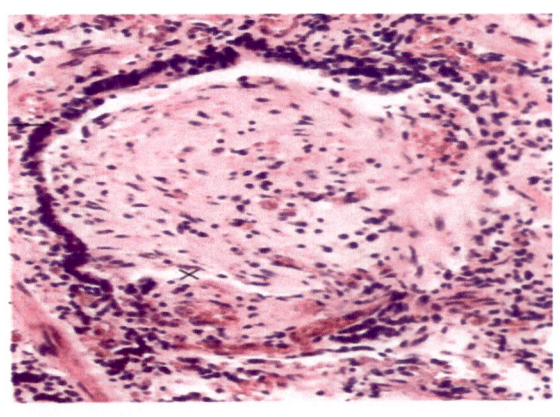

图8-13　慢性支气管炎
示细支气管腔内黏液栓形成（徐州医科大学吴永平、巩玉森供图）

炎症的刺激及分泌的黏液增多而出现明显咳嗽和咳痰。痰液一般为白色黏液泡沫状，在急性发作期，咳嗽加剧，并出现黏液脓性或脓性痰。支气管的痉挛或狭窄及黏液和渗出物阻塞管腔常致喘息。双肺听诊可闻及哮鸣音。一些患者可因支气管黏膜和腺体萎缩（慢性萎缩性气管炎），分泌物减少而痰量减少或无痰。小气道的狭窄和阻塞可致阻塞性通气障碍，此时呼气阻力的增加大于吸气，久之，使肺过度充气，肺残气量明显增多而并发肺气肿。此外，可形成小叶性肺炎、支气管扩张症和肺源性心脏病等并发症。

二、支气管哮喘

支气管哮喘（bronchial asthma）简称哮喘，是一种由各种内、外因素作用引发呼吸道过敏反应引起的以支气管可逆性发作性痉挛为特征的慢性阻塞性炎性疾病。患者大多具有特异性变态反应体质。临床表现为反复发作的伴有哮鸣音的呼气性呼吸困难、咳嗽或胸闷等症状。发作间歇期可完全无症状。严重病例常合并慢性支气管炎，并导致肺气肿和慢性肺源性心脏病。

1. 病因及发病机制　本病的病因复杂，诱发哮喘的过敏原种类较多，如花粉、尘埃、动物毛屑、真菌（曲菌）、某些食品和药品。这些物质主要经呼吸道吸入，也可食入或由其他途径进入人体。呼吸道感染和精神因素亦可诱发哮喘发作。其发作机制复杂，尚未完全明了。除过敏原方面的影响和机体本身的状态外，其发作过程主要涉及多种细胞（淋巴细胞、单核细胞、肥大细胞和嗜酸性粒细胞等）表面的受体及其合成和分泌的多种炎症介质和细胞因子，经信息接受、传递和调控等复杂步骤共同完成全部反应过程。一般在接触过敏原后15 min 左右哮喘发作谓速发性反应，一般与肥大细胞和 T 细胞有关；4~24 h 发病则谓迟发性反应，其发生与嗜酸性粒细胞及嗜碱性粒细胞有关。

此外，机体的特应性、气道壁的炎性增生和气道的高反应性、神经因素等均导致对过敏原的敏感性增高，以至轻微的刺激即可使气道发生明显的收缩，引起气道阻力显著增高，这也是哮喘发病的重要环节。

2. 病理变化　肉眼观察见肺组织因过度充气而膨胀，常伴有灶性萎陷。支气管管腔内可见黏液栓，偶尔可见支气管扩张。镜下见黏膜上皮局部脱落，基底膜显著增厚及玻璃样变，黏膜下水肿，黏液腺增生，杯状细胞增多，管壁平滑肌增生肥大。管壁各层均可见嗜酸性粒细胞、单核细胞、淋巴细胞和浆细胞浸润（图8-14）。管壁及黏液栓中常可见嗜酸性粒细胞的崩解产物夏科-莱登（Charcot-Leyden）结晶以及崩解的上皮细胞和黏液成分。

3. 临床病理联系　哮喘发作时，因细支气管痉挛和黏液栓阻塞，引起呼气性呼吸困难并伴有哮鸣音。症状可自行缓解或经治疗后缓解。长期反复的哮喘发作可致胸廓变形及弥漫性肺气肿，偶可并发自发性气胸。

三、支气管扩张症

支气管扩张症（bronchiectasis）是以肺内小支气管管腔持久性扩张伴管壁纤维性增厚为特征的慢性呼吸道疾病。临床表现为慢

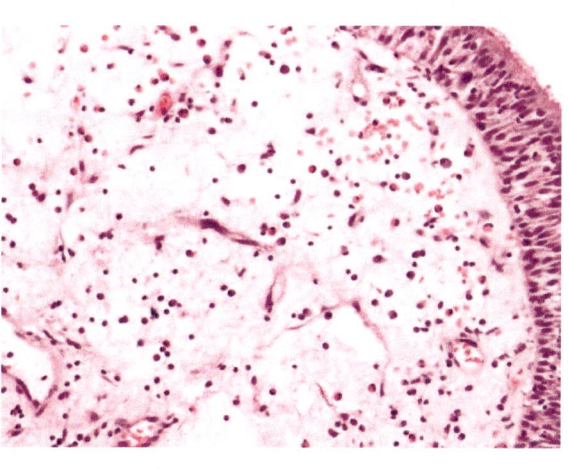

图8-14　支气管哮喘
镜下可见管壁水肿，大量嗜酸性粒细胞浸润（徐州医科大学吴永平、巩玉森供图）

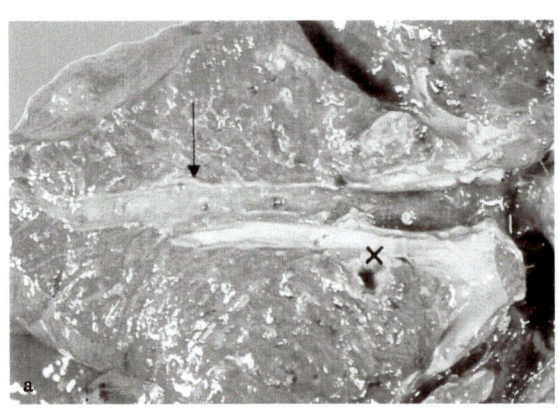 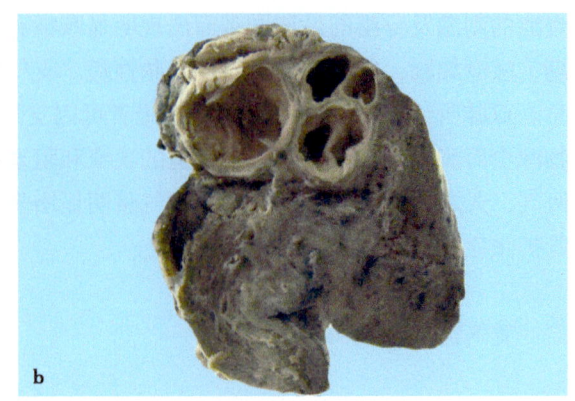

图 8-15 支气管扩张症
a. 支气管管腔呈圆柱状扩张；b. 支气管管腔呈囊状扩张（亦称为支气管源性肺囊肿）（徐州医科大学吴永平、巩玉森供图）

性咳嗽、大量脓痰及反复咯血等症状。

1. **病因及发病机制** 支气管扩张症多继发于慢性支气管炎、麻疹和百日咳后的支气管肺炎及肺结核病等。因反复感染，特别是化脓性炎症常导致管壁平滑肌、弹力纤维和软骨等支撑结构破坏；同时受支气管壁外周肺组织慢性炎症所形成的纤维瘢痕组织的牵拉及咳嗽时支气管腔内压的增加，最终导致支气管壁持久性扩张。

此外，先天性及遗传性支气管发育不全或异常时，因支气管壁的平滑肌、弹力纤维和软骨薄弱或缺失，管壁弹性降低易致支气管扩张，如巨大气管支气管扩张症。常染色体隐性遗传性胰腺囊性纤维化病常合并肺囊性纤维化（pulmonary cystic fibrosis），患者因末梢肺组织发育不良，细小支气管常呈柱状及囊性扩张，且腔内有黏液栓塞，故常继发肺部感染和间质纤维化。

2. **病理变化** 病变肺切面可见支气管呈圆柱状或囊状扩张（图 8-15），常累及段支气管以下及直径大于 2 mm 的中、小支气管，有时可累及肺内各段支气管，使肺呈蜂窝状。受累的支气管也可仅限于少数或个别的支气管分支，或局限于一个肺段、一个肺叶、一侧肺甚或双侧肺均被累及。一般下叶多见，特别是下叶背部，左肺多于右肺。扩张的支气管管腔内常含有黏液脓性或黄绿色脓性渗出物。若继发腐败菌感染可散发恶臭，偶可有血性分泌物。扩张支气管周围肺组织常有不同程度的萎陷、纤维化或肺气肿。

镜下，支气管壁明显增厚，黏膜上皮增生伴鳞状上皮化生，可有糜烂及小溃疡形成。黏膜下血管扩张充血，淋巴细胞、浆细胞甚或中性粒细胞浸润，管壁腺体、平滑肌、弹力纤维和软骨不同程度遭受破坏，萎缩或消失，代之以肉芽组织或纤维组织。邻近肺组织常发生纤维化及淋巴组织增生。

3. **临床病理联系** 患者因支气管受慢性炎症及化脓性炎性渗出物的刺激，常有频发的咳嗽及咳出大量脓痰。若支气管壁血管受到破坏则可咯血，大量的咯血可致失血过多或血凝块阻塞气道，严重者可危及生命。患者常导致支气管引流不畅或痰不易咳出而感胸闷，炎症累及胸膜者可出现胸痛。少数患者尚可合并肺脓肿、脓胸及脓气胸。慢性重症患者常伴严重的肺功能障碍，出现气急、呼吸困难、发绀和杵状指（趾）等，晚期可并发肺动脉高压和慢性肺源性心脏病。

四、肺气肿

肺气肿（pulmonary emphysema）是末梢肺组织（呼吸性细支气管、肺泡管、肺泡囊和肺泡）

因含气量过多伴肺泡间隔破坏，肺组织弹性减弱，导致肺体积膨大、功能降低的一种疾病状态，是支气管和肺部疾病最常见的并发症。

1. 病因及发病机制　肺气肿常继发于其他阻塞性肺疾病，其中最常见的是慢性支气管炎。此外，吸烟、空气污染和肺尘埃沉着病（尘肺）等也是常见的发病原因。其发病机制主要与下列因素有关。

（1）阻塞性通气障碍：慢性支气管炎时，因慢性炎症伴纤维组织增生使小支气管和细支气管管壁结构破坏，管壁增厚，管腔狭窄；同时黏液性渗出物的增多和黏液栓的形成进一步加剧小气道的通气障碍，使肺排气不畅，残气量过多。

（2）呼吸性细支气管和肺泡壁弹性降低：正常时细支气管和肺泡壁上的弹力纤维具有支撑作用，并通过回缩力排出末梢肺组织内的残余气体。长期的慢性炎症破坏了大量的弹力纤维，使细支气管和肺泡的回缩力减弱；而阻塞性肺通气障碍使细支气管和肺泡长期处于高张力状态，弹性降低，使残气量进一步增多。

（3）α_1-抗胰蛋白酶（α_1-AT）水平降低：抗胰蛋白酶广泛存在于组织和体液中，对包括弹性蛋白酶在内的多种蛋白水解酶有抑制作用。炎症时，白细胞的氧代谢产物氧自由基等能氧化 α_1-AT，使之失活，导致中性粒细胞和巨噬细胞分泌的弹性蛋白酶增多、活性增强，加剧了细支气管和肺泡壁弹力蛋白、Ⅳ型胶原和糖蛋白的降解，破坏了肺组织的结构，使肺泡回缩力减弱。临床资料也表明，遗传性 α_1-AT 缺乏者因血清中 α_1-AT 水平极低，故肺气肿的发病率较一般人高 15 倍。

（4）吸烟：长期吸烟者多经慢性支气管炎进一步发生肺气肿。也有实验报道，吸烟者的支气管肺泡灌洗液中所含有的巨噬细胞增多，为不吸烟者的 4 倍以上，有时还有中性粒细胞的增多，导致 α_1-AT 水平降低。

由于上述众因素的综合作用，使细支气管和肺泡腔残气量不断增多，压力升高，导致细支气管扩张，肺泡最终破裂融合成含气的大囊泡，形成肺气肿。

根据病变部位、范围和性质的不同，可将肺气肿分为下列类型。

（1）肺泡性肺气肿（alveolar emphysema）：病变发生在肺腺泡（acinus）内，因其常合并有小气道的阻塞性通气障碍，故也称阻塞性肺气肿（obstructive emphysema），根据发生部位和范围，又将其分为：

1）腺泡中央型肺气肿（centriacinar emphysema）：位于肺腺泡中央的呼吸性细支气管呈囊状扩张，而肺泡管和肺泡囊扩张不明显（图 8-16）。

2）腺泡周围型肺气肿（periacinar emphysema）：也称隔旁肺气肿（paraseptal emphysema），呼吸性细支气管基本正常，而远侧端位于其周围的肺泡管和肺泡囊扩张，若肺泡间隔破坏严重，气肿囊腔融合形成直径超过 1 cm 的大囊泡而形成大泡性肺气肿，多见于肺边缘胸膜下。

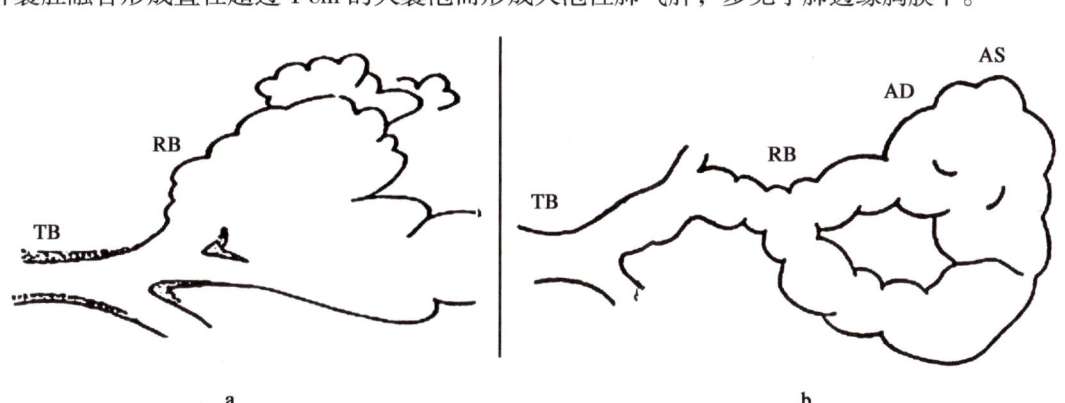

图 8-16　腺泡中央型肺气肿（a）和全腺泡型肺气肿（b）模式图
TB：终末细支气管；RB：呼吸性细支气管；AD：肺泡管；AS：肺泡囊（徐州医科大学吴永平、巩玉森供图）

3）全腺泡型肺气肿（panacinar emphysema）：其发生可能与遗传性 α_1-AT 缺乏有关，呼吸性细支气管、肺泡管、肺泡囊和肺泡都扩张，含气小囊布满肺腺泡内。

（2）间质性肺气肿（interstitial emphysema）：肋骨骨折、胸壁穿透伤或剧烈咳嗽引起肺内压急剧增高等均可导致细支气管或肺泡间隔破裂，使空气进入肺间质形成间质性肺气肿。气体出现在肺膜下、肺小叶间隔，也可沿细支气管壁和血管周围的组织间隙扩散至肺门、纵隔，形成串珠状气泡。甚至可在上胸部和颈部皮下形成皮下气肿。

（3）其他类型肺气肿：包括①瘢痕旁肺气肿（paracicatrical emphysema）：系指出现在肺组织瘢痕灶周围，由肺泡破裂融合形成的局限性肺气肿。因其出现的具体位置不恒定且大小形态不一，故也称为不规则型肺气肿，若气肿囊腔直径超过 2 cm，破坏了肺小叶间隔时，称肺大泡（bullae），位于肺膜下的肺大泡破裂可引起气胸。②代偿性肺气肿（compensatory emphysema）：是指肺萎缩及肺叶切除后残余肺组织或肺炎性实变病灶周围肺组织的肺泡代偿性过度充气，通常不伴气道和肺泡壁的破坏或仅有少量肺泡壁破裂。③老年性肺气肿（senile emphysema）：是因老年人的肺组织弹性回缩力减弱使肺残气量增多而引起的肺膨胀。

2. 病理变化 肺气肿时肺的体积显著膨大，色灰白，边缘钝圆，柔软而缺乏弹性，指压后压痕不易消退。触之捻发音增强；切面肺组织呈蜂窝状，因肺气肿类型不同，所见囊腔的大小、分布的部位及范围均有所不同。

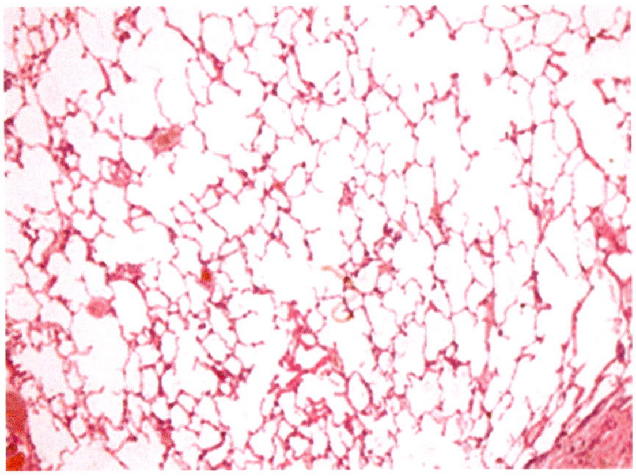

镜下见肺泡扩张，肺泡间隔变窄并断裂，相邻肺泡融合成较大的囊腔（图 8-17）。肺泡间隔内毛细血管床数量减少，间质内肺小动脉内膜纤维性增厚。小支气管和细支气管可见慢性炎症改变。肺泡中央型肺气肿的气囊壁上常可见柱状或低柱状的呼吸上皮及平滑肌束的残迹。全腺泡型肺气肿的囊泡壁上偶见残存的平滑肌束片段，而较大的囊泡腔内有时还可见间质和肺小动脉构成的悬梁。

图 8-17 肺气肿
镜下见肺泡扩张、肺泡间隔变窄并断裂，部分肺泡融合成较大的囊腔（徐州医科大学吴永平、巩玉森供图）

3. 临床病理联系 患者除咳嗽、咳痰等慢性支气管炎症状外，常因阻塞性通气障碍而出现呼气性呼吸困难，气促、胸闷、发绀等缺氧症状。严重者因长期处于过度吸气状态使肋骨上抬，肋间隙增宽，胸廓前后径加大，形成肺气肿患者特有的体征"桶状胸"。因肺容积增大，X 线检查见肺野扩大、横膈下降、透亮度增加。后期由于肺泡间隔毛细血管床受压迫及数量减少，使肺循环阻力增加，肺动脉压升高，最终导致慢性肺源性心脏病。

肺气肿主要的并发症有：①肺源性心脏病及右心衰竭。②自发性气胸和皮下气肿。③急性肺感染。

第三节　肺尘埃沉着病

肺尘埃沉着病（pneumoconiosis）简称尘肺，是长期吸入有害粉尘并在肺内沉着引起的以粉尘结节和肺纤维化为主要病变的常见且重要的职业病。临床常伴有慢性支气管炎、肺气肿和肺功能障碍。按沉着粉尘的性质可将其分为无机和有机尘肺两大类。国内最常见的无机尘肺主要有硅沉着病、石棉沉着病和煤矿工人尘肺。有机尘肺是吸入各种具有抗原性有机尘埃，如含真菌孢子的植物粉尘、细菌产物和动物蛋白质等所诱发的肺组织变态反应性炎症，如农民肺、棉尘肺、皮毛尘肺等。

一、肺硅沉着病

肺硅沉着病（silicosis）简称硅肺（曾称矽肺），是长期吸入含游离二氧化硅（SiO_2）粉尘并沉着于肺组织所引起的一种常见职业病。长期从事开矿、采石、坑道作业及在石英粉厂、玻璃厂、耐火材料厂、陶瓷厂生产作业的工人易患本病。患者多在接触硅尘 10~15 年后发病。病程进展缓慢，即使脱离硅尘接触后，肺部病变仍继续发展。晚期重症病例呼吸功能严重受损，常并发肺源性心脏病和肺结核病。

1. 病因及发病机制　吸入空气中游离二氧化硅粉尘是硅肺发病的主要原因。发病与否与吸入二氧化硅的数量、颗粒大小、接触时间、防护措施及呼吸道防御功能削弱等因素密切相关。当吸入硅尘数量超出正常肺的清除能力或肺清除能力受呼吸道疾病的影响降低时，均能使硅尘沉积于肺内。硅尘颗粒的大小是致病的重要因素，一般认为，硅尘颗粒 >5 μm 者经过上呼吸道时易附着于黏膜表面，大多被黏液 - 纤毛排送系统清除出体外；而 <5 μm 者则可被吸入肺内直达肺泡，并被聚集于肺泡间隔或支气管周围的巨噬细胞吞噬，形成早期硅肺的细胞性结节。硅尘颗粒越小致病力越强，其中以 1~2 μm 者致病性最强。间质内部分吞噬了硅尘的巨噬细胞也可穿过淋巴管壁随淋巴回流至肺门淋巴结，引起淋巴结的同样病变。

硅尘颗粒引起硅肺的发病机制目前认为主要与 SiO_2 的性质和巨噬细胞有关。当硅尘被巨噬细胞吞入后，SiO_2 与水聚合形成硅酸（一种强的成氢键化合物），其羟基与吞噬溶酶体膜上的磷脂或脂蛋白上的氢原子形成氢键，使溶酶体膜通透性升高或破裂；被激活的巨噬细胞形成的氧自由基也可以直接损伤细胞质膜。溶酶体破裂后释放的多种溶酶体酶导致巨噬细胞崩解自溶，同时释放出硅尘，游离的硅尘又可被其他巨噬细胞再吞噬。此外，崩解的和已被激活的巨噬细胞均可释放多种细胞因子和炎症介质，如巨噬细胞生长因子（MGF）、白细胞介素（IL）、纤维连接蛋白（FN）和肿瘤坏死因子（TNF）等，引起肺组织的炎症反应，成纤维细胞增生和胶原沉积，导致肺纤维化。反复吸入并沉积在肺内的硅尘，特别是因巨噬细胞破裂再释放出的硅尘使肺部病变不断发展和加重，即便患者在脱离硅尘作业环境后，肺部疾病仍会继续发展。

免疫因素在硅肺的发病中也可能发挥作用，现有证据表明，玻璃样变的硅结节内含较多的免疫球蛋白，患者血清中也出现 IgG、IgM 及抗核抗体等的异常，但确切机制尚未明了。

2. 病理变化　硅肺的基本病变是硅结节（silicotic nodule）的形成和肺间质的弥漫性纤维化。

（1）硅结节：为境界清楚的圆形或椭圆形细胞性或纤维性结节，直径 2~5 mm，色灰白，触之有沙砾感。硅结节形成的早期阶段是由吞噬硅尘的巨噬细胞聚集形成的细胞性结节。随病程进展，结节内成纤维细胞增生，结节发生纤维化遂形成纤维性结节，其内胶原纤维呈同心圆或旋涡状排列。纤维性结节进一步发展，其结节中胶原纤维发生玻璃样变，形成玻璃样变结节。结节中央常常可见到管壁增厚、管腔狭窄的小血管。相邻的硅结节可以融合形成大的结节状病灶，其中央常因缺血、缺氧发生坏死和液化，形成硅肺性空洞（silicotic cavity）。偏光显微镜可观察到硅结节和病变肺组织内的硅尘颗粒。肺门淋巴结内也可有硅结节形成，致淋巴结肿大变硬（图

8-18—图 8-20)。

(2) 肺间质弥漫性纤维化: 病变肺组织内除见硅结节外，尚可见范围不等的间质弥漫性纤维化病灶，镜下见肺血管、支气管周围及肺泡间隔大量纤维组织增生，伴大量胶原纤维玻璃样变。晚期病例纤维化肺组织可达全肺 2/3 以上。胸膜也可因弥漫性纤维化而广泛增厚，厚度可达 1~2 cm。

3. 硅肺的分期和病变特点　根据肺内硅结节的数量、大小、分布范围及肺纤维化程度，可将硅肺分为三期。

Ⅰ期硅肺: 主要表现为肺门淋巴结肿大，有硅结节形成和纤维化改变，肺组织内硅结节数量较少，主要分布于双肺中、下叶近肺门处，结节直径一般为 1~3 mm。X 线检查肺门阴影增大，密度增强，肺野内可见少量类圆形或不规则形小阴影。肺的质量、体积和硬度无明显改变。胸膜可有硅结节形成，但增厚不明显。

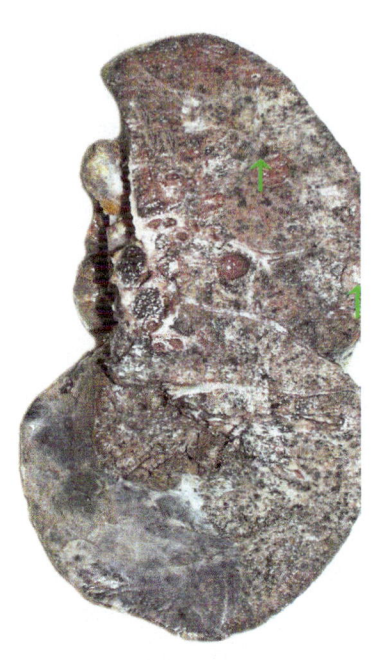

图 8-18　硅肺 (1)
肺切面遍布灰白色细颗粒状质硬结节（徐州医科大学吴永平、巩玉森供图）

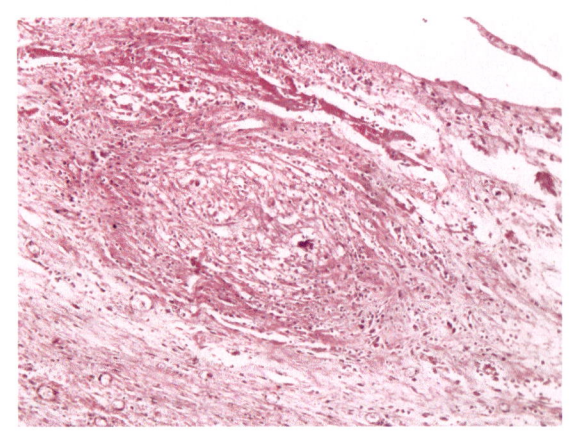

图 8-19　硅肺 (2)
示细胞性硅结节，内含较多巨噬细胞（徐州医科大学吴永平、巩玉森供图）

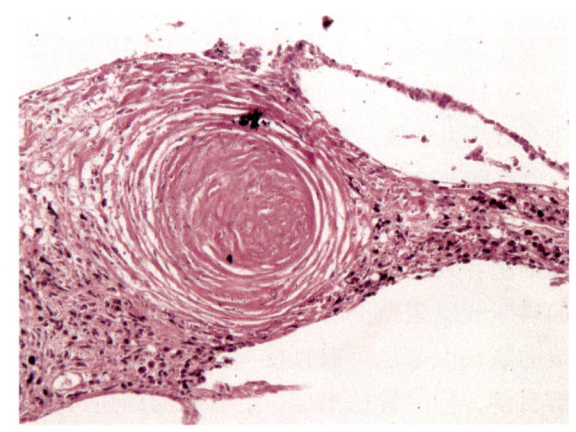

图 8-20　硅肺 (3)
示纤维-玻璃样变性硅结节，可见硅结节纤维化，其内胶原纤维呈同心圆或旋涡状排列并玻璃样变（徐州医科大学吴永平、巩玉森供图）

Ⅱ期硅肺: 硅结节数量增多，体积增大，伴有较明显的肺纤维化。结节性病变散布于双肺，但仍以中、下肺叶近肺门部密度较高，总的病变范围不超过全肺的 1/3。X 线检查肺野内见较多直径大于 1 cm 的阴影，分布范围较广。肺的重量和硬度增加，体积增大，胸膜也增厚。

Ⅲ期硅肺（重症硅肺）: 硅结节密度增大并与肺纤维化融合成团块，病灶周肺组织常有肺气肿或肺不张。X 线检查肺内可出现直径超过 2 cm 的大阴影（图 8-21）。肺门淋巴结肿大，密度高，可见蛋壳样钙化。肺重量和硬度明显增加，新鲜肺标本可竖立，入水可下沉。切开时阻力大，有沙砾感，大团块病灶的中央可见硅肺空洞。

4. 并发症

(1) 肺结核病: 硅肺患者易并发结核病，称为硅肺结核病 (silicotuberculosis)，可能是病变组织对结核分枝杆菌的防御能力降低的缘故。硅肺病变愈严重，肺结核并发率愈高。Ⅲ期硅肺患者的结核并发率可高达 60%~70%。硅肺病灶与结核病灶可以单独分开存在，也可以混合存在。

这类患者结核病变的发展速度和累及范围均比单纯肺结核病者更快、更广，也更易形成空洞，导致大出血而死亡。

（2）慢性肺源性心脏病（简称肺心病）：有60%~75%的晚期硅肺患者并发慢性肺心病。肺组织弥漫性纤维化使肺毛细血管床减少，肺小动脉闭塞性脉管炎及缺氧引起的肺小动脉痉挛等均可导致肺循环阻力增大，肺动脉压升高，最终发展为慢性肺心病。患者可因右心衰竭而死亡。

（3）肺部感染和阻塞性肺气肿：患者抵抗力低下，呼吸道防御功能减弱，易继发严重的细菌和病毒感染，导致死亡。晚期硅肺患者常合并不同程度的阻塞性肺气肿。也可出现肺大泡，若破裂则形成自发性气胸。

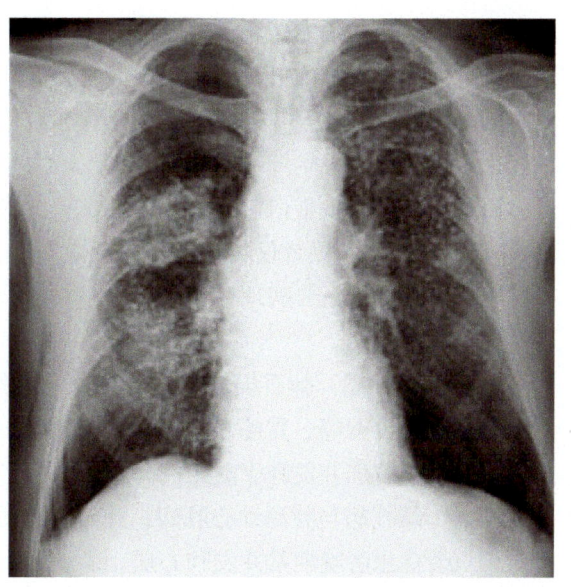

图8-21 硅肺之X线表现
可见肺纹理增粗、增多并紊乱，肺组织中弥漫分布大量的阴影，超过全肺的1/2（徐州医科大学吴永平、巩玉森供图）

二、肺石棉沉着病

肺石棉沉着病也称石棉肺（asbestosis），是长期吸入石棉粉尘引起的以肺间质和胸膜纤维化为主要病变的职业病。患者主要为长期从事石棉矿开采、选矿、运输、石棉加工及成品制作的工人。患者主要临床表现为咳嗽、咳痰、气急和胸痛等。晚期出现肺功能障碍和慢性肺心病的症状和体征，痰内可查见石棉小体。

1. 发病机制　石棉是一种天然的矿物结晶，是含有铁、镁、铝、钙和镍等多种元素的硅酸复合物，其致病力与被吸入的石棉纤维数量、大小、形状及溶解度有关。石棉纤维有螺旋形和直形两种，两者都有致纤维化和诱发肺石棉沉着病的作用，但直形纤维因在呼吸道的穿透力强，故致病性更强。

吸入的石棉纤维停留在细支气管的分支处，随后穿入黏膜下间质及肺泡；也有少量石棉纤维吸入后直接抵达肺泡腔，然后被肺泡内的巨噬细胞吞噬。被激活的吞噬细胞释放炎症介质和纤维化因子，引起广泛的肺间质和胸膜的炎症及纤维化。纤维化形成的机制目前认为可能是石棉纤维直接刺激成纤维细胞，促使脯氨酸羟化为羟脯氨酸从而加速胶原纤维合成所致。

2. 病理变化　肺石棉沉着病的病变特点为肺间质弥漫性纤维化（内含石棉小体）、脏胸膜肥厚及壁胸膜胸膜斑形成。

肉眼观察肺体积缩小、灰白色且质硬。早期病变主要限于双肺下部和胸膜下肺组织，可见纤维组织明显增生，切面呈网状。晚期肺间质呈弥漫性纤维化，常伴有明显的肺气肿和支气管扩张，使肺组织切面呈蜂窝状。脏胸膜增厚，早期以下部明显，愈至晚期纤维性增厚的范围愈广泛，壁胸膜往往也出现纤维性斑块和广泛的纤维化。晚期胸膜腔闭塞，全肺被灰白的纤维组织包裹；壁胸膜可见凸起的局限性斑块状纤维瘢痕，谓胸膜斑（pleural plaque），灰白色、质硬、半透明，状似软骨，常位于壁胸膜中、下部，双侧并对称性分布。

镜下，早期病变为石棉纤维引起的脱屑性肺泡炎，肺泡腔内出现大量脱落的肺泡上皮细胞和巨噬细胞，部分巨噬细胞胞质内可见吞噬的石棉纤维。细支气管管壁、细支气管和血管周围的结缔组织以及肺泡间隔内有大量淋巴细胞和单核细胞浸润，也可有嗜酸性粒细胞和浆细胞浸润。肺组织的纤维化始于细支气管周围，逐渐向肺泡间隔发展，随后肺泡遭破坏，由纤维组织取代，最终全肺弥漫性纤维化。细支气管和小血管亦被包裹于纤维组织之中，此时小动脉常呈闭塞性动脉内膜炎改变。尚未发生纤维化的肺泡上皮增生呈立方状，称腺样肺泡。在增生的纤维组织内可见较多石棉小体，系铁蛋白包裹的石棉纤维，黄褐色，多呈棒状或蝌蚪形，有分节，长短不一，长者可超过 100 μm，短者仅数微米，铁反应阳性。石棉小体旁可见异物巨细胞。石棉小体的检出是肺石棉沉着病的重要病理诊断依据。

3. 并发症

（1）恶性肿瘤：肺石棉沉着病患者并发恶性肿瘤的种类按发病率的高低依次为恶性胸膜间皮瘤、肺癌、食管癌、胃癌和喉癌。研究表明，50%~80%以上恶性胸膜间皮瘤患者有石棉接触史。肺石棉沉着病并发肺癌的比例高达12%~17%。

（2）肺结核病与肺源性心脏病：肺石棉沉着病合并肺结核病的概率远较硅肺低，约为10%。肺石棉沉着症患者晚期常并发肺心病。

第四节　慢性肺源性心脏病

慢性肺源性心脏病（chronic cor pulmonale）简称肺心病，是由慢性肺疾病、肺血管及胸廓病变引起肺循环阻力增大和肺动脉压升高所导致的以右心室壁肥厚、心腔扩大甚或发生右心衰竭的心脏病。本病在我国常见，患病率接近0.5%。北方地区更为常见，且多在寒冷季节发病。患者年龄多在40岁以上，且随年龄增长患病率增高。

1. 病因及发病机制

（1）肺疾病：最常引起肺心病的是慢性阻塞性肺疾病，其中又以慢性支气管炎并发阻塞性肺气肿最常见，占80%~90%，其次为支气管哮喘、支气管扩张症、肺尘埃沉着症、慢性纤维空洞型肺结核和弥漫性肺间质纤维化等。这类疾病导致肺毛细血管床减少，小血管纤维化甚至闭塞，使肺循环阻力增大。此外，由于阻塞性通气障碍及肺气血屏障破坏使气体交换面积减少等，均可导致肺泡氧分压降低，二氧化碳分压升高，造成缺氧进而引起肺小动脉痉挛及肺血管构型改建，肺小动脉中膜增生、肥厚，血管周细胞向平滑肌细胞转换，致使小动脉管壁增厚，管腔狭窄，肺循环阻力进一步增大，肺动脉压进一步升高（图8-22），最终导致右心肥大、扩张。

（2）胸廓运动障碍性疾病：较少见。严重的脊柱弯曲、类风湿关节炎、胸膜广泛粘连及其他严重的胸廓畸形均可使胸廓活动受限而引起限制性通气障碍；也可因肺部受压造成肺血管扭曲、肺萎陷等增加肺循环阻力，引起肺动脉压升高及肺心病。

（3）肺血管疾病：甚少。原发性肺动脉高压症及广泛或反复发生的肺小动脉栓塞及肺小动脉炎等均可直接引起肺动脉高压，导

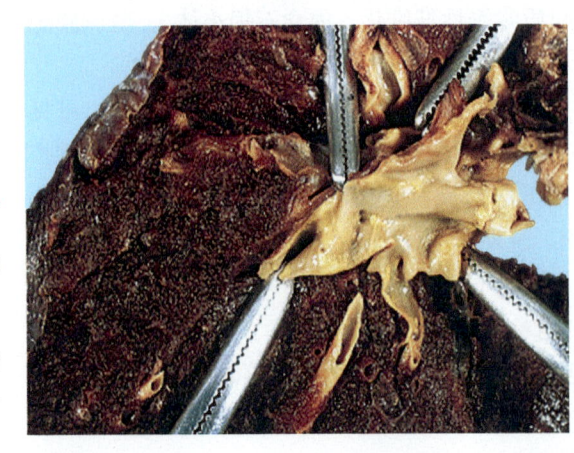

图8-22　肺源性心脏病
肺动脉高压表现，肺动脉管壁增厚并扩张，肺小动脉变硬、僵直，管壁增厚、管腔狭窄（徐州医科大学吴永平、巩玉森供图）

致肺心病。

2. 病理变化

（1）肺部病变：除原有肺疾病（如慢性支气管炎、尘肺等）所表现的多种肺部病变外，肺心病时肺的主要病变是肺小动脉变硬、僵直，管壁增厚、管腔狭窄（图 8-23）。镜下可见肺小动脉内膜增生，肌层肥厚，弹力纤维及胶原纤维增多，管腔变小，腔内可见血栓形成和机化改变，肺泡间隔毛细血管数量减少等。

（2）心脏病变：心脏体积增大，重量增加，可达 850 g，并以右心室病变为主，右心室壁肥厚，心腔扩张，扩大的右心室占据心尖部，外观钝圆（图 8-24）；右心室前壁肺动脉圆锥显著膨隆，乳头肌和肉柱显著增粗。通常以肺动脉瓣下 2 cm 处右心室前壁肌层厚度超过 5 mm（正常为 3~4 mm）作为肺心病的病理诊断标准。镜下可见右心室壁心肌细胞肥大（图 8-25），核增大、深染；或见缺氧引起的心肌细胞萎缩、肌质溶解、横纹消失、间质水肿和胶原纤维增生等改变。

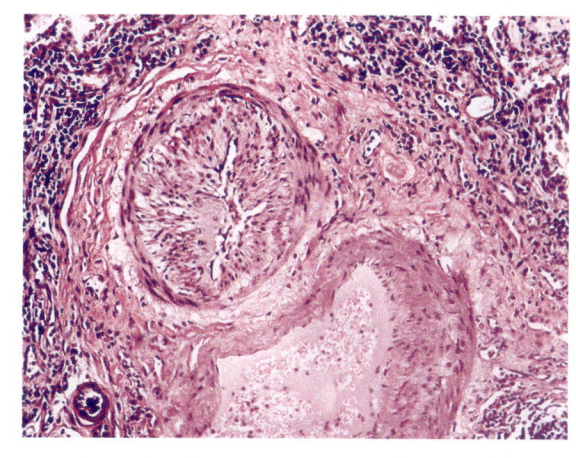

图 8-23 肺源性心脏病
示肺内小动脉管壁平滑肌增生，管壁增厚，管腔狭窄（徐州医科大学吴永平、巩玉森供图）

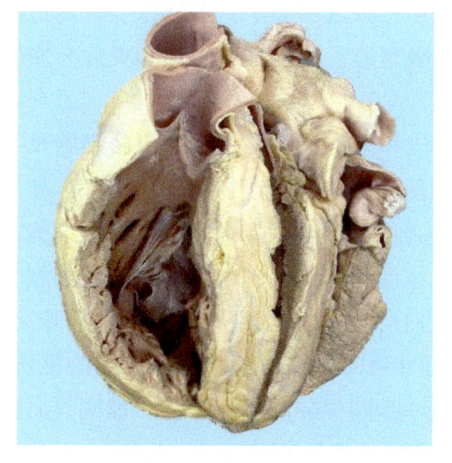

图 8-24 肺源性心脏病之心脏改变
心脏体积增大，心尖钝圆，右心肥厚扩张（桂林医学院曾思恩、陈秋月供图）

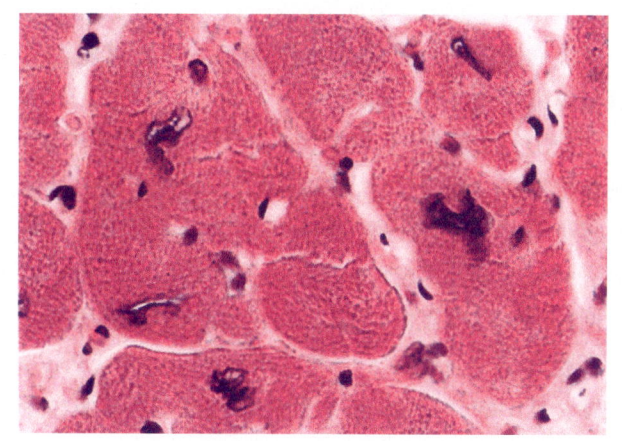

图 8-25 肺源性心脏病之心肌改变（镜下）
镜下可见心肌细胞肥大（徐州医科大学吴永平、巩玉森供图）

3. 临床病理联系　肺心病发展缓慢，患者除原有肺疾病的临床症状和体征外，逐渐出现呼吸困难、气急、发绀等呼吸功能不全和心悸、心率增快、全身淤血、肝脾大及下肢水肿等右心衰竭之临床表现。病情严重者，由于缺氧和二氧化碳潴留、呼吸性酸中毒等，可导致脑水肿而并发肺性脑病，出现头痛、烦躁不安、抽搐、嗜睡甚至昏迷等症状。

预防肺心病的发生主要是对引发该病的肺部疾病进行早期治疗并有效控制其发展。右心衰竭多由急性呼吸道感染导致肺动脉压增高所诱发，故积极治疗肺部感染是控制右心衰竭的关键。

第五节 呼吸窘迫综合征

一、成人型呼吸窘迫综合征

成人型呼吸窘迫综合征（adult respiratory distress syndrome，ARDS）是指全身遭受严重创伤、感染及肺内严重疾患时出现的一种以进行性呼吸窘迫和低氧血症为特征的急性呼吸衰竭综合征。现认为这是某种急性肺损伤的严重阶段，并常和全身多器官衰竭同时出现。因本病多发生在创伤和休克之后，故也称休克肺或创伤后湿肺；又因本病可由弥漫性肺泡毛细血管损伤引起，故又称弥漫性肺泡损伤。本病起病急，呼吸窘迫症状不仅重而且难以控制，预后极差，病死率高达50%~60%。

1. 病因及发病机制　本病多继发于严重的全身感染、创伤、休克和肺的直接损伤。如败血症、大面积烧伤、溺水、药物中毒、大量输血或输液、体外循环、透析以及弥漫性肺感染、肺挫伤、吸入性肺炎、吸入有毒气体等，它们均能引起肺毛细血管和肺泡上皮的严重损伤。毛细血管的损伤使管壁通透性升高，导致肺泡内及间质水肿和纤维蛋白大量渗出。肺泡上皮，特别是Ⅱ型上皮损伤后，使肺泡表面活性物质缺失，导致肺泡表面透明膜形成及肺萎陷。上述改变都能造成肺内氧弥散障碍，气/血比例失调而发生低氧血症，引起呼吸窘迫。此外细胞因子和炎症介质的参与也可导致 ARDS 的发生。

ARDS 的确切发病机制尚未阐明，现认为肺毛细血管内皮和肺泡上皮的损伤是由白细胞及某些介质（如白细胞介素、细胞因子、氧自由基、补体及花生四烯酸的代谢产物等）所引起。如严重感染引发的 ARDS 病例，血中细菌毒素除造成直接损伤外，还可激活巨噬细胞和中性粒细胞并增强肺毛细血管内皮细胞黏附分子的表达。大量黏附于肺毛细血管内皮细胞上的活化巨噬细胞和中性粒细胞释放氧自由基、蛋白水解酶（如胶原酶、弹力蛋白酶）、血管活性物质（如前列腺素、白细胞三烯、血栓素 A_2）和血小板激活因子（PAF）等均可导致肺毛细血管广泛而严重的损伤。此外，其中部分介质尚有血管收缩和血小板凝集作用，则进一步减少肺泡血流灌注、加剧气血交换障碍。

2. 病理变化　双肺肿胀，重量增加，暗红色，湿润，可有散在出血点或出血斑。切面膨隆，含血量多，可有实变区或萎陷灶。镜下主要表现为肺间质毛细血管扩张、充血，肺泡腔和肺间质水肿。在肺呼吸性细支气管、肺泡管及肺泡的内表面可见薄层红染的膜状物被覆，即透明膜形成。透明膜的成分为血浆蛋白及坏死的肺泡上皮碎屑。间质内可有点状出血和灶状坏死，微血管内常见透明血栓和白细胞聚集，肺泡上皮弥漫性损伤。电镜下见损伤的Ⅱ型肺泡上皮细胞的线粒体因嵴被破坏而呈空泡变，内质网扩张、板层小体变性、坏死。发病数日后即可见肺间质内成纤维细胞及Ⅱ型肺泡上皮细胞大量增生，最终导致弥漫性肺泡内和肺泡间质纤维化，部分病例可合并小叶性肺炎和肺脓肿。

二、新生儿呼吸窘迫综合征

新生儿呼吸窘迫综合征（neonatal respiratory distress syndrome，NRDS）是指新生儿出生后仅

出现数分钟至数小时的短暂自然呼吸便发生进行性呼吸困难、发绀等急性呼吸窘迫症状和呼吸衰竭综合征,多见于早产儿、过低体重儿、过期产儿、羊水吸入和多胎妊娠。NRDS 以患儿肺内形成透明膜为主要病变特点,故又称新生儿肺透明膜病(hyaline membrane disease of newborn)。该病有家族遗传倾向,发病急、预后差,病死率高。

1. 病因及发病机制　新生儿呼吸窘迫综合征的发生主要与肺发育不全、缺乏肺表面活性物质有关。胎龄 22 周至出生时,Ⅱ型肺泡上皮合成肺表面活性物质的能力渐臻完善,分泌量也达最高水平,以保证在胎儿期肺发育的主要阶段肺泡能充分发育和肺容积增大;若在此期间胎儿缺氧或血液中有毒物质损伤Ⅱ型肺泡上皮,使其胞质内板层小体减少或缺如,则严重影响肺表面活性物质的合成和分泌(包括数量减少、活性降低和成分异常),引起肺泡表面张力增加,使肺泡处于膨胀不全或不扩张状态。由此引起的肺通气和换气功能障碍必然导致缺氧、CO_2 潴留和呼吸性酸中毒,使肺小血管痉挛、血流灌注不足。严重的缺氧使肺毛细血管内皮受损伤,通透性增高,导致血浆纤维蛋白渗出至肺泡腔。同时,内皮细胞释放的 TNF 也能促进血浆蛋白渗出。渗出到肺泡腔内的血浆纤维蛋白浓缩凝聚为透明膜并贴附于呼吸性细支气管、肺泡管和肺泡壁内层,加重了呼吸功能不全和肺损伤,使肺表面活性物质的形成障碍进一步加剧。如此恶性循环,导致病情越来越严重。

2. 病理变化　双肺质地较坚实,色暗红,含气量少。镜下见呼吸性细支气管、肺泡管和肺泡壁内表面贴附一层均质红染的透明膜。所有肺叶均有不同程度的肺不张和肺水肿。严重病例肺间质及肺泡腔内可见较明显的出血。

第六节　呼吸系统常见肿瘤

一、鼻咽癌

鼻咽癌(nasopharyngeal carcinoma)是鼻咽部上皮组织发生的恶性肿瘤。我国广东、广西、福建、湖南、台湾、香港等地多见,特别是广东珠江三角洲和西江流域发病率最高,有明显的地域性。患者男性多于女性,发病年龄多在 40~50 岁之间。临床症状为鼻出血、鼻塞、耳鸣、听力减退、复视、偏头痛和颈部淋巴结肿大等。

1. 病因　鼻咽癌的病因尚未完全阐明。现有的研究表明,鼻咽癌的发病与下列因素有关。

(1) EB 病毒:已知 EB 病毒(Epstein-Barr virus,EBV)与鼻咽癌的关系密切,其主要证据为癌细胞内存在 EBV-DNA 和核抗原(EBNA)。90% 以上患者血清中有 EB 病毒核抗原、膜抗原和壳抗原等多种成分的相应抗体,特别是 EB 病毒壳抗原的 IgA 抗体阳性率可高达 97%,具有一定的诊断意义。但 EB 病毒如何使上皮细胞发生癌变的机制尚不清楚,因而,EB 病毒是引发鼻咽癌的直接因素,还是间接或辅助因素尚有待确定。

(2) 遗传因素:流行病学调查已表明鼻咽癌不仅有明显的地域性,部分病例亦有明显的家族性。高发区居民移居国外或外地后,其后裔的发病率仍远远高于当地人群,提示本病可能与遗传因素有关。

(3) 化学致癌物质:某些致癌的化学物质,如亚硝酸胺类、多环芳烃类及微量元素镍等与鼻咽癌的发病也有一定关系。

2. 病理变化　鼻咽癌最常发生于鼻咽顶部，其次是外侧壁和咽隐窝，前壁最少见；也有同时发生于两个部位，如顶部和侧壁。

（1）肉眼观察：早期常表现为局部黏膜粗糙或略隆起，或形成微小结节，随后可发展成结节型、菜花型、溃疡型和黏膜下浸润型肿块，以结节型最多见，菜花型次之。黏膜下浸润型在表面黏膜尚完好或仅轻度隆起时，癌组织即可在黏膜下广泛浸润甚至转移至颈部淋巴结，故此类患者常以颈部淋巴结肿大为最早出现的临床症状。

（2）组织学类型：鼻咽癌绝大多数起源于鼻咽黏膜柱状上皮的储备细胞，少数来源于鳞状上皮的基底细胞及黏膜柱状上皮等。

1）角化性鳞状细胞癌（keratinizing squamous cell carcinoma）：即高分化鳞状细胞癌，癌巢细胞分层明显，可见细胞内角化，棘细胞间有时可见细胞间桥，癌巢中央可有角化珠形成。

2）非角化性癌（non-keratinizing squamous cell carcinoma）：本型为鼻咽癌中最常见的类型，且与EB病毒感染关系密切，有未分化型和分化型两种形态学亚型。

A. 未分化型：该型最多见。癌巢内细胞分层不明显，细胞大小形态不一，常呈卵圆形、多角形或梭形，细胞间无细胞间桥，无细胞角化及角化珠形成。此外可见泡状核细胞癌（vesicular nucleus cell carcinoma），癌细胞呈片状或不规则巢状分布，胞质丰富，境界不清呈合体状，细胞核大，圆形或卵圆形，空泡状，有1~2个大而明显的核仁。癌细胞或癌巢间有大量淋巴细胞、浆细胞浸润。

B. 分化型：该型癌细胞小，胞质少，呈小圆形或短梭形，核仁常不明显，偶见角化细胞，癌细胞界限清楚，弥漫分布，或呈铺路石样排列，无明显的巢状结构，易与恶性淋巴瘤及其他小细胞性肿瘤混淆，必要时可作免疫组织化学染色鉴别。

3）基底细胞样鳞状细胞癌（basaloid squamous cell carcinoma）：是一种侵袭性的，高级别的鳞状细胞癌的亚型，同时具有基底细胞样和鳞状细胞的成分。基底细胞样癌细胞小，核深染，常呈栅栏状排列在癌巢周围，癌巢中央可见角化珠和鳞状细胞分化。

3. 扩散途径

（1）直接蔓延：癌组织呈侵袭性生长，向上蔓延可破坏颅底骨质侵入颅内，损伤Ⅱ~Ⅵ对脑神经；向下侵犯梨状隐窝、会厌及喉上部；向外侧可破坏耳咽管，侵入中耳；向前可蔓延至鼻腔甚或眼眶，也可由鼻腔向下破坏硬腭和软腭；向后则可破坏上段颈椎和脊髓。

（2）淋巴道转移：鼻咽黏膜固有膜内淋巴组织丰富，富含淋巴管网，故早期常发生淋巴道转移。癌细胞经咽后壁淋巴结转移至颈上深部淋巴结（图8-26），患者常在胸锁乳突肌后缘上1/3和2/3交界处皮下出现无痛性结节，并有50%以上的患者以此作为首发症状而就诊。此时，原发病灶尚小，其相关症状缺如或不明显。颈部淋巴结转移一般发生在同侧，对侧极少发生，后期可双侧都受累。若相邻淋巴结同时受累则可融合成巨大肿块。

（3）血道转移：较晚发生，常可转移至肝、肺、骨、肾、肾上腺和胰等器官和组织。

4. 结局　鼻咽癌因早期症状常不明显易被忽略，确诊时已多是中、晚期，常有转移，故治愈率低。本病以放射治疗为主，其疗效和预后与病理组织学类型有关。恶性程度高的低分化鳞状细胞癌和未分化型非角化性癌对放射

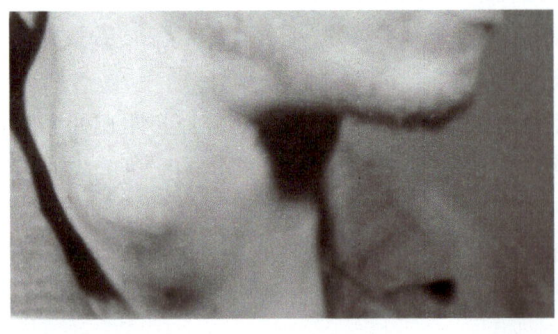

图8-26　鼻咽癌淋巴结转移
颈部淋巴结受累肿大
（徐州医科大学吴永平、巩玉森供图）

治疗敏感，经治疗后病情可明显缓解，但较易复发。

二、喉癌 ⓔ

三、肺癌

肺癌（lung cancer），是机体最常见的恶性肿瘤之一，半个世纪以来肺癌的发病率和病死率一直呈明显上升趋势，在多数发达国家居恶性肿瘤首位，在我国多数大城市肺癌的发病率和病死率也居恶性肿瘤的第一位或第二位。90%以上患者发病年龄超过40岁。男性多见。

1. 病因　肺癌的病因复杂，目前认为主要与以下因素有关。

（1）吸烟：是肺癌最重要的危险因素之一。大量研究证明，吸烟人群肺癌的发病率比非吸烟人群高 20～25 倍，且与吸烟的量和年份长短呈正相关。烟草烟雾中含有上千种化学物质，已明确的致癌物质有 3,4- 苯并芘、尼古丁、焦油等。通过降低焦油含量或用过滤嘴过滤烟草中的致癌成分，则肺癌的组织学类型也能发生变化，更证明吸烟与肺癌关系密切。

（2）环境污染：大城市和工业区肺癌的发病率和病死率都较高，主要与交通工具或工业排放的废气或粉尘污染空气密切相关，污染的空气中 3,4- 苯并芘、二乙基亚硝酸胺及砷、镍等致癌物的含量均较高。有资料表明，肺癌的发病率与空气中 3,4- 苯并芘的浓度呈正相关。此外，吸入家居装饰材料散发的氡及氡子体等物质也是肺癌发病的危险因素。此外，放射性元素钋^{120} 和碳^{14} 等也都有致癌作用。

（3）职业因素：某些职业人群，长期接触放射性物质（铀）或吸入含石棉、镍、砷等化学致癌粉尘，肺癌发病率明显增高。

2. 病理变化

（1）大体类型：根据肺癌的发生部位，可将肺癌分为中央型、周围型和弥漫型三个主要类型。

1）中央型（肺门型）：肺癌发生于主支气管或叶支气管，在肺门部形成肿块。本型最常见，占肺癌总数的 60%～70%。早期，病变气管壁可弥漫增厚或形成息肉状或乳头状肿物突向管腔，使气管腔狭窄或闭塞。随病情进展，肿瘤破坏气管壁向周围肺组织浸润、扩展，在肺门部形成包绕支气管的巨大肿块（图 8-27）。同时，癌细胞可经淋巴管转移至支气管旁和肺门淋巴结，肿大的淋巴结常与肺门肿块融合。

2）周围型：本型起源于肺段或其远端支气管，在靠近肺膜的肺周边部形成孤立的结节状或球形癌肿块（图 8-28），直径通常在 2～8 cm，与支气管的关系不明显。该型约占肺癌总数的 30%～40%，发生淋巴结转移常较中央型晚，但易侵犯胸膜。

3）弥漫型：该型较少见，仅占全部肺癌的 2%～5%。癌组织起源于末梢的肺组织，沿肺泡管及肺泡弥漫性浸润生长，形成多数粟粒大小结节，占据肺大叶的一部分或全部；也可形成大小不等的多发性结节，散布于多个肺叶内，易与肺转移癌混淆（图 8-29）。

早期肺癌和隐性肺癌国际上尚未统一。日本肺癌学会将肺癌直径 <2 cm，并局限于肺内的管内型和管壁浸润型称之为早期肺癌。隐

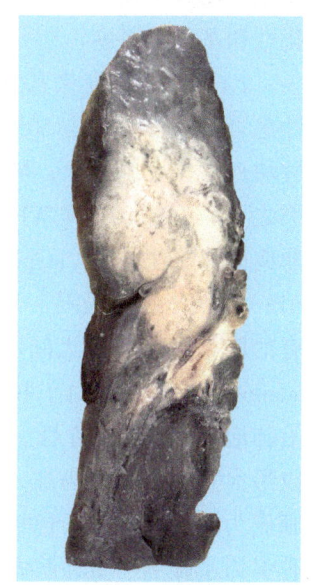

图 8-27　中央型肺癌之大体表现

可见境界不清的灰白色肿块，与支气管关系密切（南方医科大学张耀忠，申洪供图）

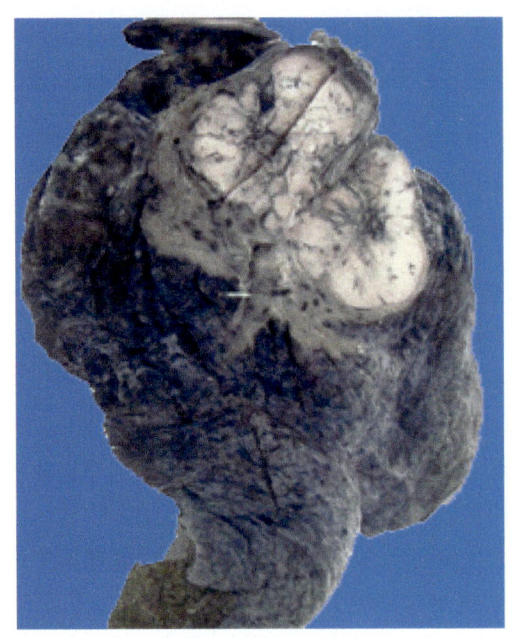

图 8-28　周围型肺癌之大体表现
肿块位于肺周边部，靠近肺胸膜，切面灰白色
（徐州医科大学吴永平、巩玉森供图）

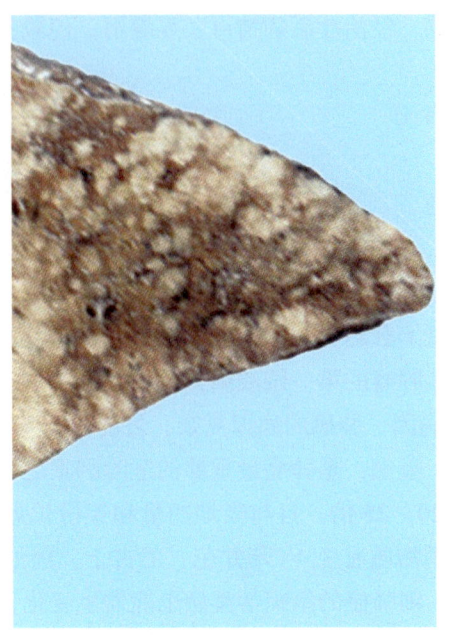

图 8-29　弥漫型肺癌之大体表现
肺切面遍布灰白色癌结节，与肺部转移癌难以鉴别
（徐州医科大学吴永平、巩玉森供图）

性肺癌一般指肺内无明显肿块，影像学检查阴性而痰细胞学检查癌细胞阳性，手术切除标本经病理诊断证实为支气管黏膜原位癌或早期浸润癌而无淋巴结转移的肺癌。

（2）组织学类型：肺癌组织学表现复杂多样，类型多且复杂，根据 2015 年 WHO 关于肺癌的分类，将其分为鳞状细胞癌、腺癌、腺鳞癌、神经内分泌癌（主要包括类癌、非典型类癌、小细胞癌和大细胞神经内分泌癌）、大细胞癌和肉瘤样癌等，能较好地反映不同组织学类型肺癌的临床特点及预后，并能指导治疗方法的选择，因而有较高的临床应用价值。实际上，部分肺癌并非仅表现为单一的组织学形态，而有多种组织学表现混合存在。

1）鳞状细胞癌：占肺癌的 20%～30%。患者绝大多数为中老年人且大多有吸烟史。该型多发生于段以上大支气管，纤维支气管镜检查易被发现。根据分化程度，又可分为角化性、非角化性和基底样鳞癌。

2）腺癌：近年来其发病率有明显升高趋势，部分地区两者的发病率已不相上下。肺腺癌女性患者相对多见，占 50% 以上。肺腺癌通常发生于较小支气管上皮，故大多数为周围型肺癌，肿块通常位于胸膜下，境界不甚清晰，常累及胸膜（77%）。腺癌伴纤维化和瘢痕形成较多见，称之为瘢痕癌。根据 WHO 分类，分浸润前病变、微浸润腺癌和浸润性腺癌。浸润前病变包括非典型腺瘤性增生（atypical adenomatous hyperplasia，AAH）和原位腺癌（adenocarcinoma in situ，AIS）。AAH 病变局限，常常≤0.5 cm。AIS 定义为≤3 cm 的局限性小腺癌，癌细胞完全沿着原有的肺泡壁生长，无间质、血管或胸膜浸润。肺腺癌则分为微浸润性腺癌（minimally invasive adenocarcinoma，MIA）和浸润性腺癌（invasive adenocarcinoma，IA）。MIA 定义为肿瘤细胞明显沿肺泡壁生长的孤立性、≤3 cm 的小腺癌，伴病变内 1 个或多个≤0.5 cm 浸润灶。多个浸润灶以最大直径浸润灶为准，而不是将多个大小不等浸润灶的直径相加。70%～90% 手术切除的肺腺癌为浸润性腺癌，包括贴壁为主型腺癌（图 8-30）、腺泡为主型腺癌、乳头为主型腺癌、微乳头为主腺癌、实性腺癌伴黏液形成。变异型包括浸润性黏液腺癌、胶样腺癌、胎儿型腺癌和肠型腺癌。

3）小细胞癌：本型占全部肺癌的10%~20%。患者多为中老年男性，且与吸烟密切相关。这是肺癌中恶性程度最高的一型。生长迅速，转移早，存活期大多不超过1年。手术切除效果差，但对放射及化疗学治敏感。小细胞癌多为中央型，常发生于大支气管，向肺实质浸润生长，形成巨块。镜下，癌细胞小，常呈圆形或卵圆形，似淋巴细胞，但体积较大；也可呈梭形，胞质少，似裸核，

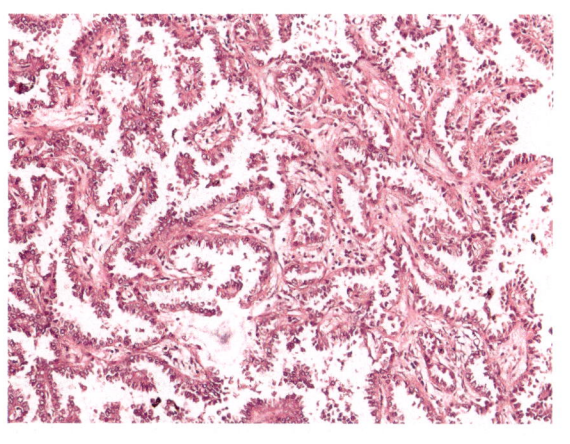

图8-30 贴壁型腺癌
癌细胞沿肺泡壁单层或多层生长（徐州医科大学吴永平、巩玉森供图）

核仁不明显，染色质呈粉尘状，癌细胞呈弥漫分布或呈片状、条索状排列，以往称燕麦细胞癌；有时也可围绕小血管形成假菊形团结构。电镜下66%~90%病例的癌细胞胞质可见神经分泌颗粒。免疫组织化学染色显示癌细胞对神经内分泌标记（如NSE、CgA、Syn及Leu7等）呈阳性反应，角蛋白（CK）亦可显示阳性。

4）大细胞癌：多发生于大支气管，肿块常较大。镜下见癌组织常呈实性团块或片状，或弥漫分布；癌细胞体积大，胞质丰富，通常均质淡染，也可呈颗粒状或胞质透明。核圆形、卵圆形或不规则形，染色深，异型明显，核分裂象多见。形态学必须先排除鳞状细胞癌、腺癌和小细胞癌，免疫组化及黏液染色不支持鳞样及腺样分化。大细胞癌恶性程度高，生长迅速，转移早而广泛，生存期大多在1年之内。

5）腺鳞癌：肺癌组织内含有腺癌和鳞癌两种成分。且鳞癌和腺癌在数量上均不低于10%。

6）其他类型癌：包括类癌、非典型类癌、复合性小细胞癌、大细胞神经内分泌癌、复合性大细胞神经内分泌癌、淋巴上皮瘤样癌和睾丸核蛋白（nuclear protein intesis-NUT）阳性癌等。

3. 扩散途径

（1）直接蔓延：中央型肺癌常直接侵犯纵隔、心包及周围血管，或沿支气管向同侧甚至对侧肺组织蔓延。周围型肺癌可直接侵犯胸膜并侵入胸壁。

（2）转移：肺癌淋巴道转移常发生较早，且扩散速度较快。癌组织首先转移到支气管旁、肺门淋巴结，再扩散到纵隔、锁骨上、腋窝及颈部淋巴结。周围型肺癌癌细胞可进入胸膜下淋巴结，形成胸膜下转移灶并引起胸腔血性积液。血道转移常见于脑、肾上腺、骨等器官和组织，也可转移至肝、肾、甲状腺和皮肤等处。

4. 临床病理联系　肺癌常因早期症状不明显而失去及时就诊机会。部分患者因咳嗽、痰中带血、胸痛特别是咯血而就医，此时疾病多已进入中晚期。患者的症状和体征与肿瘤部位、大小及扩散的范围有关。癌组织压迫支气管可引起远端肺组织局限性萎缩或肺气肿；若合并感染则引发化脓性炎或脓肿形成；癌组织侵入胸膜除引起胸痛外，还可致血性胸腔积液；侵入纵隔可压迫上腔静脉，导致面、颈部水肿及颈胸部静脉曲张；位于肺尖部的肿瘤常侵犯交感神经链，引起病侧上睑下垂、瞳孔缩小和胸壁皮肤无汗等交感神经麻痹症状；侵犯臂丛神经可出现上肢疼痛和肌肉萎缩等。

神经内分泌型肺癌，因可有异位内分泌作用而引起副肿瘤综合征。尤其是小细胞癌能分泌大量5-羟色胺而引起类癌综合征，表现为支气管痉挛、阵发性心动过速、水样腹泻和皮肤潮红等。此外，患者还可出现肺性骨关节病、肌无力综合征和类库欣（Cushing）综合征等。

晚期肺癌患者预后大多不良，而早发现、早诊断、早治疗对于提高治愈率和生存率至关重

要。40岁以上，特别是长期吸烟者，若出现咳嗽、气急、痰中带血和胸痛或刺激性咳嗽、干咳无痰等症状，应高度警惕并及时进行X线、痰液细胞学检查及肺纤维支气管镜检查，必要时行病理活检，以尽早发现，提高治疗效果。

非小细胞性肺癌的分子检测及其临床意义

非小细胞性肺癌（non-small cell lung cancer，NSCLC）占肺癌总数的85%~90%，NSCLC中存在不同的基因突变，这些突变的检测可以指导临床靶向治疗的开展。NSCLC特别是肺腺癌的靶向个体化治疗是癌症治疗中进展最快的领域。这里仅介绍目前临床上广泛应用的内容。

1. *EGFR* 基因突变的检测　肺腺癌存在 *EGFR* 基因的突变，突变率在50%，在非吸烟女性的腺癌患者，突变主要集中在EGFR第18~21号外显子，其中19号外显子746~750密码子的缺失突变（48%）和21号外显子858密码子的点突变（48%）为主要突变类型。EGFR突变患者应用酪氨酸激酶抑制剂（如吉非替尼、厄洛替尼、埃克替尼、阿法替尼）治疗，疗效显著。

2. *ALK* 和 *ROS1* 检测　少数肺腺癌存在 *ALK*（anaplastic lymphoma receptor tyrosine kinase）与 *EML4*（echinoderm microtubule associated protein-like-4）形成融合基因 *EML4-ALK*，有14种变异体。存在这种融合基因的患者应用克唑替尼效果较好。*ROS1* 基因重排的患者克唑替尼也有较好的效果。

EGFR 野生型，*ALK* 和 *ROS1* 阴性的 NSCLC 病人接受经典的治疗方案。

四、胸膜间皮瘤

（韩安家　来茂德）

思考题

1. 列表阐述大叶性肺炎、小叶性肺炎和间质性肺炎的区别。
2. 以慢性支气管炎为例阐述慢性阻塞性肺疾病的发病机制。
3. 常见的肺气肿有哪些类型？
4. 肺心病的原因为何？试举1例描述其原发部位及心脏的病理变化。
5. 试述鼻咽癌的肉眼分型及组织学类型。
6. 试述肺癌的主要组织学类型和临床病理联系。

网上更多……

本章小结　　历代著名病理学家介绍　　自测题　　教学PPT

第九章
消化系统疾病

关键词

Barrett 食管　　嗜酸性变　　嗜酸性小体　　点状坏死
碎片状坏死　　桥接坏死　　大片状坏死　　肝硬化
大肠癌（结直肠癌）　　胃黏膜内癌
遗传性非息肉状结直肠病（HNPCC）　　大肠高级别上皮内瘤变
结直肠腺瘤　　小胃癌　　小肝癌

　　消化系统疾病发病率较高，常见病、多发病主要有食管炎、胃炎、溃疡病、阑尾炎、炎症性肠病、肝炎、肝硬化、胰腺炎、胆囊炎、胆石症、肿瘤（包括食管癌、胃癌、肝癌、大肠腺癌等）。

　　本章学习要求掌握消化性溃疡、肝炎、肝硬化的概念、病因、基本病理变化、主要病理类型、临床病理联系、结局、并发症；熟悉肝炎及门脉性和坏死后性肝硬化的发病机制，阑尾炎、炎症性肠病、胰腺炎的基本病理变化及临床病理联系，食管癌、胃癌、肝癌、大肠癌及胰腺癌的组织发生、基本病理变化、类型及临床病理联系。

思维导图

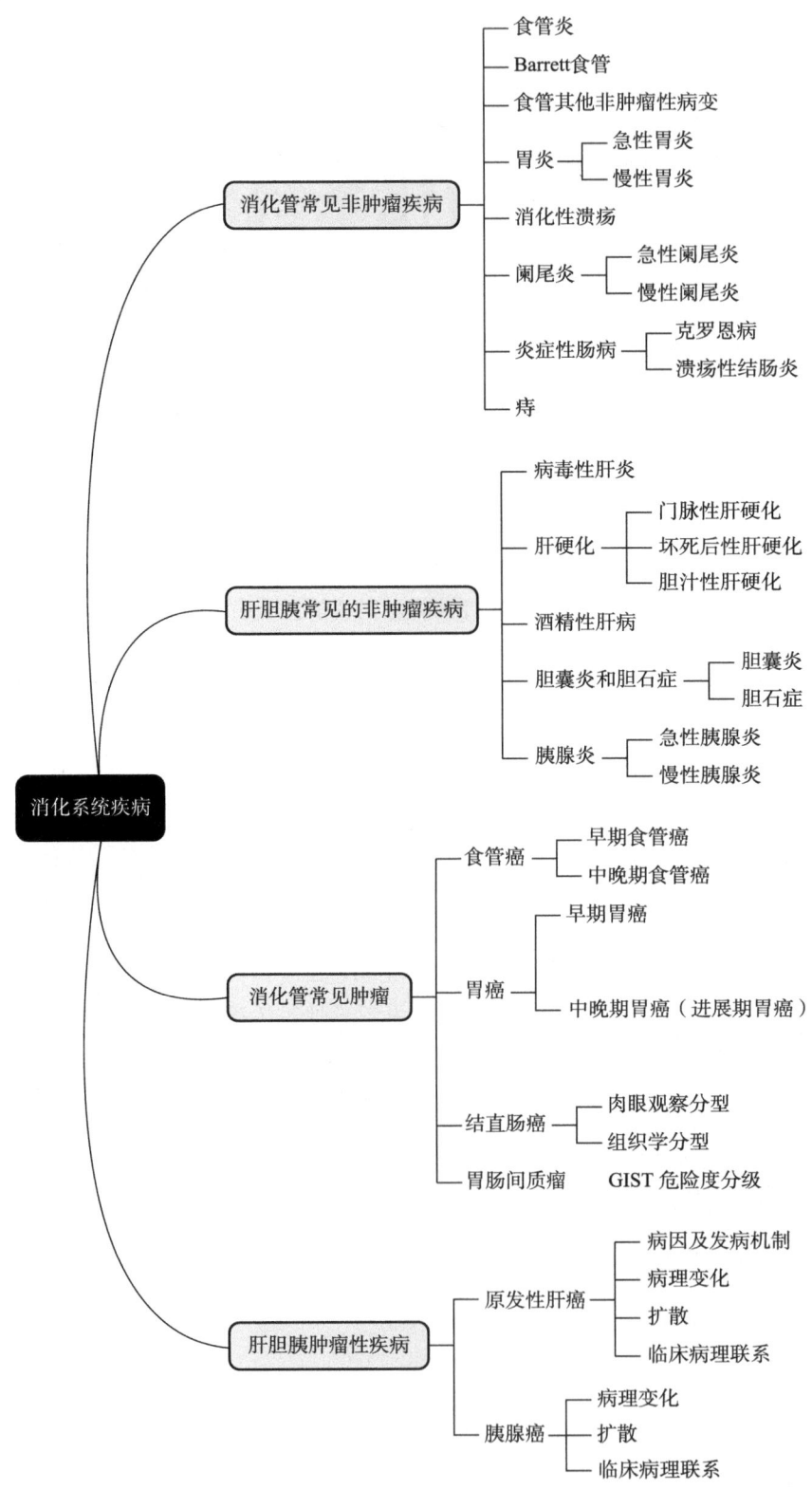

消化系统由消化管和消化腺组成，消化管由口腔、咽、食管、胃、肠及肛门组成，消化腺由涎腺、肝、胰腺及消化管的黏膜腺体等组成。消化系统具有消化、吸收、排泄、解毒及内分泌等功能。本章按消化管和消化腺编排，主要介绍其常见病和多发病。

第一节 消化管常见非肿瘤疾病

一、食管炎

食管炎（esophagitis）是发生于食管黏膜的一种炎症性病变，多由物理、化学和生物性因子等引起，其中最常见的是胃食管反流，其次为微生物感染及少数的其他因素，如食管插管的机械性损伤、高温灼伤、长期呕吐、服用某些药物或误服强酸、强碱等化学性腐蚀剂等。本病按病因可分为反流性食管炎、感染性食管炎（包括念珠菌性、单纯疱疹病毒性、巨细胞病毒性、细菌性等），以及其他原因（如嗜酸细胞性、过敏性、放射性、克罗恩病及移植物抗宿主性等）。临床上通常分为急性和慢性两大类。

1. **急性食管炎** 起病急，主要表现为食管黏膜充血、水肿、渗出等改变，严重者可出现出血、坏死、溃疡等。

2. **慢性食管炎** 多由于传统生活习惯使食管黏膜长期接触过热食物、烟酒刺激或维生素缺乏而产生的慢性非特异性炎症，也可由急性食管炎演变而来。食管黏膜鳞状上皮可增生，上皮层内及固有层有多少不等的淋巴细胞、浆细胞、嗜酸性粒细胞甚至中性粒细胞浸润，黏膜层、黏膜下层甚至肌层可纤维化，严重者可引起食管狭窄、慢性溃疡、Barrett 食管和癌。

反流性食管炎 又称胃食管反流性疾病（gastroesophageal reflux disease，GERD），主要是由于胃液或十二指肠液反流入食管，刺激食管下段黏膜而引起的慢性炎症。内镜下可见食管黏膜充血、水肿，严重时可并发糜烂、溃疡及慢性出血，晚期因纤维性修复导致食管狭窄。主要症状是反酸、胸骨后烧灼感、疼痛及吞咽困难等。长期的慢性炎症可引起 Barrett 食管。GERD 光镜下主要的病理变化为：①上皮增生，基底细胞增生，固有层内上皮乳头状突起延长。②上皮内嗜酸性粒细胞、中性粒细胞和淋巴细胞浸润，其中嗜酸性粒细胞浸润最常见。③黏膜糜烂，可以进展为浅表性溃疡。④炎症可以扩散到食管壁，使食管壁发生环状纤维化而致狭窄。目前没有完全敏感和特异的金标准，有一个公认的特征是位于胃食管交界部位的贲门黏膜的炎症，以固有膜内中性粒细胞、嗜酸性粒细胞或浆细胞浸润为特征。

二、Barrett 食管

Barrett 食管是指在食管下端括约肌水平以上，由单层柱状上皮取代食管下段复层鳞状上皮的一种病理现象，可伴或不伴有肠化生，属于癌前病变，其发生腺癌的危险性超过普通人群 30～60 倍。胃食管反流是其主要原因，临床上可出现反流性食管炎的症状。

1. **病理变化** 肉眼：内镜下病灶单发或多发，自胃食管交界处向食管方向呈舌样突起或不规则、环形等，病变处黏膜呈橘红色，可伴天鹅绒样外观。镜下：病变处食管黏膜的鳞状上皮被柱状上皮所取代，食管黏膜由类似胃黏膜或小肠黏膜的上皮细胞和腺体组成（图 9-1）。一般分为三种类型：①胃底型：与胃底黏膜上皮相似，可见主细胞和壁细胞，但食管上皮萎缩较明显，腺体较少且短小。②贲门型：与贲门上皮相似，有胃小凹和黏液腺，但无主细胞和壁细胞。③肠化生型：表面含微绒毛和隐窝，柱状细胞是其特征性细胞。Barrett食管的并发症与反流性食管炎一样，即可发生溃疡、狭窄、出血，这三种类型的黏膜上皮还可发生上皮内瘤变（分高级别和低级别两级）；食管狭窄是Barrett食管最常见的并发症。

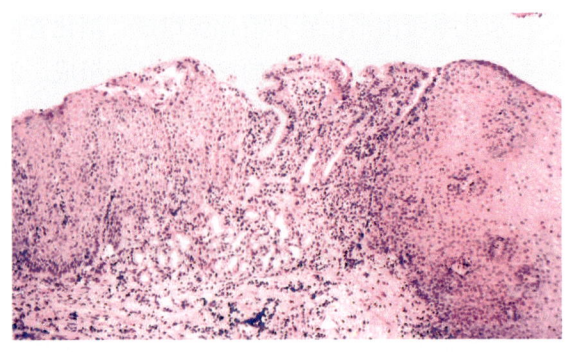

图9-1　Barrett食管（低倍镜）
食管黏膜的鳞状上皮被柱状上皮取代（内蒙古医科大学孙勤暖供图）

三、食管其他非肿瘤性病变

1. 贲门失弛缓症　又称贲门痉挛或巨食管，是由贲门生理性括约肌不能松弛，食管下段痉挛收缩，近端食管扩张，失去正常的蠕动节律所致。多见于60岁以上男性，患者多表现为吞咽困难、疼痛和食管反流。镜下表现为肌肉丛内神经节细胞减少或完全缺如，有髓鞘的神经纤维脱鞘和断裂，小的神经纤维大量丢失。黏膜、黏膜下层和肌层有不同程度的炎症反应。长期失弛缓症可以发生癌变，但发生率极低。

2. 憩室　位于食管上部的憩室是上消化道最常见的憩室，多为后天性，分为两类：①推出性憩室：是由于食管腔内压力增加，使食管壁从肌层薄弱处向外膨出所致，如咽食管憩室；②牵拉性憩室：是由于食管周围炎症纤维化或粘连的淋巴结牵拉食管壁所致。牵拉性憩室常见于食管分叉处或其下。

3. 组织异位　胃黏膜异位可发生于食管的任何部位，但以环状软骨后方最为常见。通常无临床症状，但有时可引起咽下困难。镜下异位胃黏膜通常由典型的贲门-胃底型腺体组成，可见杯状细胞。异位胰腺组织表现为胰腺腺泡结构和（或）胰岛，可发生于胃食管交界处，以儿童和年轻人多见。异位皮脂腺偶见于食管中部或远端。

四、胃炎

胃炎（gastritis）是指由各种致病因素引起的胃黏膜的炎症。可分为急性胃炎和慢性胃炎。急性胃炎常有明确的病因，慢性胃炎的病因及发病机制比较复杂，目前尚未完全明了。

（一）急性胃炎

1. 急性单纯性胃炎　多因暴饮暴食等饮食不当或食用刺激性食物、药物及烈性酒等所致，病变黏膜充血、水肿，表面附着黏液，可伴有糜烂。

2. 急性糜烂性胃炎　多因过度酗酒、用药（阿司匹林等）不当或由严重创伤、烧伤和大手术等引起的机体应激状态所致。病变处以胃黏膜急性出血和糜烂为特征，或呈多发性、浅表性的应激性溃疡。

3. 急性腐蚀性胃炎　多由吞服强酸、强碱等腐蚀剂引起。病变多较严重，胃黏膜常出现坏死、脱落，严重者可出现胃穿孔。

4. 急性化脓性胃炎　多由金黄色葡萄球菌、链球菌、肺炎双球菌、大肠埃希菌等经血道（败血症或脓毒血症）或胃外伤直接感染所致。可呈弥漫性化脓性炎改变，为急性蜂窝织炎。

（二）慢性胃炎

慢性胃炎是一种常见病、多发病，可由急性胃炎转变而来，其发病率在胃疾病中最高。

1. 病因及发病机制　慢性胃炎的病因与以下因素有关：①幽门螺杆菌（Helicobacter pylori, HP）感染：目前认为，HP与慢性胃炎的关系密切，也可称之为HP相关性胃炎。HP是一种微弯曲的棒状革兰阴性杆菌，存在于大部分慢性胃炎患者的胃黏膜上皮表面或胃小凹内的黏液层中，可通过瑞氏或银染在光镜下检出HP。②长期慢性刺激：喜食热烫、浓碱或刺激性食物，长期饮酒、吸烟或滥用水杨酸类药物等可使急性胃炎迁延不愈转变为慢性。③幽门括约肌功能失调：可使十二指肠液或胆汁反流，从而破坏胃黏膜屏障。④自身免疫损伤：如慢性A型萎缩性胃炎，其发生与自身免疫有关，又称自身免疫性胃炎。

2. 病理变化　根据病变形态的不同，慢性胃炎可分为以下4类。

（1）慢性浅表性胃炎：又称慢性单纯性胃炎，为胃黏膜最常见且最轻的病变，病变部位以胃窦部多见。肉眼：病变呈弥漫性或多灶性，黏膜轻度充血、水肿，可伴点状出血或糜烂。镜下：病变呈多灶或弥漫分布，位于黏膜浅层；黏膜厚度正常，固有层腺体不减少，间质充血、水肿，多量淋巴细胞、浆细胞甚至中性粒细胞浸润，也可伴小灶性出血，表面上皮细胞可坏死脱落形成糜烂，也可伴肠化（肠化仅限于胃黏膜表面至胃小凹的上皮内）；长期反复发作可转变为慢性萎缩性胃炎。

（2）慢性萎缩性胃炎：可分为A、B两型。

A型与自身免疫有关，HP的检出率低，为6%~16%，患者胃液和血清中可查到抗壁细胞抗体和抗内因子抗体，常有维生素B_{12}吸收障碍，并伴有恶性贫血；病变多发生在胃体和胃底部，胃窦部G细胞因代偿性增生使血清促胃液素水平增高。

B型与自身免疫无关，HP的检出率高，达90%左右，血清中抗壁细胞抗体阴性，不伴有恶性贫血，病变多在胃窦部，G细胞渐渐遭破坏，血清促胃液素正常或降低，部分病例可能发生癌变。我国患者大多数属于B型。

两型胃炎病变基本相同，均累及黏膜全层。肉眼观察：胃黏膜变薄，皱襞变平甚至消失，表面呈颗粒状（图9-2），黏膜由正常的橘红色变为灰白色或灰黄色，黏膜下血管分支清晰可见。部分病例还可因为胃小凹上皮细胞增生而形成息肉。镜下诊断标准为：①胃黏膜固有层腺体不同程度的萎缩或消失；②肠上皮化生或假幽门腺化生；③固有层间质内弥漫淋巴细胞和浆细胞浸润，甚至淋巴滤泡形成；④黏膜肌层增厚。其中肠上皮化生最为常见。肠上皮化生是指病变区胃黏膜上皮被肠型腺上皮替代的现象。化生上皮有杯状细胞和吸收细胞者称完全化生（又称Ⅰ型化生）；只有杯状细胞，而无吸收细胞者称为不完全化生（Ⅱ型化生）。一般认为Ⅱ型化生与胃癌关系密切。

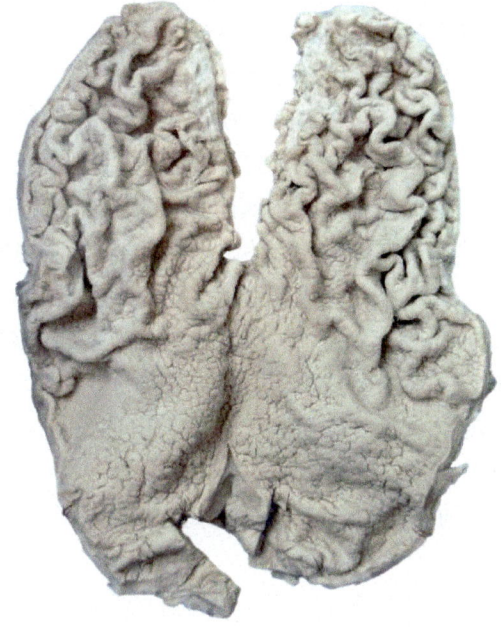

图9-2　慢性萎缩性胃炎（B型）
（内蒙古医科大学孙勤暖供图）

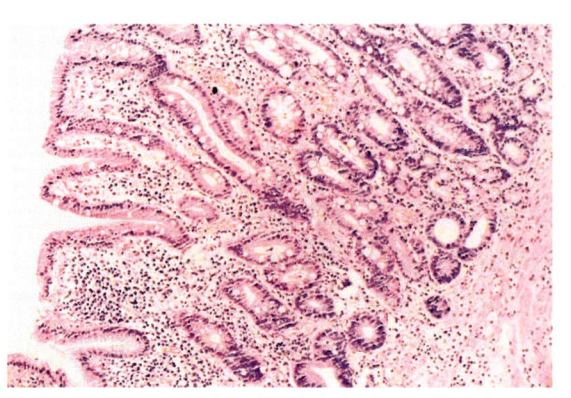

图 9-3 慢性萎缩性胃炎伴肠上皮化生
（内蒙古医科大学孙勤暖供图）

胃体和胃底部腺体的壁细胞和主细胞减少或消失，若被类似幽门腺的黏液细胞取代，则称为假幽门腺化生。胃窦病变区部分腺体及腺上皮细胞，包括发生肠上皮化生的腺体及腺上皮细胞，可出现异型性，目前认为，这一改变与肠型胃癌的发生关系密切，是 B 型慢性萎缩性胃炎被列为癌前病变的病理学基础。

（3）慢性肥厚性胃炎：病变常发生于胃底及胃体部。肉眼观察：黏膜肥厚，皱襞肥大、变宽似脑回状。镜下：腺体肥大增生，黏膜表面黏液细胞增多使腺管延长，增生的腺体可穿过黏膜肌层，可有假幽门腺化生，但无肠上皮化生，固有层炎症细胞浸润不显著。

（4）疣状胃炎：较少见，原因不明，好发于胃窦部。肉眼观察：胃黏膜可见多个中央凹陷的疣状突起病灶。镜下：凹陷处上皮变性、坏死甚至糜烂，往往伴有急性炎性渗出物。

3. 临床病理联系　慢性浅表性胃炎患者因病变较轻，常无明显症状；有时可出现消化不良，上腹不适或隐痛。慢性萎缩性胃炎由于胃固有腺体萎缩，壁细胞和主细胞减少或消失，胃液分泌减少，患者可出现食欲下降、消化不良，上腹部不适或疼痛等。A 型胃炎患者因内因子缺乏，维生素 B_{12} 吸收障碍，常发生恶性贫血。慢性肥厚性胃炎由于腺体增生和肥大，胃酸分泌增多，患者可有明显的上腹部烧灼感、疼痛及反酸等症状。

五、消化性溃疡

消化性溃疡（peptic ulcer）亦称溃疡病，是以胃或十二指肠形成慢性深在性溃疡为特征的一种炎症性损伤，常见且多发。因其发生与胃液消化有关，故又称消化性溃疡病。如发生在胃，称为胃溃疡病；如发生在十二指肠，称为十二指肠溃疡病；胃和十二指肠同时存在的溃疡较为少见（仅占 5%），称为复合性溃疡病。十二指肠溃疡病较胃溃疡病多见，两者之比约为 3:1。本病常反复发作，呈慢性经过。患者多为成年人，男性多于女性。主要临床表现为周期性上腹部疼痛、反酸、嗳气和上腹饱胀感等。

1. 病因及发病机制

（1）幽门螺杆菌（HP）感染：大量研究表明，幽门螺杆菌在溃疡病的发病中具有重要的作用，其致病力取决于它对胃和十二指肠黏膜上皮细胞的破坏力、黏附力及其产生毒素的毒力等因素。体外研究发现，幽门螺杆菌易于黏附到表达 O 型血抗原的细胞上，这可能与 O 型血人群胃溃疡病发病率较高有关（HP 感染与胃溃疡形成的机制细节 ⓔ）。

（2）黏膜防御屏障破坏：正常人的胃和十二指肠通过防御屏障抵御胃酸、胃蛋白酶的侵袭，如胃黏膜表面覆盖的碱性黏液层（黏液屏障），既可以避免黏膜与胃液的直接接触，又可以中和胃酸；黏膜上皮细胞膜的脂蛋白、胃黏膜浅层细胞之间的紧密连接（黏膜防御）及前列腺素对黏膜细胞的保护作用等，均可以阻止胃酸中的氢离子逆向弥散进入胃黏膜。上述屏障功能一旦遭到破坏，胃酸中的氢离子得以逆向弥散进入胃黏膜，导致黏膜损伤，胃液对黏膜产生自我消化作用而形成溃疡。氢离子的逆向弥散能力在胃窦部和十二指肠球部最强，因此溃疡病好发于这两个部位。

正常情况下，胃黏膜自身的完整性、黏膜上皮的快速更新能力、黏膜表面大量黏液的分泌

（二）基本病理变化

各型肝炎的基本病理变化均属变质性炎症，以肝细胞变性、坏死为主，伴有不同程度的炎症细胞浸润及间质反应性增生等。

1. 肝细胞变性

（1）细胞水肿：为最常见且最轻的病变，多弥漫分布，是肝细胞受损后细胞内水分增多所致。光镜下肝细胞肿大，胞质疏松呈网状、半透明，谓胞质疏松化（图9-10，图9-11）。进一步发展，肝细胞显著肿大呈球形，胞质几乎完全透明，谓气球样变。

（2）嗜酸性变：为单个或数个肝细胞在胞核存在的情况下所发生的以肝细胞胞质浓缩、红染、体积缩小并在肝小叶内散在分布的一种改变，核通常深染。

（3）毛玻璃样肝细胞（ground glass hepatocyte）形成：通常见于HBsAg感染的肝组织，HE染色下见部分肝细胞胞浆内含嗜酸性细颗粒样物质，半透明，似毛玻璃样改变，这类细胞谓毛玻璃样肝细胞。免疫组织化学染色HBsAg阳性，电镜下见细胞质滑面内质网增生，内质网池内可见较多的HBsAg颗粒。毛玻璃样肝细胞是HBV活跃复制的表现。

2. 肝细胞坏死和凋亡　是不可逆的细胞损伤，有两种形式。

（1）溶解坏死：由气球样变的肝细胞发展而来。病变肝细胞高度肿胀，胞膜溶解，核固缩、溶解以至消失。此种坏死在不同类型的肝炎表现常有不同，按其范围和分布，可分为：①点状坏死：为肝小叶内散在分布的单个或数个肝细胞的坏死。常见于急性（普通型）肝炎（图9-10）。②碎片状坏死：为发生在肝小叶的散在分布的片灶状坏死，肝小叶界板往往受到破坏，常见于中度慢性肝炎。③桥接坏死：为中央静脉与汇管区之间，或两个中央静脉之间，或两个汇管区之间片状坏死灶融合并连接成肝细胞坏死带的改变，常见于中、重度慢性肝炎。④大片坏死：几乎累及整个肝小叶的大范围坏死。坏死多从小叶中央开始，向四周扩延，仅小叶周边残留少数变性的肝细胞，常见于重型肝炎。

（2）肝细胞凋亡：由嗜酸性变发展而来，为肝小叶内单个或数个肝细胞发生并散在分布的肝细胞死亡，因胞质进一步浓缩，胞核消失，最后剩下深红色均一浓染的圆形小体，谓嗜酸性小体（图9-11）。

3. 炎症细胞浸润　汇管区或肝小叶内常有程度不等的炎症细胞浸润，主要为淋巴细胞和单

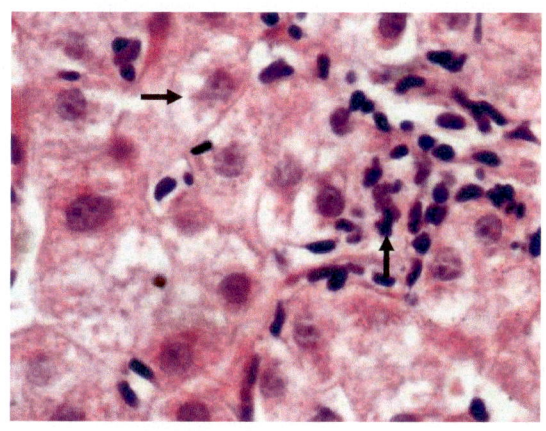

图9-10　病毒性肝炎（1）
右上为点状坏死
→胞质疏松化　↑点状坏死（内蒙古医科大学孙勤暖供图）

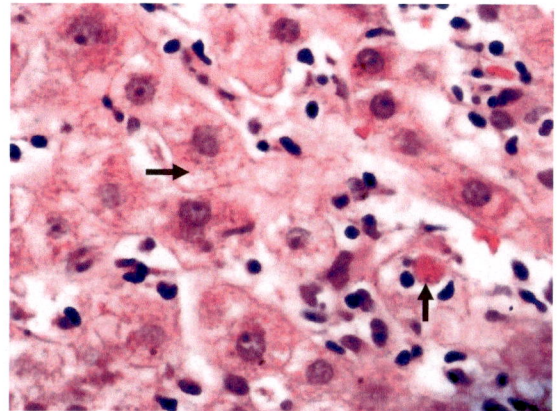

图9-11　病毒性肝炎（2）
→胞质疏松化　↑嗜酸性小体（内蒙古医科大学孙勤暖供图）

核细胞，也可见少数浆细胞、中性粒细胞等。

4. 肝细胞再生小胆管增生及间质反应性增生

（1）肝细胞再生：坏死的肝细胞由邻近的肝细胞通过直接或间接分裂再生而修复，再生的肝细胞体积较大，核大且染色较深，可有双核，胞质略呈嗜碱性。如坏死严重，网状支架塌陷，则再生的肝细胞因失去依托的支架不能排列成原来的结构而形成肝细胞团，谓结节状再生。

（2）小胆管增生：在汇管区或大片状坏死灶内可见细小胆管增生。

（3）间质反应性增生：①库普弗（Kupffer）细胞增生：增生的库普弗细胞呈梭形或多角形，胞质丰富，突出于窦壁或自壁上脱入窦内成为游走的吞噬细胞，参与炎症细胞浸润。②间叶细胞及成纤维细胞增生：其增生参与损伤的修复。纤维组织增生最初出现在坏死区及汇管区周围，随病变进展逐渐形成分割不同肝小叶的纤维间隔。在反复发生严重坏死的病例，由于大量成纤维细胞增生，肝组织纤维化，导致肝硬化形成。

（三）临床病理类型

病毒性肝炎分为普通型和重型两大类。

1. 普通型肝炎

（1）急性（普通型）肝炎：本型最常见，临床上又分为黄疸型和无黄疸型两种，两者病变基本相同，我国以无黄疸型肝炎为主，且多为乙型肝炎，部分为丙型肝炎；黄疸型肝炎的病变较重，病程较短，多见于甲型、丁型、戊型肝炎。

1）病理变化：肉眼：肝体积增大，质软，表面光滑。镜下：肝细胞体积增大并广泛变质，以细胞水肿为主，表现为胞质疏松化和气球样变，可有淤胆，可见点状坏死和嗜酸性小体；肝窦受压狭窄；汇管区及肝小叶内有轻度炎症细胞浸润。黄疸型坏死灶稍多、稍重，肝细胞及毛细胆管淤胆，可见胆栓形成。

2）临床病理联系：由于肝细胞弥漫性肿大，使肝体积增大，被膜紧张，临床上患者可有肝区疼痛或压痛等症状。由于肝细胞坏死，导致多种肝功能异常；当细胞破坏，其内的酶类释出并吸收入血，则血清谷丙转氨酶等升高。此外，肝细胞变性及坏死导致胆红素代谢异常，加之毛细胆管受压使胆汁排出受阻、胆栓形成，胆色素吸收入血则形成黄疸。

3）结局：急性肝炎大多在半年内逐渐恢复，由于点状坏死灶内的肝细胞索网状纤维支架保持完整而不塌陷，所以再生的肝细胞可完全恢复原来的结构和功能；部分病例（多为乙型、丙型肝炎）恢复较慢，需 0.5～1.0 年，有的病例则发展为慢性肝炎，其中乙型肝炎有 5%～10%、丙型肝炎约 70% 可转变成慢性肝炎。

（2）慢性（普通型）肝炎：病毒性肝炎病程持续半年以上即为慢性病毒性肝炎。原因很多：感染的病毒类型、治疗不当、营养不良、饮酒、服用对肝有损害的药物、同时患其他传染病及免疫因素等，均与慢性肝炎的形成有关。

1）病理变化：根据肝细胞坏死及纤维化程度，慢性肝炎可分为以下三型：①轻度慢性肝炎：有点状坏死，偶见轻度碎片状坏死，肝小叶结构完整，汇管区周围少量纤维组织增生。②中度慢性肝炎：肝细胞变性坏死明显，出现中度碎片状坏死及特征性的桥接坏死；肝小叶内有纤维间隔形成，但小叶结构大部分保存。③重度慢性肝炎：肝细胞坏死严重且广泛，可见大量碎片状坏死及大范围桥接坏死。坏死区出现肝细胞不规则结节状再生；小叶周边与小叶内肝细胞坏死区形成纤维条索连接，纤维间隔分割肝小叶结构，可致早期肝硬化。若在慢性肝炎的基础上出现新的大片坏死，则有可能转变为重型肝炎。

2）临床病理联系：肝大及肝区疼痛为慢性肝炎常见的临床表现，重者还可伴有脾大。实验室检查，由于肝细胞损伤，血清转移酶、胆红素可有不同程度升高，白蛋白减低或白蛋白与球蛋白比例异常，凝血酶原活力下降。丙种球蛋白可有不同程度升高。

3）结局：轻度慢性肝炎部分可痊愈或病变相对静止，部分最终演变为肝硬化，部分可发展为肝癌。

2. 重型病毒性肝炎　本型病情严重。根据起病急缓及病变程度，可分为急性重型肝炎和亚急性重型肝炎两种。

（1）急性重型肝炎：少见。患者起病急，病变发展迅猛，病死率极高，且多在短期内死亡，临床上又称为暴发型肝炎。

1）病理变化：肉眼：肝体积显著缩小，尤以左叶明显，质量通常减至600～800 g，被膜皱缩，质地柔软；切面呈黄色或红褐色，部分区域呈红黄相间的斑纹状，故又称为急性黄色肝萎缩或急性红色肝萎缩。镜下：肝细胞广泛坏死，肝窦明显扩张、充血并出血，库普弗细胞增生肥大，吞噬活跃；小叶内及汇管区有大量淋巴细胞和巨噬细胞为主的炎症细胞浸润，残留的肝细胞很少有再生现象。

2）临床病理联系：由于大量肝细胞的迅速溶解坏死，可导致：①胆红素大量入血而引起严重黄疸（肝细胞性黄疸）。②凝血因子合成障碍引起出血倾向。③肝衰竭，对各种代谢产物的解毒功能发生障碍导致肝性脑病。此外，由于胆红素代谢障碍及血液循环障碍等原因可导致肾衰竭（肝肾综合征）。肝肾综合征是由于急性肝功能不全、毒血症和出血等因素使肾血管强烈持续收缩，肾血流量减少，肾小管因缺血而发生变性坏死，导致的肾衰竭。

3）结局：大多数患者短期内死亡，死因主要是肝性脑病，其次是消化道大出血、肾衰竭、DIC等。少数患者经抢救治疗可渡过危险期，转变为亚急性重型肝炎。

（2）亚急性重型肝炎：多由急性重型肝炎转变而来，部分病例一开始即呈亚急性经过，少数患者可由急性普通型肝炎恶化而来。病程一般可达数周至数月。

1）病理变化：肉眼：肝体积不同程度缩小，质量减轻，被膜皱缩，呈黄绿色，故谓亚急性黄色肝萎缩；病程较长者可见大小不一的结节，质地较硬，形成坏死后肝硬化。镜下：肝细胞坏死不如急性重型肝炎广泛和严重，组织中既可见大片状坏死，又可见较多的肝细胞再生结节，失去原有的小叶结构与功能；坏死区可见大量的炎症细胞浸润及明显的纤维组织增生；小叶周边部小胆管增生并可见淤胆及胆栓形成。

2）结局：大多数病例进一步发展为坏死后肝硬化。

二、肝硬化

肝硬化（liver cirrhosis）是由多种原因引起的慢性进行性硬化性肝病，是由于肝细胞弥漫性变性坏死，继而出现纤维组织增生和肝细胞结节状再生，这三种改变反复交替进行，导致肝小叶结构和血液循环途径逐渐被改建，最终使肝脏变形、质地变硬而形成肝硬化。本病早期可无明显症状，晚期则出现不同程度的门静脉高压和肝功能障碍的表现。本病病程较长，按病因可分为：病毒性肝炎性、酒精性、胆汁性、代谢性、寄生虫性肝硬化等。我国常用的是结合病因、病变特点和临床表现的综合分类法，主要类型有：门脉性、坏死后性、胆汁性、淤血性、寄生虫性肝硬化等，其中以门脉性肝硬化最多见，其次是坏死后性肝硬化。以下介绍我国常见的三种肝硬化类型。

（一）门脉性肝硬化

1. 病因及发病机制

（1）病毒性肝炎：在我国，病毒性肝炎是引起门脉性肝硬化的主要原因，尤其是乙型肝炎和丙型肝炎，许多研究资料都支持这一观点。

（2）慢性酒精中毒：长期大量酗酒被认为是引起肝硬化的重要原因。欧美国家多数门脉性肝硬化由酒精性肝病引起。目前认为，乙醇代谢产生的乙醛有直接损伤肝细胞的毒性作用。乙醛代谢为乙酸的过程中，还原型烟酰胺腺嘌呤二核苷酸（NADH）增高，能抑制三羧酸循环，导致肝内脂肪氧化能力减弱，使中性脂肪堆积于肝细胞内，故最终出现脂肪肝。严重的肝脂肪变可导致肝细胞坏死，继而肝内纤维组织增生。

（3）营养不良：长期营养不良尤其是胆碱或甲硫氨酸缺乏，可使肝细胞合成磷脂、脂蛋白不足，引起肝脂肪变性，并在此基础上逐渐发展为肝硬化。

（4）中毒：某些化学毒物（如砷、四氯化碳等）慢性中毒可引起肝硬化。

发病机制：在上述因素作用下，肝细胞反复变性、坏死，一方面导致坏死区内成纤维细胞和肝星状细胞增生并产生胶原纤维，同时坏死区网状纤维支架受到破坏而塌陷，网状纤维互相融合使肝细胞呈结节状再生。另一方面，汇管区的成纤维细胞增生，产生的纤维向肝小叶内延伸，与肝小叶内增生的胶原纤维连接，形成纤维间隔包绕原有的或再生的肝细胞，形成假小叶，最终使肝小叶结构改变、纤维组织异常增多和肝内血液循环异常改建而形成肝硬化。

2. 病理变化

（1）肉眼：早、中期，肝体积正常或略增大，质地正常或稍硬；后期肝体积明显缩小，质量减轻，质地变硬，表面弥漫分布大量结节。结节大小较一致，直径 0.1～0.5 cm。切面见大量圆形或类圆形的结节，呈黄褐色（脂肪变）或黄绿色（胆汁淤积），大小与表面一致，周围为增生的薄层纤维组织包绕（图 9-12a）。

（2）镜下：①肝小叶正常结构破坏并被假小叶取代。假小叶是指大量纤维组织增生并分隔包绕原来的肝小叶或包绕再生的肝细胞结节，形成大小不等的圆形或椭圆形的肝细胞团。假小叶内可见：肝细胞变性、坏死及再生，再生的肝细胞体积较大，核大、深染并常出现双核，细胞排列紊乱，中央静脉缺如、偏位或有两个以上。②假小叶周围包绕的纤维间隔较薄，宽度一致，有淋巴细胞及单核细胞浸润，并见小胆管增生（图 9-12b）。

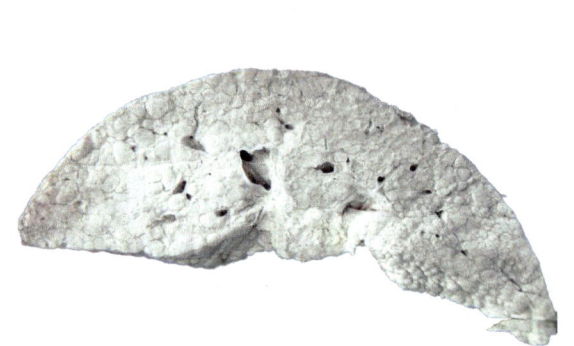

图 9-12a 门脉性肝硬化
示大量弥漫分布的大小较一致且纤维间隔薄的结节

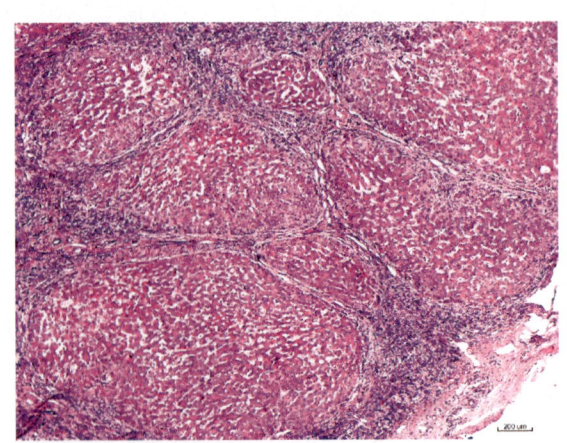

图 9-12b 门脉性肝硬化（镜下）
可见大量假小叶形成（内蒙古医科大学孙勤暖供图）

3. 临床病理联系

（1）门静脉高压症：肝硬化引起门静脉高压的原因：①原小叶结构破坏，血管减少，肝窦闭塞，中央静脉玻璃样变及管腔闭塞，导致门静脉回流发生障碍；②假小叶形成，广泛纤维组织增生，压迫小叶下静脉，使其扭曲、闭塞，肝窦内的血液流出受阻；③门静脉与肝动脉之间形成异常的吻合支，压力高的肝动脉血液流入门静脉。

门静脉压力增高的临床表现主要如下。

1）慢性淤血性脾大：肉眼：脾体积增大，质量增加，有时可达1 000 g，切面红褐色。镜下：脾窦扩张淤血，脾小体萎缩或消失，红髓内含铁血黄素沉积及纤维组织增生形成含铁结节。脾大时常继发脾功能亢进而出现全血细胞减少等症状。

图9-7
淤血性脾大
切面可见含铁血黄素结节

2）胃肠淤血、水肿：门静脉高压使胃肠静脉回流受阻，引起淤血、水肿，导致消化吸收功能下降；患者可表现为食欲缺乏、消化不良等。

3）腹水：为淡黄色透明的漏出液。腹水形成的原因较复杂，主要有：①门静脉高压，导致肠壁及肠系膜等处的毛细血管内压升高，大量液体漏入腹腔；②肝细胞受损，白蛋白合成减少，引起低蛋白血症，导致血浆胶体渗透压降低；③肝灭活激素作用降低，血中醛固酮、抗利尿激素因灭活减少而水平增高，导致水、钠潴留。

4）侧支循环形成：门静脉压力增高后，门静脉与腔静脉间的吻合支发生代偿性扩张，使部分门静脉血经这些吻合支绕过肝回到右心。主要的侧支循环有：①门静脉血经胃左冠状静脉、食管静脉丛、奇静脉回流到上腔静脉，常引起食管腹段（即下段）静脉丛曲张，如破裂可引起大呕血，是肝硬化患者常见的死因之一。②门静脉血经肠系膜下静脉、直肠静脉丛、髂内静脉回流到下腔静脉，常引起直肠静脉丛曲张，形成痔核，如破裂可引起便血。③门静脉血经脐静脉、脐周静脉丛，向上经胸腹壁静脉进入上腔静脉，向下经腹壁下静脉进入下腔静脉，常引起脐周静脉网曲张，形成"海蛇头"现象。

（2）肝功能不全：是肝实质细胞长期反复破坏的结果。主要的临床表现有：①白蛋白合成障碍：肝硬化时肝细胞受损，导致血浆白蛋白含量明显减少，某些抗原不经过肝直接进入血液，刺激免疫系统使球蛋白产生增多，白蛋白与球蛋白的比值下降或倒置。②出血倾向：由于肝合成凝血因子（如凝血酶原、纤维蛋白原及凝血因子Ⅴ、Ⅶ、Ⅹ等）减少，以及脾功能亢进引起血小板破坏增多，患者可有皮肤、黏膜或皮下等部位出血症状。③黄疸：主要是由肝细胞损伤与肝内胆管胆栓的形成引起，以肝细胞性黄疸为主。④对雌激素的灭活作用减弱：可导致男性乳房发育、睾丸萎缩，女性月经不调、不孕等。在面部、颈、上胸、前臂等处可出现蜘蛛痣，部分病例出现肝掌。蜘蛛痣与肝掌的发生与雌激素增多有关，是末梢小血管扩张所致。⑤肝性脑病（肝昏迷）：是肝疾病晚期肝严重衰竭引起的以脑组织损伤为特点的严重并发症，主要是由肠内含氮物质不能在肝内解毒而形成氨中毒所致，是肝硬化的主要死亡原因之一。

（二）坏死后性肝硬化

坏死后性肝硬化是在肝实质发生大片坏死的基础上形成的，其特点是形成大小不等的结节，且大结节特别突出。本病预后差，易合并肝癌。

1. 病因

（1）病毒性肝炎：是引起坏死后性肝硬化的主要原因，多由亚急性重型肝炎迁延而来，重度慢性肝炎反复发作也可转变为坏死后性肝硬化。

（2）药物及化学物质中毒：也可导致坏死后性肝硬化。

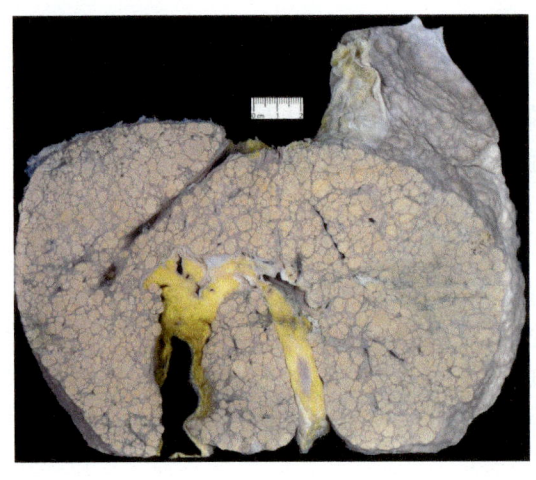

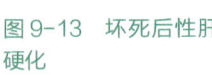

图 9-13 坏死后性肝硬化
大部分结节直径大于 3 mm（香港中文大学医学院病理解剖及细胞学系杜家辉教授和李晓明博士供图）

2. 病理变化　肉眼：肝体积缩小，质量减轻，质地变硬；表面及切面均可见较大且大小不等的结节，大者直径可达 6 cm。大小不等的结节常使肝变形。此外，切面可见结节由宽大且薄厚不均的纤维组织包绕，结节呈黄绿或黄褐色（图 9-13）。镜下：肝小叶结构破坏，代之以大小不等、形状不一的假小叶；假小叶内可有完整的肝小叶，其内肝细胞常有不同程度的变性和坏死。纤维间隔较宽且厚薄不均，炎症细胞浸润及小胆管增生均较明显。

（三）胆汁性肝硬化

1. 类型　胆汁性肝硬化是因胆道阻塞淤胆而引起的肝硬化，较少见，可分为原发性和继发性两类。

（1）原发性胆汁性肝硬化：本病少见，原因不明，血液中可检测到自身抗体，可能与自身免疫有关，可由肝内慢性非化脓性胆管炎引起，多发生于中年及老年妇女。临床表现为长期梗阻性黄疸、肝大和因胆汁刺激引起的皮肤瘙痒等。

（2）继发性胆汁性肝硬化：常见的原因为长期肝外胆管系统的阻塞和胆道的上行感染。在胆道阻塞的基础上，常有继发性炎症并逆行入肝，反复发作导致肝细胞变性、坏死，继发纤维组织增生，进而分割肝小叶形成肝硬化。

2. 病理变化

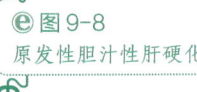

图 9-8 原发性胆汁性肝硬化

（1）肉眼：肝体积常增大，表面平滑或呈细颗粒状，呈绿色或绿褐色，硬度中等，切面结节较小，纤维间隔亦较细。

（2）镜下：原发性患者：病变早期汇管区小叶间胆管上皮空泡变性、坏死及淋巴细胞浸润，其后胆小管破坏、纤维组织增生并出现淤胆现象；汇管区增生的纤维组织侵入肝小叶内，形成不全分割的假小叶，最终发展为肝硬化。继发性患者：胆管周围常合并细菌感染而有大量中性粒细胞浸润，可伴发血栓性静脉炎和胆管源性脓肿。可见淤胆、胆栓及"胆汁湖"形成；肝细胞胞质内因明显的胆色素沉积而变性、坏死；坏死肝细胞肿大，胞质疏松呈网状，核消失，谓网状或羽毛状坏死。增生的结缔组织形成不全分割的假小叶。

三、酒精性肝病

酒精性肝病是长期酗酒所致的慢性酒精中毒性肝病，包括脂肪肝、酒精性肝炎和酒精性肝硬化。本病在西方国家多见，80%~90% 的肝硬化病因是饮酒。在我国，对肝炎后引起的肝硬化比较重视，认为酒精性肝硬化少见而重视不够。随着我国酒的消耗量增加，临床所见酒精性肝病有逐年增多的趋势。

1. 病因及发病机制　影响酒精性肝病进展或加重的因素较多，主要危险因素如下。

（1）酒精：与饮酒量、饮酒年限、酒精饮料品种、饮酒方式有关。目前认为，酒精对肝细胞的直接毒性作用是主要作用。

（2）遗传与种族：汉族人群的酒精性肝病易感基因乙醇脱氢酶（ADH）2、乙醇脱氢酶 3 和乙醛脱氢酶（ALDH）2的等位基因频率及基因型分布不同于西方国家，可能是中国嗜酒人群和酒精性肝病的发病率低于西方国家的原因之一。酒精性肝病并非所有的饮酒者都会出现，而只是发生在一小部分人群中，表明同一地区群体之间还存在着个体差异。

（3）其他：肥胖、性别、病毒性肝炎、营养状况、自身免疫及药物等因素也与酒精性肝病有关。近年有研究表明，乙醇和乙醛可以改变肝细胞膜抗原，并非由乙醛的毒性直接作用于肝细胞膜。

2. 病理变化　酒精性肝病包括脂肪肝、酒精性肝炎和酒精性肝硬化三种，三者常混合存在。肝活检可确定有无脂肪肝、酒精性肝炎和肝硬化，并可通过组织学检查与其他病毒性肝炎鉴别。

（1）脂肪肝（fatty liver）：肝细胞内脂质积累增多，超过肝质量的5%。镜下：肝细胞脂肪变性，33.3%以上的肝细胞发生脂肪变即可确诊。

（2）酒精性肝炎：病变特点是有酒精性透明小体（Mallory小体）形成，可见肝细胞气球样变、坏死及纤维化，伴有中性粒细胞浸润。

（3）酒精性肝硬化：典型病变见小结节形成，大小较一致并被纤维组织包围，直径常小于3 mm，一般不超过1 cm，其内不含汇管区和中央静脉；随着病变发展可形成大结节或坏死后肝硬化。

四、胆囊炎和胆石症

（一）胆囊炎

胆囊炎（cholecystitis）是指胆囊壁发生的炎症，多在胆汁淤滞的基础上发生，主要由大肠埃希菌和葡萄球菌等细菌感染引起。

1. 病理变化和类型

（1）急性胆囊炎：黏膜充血水肿，上皮细胞变性、坏死脱落，管壁内不同程度的中性粒细胞浸润。病变继续发展，胆囊壁各层大量中性粒细胞浸润，谓蜂窝织炎性胆囊炎，可伴小脓肿形成，浆膜面常有纤维蛋白及脓性渗出物覆盖。如胆囊管阻塞，可引起胆囊积脓，这时胆囊体积常增大。若胆囊痉挛、水肿、阻塞及淤胆等使胆囊壁血管受压阻塞，局部血液循环障碍，囊壁可发生出血及坏死，形成坏疽性胆囊炎甚至穿孔。

（2）慢性胆囊炎：常由急性胆囊炎反复发作迁延而成。约70%的病例合并胆囊结石，黏膜多发生萎缩，胆囊壁各层有淋巴细胞和浆细胞浸润及纤维化，常伴胆固醇沉积形成大量泡沫细胞或胆固醇息肉（图9-14）。胆囊壁有不同程度的增厚，有时与肝床粘连，胆囊体积可缩小。

（二）胆石症

胆石症（cholelithiasis）是指胆道系统中胆汁的某些成分（胆固醇、胆色素、黏液物质

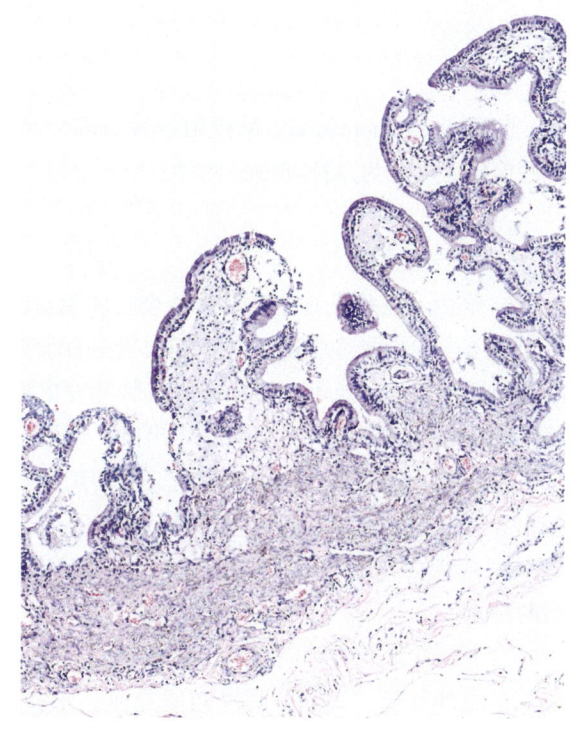

图9-14　慢性胆囊炎伴胆固醇息肉形成

及钙等）在有关因素作用下析出、凝集而形成结石。发生于各级胆管内的结石谓胆管结石，发生于胆囊内的结石谓胆囊结石。

1. 病因及发病机制

（1）胆汁理化性状的改变：正常胆汁中的胆红素与葡萄糖醛酸结合成酯类，呈非游离态，大肠杆菌通过分解上述酯类，使胆红素游离增多并与胆汁中的钙结合为胆红素钙而析出，形成结石（色素性结石）。如胆汁中的胆固醇呈过饱和状态，胆固醇也可析出形成结石（胆固醇性结石）。

（2）胆汁淤积：胆道阻塞引起胆汁淤积，因水分被过多吸收而发生浓缩，胆红素含量增高，胆固醇呈过饱和状态，促进结石形成（混合性结石）。

（3）感染：胆囊炎症时，由于炎性水肿、炎症细胞浸润和纤维组织增生等造成胆道壁增厚、胆道狭窄乃至闭塞，引起胆汁淤积。炎症时渗出的细胞和脱落的上皮、细菌团、蛔虫残体及虫卵等也可作为结石的核心，促进结石的形成。

2. 胆石的种类和特点

（1）胆固醇性胆石：常为单个，多见于胆囊。单纯由胆固醇构成，多呈圆形或椭圆形，表面光滑或细颗粒状。

（2）色素性胆石：常为多个，多见于胆管。结石中以胆色素钙成分为主，混有黏液、糖蛋白和胆固醇。结石可很小，呈泥沙样或沙砾状，质软、易碎。

（3）混合性胆石：单发，也可多达数百个，多见于胆囊或较大的胆管，由胆固醇和胆色素及钙盐等混合构成。在我国以胆色素为主的混合性胆石最为多见。混合性胆石多呈多面体或球状，外层较硬，切面层状，如树干的年轮。混合性胆石多较大，大者可占据整个胆囊（图9-15）。

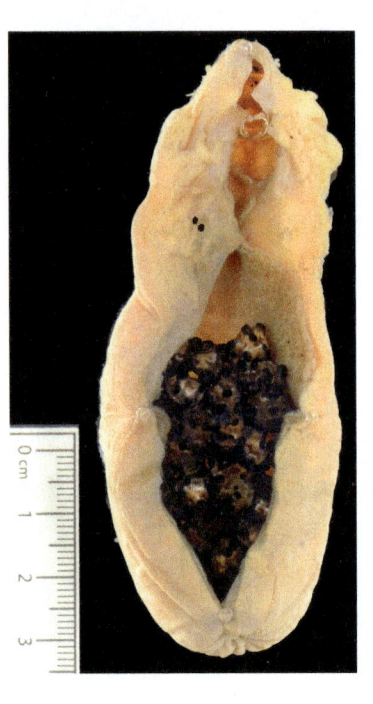

图9-15 慢性胆囊炎伴胆石症

慢性胆囊炎伴胆石症，胆囊壁增厚，可见粗糙的黏膜和混合性胆石。（香港中文大学医学院病理解剖及细胞学系杜家辉教授和李晓明博士供图）

五、胰腺炎

胰腺炎（pancreatitis）是指由各种原因引起的胰酶异常激活导致胰腺组织自我消化的一种炎症性疾病，可分为急性和慢性两种。

（一）急性胰腺炎

1. 病因及发病机制　急性胰腺炎时胰酶被激活的主要原因如下。

（1）十二指肠壶腹部阻塞：胆总管和胰管共同开口于十二指肠壶腹部，该处因胆石、蛔虫、壶腹部括约肌痉挛及十二指肠乳头水肿等发生阻塞时，胆汁可反流入胰管内，将无活性的胰蛋白酶原激活成胰蛋白酶，引起胰腺的出血、坏死。

（2）胰液分泌亢进：暴饮暴食、酒精刺激等均可使胰液分泌增加，导致胰管内压力增高，胰腺小导管及腺泡破裂，释放内源性活性物质，激活胰蛋白酶原等，从而引起胰腺的出血、坏死。

2. 病理变化及类型　根据病变的轻重不同，可将急性胰腺炎分为水肿型（间质性）和出血型两种。

（1）急性水肿型（间质性）胰腺炎：较多见。病变常局限在胰尾。肉眼：胰腺肿大、变硬、淡灰色或淡红色。镜下：胰腺间质充血、水肿，中性粒细胞、单核细胞浸润，有时可见轻微的局部脂肪坏死，但无出血。此外，腹腔有少量渗出液。本型大多能治愈，少数可转变为急性出血型胰腺炎。

（2）急性出血型胰腺炎：较少见。本型起病急，病情危重，病变以胰腺的广泛坏死、出血为特征，炎症反应轻微，预后差。

肉眼：胰腺肿大，质软，无光泽，暗红色，小叶结构模糊。胰腺及其邻近的大网膜、肠系膜等处的脂肪组织中，可见散在浑浊的灰黄色斑点状坏死灶（此乃胰脂酶溢出后将胰腺及周围的脂肪组织分解为甘油和脂肪酸，后者又与组织液中的游离钙离子结合形成不溶性的钙皂所致）或小块状的脂肪组织溶解坏死灶。

镜下：胰腺组织大片坏死及小血管壁坏死，间质内可见大量出血；胰腺内外均有脂肪组织坏死，坏死组织周围有轻度的中性粒细胞等炎症细胞浸润。

患者如度过急性期，则炎性渗出物及坏死组织逐渐被吸收，局部发生纤维化而痊愈。少数患者可死于休克或转变为慢性。

3. 临床病理联系

（1）休克：原因可有多种，如外溢的胰液刺激腹膜引起剧烈的疼痛，或腹腔内大量出血和呕吐引起体液丢失和电解质失衡，或组织坏死、蛋白质分解引起机体中毒等。

（2）腹膜炎：胰腺坏死和胰液外溢，常可引起急性腹膜炎。

（3）酶的改变：胰腺坏死时，由于胰液外溢，其所含的大量淀粉酶及脂肪酶可被吸收入血并从尿中排出，临床检查患者血清及尿中的淀粉酶及脂肪酶增高。

（4）血清离子浓度改变：患者血中的钙、钾、钠离子水平下降。血钙下降的原因是急性胰腺炎时胰岛 A 细胞受到刺激，分泌胰高血糖素，后者能使甲状腺分泌降钙素，抑制钙从骨质内分解、游离，致使因胰腺炎而导致的脂肪坏死所消耗的钙得不到及时补充而发生血钙降低。此外，患者可因持续性呕吐导致血钾、血钠下降。

（二）慢性胰腺炎

慢性胰腺炎是由急性胰腺炎反复发作迁延而来，多伴有胆道系统疾病，也可伴有糖尿病，慢性酒精中毒也可引起本病发生。病变特征是胰腺组织逐渐被纤维组织取代。

肉眼：胰腺呈结节状萎缩，质硬。切面见胰腺间质纤维组织增生，胰管扩张，管内偶见结石形成。有时胰腺组织坏死液化，被纤维组织包绕形成假囊肿。镜下：胰腺腺泡和胰岛逐渐萎缩、坏死消失，间质大量纤维组织增生呈广泛纤维化并有淋巴细胞和浆细胞浸润。

临床上，由于慢性炎症可急性发作，患者可出现上腹部疼痛；因胰腺腺泡萎缩消失，分泌功能降低，可引起脂肪消化障碍及脂肪泻；如胰岛遭到破坏，胰岛素分泌减少，可继发糖尿病。

第三节 消化管常见肿瘤

一、食管癌

食管癌（carcinoma of esophagus）是由食管黏膜鳞状上皮或腺上皮异型增生所形成的恶性肿瘤，占食管肿瘤的绝大多数（90%）。发病年龄多在 40 岁以上，男性多于女性。我国河南省林县是主要高发区，此外，太行山区、苏北地区、大别山区、川北地区及潮汕地区多发。临床上患者有不同程度的吞咽困难。

（一）病因及发病机制

食管癌的病因尚未完全明了，可能与以下因素有关。

1. **饮食及生活因素** 吸烟与饮酒、食物中的亚硝胺类含量增高及食用被真菌污染的食物与食管癌发病率增高有关。长期食用过热、过硬及粗糙的食物也可能与食管癌的发生有关。

2. **环境因素及遗传因素** 高发区人体内微量元素钼、铜、锌、锗等含量比非高发区低，尤其是钼的含量更明显偏低。有学者认为，人体内缺乏钼等微量元素可能是引起食管癌的间接原因。高发区食管癌也有家族聚集现象。

3. **食管的某些疾病和损伤** 某些长期不愈的慢性食管炎可引起鳞状上皮的上皮内瘤变；由反流性食管炎所导致的 Barrett 食管是一种癌前病变，可发展为食管腺癌。

（二）病理变化

食管癌以食管中段最多见（约50%），食管下段次之（约30%），上段最少（约20%）。根据食管癌的发展过程，可分为早期和中晚期（进展期）食管癌。

1. **早期食管癌** 癌组织位于黏膜下层以内，同时不能有局部淋巴结转移。根据浸润深度分为三种：①原位癌：是指癌细胞累及上皮全层且未突破基底膜的上皮内癌。②黏膜内癌：癌组织穿透基底膜，侵入固有膜或黏膜肌层，但不穿透黏膜肌。③黏膜下癌：癌组织穿过黏膜肌层，达到黏膜下层，未侵犯肌层，无淋巴结转移。

肉眼观察与内镜检查：可见病变呈充血状（即隐伏型，多为原位癌）、糜烂状（多为黏膜内癌）、斑块状（最多见，多已侵至黏膜肌层或黏膜下层）或微小乳头状（外生性生长的同时向壁内浸润）改变。

镜下：早期食管癌的组织学类型几乎全是鳞状细胞癌，多由低级别上皮内瘤变发展而来。

早期食管癌多无明显临床症状，X线钡餐检查基本正常或管壁仅有轻度局限性僵硬。积极治疗，5年生存率达90%以上。

2. **中晚期食管癌** 指癌组织已侵及肌层或穿透肌层达外膜或外膜外组织的食管癌，此期患者多已出现吞咽困难等临床症状。

肉眼：可分以下4型。

（1）溃疡型：肿瘤表面形成较深的溃疡，常深达肌层。溃疡外形不整，边缘隆起，底部凹凸不平。

（2）蕈伞型：此型最多见，癌组织呈卵圆形扁平状肿块，如蘑菇状突向食管腔，表面常伴浅溃疡（图9-16A）。

（3）髓质型：肿瘤在食管壁内浸润性生长，使食管壁增厚，管腔变窄。切面癌组织为灰白色，质地较软似脑髓组织，表面可形成浅表溃疡（图9-16B），可呈环状浸润食管壁组织。

（4）缩窄型：癌组织常呈环状浸润食管组织，由于癌组织内纤维组织增生明显，使食管局部形成环形狭窄，质地较硬，近端管腔明显扩张（图9-16C）。

镜下：中晚期食管癌的组织学类型主要为鳞状细胞癌，占食管癌的95%以上。根据分化程度可分为高分化、中分化和低分化。高分化有明显的角化珠（癌珠）形成，癌细胞胞浆丰富，核分裂象少。低分化鳞癌癌细胞分化差，异型性明显，核分裂象多见。少数为腺癌（约占食管癌的

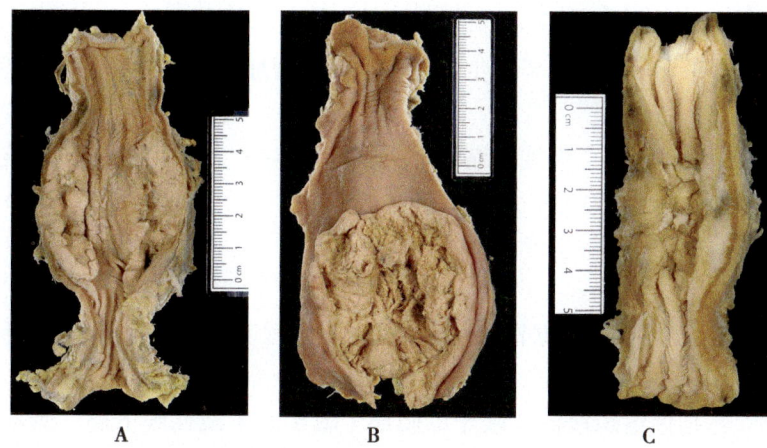

图 9-16 食管癌
A：蕈伞型；B：髓质型；C：缩窄型（香港中文大学医学院病理解剖及细胞学系杜家辉教授和李晓明博士供图）

5%~10%），多与 Barrett 食管有关。此外还有其他少见的组织学类型，包括疣状癌、腺鳞癌、黏液表皮样癌、腺样囊性癌和神经内分泌癌等。

（三）扩散

1. **直接蔓延** 癌组织穿透食管壁后可直接侵入邻近的组织、器官。因受侵犯的组织、器官不同，可发生不同的并发症，如大出血、化脓性感染、食管-支气管瘘等。

2. **转移** ①淋巴道转移：为食管癌最常见的转移方式。转移的淋巴结与食管淋巴液引流途径一致。上段癌常转移到颈部及上纵隔淋巴结，中段癌常转移到食管旁及肺门淋巴结，下段癌常转移到食管旁、贲门及腹腔淋巴结。②血道转移：主要见于晚期患者。最常见的转移部位是肝和肺，少数也可转移到骨、肾上腺和脑等部位。

（四）临床病理联系

早期食管癌患者常无明显症状，有时可出现轻微的胸骨后疼痛、烧灼感或哽噎感；中晚期患者主要表现为吞咽困难并进行性加重，这是由癌肿不断浸润、堵塞食管管腔导致食管狭窄所致。患者最终逐渐出现恶病质，因全身衰竭或因并发症而死亡。

二、胃癌

胃癌（carcinoma of stomach）是胃黏膜上皮发生的恶性肿瘤，为消化道最常见的恶性肿瘤之一，好发于胃窦小弯侧，发病年龄多为 40~60 岁，男性居多。

（一）病因及发病机制

1. **环境和饮食因素** 胃癌高发地区有一定的地理分布，以日本、中国、智利等国家多见，美国、印度等国相对少见。我国东部沿海地区及西北一带是胃癌高发区。这可能与不同国家或地区的土壤、水源、饮食习惯、食物保存和烹调方法等不同有关。实验证明，黄曲霉素污染的或含亚硝酸盐的食物可诱发动物发生胃癌。此外，摄入过多的食盐、加入硝酸盐以保存食物等习惯都会增加患胃癌的危险性；而某些抗氧化物，如维生素 C、类胡萝卜素、叶酸等可降低这种危险性。

2. **幽门螺杆菌感染** 研究表明幽门螺杆菌感染与胃癌发生可能有关，它是远端胃癌最重要的危险因素。

3. 胆汁反流　胃手术后5~10年发生胃癌的危险性增加，尤其是毕Ⅱ式术后（该术式增加胆汁反流），机制尚不清楚。

4. 癌前病变及慢性胃疾病　慢性萎缩性胃炎、胃溃疡病、胃黏膜上皮内瘤变及胃大肠型肠上皮化生等都与胃癌的发生有关。

（二）病理变化

胃癌好发于胃窦部小弯侧。根据胃癌病理变化及进展程度，可分为早期胃癌和中晚期（进展期）胃癌两类。

1. 早期胃癌　是指癌组织浸润仅限于黏膜层（图9-17）及黏膜下层，而不论是否有淋巴结转移。早期胃癌经手术切除治疗，预后较好，术后5年生存率可达90%以上。早期胃癌中，直径在0.5 cm以下者称为微小胃癌；直径0.6~1.0 cm者可称为小胃癌；内镜检查时在癌变处钳取活检确诊为癌，但手术切除标本经连续切片均未发现癌者可谓一点癌或点状癌。早期胃癌的肉眼形态可分为三种类型。

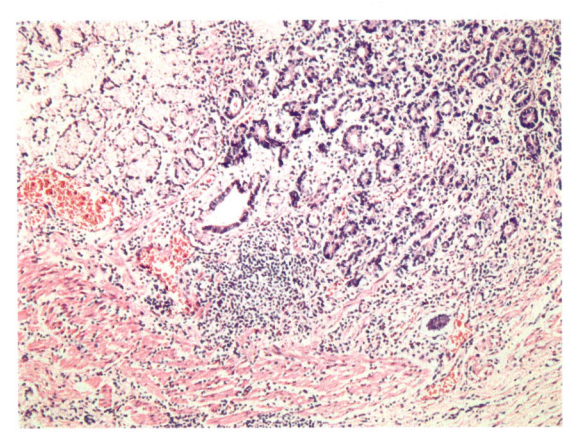

图9-17　胃癌（黏膜内癌）
黏膜内见癌性腺体浸润性生长，不突破黏膜肌

（1）隆起型：肿瘤隆起于胃黏膜表面或呈息肉状，本型少见。

（2）表浅型：肿瘤较平坦，不形成明显的隆起或凹陷。

（3）凹陷型：肿瘤形成明显的溃疡，但溃疡深度不超过黏膜下层，本型多见。

早期胃癌以高分化管状腺癌最多见，其次为乳头状腺癌，未分化型癌最少。

2. 中晚期胃癌（进展期胃癌）　癌组织浸润深度超过黏膜下层达肌层或浸润胃壁全层。癌组织浸润愈深，预后愈差。目前临床上发现的胃癌绝大多数属进展期胃癌。其肉眼形态可分为以下4型。

（1）息肉型（蕈伞型）：癌组织向黏膜表面生长，呈息肉状、蕈伞状突入胃腔。癌组织可进一步坏死形成溃疡（图9-18a）。

（2）溃疡型：癌组织部分坏死脱落形成较深的溃疡。溃疡较大，直径多在2.5 cm以上，边缘堤状隆起，呈火山口状，底部凹凸不平（图9-18b）。溃疡型胃癌与良性胃溃疡的肉眼形态鉴别见表9-3。

（3）浸润型：癌组织向胃壁内呈局限性或弥漫性浸润，与周围正常组织无明显边界（图9-18c）。当癌组织弥漫浸润导致胃黏膜皱襞大部分消失，胃壁弥漫增厚、变硬，胃腔变小，胃组

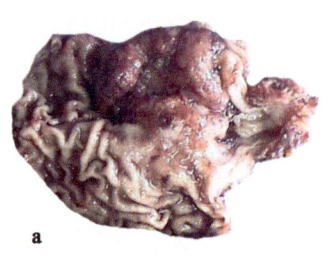 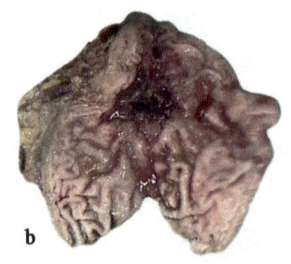 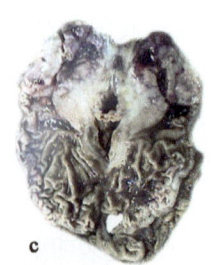 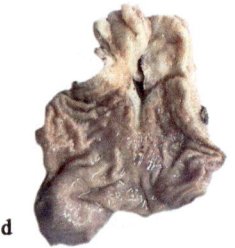

图9-18　胃癌
a. 息肉型伴坏死及溃疡形成　b. 溃疡型伴穿孔　c. 浸润型　d. 革囊胃（南方医科大学黄卓雅、申洪供图）

a　　b　　c　　d

表 9-3 胃溃疡与溃疡型胃癌的大体形态鉴别

区分要点	胃溃疡（良性溃疡）	溃疡型胃癌（恶性溃疡）
外形	圆形或椭圆形	不整型、皿状或火山口状
大小	直径一般 < 2 cm	直径一般 > 2 cm
深度	较深	较浅
边缘	整齐、不隆起	不整齐、隆起
底部	较平坦	凹凸不平，有坏死出血
周围黏膜	皱襞向溃疡集中	黏膜皱襞中断，呈结节状肥厚

织状如皮革，称之为"革囊胃"（图 9-18d）。

（4）胶样癌（黏液癌）：癌组织产生大量黏液呈胶冻状外观。

镜下，胃癌组织学类型主要为腺癌，包括以下几种类型。

（1）管状腺癌：肿瘤由大小不等、扩张的或呈裂隙样或分支状的腺管构成，也可有腺泡结构。

（2）乳头状腺癌：癌组织由以纤维血管组织为轴心的乳头状结构组成。本型癌组织分化较高，恶性度较低，转移发生晚。

（3）黏液腺癌：癌组织由恶性上皮细胞和细胞外"黏液池"或"黏液湖"组成，可见癌细胞漂浮于黏液中。一般肿瘤中有超过 50% 胞外黏液成分。

（4）印戒细胞癌：以大量印戒细胞形成为特点。所谓印戒细胞是指细胞呈圆形，核位于一侧，胞质内多为黏液，状似戒指的癌细胞，是一种分化程度很低的腺癌细胞，部分印戒细胞内可无黏液，胞质红染；印戒细胞大多散在或片状分布，浸润性生长，不形成癌巢。

胃癌组织中可同时存在上述两种或多种组织学类型。此外，根据 Laurén 分类，胃癌分为肠型、弥漫型、混合型和不确定型。肠型胃癌发生于肠上皮化生的基础上，高分化或中分化，多为管状腺癌和乳头状腺癌，好发于高龄患者；弥漫型胃癌由黏附力差的癌组织弥漫浸润胃壁构成，多为印戒细胞癌和低分化腺癌，较肠型胃癌多，且年轻人多见。通常弥漫型较肠型预后差。肠型和弥漫型比例大致相同时称为混合型。病变如果未分化而不能明确归入以上类型时归入不确定型。

（三）扩散

1. 直接蔓延　胃癌组织浸润胃壁穿透浆膜层后，可直接浸润破坏邻近器官和组织，如向大网膜、肠管、肝、胰腺等部位浸润。

2. 转移

（1）淋巴道转移：为最主要的转移途径。首先转移至幽门下及胃小弯的局部淋巴结，随后可转移至腹主动脉旁、肝门或肠系膜根部淋巴结；晚期可沿胸导管转移至左锁骨上淋巴结（Virchow 淋巴结）。

（2）血道转移：多发生在胃癌晚期。常经门静脉转移至肝，亦可转移至肺、脑、骨等器官。

（3）种植性转移：晚期胃癌特别是黏液癌，浸润至浆膜层时，可脱落到腹腔，种植于腹壁、腹腔及盆腔器官浆膜上。常在双侧卵巢形成转移性黏液癌，谓库肯勃瘤（Krukenberg 瘤）。

(四)病理与临床联系

早期胃癌患者临床症状多不明显,部分患者可有消化不良的症状。进展期胃癌可出现上腹部疼痛并进餐后加重,饱胀不适、消瘦、贫血等临床表现;当出现并发症或转移时表现为相应的临床症状:癌破坏血管可导致出血,轻者大便潜血试验阳性,重者可侵袭大血管,引起上消化道大出血,出现呕血或黑便;位于幽门部或贲门部的癌,有时可引起梗阻症状,如呕吐或咽食困难等;晚期患者可发生恶病质。

三、结直肠癌

结直肠癌(colovectal carcinoma)俗称大肠癌(carcinoma of large intestine),是结直肠黏膜上皮细胞发生的恶性肿瘤,包括结肠癌和直肠癌,是全世界第三大常见的恶性肿瘤。近年来,我国结直肠癌的发病率有增高趋势,已成为名列第 4 位的常见恶性肿瘤,在消化道癌中仅次于胃癌。患者多为中、老年人(40 岁以上),男女之比为 2∶1,中青年发病率也在逐渐上升。我国结直肠癌的发病情况是城市高于农村,大城市高于小城市,可能与生活水平提高、饮食结构发生改变密切相关。

(一)病因及发病机制

1. **饮食因素** 富含动物脂肪、高营养而少纤维素的饮食与本病的发生有关,可能是这类食物缺少消化残渣,不利于排便且易形成便秘,延长了食物中可能含有的致癌物与肠黏膜接触时间的缘故。

2. **结肠黏膜慢性炎症和癌前病变** 例如肠管状腺瘤、绒毛状腺瘤、绒毛管状腺瘤和锯齿状腺瘤等癌前病变以及 Crohn 病、慢性溃疡性结肠炎和慢性血吸虫病等慢性炎症均可引起黏膜上皮过度增生、异型增生而发展致癌。

3. **遗传因素** 结直肠癌可分为遗传性和非遗传性(散发性)两类。与遗传因素有关的结直肠癌主要有两类:家族性腺瘤性息肉病(familial adenomatous polyposis,FAP)癌变和遗传性非息肉病性结直肠癌(hereditary nonpolyposis colorectal cancer,HNPCC)。前者癌变主要与 *APC* 基因发生突变有关,多在 10~20 岁形成腺瘤性息肉,在 40 岁左右发生癌变。HNPCC 又称 Lynch Syndrome(林奇综合征),是常染色体显性遗传性疾病,由 DNA 错配修复基因突变所致,包括 *MLH1*、*MSH2*、*MSH6* 和 *PMSI*。目前检测林奇综合征的法是免疫组化分析 MMR 蛋白表达和分析微卫星不稳定性(MSI)。患者家系中结直肠癌、子宫内膜癌及卵巢癌等恶性肿瘤的发病率明显增高。

4. **结直肠黏膜上皮癌变的分子机制** 除上述少数遗传性结直肠癌(占 10%~15%)外,其他 85%~90% 的结直肠癌为散发性。散发性结直肠癌是由环境因素和遗传因素等诸多因素相互作用造成的,其黏膜上皮癌变是多因素、多基因、多步骤等相互作用的结果,如 *APC*、*C-Myc*、*KRAS*、*BRAF*、*PIK3*、*P53*、*P16*、*DCC*、*MCC*、*DPC4* 或错配修复基因等,其中 90% 的大肠癌中可见 *C-myc* 癌基因的过度表达;*KRAS* 突变发生在大约 40% 的结直肠癌中,*KRAS* 突变的患者抗 EGFR 治疗无效。转移性结直肠癌中有 8%~10% 患者会出现 *BRAF-V600E* 突变。另外,多数结直肠癌有 *P53* 基因的突变和 *VHL* 基因的缺乏。

（二）病理变化

结直肠癌的好发部位以直肠最多见（50%），其次为乙状结肠（20%）、盲肠及升结肠（16%）、横结肠（8%）和降结肠（6%）。肿瘤的分子生物学改变和部位相关：原生于右侧结肠者更倾向于膨胀性生长，有高度的微卫星不稳定性、CpG岛甲基化和Braf突变。高频微卫星不稳定（MSI-H）和CpG岛甲基化微卫星稳定的肿瘤常见于盲肠、升结肠和横结肠。单一CpG岛甲基化微卫星稳定的肿瘤可见于左右结肠；原生于左侧结肠者则更倾向于浸润生长，存在染色体不稳定和非整倍体现象，微卫星稳定无CpG岛甲基化的肿瘤主要在左半结肠。

1. **结直肠癌的界定** 在结直肠，WHO对具有腺癌形态特点的病变只有当其穿透黏膜肌层侵入黏膜下层时才称之为癌；如果局限在黏膜层（不超过黏膜肌层），因无淋巴结转移的风险，称之为高级别上皮内瘤变；已往的上皮重度异型增生和原位癌统称为高级别上皮内瘤变，以往的黏膜内癌称为黏膜内瘤变。

2. **结直肠癌肉眼观察** 大体形态可分为4型。

（1）隆起型（息肉型）：肿瘤呈结节状、息肉状或扁平状突向肠腔，常伴有浅溃疡（图9-19）。

（2）溃疡型：肿瘤表面形成较深的溃疡，其边缘隆起呈火山口状，本型较多见。

（3）浸润型：癌组织向肠壁深层弥漫浸润，常累及肠壁全周，使局部肠壁明显增厚、变硬。又因癌间质纤维组织明显增生，致使局部肠腔呈环形狭窄。

（4）胶样型：本型相对较少见。癌组织分泌大量黏液而使肿块外观及切面呈半透明胶冻状。多见于直肠，好发于青年人，预后较差。

3. **组织学类型** 超过90%的结直肠癌为腺癌，主要的组织学类型如下。

（1）乳头状腺癌：癌细胞呈高柱状，形成较大腺腔，表面有明显的乳头状突起。乳头内纤维血管间质少，多为高分化型。

（2）管状腺癌：多见，癌细胞排列成腺管状（图9-20），根据其分化程度可分为：高分化、中分化及低分化三级。

（3）黏液腺癌：肿瘤>50%的成分由癌细胞产生的大量细胞外黏液组成，黏液聚集成黏液池，其中漂浮有癌细胞。

（4）印戒细胞癌：>50%的癌细胞产生细胞内黏液，胞质内黏液多少不等，有的含黏液量较多，将核挤压于细胞的一侧，细胞呈印戒状。

（5）未分化癌：癌细胞较小，形态较一致，弥漫成片或成团，恶性程度最高。

（6）少见的变异型有：髓样癌、分泌性癌、筛孔粉刺型腺癌、微乳头型腺癌以及腺鳞癌等。

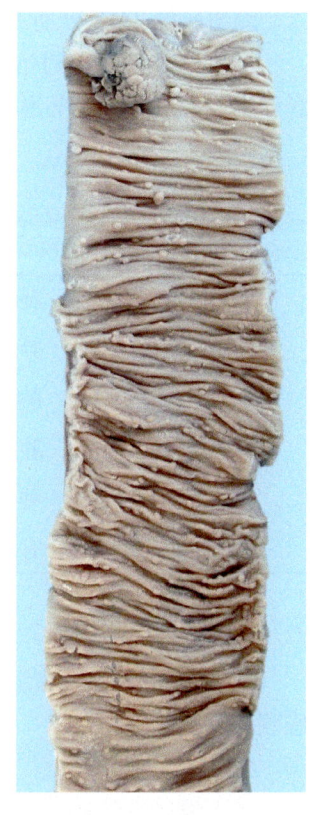

图9-19 隆起型

家族性腺瘤性息肉病（FAP）恶变，肠黏膜中可见大量散在分布的下息肉，左上角为恶变之息肉（内蒙古医科大学孙勤暖供图）

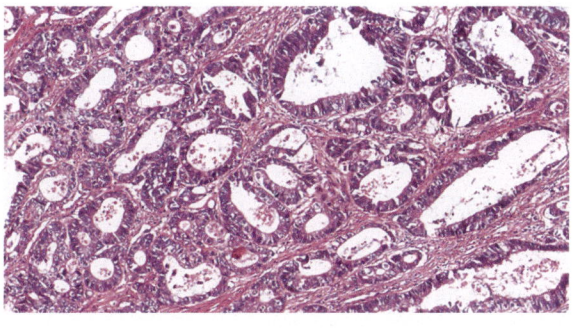

图9-20 大肠中分化腺癌

（南方医科大学关结霞供图）

(三) 结直肠癌分期及预后

结直肠癌 TMN 分期 (2010 版消化系统肿瘤 WHO 分类推荐) ⓔ

结直肠癌的分期对治疗方案选择和判定预后有一定意义，表 9-4 为根据结直肠癌病变累及肠壁的范围及有无局部淋巴结转移和远处器官转移而修订的 Dukes 分期。

表 9-4 修改的 Dukes 结直肠癌分期及预后

分期	界定	5 年生存率 (%)
A	肿瘤限于黏膜层（高级别上皮内瘤变）	100
B_1	肿瘤侵及肌层，尚未穿透肌层，无淋巴结转移	67
B_2	肿瘤穿透肌层，尚无淋巴结转移	54
C_1	肿瘤浸润到肌层，尚未穿透肌层，并有淋巴结转移	43
C_2	肿瘤穿透肌层，且有淋巴结转移	22
D	有远处脏器转移	极低

(四) 扩散

1. **直接蔓延** 当癌组织侵及肌层达浆膜层后，可直接蔓延到邻近器官，如前列腺、膀胱和腹膜等部位。

2. **转移**

(1) 淋巴道转移：癌组织一旦穿透肠壁肌层，则淋巴道转移率明显增加。通常最先转移至病灶附近的淋巴结，进而依次侵入肠系膜根部等处的淋巴结、主动脉旁淋巴结，甚至更远处淋巴结。部分也可通过胸导管而转移至左锁骨上淋巴结。

(2) 血道转移：晚期癌细胞可沿门静脉系统转移至肝，亦可转移至远处器官（如肺、脑和骨等处）。

(3) 种植性转移：癌组织穿透肠壁浆膜层后可脱落并播散到腹膜腔内形成种植性转移。

(五) 临床病理联系

结直肠癌早期由于癌性出血可致粪便潜血试验阳性，随后出现下列临床表现：①排便习惯与粪便性状改变，常为本病最早出现的症状，并以血便为突出表现。其他如排便次数增多或减少，可出现腹泻或便秘，可有痢疾样脓血便伴直肠刺激征等，粪便形状变细或呈糊状便等。②腹痛、腹部包块。③肠梗阻症状，可表现为低位完全性肠梗阻，出现腹胀痛或阵发性绞痛、腹胀、便秘等症状。④全身中毒症状，因癌肿合并坏死、出血和感染，患者可出现慢性贫血、消瘦、乏力、低热。⑤晚期可出现恶病质及转移相关的症状。

结直肠癌多由腺瘤 (Adenoma of colorectum) 恶变而来。腺瘤大小不等，息肉状，有蒂或无蒂，组织学上主要分管状腺瘤、绒毛状腺瘤、管状绒毛状腺瘤和锯齿状腺瘤。绒毛状腺瘤癌变率最高。

四、胃肠间质瘤

胃肠间质瘤 (gastrointestinal stromal tumor, GIST) 是最常见的来源于胃肠道间质的间叶源性肿瘤，常见于50~80岁，男女发病率相似，可发生于消化道的任何部位，胃最多见（占60%~70%），其次是小肠（20%~30%），结直肠和食管较少（<10%）。此外，GIST也可原发于腹膜后、肠系膜等部位。

（一）起源及发病机制

多数学者认为，GIST起源于能向Cajal细胞表型分化且还具有多向分化潜能的间质干细胞，目前GIST主要分为突变型和野生型两种。突变型多由C-Kit原癌基因突变（占80%~85%）和（或）PDGFRA基因突变引起（约占7%），C-Kit基因的突变位点主要见于外显子11、9、13、17等，而PDGFRA基因突变好发部位为外显子18、12和14，二者同属于酪氨酸激酶受体家族。研究表明：C-Kit和PDGFRA突变与GIST组织分型、原发部位、恶性程度分级、预后及分子靶向药的敏感性均关系密切。此外，约8%胃的GIST与琥珀酸脱氢酶的缺失有关，称琥珀酸脱氢酶缺陷型GIST，这类患者不伴有C-Kit和PDGFRA突变，常伴有Carney三联征或Carney-Stratakis综合征。野生型是指目前还没有检出C-Kit或PDGFRA基因的突变，但具有GIST的形态学改变和生物学行为的少数肿瘤。

（二）病理变化

肉眼：胃肠间质瘤位于胃肠道等的黏膜下层、肌层或浆膜层，往往突向黏膜或浆膜。直径1~40cm；肿瘤界限清楚，但多数无完整的包膜，切面灰白、灰褐色，质地较硬，可伴有出血坏死；较大的胃肠间质瘤质地较软，切面灰白或呈鱼肉样，可见囊性变、黏液样变。胃肠间质瘤黏膜面可完整，可形成溃疡，恶性者常可见腹膜多发结节。

镜下：胃肠间质瘤根据瘤细胞形态主要分为梭形细胞型、上皮样细胞型和混合细胞型（图9-21A、B）。其中梭形细胞型占60%~70%，呈束状、旋涡状和编织状排列，胞核长形或卵圆形，两端圆钝，核周可见空泡，形态上类似于平滑肌瘤或神经鞘瘤（图9-21A）。上皮样细胞型的肿瘤细胞可为卵圆形、星形或多角形上皮样细胞，胞质弱嗜酸性、空亮，核圆，似印戒细胞和成脂肪细胞，核仁突出，可见瘤巨细胞（9-21B）。混合细胞型主要由上述两类细胞混合构成。

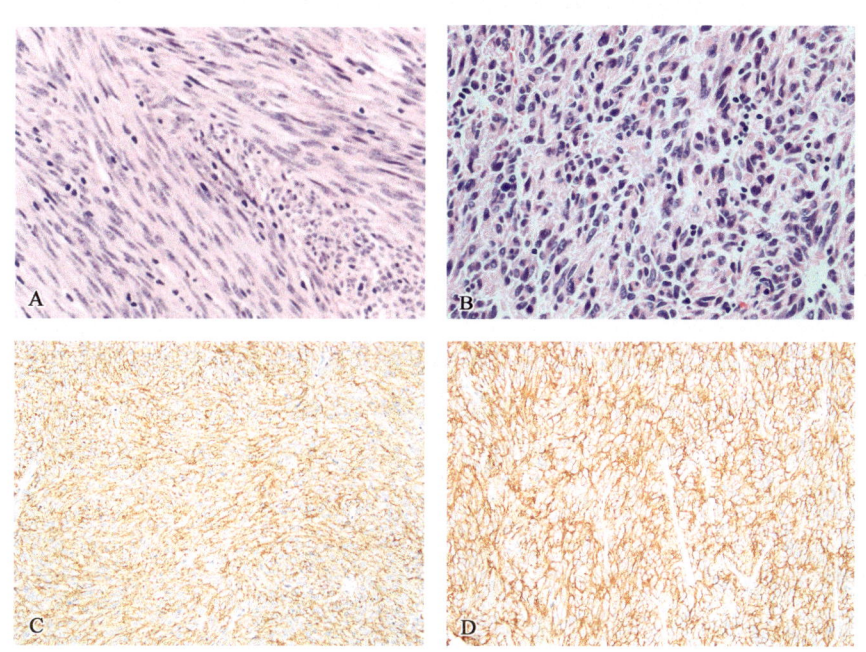

图9-21 胃肠间质瘤
A：梭形细胞型
B：上皮样型
C：CD117
D：DOG-1

免疫组化检测肿瘤细胞 *CD117* 和 *DOG-1* 强阳性（图 9-21C、D），另外 *CD34* 和 *PDGFRA* 也可阳性。对于组织形态类似 GIST 而 *CD117* 和 *DOG-1* 均阴性的病例，需要进行 *C-Kit* 和 *PDGFRA* 基因突变的检测。免疫组化 SDHB 有助于识别琥珀酸脱氢酶缺陷型 GIST（SDH-deficient GIST）。

（三）生物学行为

GIST 危险度评估主要取决于原发肿瘤的大小、核分裂象数量、发生的部位及是否发生破裂等（表 9-5）。

表 9-5　原发 GIST 切除术后危险度分级

风险度分级	最大直径 /cm	核分裂 /50 个高倍视野	部位
极低危险度	< 2.0	≤5 个	任何部位
低危险度	2.1 ~ 5.0	≤5 个	任何部位
中度危险度	2.1 ~ 5.0	> 5 个	胃
	< 2.0	6 ~ 10 个	任何部位
	5.1 ~ 10.0	≤5 个	胃
高度危险度	任何大小	任何数量	肿瘤破裂
	> 10	任何数量	任何部位
	任何大小	> 10 个	任何部位
	> 5	> 5 个	任何部位
	2.1 ~ 5.0	> 5 个	非胃部位
	5.1 ~ 10.0	≤5 个	非胃部位

（四）临床病理联系

目前临床上应用 Kit 受体酪氨酸激酶抑制剂（甲磺酸伊马替尼即格列卫）治疗 GIST 收到良好的效果，与琥珀酸脱氢酶缺失有关的 GIST 对甲磺酸伊马替尼耐药。

第四节　肝胆胰肿瘤

一、原发性肝癌

原发性肝癌（primary carcinoma of liver）是由肝细胞或肝内胆管上皮细胞发生的恶性肿瘤。多见于撒哈拉以南、南非及东亚等国家，在我国发病率较高，属于常见肿瘤之一。多在中年以上发病，男性多于女性。目前临床上将甲胎蛋白（AFP）及影像学检查用于肝癌的普查和辅助诊断，使早期肝癌的诊断率明显提高。

（一）病因及发病机制

原发性肝癌的发病可能与下列因素有关。

1. 肝硬化　据统计，肝癌合并肝硬化的发生率为 70%～90%，其中以大结节性和大小结节混合性肝硬化最多，小结节性肝硬化次之。一般认为，需 7 年左右肝硬化可发展为肝癌。

2. 肝炎病毒　现有资料表明，乙型肝炎病毒与肝癌关系密切，其次为丙型肝炎病毒。研究发现，肝癌患者常见有 HBV 基因整合到肝癌细胞基因组内；HBV X 基因及其编码的 HBx 蛋白能够通过不同途径活化原癌基因，诱导肝癌发生。丙型肝炎病毒的致癌机制尚不明确，可能与 HCV 的直接细胞毒作用和宿主介导的免疫损伤有关；反复再生的肝细胞则可能不断积累细胞基因的突变，最终发生恶性转化。

3. 酒精　主要是通过引起慢性肝病和肝硬化，继而发生肝癌。

4. 真菌及其毒素　黄曲霉菌、青霉菌等可以引起实验性肝癌，尤其是黄曲霉素 B_1 与肝细胞肝癌的密切关系受到人们的高度重视。

5. 其他　如华支睾吸虫和亚硝胺类物质也可诱发肝癌的发生。

（二）病理变化

1. 早期肝癌（小肝癌）　是指单个癌结节最大直径小于 3 cm 或两个癌结节最大直径的和小于 3 cm 的原发性肝癌。癌组织多呈膨胀性生长，球形或分叶状，与周围组织分界多较清楚，切面灰白色，无出血坏死。

2. 晚期肝癌　肝明显增大，质量明显增加，可达 2 000～3 000 g。

（1）肉眼类型：肉眼观察，肝癌可分为三型：①巨块型：癌组织至少形成一个巨大肿块，多位于肝右叶，质地较软，中心常有出血坏死。瘤体周边常有散在的卫星结节。本型很少合并肝硬化。②结节型：本型最多见，常在肝硬化的基础上发生。癌结节散在多个，呈圆形或椭圆形，大小不等，有的相互融合形成较大的结节（图 9-22）。③弥漫型：本型最少见，癌组织在肝内弥漫分布，结节不明显，常在肝硬化的基础上发生。

（2）组织学类型：根据组织发生，可将肝癌分成三型。

1）肝细胞癌：最常见，是肝细胞发生的癌。分化较好者癌细胞与正常肝细胞相似，异型性小，呈小梁状或巢状排列，周围血管较多，胞质嗜碱性，部分癌细胞有分泌胆汁现象（图 9-23）；分化差者癌细胞异型性明显，细胞大小不等，胞质嗜碱性，核大深染，形态各异，常有巨核及多核癌细胞。

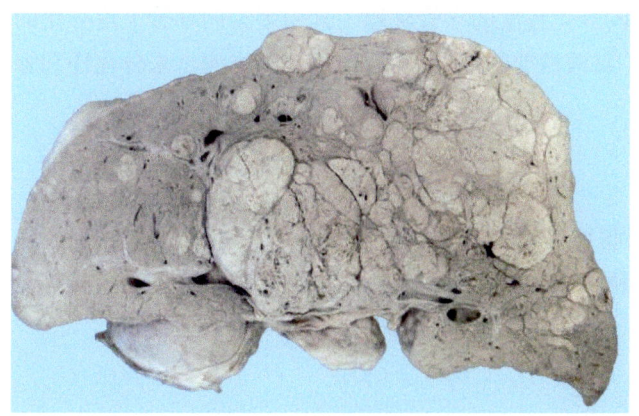

图 9-22　肝癌（结节型）
切面见大量大小不等的癌结节（内蒙古医科大学孙勤暖供图）

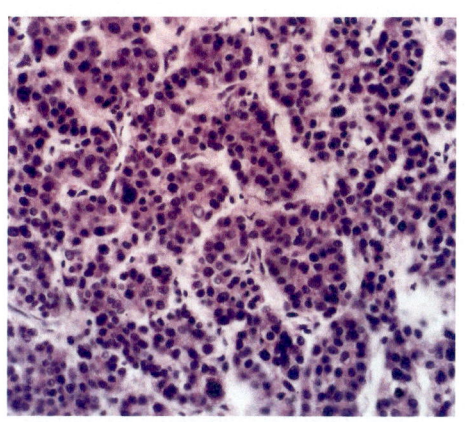

图 9-23　肝细胞性肝癌（高分化）
切片中见癌细胞排列成小梁状或巢状，异型性较小（内蒙古医科大学孙勤暖供图）

2）胆管细胞癌：较少见，由肝内胆管上皮发生。常呈腺管结构，癌细胞与胆管上皮细胞相似，腺腔内可有黏液。此型较少合并肝硬化，可继发于华支睾吸虫病。

3）混合细胞型肝癌：罕见，由肝细胞癌和胆管细胞癌混合构成。

（三）扩散

肝癌一般先在肝内直接蔓延和转移，癌细胞常沿肝内的门静脉分支播散，在肝内形成多处转移性癌结节。肝外转移主要通过淋巴道转移至肝门淋巴结、上腹部淋巴结和腹膜后淋巴结，晚期可通过肝静脉转移到肺、肾上腺、脑及骨等处。此外，晚期癌细胞也常从肝表面脱落形成种植性转移。

（四）临床病理联系

早期肝癌可无明显症状或体征，手术切除治疗效果较好。中晚期肝癌常见症状有肝区疼痛、进行性肝肿大、黄疸（多为阻塞性黄疸）、肝硬化征象、进行性消瘦；此外，肝细胞癌患者（约90%）血清甲胎蛋白升高。最终因合并上消化道出血、肝性脑病、肝癌结节破裂出血和继发感染等并发症而死亡。

二、胰腺癌

胰腺癌（pancreatic carcinoma）是指由胰腺外分泌腺腺上皮发生的恶性肿瘤。在消化系统恶性肿瘤中较为少见，在我国约占人体癌肿的1%。近年来胰腺癌的发病率呈上升趋势。好发年龄多在60~80岁，40岁以下的患者罕见，男性多于女性。与胰腺癌发生有关的最主要因素是吸烟，发病率随着吸烟的量和时间的增加而增加；此外，低纤维、高肉类和高脂肪的饮食因素，慢性胰腺炎，既往胃部手术，糖尿病及接触放射线等也是相关因素。

（一）病理变化

胰腺癌可发生于胰腺的头部（最多见，约60%）、体部（约15%）、尾部（约5%）或累及整个胰腺。

肉眼：胰腺癌为质硬、界限不清的肿块，切面灰黄、灰白色，周围组织常有硬化，有的与慢性胰腺炎难以区分。镜下，胰腺癌主要为不同分化程度的导管腺癌（其中多为向导管上皮分化的中到高分化腺癌），少数为腺鳞癌、胶样癌（黏液性非囊性癌）、肝样癌、髓样癌、未分化癌和腺泡细胞癌等。

（二）扩散

胰头癌早期可直接蔓延到邻近组织，如胆总管和（或）主胰管，进一步发展则侵及Vater壶腹和（或）十二指肠壁，晚期可经淋巴道转移至胰头旁及胆总管旁淋巴结。胰腺癌的血道转移首先经门静脉发生肝内转移，其次可转移到肺、肾上腺、肾、骨等部位。

（三）临床病理联系

临床上腹痛常常是胰腺癌的首发症状。黄疸是胰头癌的突出表现（开始多为无痛性黄疸）。体尾部癌的主要症状则为因癌组织侵入腹腔神经而发生的深部刺痛、因侵入门静脉而产生的腹水及压迫脾静脉而发生的脾大。此外，可见贫血、呕血及便秘等症状。晚期患者多在 1 年内死亡。

（梁　莉　林　洁）

思考题

1. 试述 Barrett 食管的病理特征及其临床意义。
2. 试述慢性萎缩性胃炎的病理特征及其类型。
3. 试述溃疡性结肠炎与克罗恩病的异同。
4. 试述病毒性肝炎的病理改变及其临床类型。
5. 试述肝硬化门静脉高压时侧支循环形成的机制。
6. 试述胃良性溃疡和恶性溃疡病理形态学区别。

网上更多……

本章小结　　历代著名病理学家介绍　　自测题　　教学 PPT

第十章
淋巴造血系统疾病

关键词

Castleman 病　窦组织细胞增生症　Rosai-Dorfman 病　坏死性淋巴结炎　猫抓病　传染性单核细胞增多症　霍奇金淋巴瘤　非霍奇金淋巴瘤　R-S 细胞　LP 细胞　结节性淋巴细胞为主型霍奇金淋巴瘤　经典型霍奇金淋巴瘤　慢性淋巴细胞白血病/小淋巴细胞性淋巴瘤　滤泡性淋巴瘤　套细胞淋巴瘤　弥漫大 B 细胞淋巴瘤　伯基特淋巴瘤　外周 T 细胞淋巴瘤　胸腺后 T 细胞淋巴瘤　T 细胞淋巴瘤/白血病病毒-1　间变性大细胞淋巴瘤　朗格汉斯细胞组织细胞增生症　Letterer-Siwe 病　Hand-Schüller-Christian 病　嗜酸性肉芽肿　髓细胞性白血病　粒细胞肉瘤　绿色瘤　淋巴细胞白血病

　　本章介绍淋巴造血系统常见良性增生性疾病和肿瘤，淋巴瘤的基本分类和常见淋巴瘤病理类型，白血病的基本分类和常见病理类型，组织细胞与树突状细胞肿瘤。

　　本章学习要求掌握淋巴瘤的基本类型及霍奇金淋巴瘤的病变特点，掌握白血病的概念、病变特点及主要类型；熟悉免疫组织化学在淋巴瘤、白血病中的诊断作用；了解其他相关内容。

思维导图

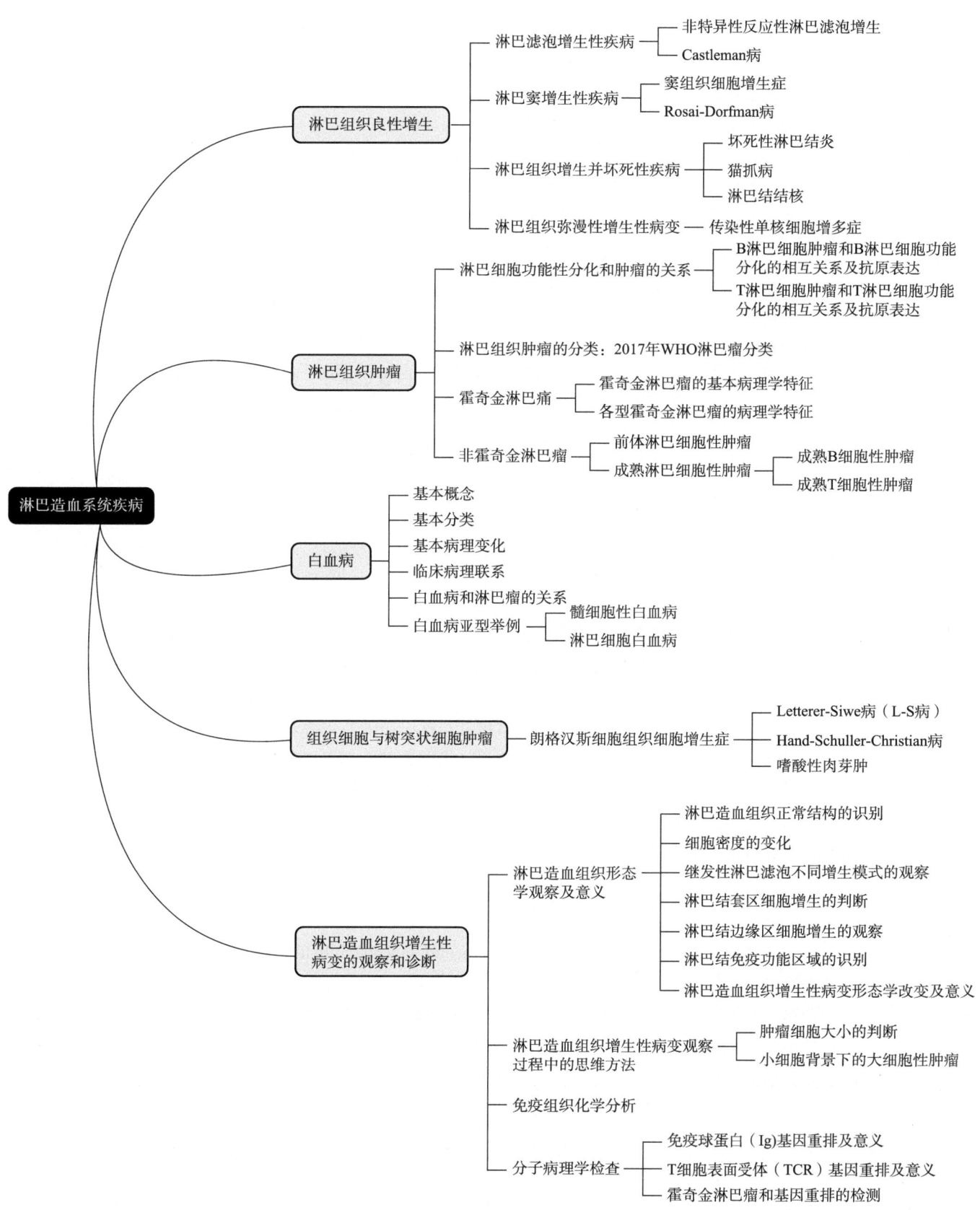

淋巴系统包括淋巴结、脾、胸腺和散在分布的淋巴组织（lymphoid tissue）及淋巴管道系统，其主要功能是构成机体的免疫屏障，并具有一定的造血功能。机体的造血系统包括造血器官和血液。造血器官包括骨髓、脾、淋巴结及分散在机体各部位的淋巴组织。胚胎时期肝、骨髓、脾、淋巴结等都参与造血过程。出生后骨髓成为主要的造血器官。淋巴系统与造血系统关系密切，结构和功能上交叉，所发生的一些重要疾病，如淋巴瘤、白血病也相互交融。因此，本书将造血系统疾病和淋巴系统疾病归为一个章节介绍。

淋巴造血系统疾病，包括淋巴组织的炎症、反应性增生和肿瘤，包括造血系统的造血功能异常，贫血（anemia）、白细胞减少症（leukopenia）、血小板减少症（thrombocytopenia）、白细胞增多症（leukocytosis）、血小板增多症（thrombocytosis）及遗传性疾病和肿瘤性疾病等。淋巴造血系统的疾病种类繁多，限于篇幅和内容需要，本章选择性地介绍淋巴造血系统中的一些重要疾病，包括良性增生性疾病和恶性肿瘤。

学术界对淋巴造血系统疾病的认识大致可以分成三个时期。20世纪70年代以前，主要根据形态学观察和简单的生化辅助指标；进入80年代后，随着免疫组织化学技术的改进和单克隆抗体应用的不断扩大，认识高度由形态学上升到蛋白表达水平；80年代后期到90年代，随着免疫学和分子遗传学的发展，对淋巴造血系统疾病的病因、发病学、临床生物学行为在分子水平逐步有了新的认识。

第一节　淋巴组织良性增生性疾病

淋巴组织良性增生是一种较常见的病理现象，往往表现为淋巴结肿大，如口腔组织炎症时的下颌淋巴结肿大即是淋巴组织炎性反应性增生的一种表现，为良性增生。淋巴组织的恶性肿瘤恒定表现为淋巴结肿大、淋巴细胞增生，需与淋巴结良性增生性病变鉴别。因此，学习淋巴组织良性增生性疾病，对于认识这些疾病、掌握其与淋巴瘤的鉴别都具有重要的作用。

淋巴组织良性增生性疾病的种类较多，本节着重介绍淋巴滤泡增生性疾病、淋巴窦增生性疾病、淋巴组织增生并坏死性疾病和淋巴组织弥漫性增生性疾病。

一、淋巴滤泡增生性疾病

（一）非特异性反应性淋巴滤泡增生

非特异性反应性淋巴滤泡增生（nonspecific reactive follicular hyperplasia）是以淋巴滤泡非特异性增生为特点的非肿瘤性增生，其增生的部位、细胞成分及性质上区别于淋巴滤泡外淋巴组织增生和淋巴窦组织细胞增生症，区别于淋巴细胞的肿瘤性增生。其病理学变化特点是：①淋巴结正常结构未受破坏。②淋巴结肿大，淋巴滤泡明显增生且滤泡数量增多，不仅分布于淋巴结皮质，还可散在分布于皮髓质交界处和髓质内；滤泡大小及形状不一、界限清楚。③生发中心明显扩大，内有较多不同转化阶段的B淋巴细胞，这些细胞的核较大，核分裂象易见。④生发中心内可见具有活跃吞噬表现的巨噬细胞，生发中心周围有小淋巴细胞环绕。⑤滤泡间或许可见浆细胞、组织细胞、少量中性粒细胞及嗜酸性粒细胞浸润。⑥淋巴窦内的树突状细胞和血管内皮细胞增生（图10-1）。

非特异性反应性淋巴滤泡增生易与滤泡性淋巴瘤混淆，鉴别上应注意后者的淋巴结结构有破坏，滤泡的大小及形状相似，界限不清；滤泡内增生的细胞具有异型性且比较一致，核分裂象较少；一般不见吞噬异物的巨噬细胞。免疫组化检测也有助于两者间的鉴别，滤泡性淋巴瘤中增生的淋巴细胞为单克隆性，其 Bcl-2 多为阳性，而反应性滤泡增生的滤泡细胞 Bcl-2 阴性。

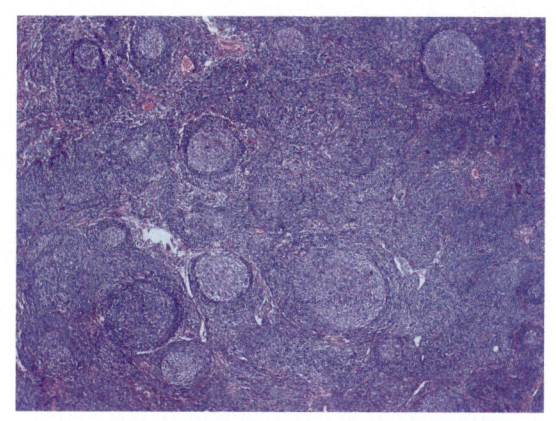

图 10-1　淋巴结反应性增生

淋巴滤泡增生，生发中心扩大（南方医科大学关结霞、段容供图）

（二）Castleman 病

Castleman 病（Castleman's disease）又谓巨大淋巴结增生（giant lymph node hyperplasia），血管滤泡性淋巴结增生（angiofollicular lymph node hyperplasia）或 Castleman 淋巴结增生症（Lymph node hyperplasia of Castleman）。这是一种特殊类型的淋巴结增生，是一种原因不明的局限性或系统性血管淋巴滤泡增生性淋巴结病，1954 年由 Castleman 首先报告。该病可发生于任何年龄，呈局限性增生者多见于 20 岁左右的年轻患者且多为单发性，呈系统性增生者多见于 50 岁左右的中年患者且多表现为多灶性。少数患者有发热、贫血和高γ球蛋白症状。本病预后良好。

本病最常发生于纵隔淋巴结和腹膜后淋巴结，也见于肺门淋巴结及颈部、腋窝、肠系膜和阔韧带淋巴结等，浅表淋巴结也可发生。肉眼观察，淋巴结明显肿大，直径多 3~7 cm，大者可达 16 cm，常呈圆形，包膜完整，界限清楚，切面灰白色。镜下主要可分为玻璃样变血管型、浆细胞型和混合型三种亚型。

1. 玻璃样变血管型（hyaline-vascular type）　又谓透明血管型，在 Castleman 病中约占 90%。患者多无症状，淋巴结内淋巴滤泡增生，淋巴滤泡和生发中心一般不增大。淋巴结内毛细血管增生并伸入淋巴滤泡内。这些毛细血管内皮细胞肿胀，血管周围常有胶原纤维或玻璃样物质环绕，位于淋巴滤泡中央，形似胸腺小体。成熟的小淋巴细胞在生发中心周围呈向心性排列，状似洋葱皮。滤泡间的淋巴组织中也有较多的血管，这些血管周围也常有纤维组织或胶原纤维环绕，并常伴有浆细胞、免疫母细胞、嗜酸性粒细胞和组织细胞浸润（图 10-2）。一些病例，其增生的淋巴

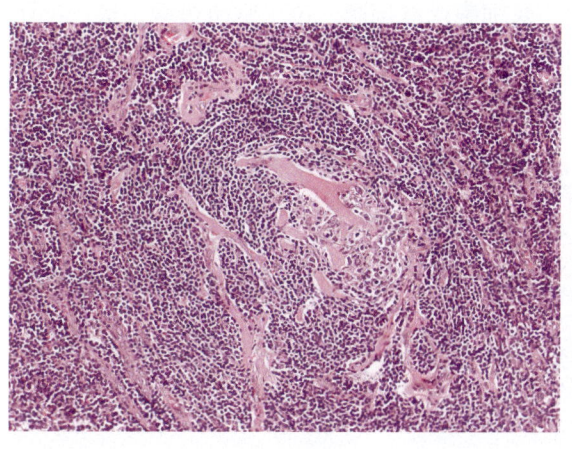
A

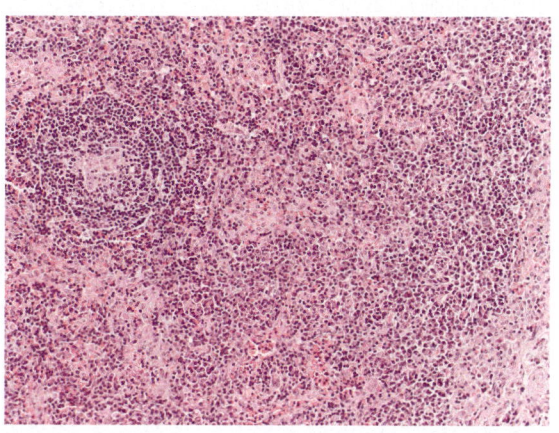
B

图 10-2　Castleman 病

A 为玻璃样变型，示滤泡中小血管管壁玻璃样变；B 为浆细胞型，示瘤组织中的大量浆细胞（南方医科大学段容、关结霞、黎恒铭供图）

滤泡主要由小淋巴细胞组成，少数滤泡内可见小的生发中心，这类 Castleman 病被归类为淋巴细胞型，易与滤泡性淋巴瘤混淆。

2. 浆细胞型（plasma cell type） 较少，约占 10%。患者常伴全身症状，发热、乏力、体重减轻、贫血、红细胞沉降率升高、血液丙种球蛋白增高和低白蛋白血症等。病变淋巴结切除后症状可消失。这类病变淋巴结中的淋巴滤泡增生，生发中心可明显扩大，周围的淋巴细胞较少。生发中心内多种细胞增生，核分裂象易见，并可见较多的胞质内含细胞碎屑的巨噬细胞。血管增生不明显，也没有玻璃样变物质。淋巴滤泡间有大量浆细胞浸润，可见 Russell 小体。

3. 混合型（mixed type） 又谓中间型，常为多中心性，常伴发慢性感染或肿瘤，需化疗或激素联合治疗，预后较差。其病理特点是在同一淋巴结或不同部位淋巴结内同时存在上述透明血管型和浆细胞型两种病变。基于有些患者在同一淋巴结内表现出上述两种亚型，有学者认为这两种亚型可能为同一病理过程的两个不同阶段。浆细胞型可能是早期病变，之后发展为透明血管型病变。

二、淋巴窦增生性疾病

（一）窦组织细胞增生症（sinus histiocytosis）

患者淋巴结肿大，多见于肢体引流区淋巴结，如乳腺癌患者同侧和对侧腋窝淋巴结，也可见于胃癌、肝癌、结肠癌、宫颈癌等相应部位的引流淋巴结，外检易误诊为淋巴结转移癌。

主要表现为淋巴窦扩张，以边缘窦为主。扩张的淋巴窦中充满组织细胞，分化成熟，可有吞噬现象，增生的组织细胞 CD68 和 Mac387 阳性，CK 阴性。

（二）Rosai-Dorfman 病（Rosai-Dorfman disease）

Rosai-Dorfman 病全称"伴巨块性淋巴结肿大的窦组织细胞增生症（sinus histiocytosis with massive lymphadenopathy）"，1969 年在南非发现，由 Rosai 和 Dorfman 最先报道。全球均有发生，主要见于儿童和青少年，老年人也可发生，90% 的病例以颈部淋巴结肿大为主，可累及其他淋巴结。部分患者有发热、疼痛、贫血等。患者多有多克隆性 γ 球蛋白血症，少数患者有风湿因子和抗核抗体以及 CD4/CD8 比例倒置，血清和组织中能检测到 EB 病毒和 HHV-6 病毒。

淋巴窦高度扩张，窦内充满大量组织细胞，部分组织细胞体积巨大，具异型性或有多个核。组织细胞胞质丰富、浅染，其中有较多淋巴细胞、浆细胞或红细胞，位于胞质边缘，呈"花环状"排列（图 10-3）。病变可累及淋巴结外的软组织，引起病灶周围肉芽组织增生。增生的组织

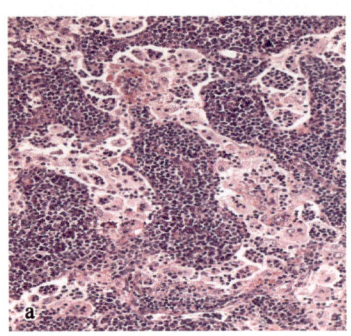
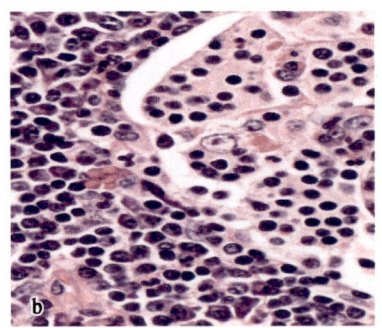
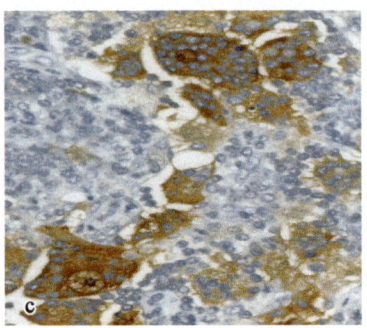

图 10-3　Rosai-Dorfman 病

a. 示扩张淋巴窦中大量增生的组织细胞；b. 示组织细胞胞浆中吞噬的淋巴细胞；c. 示增生的组织细胞 CD68 染色阳性（南方医科大学邓飞供图）

细胞表达 S-100、CD68、α1- 抗胰蛋白酶和溶酶体 α1- 抗糜蛋白酶，但不表达 CD1a。

三、淋巴组织增生并坏死性疾病

（一）坏死性淋巴结炎

坏死性淋巴结炎（necrotizing lymphadenitis）又谓 Kikuchi 淋巴结炎，组织细胞性坏死性淋巴结炎（hisliocytic necrotizing lymphadenitis），1972 年日本学者 Kikuchi 首先描述，青年女性多见，多表现为发热、颈部淋巴结及肝脾大伴压痛，可自发消退。50% 以上的患者白细胞数量减少，红细胞沉降率升高。该病病因尚不明确，可能与病毒感染有关，临床经过良好，可自愈。

病理变化表现为淋巴结肿大，质软，切面可见不规则坏死灶。低倍镜下淋巴结结构基本保留，副皮质区散在分布浅染坏死区，可见片状凝固性坏死及较多的细胞碎屑，明显的吞噬现象和组织细胞增生。病变由里向外可分为三层：中间是坏死区，有较多的细胞碎屑；坏死灶边缘见大量组织细胞增生，并伴有明显的细胞吞噬现象；周边为增生的淋巴细胞、免疫母细胞和增生的新生毛细血管。细胞大多分化成熟，部分细胞有时可见明显异型性，易误诊为肿瘤（图 10-4），该病应注意与非霍奇金淋巴瘤鉴别。免疫组化检查：增生的组织细胞 CD68 和 Mac387 阳性，增生的淋巴细胞主要为 T 细胞。增生的细胞为多克隆性，可与克隆性增生之淋巴瘤区别。

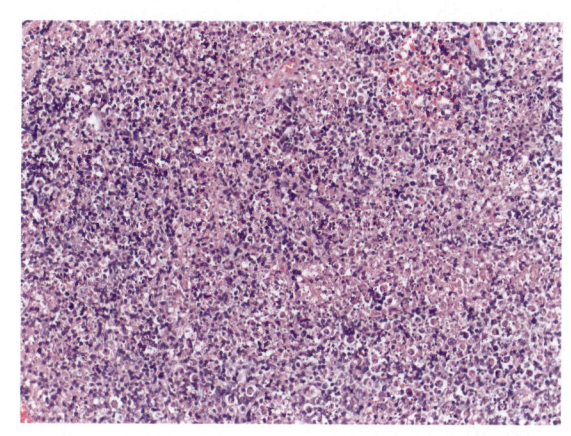

图 10-4 坏死性淋巴结炎

示大片坏死区域，红染区示由细胞碎屑构成的坏死区，边缘见大量组织细胞增生，并伴有明显吞噬现象；右侧为大量的转化淋巴细胞及免疫母细胞等（物镜 20×，南方医科大学段容、关结霞供图）

（二）猫抓病

猫抓病（cat-scratch disease）1932 年由 Foshay 描述，又谓 Foshay 热，是由巴尔通体科（Bartonella henselae）立克次体感染引起的自限性淋巴结炎，多见于儿童，90% 的患者年龄在 18 岁以下。该病发病表现为局部淋巴结肿大，多数位于腋下和颈部。临床上常有猫接触史，60%~70% 有被猫、狗等宠物抓咬伤史，一些患者与鱼骨、木刺损伤有直接联系。被猫抓伤后约 2 周出现淋巴结肿大，被物品刮伤或刺伤后偶有发病。皮肤损伤部位出现炎症、肿胀或痂皮。多数患者有发热，肿大淋巴结常见于腋下、颈部等引流区，少数患者病变淋巴结会出现化脓。大多数患者肿大的淋巴结 2~4 个月后消退，偶有病人发展为脑炎、骨髓炎或血小板减少症。

病理变化表现为淋巴结结构基本保存，病变特点是在结核样肉芽肿结构的中心有坏死并伴有中性粒细胞浸润、聚集，形成微脓肿。病变先是结核样肉芽肿形成，然后出现中央坏死，中性粒细胞聚集。之后出现本病特征性病变——肉芽肿并发小脓肿形成。脓肿多位于肉芽肿中央，其外周有上皮样细胞增生，可呈栅栏状排列。肉芽肿边缘有大量成片的大而浅染的免疫母细胞。病原体位于细胞外，可用银染显示，也可用电镜观察到。主要累及副皮质区。典型病变为大小不一的、由大量中性粒细胞形成的脓肿病灶，常呈"Y"形，边缘多为栅栏状排列的类上皮细胞，外围见大量分化成熟的淋巴细胞、免疫母细胞及新生小血管。病变可演变成彻底坏死，干酪样，最后发生机化（图 10-5）。

（三）淋巴结结核

淋巴结结核（lymph node tuberculosis）是常见的特殊感染性疾病，可发生于任何年龄，常表现为单独或一组淋巴结肿大，可相互融合成巨块状结节，可穿破皮肤形成窦道。其基本病理变化是结核性肉芽肿形成。我国临床外检中淋巴结结核仅次于淋巴结反应性增生。

四、淋巴组织弥漫性增生性病变

传染性单核细胞增多症

本病 1889 年 Pfiffer 首先称之为腺热，1920 年由 Sprunt 和 Evans 改称为传染性单核细胞增多症（infectious mononucleosis），分布广泛，常见于青少年，与 EB 病毒感染密切相关。临床上主要表现为发热、淋巴结肿大、黄疸和咽喉炎，部分患者伴有脾大。预后良好，极少数患者会发生肝坏死、再生障碍性贫血及多发性神经炎等并发症。

病理变化多表现为淋巴滤泡增生，部分呈弥漫增生。增生之淋巴细胞多为分化成熟的淋巴细胞，同时可见大量免疫母细胞，部分具异型性。有时可见双核和多核免疫母细胞，核大，核仁明显，外观上似经典型霍奇金淋巴瘤的 R-S 细胞，谓 R-S 样细胞，易误诊为经典型霍奇金淋巴瘤。其他改变包括淋巴窦扩张，灶状坏死、皮质小血管增生等（图 10-6）。

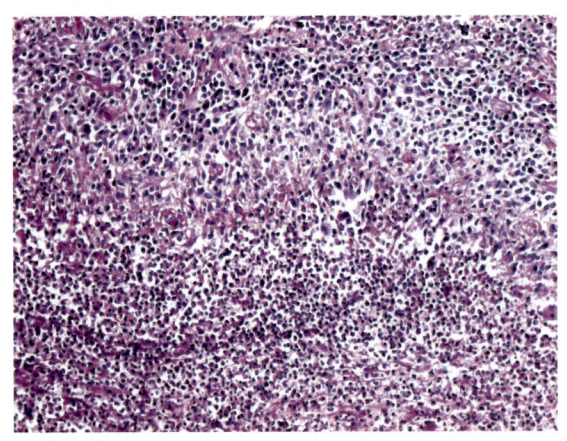

图 10-5　猫抓病
可见由大量中性粒细胞形成的脓肿病灶，边缘多为栅栏状排列的类上皮细胞，周边见大量分化成熟的淋巴细胞、免疫母细胞及新生小血管（南方医科大学邓飞供图）

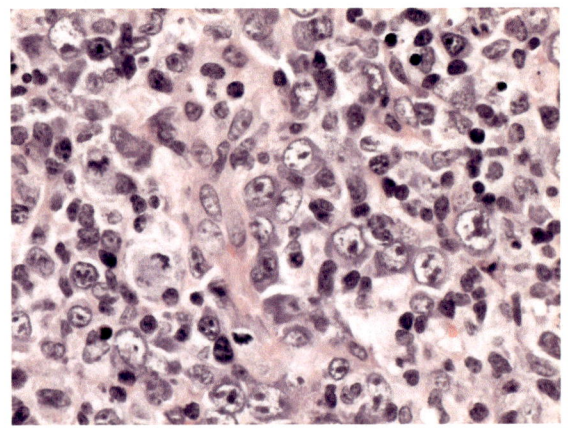

图 10-6　传染性单核细胞增多症
可见大量免疫母细胞和淋巴细胞，外观上似经典霍奇金淋巴瘤的 R-S 细胞，易误诊为经典霍奇金淋巴瘤（南方医科大学邓飞供图）

第二节　淋巴组织肿瘤

淋巴组织肿瘤主要指淋巴组织发生的恶性肿瘤。其发病率不同国家和地区不尽相同，欧美约占恶性肿瘤的 17%，我国约为 5%。主要包括两大类，即霍奇金淋巴瘤（Hodgkin lymphoma，HL）和非霍奇金淋巴瘤（non-Hodgkin lymphoma，NHL）。我国霍奇金淋巴瘤约占 4.85%，非霍奇金淋巴瘤约占 95%。欧美霍奇金淋巴瘤约占 55%，非霍奇金淋巴瘤约占 45%。在非霍奇金淋巴瘤中，欧美国家主要以滤泡性淋巴瘤为主，约占41%，T细胞淋巴瘤约占21%；我国B细胞淋巴瘤约占47%，T细胞肿瘤约占37%。

一、淋巴细胞功能性分化和肿瘤的关系

（一）B淋巴细胞肿瘤和B淋巴细胞功能分化的相互关系及抗原表达

B细胞分化的不同阶段表达不同的抗原蛋白，与不同类型的B细胞肿瘤密切相关。前体B细胞、初始B细胞等幼稚B细胞主要在骨髓内分化，主要表达sIg、CD5、CD79a、PAX-5、末端脱氧核苷核酸转移酶（terminal deoxynucleotidyl transferase，TDT）等。这一阶段的B细胞发生的肿瘤主要是慢性淋巴细胞白血病/小淋巴细胞性淋巴瘤，与之具有相同的免疫表型。

随后B细胞进入淋巴滤泡套区和滤泡间区继续分化，接受抗原刺激后演变成滤泡间区淋巴母细胞（部分演变成短寿命的浆细胞），这一时期主要表达cIgM、CD5、CD79a、CD20、PAX-5、CD43和CyclinD1等。该期发生的肿瘤主要是套细胞淋巴瘤，具有相同的免疫表型。

大部分B细胞继续进入滤泡生发中心，接受抗原刺激后转化成滤泡中心母细胞和滤泡中心细胞，表达CD20、CD10和特异性标记*Bcl-6*基因等。B细胞在这一阶段发生的肿瘤大多数类型都是滤泡中心细胞源性肿瘤，如滤泡性淋巴瘤、伯基特淋巴瘤、大多数的弥漫性大B细胞淋巴瘤等。

滤泡中心分化的B细胞随后进入滤泡旁或滤泡边缘区，分化形成长寿命的成熟浆细胞和免疫记忆B细胞。此时，细胞表达IgG、IgA、IgM、IgD、IgE、CD20、CD79a和PAX-5等。成熟浆细胞还表达CD38、CD138。B细胞在这一阶段可发生结内边缘区淋巴瘤、黏膜相关淋巴组织的结外边缘区淋巴瘤、淋巴浆细胞性淋巴瘤、浆细胞瘤，少部分弥漫大B细胞淋巴瘤及慢性淋巴细胞白血病/小淋巴细胞性淋巴瘤等（图10-7）。

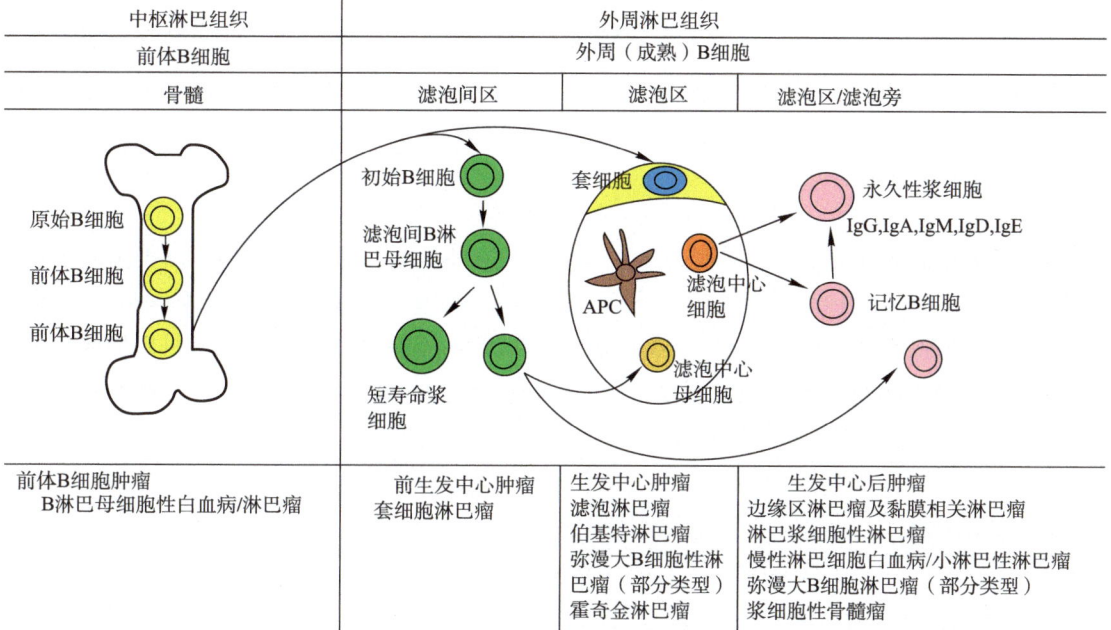

图10-7 B细胞功能性分化和相关肿瘤发生之模式图（南方医科大学陈雅绘制）

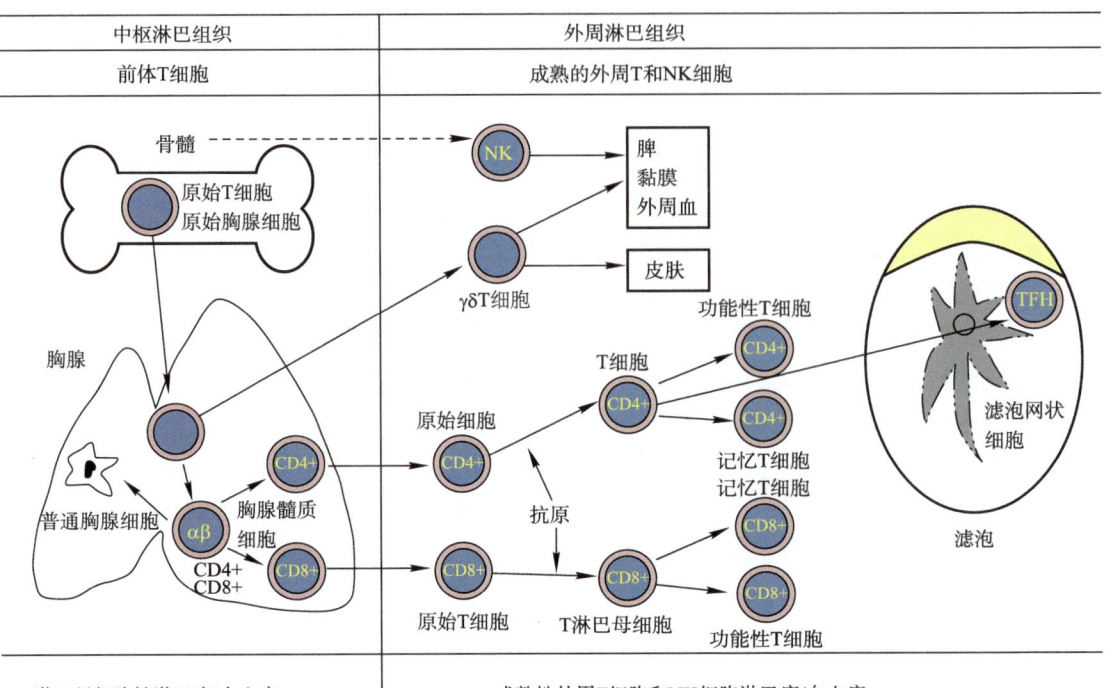

图 10-8 T 细胞功能性分化和相关肿瘤发生模式图（南方医科大学隋础阳绘制）

（二）T 细胞肿瘤和 T 细胞功能分化的相互关系及抗原表达

T 细胞分化的详细途径仍然在进一步研究中。T 前体细胞或前胸腺细胞由骨髓转移到胸腺并进一步转化，接受抗原刺激后开始转化成功能性 T 细胞和记忆 T 细胞。此时细胞表达 CD1a、CD2、胞质 CD3、CD4 及 CD8、CD5、CD7、CD34 和 TdT 等，形成的相关肿瘤主要是 T 淋巴母细胞性白血病/淋巴瘤，肿瘤细胞多具有以上免疫表型。

T 细胞随后进入脾、黏膜、外周血、淋巴结 T 区及皮肤等部位的外周淋巴组织，进一步发育、分化成为成熟的 T 细胞和 NK 细胞、$CD4^+/CD8^+$ 的功能性调节细胞和记忆细胞。这一阶段中的少部分 T 细胞可转移到滤泡中心，形成滤泡调节细胞。此时细胞表达 CD4/CD8、CD2、胞质 CD3 及胞膜 CD3、CD5、CD7 等。绝大多数外周 T 细胞和 NK 细胞肿瘤都与这一阶段的细胞有关（图 10-8）。

二、淋巴组织肿瘤分类

淋巴造血组织肿瘤的命名和分类复杂，人们一直在不懈地探索。1994 年，以美国麻省总医院病理科 Harris 为首的 19 位病理学家（分别来自美国、英国、法国、德国等 9 个国家），结合当时淋巴造血组织肿瘤研究的最新进展以及临床生物学行为、转归和预后，以国际淋巴瘤研究组的名义发表了当时称为修订的欧美淋巴瘤分类（REAL 分类），成为日后 2001 年、2008 年和 2017 版 WHO 淋巴瘤分类的基础（表 10-1）。

三、霍奇金淋巴瘤

霍奇金淋巴瘤（Hodgkin lymphoma，HL），曾译为何杰金病，是一种以 RS 细胞（Reed-

表 10-1　2017 年 WHO 淋巴瘤分类主要类型

前体细胞肿瘤	
· B 淋巴母细胞性白血病 / 淋巴瘤，非特殊性 · B 淋巴母细胞性白血病 / 淋巴瘤，多有遗传学变异性 · T 淋巴母细胞性白血病 / 淋巴瘤	· 侵袭性 NK 细胞白血病 · 儿童 EB 病毒阳性的 T 细胞 /NK 细胞淋巴增殖性疾病 · 成人 T 细胞白血病 / 淋巴瘤 · 结外 NK 细胞淋巴瘤，鼻型 · 肠道 T 细胞淋巴瘤 · 肝脾 T 细胞淋巴瘤 · 皮下脂膜炎样 T 细胞淋巴瘤 · 蕈样真菌病 · Sézary 综合征 · 原发性皮肤 CD30 阳性 T 细胞淋巴增殖性疾病 · 原发性皮肤外周 T 细胞淋巴瘤，罕见亚型 · 外周 T 细胞淋巴瘤，非特殊性 · 血管免疫母细胞性 T 细胞淋巴瘤 · 间变型大细胞淋巴瘤，ALK 阳性 · 间变型大细胞淋巴瘤，ALK 阴性
成熟 B 细胞肿瘤	
· 慢性淋巴细胞白血病 / 小淋巴细胞性淋巴瘤 · B 细胞幼淋巴细胞性白血病 · 脾边缘区淋巴瘤 · 毛细胞性白血病 · 淋巴浆细胞性淋巴瘤 · 重链病 · 浆细胞肿瘤 · 黏膜相关淋巴组织的结外边缘区淋巴瘤 · 淋巴结边缘区淋巴瘤 · 滤泡性淋巴瘤 · 原发性皮肤滤泡中心淋巴瘤 · 套细胞淋巴瘤 · 弥漫性大 B 细胞淋巴瘤，非特殊型 · 其他类型大 B 细胞淋巴瘤 · 伯基特淋巴瘤 · 高级别 B 细胞淋巴瘤 　· 高级别 B 细胞淋巴瘤伴 *MYC* 基因和 *Bcl-2* 和 / 或 *Bcl-6* 重排 　· 高级别 B 细胞淋巴瘤，非特殊类型 · 介于霍奇金淋巴瘤和弥漫性大 B 细胞淋巴瘤特点之间，不能分类的 B 细胞淋巴瘤	
	霍奇金淋巴瘤
	· 结节性淋巴细胞为主型霍奇金淋巴瘤 · 经典型霍奇金淋巴瘤 　· 结节硬化型霍奇金淋巴瘤 　· 混合细胞型霍奇金淋巴瘤 　· 富于淋巴细胞型经典霍奇金淋巴瘤 　· 淋巴细胞消减型霍奇金淋巴瘤
成熟 T 细胞和 NK 细胞肿瘤	**组织细胞和树突状细胞肿瘤**
· T 细胞幼淋巴细胞性白血病 · T 细胞大颗粒淋巴细胞性白血病 · NK 细胞慢性淋巴增殖性疾病	· 组织细胞肉瘤 · 来源于朗格汉斯细胞肿瘤 　· 朗格汉斯细胞组织细胞增生症 　· 朗格汉斯细胞肉瘤 · 指状突树突细胞肉瘤 · 滤泡树突细胞细胞肉瘤 · 其他罕见的树突状细胞肿瘤 · 播散性幼年性黄色肉芽肿

Sternberg Cell）形成为特征的淋巴组织原发的恶性肿瘤。临床上患者主要表现为无痛性淋巴结肿大，以颈部淋巴结多见，约占 70%，其次为腋下、纵隔、腹膜后主动脉旁淋巴结等。病变最初起源于一个或一组淋巴结，然后扩散至相邻淋巴结。霍奇金淋巴瘤各亚型均可能累及脾、肝、骨髓及其他器官和组织，出现不规则肿瘤结节。患者还可表现为低热、盗汗、体重降低、皮肤瘙痒等。一些患者饮酒后可出现淋巴结疼痛。晚期患者可出现免疫功能低下、继发感染（如疱疹病毒和隐球菌感染等）、贫血、骨痛、腹水和下肢水肿等。感染和肿瘤广泛转移是导致该病死亡的重要原因。1832 年，英国伦敦 Cuys 医院的 Hodgkin 医生首先报道 7 例原发于淋巴结及脾的肿瘤，33 年后被命名为"霍奇金病"，现称为霍奇金淋巴瘤，Sternberg（1898 年）和 Reed（1902 年）先后描述了该病的病理学特征，特别是后来被学术界称为 Reed-Sternberg（R-S）细胞的特点。

（一）霍奇金淋巴瘤的基本病理学特征

霍奇金淋巴瘤细胞成分包括肿瘤细胞和背景细胞两大类。

1. 肿瘤细胞　为具有特殊形态的瘤巨细胞，即 R-S 细胞及其一系列变体细胞，散在分布，含量少，源自滤泡中心 B 细胞，是诊断霍奇金淋巴瘤不可缺少的依据（图 10-9）。

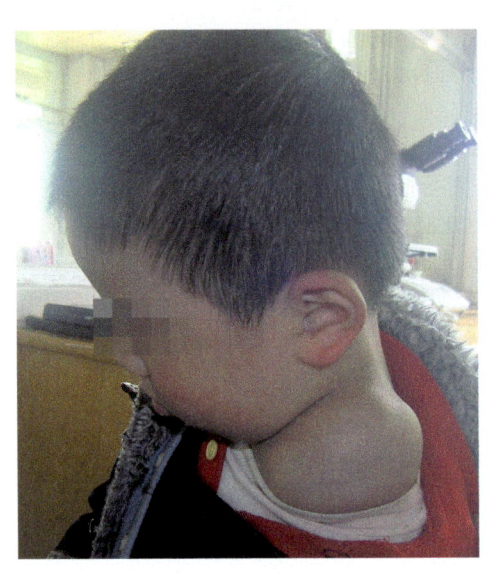

图 10-9　霍奇金淋巴瘤

（1）经典或诊断性 R-S 细胞：又谓"镜影细胞"，见于各型经典霍奇金淋巴瘤。瘤细胞体积巨大，胞质丰富，多为嗜碱性，内含对称性分布的双核；核膜厚，染色质边集，核呈空泡状，核中央见明显增大且嗜酸性的核仁。

（2）单核 R-S 细胞：其特征同经典 R-S 细胞，但核只有一个，见于各型霍奇金淋巴瘤。

（3）陷窝细胞：主要见于结节硬化型经典霍奇金淋巴瘤。这种细胞犹如位于软骨中的陷窝，在背景细胞中非常突出；在细胞核周围形成陷窝样的腔隙，核多，核仁较小，嗜酸性。

（4）LP 细胞（lymphocyte predominant cell）：主要见于结节性淋巴细胞为主型霍奇金淋巴瘤，该细胞体积大，胞质空泡状，核呈多叶状，核仁小；胞核常相互折叠，又谓"蛋篮状"或"爆米花"细胞。

（5）多形性 R-S 细胞：主要见于淋巴细胞消减型霍奇金淋巴瘤，其特点是细胞异型性较明显，呈梭性、长条形等肉瘤细胞样改变，细胞核的特征和诊断性 R-S 细胞类同。

（6）固缩型 R-S 细胞：为凋亡的 R-S 细胞，体积大，胞质浓缩红染，核固缩，又谓"木乃伊"细胞或"干尸细胞"，混合细胞型霍奇金淋巴瘤多见。

2. 背景细胞　包括小淋巴细胞、中性粒细胞、嗜酸性粒细胞、组织细胞、浆细胞及纤维组织和小血管等。

诊断型 R-S 细胞和一系列变体细胞（图 10-10）都特征性表达 CD30 抗原，部分表达 CD15 抗原。

（二）各型霍奇金淋巴瘤的病理学特征

1965 年 Rye 会议将霍奇金淋巴瘤分为结节硬化型、混合细胞型、淋巴细胞为主型和淋巴细胞消减型 4 种类型。WHO 结合 Rye 会议分类，目前将霍奇金淋巴瘤分为结节性淋巴细胞为主型和经典型 2 大类，其中经典型霍奇金淋巴瘤包括结节硬化型、混合细胞型、富淋巴细胞型和淋巴细胞消减型 4 个亚型。

1. 结节性淋巴细胞为主型霍奇金淋巴瘤（nodular lymphocyte predominance Hodgkin lymphoma，NLPHL）占 HL 的 2%~6%，男女之比约 2.5 : 1，发病高峰在 40 岁左右。患者常表现为单个淋巴结肿大，常有淋巴结反应性增生，特别是淋巴滤泡反应性增生之病史。颈部、腋窝和腹股沟淋巴结是最常见的病变部位，纵隔和肠系膜淋巴结极少受累，15% 的患者脾受累，10% 的患者肝受累，骨髓受累较少见。43% 的患者红细胞沉降率可升高，其他实验室检查基本正常。临床经过非常缓慢，局部手术治疗生存期超过 10 年。NLPHL 常转变成其他类型 HD，转变成 B 细胞性大

 图 10-1
霍奇金淋巴瘤患者颈部肿大的淋巴结

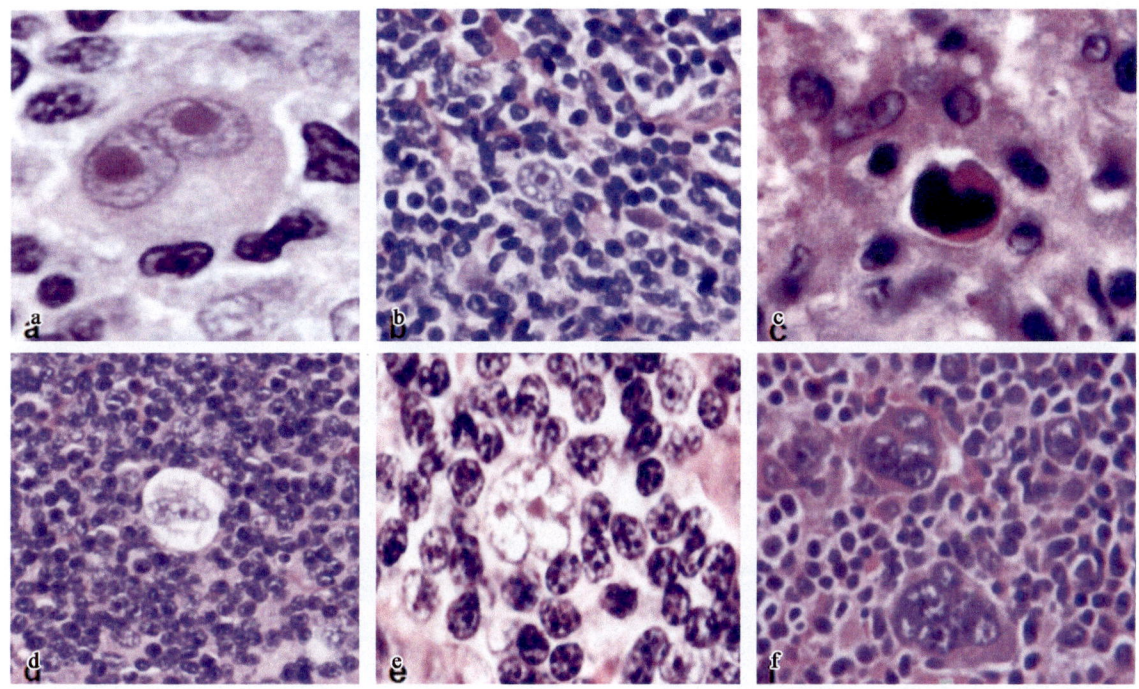

图 10-10 RS 细胞、陷窝细胞及 LP 细胞
a. 经典或诊断性 R-S 细胞；b. 单核 R-S 细胞；c. 固缩型 R-S 细胞；d. 陷窝细胞；e. LP 细胞；f. 多形性 R-S 细胞（南方医科大学段容、关结霞、黎恒铭供图）

细胞淋巴瘤的可能性更高一些，其病理学和免疫组织化学及分子遗传学改变如下。

（1）病理变化：NLPHL 的组织病理学改变特点如下：①以小淋巴细胞结节状增生为主。②肿瘤细胞主要是 LP 细胞，诊断性 R-S 细胞少见。③嗜酸性粒细胞、浆细胞甚少或缺如。

低倍镜下，淋巴结部分或全部受累，常有残留的或正常的淋巴组织。受累区域常见到较大的结节，常大于正常淋巴结的滤泡或滤泡性淋巴瘤的肿瘤性滤泡，网状纤维染色可见在结节周围有网状纤维环绕，这一点有助于 NLPHL 的识别。组成结节的细胞以小淋巴细胞为主。LP 细胞多少不一，因病例或病变区域的不同而异，偶尔可见大片 LP 细胞。组织细胞有时很多，在结节周围形成"雪花"样的改变。结节间一般没有纤维化和坏死（图 10-11）。

（2）免疫组织化学改变：免疫组织化学检测，LP 细胞表达白细胞共同抗原 LCA，表达 B 细胞相关抗原 CD19、CD20、CD22 等，不表达 CD30。结节中的小淋巴细胞为成熟 B 细胞，呈多克隆性增生。结节中另有散在分布的 T 细胞，为辅助性 T 细胞，常围绕在 LP 细胞周围。

（3）分子遗传学改变：LP 细胞无 EB 病毒存在的证据，其 V 区基因极少发生突变、缺失等。组织切片上通过 PCR，发现 LP 细胞具有免疫球蛋白重链和轻链基因的重排。

2. 经典型霍奇金淋巴瘤（classic Hodgkin lymphoma，CHL） 包括混合细胞型、结节硬化型、淋巴细胞消减型和富于淋巴细胞型经典霍奇金淋巴瘤，其病理学改变特点和免疫组织化学及分子遗传学改变如下。

（1）病理学亚型

1）混合细胞型霍奇金淋巴瘤（mixed cellularity type Hodgkin lymphoma，MCHL）：此型占 HL 的 20%～50%，常表现为颈部淋巴结肿大，多累及腹腔及盆腔淋巴结，其次累及纵隔淋巴结，全身症状明显。

MCHL 组织学改变复杂，特点如下：①诊断性 R-S 细胞和单核 R-S 细胞较常见。②背景

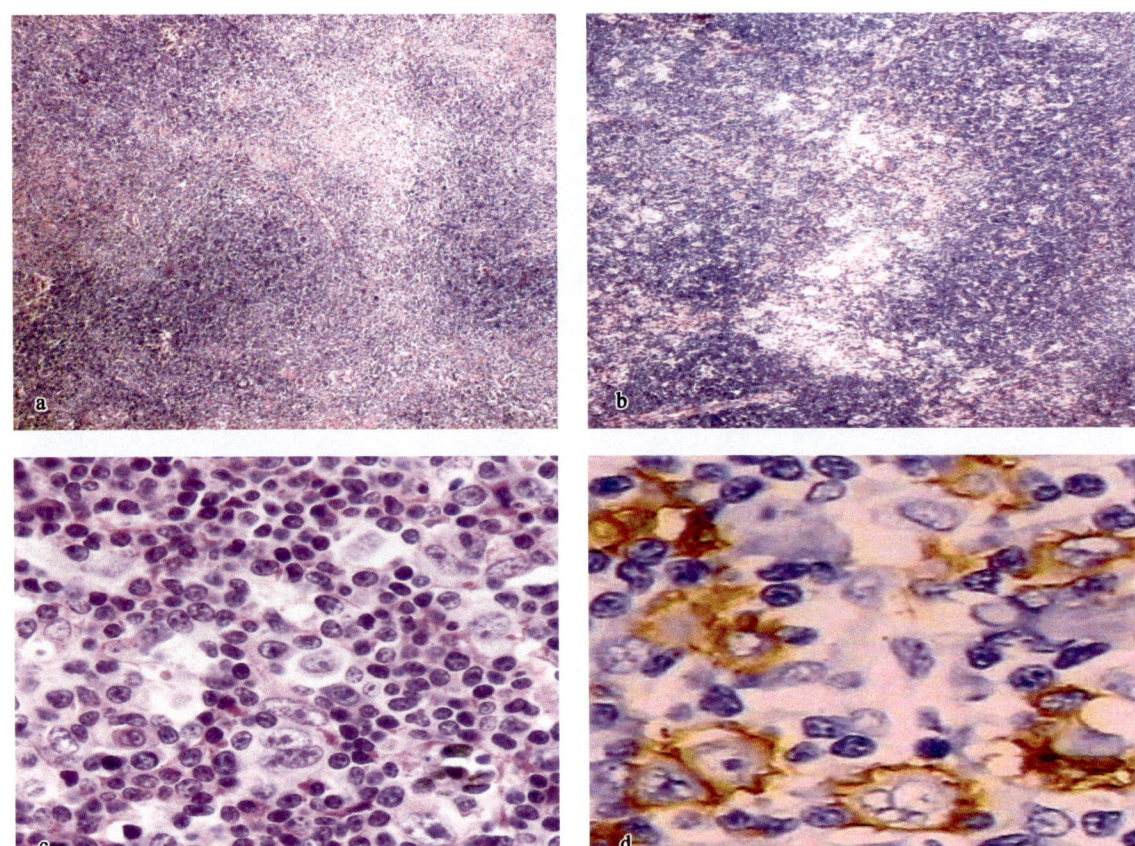

图 10-11 结节性淋巴细胞为主型霍奇金淋巴瘤

a. 示小淋巴细胞增生为主的结节状改变；b. 示组织细胞或LP细胞增生在结节周围形成"雪花"样外观；c. 示典型的LP细胞（同图10-10E）；d. 示LP细胞CD20染色强阳性（南方医科大学邓飞供图）

细胞包括淋巴细胞、组织细胞、嗜酸性粒细胞、浆细胞和中性粒细胞等，以淋巴细胞为主。有时嗜酸性粒细胞数量可以很多，甚至形成嗜酸性脓肿样改变。③有不同程度的纤维化，但不形成粗大的纤维束。④血管增生，排列紊乱，似肉芽肿样改变。⑤有时可见小灶状坏死（图10-12）。

2）结节硬化型霍奇金淋巴瘤（nodular sclerosis type Hodgkin lymphoma，NSHL）：此型占 HL 的 40%~70%，欧美国家常见，我国较少见。多见于青年女性，好发于下颈部、锁骨上和纵隔淋巴结，内脏或远隔淋巴结转移很少。累及胸腺时易误诊为胸腺癌。预后较其他类型好。

NSHL最明显的组织病理学特征是有粗大的纤维束形成，多从包膜开始，将整个淋巴结分割包绕成大小不一的结节，淋巴结包膜可厚达 3 mm。胶原纤维较成熟，成纤维细胞少见。结节内细胞成分较复杂，内含单核R-S细胞、小淋巴细胞及其他反应性细胞，中心可有坏死灶。嗜酸性粒细胞较多见。陷窝细胞有时数量很多，低倍镜下类似"满天星"，是NSHL的又一重要特征，有助于NSHL的诊断。双核R-S细胞少见（图10-13）。

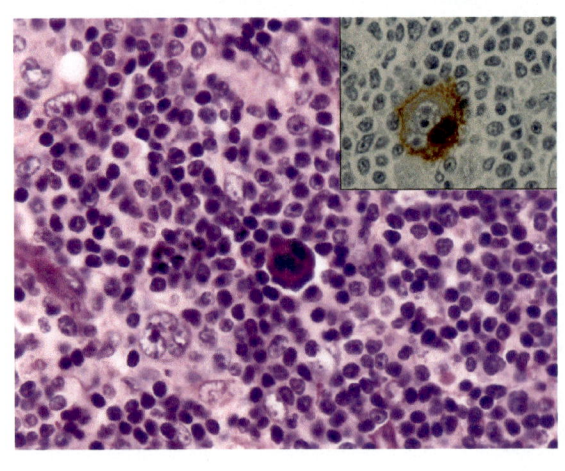

图 10-12 混合细胞型霍奇金淋巴瘤的背景细胞和"木乃伊"细胞

右上小图显示R-S细胞CD30染色阳性（南方医科大学邓飞供图）

3）淋巴细胞消减型霍奇金淋巴瘤（lymphocyte depletion type Hodgkin lymphoma，LDHL）：此型HL约占5%或更少，多见于老

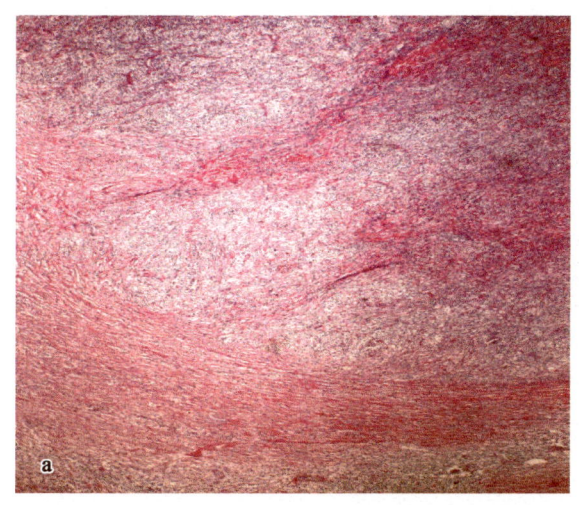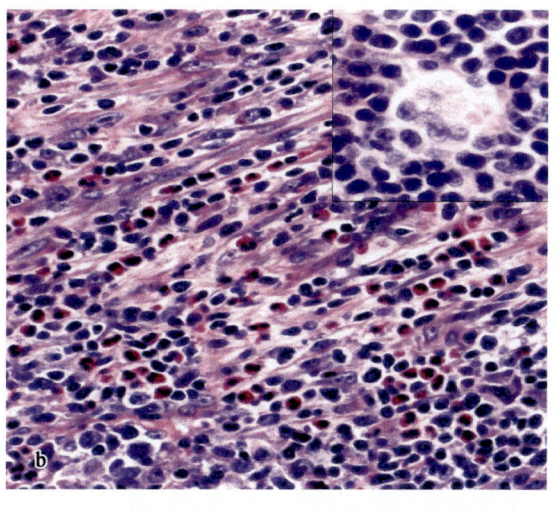

图10-13 结节硬化型霍奇金淋巴瘤
a. 示粗大纤维束将淋巴结分隔成大小不一的结节；b. 示嗜酸细胞增多，小图示陷窝细胞（南方医科大学邓飞供图）

年男性。患者常有发热、体重下降、明显贫血和肝脾肿大。病变常发生于纵隔或后腹膜，发展迅速，预后极差，平均生存期 4~42 个月。LDHL 分以下两种亚型：①弥漫纤维化型：肿瘤细胞以多形性 R-S 细胞为主，也可见单核 R-S 细胞，淋巴细胞明显减少，病变中纤维细胞增生明显，可有嗜酸性无定形物质，PAS 染色阳性，坏死易见或很明显。组织中散在分布纤维素样物质及嗜酸性粒细胞、浆细胞；网状纤维染色可见网状纤维几乎包绕每一肿瘤细胞，是这一亚型较重要的特征。②网织型：以多形性 R-S 细胞和单核 R-S 细胞为主，病理性核分裂易见，淋巴细胞明显减少，嗜酸性粒细胞较为突出，特别是在坏死区周围。网状纤维染色可见部分网状纤维，呈现不同程度的弥漫纤维化，与弥漫纤维化型有某种程度上的重叠（图10-14）。

4）富于淋巴细胞型经典霍奇金淋巴瘤（lymphocyte-rich classical Hodgkin lymphoma，LRCHL）：此型约占经典霍奇金淋巴瘤的 5%，临床表现与 NLPHL 类似。

LRCHL 病变多呈结节样增生，少数呈弥漫性增生。增生的结节由小淋巴细胞构成，多累及淋巴结 T 区，诊断性 R-S 细胞主要分布在结节周围，散在或片状分布，区别于 LP 细胞主要分布在结节中央的 NLPHL。这一亚型易被诊断为 NLPHL（图10-15）。

（2）经典型 HL 的免疫组织化学改变：石蜡包埋的组织切片上，80% 以上的 R-S 细胞表达 CD15 抗原，不足 10% 病例的 R-S 细胞表达白细胞共同抗原 LCA（CD45RB）和 T 细胞相关抗原

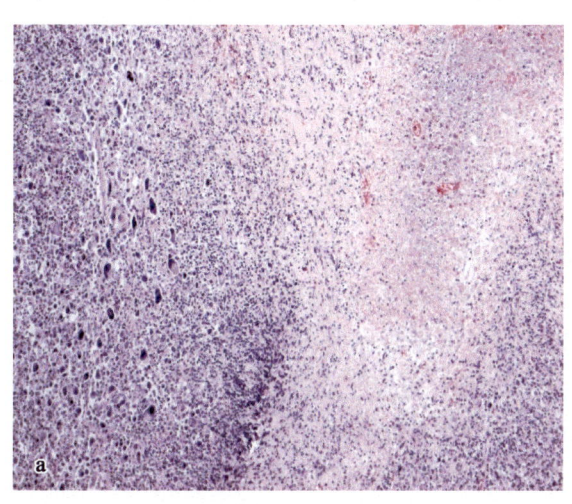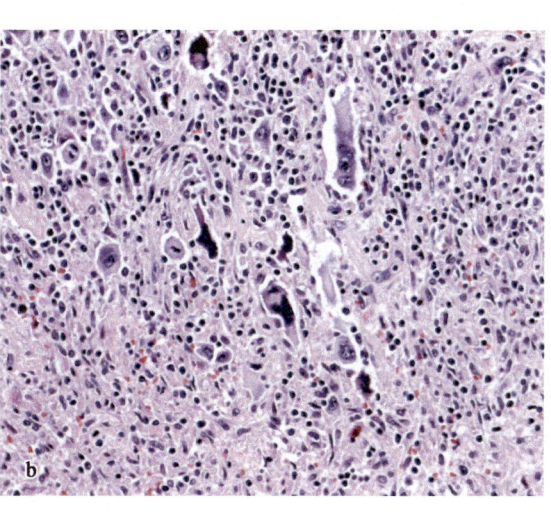

图10-14 淋巴细胞消减型霍奇金淋巴瘤
a. 示淋巴细胞显著减少，并见坏死灶及数量较多的多形性R-S细胞；b. 示多形性R-S细胞，呈肉瘤细胞样外观（南方医科大学邓飞供图）

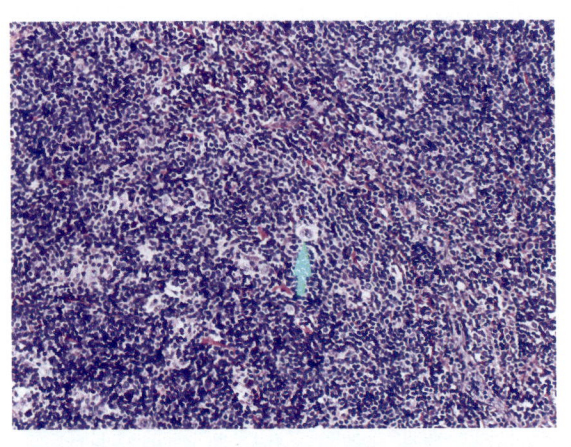

图 10-15 富于淋巴细胞型经典霍奇金淋巴瘤
（物镜20X，南方医科大学段容供图）

CD45RO；B 细胞相关抗原 CD20 在 10%～20% 的病例中有表达；CD30 是经典 HL R-S 细胞较为敏感的抗原标记，90% 以上的病例表达。R-S 细胞均表达多克隆或单克隆 κ、λ 轻链。根据上述特性，对于 R-S 细胞不典型或难以寻找的病例，可通过相应抗体的免疫组织化学染色，帮助寻找和识别 R-S 细胞。

（3）经典 HL 分子遗传学改变：通过 DNA（Southern）杂交和常规 PCR，在各型经典 HD 中均发现有 T 细胞表面抗原受体（TCR）和免疫球蛋白（Ig）多克隆性或单克隆性基因重排。这些单克隆和（或）多克隆基因重排是来源于 R-S 细胞或反应性背景细胞尚未明确。

t（14；18）基因转位来源于 18 号染色体 *bcl-2* 癌基因和 14 号染色体免疫球蛋白重链基因 J 区的异常结合，此时癌基因 *bcl-2* 被激活，编码 Bcl-2 蛋白。Bcl-2 蛋白可防止细胞发生凋亡，在淋巴滤泡生发中心 B 细胞选择性发育过程中起着重要作用，也在大多数滤泡性淋巴瘤中表达。经典 HL（MCHL 和 NSHL）及 NLPHL 中，大部分 H/R-S 细胞及 LP 细胞均表达 Bcl-2 蛋白，并且 bcl-2mRNA 也呈阳性表达。

bcl-6 基因编码约 706 个氨基酸的锌指蛋白，表达于生发中心 B 细胞和相关淋巴瘤中，R-S 细胞 Bcl-6 蛋白也呈高表达。

p53 抑癌基因在 HL 中异常表达。利用 P53 单克隆抗体或多克隆抗体，R-S 细胞中可见 P53 蛋白过度表达。有学者利用单细胞 PCP 技术，发现 R-S 细胞有 *p53* 基因的突变。

应该强调的是上述组织学亚型在霍奇金淋巴瘤的发展过程中可以转化。淋巴细胞为主型可转变为混合细胞型或淋巴细胞消减型。混合细胞型可转变为淋巴细胞消减型。结节硬化型一般不转变为其他类型。部分霍奇金淋巴瘤患者可自发演变为非霍奇金淋巴瘤或白血病，也可因放疗、化疗而发生非霍奇金淋巴瘤或白血病。

四、非霍奇金淋巴瘤

非霍奇金淋巴瘤（non-Hodgkin lymphoma，NHL）包括 B 细胞淋巴瘤、T 细胞淋巴瘤和 NK/T 细胞淋巴瘤（见表 10-1），其亚类繁多，以下介绍几个主要常见类型。

（一）B 细胞肿瘤

B 淋巴细胞瘤属于非霍奇金淋巴瘤中最大的一类，在 2017 年版 WHO 淋巴瘤的分类亚型中共有 19 个亚型，以下介绍其中 5 个重要亚型。

1. 慢性淋巴细胞白血病/小淋巴细胞性淋巴瘤（chronic lymphocytic leukemia/small lymphocytic lymphoma，CLL） 慢性淋巴细胞白血病和小淋巴细胞性淋巴瘤为同一性质的肿瘤，只是生物学行为的时相不同而已。CLL 1863 年由 Virchow 首先描述。这型淋巴瘤不伴有白血病时谓小淋巴细胞性淋巴瘤；伴有白血病则谓慢性淋巴细胞白血病。CLL 好发于老年人（50～70 岁），40 岁以下少见，男性多见，约占 60%，表现为局限性或全身性淋巴结肿大，临床上多出现厌食、疲乏和体重下降，部分患者出现肝脾大、感染、自身免疫溶血性贫血和浅表淋巴结肿大，但症状轻微，恶性程度较低，诊断时肿瘤往往已播散（临床Ⅳ期占81%）。约85%的病变累及淋巴结。约80%的患者临床经过缓慢，20%的患者经过比较迅速，前者又谓惰性淋巴瘤。当瘤组织累及骨髓，瘤细胞出现于血液内，淋巴细胞绝对数 >5×10^9/L，则诊断为慢性淋巴细胞白血病。出现SLL时的5年生存率为51%，总体中位生存年限为7年。

（1）病理变化：肿瘤细胞主要由接近成熟的小淋巴细胞组成，病变累及淋巴结、外周血、骨髓和肝、脾。

1）淋巴结：正常淋巴结结构消失，少数病例偶见残余生发中心。瘤组织主要为小淋巴细胞增生，常形成结节状，谓"假性滤泡"或增生中心，瘤细胞核直径3~5μm，圆形或略欠规则，或具多形性。瘤细胞核染色质丰富，凝聚成块，胞质极少，常难以分辨，核分裂象罕见（图10-16）。

瘤组织中除小淋巴细胞外，还可见前淋巴细胞，中等大小，染色质较粗，核呈多形性，核仁中等大小，胞质较少。吉姆萨（Giemsa）染色呈淡蓝色。此外可见数量不等的副免疫母细胞出现，大小及形态与中心母细胞或免疫母细胞相似，胞质丰富，吉姆萨染色呈灰蓝色；核呈卵圆形，或偏于细胞一侧，染色质稍淡而细致，核仁大，灰蓝色，位于中央。组织中还可见多少不一的良性组织细胞散在分布于瘤细胞间。

2）脾：主要累及白髓，或同时累及红髓，可形成直径大到2.5 cm的小结节，这种小结节由白髓融合而成。除弥漫性小圆形淋巴细胞浸润之外，多有增生中心形成。

3）外周血和骨髓：外周血中，成熟小淋巴细胞数量可达（30~100）×10^9/L。外周血幼淋巴细胞比例通常少于2%，当幼淋巴细胞的比例增加，出现 *p53* 异常和12号染色体三倍体时，意味着病变的侵袭性增加，谓慢性淋巴细胞白血病变异型（CLL/PLL），此时的幼淋巴细胞可达10%~55%。CLL100%累及骨髓。骨髓组织中见肿瘤细胞弥漫性或灶状浸润、增生，其他造血组织成分减少。

4）Richter综合征：指CLL瘤组织中同时存在弥漫性大B细胞淋巴瘤，表现为在CLL背景下出现片状、巢状或较多的大B细胞淋巴瘤组织，占CLL病例的3%~4%（图10-17）。

（2）免疫组织化学及分子遗传学改变：肿瘤细胞表达CD5，表达B细胞相关抗原CD19、CD20、CD22、CD23等，表达SIg，限制性表达κ或λ轻链。80%的CLL出现13q14.3缺失。

2. 弥漫性大B细胞淋巴瘤（diffuse large B-cell lymphoma，DLBCL） DLBCL是B细胞淋巴瘤中的主要亚型，肿瘤细胞以大细胞为主，呈弥漫增生，核大于正常巨噬细胞核。这类肿瘤占非霍奇金淋巴瘤的30%~40%，各年龄段均可发生，可发生在淋巴结内或全身任何部位的淋巴结外组织，

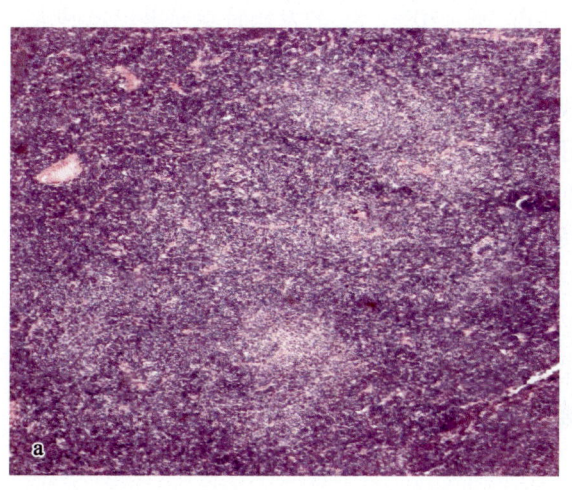 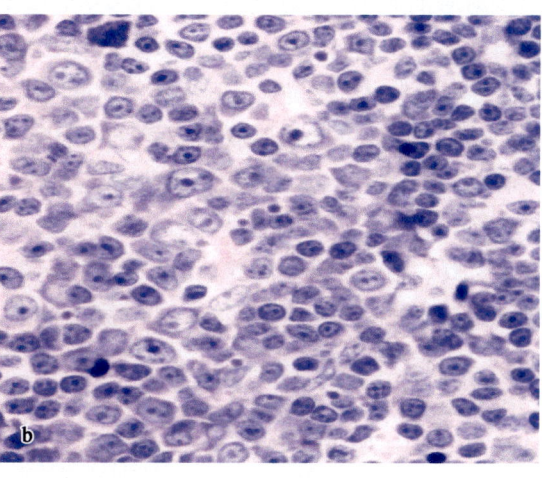

图10-16 慢性淋巴细胞白血病/小淋巴细胞性淋巴瘤
a. 示大量小淋巴细胞呈结节状增生，形成"假性滤泡"或增生中心（图中浅染区）；
b. 示"假性滤泡"或增生中心的细胞（吉姆萨染色）（南方医科大学邓飞供图）

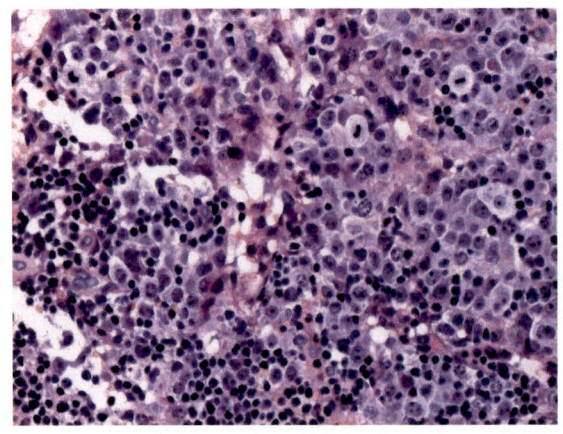

图 10-17 Richter 综合征
左下为小细胞的 CLL，右上为大细胞的肿瘤组织（南方医科大学邓飞供图）

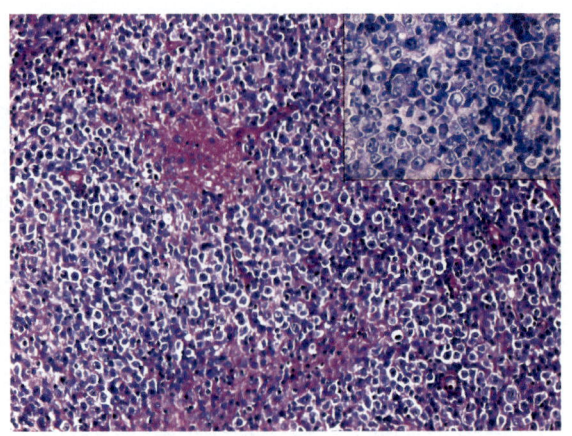

图 10-18 示肿瘤细胞巢状生长，伴坏死
右上图示肿瘤细胞，体积大，为免疫母细胞（南方医科大学邓飞供图）

多呈侵袭性生长，恶性程度较高，5年生存率不超过50%。

（1）病理变化：肿瘤细胞一般呈弥漫性生长，也可以呈巢状或团块状生长，核分裂象多，坏死常见，类似转移癌，常伴有间质硬化，可见反应性淋巴细胞（图10-18）。

（2）分型：根据瘤细胞的构成特点，DLBCL可分为以下几种类型。

1）中心母细胞型：肿瘤细胞60%以上为生发中心母细胞。

2）免疫母细胞型：肿瘤细胞绝大多数是免疫母细胞。

3）富于T细胞型：瘤组织中除B细胞性肿瘤细胞外，还含有大量的T细胞。

4）间变性弥漫性大B细胞淋巴瘤：肿瘤细胞体积大，异型性明显。

5）其他罕见类型：如浆母细胞性弥漫性大B细胞淋巴瘤。

此外，根据瘤细胞在淋巴滤泡中的部位来源不同，可分为：生发中心B细胞型（GCB）和非生发中心B细胞型（Non-GCB）。

（3）免疫组织化学改变：肿瘤细胞表达B细胞相关抗原，如CD20、CD19、CD79a、PAX-5、CD10、Bcl-6和Mum1等。GCB型表达CD10和Bcl-6等，Non-GCB型表达Mum-1等。

（4）分子遗传学改变：一般均会出现 *IgH* 和 *IgL* 基因重排。其他如 t（14；18）异位、3q27区域异常等。

3. 滤泡性淋巴瘤（follicular lymphoma，FL） 美国滤泡性淋巴瘤占NHL的50%，好发于50~70岁的老年人，男性多见。我国相对少见，约占5%~10%，FL的发病特点是淋巴结肿大，初期累及一个表浅淋巴结组，最常见于颈部和腹股沟淋巴结，其次为腋下、颌下、锁骨上淋巴结，最后变为全身淋巴结肿大。耳后和枕部淋巴结、浅表的涎腺淋巴结、滑车上和咽淋巴结也常发生滤泡性淋巴瘤。一些病例瘤细胞可浸润淋巴结周围组织，特别是肠系膜和腹膜后组织可有广泛的浸润。肿大的淋巴结压迫静脉，可以引起肢体水肿和腔内积液，受压的静脉可因血栓形成而闭塞。

结外的滤泡性淋巴瘤发生率虽然很低，但诸如口咽部淋巴组织（特别是腭扁桃体）、皮肤和皮下、肝、肺、睾丸、涎腺、消化道、脾、骨髓、结膜和眼眶等部位的结外淋巴组织均可发生。眼眶的滤泡性淋巴瘤可引起单侧或双侧突眼。

（1）病理变化：以形成肿瘤性"滤泡样"结节为主要特征，淋巴结正常结构常完全消失，淋巴窦不能分辨。瘤细胞圆形，大小比较一致，主要由一种细胞构成，有数量不一的核分裂象。瘤细胞由结节中央向滤泡间区及淋巴结包膜外浸润，并可在周围组织内形成肿瘤性滤泡。少数病例滤泡大小和形状变化极大。肿瘤滤泡内没有网状纤维，而周围网状纤维密集，环绕着滤泡。一般没有滤泡周围的小淋巴细胞套，肿瘤滤泡有融合倾向。当瘤细胞有滤泡外浸润时，则滤泡界限不清，且滤泡间的瘤细胞与滤泡内的细胞形态相同。随着病变的进展，肿瘤滤泡逐渐变少以至消失。滤泡性淋巴瘤易与反应性增生的滤泡相混淆，应注意甄别（图10-19）。

滤泡性淋巴瘤组织学上与生发中心极相似，而不是与整个淋巴滤泡相似，所以用"滤泡性"来称谓这类淋巴瘤不完全恰当；但由于已被广泛采用，且为人们所理解，故仍沿用这一名称。此外，"滤泡性"称谓还应与纤维化所形成的结节相区别。

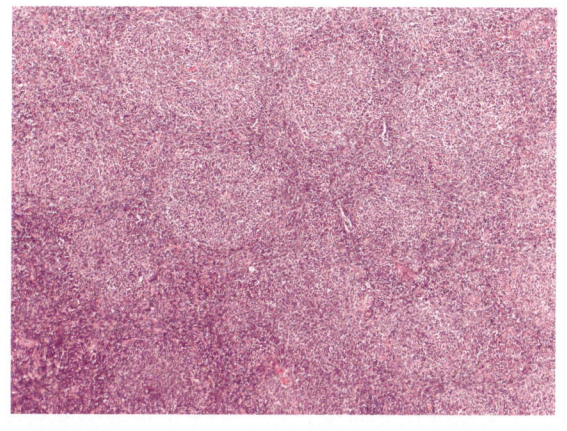

图10-19 滤泡性淋巴瘤
增生的肿瘤性滤泡无生发中心和套区结构，细胞成分一致（物镜4×南方医科大学段容供图）

（2）免疫组织化学改变：滤泡性淋巴瘤属滤泡中心细胞来源的单克隆增生性肿瘤。瘤细胞表达全B细胞抗原，如CD19、CD20、CD22和CD79a。常限制性表达胞膜或胞质免疫球蛋白轻链，免疫球蛋白重链也表达阳性，最常见的是膜表面IgM，其次是IgD、IgG或IgA。只有不到10%的病例检测不出免疫球蛋白。

约85%的滤泡性淋巴瘤表达Bcl-2蛋白。因此，Bcl-2蛋白的免疫组织化学染色，对于区别滤泡性淋巴瘤和滤泡反应性增生有着极为重要的价值。反应性增生滤泡中心细胞的Bcl-2蛋白阴性。需要注意的是，bcl-2基因在肿瘤性和反应性滤泡中心细胞中均有转录，但后者却不翻译Bcl-2蛋白或因量不足用免疫组织化学方法检测不到。Bcl-2蛋白免疫组织化学染色在区别滤泡性淋巴瘤和其他类型淋巴瘤上价值不大，因为大部分其他类型的B和T细胞性淋巴瘤，正常的T、B细胞，造血干细胞和其他非造血系统的细胞和肿瘤均有Bcl-2蛋白的表达。

（3）分子遗传学改变：85%以上的滤泡性淋巴瘤具有特征性的14号和18号染色体长臂的转位t（14；18），即bcl-2基因由18号染色体上的正常位置转移至14号染色体免疫球蛋白重链基因J区的相邻位置。在18号染色体bcl-2基因的非拷贝位置，其基因断点集中在两个非常狭窄的区域，称为主断点区（mbr）和次断点区（mcr），50%～60%的滤泡性淋巴瘤基因断点集中在mbr，25%的滤泡性淋巴瘤集中在mcr。

4. 套细胞淋巴瘤（mantle cell lymphoma，MCL） 该型淋巴瘤由Weisenberger等在1982年首先提出，因瘤细胞与正常次级滤泡的外套层细胞相似故而得名，好发于中、老年人，男性多见。临床上患者局部或全身淋巴结肿大，多伴有脾大，部分伴有肝大。血清蛋白电泳有单克隆或多克隆免疫球蛋白增高。

（1）病理变化

1）低倍镜下：淋巴结结构大部分被破坏，其内形成多个大小不一的结节，主要分布在皮质区。结节中可有正常或萎缩或增生的生发中心，或出现多个残存的生发中心；有的结节看不到生发中心，相当于正常次级滤泡外套层的区域明显增宽，超过滤泡生发中心的厚度或宽度（图10-20）。

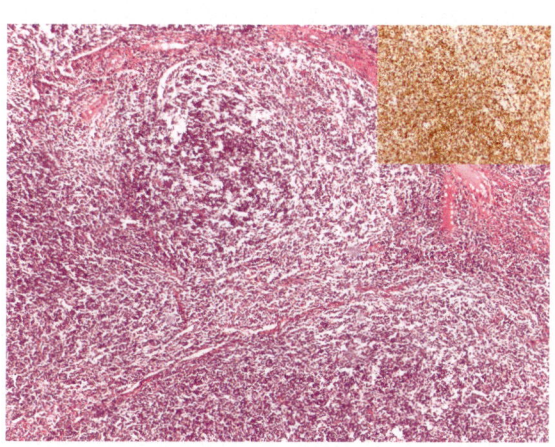

图10-20 套细胞淋巴瘤
（物镜40×）示套区细胞结节状增生，右上角示CyclinD1阳性，南方医科大学段容供图）

2）高倍镜下：瘤细胞由肿瘤性小淋巴细胞构成，其大小比正常小淋巴细胞稍大，核的直径为 6~8 μm，核形稍欠规则，边缘呈细锯齿状，染色质较粗，靠近核膜，胞质少。

3）结节间区可见正常小淋巴细胞，部分淋巴窦存在。随着外套层细胞向结节间浸润，结节相互融合，形成弥漫性病变。

（2）免疫组织化学改变：瘤细胞具有表面免疫球蛋白，sIgM 和 IgD 阳性，补体及 Ia 抗原强阳性；瘤细胞表达 CD20、CD5、PAX-5 等，特征性表达 CyclinD1。

（3）分子遗传学改变：几乎所有病变都出现 *CyclinD1* 基因和免疫球蛋白重链基因 *IgH* 的转位，形成 t（11；14）(q13；q12)。

5. 伯基特淋巴瘤（Burkitt lymphoma，BL）该型淋巴瘤流行于非洲东部，多见于 4~8 岁儿童，又名非洲儿童淋巴瘤，与 EB 病毒感染有密切关系，1938 年由 Burkitt 在非洲乌干达首先报道。亚洲、欧洲、澳大利亚及南北美洲均有病例报道。瘤组织高度恶性，预后不良，如不积极治疗，常于 1 年内死亡。该型瘤细胞对放射、化学治疗敏感，孤立性颈部肿瘤预后较好。

（1）病理变化：病变主要累及下颌骨。仅有 5% 有表浅淋巴结肿大，尸检发现半数以上病例依次累及肾、肾上腺；此外，可累及胰腺、肝、甲状腺、脾、小肠、胃等。肿瘤一般为弥漫型，偶为滤泡型，提示与生发中心有关。瘤细胞大小和形态比较一致，其核约等于或小于组织细胞的核，呈圆形、卵圆形或不规则形，有裂沟；染色质细或粗颗粒状，分布均匀，核膜厚；核呈空泡状，核仁小，2~5 个，嗜碱性，核分裂多见，每高倍视野可多达 6~8 个。

BL 的组织结构有另一典型特征，即：在弥漫性瘤细胞之间散在巨噬细胞，形成"星空现象"或"满天星"样改变。巨噬细胞体积大、圆形，胞质丰富、淡染，呈空泡状，其内吞噬较多核碎片，呈圆形蓝染小体（图 10-21）。

（2）免疫组织化学改变：瘤细胞表达以 IgM 为主的膜表面 Ig，这些 Ig 常限制性地带有一种轻链（κ 链或 λ 链）；表达 B 细胞相关抗原 CD19、CD20、CD22、CD10、PAX-5 和 Bcl-6 等。

（3）分子遗传学改变：BL 具有三种特征性的染色体转位，其中，超过 80% 的病例具有 t（8;14）转位，其余具有 t（8；22）和 t（2；8）转位，分别约占 16% 和 8% 的病例。三种染色体转位均涉及 8 号染色体，而 8 号染色体正好是癌基因 *myc* 的位置（q23），14 号染色体则是免疫球蛋白重链基因的位置，2 号和 22 号染色体分别含有免疫球蛋白 κ 链和 λ 链基因。具有 t（2；8）转位的 Burkitt 淋巴瘤瘤细胞表达 κ 轻链，具有 t（8；22）转位的表达 λ 轻链。

此外，BL 几乎均有 MYC 重排，而"伴 11q 异常的 BL"这一变型无 MYC 重排，在 11q 同时有获得和缺失异常，过表达 *PAFAH1B2*。该变型主要发生在儿童和青年人，多表现为结内病变（与经典 BL 不同），形态学及免疫表型与经典 BL 非常类似。

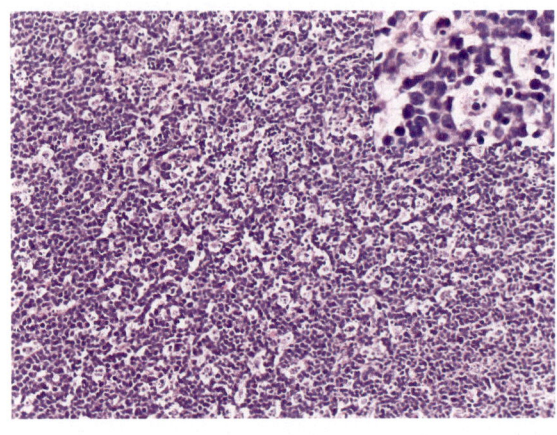

图 10-21 伯基特淋巴瘤
示"满天星现象"，瘤细胞间可见散在分布的含有吞噬颗粒的巨噬细胞（物镜20×，南方医科大学段容供图）

（二）T 细胞及 NK 细胞肿瘤

T 细胞和 NK 细胞淋巴细胞瘤属于非霍奇金淋巴瘤，在 2017 年新版 WHO 淋巴瘤的分类亚型中共有 19 个亚型，以下介绍其中 3 个重要亚型。

1. 外周 T 细胞淋巴瘤（peripheral T-cell lymphoma，PTCL）是常见的 T 细胞肿瘤，其形态学表现和免疫表型均类似成熟的 T 细胞。从儿童到老年均可发病，平均发病年龄为 60

岁，成人多见，男女之比约3∶2。约25%的患者有淋巴组织增生性疾病或免疫性疾病病史，包括B细胞淋巴瘤、霍奇金淋巴瘤、风湿热、淋巴细胞性甲状腺炎及血小板减少性疾病等。

该病发生与人类T细胞淋巴瘤/白血病病毒I（HTLV-I）感染密切相关。HTLV-I感染流行区，如日本、加勒比地区、南美洲、非洲、意大利南部等发病率高。HTLV-I病毒可通过性接触、食物、静脉穿刺及母乳喂养等方式传播，潜伏期可长达数年。部分T细胞淋巴瘤与EB病毒感染有密切关系，如血管免疫母细胞性T细胞淋巴瘤等。患者常常表现为淋巴结肿大，年轻患者常累及纵隔，皮肤常受累并多表现为斑疹、斑丘疹、结节甚至形成溃疡。50%以上的患者有发热、体重下降和盗汗表现。肺、骨髓和肝、脾也是受累部位，其余包括胃肠道、鼻咽部（我国较多见）、心脏、中枢神经系统、骨骼肌和肾上腺。免疫学检查可发现多克隆性高γ球蛋白血症。患者临床病程变化较大，部分很快死亡，部分可生存多年。生存率高低主要与恶性程度有关。

（1）病理变化：瘤细胞首先浸润淋巴结副皮质区，接着浸润整个淋巴结皮质。瘤细胞异型性明显，部分病例瘤细胞小至中等大，部分病例瘤细胞较大，均呈明显的多形性。有些瘤细胞呈R-S细胞样，偶见多核巨细胞。无论瘤细胞大小，瘤细胞核都呈现出明显的不规则性，包括手拳状、脑回状、鸡爪状，染色质多呈粉尘状或点彩状，少部分病例核呈空泡状或染色质致密深染。瘤细胞胞质少到中等，可呈透亮、浅染，嗜酸性或嗜碱性改变。极少数病例中的瘤细胞呈印戒样或浆细胞样外观（图10-22）。

除肿瘤细胞外，还常见嗜酸细胞、浆细胞、小淋巴细胞、组织细胞（常常是上皮样组织细胞）及中性粒细胞等。上皮样小静脉大量增生是PTCL的重要特征，内皮细胞肿胀，较大的静脉血管常能见到瘤细胞的浸润。小灶状坏死和血管炎表现较常见（图10-23）。

（2）免疫组织化学改变：约90%的外周T细胞淋巴瘤表达白细胞共同抗原CD45RB，80%~85%的病例表达T细胞相关抗原CD45RO、CD43和CD3，一般不表达B细胞相关抗原。10%~15%的病例表达CD15。此外，25%的病例表达全T细胞抗原CD2、CD3、CD5和CD7。大多数外周T细胞淋巴瘤表达成熟的辅助性T免疫表型CD4$^+$/CD8$^-$，只有约20%的病例表达细胞毒型/抑制T细胞CD4$^-$/CD8$^+$免疫表型。

（3）分子遗传学改变：绝大多数的外周T细胞淋巴瘤均表达TCR-β基因重排。TCR-β基因重排除表现在T细胞肿瘤外，还出现于某些B细胞肿瘤中，即所谓"异常表达"。B细胞肿瘤出现TCR-β基因重排的机会非常低，大约在7%。对于这种双基因表型目前最好的解释是正常

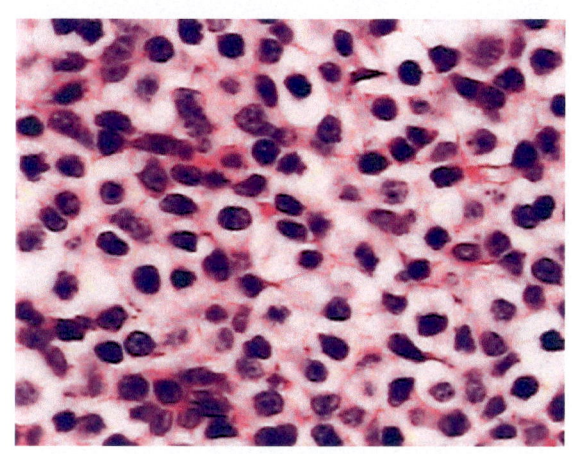

图10-22 外周T细胞淋巴瘤（南方医科大学邓飞供图）

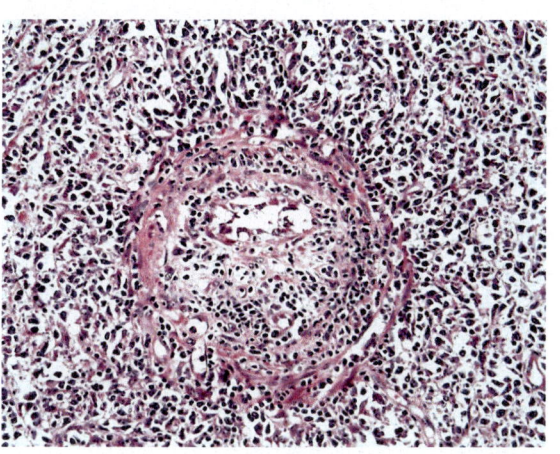

图10-23 外周T细胞淋巴瘤特征性血管炎（南方医科大学邓飞供图）

和肿瘤性 T、B 细胞在基因重排过程中具有相同的重组酶系统和某些相同的基因构造。

外周 T 细胞淋巴瘤还存在 TCR-δ 基因重排。TCRδ 基因重排是未成熟淋巴细胞肿瘤的一种有效标志。但是，TCRδ 基因重排不但出现在 T 前体细胞肿瘤中，很多 B 前体细胞性淋巴瘤/白血病也有约 77% 的发生率。所以，TCRδ 基因重排在区分 T、B 细胞来源上的价值不如 TCR-β 基因重排。

外周 T 细胞淋巴瘤的染色体类型较复杂，可出现一些异常的染色体构型，如：在大多数病例中可见 6 号染色体长臂异常和 1 号染色体长臂及短臂的异常。

2. 间变性大细胞淋巴瘤（anaplastic large cell lymphoma，ALCL） ALCL 以高度异型的间变性大细胞增生为特征，几乎所有病例都显示 CD30 抗原表达阳性。该型淋巴瘤占 NHL 的 2%~7%，发病年龄有两个高峰，20 岁和 50 岁，男性多见，男女之比为 2∶1。瘤细胞除累及淋巴结外，结外部分组织如皮肤、骨髓也易受累。受累皮肤常表现为孤立或多发结节或丘疹，可见瘤细胞浸润表皮及皮下，较大的结节常形成溃疡。骨髓受累时，可见散在或成片的 CD30 阳性大细胞，此时患者预后差。

（1）病理变化：瘤细胞体积较大，圆形、椭圆形或多角形，常有奇异的多型性核。有时瘤细胞聚集成巢状，似转移癌。瘤细胞核可呈 R-S 形、椭圆形或不规则形，可呈空泡状，核膜光滑或有切迹，常有类似 R-S 细胞的多核巨细胞。染色质常块状分布，核仁明显，1 个或多个。胞质可呈空泡状，嗜碱性，浅染或透明，界限较清，似鳞状上皮细胞外观。瘤细胞形态变化较大，核分裂象丰富，常有坏死灶（图 10-24、图 10-25）。瘤细胞的增生常伴有其他成分的出现，如淋巴细胞、浆细胞、嗜酸性粒细胞及中性粒细胞等。

（2）免疫组织化学及分子遗传学改变：肿瘤细胞特异性表达 CD30 是其重要特征。此外表达大多数 T 细胞相关抗原。根据间变性淋巴瘤激酶（anaplastic lymphoma kinase，ALK）表达与否分两种类型。一种是间变性大细胞淋巴瘤，ALK 阳性；另一种是间变性大细胞淋巴瘤，ALK 阴性。

（3）分子遗传学改变：间变性大细胞淋巴瘤，ALK 阳性，其 ALK 免疫组织化学有三种不同染色形式：一种是肿瘤细胞胞核和胞质染色，这种类型常与 t（2；5）/NPM-ALK 染色体异位有关；另一种是胞质和胞膜染色，常与 t（1；2）/TPM3-ALK 染色体异位有关；第三种是胞质细颗粒状染色，与 t（2；17）/CLTC-ALK 染色体异位有关。间变性大细胞淋巴瘤，ALK 阴性者不表

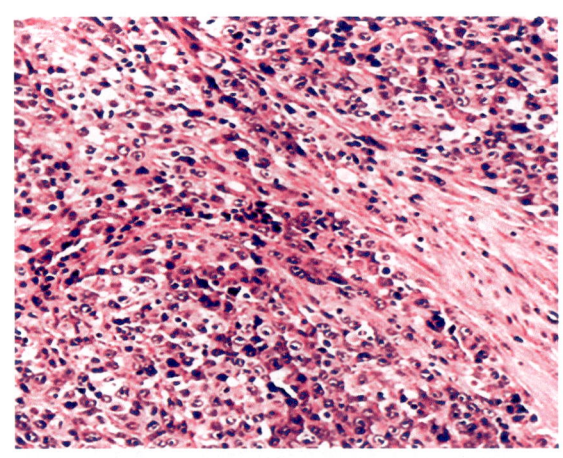

图 10-24 间变性大细胞淋巴瘤（1）
肿瘤细胞呈巢状或片状，浸润性生长。瘤细胞体积大，异型性明显（南方医科大学邓飞供图）

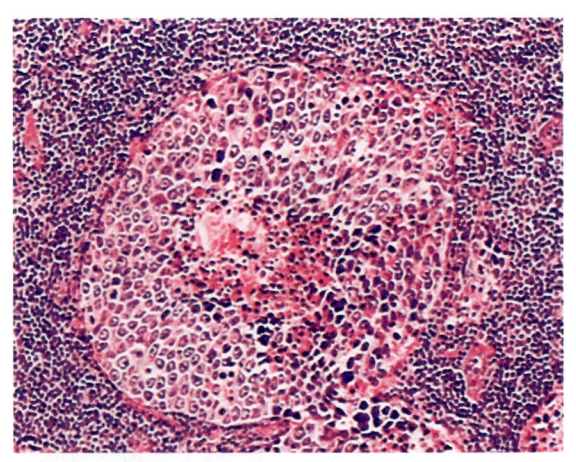

图 10-25 间变性大细胞淋巴瘤（2）
肿瘤细胞浸润淋巴窦，似转移癌（南方医科大学邓飞供图）

达 ALK，表达多数 T 细胞相关抗原，并且具有 TCR 克隆性基因重排。

3. NK/T 细胞淋巴瘤（natural killer/T-cell lymphoma） 这是一类既表达 T 细胞抗原又同时表达自然杀伤细胞抗原的非霍奇金淋巴瘤，高度恶性，与 EBV 感染密切相关，多发生在结外，约 2/3 的病例发生在面部中线区域并伴有明显坏死，1/3 发生在皮肤、软组织、胃肠道和附睾等其他部位，曾称之为中线致死性肉芽肿、血管中心性淋巴瘤，我国及亚洲其他国家、墨西哥及中南美洲国家多见，占所有 NHL 的 5%～20%，欧美极少见。患者发病高峰年龄在 40 岁左右，多为男性，男、女之比约为 4:1。临床上鼻型患者多表现出鼻塞、鼻出血、分泌物增多和鼻面部肿胀。放疗为目前该病首选的治疗方法，疗效较好，但易复发。临床 Ⅰ、Ⅱ 期患者 5 年生存率为 50%～70%，Ⅲ、Ⅳ 期约为 17%，骨髓受累提示预后不良。

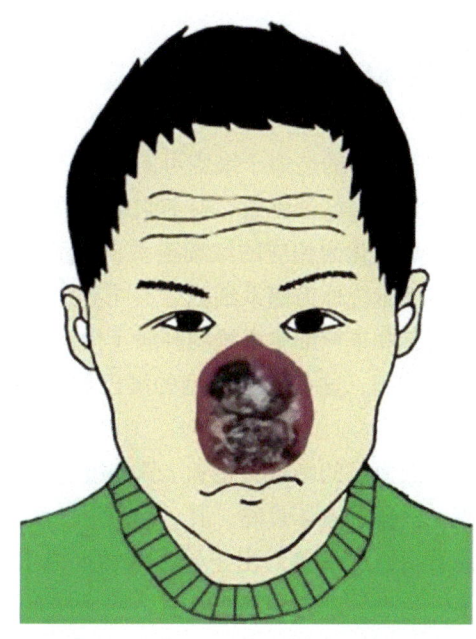

图 10-26 NK/T 细胞淋巴瘤（鼻型）
（南方医科大学陈雅绘制）

（1）病理变化：上呼吸道是该肿瘤好发部位，中鼻腔是其典型发病部位，其次是口腔腭部及鼻咽、鼻窦，瘤组织可侵及外鼻，导致鼻部巨大溃疡。发生在鼻部区域的 NK/T 细胞淋巴瘤，包括中鼻腔、鼻咽、鼻窦和外鼻，又谓 NK/T 细胞淋巴瘤，鼻型。病变肉眼观察可见黏膜溃疡，鼻型病变可见鼻中隔或硬腭溃烂穿孔、骨质破坏，累及外鼻者可见外鼻溃烂（图 10-26）。镜下病变表现为大量肿瘤性淋巴样细胞增生并出现大量凝固性坏死，血管壁可发生纤维素样坏死；肿瘤性淋巴细胞散在或弥漫分布，大小不等，胞质浅染；核圆形或卵圆形且深染，可呈空泡状或大小形态不规则的扭曲状改变，异型性较明显，核膜薄，染色质点状，核仁不明显或有 1～2 个小核仁。瘤组织还可表现出以血管为中心的浸润性生长或破坏血管的生长模式，可见混合性炎症细胞浸润及肉芽肿样新生物形成。

（2）免疫表型：经典的免疫表型是瘤细胞表达 T 细胞抗原 CD2，胞质型 CD3、NK 细胞标记抗原 CD56 及 T 细胞内抗原 -1（TIA-1），此外还表达穿孔素和颗粒酶 B 等细胞毒性分子抗原。

（3）分子遗传学改变：多数病例 T 细胞受体基因和免疫球蛋白基因呈胚系构型，少数病例 T 细胞受体基因克隆性重排。绝大多数病例 EBER（EBV 编码的小 RNA 分子）阳性，可检出 EB 病毒 DNA 或编码的基因蛋白。迄今尚未发现特异性染色体异位。

（申 洪 牛海艳）

第三节 白血病

白血病（leukemia）是造血细胞发生的恶性肿瘤，其发病率在儿童和青少年中位居第一，在我国恶性肿瘤的死亡率中白血病位居第六或第七位。白血病在其他各国也不少见。

一、基本概念

骨髓中的造血干细胞可向髓系细胞和淋巴系细胞两个方向分化。向髓系细胞方向分化后可进一步分化为红细胞系、粒细胞系、单核细胞系、巨核细胞系之造血祖细胞，各类造血祖细胞可再进一步分化为相应的红细胞系、粒细胞系、单核细胞系和巨核细胞系中的不同成熟阶段的细胞，这些细胞统称为髓系细胞。不同类别和阶段的髓系细胞克隆性增生所形成的粒细胞、红细胞、巨核细胞和单核细胞系统的肿瘤（白血病）谓髓系肿瘤。向淋巴系细胞方向分化则形成不同类型的淋巴细胞，这些不同类型的淋巴细胞克隆性增生或肿瘤性增生所形成的肿瘤即为不同类型的淋巴瘤。

白血病的特征是造血/骨髓组织内增生的幼稚异常白细胞取代正常造血/骨髓组织并进入外周血，侵袭破坏骨髓、肝、脾、淋巴结等全身组织和器官，造成严重贫血、出血、感染和器官功能衰退、衰竭等。由于异常的幼稚白细胞侵入外周血，导致外周血中的白细胞出现质和量的改变。形态异常的白细胞数量常明显增多，甚至可超过 $100 \times 10^9/L$，白血病因此得名。有些白血病患者外周血白细胞数量并不增多反而减少，临床上称之为非白血性白血病（aleukemic leukemia）或白细胞减少性白血病（leukopenic leukemia）。

二、基本分类

白血病种类多，分类复杂，主要有以下分类。

1. **根据病情急缓和白血病幼稚细胞的分化程度** 可分为急性白血病和慢性白血病。
2. **根据增生的异常细胞来源** 可分为髓细胞性白血病和淋巴细胞性白血病。
3. **根据外周血白细胞的数量改变** 可分为白细胞增多性白血病（外周血白细胞 $\geq 15 \times 10^9/L$）和非白细胞增多性白血病（外周血白细胞计数不增多，甚至减少）。
4. **根据免疫学和细胞遗传学特点进行分型** 通过单克隆抗体、流式细胞术和分子遗传学技术等鉴定白血病肿瘤细胞的来源和分化程度。如，根据免疫学标志物可将急性淋巴细胞性白血病分为 T 细胞型、B 细胞型、前 T/B 细胞型和无标记细胞型等。用染色体分析和基因重排检测技术，可检测出白血病特异的染色体畸形和基因改变，进行染色体水平和基因水平分型，为白血病的分子诊断、分类和治疗奠定基础。
5. **FAB 分型** 1976 年法国、美国和英国血细胞形态学专家讨论、制定了白血病的分型诊断标准，简称"FAB"分型。FAB 分类根据异常白血病细胞的来源和分化程度将急性白血病分为急性淋巴母细胞白血病（acute lymphoblastic leukemia，ALL）和急性髓细胞性白血病（acute myelogenous leukemia，AML）。将慢性白血病分为慢性淋巴细胞白血病（chronic lymphocytic leukemia，CLL）和慢性髓细胞性白血病（chronic myelogenous leukemia，CML）。其中，将急性急性髓细胞性白血病进一步分为 M0–M7 八个亚型。在 WHO 的分类出现之前国内外多采用法、美、英协作组的 FAB 分类。
6. **WHO 分类** WHO 将白血病分为：①骨髓增殖性肿瘤。②肥大细胞增生症。③髓系/淋巴细胞系肿瘤伴嗜酸性粒细胞增多和基因重排。④髓系异常增殖综合征。⑤急性髓系白血病和相关前驱肿瘤。⑥伴胚系易感性髓系肿瘤。⑦髓系肉瘤。⑧母细胞性浆细胞样树突状细胞肿瘤。⑨急性谱系未名白血病。目前多采用 WHO 的分类。

三、基本病理变化

白血病的基本病理变化包括外周血象、骨髓、淋巴结、脾、肝和所侵袭组织的改变。这些改变是由于白血病肿瘤细胞增生直接引起的病变和白血病细胞侵入血液，侵袭机体不同组织、器官所引起的继发性改变。

1. 外周血象　通常白细胞总数进行性升高，可见幼稚细胞，多伴有贫血和血小板减少。非白细胞增多性白血病的白细胞计数可正常或减少，较难找到原始或幼稚细胞，血小板减少。瑞－吉姆萨染色部分病例可见明显红染的棒状结构（Auer 小体）。

2. 骨髓　骨髓内可见大量肿瘤性幼稚白细胞弥漫增生，或肿瘤性幼稚淋巴细胞侵袭骨髓并增生。大量增生的肿瘤性幼稚细胞进一步浸润骨髓脂肪组织并取代正常骨髓组织，侵蚀骨皮质。病变多以椎骨、胸骨、肋骨和盆骨明显，严重者可侵犯长骨。较成熟的白细胞不多，幼稚红细胞和巨核细胞等正常造血细胞生成受抑制，数量减少。

3. 淋巴结　全身淋巴结可不同程度肿大。肿大的淋巴结呈灰白色，质硬。镜下淋巴细胞性白血病淋巴结结构破坏，肿瘤性淋巴细胞弥漫增生；髓性白血病淋巴结内瘤细胞浸润较少，部分淋巴结结构可依然存在。

4. 脾　脾多轻度肿大，包膜紧张，切面暗红色，质软。镜下红髓中可见瘤细胞弥漫浸润，重者红髓和脾小体结构破坏。

5. 肝　肝大，表面光滑。镜下可见肿瘤性髓性幼稚细胞主要沿肝窦在小叶内弥漫浸润。

6. 其他　肿瘤性幼稚细胞可侵及骨髓以外的组织并增生、积聚，如扁骨和不规则骨、眼眶、淋巴结、胃肠道、前列腺、睾丸、乳腺、皮肤和牙龈，还可浸润脑、脊髓、周围神经、心肌、肾、肾上腺和甲状腺乃至全身各器官和组织，引起相应组织和器官出血并压迫和破坏邻近组织。瘤细胞一般首先出现在血管周围，逐渐向邻近组织浸润。

四、临床病理联系

临床上白血病患者往往出现发热，乏力，进行性贫血，出血倾向，肝脾和淋巴结肿大，心悸，头晕，衰弱，体重下降等。其中疲乏、发热、自发性黏膜和皮肤出血（瘀斑和瘀点）等主要临床表现均为肿瘤细胞侵袭、破坏骨髓组织所致，导致贫血、白细胞增多、血小板减少和出血。心悸、头晕、衰弱等症状与患者贫血有关。肿瘤性白细胞无正常免疫功能，因而患者免疫功能和抵抗力低下，易继发感染，为白血病常见的死亡原因。

五、白血病和淋巴瘤的关系

白血病和淋巴瘤主要根据肿瘤浸润骨髓或外周血与否而采用不同的命名方式。以 B 淋巴母细胞性白血病/淋巴瘤为例，当患者只表现为瘤块，未累及骨髓或外周血时，视为 B 淋巴母细胞性淋巴瘤；当存在广泛骨髓或（和）外周血受累时，视为 B 淋巴母细胞性白血病；当患者既有瘤块出现，也有骨髓受累，但骨髓中肿瘤细胞不超过 25% 时，仍应视为 B 淋巴母细胞性淋巴瘤。

六、白血病亚型举例

白血病亚型繁多，本节选择性介绍髓细胞性白血病中的急性髓细胞性白血病（AML）和慢性粒细胞性白血病（CML）；在淋巴细胞性白血病中选择性介绍急性淋巴细胞性白血病（ALL）和慢性淋巴细胞白血病（CLL）。

（一）髓细胞性白血病

髓细胞性白血病是骨髓组织中幼稚的肿瘤性髓系细胞异常增生，破坏骨髓并侵袭进入外周血的一类非淋巴细胞白血病。增生的肿瘤性髓系白血病细胞形态与其来源相应的正常细胞有一定相似性，但分化不成熟，具有明显的异型性。髓细胞性白血病细胞可抑制正常的骨髓造血，导致正常红系、粒系和巨核细胞明显减少，出现贫血、血小板降低、出血和继发感染等。髓细胞性白血病有急性和慢性之分，以下依次介绍。

1.急性髓细胞性白血病　急性髓细胞性白血病（AML）又谓急性非淋巴细胞白血病，是骨髓组织中幼稚的肿瘤性髓系细胞异常增生，破坏骨髓并侵袭进入外周血的一类白血病。这类白血病以急性粒细胞性白细胞为多，且成年人多见，儿童较为少见。发病率随年龄增加而升高，中位年龄为50岁。AML的特点是骨髓涂片中的原始细胞≥20%，骨髓内异常的髓细胞方向分化的肿瘤性髓系白细胞大量增生，进入外周血并可侵袭肝、脾、淋巴结等全身组织和器官。

（1）分类：结合形态学、免疫表型、临床生物学行为和分子遗传学特点，AML可分为：AML伴重现性遗传学异常，AML伴骨髓增生异常的相关性改变，治疗相关性髓系肿瘤，AML非特指型，髓系肉瘤及唐氏（Down）综合征相关性骨髓增殖症和浆母细胞性浆细胞样树突细胞肿瘤。

多能髓细胞性干细胞在分化过程中的不同阶段均可发生恶变，因此根据AML来源细胞的阶段不同，WHO和FAB将AML中的非特指型进一步分为以下8个亚型（括号内为FAB分型）。

1）急性髓细胞性白血病，微分化型（M0）：约占所有AML的5%，原始细胞无原始粒细胞的形态学和细胞化学特点，无Auer小体；免疫组化：CD34（+）、CD13（+）、CD33（+）、CD117（+）、MPO（+）、HLA-DR（+）、TdT（+），T、B细胞抗原阴性。

2）急性髓细胞性白血病，伴未成熟型（M1）：约占所有AML的20%，骨髓原始粒细胞大于90%，罕见早中幼粒细胞，无成熟粒细胞；不足3%的原始细胞过氧化酶阳性；或有胞质颗粒或Auer小体，10%~15%病例有Ph染色体。免疫组化：CD34（+）、CD13（+）、CD33（+）、CD117（+）、MPO（+），CD14（-）、CD15（-）。本型预后很差。

3）急性髓细胞性白血病，伴成熟型（M2）：占30%~40%，由原始粒细胞到中幼粒细胞之间的各阶段细胞组成，骨髓或外周血原始粒细胞≥20%，伴有成熟现象，不同成熟阶段的中性粒细胞≥10%，骨髓单核细胞<20%，多数病例可见Auer小体。免疫组化：CD34（+）、CD13（+）、CD33（+）、CD117（+）、CD15（+）、MPO（+）、HLA-DR（+）。有t（8；21）转位。本型预后好。

4）急性粒-单核细胞白血病（M4）：占5%~10%，瘤细胞向粒细胞和单核细胞两个方向分化，表现为中性粒细胞和前提单核细胞同时增生，外周血或骨髓原始粒细胞和原始单核细胞≥20%，并有多数非特异性酯酶阳性的幼单核细胞。免疫组化：幼稚粒细胞CD34（+）、CD13（+）、CD33（+）、MPO（+），幼稚单核细胞CD14（+）、CD64（+）、CD36（+）CD68（+）、MPO

（+）、CD11b（+）、CD11c（+）。有 inv16 或 16q 缺失。本型预后较好。

5) 急性原始单核和单核细胞白血病（M5）：M5 包括急性原始单核细胞白血病和单核细胞白血病，各占 AML 不足 5%。前者以原单核细胞为主（M5a），后者以幼单核细胞为主（M5b）。骨髓涂片 80% 以上为各阶段单核细胞，中性粒细胞不足 20%。骨髓活检可见大量增生的幼稚单核细胞。免疫组化检查：CD14（+）、CD4（+）、CD64（+）、CD36（+）、CD68（+）、MPO（+）、CD11b（+）、CD11c（+）、Lysozyme（+）。染色体 11q23 异常。本型多见于儿童和青年患者，常有牙龈浸润。

6) 急性红白血病（M6）：是以红系细胞增生为主的白血病，分为以红细胞增生为主的白血病和纯红细胞白血病，前者骨髓增生的红系前体细胞≥50%，表现为大量病态的巨幼样、巨核、双核和多核原红细胞增生；后者纯红细胞≥80%，非红细胞系原粒细胞≥20%。免疫组化：红系和粒系抗原表达阳性。M6 约占 AML 的 5%，老年患者居多。

7) 急性原始巨核细胞白血病（M7）：此型占 3%~5%，以多形性的原巨核细胞为主。骨髓中原始细胞≥20%，原始巨核细胞≥50%，常伴骨髓纤维化，网状纤维增多。免疫组化：CD41（+）、CD42（+）、CD61（+）、HLA-DR（-）、MPO（-）。

8) 急性全髓细胞增生伴纤维化：为罕见 AML 亚型，表现为全髓细胞增生并纤维化，病情进展快。免疫组化：CD34(+)、CD13(+)、CD33(+)、CD117(+)、MPO(+)、CD41(+)、CD61(+)、CD235(+)、血红蛋白 A(+)。

M3 为急性早幼粒细胞白血病，占 5%~10%，以早幼粒细胞为主，胞质充满粗大颗粒，Auer 小体多见，可见肾形核或双叶核，以 t（15；17）转位为特征（图 10-27），维 A 酸治疗有效。

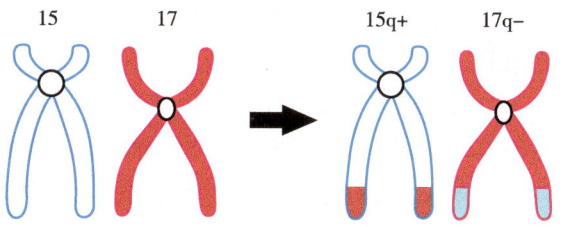

图 10-27　示急性早幼粒细胞白血病细胞伴有 t（15；17）染色体易位（南方医科大学隋础阳绘制）

(2) 基本病理变化：AML 各亚型病变有许多共同之处，包括大量髓细胞性白血病细胞增生直接引起的病变和白血病细胞侵入血液，侵袭机体不同组织、器官所引起的继发性改变。肿瘤性髓性白细胞在浸润的组织中往往分布均匀，形成撒散的沙子样分布。

1) 外周血象：外周血呈"三联征"，即：白细胞总数升高，可达 $100×10^9/L$ 以上，可见原始粒细胞>30%，同时伴有贫血和血小板减少。白细胞总数常呈进行性上升，其中有大量原始和幼稚细胞。临床上约 50% 的病例白血病总数可在 $10×10^9/L$ 以下。非白细胞增多性白血病的白细胞计数可正常或减少，有时可降低至 1 000~3 000/L，较难找到原始或幼稚细胞。血小板减少甚至低至 10 000/L 以下。用常规的瑞-吉姆萨染色，部分病例可见明显红染的棒状结构（Auer 小体）。

2) 骨髓：骨髓内可见大量肿瘤性髓系幼稚细胞弥漫增生，骨髓涂片中的原始细胞>30%。大量增生的肿瘤性髓系幼稚细胞进一步浸润骨髓脂肪组织并取代正常骨髓组织，侵蚀骨松质和骨皮质。病变以椎骨、胸骨、肋骨和盆骨最显著，严重者可侵犯长骨。较成熟的白细胞不多，幼稚红细胞和巨核细胞等正常造血细胞生成受到抑制，数量减少。急性粒细胞白血病的瘤细胞（主要为原始粒细胞），在骨组织、骨膜下或软组织中大量浸润、聚集并形成绿色肿块，谓绿色瘤（chloroma）。这类病变多见于颅骨和眼眶周围，瘤细胞浸润之处呈绿色。瘤组织暴露于空气中后，因氧化作用其绿色迅速消退，用过氧化氢或亚硫酸钠可使绿色重现。有关绿色色素的性质有学者认为与其内含原卟啉、胆绿蛋白或绿色过氧化物酶有关，或与瘤细胞的异常代谢产物有关。

3）淋巴结：全身淋巴结可有不同程度的肿大。肿大的淋巴结呈灰白色，有弹性，一般不相互粘连。镜下可见淋巴结内瘤细胞浸润较少，部分淋巴结结构可保留。

4）脾：脾多呈轻度增大，包膜紧张，切面呈暗红色，质软。镜下见红髓中瘤细胞弥漫浸润，严重时红髓和脾小体结构破坏。

5）肝：肝中度增大，表面光滑。镜下见肿瘤性髓系幼稚细胞主要沿肝窦在小叶内弥漫浸润。单核细胞性白血病较少累及肝，其浸润方式与粒细胞白血病相似。

6）其他：AML的肿瘤细胞可在骨髓以外的组织中积聚，如扁骨和不规则骨、眼眶、淋巴结、胃肠道、前列腺、睾丸、乳腺等处，形成髓系肉瘤（myeloid sarcoma），最常见的为粒细胞肉瘤（granulocytic sarcoma）。髓系肉瘤可早于或与白血病同时发生。因瘤组织内含有原卟啉或绿色过氧化物酶，在新鲜时外观呈绿色，暴露于空气中后，绿色迅速消退，用还原剂（过氧化氢或亚硫酸钠）可使绿色重现。

急性粒细胞白血病和急性单核细胞白血病除上述器官浸润外，还可侵犯皮肤和牙龈。白血病的皮肤病变多见于M5，病变可局限于一处，也可广泛播散，形成扁平或隆起的斑块或丘疹。瘤细胞多浸润于真皮内，一般不侵犯表皮。M5有时也可浸润牙龈，造成牙龈黏膜肿胀、肥厚，常有出血，并可形成表浅性溃疡，易致继发感染。

AML肿瘤性髓系幼稚细胞还可浸润脑、脊髓、周围神经、心肌、肾、肾上腺和甲状腺乃至全身各器官和组织，引起相应组织和器官出血并压迫和破坏邻近组织。瘤细胞一般首先出现在血管周围，逐渐向邻近组织浸润。

（3）组织化学及免疫组织化学改变：髓过氧化酶阳性，Auer小体过氧化酶呈强阳性。瘤细胞的单核细胞分化可用溶酶体非特异性酯酶显示。

不同AML的免疫标记有所不同，大多数表达髓细胞性相关抗原，如CD13、CD14、CD15、CD64、CD68、MPO和LYS。CD33表达于多潜能干细胞，因此髓性前体细胞阳性，对区别AML（M0亚型）和ALL有帮助。此外，M7的血小板相关抗原检测呈阳性，CD61阳性。

（4）遗传学改变：AML大多存在染色体异常，表现出重现性遗传学异常，主要为平衡异位。包括：① AML伴t（8；21）(q22；q22)；RUNX1-RUNX1T1。② AML伴inv（16）(p13.1；q22)或t（16；16）(p13；q22)；CBB-MYH11。③急性早幼粒细胞白血病伴t（15；17）(q22；q12)；PML-RARA。④ AML伴t（9；11）(p22；q23)；MLLT3-MLL。⑤ AML伴t（6；9）(p23；q34)；DEK-NUP214。⑥ AML伴inv（3）(q21；q26.2)或t（3；3）(q21；q26.2)；RPN1-EV11。⑦ AML伴t（1；22）(p13；q13)；RBM15-MKL1。上述前3项t（8；21）、inv（16）和t（15；17）为最常见的染色体异常。当患者有前3项异常时，即使原始细胞小于20%，也可诊断为AML。

（5）临床病理联系：临床上急性髓性白血病发病的共同特点是发热、乏力、进行性贫血、出血倾向、肝脾大和淋巴结肿大等。其中疲乏、发热、自发性黏膜和皮肤出血（瘀斑和瘀点）等AML的主要临床表现均为髓系肿瘤细胞侵袭、破坏骨髓组织所致，导致贫血、白细胞增多和血小板减少和出血。白血病时虽然肿瘤性白细胞大量增生，但这些细胞无正常免疫功能，因而患者免疫功能和抵抗力低下，常继发细菌和真菌感染，常见的感染有白念珠菌、曲菌和毛霉菌感染等，为白血病常见的死亡原因。

在各类白血病中，AML的预后最差，患者发病后如不治疗可迅速死亡。AML的治疗效果不及ALL。由于治疗方案不同，因此AML必须与ALL鉴别。核型有t（8；21）、inv（16）畸变的

AML 患者经常规化疗后有 50% 的机会长期生存，骨髓移植对 AML 多有良好的疗效。

2. 慢性髓细胞性白血病（chronic myelogenous leukemia，CML） 属于慢性髓细胞增生性疾病中的一种，起源于异常骨髓多能干细胞，约 95% 伴有定位于 Ph 染色体上的 *BCR–ABL1* 融合基因。骨髓中来自髓细胞分化的各级细胞增生程度活跃，可见到从原粒细胞到成熟的分叶核各阶段髓系细胞的谱系，故又谓慢性骨髓增生性白血病。该病占所有白血病的 15% ~ 20%，发病隐匿，多为偶然发现，任何年龄均可发病，发病年龄通常为 25 ~ 60 岁，发病高峰为 40 ~ 50 岁，男性稍多见。

CML 瘤细胞的成分以中、晚幼粒细胞为主。骨髓和脾内幼稚粒细胞明显增多。与急性髓细胞性白血病不同，CML 中的髓样干细胞仍具有分化成熟的能力，外周血内可见大量成熟的粒细胞。

（1）病理变化

1）外周血象：外周血象中白细胞总数增多，较 CLL 增高更为明显，可达（100 ~ 800）× 10^9/L，少数病例还可更高，白细胞总数正常或减少者极为少见。增多的不同阶段的幼稚髓系细胞绝大多数为较成熟的中、晚幼和杆状核粒细胞，早幼粒和原始粒细胞很少，后者通常少于 2%。嗜碱性和嗜酸性粒细胞也增多。由于 CML 源于髓性干细胞，因此多达 50% 的患者有血小板增多症，晚期有明显贫血和血小板减少。CML 的中性粒细胞碱性磷酸酶降低或消失，这有助于与类白血病反应区别。

2）骨髓：增生极度活跃，各期粒细胞均可见到，以粒细胞系增生占绝对优势，且以中、晚幼粒、杆状核和分叶核粒细胞为主，原始粒细胞很少。红细胞系统和巨核细胞系统并不消失，在早期还可增生。幼红细胞和巨核细胞早期可增生，血小板增多，晚期则被抑制。CML 很少发展为广泛性骨髓纤维化。

3）淋巴结：轻至中度肿大，程度不及 CLL。

4）脾：脾大是 CML 最明显的特点，可形成"巨脾"。增大的脾可占据腹腔大部分空间，甚至达到盆腔，可达 4 000 ~ 5 000 g。红髓的脾窦内有大量肿瘤性髓系细胞浸润。

5）肝：肝中度增大，表面光滑，其内浸润的肿瘤性髓系白细胞主要分布在肝窦。

（2）免疫表型：约 30% 的患者造血细胞中含有原始淋巴细胞，出现 TdT 阳性，但同时表达 B 细胞系列抗原如 CD10 和 CD19，有 B 细胞属性细胞的出现可作为 CML 来源于多潜能干细胞的重要依据。余下 70% 的患者肿瘤细胞具有髓系细胞的特点。

（3）遗传学改变：95% 以上的 CML 具有独特的分子遗传学改变，出现 Ph^1 染色体（Philadelphia chromosome 1，费城染色体）。Ph^1 染色体是由于 t（9；22）（q34;q11）形成的（图 10-28）。在此异位中，原来位于 9 号染色体的 *BCR* 基因和原来位于 22 号染色体的 *ABL* 基因拼

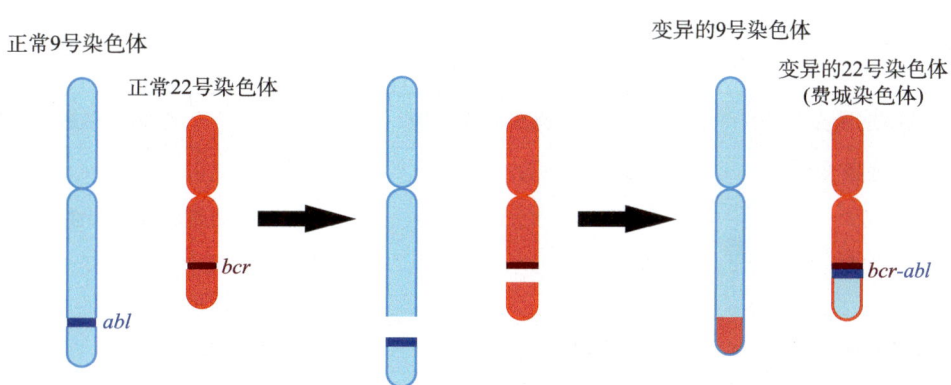

图 10-28 Ph1 染色体的形成

（南方医科大学隋础阳绘制）

接成新的融合基因——*BCR-ABL* 基因。新融合的 *BCR-ABL* 基因定位于变短了的 9 号染色体。该染色体谓 Ph^1 染色体，其编码的 210 dKa 蛋白，具有酪氨酸激酶活性，可能和 CML 的发生有关。

Ph^1 染色体可在粒细胞或在红细胞和巨核细胞前体细胞及 B 细胞中检出，一些病例在 T 细胞中也能检出，因而人们认为 CML 源于多能干细胞的克隆性生长。Ph^1 染色体可造成 *BCR-ABL* 基因融合，对细胞肿瘤性转化非常重要。在 Ph^1 染色体阴性的病人，用核酸杂交分析或聚合酶链反应技术也能检出隐性 *BCR-ABL* 融合基因。尽管 Ph^1 染色体是 CML 最具特征的改变，但这并非该病特有，约 30% 成人 ALL 和少数 AML 患者也可检出 Ph^1。在所有的 CML 病例中，都能检出嵌合的 *BCR-ABL* 基因编码的 BCR 和 ABL 酪氨酸激酶域的融合蛋白。虽然 CML 起源于多能干细胞，但其主要瘤细胞还是粒细胞系细胞。与急性白血病相反，其干细胞的分化没被阻断，因而骨髓和周围血会出现大量不同分化阶段的粒细胞。

（4）临床病理联系：CML 临床上起病缓慢，多无症状或仅有乏力、心悸、头晕、衰弱、体重下降等症状。贫血和脾明显增大是重要的体征。CML 病程进展缓慢，未加治疗者的中位生存期可达 3 年。约在 3 年后，50% 患者进入加速期，此时对治疗的反应逐渐降低，治疗效果不佳，贫血和血小板减少加重，6~12 个月后可转变为急性白血病（急性变）。此外约 50% 的 CML 患者不经过加速期可直接进展为急性白血病。此时患者突然出现原因不明的高热，脾迅速增大，贫血、血小板减少，出血症状加剧，骨及关节疼痛，骨髓和血中原始粒细胞和早幼粒细胞突然增加。最后转为急性白血病，其中 70% 的急性变病例为 AML，30% 为 ALL。急性变发生后病情常急转直下，预后很差。

Ph^1 染色体的存在与 CML 的发生发展有关。典型的 CML Ph^1 阳性，多见于青壮年，化疗效果好。Ph^1 阴性的 CML 多见于老人和小儿，预后不佳。

CML 须与类白血病反应（leukemoid reaction）相鉴别，两者最重要的鉴别指标是 Ph^1 染色体和外周血嗜碱性粒细胞数量增加，这两种改变在 CML 非常典型。

附：类白血病反应

类白血病反应（leukemoid reaction）通常是由于严重感染、某些恶性肿瘤、药物中毒、大量出血和溶血反应等刺激造血组织所产生的以外周血白细胞异常增多且伴有幼稚细胞出现的一种异常反应。血液中的白细胞可达 50×10^9/L 以上。类白血病反应的治疗及预后与粒细胞白血病不同，因此两者的鉴别极为重要。一般根据病史、临床表现和细胞形态能与白血病鉴别，但有时鉴别也比较困难。类白血病反应与粒细胞白血病的鉴别要点见表 10-2。

表 10-2 类白血病反应与粒细胞白血病的鉴别要点

鉴别要点	类白血病反应	粒细胞白血病
病因去除后的血象变化	难以恢复正常	可恢复正常
贫血和血小板减少	有	一般无明显贫血和血小板减少
粒细胞中毒性改变	无	有严重中毒性改变，胞质内有中毒性颗粒*和空泡
粒细胞碱性磷酸酶活性	显著降低	明显增高

续表

鉴别要点	类白血病反应	粒细胞白血病
糖原	显著降低	明显增高
嗜碱性粒细胞	数量不变	数量增加
Ph^1 染色体**	可出现	无

* 目前认为所谓的中毒颗粒实际上是应激情况下细胞的退行性变；** 为慢性粒细胞白血病的特征性变化

（二）淋巴细胞性白血病

1. **急性淋巴细胞白血病**（acute lymphocytic leukaemia，ALL） 是一种源自淋巴造血组织中淋巴母细胞并大量累及外周血的 B 或 T 淋巴母细胞恶性肿瘤，包括 B 淋巴母细胞白血病/淋巴瘤（B-ALL/LBL）和 T 淋巴母细胞白血病/淋巴瘤（T-ALL/LBL），多见于儿童，6 岁以下尤为多见。ALL 大多为 B-ALL/LBL，男性居多，预后较好。

ALL 由至中等大的淋巴母细胞构成，原发于淋巴结或骨髓，前者可进一步累及外周血并侵袭骨髓组织和全身组织，后者可进一步累及外周血并进一步侵袭包括淋巴结在内的全身组织器官。B-ALL/LBL 累及骨髓时大多都有骨髓衰竭的症状，表现为血小板减少和（或）贫血和（或）中性粒细胞；外周血白细胞可减少、正常或明显升高。T-ALL/LBL 典型表现为白细胞计数升高。当骨髓和外周血广泛受累时，称之为淋巴母细胞性白血病；当无或稍有骨髓和外周血受累，主要表现为淋巴结肿大或结外肿块时，称之为淋巴母细胞性淋巴瘤。形态学上 B 或 T 淋巴母细胞难以分别，主要依靠免疫表型甄别。B 淋巴母细胞表达 TdT 和 B 细胞的标志，如 CD19 和 CD79α，部分也表达 CD10、CD20 和 PAX-5。T 淋巴母细胞的主要标记有 TdT、CD3、CD5 等。T-ALL/LBL 通常较 B-ALL/LBL 高危。

2. **慢性淋巴细胞白血病**（chronic lymphocytic leukaemia，CLL） 和小淋巴细胞性淋巴瘤（SLL）为同一性质肿瘤，但生物学行为之时相不同。瘤细胞主要由接近成熟的小淋巴细胞组成。外周血中，较成熟的小淋巴细胞数量可达 $(30 \sim 100) \times 10^9$/L。骨髓组织中见瘤细胞弥漫性或灶状浸润，其他造血组织成分减少，淋巴结、脾和肝等也有不同程度的肿瘤细胞浸润。正常情况下幼淋巴细胞的比例 < 2%，当幼淋巴细胞的比例增加，出现 *p53* 异常和 12 号染色体三倍体时，此时的幼淋巴细胞可达 10%~55%，提示瘤细胞的侵袭性增加，谓慢性淋巴细胞白血病变异型（CLL/PLL）。有关 CLL 的病理变化、免疫表型和分子遗传学改变详见本章第二节（四（一）1.）慢性淋巴细胞白血病/小淋巴细胞性淋巴瘤。

（申 洪）

第四节　组织细胞与树突细胞肿瘤 ⓔ

第五节　淋巴造血组织增生性病变的观察和分析

淋巴造血组织疾病的诊断是临床外检中一大难题，组织学类型繁多，表现复杂，鉴别诊断困难。准确诊断是患者治疗方案的选择、疗效评估和预后的前提基础。

一、淋巴造血组织形态学观察及意义

（一）淋巴造血组织正常结构的识别

（二）细胞密度的变化

（三）继发性淋巴滤泡不同增生模式的观察

（四）淋巴结套区细胞增生的判断

（五）淋巴结边缘区细胞增生的观察

（六）淋巴结免疫功能区域的识别

（七）淋巴造血组织增生性病变形态学改变及意义

二、淋巴造血组织增生性病变观察过程中的思维方法

（一）肿瘤细胞大小的判断

（二）小细胞背景下的大细胞性肿瘤

三、免疫组织化学分析

免疫组织化学改变在淋巴造血系统肿瘤诊断中具有非常重要的意义。绝大多数非霍奇金淋巴瘤及其亚型需要免疫组织化学检测分析才能得到准确的诊断。没有免疫组织化学检测分析进行淋巴造血系统肿瘤的诊断是非常危险的，是不可取的。

与淋巴瘤外检诊断相关的诊断性抗体非常多。从实际工作需要出发，以下抗体可以解决大多数淋巴瘤的诊断和鉴别诊断问题，可以作为首先使用的一线抗体（表10-3）。

表10-3 淋巴瘤诊断中建议首先使用的一线单克隆抗体

抗体	意 义
Ki-67	表达在细胞核，可检测细胞增殖指数，对恶性程度的判断有重要参考价值，此外可用于判断增生情况下残存滤泡的形态和结构
CD23/CD21	CD23对慢性淋巴细胞白血病/小淋巴细胞性淋巴瘤的诊断有重要价值。CD21可用于判断增生或肿瘤情况下滤泡结构是否存在
CD45RO/CD3	CD45RO是T细胞标志物。CD3也是T细胞标志物，包括胞质CD3和胞膜CD3，前者主要表达在幼稚T细胞上，后者表达在成熟T细胞上

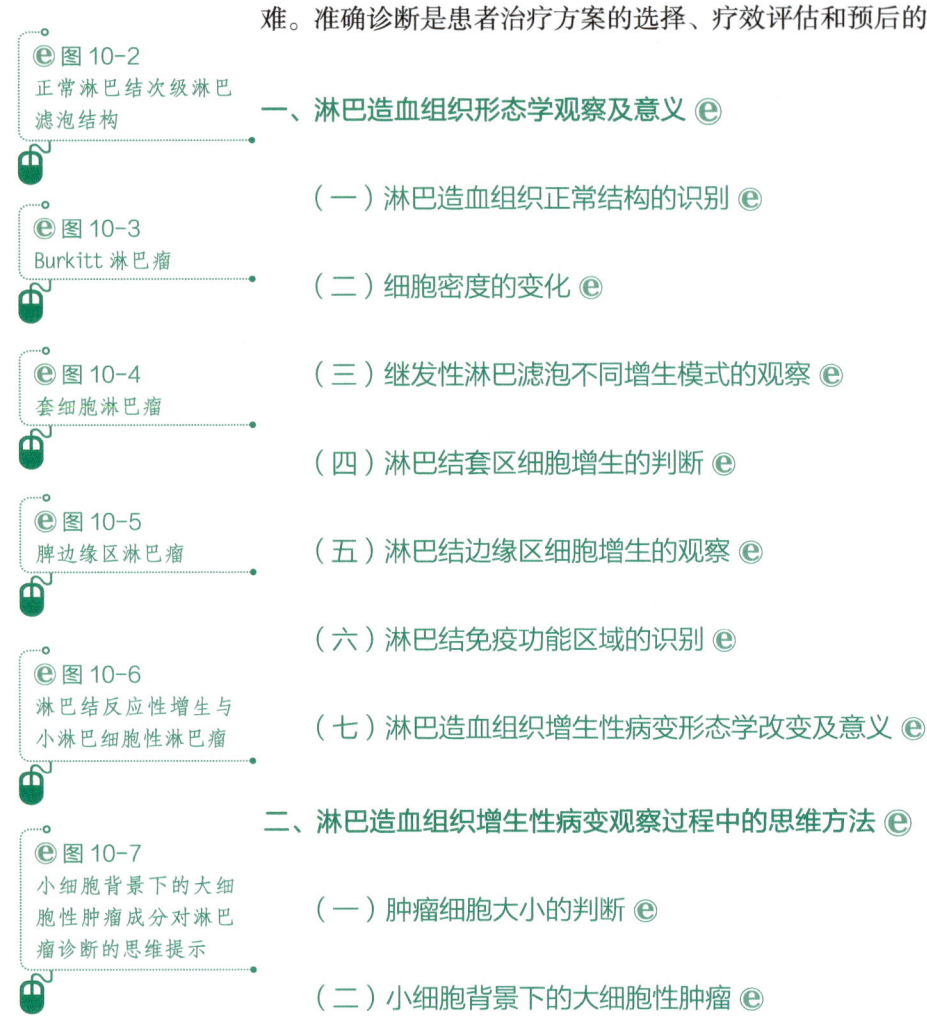

图10-2 正常淋巴结次级淋巴滤泡结构

图10-3 Burkitt淋巴瘤

图10-4 套细胞淋巴瘤

图10-5 脾边缘区淋巴瘤

图10-6 淋巴结反应性增生与小淋巴细胞性淋巴瘤

图10-7 小细胞背景下的大细胞性肿瘤成分对淋巴瘤诊断的思维提示

续表

抗体	意　义
CD20/PAX-5	两者均为B细胞标志物，CD20表达在膜，PAX-5表达在核，用于大多数B细胞肿瘤检测
CD5	T细胞标志物，可用于非霍奇金淋巴瘤等的诊断和鉴别诊断
CD30	是经典型霍奇金淋巴瘤的R-S细胞及间变性大细胞淋巴瘤肿瘤细胞的重要标志物
BCL-2	是滤泡性淋巴瘤的重要标志物
CyclinD1	是套细胞淋巴瘤的重要标志物
CD56	细胞毒性T细胞的特异性标志物，多用于外NK细胞淋巴瘤的诊断和鉴别诊断
CD10	主要表达于滤泡生发中心细胞，多用于弥漫大B细胞淋巴瘤GCB与Non-GCB的甄别
TdT	主要表达于早期的转化淋巴细胞，如淋巴母细胞性白血病/淋巴瘤
CD1α	朗格汉斯细胞特异性标志物，主要用于朗格汉斯细胞肿瘤标记

四、分子病理学检查

分子病理学检查是认识淋巴造血系统疾病本质的重要基础。在淋巴造血系统疾病检测分析中，常用检测技术有免疫球蛋白（Ig）和T细胞表面受体（TCR）基因重排、微卫星不稳定性、限制性片段长度多态性、染色体易位、癌基因突变、单细胞基因分析和含原位杂交等检测分析技术。本节简介免疫球蛋白（Ig）和T细胞表面受体（TCR）基因重排（gene rearrangement）检测分析对判断淋巴细胞克隆性增生的作用。

（一）免疫球蛋白（Ig）基因重排及意义

免疫球蛋白（Ig）分子由两条重链（H链）和两条轻链（L链）组成。重链基因位于14q32上，由Vh、Dh、Jh和Ch 4组基因片段组成，在B细胞的分化中最先重新排列成V-D-J功能性片段，接着转录形成重链（H链）分子。轻链（L链）基因位于2p12和22q11.12上，其基因片段重排晚于重链（H链）基因重排。理论上，B细胞可以形成10^9种重排V-D-J片段，每一种B细胞都有独特的重排序列，这样的不同序列又谓细胞的"分子指纹"。

B细胞性非霍奇金淋巴瘤（B细胞的单克隆性增生）通过PCR扩增，阳性率可以达到80%~90%，在B细胞良性增生性疾病和B细胞肿瘤鉴别诊断中具有重要意义。

（二）T细胞表面受体（TCR）基因重排及意义

T细胞表面受体（TCR）之基因由α、β、γ和δ四种肽链基因组成。随着T细胞分化的成熟，逐渐形成TCRαβ二聚体（95%）和TCRγδ二聚体（5%）。

TCR的PCR扩增在判断T细胞TCR基因重排方面有重要价值，主要应用于鉴别T细胞非霍奇金淋巴瘤和T细胞良性增生。T细胞非霍奇金淋巴瘤TCR扩增阳性率在70%~95%之间，与PCR引物的不同有关。

（三）霍奇金淋巴瘤和基因重排的检测

由于霍奇金淋巴瘤特殊的组织结构，用于PCR扩增的肿瘤DNA样本，如果包含了大量背景T、B细胞的混杂，则对免疫球蛋白Ig和TCR基因重排分析结果意义不大。对R-S细胞基因分析应采用显微切割技术纯化细胞。

（牛海艳　申　洪）

思考题

1. 淋巴结良恶性病变的区别要点有哪些？
2. 坏死性淋巴结炎、淋巴结结核、猫抓病的病理学改变有哪些区别？
3. R-S 细胞的形态特点及病理学意义是什么？
4. 淋巴瘤一般分成哪几大类？
5. 霍奇金淋巴瘤的基本病理学特征有哪些？2017 年的 WHO 淋巴瘤分类中有哪几种类型？各种类型的基本病理学特点有哪些？
6. 结节性淋巴细胞为主型霍奇金淋巴瘤（NLPHL）和富于淋巴细胞的经典型霍奇金淋巴瘤（LRCHL）病理学改变上有何异同？
7. 慢性淋巴结炎和滤泡性淋巴瘤（FL）病理学改变有何异同？
8. 外周 T 细胞淋巴瘤有哪些基本的病理学特点？
9. 朗格汉斯细胞组织细胞增生症（LCH）有哪几种类型？基本病理学改变如何？
10. 简述白血病和淋巴瘤的关系并举例说明。
11. 基因重排在鉴别淋巴细胞肿瘤性增生和良性增生性病变上有何作用？

网上更多……

本章小结　　历代著名病理学家介绍　　自测题　　教学 PPT

第十一章
免疫性疾病

关键词

变态反应　　自身免疫病　　免疫耐受　　系统性红斑狼疮
类风湿关节炎　　系统性硬化（硬皮病）　　干燥综合征
皮肌炎　　强直性脊柱炎　　免疫缺陷病　　获得性免疫缺陷综合征
移植

　　免疫性疾病是一大类与免疫性损伤密切关联的炎症性疾病，在机体疾病构成中占有重要比例。本章着重介绍组织损伤的免疫机制、自身免疫病、免疫缺陷病及器官移植排斥反应。

　　本章学习要求熟悉重要的自身免疫病、免疫缺陷病及器官移植排斥反应的类型及病理变化，理解组织损伤的免疫机制，为进一步学习免疫性疾病奠定基础。

思维导图

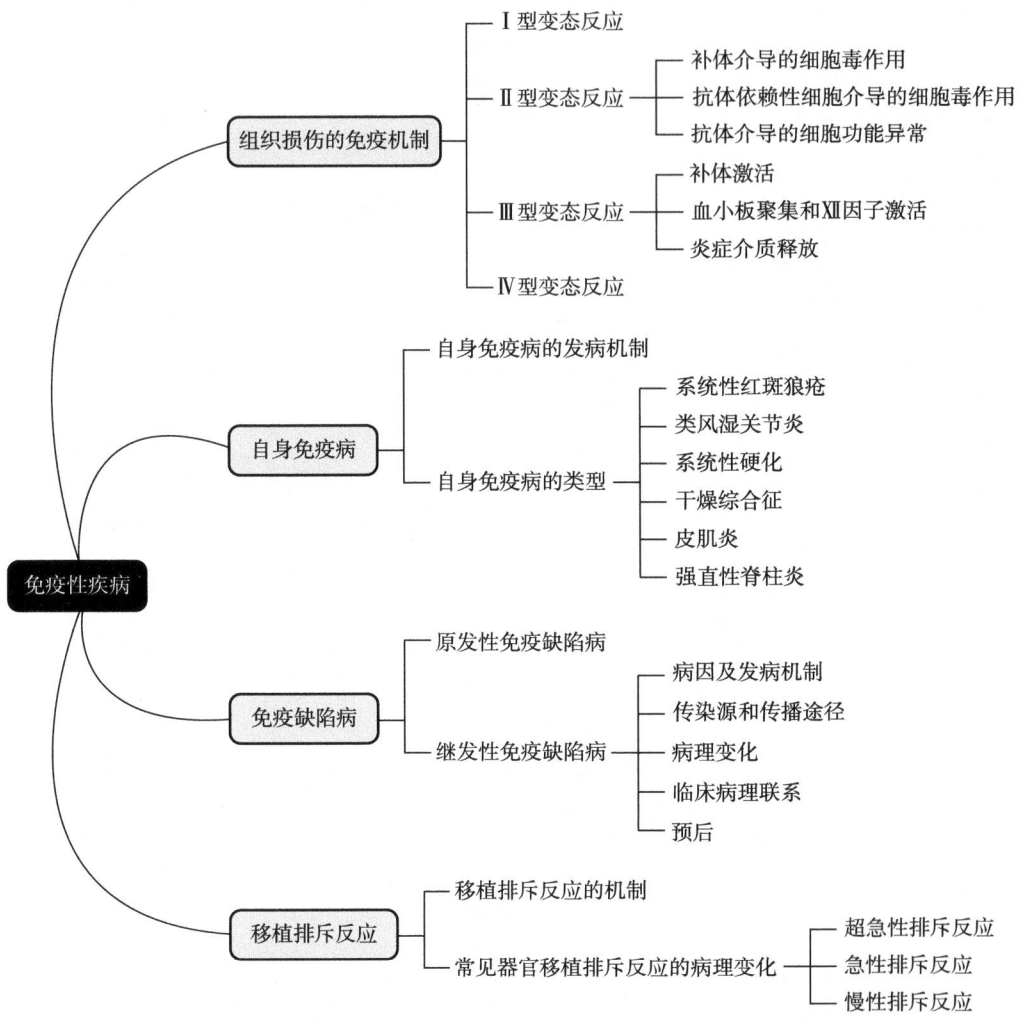

免疫系统由免疫组织和器官、免疫细胞和免疫活性分子组成。免疫系统通过细胞免疫或体液免疫对病原体或肿瘤细胞等进行适当的免疫应答，而发挥对机体的保护作用。如果免疫功能失调，无论是免疫应答过高、过低，或者对自身组织发生免疫反应，都可能引起组织损伤，导致疾病发生。本章重点介绍几种常见的免疫性疾病和免疫缺陷病。

第一节 组织损伤的免疫机制

由内源性或外源性抗原通过细胞或体液介导的免疫应答导致的组织损伤谓免疫损伤（immune injury），通常称之为变态反应（allergic reaction）或超敏反应（hypersensitivity reaction）。引起免疫性损伤的抗原可以是内源的或外源的，同种的或自体的。变态反应按免疫机制的不同可分为Ⅰ、Ⅱ、Ⅲ、Ⅳ型。

一、Ⅰ型变态反应

Ⅰ型变态反应又称过敏反应（anaphylaxis），因反应迅速，故又称速发型超敏反应（immediate hypersensitivity）。本型变态反应是通过抗原（致敏原）进入机体后与附着在肥大细胞和嗜碱性粒细胞上的IgE分子结合，并触发该细胞释放生物活性物质，引起平滑肌收缩、血管通透性增加、浆液分泌增加等临床表现和病理变化。

致敏原的种类繁多，常见的有：①异种蛋白质：如异种动物血清、蜂毒、昆虫毒液、疫苗、寄生虫、食物、花粉、胰岛素等。②药物：如各种抗生素、有机碘、汞剂等。

> 知识拓展 11-1
> Ⅰ型变态反应发病机制

二、Ⅱ型变态反应

Ⅱ型变态反应又名细胞毒性抗体反应，是由抗体与靶细胞表面的抗原相结合而介导。抗原可以是细胞膜自身成分，也可以是吸附在细胞表面的外源性抗原或半抗原，可通过不同的机制而引起细胞损害。

（一）补体介导的细胞毒作用（complement mediated cytotoxicity, CMC）

特异性抗体（IgM或IgG）与细胞表面的抗原相结合，固定并激活补体，直接引起细胞膜的损害与溶解，或通过抗体的Fc片段及C3b对巨噬细胞相应受体的亲和结合，由巨噬细胞所介导，常累及血细胞（红细胞、白细胞、血小板）和细胞外组织（如肾小球基底膜），引起细胞和组织损害。

> 临床视角 11-1
> 补体介导的细胞毒作用常见情况

（二）抗体依赖性细胞介导的细胞毒作用（antibody dependent cell mediated cytotoxicity, ADCC）

在本反应中，靶细胞为低浓度的IgG抗体所包绕，IgG的Fc片段可与一些具有Fc受体的细胞（NK细胞、中性粒细胞、嗜酸性粒细胞、单核细胞）相接触而引起靶细胞的溶解，后者需要消耗能量但不涉及吞噬反应或补体的固定。ADCC主要与寄生虫或肿瘤细胞的消灭以及移植排斥有关。

> 图 11-1
> 抗体依赖性细胞介导的细胞毒作用（ADCC）示意图

(三)抗体介导的细胞功能异常

患者体内存在抗某种受体的自身抗体,抗体与靶细胞表面的特异性受体结合从而导致靶细胞的功能异常。由于不结合补体,因而不破坏靶细胞亦无炎症反应。例如,重症肌无力(myasthenia gravis)是由于患者体内存在抗乙酰胆碱受体的自身抗体,此抗体可与骨骼肌运动终板突触后膜的乙酰胆碱受体结合,削弱神经肌冲动的传导而导致肌肉无力。

三、III型变态反应

> 知识拓展 11-2
> 引起人体免疫复合物疾病的抗原种类

III型变态反应又名免疫复合物介导的超敏反应(immune complex mediated hypersensitivity)。免疫复合物是抗原和抗体相结合的产物,在生理情况下它能及时被吞噬系统所清除。当免疫复合物沉积于血管壁,引起血管炎症,则导致免疫复合物疾病。

免疫复合物沉积引起组织损伤的主要环节是固定并激活补体,产生生物活性介质,导致组织损伤及炎症反应,包括:

(一)补体激活

补体激活所产生的生物学效应有:①通过释放C3b促进吞噬作用。②提供趋化因子(C5b,C567),诱导中性粒细胞和单核细胞游走。③释放过敏毒素(C3a,C5a),增加血管通透性和引起平滑肌收缩。④攻击细胞膜,造成细胞膜损伤甚至溶解(C5b~9复合体)。

(二)血小板聚集和XII因子激活

免疫复合物可引起血小板聚集和XII因子(Hageman factor)激活,两者均可促进炎症过程和微血栓形成,从而导致缺血和坏死。

(三)炎症介质释放

白细胞吞噬抗原抗体复合物后可释放多种炎症介质,包括前列腺素、扩张血管的肽类物质、趋化因子以及溶解体酶,其中的蛋白酶能消化基底膜、胶原、弹力纤维及软骨。此外,激活的中性粒细胞产生的氧自由基也可引起组织损害。

> 知识拓展 11-3
> 实验性局部过敏反应——Arthus反应

III型变态反应因复合物沉积部位的不同,可导致局限性与全身性免疫复合物疾病。

局限性免疫复合物沉积引起的变态反应又称Arthus反应,是急性免疫复合物性血管炎所致的局部组织坏死,常发生在皮肤。

> 临床视角 11-2
> 急性血清病的临床表现

全身性免疫复合物疾病又称血清病(serum sickness),因抗原抗体在循环中形成可溶性复合物沉积在组织中而致病。单次大量免疫复合物形成并在多器官沉积,可引起急性血清病,常累及肾、心血管、关节滑膜、皮肤等血管丰富的组织;持久性抗原血症,免疫复合物形成并反复持续沉积可导致慢性血清病,最常累及肾,引起膜性肾小球肾炎。

四、IV型变态反应

IV型变态反应又名迟发型超敏反应(delayed type hypersensitivity),包括经典的迟发型超敏反应和细胞介导的细胞毒性反应,两者均系致敏T细胞接触特异性抗原而引起。迟发型超敏反应过程中还有其他细胞参与,其中巨噬细胞为主要效应细胞。细胞介导的细胞毒性反应中,致敏T

细胞本身具有效应功能，可直接攻击靶细胞。Ⅳ型变态反应病变的特点是以单个核细胞浸润为主的炎症和组织坏死。如果局部有难以降解的抗原刺激持续存在，则在单个核细胞浸润的基础上，数周后可出现类上皮细胞结节，形成典型的肉芽肿。Ⅳ型变态反应是各种细胞内感染，特别是结核分枝杆菌、病毒、真菌和寄生虫感染所致的免疫反应；其他如化学物质所引起的接触性皮炎及器官移植排斥反应也属本型反应。

知识拓展 11-4
迟发型超敏反应和细胞毒反应

第二节　自身免疫病

自身免疫病（autoimmune disease）是指由机体自身产生的抗体或致敏淋巴细胞的作用导致自身组织、细胞损伤和（或）多器官功能障碍的原发性免疫性疾病。这种免疫损伤有时是抗体反应（自身抗体），而多数情况下是细胞介导的细胞毒反应，同时，有针对细胞中某种成分的自身抗体生成。自身抗体本身并不一定能引起组织损伤，但对某些自身免疫病的诊断和分型有重要的价值。

值得提出的是，自身抗体的存在与自身免疫病并非两个等同的概念，自身抗体可存在于无自身免疫病的正常人，特别是老年人，如抗甲状腺球蛋白、胃壁细胞、双链 DNA 抗体等。此外，受损或抗原性发生变化的组织可激发自身抗体的产生，如心肌梗死后，机体能产生相应的抗心肌自身抗体，但此抗体并无致病作用，是一种继发性自身免疫反应，与坏死心肌的清除有关。因此，要确定自身免疫病的存在一般需要根据：①有自身免疫反应的存在。②排除继发性免疫反应的可能。③排除其他病因的存在。

一、自身免疫病的发病机制

免疫耐受（immune tolerance）的丧失是自身免疫病发生的主要原因。确切原因尚未完全阐明，可能与遗传因素或某些病原微生物感染有关。

知识拓展 11-5
自身免疫病的发病机制

二、自身免疫病的类型

根据病变的范围可将自身免疫病分为单器官或细胞特异性和多器官或系统性自身免疫病两种类型（表 11-1）。前者的病理损伤和功能障碍仅限于抗体或致敏淋巴细胞所针对的某一器官或某一类细胞。后者的自身抗原为多器官、组织的共有成分，如细胞核、线粒体等，故能引起多器官组织的损伤。因其病变主要出现在多种器官的结缔组织或血管内，又称之为"胶原血管病"或"结缔组织病"。本节简述几种常见的系统性自身免疫病。

表 11-1　自身免疫病的类型

单器官或细胞特异性自身免疫病	多器官或系统性自身免疫病
慢性淋巴细胞性甲状腺炎 （chronic lymphocytic thyroiditis）	系统性红斑狼疮 （systemic lupus erythematosus）

续表

单器官或细胞特异性自身免疫病	多器官或系统性自身免疫病
自身免疫性溶血性贫血（autoimmune hemolytic anemia）	类风湿关节炎（rheumatoid arthritis）
恶性贫血伴自身免疫性萎缩性胃炎（autoimmune atrophic gastritis of pernicious anemia）	干燥综合征（SjÖgren syndrome）
自身免疫性脑脊髓炎（autoimmune encephalomyelitis）	炎性肌病（inflammatory myopathy）
自身免疫性睾丸炎（autoimmune orchitis）	系统性硬化（systemic sclerosis）
肺出血肾炎综合征（Goodpasture syndrome）	结节性多动脉炎（polyarteritis nodosa）
自身免疫性血小板减少症（autoimmune thrombocytopenia）	
胰岛素依赖型（1型）糖尿病（insulin-dependent diabetes mellitus）	
重症肌无力（myasthenia gravis）	
格雷夫斯病（毒性弥漫性甲状腺肿）（Graves disease）	
原发性胆汁性肝硬化（primary biliary cirrhosis）	
自身免疫性肝炎（autoimmune hepatitis）	
溃疡性结肠炎（ulcerative colitis）	
膜性肾小球肾炎（membranous glomerulonephritis）	

（一）系统性红斑狼疮

系统性红斑狼疮（systemic lupus erythematosus，SLE）是一种累及全身多系统、多器官的临床表现复杂、病程迁延反复的自身免疫病。由抗核抗体（antinuclear antibodies，ANA）为主的多种自身抗体引起。发病率为（5~50）/10万，多见于年轻女性，男女之比为1:（5~10）。临床表现复杂多样，主要有发热及皮肤、肾、关节、心、肝、浆膜等损害的症状和体征，病程迁延反复，预后不良。

1. 病因　系统性红斑狼疮的病因及发病机制不明。现在越来越多的学者认为，系统性红斑狼疮不是一种单一的疾病，而是不同病因引起的一种综合征。免疫耐受的终止和破坏导致大量自身抗体产生是本病发生的根本原因。抗核抗体是其中最主要的自身抗体，可分为四类：①抗DNA抗体。②抗组蛋白抗体。③抗RNA-非组蛋白性抗体。④抗核仁抗原抗体。临床上常用间接免疫荧光法检测患者血清中抗核抗体的类型，其中抗双链DNA和抗核糖核蛋白（Smith抗原）抗体具有相对特异性，阳性率分别为40%~70%和15%~30%。此外，许多患者血清中还存在抗血细胞的自身抗体,包括抗红细胞、血小板和淋巴细胞自身抗体。

2. 发病机制　本病发病机制不明,目前的研究主要集中在以下几个方面:遗传因素、免疫功能失调和环境因素等。

知识拓展 11-6
系统性红斑狼疮的发病机制

3. 病理变化　SLE 的病变多样,然而除狼疮细胞外,并无更多的特异性改变。急性坏死性小动脉、细动脉炎是本病的基本病变,几乎存在于所有患者并累及全身各器官,尤以肾、皮肤、关节、心血管最常见。病变活动期以纤维素样坏死为主,慢性期则表现为血管壁纤维性增厚伴管腔狭窄,血管周围淋巴细胞浸润伴水肿及基质增生。

(1)肾:SLE 病变累及肾谓狼疮性肾炎。大约 60% 的 SLE 患者出现以狼疮性肾炎为主要表现的肾损害。患者两侧肾增大,有时可达 200 g,其表面光滑,有点状出血。原发性肾小球肾炎的各种组织学类型在狼疮性肾炎时均可出现,WHO 根据狼疮性肾炎的形态学分类分为 5 型:Ⅰ型,光镜、免疫荧光及电镜下都较正常,此型少见;Ⅱ型,系膜增生型肾小球肾炎;Ⅲ型,局灶增生型肾小球肾炎;Ⅳ型,弥漫增生型肾小球肾炎;Ⅴ型,膜性肾小球肾炎。病变晚期可发展为硬化性肾小球肾炎。其中弥漫增生型狼疮性肾炎中肾血管球内皮下大量免疫复合物条带状沉积,有如铁丝环或白金耳样改变是 SLE 急性期的特征性病变(图 11-1),免疫荧光染色可见线性荧光(图 11-2)。而苏木素小体的出现则有明确的诊断意义。肾衰竭是 SLE 患者的主要致死原因之一。

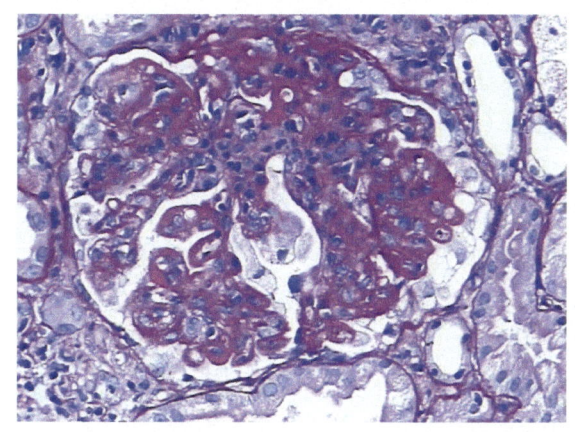

图 11-1　狼疮性肾炎
肾小球血管内皮细胞下广泛免疫复合物沉积,呈典型"白金耳样"改变(PAS 染色)

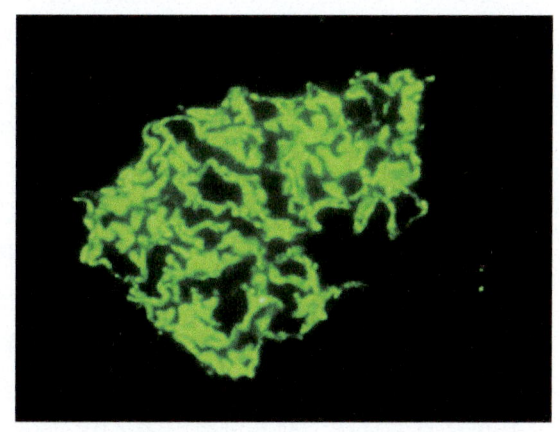

图 11-2　狼疮性肾炎免疫荧光检查结果
肾小球内见线性荧光(南方医科大学邹振宁、申洪供图)

(2)皮肤:约 80% 的 SLE 患者有不同程度的皮肤损害,以鼻梁及面颊部蝶形红斑最为典型,约占 50%,亦可累及躯干和四肢,可有风疹、水疱、斑丘疹及溃疡形成(图 11-3)。患者受日光照射可引起红斑增多、加重,谓光过敏。镜下,表皮常有萎缩、角化过度、毛囊角质栓形成、基底细胞液化变性或坏死等病理改变,表皮和真皮交界处水肿,基底膜、小动脉壁和真皮的胶原纤维可发生纤维化或纤维素样坏死,血管周围常有多少不等的淋巴细胞浸润,免疫荧光显示真皮与表皮交界处有 IgG、IgM 及 C3 的沉积,形成颗粒或团块状的荧光带即"狼疮带",从 SLE 患者皮损处活检,80%~90% 狼疮带阳性,对本病有诊断意义。表皮与真皮之间免疫球蛋白及免疫复合物沉积并不是 SLE 的特征性诊断依据,类似病变有时在系统性硬化和皮

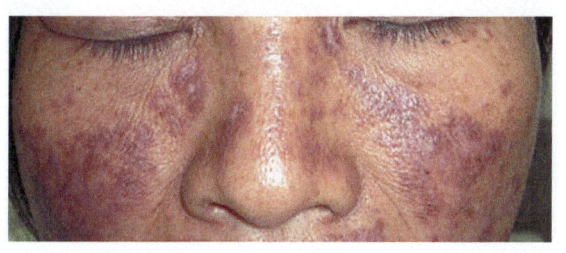

图 11-3　系统性红斑狼疮
鼻梁及面颊部蝶形红斑

肌炎也可见到。

（3）心血管系统：约 50% 的 SLE 病例有心脏受累，除心包炎外，还可出现心肌炎、心瓣膜炎和心内膜炎。以非细菌性疣状心内膜炎（nonbacterial verrucous endocarditis）最为典型，赘生物常累及二尖瓣或三尖瓣，单个或多个，直径为 1~4 mm，其分布和形态不规则，可累及瓣膜正面和背面，也可累及心腔内膜或腱索。

（4）关节：约 95% 的病例有不同程度的关节受累。关节疼痛是 SLE 最早出现的关节症状，反复发作者可因关节附件（如韧带、肌腱、软组织）及其关节周围组织的损伤，引起关节僵硬、半脱位等。典型病变为滑膜炎症，表现为滑膜充血水肿，单核细胞、淋巴细胞浸润，紧接上皮处浅表部位的结缔组织内可出现灶状纤维素样坏死，重者可致关节变形。

（5）脾：体积略增大，包膜增厚，滤泡增生常见。红髓中出现较多浆细胞。免疫荧光显示含有 IgG 及 IgM 免疫球蛋白。最突出的变化是小动脉周围纤维化，形成洋葱皮样结构。

此外，SLE 还可导致肺纤维化和肝门静脉非特异性炎症。

（二）类风湿关节炎

类风湿关节炎（rheumatoid arthritis，RA）是以多发性和对称性关节非化脓性、增生性滑膜炎为主要表现的慢性全身性的自身免疫病，也可累及关节外其他组织。发生在关节时，由于炎症的加剧和缓解反复交替进行，常引起关节软骨和关节囊及骨组织的破坏，最终导致关节强直和畸形（图 11-4）。本病发病年龄多在 25~55 岁之间，也可见于儿童；患者女性多见，为男性的 3~5 倍，并有遗传倾向。绝大多数患者血清中有类风湿因子（rheumatoid factor，RF）及其免疫复合物存在。

1. 病因及发病机制　本病的病因及发病机制尚不完全清楚，可能与遗传因素、免疫因素及感染因素有关。细胞免疫在类风湿关节炎中发挥主要作用。研究结果表明，活化的 CD4⁺Th 细胞可分泌多种细胞因子和生长因子，并激活 B 细胞、其他 T 细胞和巨噬细胞，这些细胞分泌一些炎症介质和组织降解因子，从而导致滑膜和关节软骨的破坏。

体液免疫在本病的发病中也起重要作用。约 80% 的患者血清及关节滑膜液中存在 IgG 分子 Fc 片段的自身抗体，即类风湿因子（RF）。血清中 RF 最主要的成分是 IgM，亦有 IgG、IgA 和 IgE 等。RF 的出现及滴度高低与疾病的严重程度一致，因而可作为临床诊断及判断预后的重要指标。血清中的 RF 在本病发生中的意义尚不明确，但存在于关节的 RF 被认为是导致炎症反应的原因，主要通过滑膜液中的 IgG 型 RF 形成免疫复合物，固定并激活补体，吸引中性粒细胞和单核细胞游出，引起Ⅲ型变态反应，导致组织损伤。有关 T 细胞激活或 RF 形成的原因尚不清楚。

2. 病理变化

（1）关节病变：RA 的主要病变为全身关节的滑膜炎。多见于手足小关节，其次肘、腕、膝、踝、髋等大关节及脊椎等也可受累，呈多发性及对称性损伤。组织学上，受累关节表现为慢性滑膜炎：①滑膜细胞增生肥大，表面可形成绒毛状突起；②滑膜下结缔组织中可见较多淋巴细胞、巨噬细胞和浆

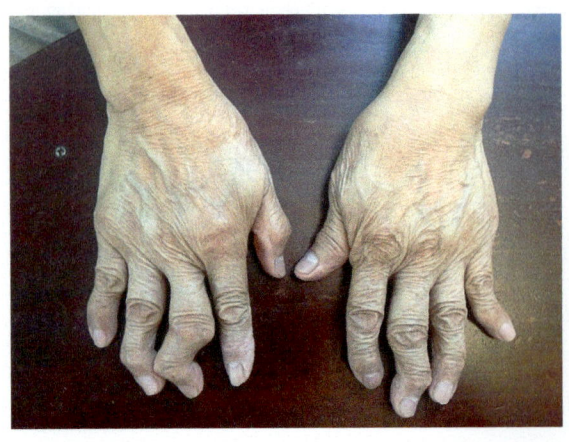

图 11-4　类风湿关节炎改变
患者双手指关节受累，病变呈对称性改变，关节明显畸形（南方医科大学申云供图）

细胞等炎症细胞浸润，有时可形成淋巴滤泡；③新生血管形成；④关节滑膜表面可见大量纤维素及中性粒细胞渗出，纤维素可进一步机化；⑤破骨细胞功能活跃伴骨质破坏，滑膜组织可向骨内长入。大量增生的血管、滑膜细胞及生出的炎症细胞和纤维素覆盖于关节软骨表面形成血管翳（pannus）。随着血管翳逐渐向心性伸展和覆盖整个关节软骨表面，致使关节软骨严重破坏，最终血管翳充满关节腔，发生纤维化和钙化，导致永久性关节强直、畸形（图11-4）。

（2）关节以外其他病变：由于 RA 是一种全身性疾病，因此多种器官组织可被累及。类风湿结节（rheumatoid nodules）主要发生于皮下，其次为肺、脾、心包、大动脉和心瓣膜，具有一定特征性。镜下，小结中央为大片纤维素样坏死物，周围有呈栅栏状或放射状排列的上皮样细胞，外围为增生的成纤维细胞及浸润的淋巴细胞和浆细胞等，最终发生纤维化。约25%的患者皮下可出现类风湿结节。此外，病变累及动脉可致急性坏死性动脉炎，累及浆膜可致纤维素性胸膜炎或心包炎，累及肺组织可致进行性肺间质纤维化，累及眼组织则可致葡萄膜炎或角膜结膜炎等。

（三）系统性硬化

系统性硬化（systemic sclerosis）是以局限性或弥漫性皮肤及内脏器官结缔组织纤维化、硬化及萎缩为特点的结缔组织病。胃肠道、肾、心脏、肌肉及肺等均可受累，但主要累及皮肤，故以前又称之为硬皮病。本病可发生于任何年龄，以30~50岁多见，男女之比为1:3。临床上本病分为两类：①弥漫性系统性硬化：病变表现为广泛性皮损，进展迅速，并累及内脏器官；②局限性系统性硬化：皮肤受累相对局限，如手指、前臂、面部及其他部位，内脏受累较晚，预后相对较好。

（四）干燥综合征

干燥综合征（Sjögren syndrome）是一种以损伤泪腺、唾液腺等外分泌腺为主的慢性自身免疫病。主要见于女性患者（占90%），发病年龄为35~45岁，眼干、口干为其特征性临床表现。本病可单独存在，也可与其他自身免疫病同时存在，其中最常见的是类风湿关节炎、SLE 等，还可累及呼吸系统、消化系统、泌尿系统、血液系统、神经系统以及肌肉、关节等，造成多系统、多器官受损。

（五）皮肌炎

皮肌炎（dermatomyositis，DM）为主要累及皮肤和肌肉的结缔组织病，以皮肤出现典型的皮疹及对称性缓慢进行性肌无力为特征。

（六）强直性脊柱炎

强直性脊柱炎（ankylosing spondylitis，AS）是一种以骶髂关节及脊柱中轴关节病为主要病变的慢性进行性炎症性疾病。

第三节 免疫缺陷病

免疫缺陷病（immunodeficiency diseases）是一组由于免疫系统发育不全或遭受损害所致的免

疫功能缺陷而引发的疾病。分为两种类型：①原发性免疫缺陷病：又称先天性免疫缺陷病。②继发性免疫缺陷病：又称获得性免疫缺陷病。

免疫缺陷病的临床表现因其性质不同而异，体液免疫缺陷的患者产生抗体的能力低下，易连续发生细菌感染。淋巴组织内可无生发中心，也无浆细胞存在。血清免疫球蛋白检测有助于这类疾病的诊断。细胞免疫缺陷患者在临床上可表现为严重的病毒、真菌、胞内寄生菌（如结核分枝杆菌等）及某些原虫的感染。患者的淋巴结、脾及扁桃体等淋巴样组织发育不良或萎缩，功能下降，迟发性变态反应微弱或缺如。免疫缺陷患者除出现难以控制的机会性感染外，自身免疫病及恶性肿瘤的发病率也明显增高。

一、原发性免疫缺陷病

原发性免疫缺陷病（primary immunodeficiency diseases，PID）是一组免疫器官、组织、细胞或分子缺陷，导致机体免疫功能不全的疾病，临床上少见，与遗传有关，常发生在婴幼儿，反复出现感染并严重威胁生命。

二、继发性免疫缺陷病

继发性免疫缺陷病较原发性更为常见。HIV感染可导致免疫功能缺陷；许多疾病可伴发继发性免疫缺陷病，包括感染（风疹、麻疹、麻风、流行性感冒、巨细胞病毒感染和结核病等）、恶性肿瘤（霍奇金淋巴瘤、白血病和骨髓瘤等）、自身免疫病（系统性红斑狼疮和类风湿关节炎等）、免疫球蛋白丢失（肾病综合征等）、免疫球蛋白合成不足（营养缺乏）、淋巴细胞丧失（药物、抗肿瘤放射/化学治疗和系统感染等）以及使用免疫抑制剂治疗和衰老等。

继发性免疫缺陷病无特征性表现，可因机会性感染引起严重后果，其典型代表是发病率日增且病死率极高的获得性免疫缺陷综合征（acquired immunodeficiency syndrome，AIDS，即艾滋病）。

AIDS是由人类免疫缺陷病毒（human immunodeficiency virus，HIV）感染引起的机体细胞免疫功能严重缺陷的传染病，该病毒可导致多种难以治愈的机会性感染、继发恶性肿瘤和神经系统病变，患者发热、乏力、体重下降、全身淋巴结肿大并出现神经系统症状。本病1981年由美国疾病控制中心首先报道，目前已遍布全球，感染人数不断上升，给许多国家社会和经济带来危害，甚至危及个别民族的生存。20世纪80年代中期AIDS传入我国并逐渐播散，进入90年代后，感染率急剧上升。我国已将AIDS列入丙类传染病加以管理。

（一）病因及发病机制

AIDS由HIV感染所引起，HIV为单链RNA病毒，属反转录病毒科、慢病毒亚科。

现已证实，HIV是嗜T细胞和嗜神经细胞的病毒，对辅助T细胞（CD4）有很明显的抑制作用。此外，巨噬细胞和单核系统也是具有CD4受体的细胞群，也成为其靶细胞。HIV由皮肤破口或黏膜进入人体血液，进入后能选择性地侵犯有CD4受体的淋巴细胞，以$CD4^+T$细胞为主。当病毒进入细胞后，复制形成大量的新病毒颗粒，并以芽生方式释放入血，进一步侵犯其他靶细胞。病毒复制的同时可直接导致受感染$CD4^+T$细胞破坏、溶解。$CD4^+T$细胞的消减可致淋巴因子产生减少，$CD8^+T$细胞、巨噬细胞及NK细胞等功能降低，免疫功能缺陷，导致一系列顽固性机会感染和肿瘤的发生。

神经系统也是 HIV 感染的靶组织。HIV 对神经细胞有亲和力，能侵犯神经系统，引起脑组织的破坏，或继发机会性感染而致神经系统病变。

> 知识拓展 11-9
> AIDS 发病机制

（二）传染源和传播途径

AIDS 患者和无症状病毒携带者是该病的传染源。传染性最强的是临床无症状而血清 HIV 抗体阳性的感染者，无症状的感染者是 AIDS 流行难以控制的重要原因。HIV 主要存在于宿主血液、精液、子宫、阴道分泌物和乳汁中。接触这些体液均有获得感染的可能。AIDS 的传播途径主要有性接触传播、血液传播、母婴垂直传播三种。其他传播途径较少见。

（三）病理变化

AIDS 病理变化主要包括全身淋巴组织的病变、机会性感染和恶性肿瘤三大类。

1. **淋巴组织的病变** 早期淋巴结肿大，淋巴滤泡明显增生，生发中心活跃，髓质内出现较多浆细胞。HIV 分子位于生发中心内，主要集中于滤泡树突状细胞，也可出现于巨噬细胞及 $CD4^+T$ 细胞内。随后滤泡外层淋巴细胞减少或消失，小血管增生，生发中心被零落分割，副皮质区的 $CD4^+T$ 细胞进行性减少，浆细胞浸润。晚期淋巴结呈现一片荒凉，淋巴细胞几乎消失殆尽，仅有一些巨噬细胞和浆细胞残留。脾、胸腺也表现为淋巴细胞减少。

2. **机会性感染** 是本病的一大特点，感染范围广泛，可累及各器官，其中以中枢神经系统、肺、消化道受累最为常见，病原体多为混合性，有原虫、真菌、病毒和细菌等。由于严重的免疫缺陷，患者感染所致的炎症反应往往轻而不典型。肺部结核菌感染，很少形成典型的肉芽肿性病变，而病灶中的结核分枝杆菌数量多。70%~80% 的患者可经历一次或多次肺孢子虫感染，表现为间质性肺炎和肺泡性肺炎。在 AIDS 因机会感染而死亡的病例中，约 50% 死于肺孢子虫感染，因而肺孢子虫感染对诊断本病有一定参考价值。

中枢神经系统机会感染有弓形虫或新型隐球菌感染所致的脑炎或脑膜炎，有巨细胞病毒和乳头状瘤空泡病毒感染所致的进行性多灶性白质脑病等。此外，HIV 也可直接引起脑膜炎、亚急性脑病和痴呆等。

3. **恶性肿瘤** AIDS 的另一显著特点是易患恶性肿瘤。约有 30% 的患者可发生卡波西肉瘤（图 11-5），其他常见的肿瘤有非霍奇金淋巴瘤等。

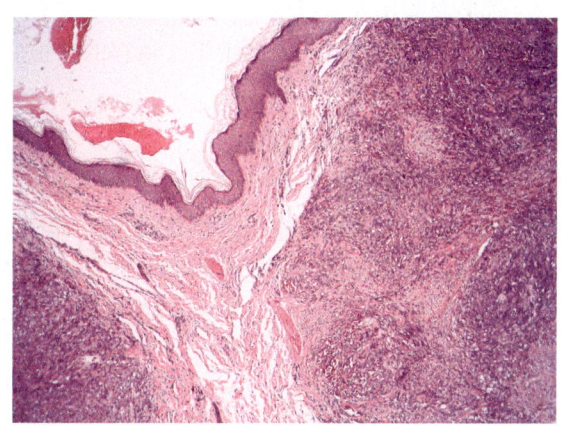

图 11-5 卡波西肉瘤
梭形细胞异型增生，类似血管肉瘤改变

（四）临床病理联系

本病潜伏期长，进展缓慢，一般认为 HIV 感染经数月至 10 年或更长时间才发展为 AIDS。按病程可分为三个阶段：①早期或称急性期：感染 HIV 3~6 周，可出现咽痛、发热、肌肉酸痛等非特异性表现。病毒在体内复制，但患者尚有较好的免疫能力，2~3 周后这种症状可自行缓解。②中期或称慢性期：机体的免疫功能与病毒之间处于相互抗衡的阶段，一些病例可长达数年或不再进入末期。此期病毒复制持续处于低水平，患者可以无明显症状或出现明显的全身淋巴结肿大，常伴发热、乏力、皮疹等。③后期或称危险期：机体免疫功能全面崩溃，患者有持续发热、乏力、消瘦、腹泻，并出现神经系统症状，明显的机会性感染及恶性肿瘤，血中淋巴细胞明显减少，CD4⁺T细胞减少尤为显著，细胞免疫反应丧失。

（五）预后

本病的预后差，尚无行之有效的治疗方法。目前抗 HIV 治疗主要采用反转录酶抑制剂和蛋白酶抑制剂联合用药，如齐多夫定、拉米夫定和茚地那韦（IDV）联合用药，为高效抗反转录病毒疗法，可使 AIDS 的机会性感染和继发性肿瘤发病率平均下降 80%~90%。HIV 疫苗正在试用中，前景尚不明确。因此，积极开展预防工作，对防止 AIDS 的流行至关重要。

第四节　移植排斥反应

机体的某种细胞、组织或器官因各种原因导致不可逆性的结构及功能损伤时，将相应健康细胞、组织或器官植入机体，以恢复其结构及功能的过程，称为移植（transplantation）。根据供体来源不同，移植可分为自体移植、同种异体移植及异种移植。移植的关键问题是排斥反应（transplant rejection），预防和控制排斥反应，确保移植成功，乃是移植免疫学的中心任务。

> 知识拓展 11-10
> 移植排斥反应的机制

一、移植排斥反应的机制

二、常见器官移植排斥反应的病理变化

按形态变化及发病机制的不同，实体器官移植排斥反应分为超急性排斥反应、急性排斥反应和慢性排斥反应三类。不同组织、器官的移植病变基本相似。

（一）超急性排斥反应

超急性排斥反应一般于移植后数分钟至数小时出现，甚至在血管吻合后立即出现。本型反应的发生与受体血液循环中已有供体特异性 HLA 抗体，或供、受体 ABO 血型不合有关，本质上属Ⅲ型变态反应，表现为广泛分布的急性小动脉炎、血栓形成及组织缺血性坏死。同种异体器官移植易发生超急性排斥反应。目前，临床上因术前广泛采用组织交叉配型，本型已极少发生。

（二）急性排斥反应

急性排斥反应较常见，在未经治疗者此反应可发生在移植后数天之内；而经过免疫抑制治疗者，可在数月或数年后突然发生。此种排斥反应可以细胞免疫为主，也可以体液免疫为主，有时两者可同时参与作用。

1. 细胞型排斥反应　以细胞免疫介导为主，常发生在移植后数月。肾的细胞型排斥反应临床上表现为骤然发生的移植肾衰竭；镜下见肾小球及肾小管周围大量单个核细胞浸润，局部肾小管坏死；肾间质明显水肿，大量 CD4⁺ 和 CD8⁺T 细胞为主的单个核细胞浸润（图 11-6）。免疫抑制剂治疗对本型排斥反应有明显疗效。

2. 血管型排斥反应　以抗体介导为主。肾移植发生的血管型排斥反应表现为移植肾出现肾功能减退，病理改变以移植肾弥漫性或局灶性细、小动脉坏死性血管炎为特征（图 11-7），此乃

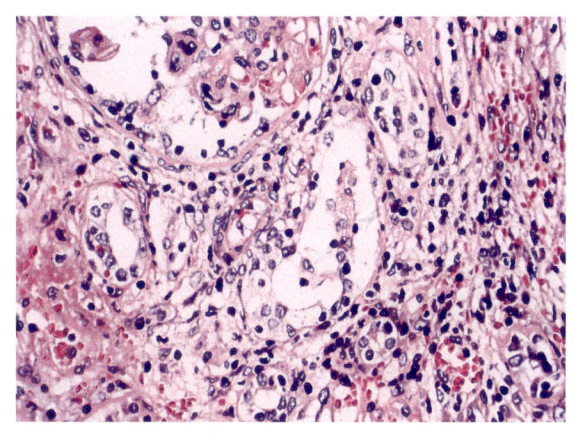

图 11-6　细胞型排斥反应
肾小管上皮细胞变性、坏死，间质淋巴细胞浸润

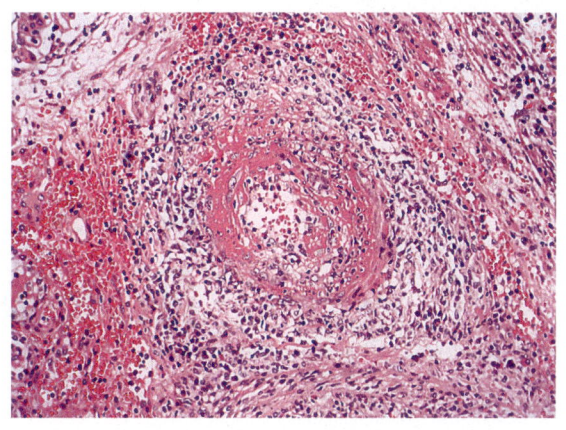

图 11-7　血管型排斥反应
肾小动脉纤维素样坏死

抗体及补体的沉积引起血管损伤、血栓形成所致，可进一步导致相应部位梗死。免疫抑制剂治疗对本型排斥反应效果欠佳。

（三）慢性排斥反应

慢性排斥反应一般发生在移植后数月至数年，常由急性排斥反应迁延发展而来。肾的慢性排斥反应表现为移植肾呈慢性进行性损伤，其突出的病变是血管内膜纤维化，引起管腔严重狭窄，导致肾缺血，肾小球萎缩、纤维化及玻璃样变性，肾小管萎缩、间质纤维化伴有单核细胞、淋巴细胞及浆细胞浸润。

> 知识拓展 11-11
> 肝移植后的病理改变

（龙汉安　肖秀丽）

思考题
1. 主要的自身免疫性疾病有哪些？
2. 试述系统性红斑狼疮和类风湿关节炎的病理特征。
3. AIDS 的病理改变是什么？

网上更多……

本章小结　　历代著名病理学家介绍　　自测题　　教学 PPT

第十二章
泌尿系统疾病

关键词

肾小球肾炎　　急性肾炎综合征　　肾病综合征　　急进性肾炎综合征　　慢性肾炎综合征　　氮质血症　　尿毒症　　脂性肾病　　膜性肾病　　IgA 肾病　　颗粒性固缩肾　　肾盂肾炎　　尿路结石　　肾细胞癌　　肾母细胞瘤　　尿路上皮肿瘤

　　肾疾病可根据病变主要累及的部位，分为肾小球疾病、肾小管疾病、肾间质疾病和累及血管的疾病。本章主要介绍肾小球疾病、肾盂肾炎及肾和尿路系统常见肿瘤，药物间质性肾炎、继发性肾小球肾炎、肾小管坏死以及肾的非常见肿瘤将在数字课程中加以介绍。

　　通过本章学习，要求掌握肾小球肾炎的基本概念及分类，掌握急性弥漫性增生性肾小球肾炎、急进性肾小球肾炎、IgA 肾病及慢性肾小球肾炎的病理变化、发病机制及临床病理联系，熟悉膜性肾病、系膜增生性肾小球肾炎、膜增生性肾小球肾炎、微小病变性肾小球肾炎、局灶节段性肾小球硬化症的基本病理变化并了解其发病机制；要求掌握急性和慢性肾盂肾炎的病因、病理变化及临床病理联系，熟悉尿路结石改变，熟悉尿路上皮肿瘤，了解肾组织主要肿瘤。

思维导图

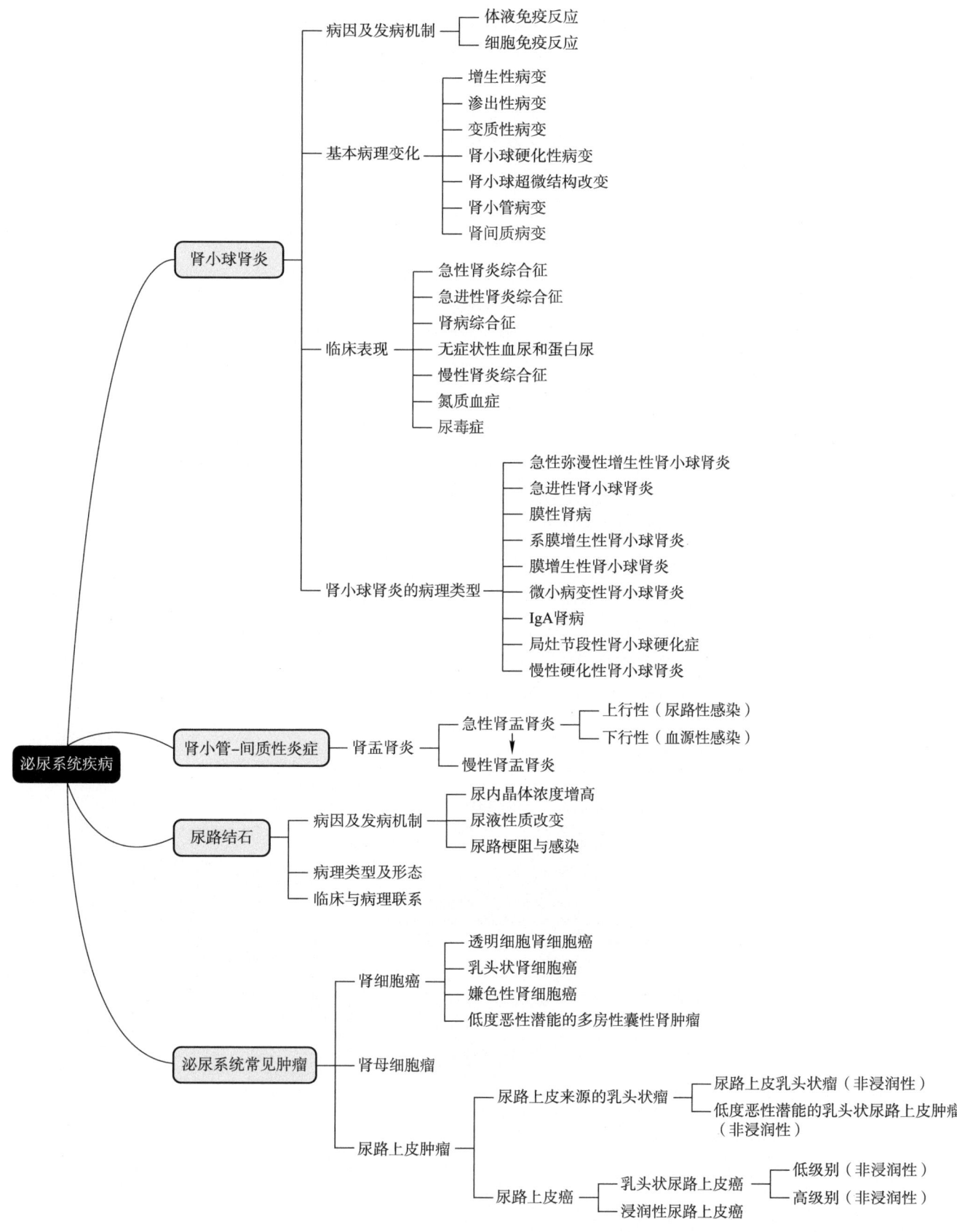

泌尿系统由肾、输尿管、膀胱和尿道组成，可形成炎症、肿瘤、尿路梗阻、代谢性疾病、血管性疾病和先天畸形等，其中以肾的炎症性疾病多见，并以肾小球疾病为要。

肾单位（nephron）是肾的基本结构和功能单位，由肾小球和相应肾小管构成。

肾小球（glomerulus）的直径为150~250 μm，由动脉性毛细血管球和肾球囊组成。毛细血管球内有内皮细胞、肾小球基底膜（glomerular basement membrane，GBM）、足细胞（podocyte）、系膜细胞和系膜基质（图12-1）。其中内皮细胞窗孔、肾小球基底膜和足突裂孔膜构成结构性滤过屏障（filtration barrier），而覆盖在内皮窗孔、肾小球基底膜和足突表面的厚层负电荷唾液酸糖蛋白，形成具有选择性滤过作用的电荷屏障（图12-2），可吸附异物和阻止带负电荷的血浆蛋白通过。肾小球基底膜是由Ⅳ型胶原、层粘连蛋白、氨基多糖和纤维粘连蛋白等多种细胞外基质（extracellular matrix，ECM）成分构成的半透膜。系膜具有调节肾小球血量、支持毛细血管和清道夫等功能，通常一个系膜区仅有1~2个系膜细胞。

肾小囊（renal capsule）又称鲍曼囊（Bowman's capsule），由肾小球最外层的基底膜和其内的壁层上皮细胞构成。壁层上皮细胞于血管极折返被覆毛细血管表面而形成脏层上皮细胞，即：足细胞、脏、壁层上皮细胞之间形成肾球囊腔。

肾小管（renal tubule）由近端小管、细段和远端小管构成。

肾间质（renal interstitium）由间质细胞和细胞外基质、血管、淋巴管等构成。间质细胞一般有成纤维细胞、巨噬细胞和含脂质细胞。肾动脉进入肾门后，分支成段动脉、叶间动脉、弓状动脉、小叶间动脉和入球细动脉。细动脉在肾小球反复分支形成毛细血管球，又汇集成细而弯曲的出球细动脉，然后再次形成毛细血管网被覆于肾小管上。

肾的不同部位对某一特定损伤因子的易感性有别，免疫异常介导的损伤常发生在肾小球部位，而感染及中毒因素常致肾小管损伤。然而肾的各组成部分之间有密切联系，损伤时常相互影响，一部分的病变可引起其他部分的损害，疾病晚期往往各个部分均被累及。肾小球不能再生，损伤后只能由存留的肾单位肥大来代偿损失的功能，肾小管的再生能力很强，发生损伤时，如及时再生可恢复功能。肾的代偿储备能力很强，肾功能障碍往往在病变比较广泛及严重时才会表现出来。

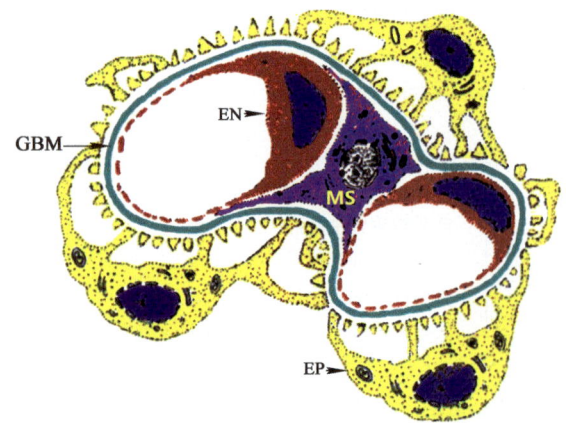

图12-1 正常肾小球超微结构模式图
EN：内皮细胞；MS：系膜；GBM：基底膜；EP：足细胞

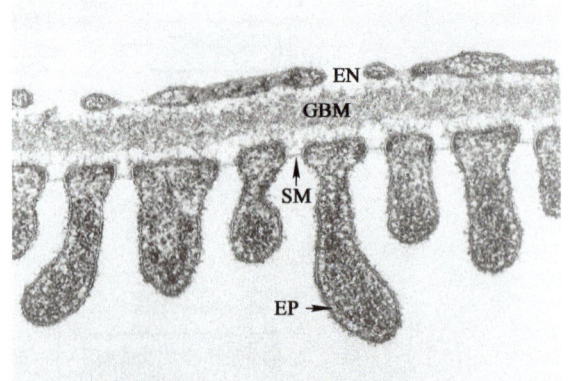

图12-2 透射电镜下正常肾小球滤过膜结构
EN：内皮窗孔；GBM：基底膜；EP：足细胞；SM：足突裂孔膜

第一节 肾小球肾炎

肾小球肾炎（glomerulonephritis，GN）泛指以肾小球病变为主的一大类非直接感染性损伤的炎症性疾病，可分为原发性和继发性两种。原发性肾小球肾炎是原发于肾的独立疾病，病因不明，发病机制复杂，是本节学习的重点；继发性肾小球肾炎病因清楚，是机体其他器官的疾病累及肾或作为某些系统性疾病的一部分，发病日趋增多，受到临床广泛的关注。

一、病因及发病机制

肾小球疾病的病因及发病机制复杂，主要为体液免疫所致肾小球损伤，细胞免疫也有参与。肾小球内固有细胞有隐蔽性抗原，在病理情况下受到刺激可诱发免疫性炎症反应。系膜细胞对刺激因子反应活跃，活化后通过自分泌和旁分泌机制参与和介导炎症反应。

（一）体液免疫反应

体液免疫反应在肾小球肾炎的发病中占有最为重要的地位。致肾炎抗原种类繁多，可概括为外源性和内源性抗原两大类。外源性抗原有：①生物性抗原，包括侵入体内的细菌、病毒、真菌、寄生虫及其产物；②药物，如青霉胺、卡托普利等；③异种蛋白等。内源性抗原有：①肾小球抗原，包括基底膜、足突、内皮细胞及系膜细胞膜抗原；②非肾小球性抗原，包括核抗原、免疫球蛋白、肿瘤抗原、甲状腺球蛋白及DNA等。

抗原抗体反应是肾小球损伤的主要原因。抗体与肾小球抗原在原位形成免疫复合物或抗原抗体在血液循环中先形成免疫复合物，然后沉积在肾小球，这两种方式是肾小球肾炎发病的基本机制。

1. 循环免疫复合物沉积（circulating immune complex deposition） 指非肾小球的内源性或外源性抗原与相应抗体在循环血液中结合形成免疫复合物（immune complex，IC），随血流到达肾，沉积于肾小球不同部位而引发的肾小球损伤，属于Ⅲ型超敏反应。循环免疫复合物受不同因素的影响可沉积在内皮下、上皮下或基底膜内，免疫荧光检查呈颗粒状荧光（图12-3），电镜检查见不规则团块或颗粒状电子致密物沉积。

2. 原位免疫复合物形成（in situ immune complex deposition） 指抗体在肾小球内直接与肾小球抗原或植入抗原结合，形成免疫复合物所引起的肾小球损伤，以抗肾小球基底膜性肾炎和Heymann肾炎模型为代表。

抗肾小球基底膜性肾炎与人类Ⅰ型新月体性肾小球肾炎的发病方式相同，免疫荧光检查肾小球基底膜见线状IgG沉积（图12-4）。

肾小球中的免疫复合物无论是源自循环血液中的免疫复合物沉积还是原位形成，均可通过一系列炎症介质的释放，导致肾小球损伤。

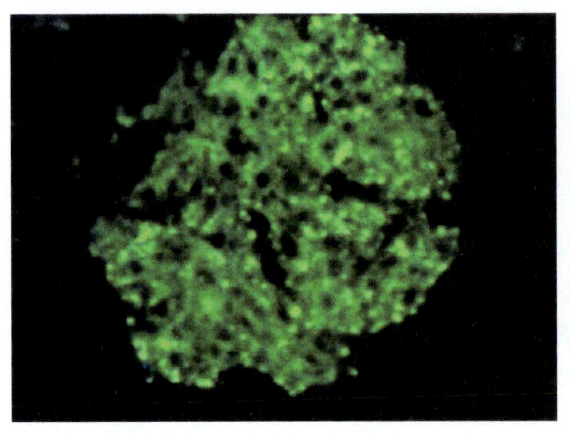

图 12-3 循环免疫复合物沉积
肾小球内显示颗粒状荧光（免疫荧光检查）

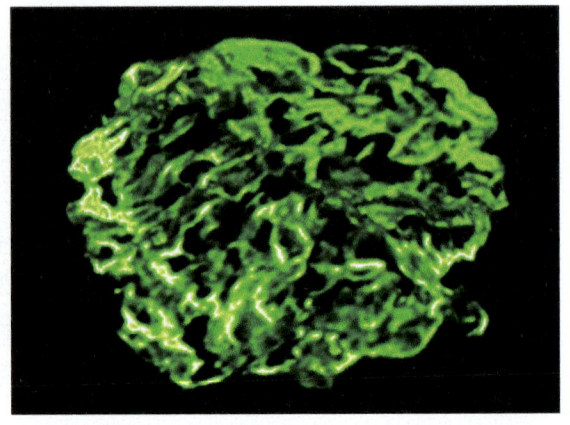

图 12-4 原位免疫复合物形成
肾小球内显示线状荧光（免疫荧光检查，本图由新乡医学院赵卫星、南方医科大学申洪提供）

（二）细胞免疫反应

肾炎动物模型和肾炎患者的病变肾组织均有不同程度的 T 细胞浸润，特别是 CD3、CD4 和 CD8 阳性细胞浸润，其与肾小球疾病的进展密切相关；此外，肾组织内无免疫复合物沉积的某些肾小球疾病，患者体内存在有与肾小球损伤相关的淋巴因子。提示细胞免疫在无抗原抗体反应的肾小球肾炎的发病中具有重要作用。

二、基本病理变化

> 知识拓展 12-2
> 肾小球病变分布：
> 弥漫性 VS 局灶性
> 球性 VS 节段性

1. **增生性病变** 肾小球毛细血管内皮细胞、系膜细胞和球囊壁层上皮细胞增生并肿大。内皮细胞和系膜细胞增生谓肾小球毛细血管内增生，增生严重时可致毛细血管腔狭窄、闭塞。球囊壁层上皮增生谓毛细血管外增生，增生明显时可形成新月体（crescent）或环状体。

2. **渗出性病变** 指肾小球毛细血管内的血浆蛋白、白细胞和血小板从滤过膜渗出，红细胞也可漏出，主要系滤过膜损伤所致。

> 图 12-3
> 肾小球毛细血管内皮细胞增生

3. **变质性病变** 指肾小球固有细胞的变性坏死、肾小球基底膜结构破坏、毛细血管壁纤维素样坏死和系膜基质的溶解等病变。

4. **肾小球硬化性病变** 包括肾小球纤维化和玻璃样变，肾小球细胞外基质异常增多和沉积，包括肾小球基底膜增厚、系膜基质增多。

5. **肾小球超微结构改变** 包括足突扁平、微绒毛样变，肾小球基底膜疏松或断裂、增厚或变薄，电子致密物（即免疫复合物）形成和其他异物的沉积等。

> 图 12-4
> 肾小球球囊壁层上皮细胞增生

6. **肾小管和间质病变** 肾小管上皮变性、坏死或增生，肾小管腔内可见不同类型管型（cast）。肾间质充血、水肿，炎症细胞浸润。慢性肾小球疾病常见肾小管萎缩甚至消失，间质纤维化等。球外血管病变主要是血管壁增厚、硬化，也可见纤维素样坏死和血栓形成。

三、临床表现

肾小球肾炎有尿量和尿成分的改变以及肾功能损伤的临床表现。如尿量减少、血尿、蛋白尿和肌酐、尿素氮升高，也可出现水肿、高血压和贫血等全身症状。不同临床表现常可综合出现，形成不同的临床综合征,在一定程度上可反映肾小球疾病的病理类型。

1. **急性肾炎综合征**(acute nephritic syndrome) 发病急,常表现有血尿、蛋白尿、少尿,轻度水肿和高血压。常见的肾炎类型是急性弥漫性增生性肾小球肾炎。

2. **急进性肾炎综合征**(rapidly progressive nephritic syndrome) 发病急,进展快,预后差。出现重度血尿、蛋白尿等改变后,迅速进展为少尿或无尿,常在短期内形成氮质血症、尿毒症,常有血压增高及肾性贫血。典型的病理类型是新月体性肾小球肾炎。

3. **肾病综合征**(nephrotic syndrome) 临床表现为大量尿蛋白(24 h 尿蛋白 > 3.5 g)、低蛋白血症、重度水肿和高脂血症,部分患者有脂尿症。如为电荷屏障损伤,临床表现为选择性蛋白尿(尿中蛋白主要为小分子白蛋白);如为结构屏障损伤,则表现为非选择性蛋白尿(尿中蛋白为大分子纤维蛋白原)。很多类型肾炎临床上都可表现为肾病综合征,儿童患者常见于微小病变性肾小球肾炎,为选择性蛋白尿;成人患者最常见于膜性肾病,多表现为非选择性蛋白尿。

4. **无症状性血尿和蛋白尿**(asymptomatic hematuria or proteinuria) 临床主要表现为血尿或蛋白尿,不出现水肿、高血压和肾功能减退等症状。可见于多种轻度或早期的原发性肾小球疾病。

5. **慢性肾炎综合征**(chronic nephritic syndrome) 主要表现为夜尿多、相对密度低、高血压、贫血、氮质血症和尿毒症,见于各型肾小球肾炎晚期。

6. **氮质血症**(azotemia) 是由于肾功能受损,体内代谢产物排泄障碍导致血浆尿素氮和肌酐等代谢产物明显增多的一种生化异常。

7. **尿毒症**(uremia) 指肾严重衰竭的晚期患者,临床既有严重的氮质血症,又出现一系列中毒症状和体征的一种全身中毒症候群。

四、肾小球肾炎的病理类型

本节主要介绍常见的原发性肾小球肾炎(primary glomerulonephritis,PGN)的病理类型。

(一)急性弥漫性增生性肾小球肾炎

急性弥漫性增生性肾小球肾炎(acute diffuse proliferative glomerulonephritis,ADPGN)的病理特点是双侧肾的肾小球体积弥漫性增大,系膜细胞、内皮细胞弥漫性增生。临床表现为急性肾炎综合征。多见于儿童,预后好。若为成人患者,预后则较差。

1. **病因及发病机制** 多数患者常在某些细菌、病毒感染后发病,特别是与 A 族乙型溶血性链球菌中的致肾炎菌株(12、4 及 1 型)感染密切相关。典型病例常在溶血性链球菌感染后 1~4 周发病,因而又称为链球菌感染后性肾小球肾炎。发病机制为循环免疫复合物沉积(第Ⅲ型超敏反应)。

2. **病理变化**

(1)肉眼观察:见双侧肾弥漫性、对称性轻至中度肿大,暗红色,故称大红肾;被膜光滑、紧张,易剥离,可有出血点,状如"蚤咬",又称"蚤咬肾"(图 12-5a)。切面皮质增宽,皮质与髓质分界清楚。

ⓔ 图 12-5
急性肾炎病变模式图

(2)光镜观察:肾小球弥漫性受累,体积增大,系膜细胞和内皮细胞增生、肿胀,毛细血管腔受压或闭塞,血管球呈缺血状,其内可见中性粒细胞、单核细胞浸润(图 12-5b)。病变严重

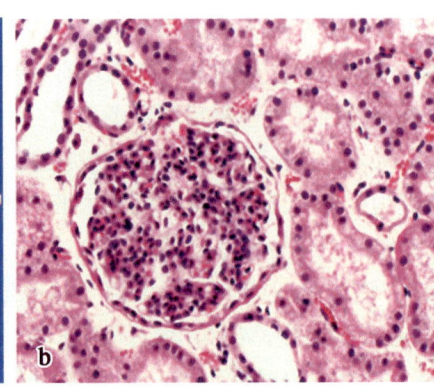
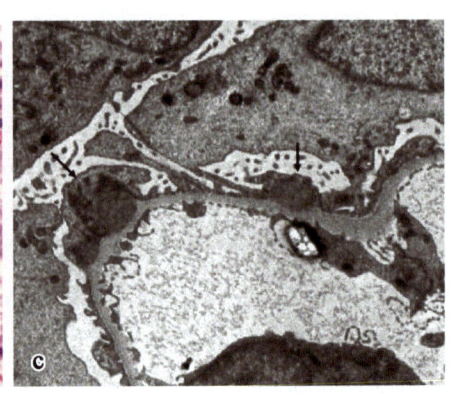

图 12-5　急性弥漫性增生性肾小球肾炎
a. 肾体积增大，包膜紧张，表面有出血点，呈蚤咬肾外观；b. 肾小球明显增大，细胞显著增多，缺血，中性粒细胞浸润；c. 透射电镜下见 GBM 与足细胞间见驼峰状电子致密物沉积（邹振宁、申洪供图）

> 知识拓展 12-3
> 急性肾炎健康教育指导

区域可见毛细血管壁纤维素样坏死及微血栓形成。肾小管上皮细胞有不同程度水变性，管腔内可见蛋白管型、红细胞及白细胞管型。肾间质充血、水肿，少量炎症细胞浸润。

（3）免疫荧光检查：肾小球毛细血管壁有高强度颗粒状 IgG 和 C3 沉积、复发病例在系膜区也可见不规则团块状 IgG 和 C3 沉积。

（4）电镜观察：系膜细胞和内皮细胞增生，肾小球基底膜和足细胞之间可见驼峰状电子致密物沉积（图 12-5c）。

3. 临床与病理联系　患者临床上表现为急性肾炎综合征。由于血管球内细胞增生、渗出，毛细血管狭窄、缺血，致滤过减少，而肾小管病变相对轻微，重吸收功能基本正常，因此患者尿量减少。渗出的中性粒细胞释放蛋白溶解酶和激活的补体，可致肾小球基底膜损伤，导致其通透性增大，出现血尿、蛋白尿和管型尿。尿量减少，水、钠潴留和全身毛细血管的通透性增加，均可引起水肿。水、钠潴留明显者可引起血压升高。此型肾炎的水肿及血压增高程度一般较轻。

（二）急进性肾小球肾炎

急进性肾小球肾炎（rapidly progressive glomerulonephritis，RPGN）患者发病急、进展快、预后差，又谓快速进行性肾小球肾炎。临床上表现为急进性肾炎综合征，出现蛋白尿、血尿，并迅速出现少尿、无尿，可于数周至数月内死于急性肾衰竭。其特征性病理变化是双侧肾小球大量新月体（crescent）形成，故又谓新月体性肾小球肾炎（crescentic glomerulonephritis，CrGN）。

1. 病因、发病机制及类型　RPGN 病因多样，可为原发性或继发性，发病机制复杂，部分为抗 GBM 抗体引起的原位免疫复合物形成引起，也可由循环免疫复合物沉积所致，部分病例肾小球内无免疫复合物沉积。RPGN 可分为三个亚型。

> 知识拓展 12-4
> 肺出血肾炎综合征

Ⅰ型：抗肾小球基底膜抗体性肾炎，抗体 IgG 与肾小球基底膜原位结合形成线状沉积，并能结合和激活 C3。一些患者的抗小球基底膜抗体可与肺泡基膜发生交叉反应，引起肺出血肾炎综合征（Good-pasture syndrome）。

Ⅱ型：免疫复合物性肾炎，我国多见，可由链球菌感染后性肾炎发展形成，也可由系统性红斑狼疮、IgA 肾病及过敏性紫癜等继发性肾小球肾炎演变而来，需结合临床甄别。

Ⅲ型：免疫缺乏性肾炎，本型肾小球内既无抗 GBM 抗体，也无免疫复合物沉积。大部分患者血中可检出抗中性粒细胞胞质自身抗体（antinutrophil cytoplasmic antibody，ANCA），该抗体与某些血管炎性疾病有关。

2. 病理变化

（1）肉眼观察：双肾体积增大，颜色苍白，以往多有"大白肾"之称（图12-6a）。表面和切面常见点出血。

（2）光镜观察：肾小球体积弥漫增大，其内可见新月体或环状体形成（图12-6b）。病变早期主要为球囊壁层增生的上皮细胞和浸润的单核细胞、中性粒细胞及淋巴细胞构成的细胞性新月体，中晚期演变为由纤维细胞性和胶原纤维构成的纤维性新月体，致肾球囊腔狭窄或闭塞，并可压迫血管球。系膜及内皮细胞有不同程度的增生，可有血管丛节段性纤维素样坏死并与新月体粘连。肾小管上皮水变性，刷状缘脱落，甚至上皮坏死脱落。肾间质水肿，炎症细胞浸润，纤维组织增生。

（3）免疫荧光检查：Ⅰ型为线性荧光，Ⅱ型为颗粒状荧光，Ⅲ型为阴性。

（4）电镜观察：各型的肾小球基底膜均有不同程度的损害，表现为变薄、断裂和缺损。Ⅱ型肾小球内有明显的电子致密物沉积。

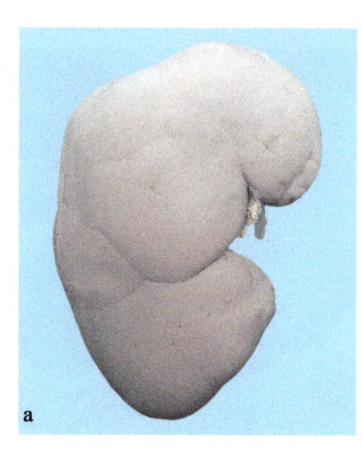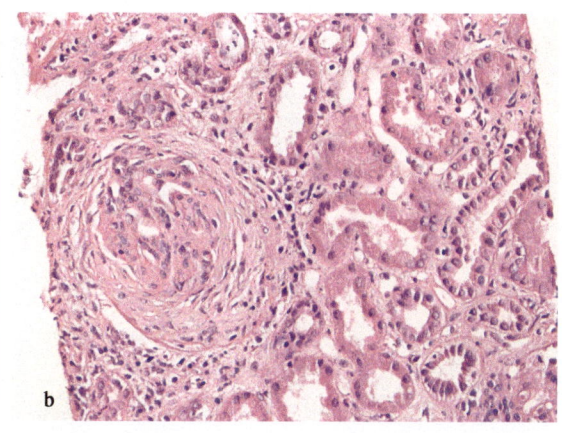

图 12-6 新月体性肾小球肾炎
a. 肉眼见肾体积增大，颜色苍白，即所谓的"大白肾"（邹振宁、申洪供图）；b. 示纤维细胞性新月体

3. 临床与病理联系　临床上表现为急进性肾炎综合征。由于肾小球基底膜严重损伤，患者一开始便出现明显血尿、蛋白尿和管型尿。大量新月体的形成使囊腔闭塞和毛细血管受压缺血，可迅速导致少尿甚至无尿。肾小管的损伤致尿液外漏也进一步加重了少尿。尿量的迅速减少、代谢产物潴留，导致氮质血症和尿毒症，出现急性肾衰竭。肾小球缺血，肾素分泌增多和水、钠潴留，使血压升高。肺出血肾炎综合征患者由于抗体同时作用于肺泡基膜，除表现为急进性肾炎综合征外，还反复咯血，重者死亡。

知识拓展 12-5
急进性肾炎健康教育指导

本病预后差，短期内出现急性肾功能不全或衰竭，甚至导致患者死亡。患者预后与新月体形成的数量密切相关，新月体形成的肾小球比例低于 80% 者预后稍好。

（三）膜性肾病

膜性肾病（membranous nephropathy，MN）的特征性病理变化是肾小球基底膜弥漫性增厚，而肾小球内渗出性和增生性病变不明显，成人多见。临床上主要表现为肾病综合征，85% 为原发性肾小球疾病，少数也可继发于肾外其他疾病。

1. 病因及发病机制　MN 为慢性原位免疫复合物形成介导的损伤。原发性膜性肾病是与 Heymann 肾炎相似的与易感基因有关的自身免疫病。由于足细胞抗原和相应抗体在 GBM 上皮侧原位结合，刺激肾小球基底膜增厚，并激活 C5b-9 膜攻击免疫复合体，使增厚的肾小球基底膜溶解和足细胞损伤，导致滤过屏障破坏，大量血浆蛋白外渗，从尿中丢失，因而患者主要表现为肾病综合征。

2. 病理变化

（1）肉眼观察：双肾体积增大，颜色苍白，呈"大白肾"外观，晚期可发展为颗粒性固缩肾。

（2）光镜观察：特征性病变为肾小球毛细血管壁弥漫性增厚，一般无炎症细胞浸润和细胞增生。早期肾小球充血增大，毛细血管扩张、壁僵硬，部分毛细血管壁轻度增厚。随着病变进展，毛细血管壁进行性弥漫性增厚、管腔狭窄，系膜基质不同程度的增多（图 12-7a）。特殊染色肾小球基底膜增厚，可见钉突形成，状如梳齿（图 12-7b）。严重病例肾小球硬化，肾小管萎缩，间质纤维化和球外小动脉壁增厚等。

（3）免疫荧光和电镜检查：免疫荧光呈现高强度细颗粒状荧光，成分为 IgG 及 C3。电镜下脏层上皮细胞肿胀，足突消失，肾小球基底膜与脏层上皮之间或肾小球基底膜内有大量的电子致密物沉积（图 12-8）；位于增厚肾小球基底膜内的沉积物逐渐溶解吸收，形成虫蚀状空隙。

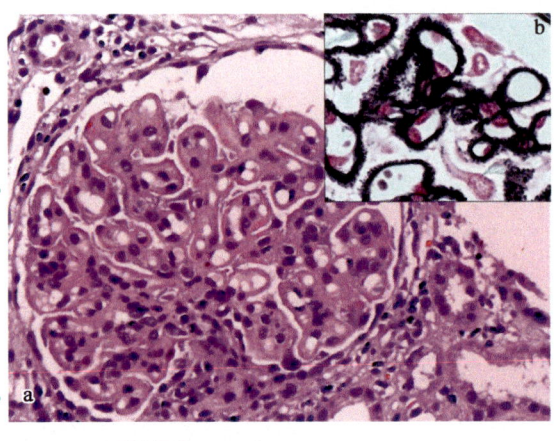

图 12-7　膜性肾病
a. 肾小球 GBM 弥漫性增厚，毛细血管腔狭窄；b. GBM 增厚，钉突形成（PASM 染色）（南方医科大学邹振宁、申洪供图）

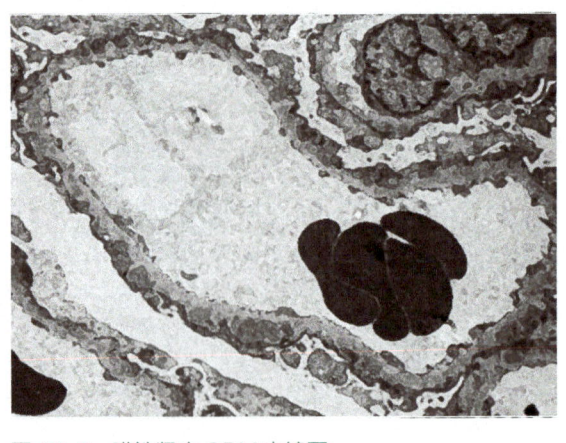

图 12-8　膜性肾病 GBM 电镜图
GBM 明显增厚，其内见团块状电子致密物（南方医科大学邹振宁、申洪供图）

3. 临床与病理联系　膜性肾病多见于中、青年，一般呈慢性进行性经过，糖皮质激素治疗不敏感。由于肾小球基底膜结构屏障的严重破坏，故多表现为难治性非选择性蛋白尿和肾病综合征。如果免疫复合物经溶解吸收后不再形成，则肾小球基底膜的结构可恢复正常状态。如免疫复合物慢性持续形成，则肾小球基底膜病变可进一步加重，导致肾小球硬化，出现肾功能不全或衰竭。

（四）系膜增生性肾小球肾炎

系膜增生性肾小球肾炎（mesangioproliferative glomerulonephritis, MsPGN）主要表现为系膜细胞增生和系膜基质增多，致系膜区增宽，范围变大。本病可见于任何年龄，发病无性别差异，病变程度和临床表现具有多样性特点。

系膜细胞受多种因子的刺激可活化、增生并产生更多的系膜基质，也可表达多种膜受体，通过自分泌作用使细胞持续增生。

1. 病理变化

（1）肉眼观察：一般无特殊变化。光镜下，基本病变为不同程度的系膜增生（图12-9），依据系膜区宽度与相邻毛细血管直径变化的关系，可将系膜增生分为轻度、中度和重度。轻度增生其宽度不超过毛细血管直径；中度增生超过毛细血管直径，并且使毛细血管受压；重度增生使毛细血管严重受压闭塞、结构紊乱，并出现结节硬化。

（2）免疫荧光检查和电镜观察：免疫荧光检查见系膜区有颗粒状或团块状荧光，成分为IgG、IgM、IgA和C3沉积。如以IgM或IgA沉积为主，则分别诊断为IgM肾病或IgA肾病。电镜下见系膜细胞增生、系膜基质增多，系膜区或见电子致密物的沉积。

2. 临床与病理联系　临床上可表现为无症状血尿或蛋白尿，也可以表现为肾病综合征。系膜增生的程度与范围、肾小球硬化的数量、肾间质炎症及球外血管病变等可直接影响本病的预后。

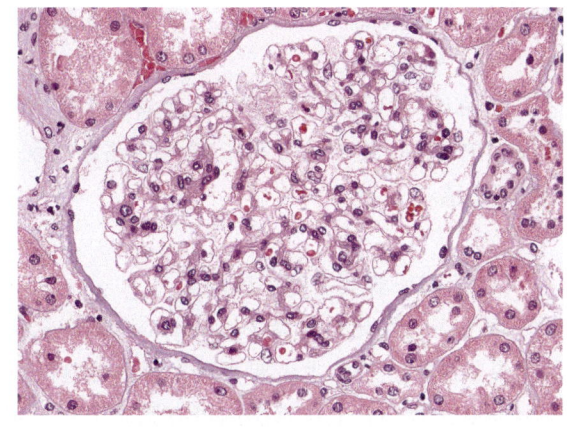

图 12-9　系膜增生性肾小球肾炎
系膜区增宽，基质增多，系膜细胞增生

图 12-9 系膜增生性肾小球肾炎病变模式图

（五）膜增生性肾小球肾炎

膜增生性肾小球肾炎（membranoproliferative glomerulonephritis，MPGN）的病变特点是既有肾小球基底膜弥漫性增厚，又有内皮细胞及系膜组织显著增生。本病以青壮年多见，多数患者表现为肾病综合征，也可出现血尿。

1. 病因及发病机制　MPGN主要有两个类型。Ⅰ型为循环免疫复合物沉积，并有补体激活。抗原成分尚无定论，可能为肝炎病毒等病原体抗原成分植入肾小球，也可在循环中形成免疫复合物并沉积于肾小球内。Ⅱ型主要为补体替代途径的异常激活，临床上大部分患者血清中可检出C3肾炎因子，为一种自身抗体，可与C3转化酶结合，导致C3被持续分解，补体替代途径被异常激活；由于C3过度消耗，患者出现低补体血症。

2. 病理变化

（1）肉眼观察：早期双侧肾体积增大，中晚期可萎缩变小，甚至发展为颗粒性固缩肾。

（2）光镜观察：基本病变为肾小球体积增大，血管球呈分叶状（图12-10a），系膜细胞和内皮细胞显著增生。其中增生的系膜插入肾小球基底膜和内皮之间，导致肾小球基底膜弥漫性增厚并呈双轨状（图12-10b）。增生严重或有肾小球硬化的晚期病例，常有肾小管萎缩、间质纤维化和球外小血管病变。

（3）免疫荧光检查和电镜观察：Ⅰ型在系膜区、内皮下有电子致密物沉积，呈现C3颗粒状荧光，并有IgG、C1q及C4成分，占病例的2/3；Ⅱ型较少见，称为致密沉积物病，大

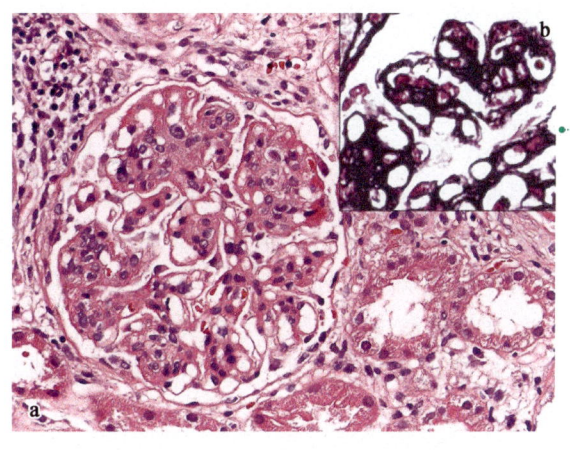

图 12-10 膜增生性肾小球肾炎病变模式图

图 12-10　膜增生性肾小球肾炎
a. 肾小球增大呈分叶状；b. 肾小球基底膜增厚，呈现双轨状（南方医科大学邹振宁、申洪供图）

量电子密度极高的块状沉积物在肾小球基底膜致密层呈带状沉积，免疫荧光仅显示 C3 沉积，无 IgG、C1q 及 C4 成分。

3. 临床与病理联系　临床上患者多为青少年，主要表现为肾病综合征，并常伴有血尿，慢性经过，预后差。50% 的患者在 10 年内逐渐出现慢性肾衰竭。患者对肾上腺皮质激素和免疫抑制剂治疗不敏感。

（六）微小病变性肾小球肾炎

微小病变性肾小球肾炎（minimal change glomerulonephritis，MCGN）是引起儿童肾病综合征最常见的原因。临床上主要表现为肾病综合征或大量选择性蛋白尿。光镜下肾小球病变轻微或无明显病变，肾小管上皮细胞内可有脂质沉积，也称脂性肾病（lipoid nephrosis）。透射电镜观察见足突普遍扁平、融合或消失，故又称足突病。

1. 病因及发病机制　免疫荧光和电镜观察在肾组织内未发现有免疫复合物沉积，但患者体内可有多种淋巴因子，如血管通透性因子和不同的白介素，提示本病的发生与细胞免疫功能异常有关。这些大分子生物活性物质或许通过减少滤过膜表面的阴离子，或损伤足突裂隙膜蛋白，使肾小球基底膜电荷屏障功能障碍，出现大量小分子蛋白尿。

2. 病理变化

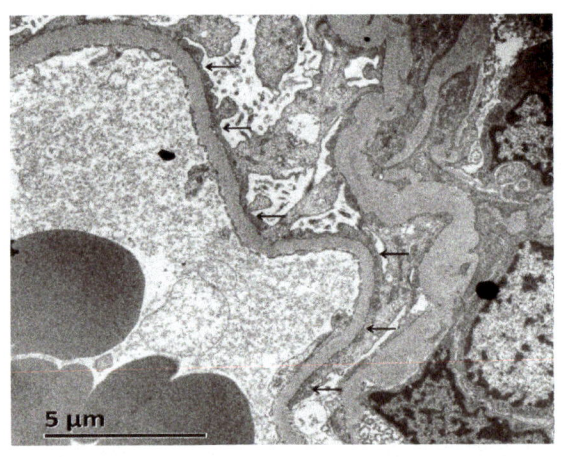

图 12-11　微小病变性肾小球肾炎电镜图
"←" 示足突弥漫性融合并消失（南方医科大学邹振宁、申洪供图）

图 12-11 微小病变性肾小球肾炎模式图

（1）肉眼观察：肾体积增大，色淡黄或苍白，切面肾皮质可见黄白色条纹。

（2）光镜观察：肾小球无明显病变，近端小管上皮细胞内常有不同程度的脂肪变性及水变性；间质和血管一般无明显病变。

免疫荧光检查和电镜观察：免疫荧光检查，肾小球内无免疫球蛋白及补体沉积。电镜观察，肾小球基底膜无病变，脏层上皮细胞足突弥漫性融合、消失，胞体肿胀（图 12-11）。肾小管上皮内质网扩张、线粒体增多，细胞质内可见较多脂质空泡。脏层上皮的病变经激素治疗后可恢复正常。

3. 临床与病理联系　本病主要为电荷滤过屏障功能损伤，故主要为高度选择性蛋白尿，患者表现为肾病综合征，一般不出现血尿及高血压，90% 以上的儿童患者对肾上腺皮质激素治疗敏感，预后好。

（七）IgA 肾病

IgA 肾病（IgA nephropathy，IgA N）是以免疫球蛋白 A 在肾小球系膜区沉积为特征的以系膜增生为基本病变的一种最常见的肾小球疾病。1968 年由法国医生 Berger 首先报道，故又称 Berger 病。该肾病有明显的地域性，亚洲高发，北美洲发病最低。我国 IgA 肾病占原发性肾小球疾病的 30% ~ 40%，发病高峰年龄为 16 ~ 40 岁，男性多于女性。慢性肝疾病、系统性红斑狼疮和过敏性紫癜等累及肾时，肾组织也有高强度的 IgA 沉积，称为继发性 IgA 肾病。

1. 病因及发病机制　免疫病理和电镜观察结果表明，IgA 肾病的发病机制为循环免疫复合物沉积。

2. 病理变化

（1）肉眼观察：双肾无特殊的形态学改变。

（2）光镜观察：肾小球突出的病理变化表现为系膜组织增生，也可出现局灶性节段性硬化或肾小球硬化；部分病例可见新月体形成、毛细血管内皮增生和血管壁增厚等。肾小管上皮变性、萎缩。间质炎症细胞浸润、结缔组织增生，肾小动脉增厚或玻璃样变性。

（3）免疫荧光检查和电镜观察：系膜区可见高强度荧光团块，颗粒状 IgA 沉积

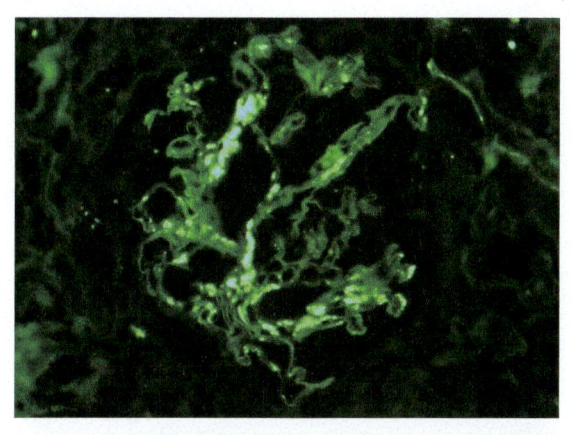

图 12-12 IgA 肾病
免疫荧光示系膜区高强度荧光的颗粒状 IgA 沉积
（南方医科大学邹振宁、申洪供图）

（图 12-12），常伴有 C3 和备解素成分。电镜下，系膜区电子致密物沉积，足突融合扁平，足细胞空泡变。

3. 临床与病理联系　本病可发生在不同年龄阶段，以青少年多发。由于病变具有多样性和多变性，所以临床表现也具有多样性，并与年龄有关。儿童患者多表现为肉眼或镜下血尿，可伴有轻度蛋白尿；成人以肾病综合征多见；少数青年男性可出现急性血压升高和肾功能损伤症状，并常有肾小动脉病变，谓血管炎型 IgA 肾病，预后较差。

（八）局灶节段性肾小球硬化症

局灶节段性肾小球硬化症（focal segmental glomerulosclerosis，FSG）是以部分肾小球（局灶）和一个肾小球的部分小叶（节段）硬化性病变为特征。硬化局部系膜基质增多，PAS 染色强阳性反应。临床主要表现为大量非选择性蛋白尿和肾病综合征，血压常有升高。本病发病机制尚不清楚，可能有多种因素参与有关，如血流动力学改变、肾毒性免疫反应、感染等。

1. 病理变化

（1）肉眼观察：一般无特殊病变，晚期患者可表现为颗粒性固缩肾。

（2）光镜观察：基本病变为局灶性节段性肾小球硬化。硬化区系膜基质增多，毛细血管闭塞。随着系膜基质逐渐增多，最终可导致整个肾小球硬化，肾小管萎缩和间质纤维化。间质小动脉玻璃样变性（图 12-13）。

（3）免疫荧光检查和电镜观察：肾小球硬化区可见高强度荧光的大片团块状 IgM 和 C3 非特异性沉积。电镜观察硬化区足突弥漫性融合消失，部分足细胞与肾小球基底膜分离、脱落。

2. 临床与病理联系　临床上患者主要表现为大量非选择性蛋白尿和肾病综合征，也可表现为肾炎综合征。多数患者病情缓慢发展，发病约 10 年后，渐演变为慢性硬化性肾小球肾炎。儿童患者预后稍好。

（九）慢性硬化性肾小球肾炎

慢性硬化性肾小球肾炎（chronic sclerosing glomerulonephritis，CSGN）系由上述不同类型的肾小球肾炎反复发作发展演变而来。病变特点为大部分肾小球纤维化、玻璃样变，肾小管萎缩，间质纤维化并慢性炎症细胞浸润，又称

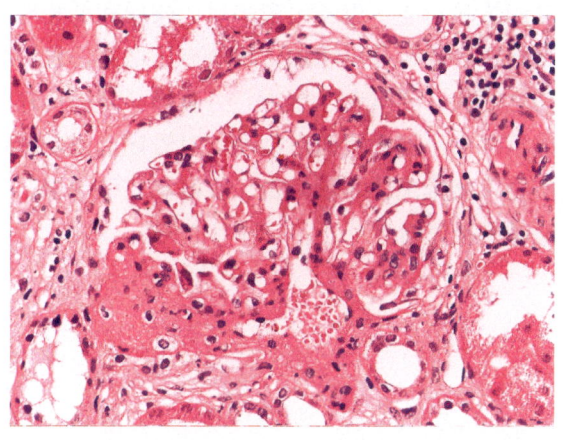

图 12-13 局灶节段性肾小球硬化症
肾小球内灶性系膜基质增多，毛细血管袢闭塞
（南方医科大学邹振宁、申洪供图）

终末肾（end stage kidney）。

1. 病因及发病机制　各型肾小球肾炎（尤其是成人患者）长期不愈，反复发作，可引起肾小球的微环境改变、血流动力学改变、细胞因子增多等。这些因素可使炎症反应持续放大，并可能通过两种机制引发小球进行性病变：①系膜增生过度，凋亡障碍，导致肾小球内细胞外基质增多，引起硬化；②基质金属蛋白酶的活性被抑制，使细胞外基质降解不足，聚积增多而致硬化。在肾小球硬化过程中，由于继发性缺血、肾小管损伤或上皮表型转化和间质细胞免疫反应等多种因素参与，导致肾小管萎缩并间质纤维化。

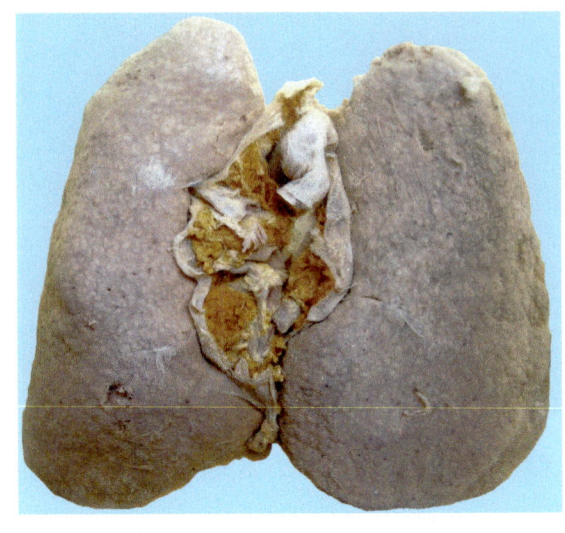

图12-14　颗粒性固缩肾
肾体积缩小、质硬，表面呈细颗粒状，弥漫分布（南方医科大学邹振宁供图）

2. 病理变化

（1）肉眼观察：双侧肾体积缩小，质硬，被膜粘连，表面呈细小颗粒状（突起区为代偿变化，凹陷区为硬化萎缩病变），弥漫分布，故谓颗粒性固缩肾（图12-14）；切面肾皮质变薄，皮髓分界不清，可见小囊腔；肾盂周围和肾窦内的脂肪组织增多。

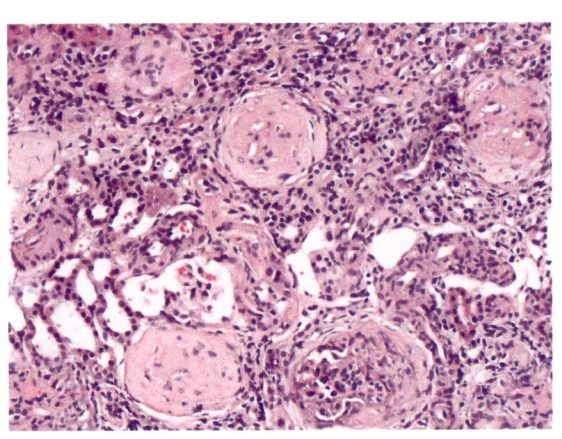

图12-15　慢性硬化性肾小球肾炎
大量肾小球纤维化及玻璃样变，并呈集中现象（南方医科大学邹振宁、申洪供图）

（2）光镜观察：早期常可见残留的前驱病变，如新月体或肾小球分叶状改变。中晚期可见大量肾小球纤维化、玻璃样变，并呈集中现象（图12-15）；相应肾小管萎缩；肾间质纤维组织增生，淋巴细胞和单核细胞浸润；肾小动脉壁增厚，细动脉玻璃样变性。部分原发病变较轻的肾单位肾小球代偿性肥大，相应的肾小管扩张，其内及集合小管内可见蛋白管型（图12-15）。

3. 临床与病理联系　多数患者有其他类型肾炎病史，部分患者起病隐匿。临床上主要表现为进行性慢性肾炎综合征。随着大部分肾单位进行性破坏、功能丧失，少数存留的肾单位代偿、肥大，使小球滤过压升高滤过速度加快和滤液在肾小管的流速加快，影响了肾小管的重吸收和肾的浓缩功能，患者出现多尿、夜尿和低相对密度尿；肾单位破坏和肾内动脉硬化致肾组织严重缺血，肾素分泌增加，致使血压增高，且维持在较高水平。长期的高血压加重左心室负荷并使之肥大，严重者发展为心力衰竭。高血压还可导致脑出血。肾组织广泛破坏导致促红细胞生成素减少，加之代谢产物潴留对骨髓造血功能的损伤，共同导致贫血。大量肾单位受损致代谢产物不能排出，非蛋白氮、肌酐和肌酸增多，导致氮质血症和尿毒症，水、电解质代谢紊乱和酸碱平衡失调。

知识拓展12-7
慢性肾小球肾炎健康指导

表12-2
常见原发性肾小球肾炎病变特点

第二节 肾小管-间质性炎症

肾小管-间质性肾炎（tubulointerstitial nephritis）主要由细菌等生物性病原体引起。根据病程和病理变化特征分急性和慢性两种类型。此外，药物及重金属等也可引起肾小管及间质炎症性损伤。本节重点介绍肾盂肾炎。药物性间质性肾炎和急性肾小管坏死在网络版中加以介绍 ⓔ。

一、肾盂肾炎

肾盂肾炎（pyelonephritis）是由细菌直接感染引起的肾盂和肾间质的化脓性炎症，有急、慢性两种类型，为肾最常见的疾病之一。本病以生育期妇女最为常见，男女发病约为1：9。

1. 病因及发病机制 致病菌为革兰阴性杆菌或革兰阳性球菌，以大肠埃希菌最为常见。细菌通常经以下两条途径到达肾。

（1）上行性（尿路性）感染（ascending or urinary tract infection）：是引起肾盂肾炎最常见的途径。病原菌经尿道、膀胱、输尿管到达肾盂和肾间质。病原体主要为大肠埃希菌，其次为变形杆菌和葡萄球菌，也可由其他细菌引起。上行性感染常为单侧肾受累，也可累及双侧肾，女性多见，这与女性尿道短、黏膜易受损伤，以及妊娠压迫等生理特点有关。

（2）下行性（血源性）感染（descending or hematogenous infection）：细菌多经机体的化脓病灶侵入血管，通过血液循环到达肾发病，常见于败血症或感染性心内膜炎，以金黄色葡萄球菌感染最为多见。

肾盂肾炎发病除上述两种主要原因外，还与一些易感因素诱发相关。包括医源性因素引起的尿道黏膜损伤、完全或不完全尿路梗阻、膀胱输尿管反流及肾内反流。一些慢性消耗性疾病，长期使用糖皮质激素和免疫抑制剂者，肾盂肾炎也易发生。

> 知识拓展 12-8
> 临床导尿注意事项

（一）急性肾盂肾炎

1. 病理变化 急性肾盂肾炎（acute pyelonephritis）基本病变为肾盂和肾间质的急性化脓性炎症，以充血、水肿、大量中性粒细胞浸润和不同程度的组织坏死为特征。上行性感染单侧肾的肾盂和肾髓质病变明显，血源性感染双侧肾皮质的病变更为突出。

肉眼观察，病变肾体积增大，暗红色，表面可见多发的周围充血、稍隆起的黄色脓肿。切面肾髓质可见黄色条纹状化脓灶，并向皮质蔓延。肾盂黏膜充血、水肿，可有脓性渗出物覆盖，肾乳头也可见化脓病变。

镜下，肾间质可见多发性灶状急性化脓性病变，形状不规则。病灶局部肾小管上皮不同程度变性、坏死和液化，肾小管内充满脓细胞或形成白细胞管型（图12-16）。肾间质充血、

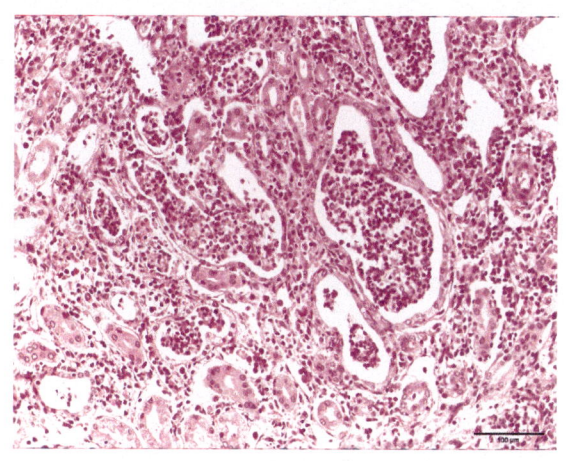

图 12-16 急性肾盂肾炎
图中肾小管内充满脓细胞（南方医科大学邹振宁、申洪供图）

水肿，大量中性粒细胞浸润，严重者形成脓肿。

2. 临床与病理联系　临床上，患者起病急，发热、寒战，外周血白细胞增多等，表现出急性感染性炎症的全身中毒性症状和体征。泌尿系统症状有肾区疼痛，出现尿频、尿急和尿痛等膀胱刺激症状并可形成脓尿、菌尿和管型尿，尤其是白细胞管型的出现对诊断有重要价值。一般无高血压及肾功能障碍。

绝大多数患者经抗生素治疗后可痊愈。少数患者迁延不愈，转变为慢性肾盂肾炎。病变严重者，可出现以下并发症：①肾乳头坏死：系肾乳头供血动脉发生血栓性血管炎所致，可累及单个、多个或所有肾乳头，其特征是肾锥体乳头2/3区域内出现边界清楚的灰黄或灰白色梗死灶，属凝固性坏死；②肾盂积脓：见于严重尤其是高位尿路梗阻者，脓性渗出物潴留于肾盂、肾盏内，形成积脓；③肾周脓肿：肾内脓肿较大时，可穿破肾被膜，在肾周组织中（包括肾脂肪囊内）形成脓肿。

（二）慢性肾盂肾炎

1. 病理变化　肉眼观察，病变肾体积缩小、变形，与肾周脂肪囊粘连，表面有不规则的粗大凹陷性瘢痕灶，形似土豆，又谓土豆肾。若双肾受累，则两侧肾的病变程度和分布不对称。切面见肾盂扩张或收缩变形，黏膜增厚、变硬，肾乳头萎缩。病灶部位肾皮质变薄，皮髓分界不清，可见慢性脓肿及机化的瘢痕。

镜下，肾间质内可见淋巴细胞、浆细胞及少许中性粒细胞浸润，纤维组织增生；部分肾小管萎缩和消失，部分肾小管扩张，腔内可见均质红染的胶样管型（colloidcasts），形似甲状腺滤泡（图12-17）。肾小球周围纤维组织增生，形成特征性的球囊周围纤维化；晚期病变肾小球可发生纤维化及玻璃样变（图12-18）。肾盂、肾盏黏膜及黏膜下间质可见纤维组织增生，慢性炎症细胞浸润。

2. 临床与病理联系　慢性肾盂肾炎（chronic pyelonephritis）起病缓慢或隐匿，病程长，反复发作，频发脓尿与菌尿。肾小管病变易致原尿浓缩功能障碍而出现多尿和夜尿、电解质失衡及代谢性酸中毒。肾组织纤维化及小血管硬化导致肾缺血，使肾素分泌增加，引起高血压。病变晚期，肾组织不断破坏和肾小球硬化，导致肾功能进行性损伤，形成慢性肾衰竭。

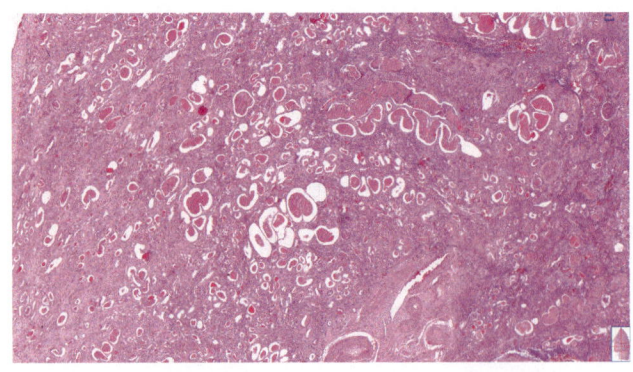

图12-17　慢性肾盂肾炎
肾小管扩张，上皮细胞扁平，部分管腔内含均质红染的胶样管型，似甲状腺滤泡

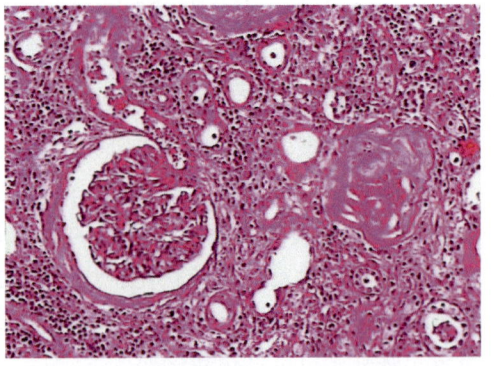

图12-18　慢性肾盂肾炎
图左侧肾球囊纤维化并增厚，间质纤维化伴慢性炎症细胞浸润，右侧见玻璃样变肾小球（新乡医学院赵卫星供图）

第三节　尿路结石

尿路结石（lithangiuria）又称尿石症（urolithiasis），是尿路内因尿液浓缩沉淀形成的颗粒状或块状聚集物，为泌尿系统常见病，包括肾结石、输尿管结石、膀胱结石和尿道结石，男性发病多于女性（4~5:1）。典型临床表现有腰腹部绞痛、血尿，或伴有尿频、尿急、尿痛等泌尿系统梗阻和感染的症状。尿石症有明显的地域分布，在我国多见于长江以南，北方相对少见。近30年来，我国上尿路（肾、输尿管）结石发病率显著升高，且大多数为草酸钙结石；下尿路（膀胱）结石日趋少见，主要为磷酸镁铵结石。

一、病因及发病机制

尿路结石形成原因及机制尚未完全阐明。影响尿路结石形成的因素很多，高钙饮水、动物蛋白质饮食、遗传因素、特发性高尿钙或高尿酸代谢异常及某些药物等均与尿路结石形成有关。尿量减少，盐类和有机物的浓度增高也可促进结石形成。

（一）尿内晶体浓度增高

正常尿中常含有多种晶体盐类，如草酸盐、磷酸盐、碳酸盐、尿酸盐等。这些晶体盐类与尿中的胶质物质如黏蛋白类和核酸维持相对平衡。若晶体盐类浓度增高或黏多糖类发生量或质的异常，造成晶体与胶体的平衡失调，晶体物质即可析出沉淀形成结石。当脱水、尿量减少、尿液浓缩时，尿中晶体盐类浓度增高，尿路结石的发生频率即可增加。

体内晶体排出增多，也可使尿的晶体浓度增高，促进尿路结石的形成。甲状旁腺功能亢进时可动员骨钙入血，大量肾上腺皮质激素引起溶骨性改变，使尿钙增高；长期卧床患者发生失用性骨萎缩、骨质疏松、脱钙，钙离子经血流由肾排出，均可使尿钙增高；长期服用大量含钙抗酸药物或维生素D，使钙吸收增多，也可使尿钙增多。当尿液环境不能维持钙盐的过饱和状态，则钙盐析出，形成沉淀，导致结石形成。有些代谢异常疾病，如痛风，患者嘌呤代谢失调，尿酸排泄增加，可并发尿酸结石。

（二）尿液性质改变

尿液内晶体浓度正常，但尿液理化性质改变时，也可促进结石形成。如尿液pH改变可影响晶体的溶解度，碱性尿液有利于磷酸钙、磷酸镁铵及草酸钙等形成结石，酸性尿易形成尿酸结石和胱氨酸结石。

尿中抑制晶体形成的物质减少，如枸橼酸、焦磷酸盐、镁、酸性黏多糖、某些微量元素含量不足时，可促使晶体析出，形成结石。

（三）尿路梗阻与感染

尿路梗阻可致尿液中晶体在引流较差部位沉积，尿液滞留易继发尿路感染而有利于结石形成，其中磷酸钙和磷酸镁铵结石与感染和梗阻关系较为密切。尿路细菌感染，特别是能分解尿素的细菌和变形杆菌感染，可将尿素分解为游离氨，使尿液碱化，促使磷酸盐、碳酸盐以菌团或脓性质块为核心而形成结石。此外，尿内异物（如脱落的上皮细胞、血凝块、炎性渗出物和细菌团块等）均可构成核心，晶体盐类沉积于其上而形成结石。

二、病理类型及形态

尿路结石肉眼观察像石头，实为人体内尿液物质异常矿化的一种表现，可视其为生物矿石。病理类型取决于其晶体成分，按所占比例高低依次为草酸盐、磷酸盐、尿酸盐、碳酸盐、胱氨酸及黄嘌呤结石等。多数结石混合两种或两种以上成分，晶体成分占结石质量常超过60%。主要有以下6种类型。

1. 草酸钙结石　棕褐色，质硬且致密，表面粗糙有刺，呈桑葚形，切面呈环形层状，在碱性尿液内形成，可以是单纯的草酸钙结石，但多数为草酸钙和磷酸钙混合性结石（图12-19）。

2. 磷酸钙、磷酸镁铵结石　灰白、黄色或棕色，表面光滑或有颗粒，质硬或松脆易碎，在肾盂、肾盏内可形成鹿角形结石。切面常见由细菌或脱落上皮等形成的核心，呈同心性层状结构（图12-19）。在碱性尿中形成，常与碳酸盐混合。

3. 尿酸盐结石　黄色或红棕色，表面光滑，质硬，圆或卵圆形，常形成较多的小结石，在酸性尿内形成（图12-19）。尿酸盐结石可为单纯性或与草酸钙、磷酸钙等形成混合性结石。单纯尿酸盐结石X线可透过，常不显影。

4. 碳酸盐结石　灰白色，光滑或稍粗糙，不规则块状，质脆。X线片显影（图12-19）。

5. 胱氨酸结石　淡黄至黄棕色，可呈几何形状，外观蜡样（图12-19）。X线能透过，不易显影，形成于酸性尿中。

6. 黄嘌呤结石　棕黄色，表面光滑，圆形或卵圆形，坚硬。X线能透过，不易显影。

三、临床与病理联系

由于尿路结石的部位、大小及形状不同，患者临床表现差异较大，主要表现为肾区疼痛、绞痛、放射痛及血尿，部分患者可出现尿频、尿急、尿痛等尿路感染症状，严重者可导致尿路梗阻和肾功能损伤。归纳起来，为尿路局部损伤、尿路梗阻及并发尿路感染这三方面。

1. 局部损伤　体积小的结石，可在尿路内自由活动，摩擦损伤尿路黏膜引起出血、肾绞痛。体积大、比较固定，或鹿角形的结石，疼痛感不严重，但可长期压迫尿路黏膜，使上皮

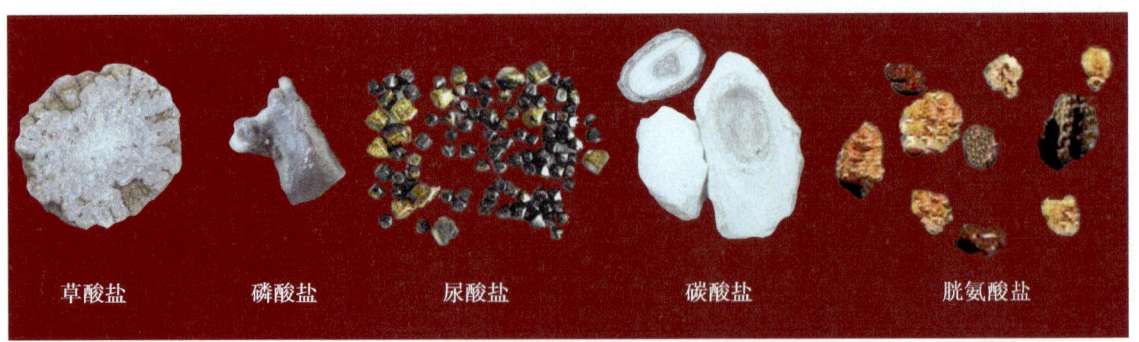

图12-19　尿路结石
示草酸盐、磷酸盐、尿酸盐、碳酸盐及胱氨酸盐结石（南方医科大学邹振宁、申洪供图）

脱落形成溃疡，以至于结石与输尿管管壁组织发生粘连，病程长且严重者有诱发黏膜上皮癌变风险。

2. 尿路梗阻　肾、输尿管结石易在肾盂输尿管连接处、输尿管跨过髂血管处和输尿管膀胱入口处这三个狭窄处停留，引起尿路梗阻。一旦梗阻形成会突发剧烈腰痛，多呈持续性或间歇性，并沿输尿管向髂窝、会阴及阴囊等处放射，出现血尿；若长时间梗阻，则梗阻以上的输尿管和肾盂出现扩张、积水，严重时可造成整个肾压迫性萎缩及功能丧失。特别是肾结石，肾盂积水、扩张和所导致的肾压迫性萎缩更为明显（图12-20）。膀胱结石的空间位置可随体位的不同发生变化，导致患者出现排尿困难或尿流中断。

3. 尿路感染　结石对尿路黏膜的损伤及积水均易并发细菌感染，并可化脓形成肾积脓；严重的尿路感染还可能造成败血症，威胁患者生命。此外，尿路感染又可促进结石的形成，使原有的结石体积增大，数目增多。

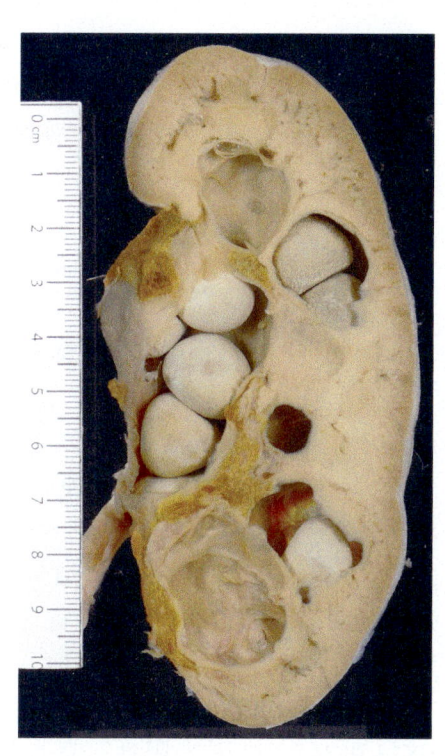

图12-20　肾结石伴肾盂积水、扩张及肾压迫性萎缩
图中可见肾结石形成，肾盂积水并扩张，压迫肾实质；肾皮质及髓质变薄，呈萎缩态。
（香港中文大学医学院病理解剖及细胞学系杜家辉教授和李晓明博士供图）

第四节　泌尿系统常见肿瘤

泌尿系统肿瘤分为两大类：一类来源于被覆尿路（移形）上皮的肾盂、输尿管、膀胱和尿道，谓尿路上皮肿瘤，以膀胱肿瘤最为常见。另一类来源于肾实质以及尿路的非尿路上皮性肿瘤。肾肿瘤在泌尿系统中的发病率仅次于膀胱肿瘤。肾恶性肿瘤可发生于任何年龄，但最常见于10岁以前及40岁以后。成人以肾细胞癌和肾盂乳头状尿路上皮癌最为常见，婴幼儿及儿童期以肾母细胞瘤居高。临床上，尿路上皮肿瘤常出现无痛性肉眼或镜下血尿；肾肿瘤早期往往缺乏临床表现，有20%～30%的患者就诊时已发生转移，另有10%～15%的患者因转移灶症状而就诊。肾恶性间叶组织来源的肿瘤十分罕见。本节主要介绍肾细胞癌、肾母细胞瘤及尿路上皮肿瘤。肾腺瘤、肾血管平滑肌脂肪瘤、后肾腺瘤、肾横纹肌样瘤将在本教材网络版中加以介绍 ⓔ。

一、肾细胞癌

肾细胞癌（renal cell carcinoma，RCC）是来源于肾小管上皮细胞的恶性肿瘤，在成人原发性肾肿瘤中最多见，约占80%，是最常见的肾恶性肿瘤，男性多于女性，为（2～3）:1，40～65岁高发，儿童偶见。病因和发病机制至今尚不清楚。有资料显示，肾细胞癌发病与吸烟有关，吸烟者发病率是非吸烟者的2倍。亦有文献报道，体质指数（body mass index，BMI）、高血压、获得性囊性肾脏疾病及接触三氯乙烯等是肾细胞癌发病的危险因素。

肾细胞癌绝大多数散发，仅2%～4%具有家族遗传性，后者往往发病年龄小，肿瘤多为双侧多灶性。在常染色体显性遗传性疾病VHL病（von Hippel-Lindau disease）中，40%～60%的患者伴发肾细胞癌，并与染色体3p25-26上的VHL抑癌基因突变和失活相关。此外，遗传性乳头状肾细胞癌涉及染色体 7p31 上的 MET 基因突变、遗传性平滑肌瘤病和肾细胞癌涉及染色体 1q42 上的 FH 基因突变等，表明遗传因素的改变与肾细胞癌的发生有密切关系。

依据遗传学和组织学特点，肾细胞癌的主要病理类型如下。

（一）透明细胞肾细胞癌

透明细胞肾细胞癌（clear cell renal cell carcinoma，ccRCC）是最常见的肾细胞癌，占肾脏恶性肿瘤的 65%～70%。

1. 病理变化　肉眼观察，肿瘤常为单个，结节状，位于肾一极，与周围肾组织分界较清，可见假包膜。切面通常为实性，部分可见小囊腔形成。由于肿瘤细胞内脂质含量丰富，且肿瘤组织常有出血、坏死和钙化，因此，切面常呈红色、灰黄色、灰白色和棕色交错的多彩状（图 12-21）。镜下，肿瘤细胞常呈巢状或腺泡状排列，腺泡可扩张，形成大小不等的囊。有时肿瘤细胞呈腺管状排列，并形成假乳头。多数肿瘤细胞胞质内含有丰富的脂质和糖原，HE 染色胞质透明，故称透明细胞癌。肿瘤细胞核圆而小，大小和形态比较一致，少数具有异型性（图 12-22）。瘤组织间质纤维组织少，富含薄壁毛细血管。约 5% 的肿瘤细胞出现肉瘤样和横纹肌样改变，预后较差。

2. 免疫组织化学染色，肿瘤细胞表达 CK、CK8、CK18、CK19、CAM5.2、EMA 等，而 CK14 和 34βE12 则为阴性；高表达转录因子 PAX8 和碳酸酐酶 IX（carbonic anhydrase IX）；vimentin、CD10、RCC Marker 等亦常阳性。

3. 遗传学　散发和遗传性病例均涉及染色体 3p 的基因改变。除位于 3p25-26 的 *VHL* 等位基因缺失、突变、甲基化失活外，近年大规模测序发现，3p 含有的抑癌基因 *KDM6A*、*KDM5C*、*SETD2*、*PBRM1* 缺失及 *BAP1* 基因突变亦与肿瘤相关。此外，染色体 14q、4p、9p 等位基因缺失提示预后不良。

4. 临床与病理联系　血尿、腰痛和肿块三联征为肾癌的主要临床表现，无痛性、间歇性、肉眼全程血尿常为首发症状。部分肿瘤细胞可产生异位激素和激素样物质，患者可有高血钙（肿瘤细胞产生甲状旁腺激素样物质）、红细胞增多症（肿瘤细胞产生促红细胞生成素样物质）、高血压（肿瘤细胞产生肾素）、男性乳房发育（肿瘤细胞产生促性腺激素和胎盘催乳素）、库欣综合征（肿瘤细胞产生 ACTH）等副肿瘤综合征的表现。肿瘤可累及肾盏、肾盂和输尿管，引起相应临

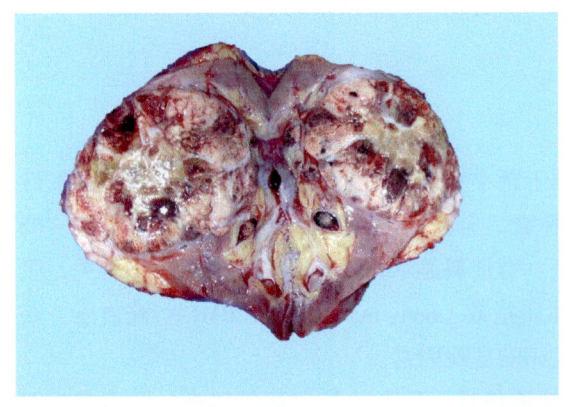

图 12-21　透明细胞肾细胞癌
肿瘤呈结节状，与肾组织分界较清楚，切面见瘤组织出血、坏死，黄色部分为脂肪组织（新乡医学院赵卫星供图）

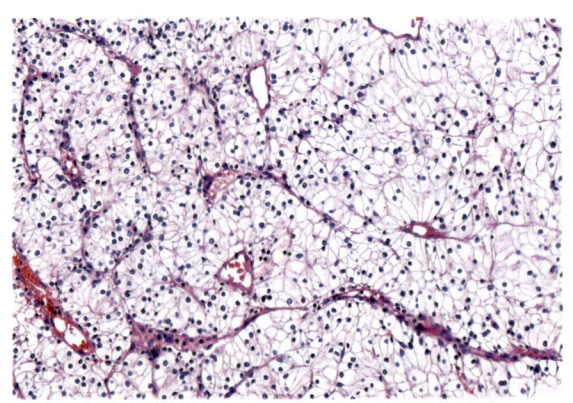

图 12-22　透明细胞肾细胞癌（物镜 20×）
肿瘤细胞呈腺泡状排列，胞质透明，核小，形态比较一致

床改变；瘤组织可穿破肾被膜累及邻近器官、肾周脂肪组织及筋膜，易发生血道转移。一些患者在肿瘤早期即可侵犯肾静脉，形成癌栓，并可经过下腔静脉延续到右心，可通过血道转移到远隔器官，肺、骨为最常见的转移部位。透明细胞肾细胞癌主要通过肾静脉、下腔静脉转移至肺，也可经肾静脉、椎旁静脉丛形成中枢神经系统、头颈部及中枢/外周骨转移。肿瘤亦可通过淋巴道转移到肾门周围和主动脉旁淋巴结，经腔静脉淋巴结进入胸导管或直接累及胸部淋巴结。

患者预后与肿瘤大小，肾静脉、肾包膜及肾盂有无被侵犯等相关，其中肾静脉有无被侵犯为重要预后因素。5年生存率约70%，若侵犯肾静脉或肾周邻近组织器官，5年生存率显著下降，仅5%。肿瘤细胞出现肉瘤样或横纹肌样分化提示预后不良，前者5年生存率为15%~22%，后者中位生存期约8~31个月。

（二）乳头状肾细胞癌

乳头状肾细胞癌（papillary renal cell carcinoma，PRCC）为具有乳头状或小管乳头状结构的肾小管上皮细胞来源的恶性肿瘤，占肾细胞癌的18.5%。肉眼观，肿瘤边界清楚，有假包膜。因出血、坏死、纤维化和囊性变，大体呈现灰白、黄、棕褐等多色，质脆。镜下，肿瘤细胞构成乳头状结构，有纤维血管轴心，其中可见泡沫状巨噬细胞和砂粒体，部分肿瘤细胞可呈管状或实体状排列，约5%的PRCC出现肉瘤样分化。免疫组织化学染色，肿瘤细胞显示CK（AE1/AE3）、CAM5.2、高分子量细胞角蛋白（CK-HMW）、EMA、AMACR、RCC抗原、vimentin、CD10阳性。

遗传学改变主要是7号染色体的三倍体和四倍体、17号染色体的三倍体和Y染色体丢失。家族遗传性PRCC和13%的散发病例均涉及染色体7p31上的MET基因突变。本型预后较透明细胞肾细胞癌好。

（三）嫌色性肾细胞癌

嫌色性肾细胞癌（chromophobe renal cell carcinoma，ChRCC）占肾细胞癌的5%~7%。肉眼观，肿瘤体积较大，平均直径7cm，边界清晰，无包膜，浅棕或褐色，多局限于肾脏。镜下，肿瘤细胞多呈实体状，有时可呈巢状、管状、微囊、小梁或灶性乳头状排列，由不完整的、透明变性的血管所间隔。经典的ChRCC肿瘤细胞体积较大，胞质透明略呈网状，细胞膜清晰。嗜酸性ChRCC细胞较小，胞质有嗜酸性颗粒。两种肿瘤细胞常混合存在，后者位于癌巢中央，而前者位于周边。肿瘤细胞胞核不规则，常有皱褶，有时见双核，核周空晕常见。约2%~8%的ChRCC有肉瘤样分化。免疫组织化学染色，肿瘤细胞显示KIT、parvalbumin、肾特异性钙粘蛋白阳性；CK7弥漫阳性，但集中于嗜酸性ChRCC细胞；vimentin多阴性。

遗传学改变主要为Y,1,2,6,10,13,17和21号染色体缺失。此外，体细胞线粒体DNA突变多见。预后较好，5年生存率为78%~100%。

（四）低度恶性潜能的多房性囊性肾肿瘤 ⓔ

二、肾母细胞瘤

肾母细胞瘤（nephroblastoma）是来源于肾胚基细胞的恶性胚胎性肿瘤。1899年Max Wilms首次描述，又称Wilms瘤（Wilms tumor）。98%的患者年龄小于10岁，是儿童肾脏最常见的恶性肿瘤，成人偶见，无明显性别差异。多为散发，但也有家族聚集病例报道，呈常染色体显性遗

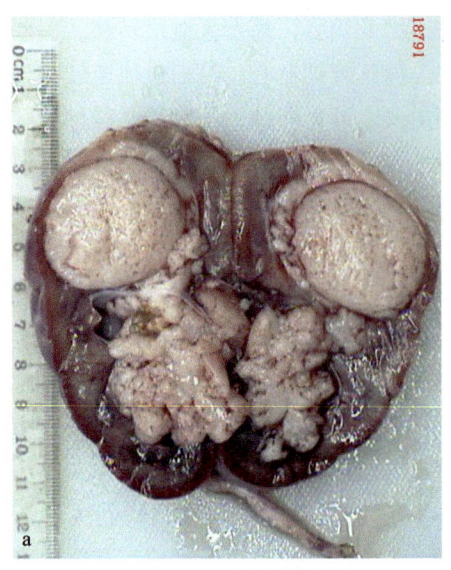
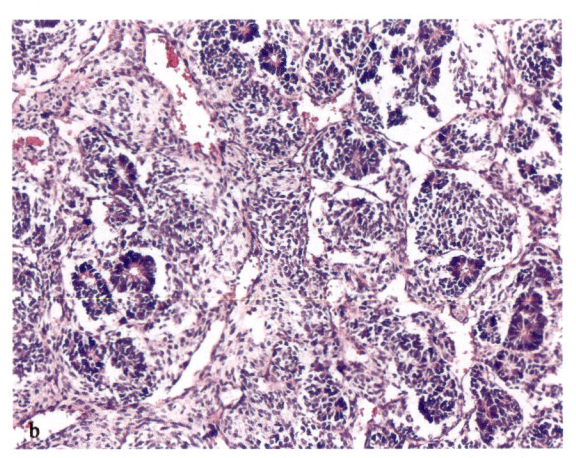

图 12-23　肾母细胞瘤
a. 肾切面可见灰白色球形肿瘤，边缘见假包膜；瘤组织浸润性生长，肾盏内见浸润生长的肿瘤。b. 小而深染的肾胚基样细胞，密集片状排列，可见上皮样细胞形成的幼稚肾小球、肾小管样结构（南方医科大学曹娟、申洪供图）

传伴不完全外显性。

1. 病理变化　肾母细胞瘤大多单发，7%呈单侧肾多发，5%累及双肾，偶见发生于肾外部位。肿瘤通常呈圆形、实性、多结节状，有纤维性假包膜，与周围肾实质分界清楚。切面呈灰白或棕褐色，质地柔软，若含大量成熟间叶组织，则质地偏硬而呈旋涡状（图12-23a）。镜下，肾母细胞瘤由未分化的肾胚基细胞、上皮样细胞和间叶组织细胞构成。肾胚基细胞体积小，圆形或椭圆形，胞质稀少，核分裂活跃，核内染色质均匀分布，有小核仁。上皮样细胞呈圆形、多边形或立方形，细胞小，呈片状排列，可呈鳞状上皮分化，并常形成胚胎发育过程中不同阶段的幼稚肾小球或肾小管样结构（图12-23b）；间叶细胞呈梭形或星芒状，位于黏液样基质中，细胞小，胞质少，核深染，可向横纹肌、骨、软骨、纤维和脂肪组织分化。免疫组织化学染色，胚基细胞常表达vimentin，也可表达NSE、CK及desmin，约80%病例表达WT-1。

2. 遗传学　约10%的肾母细胞瘤患者与一组形态异常综合征相关：① WAGR综合征：30%的患者发生Wilms瘤，与染色体11p13部分/全部缺失所致抑癌基因*WT1*失活相关；② Denys-Drash综合征：90%的患者发生Wilms瘤，与WT1基因点突变相关；③ Beckwith-Wiedemann综合征：患者易发生Wilms瘤，可能与定位在染色体11p15上的*IGF2*、*CDKN1C*及*KCNQ1*基因相关。此外，约1/3的病例出现X染色体上抑癌基因*AMER1*的失活。

3. 临床与病理联系　肾母细胞瘤临床上主要表现为腹部肿块，往往偶然发现，肿块巨大时，可达盆腔。患者可出现腹痛、血尿、高血压、肠梗阻等症状。肿瘤多呈局部生长，可向包膜及肾周脂肪组织侵犯，部分可发生淋巴结、肺、肝转移。

预后与患者年龄、肿瘤大小、有无转移等有关。肾母细胞瘤对手术、放射和化学治疗的治疗效果良好。年龄大、肿瘤体积大、已有转移者预后较差。

三、尿路上皮肿瘤

尿路黏膜上皮即尿路上皮（urothelium），也称为移行上皮（transitional epithelium）。尿路肿瘤绝大部分起源于尿路（移行）上皮，膀胱最多见，也可发生在肾盂及输尿管，病理改变类同。偶见鳞状细胞癌、腺癌和间叶组织来源的肿瘤。

尿路上皮肿瘤主要分为非浸润性尿路上皮肿瘤（non-invasive urothelial tumours）和浸润性尿路上皮癌（infiltrating urothelial carcinoma）。前者包括尿路上皮乳头状瘤、低度恶性潜能的乳头状尿路上皮肿瘤、低级别非浸润性乳头状尿路上皮癌和高级别非浸润性乳头状尿路上皮癌。

（一）尿路上皮来源的乳头状瘤

1. 尿路上皮乳头状瘤（urothelial papilloma）以往称为移行细胞乳头状瘤（transitional cell papilloma），是来源于尿路上皮的良性肿瘤，属于非浸润性尿路上皮肿瘤，发病率较低，男性多于女性（2.4∶1）。

（1）病理变化：发生于膀胱者，膀胱后壁、侧壁及输尿管开口处为其好发部位。肉眼见肿瘤呈纤细乳头状。镜下，尿路黏膜上皮增生形成细乳头，可有分支，但无融合，其轴心由纤维结缔组织和毛细血管构成，表面为增生的尿路上皮肿瘤细胞，一般5～6层，细胞异型性较小，一般看不到核分裂象。

当乳头表面被覆的上皮层次增多，但具有正常的尿路上皮极性，细胞核增大、异型较轻，核分裂象偶见且位于上皮的基底层，则符合低度恶性潜能乳头状尿路上皮肿瘤改变（papillary urothelial neoplasm of low malignant potential）。

（2）临床与病理联系：患者常有无痛性肉眼或镜下血尿，总体预后较好，切除后很少复发。

2. 低度恶性潜能的乳头状尿路上皮肿瘤 低度恶性潜能的乳头尿路上皮肿瘤（papillary urothelial neoplasm of low malignant potential，PUNLMP）属于非浸润性尿路上皮肿瘤，其组织学特征与尿路上皮乳头状瘤相似。镜下，肿瘤由互相不融合的纤细乳头组成，细胞从正常到轻度异型，排列为多层，与正常上皮相比，细胞密度明显增加，层次增多，但极性保存完好，肿瘤细胞体积轻度增大，核分裂象罕见且位于基底层。PUNLMP患者预后良好，瘤体切除后虽可复发，但复发率（36%）明显低于低级别乳头状尿路上皮癌，且极少进展为高级别乳头状尿路上皮癌或浸润性尿路上皮癌（进展率约4%）。

（二）尿路上皮癌

尿路上皮癌（urothelial carcinoma）传统上称为移行细胞癌（transitional cell carcinoma），是源于尿路（移行）上皮的恶性肿瘤。在膀胱原发性恶性肿瘤中居首位（约占90%）。膀胱尿路上皮癌多见于50岁以上，男性多于女性。发病原因尚不完全清楚。有研究表明，芳香胺类化学性物质，如苯胺、β-氨基萘、联苯胺与尿路上皮癌的发生关系密切。也有文献报道，尿内的色氨酸代谢产物与尿路上皮癌形成有关。吸烟与尿路上皮癌的发生也密切相关。膀胱慢性炎症刺激、印度血吸虫、非那西丁、环磷酰胺等都被认为与膀胱尿路上皮癌的发生相关。

1. 病理变化 尿路上皮癌是膀胱、肾盂、输尿管恶性肿瘤中最常见的类型。膀胱尿路上皮癌，可发生于膀胱任何部位，但以膀胱侧壁、后壁、膀胱三角区、输尿管开口处为多见。肉眼观，肿瘤可单发或多发，体积大小不等，外观多呈乳头状、息肉状或菜花状，有蒂与黏膜相连。肿瘤分化程度低时，常呈斑块状或结节状，无明显的蒂形成，表面可有溃疡形成；瘤组织切面灰白色，可见坏死（图12-24）。镜下，根据肿瘤浸润的有无，尿路上皮癌分为非浸润性癌和浸润性癌两种。前者包括低级别乳头状尿路上皮癌和高级别乳头状尿路上皮癌。

（1）乳头状尿路上皮癌：属于非浸润性尿路上皮肿瘤。低级别乳头状尿路上皮癌（low-grade

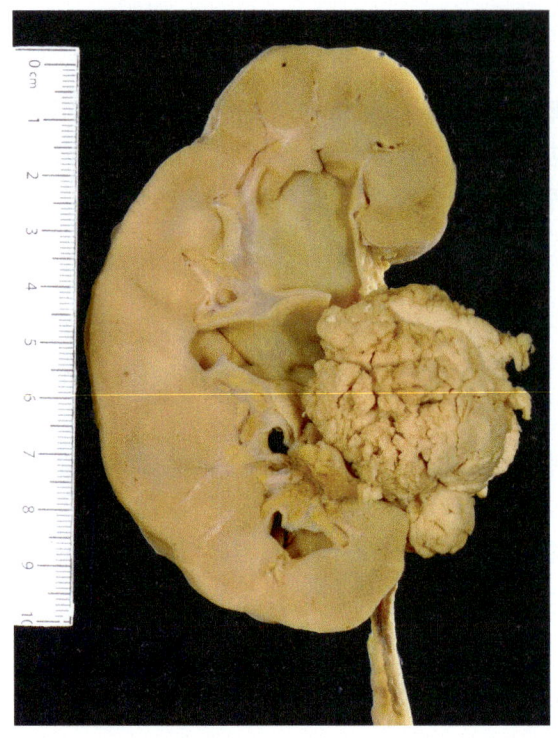

图 12-24 尿路上皮癌
肾盂尿路上皮癌（香港中文大学医学院病理解剖及细胞学系杜家辉教授和李晓明博士供图）

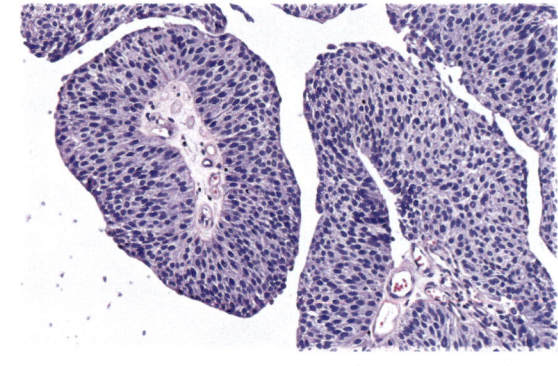

图 12-25 低级别乳头尿路上皮癌（20×10）
尿路上皮增生形成纤细、多分支乳头，部分细胞极性消失，细胞核形状轻度改变，核分裂象少见

papillary urothelial carcinoma）由纤细、多分支的乳头组成。细胞异型性相对较小，部分细胞极性消失，细胞核形状和染色质分布可发生轻度改变。核分裂少见，多位于基底层（图12-25）。

高级别乳头状尿路上皮癌（high-grade papillary urothelial carcinoma），乳头状结构出现融合，呈实体片状排列。细胞异性相较大，细胞核大小形态各异，染色质分布不规则，核仁明显，核分裂象多见，分布于全层细胞中，可有病理性核分裂。

乳头状尿路上皮癌无固有层及肌层浸润。

预后与组织学分级密切相关，低级别乳头状尿路上皮癌的复发率和进展率分别为50%，10%；高级别乳头状尿路上皮癌的复发率为60%，固有层进展率为25%，肌层进展率为5%。

乳头状尿路上皮肿瘤组织学特点见表12-1。

（2）浸润性尿路上皮癌（Infiltrating urothelial carcinoma）：是尿路系统最常见的恶性肿瘤，含巢状、微囊状、微乳头状、淋巴上皮样、肉瘤样等亚型，呈多样分化，并浸润至基底膜下。

1. 病理变化　肉眼观，肿瘤可单发或多发，体积大小不等，外观多呈息肉状、乳头状、溃疡性或弥漫透壁生长；癌组织可在外生性生长的同时，向固有层浸润生长，可侵及膀胱壁各层（图12-26）。镜下，肿瘤细胞核大小形态各异，常成角，不规则，染色质浓集，核分裂象常见，可出现数目不等的病理性核分裂象（图

表 12-1　乳头状尿路上皮肿瘤组织学特点

形态特点	尿路上皮乳头状瘤	低度恶性潜能的乳头状尿路上皮肿瘤	低级别乳头状尿路上皮癌	高级别乳头状尿路上皮癌
细胞排列	形成细乳头，可有分支，层次极性，似正常尿路上皮	互不融合的纤细乳头状结构，细胞层次增多，但排列规则，极向存在	纤细、多分支的乳头状结构，细胞层次增多，大部分排列规则，极向轻度紊乱	乳头状结构出现融合，细胞层次增多，排列不规则，极向紊乱
细胞异型性	不明显	很轻	小	大
核分裂象	不明显	罕见，且位于基底部	少，多位于基底部	多，见于各层，可见病理性核分裂

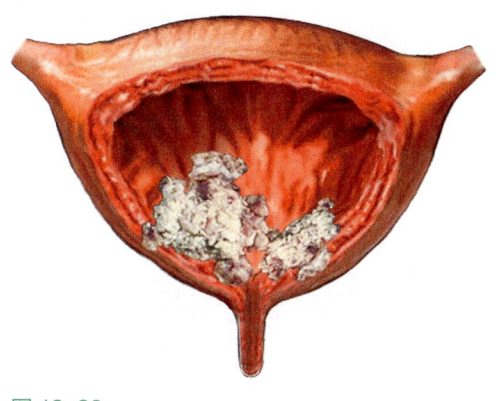

图 12-26
膀胱浸润性尿路上皮癌，癌组织呈菜花状，灰白色，浸润性生长（由南方医科大学邹振宇、申洪供图，张耀忠修饰）

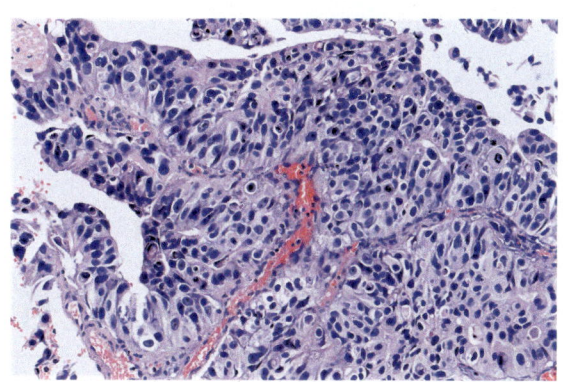

图 12-27　浸润性尿路上皮癌
肿瘤呈实体片状排列，失去正常极性，细胞异型性明显，可见病理性核分裂。（物镜 20×）

12-27），胞浆淡染或嗜酸性。癌巢之间，可见纤维结缔组织增生的间质反应，伴淋巴细胞浸润。

根据肿瘤异型性的大小，也可分为高级别和低级别的浸润性尿路上皮癌。免疫组织化学染色。肿瘤细胞 uroplakin Ⅱ、GATA3、CK7、CK20、CK8、CK18、CK5/6、34βE12、p63 表达阳性。肿瘤原发灶和转移灶常同时表达 CK7 和 CK20。EMA 和 survivin 可阳性。

2. **临床与病理联系**　最常见的临床表现为无痛性血尿，与肿瘤乳头断裂、坏死和溃疡形成有关；肿瘤侵及膀胱颈或广泛累及膀胱壁时，可出现膀胱刺激症状，如尿频、尿急、排尿困难；肿瘤侵犯输尿管开口，可引起输尿管阻塞，引发肾盂积水；少数患者因肿瘤体积大而能扪及腹部肿块或出现下肢水肿；发生转移的患者可出现体重下降和/或骨骼疼痛。

浸润性尿路上皮癌发生于膀胱者，可累及输尿管、尿道、前列腺和精囊、子宫、阴道，肿瘤可经淋巴道转移至盆腔淋巴结，晚期血道转移至肺、肝和骨。

浸润性尿路上皮癌的预后与临床分期、形态学因素（肿瘤分级、分期、血管淋巴管侵犯、亚型）、遗传因素等相关。由低级别乳头状尿路上皮癌进展形成的浸润性尿路上皮癌复发率为 34%，进展率 35%~60%，少数病例发生转移；由高级别乳头状尿路上皮癌进展形成的浸润性尿路上皮癌复发率为 70%，1 年内进展率 5%；原位癌 50% 可进展为肌层浸润。

（和新盈　龙　捷）

思考题

1. 试述各类原发性肾小球肾炎的基本概念、病变特点及临床病理联系。
2. 试述肾小球肾炎的发病机制。
3. 试述肾盂肾炎的病变特点、临床病理联系及发病机制。
4. 试述尿路结石的形成机制及临床病理联系。

网上更多……

本章小结　　历代著名病理学家介绍　　自测题　　教学 PPT

第十三章
生殖系统及乳腺疾病

关键词

慢性宫颈炎　　宫颈上皮内瘤变　　宫颈癌　　子宫内膜增生
子宫内膜异位症　　子宫内膜癌　　子宫平滑肌瘤
水泡状胎块　　绒毛膜癌　　输卵管妊娠　　卵巢浆液性肿瘤
卵巢黏液性肿瘤　　畸胎瘤　　前列腺增生　　前列腺癌
乳腺纤维腺瘤　　乳腺癌

　　本章由女性生殖系统疾病、男性生殖系统疾病和乳腺疾病三部分构成。女性生殖系统疾病将介绍子宫颈疾病、子宫体疾病、妊娠滋养细胞疾病、输卵管疾病和卵巢疾病，男性生殖系统疾病将介绍前列腺、睾丸和阴茎疾病，乳腺疾病将重点介绍乳腺肿瘤。

　　本章学习要求掌握宫颈上皮内瘤变、宫颈癌、子宫平滑肌瘤、葡萄胎、前列腺增生、前列腺癌及乳腺癌的基本病理变化及危害；熟悉慢性宫颈炎、子宫内膜增生、子宫内膜癌、输卵管妊娠、卵巢畸胎瘤、卵巢浆液性肿瘤、卵巢黏液性肿瘤、乳腺纤维腺瘤、纤维囊性乳腺病和乳腺导管内增生的病变特点；了解子宫内膜异位症、子宫平滑肌肉瘤、绒毛膜癌、输卵管炎症，了解卵巢上皮-间质肿瘤、性索-间质肿瘤及其他生殖细胞肿瘤，了解睾丸和阴茎肿瘤及男性乳腺发育；理解重要疾病的临床病理联系。

思维导图

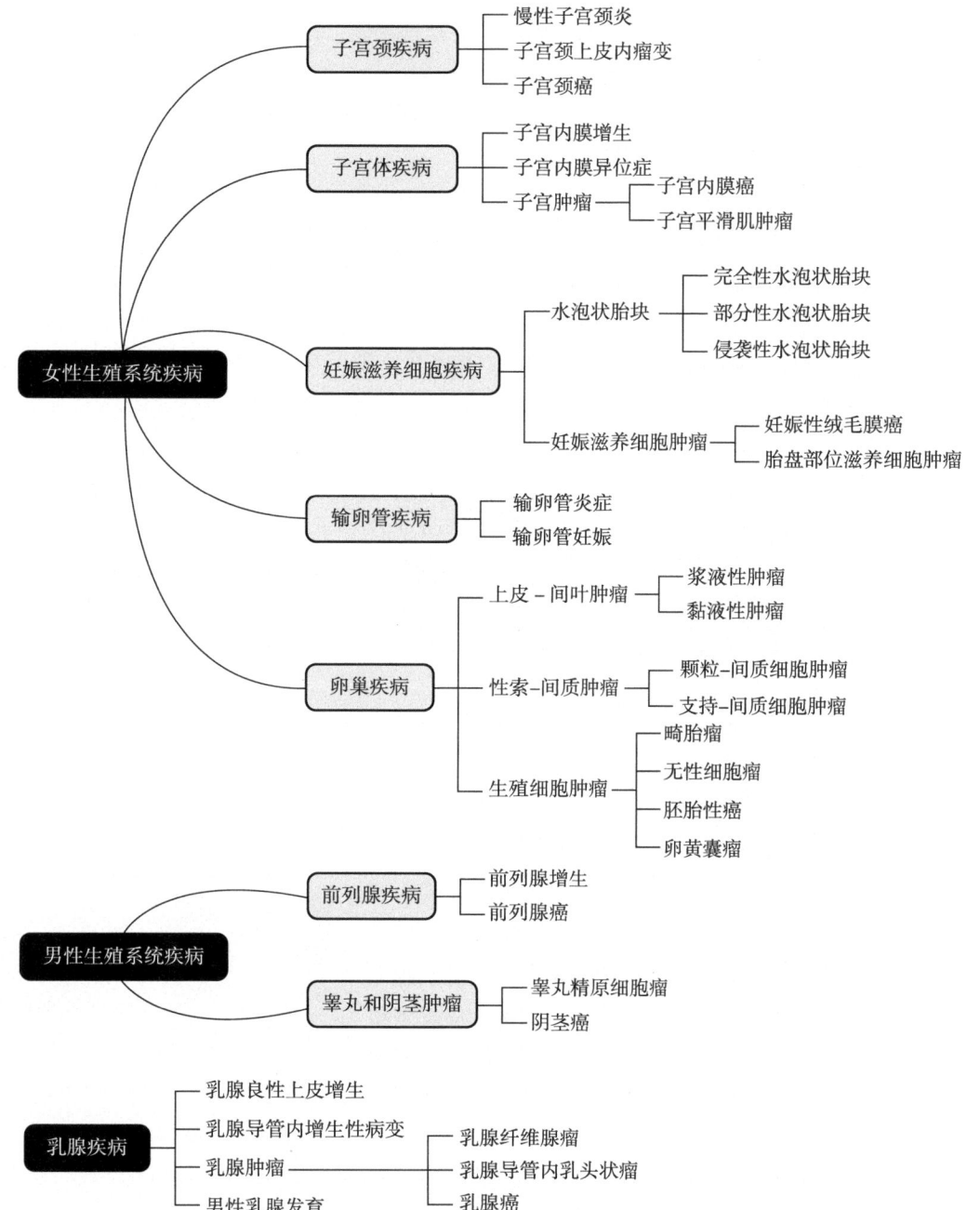

生殖系统和乳腺疾病不仅有炎症和肿瘤，还有因内分泌失调引起的特殊的非肿瘤性增生性病变，如子宫内膜增生、前列腺增生、乳腺增生。女性生殖系统还有妊娠相关疾病。生殖系统炎症比较多见。对机体危害严重的疾病主要是宫颈癌；在乳腺则是乳腺癌。

第一节　子宫颈疾病

一、慢性宫颈炎

慢性宫颈炎（chronic cervicitis）是生育年龄妇女最常见的疾病，临床上多无急性经过，主要表现为白带增多。

（一）病因及发病机制

病原体感染、长期的慢性刺激、性生活不洁或分娩、流产、手术损伤等均可导致慢性宫颈炎。引起慢性宫颈炎的病原体主要为链球菌、肠球菌、大肠埃希菌及葡萄球菌，特殊的病原体包括沙眼衣原体、淋球菌、单纯疱疹病毒和人类乳头状瘤病毒。子宫颈管黏膜柱状上皮层薄，抵抗力弱，其与子宫颈阴道部鳞状上皮移行的子宫颈外口即鳞柱交界处是子宫颈疾病的好发部位。

（二）病理变化

肉眼观察，阴道镜下可见子宫颈黏膜充血，并见宫颈糜烂、宫颈息肉、子宫颈腺囊肿（nabothian 囊肿）和子宫颈肥大等改变。显微镜下，子宫颈呈非特殊性炎症改变，表现为子宫颈黏膜充血、水肿，上皮脱失或增生，可见腺体潴留囊肿形成，或子宫颈柱状上皮及腺上皮不同程度的鳞状上皮化生，当腺上皮发生鳞状上皮化生时谓鳞状上皮化生累及腺体；间质中见淋巴细胞、浆细胞及单核细胞等慢性炎症细胞浸润（图 13-1）。

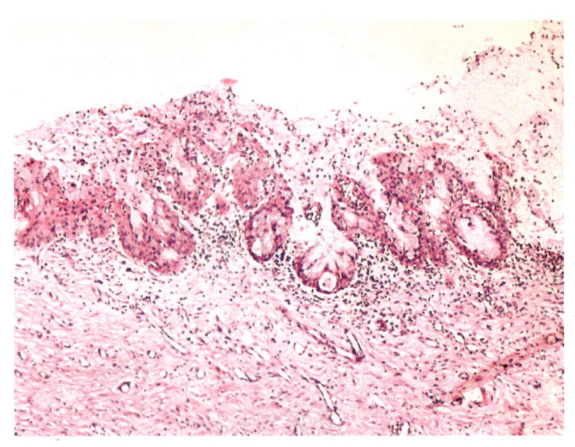

图 13-1　慢性宫颈炎
子宫颈黏膜水肿，上皮脱失，间质内可见淋巴细胞、浆细胞等慢性炎症细胞浸润，柱状上皮呈鳞状上皮化生

二、宫颈上皮内瘤变

宫颈上皮内瘤变（cervical intraepithelial neoplasia，CIN）属于癌前病变，是指子宫颈上皮细胞增生并出现不同程度的异型性，表现为细胞极性紊乱，细胞大小不一、形状不规则，核大、深染，核质比增大，染色质增粗，核分裂象增多，出现病理性核分裂象等。病变好发部位为子宫颈鳞柱交界处，多从基底层开始，逐渐向表层发展。临床上患者多无自觉症状。肉眼观察常无特殊改变。对可疑病变部位涂醋酸，病变呈白色斑块状即醋白试验阳性，也可涂碘，病变不着色。病变程度分为三级：

CIN1：轻度上皮内瘤变，鳞状上皮细胞呈轻度非典型增生，鳞状上皮上 2/3 均有成熟，细胞核异型性小，上皮全层有细胞核异型性，但多局限于上皮层的下 1/3；核分裂象不多见，病理性核分裂象罕见；表浅层细胞轻度异型性增生，可有病毒感染的细胞学表现（出现挖空细胞）。

CIN2：中度上皮内瘤变，鳞状上皮细胞呈中度异型增生，病变局限于上皮下 1/3 至 2/3 之间，鳞状上皮上 1/2 有成熟现象，上层和下层的细胞核异型性均明显，可见病理性核分裂象，可见挖空细胞。

CIN3：重度上皮内瘤变，鳞状上皮细胞呈重度异型增生，病变累及上皮 2/3 以上或全层鳞状上皮无成熟现象，核分裂象多见，易见病理性核分裂象。

异型细胞可由表面沿基底膜通过子宫颈腺口蔓延进入子宫颈腺体内，取代腺上皮的部分或全部，但腺体轮廓尚存，基底膜完整，这种变化仍然属于 CIN2 或 CIN3 的范畴，谓宫颈上皮内瘤变累及腺体。

CIN 是处于正常鳞状上皮和浸润癌之间的变化阶段，但浸润癌的形成并不是都必须经过这一过程，也不是所有的 CIN 均发展为癌。一般来说，级别越高，发展为浸润癌的概率越多；级别越低，自然消退的可能性越大。CIN1 多数可自然消退，CIN3 约有 20% 在 10 年内发展为浸润性癌。近年液基细胞学诊断推荐使用二级分级取代三级系统；低度鳞状上皮内病变（LSIL）相当于CIN1，高度鳞状上皮内病变（HSIL）相当于 CIN2 和 CIN3。

三、宫颈癌

宫颈癌（cervical carcinoma）是目前女性生殖系统发病率最高的恶性肿瘤。发病年龄多为 40~60 岁。以往宫颈癌曾经是女性肿瘤患者的首要死亡原因。近几十年来，由于国内外广泛开展子宫颈脱落细胞学普查及防癌工作，宫颈癌得以早期发现、早期诊断、早期治疗，降低了其发病率及病死率，而且 5 年生存率也明显提高。液基薄层细胞检测（thin cytology test，TCT）是目前宫颈癌细胞学检查的一种广泛应用的新技术，与传统的宫颈刮片检查相比，明显提高了标本的满意度及子宫颈异常细胞的检出率。

（一）病因及发病机制

近年研究发现，人类乳头瘤病毒（human papillomavirus，HPV）感染是宫颈癌的重要病因，尤其是 HPV16、18、31 和 33 型与宫颈癌的发生关系密切。HPV16 是鳞状细胞癌的主要致病因素，HPV18 是腺癌的主要致病因素，目前 HPV 疫苗可有效预防 HPV16、18 的感染。此外，宫颈癌的发生与早婚、早育、多产、多性伴侣等多种因素有关。

临床视角 13-1
宫颈癌的筛查

（二）病理变化

1. 肉眼观察　根据生长方式和外观形态，宫颈癌可分为 4 种类型。

（1）糜烂型：为较早期表现，癌组织常环绕子宫颈外口，呈糜烂状或颗粒状突起，可有浅表溃疡，质地较硬，触之易出血，与一般宫颈糜烂外观上不易区别，组织学上多属于早期浸润癌。

（2）外生型：癌组织向宫颈表面生长，呈息肉状、乳头状或菜花状，亦可突入阴道内，质脆，易出血。

（3）内生型：癌组织向宫颈深部组织浸润生长，使宫颈肥大、变硬，宫颈外口和宫颈前后唇表面常光滑或仅有浅表溃疡。

（4）溃疡型：外生型或内生型在发展过程中，癌组织发生坏死脱落形成溃疡，溃疡边缘隆起，似火山口状，底部凹凸不平，易继发大出血和感染（图13-2）。

2. 镜下　宫颈癌有多种组织学类型，以鳞状细胞癌为主，占80%以上，其次为腺癌。

（1）宫颈鳞状细胞癌：根据癌组织发展的过程，可分为早期浸润癌和浸润癌。

1）早期浸润癌或微浸润癌（microinvasive carcinoma）：是指癌组织突破基底膜向固有层内浸润，浸润深度不超过基底膜下5 mm、宽度不超过7 mm，在固有层中形成一些不规则的条索状或小团块状的癌巢（图13-3）。一般肉眼不能判断，只有在显微镜下才能证实。

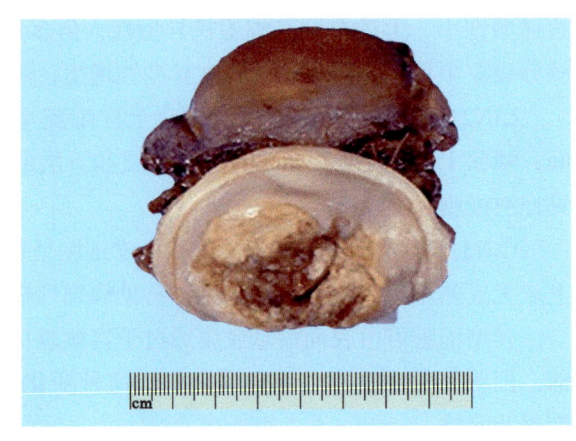

图13-2　宫颈癌（溃疡型）

宫颈管内可见溃疡型肿物，溃疡边缘隆起，底部凹凸不平

2）浸润癌（invasive carcinoma）：指癌组织突破基底膜，向间质内发生明显浸润，浸润深度超过基底膜下5 mm。按其分化程度可分为高、中、低分化三个级别，也可分为角化型和非角化型两型：①角化型：分化好，含有角化珠，常见细胞间桥、角质透明颗粒和胞质内角化现象。细胞核一般大而深染，染色质粗糙，核分裂象少。②非角化型：此型较多见，分化差，由多角形鳞状上皮细胞构成，可有单个细胞角化和细胞间桥，但无角化珠。细胞和细胞核的多形性比角化型鳞状细胞癌更明显，核分裂象易见（图13-4）。

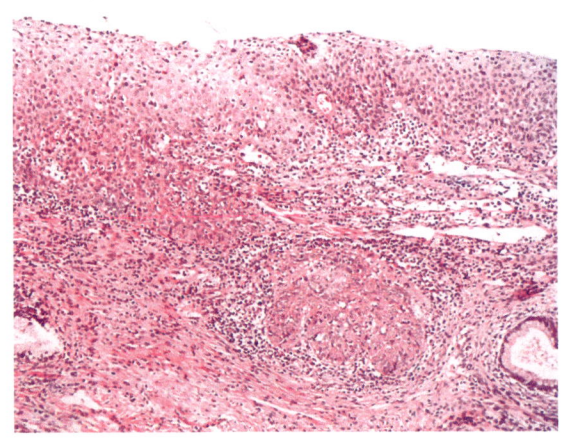

图13-3　宫颈早期浸润癌

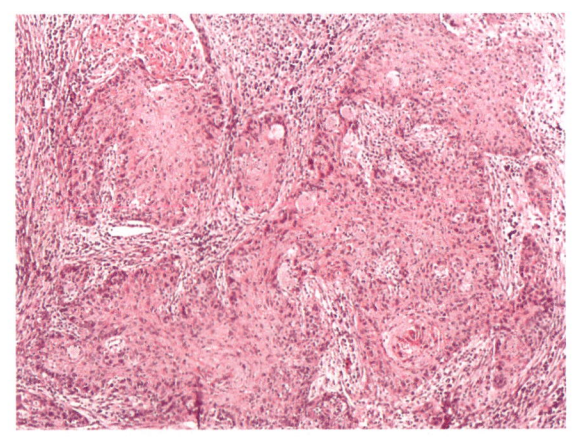

图13-4　宫颈非角化型鳞状细胞癌

（2）宫颈腺癌：较鳞状细胞癌少见，平均发病年龄56岁，较鳞状细胞癌患者大5岁。但在20岁以下的宫颈癌中，则以腺癌居多。镜下，普通型宫颈腺癌最常见，呈一般腺癌的结构。根据腺癌组织分化程度可分为高分化、中分化和低分化三个级别。一些癌组织可表现为黏液腺癌、绒毛状腺癌、子宫内膜样癌、浆液性癌、透明细胞癌和腺鳞癌等。宫颈腺癌对放射线不敏感，易早期发生转移，应尽早争取手术治疗，预后较宫颈鳞癌差。

（三）扩散

宫颈癌的主要扩散途径为直接蔓延和淋巴道转移，少数也可经血道转移。

1. **直接蔓延** 癌组织呈浸润性生长，直接侵犯邻近组织。向下侵及阴道穹窿部，并沿阴道蔓延；向上侵犯破坏整个子宫颈，并向子宫颈管内浸润，但很少侵犯子宫体；向两侧侵及子宫旁及盆壁组织，晚期还可侵犯和压迫输尿管，导致输尿管阻塞；向前、向后分别侵犯膀胱、直肠，晚期可形成膀胱阴道瘘或直肠阴道瘘。

2. **淋巴道转移** 是宫颈癌最重要和最常见的转移途径，并且发生较早。癌组织侵入淋巴管，随淋巴液到达邻近淋巴结，形成淋巴结转移癌，并可经淋巴管进一步扩散。淋巴道的转移途径为宫颈癌灶→基底淋巴管→子宫旁淋巴结→闭孔淋巴结→髂内、外淋巴结→髂总淋巴结→腹股沟及骶前淋巴结→腹主动脉旁淋巴结→锁骨上窝淋巴结。

3. **血道转移** 较少见，晚期可经血道转移至肺、骨、肝、脑及皮肤等处。

（四）临床病理联系

宫颈癌早期常无明显症状，随着病变进展，在临床上可出现一系列症状，表现如下。

1. **阴道分泌物增多** 初期由于癌组织刺激宫颈腺体致分泌功能亢进，产生黏液样白带；随着病变进展，癌组织坏死并继发感染，白带增多、混浊，呈淘米水样或脓血样，伴有特殊臭味。

2. **阴道不规则流血** 早期表现为少量血性白带及接触性阴道流血，晚期癌组织侵蚀较大血管，可引起致命性出血。由于长期的反复出血，患者常继发贫血。

3. **疼痛** 晚期表现为下腹部及腰骶部疼痛，乃癌组织浸润或压迫盆腔神经所致。

4. **其他症状** 晚期宫颈癌侵犯膀胱时，可引起尿频、尿痛或血尿，甚至发生膀胱阴道瘘。如两侧输尿管受压阻塞，则可引起少尿、无尿及尿毒症，是患者死亡的主要原因之一。当癌组织侵犯直肠时，常有里急后重、便血或排便困难，甚至形成直肠阴道瘘。

第二节 子宫体疾病

一、子宫内膜增生

子宫内膜增生（endometrial hyperplasia）是指由内源性或外源性雌激素长期刺激引起的子宫内膜腺体或间质的增生性病变，多发生于青春期和围绝经期，临床表现为功能性子宫出血。分为单纯性增生、复杂性增生、单纯性增生伴非典型性、复杂性增生伴非典型性4种类型ⓔ。2014年WHO将子宫内膜增生简化分为两大类：不伴非典型性的子宫内膜增生和非典型子宫内膜增生/子宫内膜上皮内瘤变。部分内膜非典型增生可发展为子宫内膜癌。

二、子宫内膜异位症

子宫内膜异位症（endometriosis）是指子宫内膜组织出现在子宫内膜以外的部位，以卵巢多见，约占80%，其次见于子宫阔韧带、子宫下段后壁浆膜层、直肠阴道陷凹、盆腔腹膜、腹部手术瘢痕，外阴、阴道、脐等部位少见。子宫内膜异位症是较常见的一种妇科疾病，多发生于生育年龄妇女，30~40岁居多，近来发病率有明显增高的趋势。当子宫内膜位于子宫肌层内，谓子宫腺肌病（adenomyosis）。

子宫内膜异位症确切的发病机制尚未完全阐明。其主要病变特点是异位的子宫内膜受卵巢分泌的激素影响出现周期性的增生、分泌和月经期样变化，但不一定与正常子宫内膜同步。临床上主要表现为周期性发作，继发性、渐进性痛经，月经失调和不孕。

子宫内膜异位症是一种良性病变，其恶变率很低，约为1%或更少。

三、子宫肿瘤

子宫体肿瘤较常见，其中子宫平滑肌瘤是女性生殖系统最常见的良性肿瘤，子宫内膜癌占子宫体恶性肿瘤绝大多数，肉瘤少见。

（一）子宫内膜癌

子宫内膜癌（endometrial carcinoma）是子宫内膜上皮发生的恶性肿瘤，又称子宫体癌，是女性生殖道较常见的恶性肿瘤之一，占20%~30%，近年来其发病率有上升趋势。子宫内膜癌多发生在50岁以上绝经期或绝经期后妇女，以55~59岁为发病高峰。主要临床表现为不规则阴道流血。

1. 病因及发病机制　子宫内膜癌的病因尚未明确，一般认为有两个主要类型：Ⅰ型是雌激素依赖性，占80%~85%，肿瘤呈高或中分化，主要是子宫内膜样癌，由子宫内膜增生症发展而来，患者常有肥胖、糖尿病、高血压、未经产、绝经晚等临床情况。Ⅱ型是非雌激素依赖性，其发生与雌激素增高及子宫内膜增生无关，发生于年龄较大的绝经后女性，肿瘤为高级别，进展快，预后差，常为浆液性癌、透明细胞癌等。

2. 病理变化

（1）肉眼观察：主要表现为局限型和弥漫型两种。

1）局限型：较少见，范围局限，多见于早期癌，多位于子宫后壁和底部，呈乳头状、菜花状或息肉状，隆起于内膜面，病变发展快，常见出血、坏死或溃疡形成。癌组织也可浸润肌层，在肌层内形成结节状病灶。

2）弥漫型：癌组织沿子宫内膜面广泛生长或多中心发展，使子宫内膜广泛受累，病变内膜弥漫增厚，质脆、坏死、易出血（图13-5）。癌组织可侵及子宫肌层乃至浆膜层，继续发展可累及膀胱、直肠和盆腔。

（2）镜下：子宫内膜癌多为分化较好的腺癌，其中以子宫内膜样癌（endometrioid carcinoma）最常见，占80%以上。根据结构分为三级：1级，高分化，腺样结构明显，似增生的内膜腺体，但拥挤紊乱，与子宫内膜增生不同的是间质浸润，表现为腺体融合和筛状结构或乳头状结构，子宫内膜间质消失或促结缔组织间质反应，癌细胞异型程度轻，核分裂象少见（图13-6）；2级，中分化，实性区域6%~50%；3级，低分化，大部分区域呈实性团块（>50%），部分区域可见形态怪异的腺状结构，细胞异型大，核分裂象多见。高级别核区域>50%时，肿瘤提高1个级别。

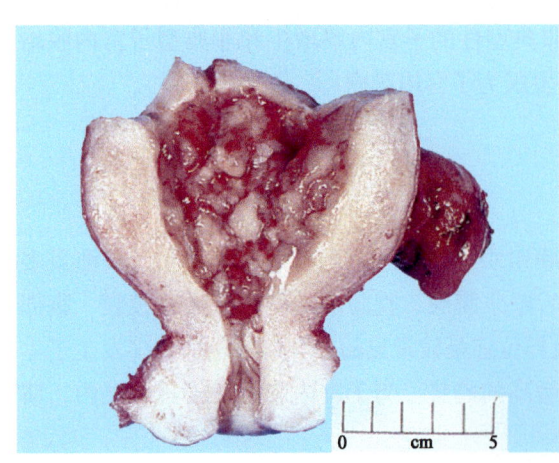

图13-5　子宫内膜样癌（大体）
子宫内膜弥漫增厚，可见坏死及出血

3. 扩散　子宫内膜癌一般生长缓慢，局限于子宫内膜的时间较长，极少数发展较快。扩散途径主要是直接蔓延和淋巴道转移，晚期发生血道转移。

（1）直接蔓延：癌组织沿子宫内膜蔓延生长，向上经子宫角至输卵管；向下至子宫颈管，并继续蔓延至阴道；向外经肌层浸润至子宫浆膜面而蔓延至输卵管、卵巢，并可广泛种植在腹膜、子宫直肠陷凹及大网膜等处。

（2）淋巴道转移：是子宫内膜癌的主要转移方式，其转移途径与癌的生长部位有关。子宫底部的癌多转移至腹主动脉旁淋巴结；子宫角部的癌沿圆韧带至腹股沟淋巴结；子宫下段及扩散到子宫颈管的癌，与宫颈癌的淋巴道转移途径相同；子宫后壁癌灶可沿子宫骶韧带扩散到直肠淋巴结。

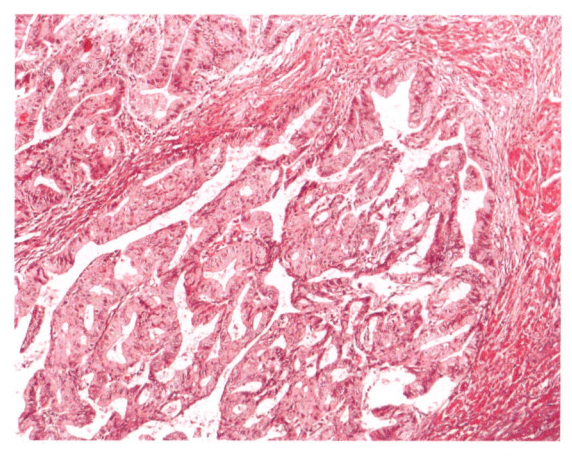

图 13-6　子宫内膜样癌（镜下）

腺体排列拥挤紊乱，部分融合或形成筛状结构

（3）血道转移：较少见。晚期经血道转移至肺、肝、骨等处。

4. 临床病理联系　早期患者无明显症状，进一步发展表现为阴道不规则流血，流血量时多时少。当癌组织坏死、脱落时，汇同渗液经由阴道排出，可呈暗红色米汤样或呈脓样，伴有臭味。晚期患者，由于肿瘤压迫神经而发生腰骶部、下腹部疼痛，可向腿部放射。

5. 预后　子宫内膜癌的预后较佳，5 年生存率为 70% 左右。其预后与临床分期、病理类型、肌层浸润程度、治疗的充分与否，以及有无淋巴结转移、有无种植性播散、癌组织 ER 和 PR 水平及患者年龄等有关。

（二）子宫平滑肌瘤

子宫平滑肌肿瘤包括子宫平滑肌瘤（leiomyoma of uterus）和子宫平滑肌肉瘤。前者常称为子宫肌瘤，是源自子宫平滑肌细胞的一种良性肿瘤，在女性生殖系统肿瘤中最为常见，多见于 30～50 岁妇女，绝经后肌瘤可逐渐萎缩。临床上多数患者无明显症状，或表现为月经过多及局部肿块等。子宫平滑肌肉瘤少见。

1. 病因及发病机制　子宫肌瘤的病因尚未完全清楚，一般认为与雌激素水平增高有关。

2. 病理变化

（1）肉眼观察：子宫肌瘤可以生长在子宫任何部位，常位于子宫肌壁内，也多见于浆膜下或黏膜下，常为多发，数目多少不等，这时谓多发性平滑肌瘤；肌瘤大小不一，小的仅在显微镜下才能见到，大的如成人手拳大或更大，甚至充满整个腹腔；瘤体多呈球形或融合成不规则形，质韧，界限清楚，无包膜；切面灰白色，编织状或旋涡状（图 13-7）。肌瘤可发生多种继发性改变，如玻璃样变、黏液变、

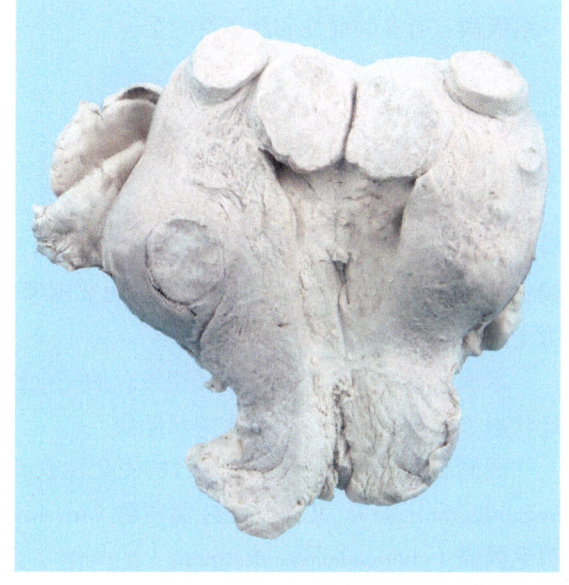

图 13-7　子宫平滑肌瘤（大体）

肿瘤多个，位于子宫肌壁间及浆膜下，界限清楚，切面灰白色

囊性变、水肿、红色变性及出血、坏死等。

（2）镜下：瘤细胞与正常子宫平滑肌细胞相似，编织状或旋涡状排列，纵横交错，与周围正常组织界限较清；瘤细胞纵切面呈梭形，大小较一致，胞质伊红色，胞核杆状，两端钝圆；瘤细胞横断面呈圆形或多边形，胞质丰富，核圆形，位于中央。瘤细胞间有多少不等的结缔组织间质和血管（图13-8）。

3. 临床病理联系　子宫平滑肌瘤的临床表现取决于肌瘤所处部位。

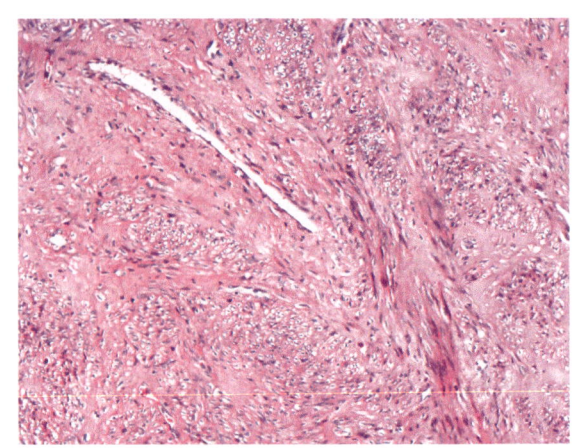

图 13-8　子宫平滑肌瘤（镜下）
瘤细胞呈编织状或旋涡状排列，纵横交错、细胞形态与正常子宫平滑肌细胞相似

（1）月经过多、经期延长或不规则阴道流血：引起流血的原因有：①肌壁间肌瘤，大的肌壁间肌瘤增大了子宫内膜面积，使血量增多；②黏膜下肌瘤表面常有感染、坏死、溃疡，导致慢性子宫内膜炎，引起淋漓不断的少量出血；③患者常有雌激素过高而合并子宫内膜增生症或息肉；④多发性肌瘤时，可影响子宫肌壁收缩；⑤肌瘤较大时可引起盆腔充血，使血流增多；⑥瘤组织的直接刺激作用所致。

（2）压迫症状：肌瘤较大时可压迫膀胱，引起尿频、尿急、排尿困难；压迫直肠，导致排便困难。

（3）疼痛：为下腹及腰骶部疼痛。当浆膜下肌瘤扭转或发生红色变性时出现急性腹痛。

（4）腹胀、腹部肿块：这是由于子宫增大，变硬所致。囊性变时，质地软，有波动感。

（5）不孕：子宫肌瘤改变子宫腔的形态，妨碍受精卵着床，子宫角部肌瘤影响受精卵或精子运送，这些都可影响受孕，引起不孕。

第三节　妊娠滋养细胞疾病

妊娠滋养细胞疾病（gestational trophoblastic disease，GTD）是胎盘绒毛滋养细胞异常增生的一组疾病。有非肿瘤性和肿瘤性之分。

一、水泡状胎块

水泡状胎块（hydatidiform mole）又称葡萄胎，是指伴有绒毛水肿及不同程度滋养细胞增生的异常病变，多发生于20岁以下和40岁以上的妇女。该病发病率有明显的地区差异，欧美国家比较少见，约为1∶1 000次妊娠，而东南亚国家的发病率高于欧美国家约10倍。我国据调查统计为1∶150次妊娠。

水泡状胎块可分为不伴有胚胎发育的完全性水泡状胎块和绒毛从正常大小到显著水肿伴轻度灶状滋养细胞增生的部分性水泡状胎块。

图 13-1 部分性水泡状胎块与完全性水泡状胎块鉴别

浸润子宫肌层和/或子宫血管的完全性或部分性水泡状胎块称为侵袭性水泡状胎块（invasive hydatidiform mole），又称侵袭性葡萄胎（invasive mole）、恶性葡萄胎（malignant mole）或破坏性绒毛膜瘤（chorioadenoma destruens）。

（一）病因及发病机制

水泡状胎块的病因尚不清楚，近年来研究认为，完全性水泡状胎块核型是雄性二倍体（仅父系基因组），是一个缺乏母体原核的"空卵"受精后，形成完全性水泡状胎块，其中90%为46，XX，是由一个空卵与一个单倍体精子（23，X）受精，经自身复制恢复为二倍体（46，XX），再生长发育而成（单精受精）；少数为46，XY，是两个性染色体不同的精子（23，X及23，Y）同时与空卵受精（双精子受精）。部分性水泡状胎块核型常是双雄单雌三倍体，80%为69，XXY，其余是69，XXX或69，XYY，额外的单倍体是父系来源，是由双精入卵（两个独立的精子使一个正常卵子受精）或第一次减数分裂失败的精子使正常卵子受精。

（二）病理变化

1. **肉眼观察** 完全性水泡状胎块表现为子宫增大，子宫腔内充满了大小不等的水泡，小的如米粒，大的直径可达3.0 cm，近圆形半透明，表面光滑，壁薄、透亮，内含清亮液体，水泡间有细蒂相连，形似葡萄，故称葡萄胎（图13-9）。水泡间的空隙充满血液及凝血块。部分性水泡状胎块仅累及胎盘的一部分，其他部分为发育正常的绒毛组织，两者分界明显，常伴有或不伴有胎儿或其附属物。侵袭性水泡状胎块表现为水泡状绒毛侵入子宫肌层（图13-10），引起组织破坏，甚至穿破肌壁引起大出血，并可转移至邻近或远处器官。

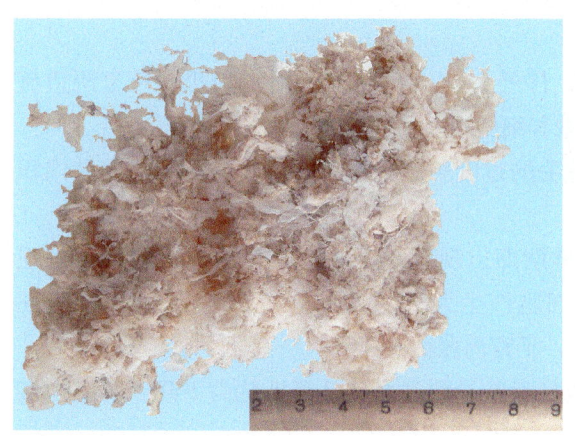

图13-9 水泡状胎块
示大小不等的水泡，水泡间有细蒂相连，形似葡萄

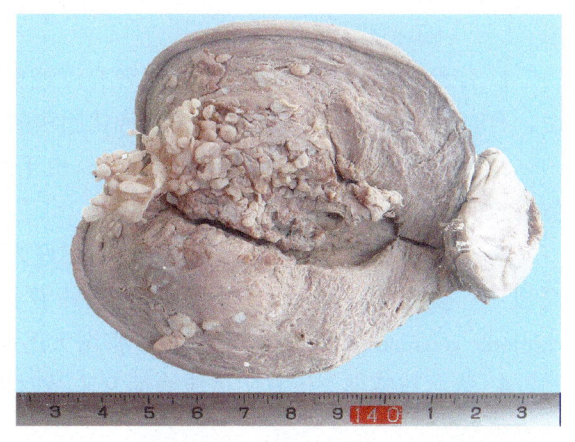

图13-10 侵袭性水泡状胎块
子宫肌层内可见侵入的水泡状绒毛

2. **镜下** 有3个特点：①绒毛因间质高度水肿而增大，并有水泡形成；②间质血管稀少或消失；③滋养层细胞有不同程度的增生，增生的滋养细胞可为合体滋养细胞和细胞滋养细胞，大多两者混合并存，并具有一定的异型性（图13-11）。在这些特点中以滋养细胞增生最重要，部分性水泡状胎块常为局限性、轻度增生，完全性水泡状胎块往往增生明显，侵袭性水泡状胎块的滋养细胞增生及异型程度更显著。细胞滋养细胞境界清楚，胞质丰富、淡染，细胞核空泡状。合体滋养细胞体积大，胞质红染，细胞核多个、椭圆形并深染。

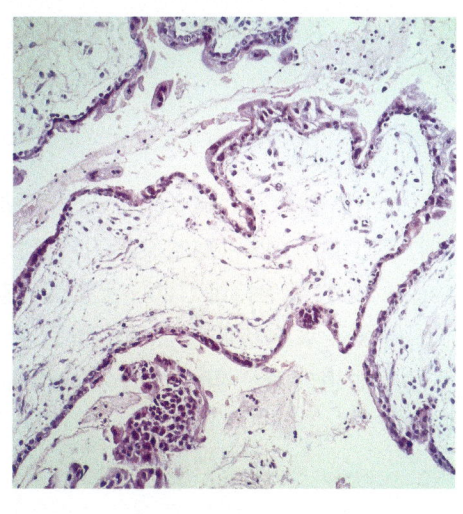

图13-11 水泡状胎块
绒毛肿大，间质水肿，血管稀少或消失，滋养细胞增生

部分性水泡状胎块与完全性水泡状胎块的鉴别见表 13-1。

表 13-1 部分性水泡状胎块与完全性水泡状胎块的鉴别

特征	完全性水泡胎块	部分性水泡胎块
核型	通常为二倍体	多数为三倍体
	46，XX/46，XY	69，XXY/69，XXX/69，XYY
胚胎、胎儿	无/少见	常见
β-hCG>100 000 mIU/ml	3+	+
绒毛外形	早期呈指状突起，晚期光滑呈球状	扇贝形，伴间质滋养细胞包涵体
水肿与裂隙形成	所有绒毛，显著	部分绒毛，不明显
滋养细胞增生	全周，明显	局灶性
P57 免疫组化染色	–	+
发展为持续 GTD 危险	较高	较低
发展为绒癌的危险	非偶然	可能存在

持续 GTD：在吸刮后显示 HCG 水平仍升高或不变的滋养细胞活性，没有转移的证据。

（三）临床病理联系

1. 停经、阴道流血　100% 的患者有停经史，停经 2~3 个月或更长时间后出现反复阴道流血，有时可伴有水泡状物。这是由水泡状胎块的滋养细胞侵袭血管所致。

2. 子宫异常增大　常大于停经月份，由于绒毛的过度肿胀，体积增大，或由于子宫腔内积血所致。

3. 妊娠高血压综合征　约半数患者在妊娠早期即出现严重呕吐，少数在妊娠晚期可出现高血压、蛋白尿等变化。这是由于增生的滋养细胞产生大量的人绒毛膜促性腺激素（human chorionic gonadotropin，HCG），以及子宫增大迅速，子宫内张力高所致。

4. 贫血与感染　反复阴道流血而又未及时治疗者常导致贫血；又因抵抗力下降，阴道内病菌乘机而入，可造成感染。

5. 临床检查　听不到胎心，扪不到胎体，患者也不觉胎动。患者血和尿中的 HCG 明显增高是协助诊断的重要指标之一。侵袭性水泡状胎块主要表现为水泡状胎块清除后，血或尿妊娠试验持续阳性。转移性水泡状胎块胸片示肺内往往有转移灶，有时阴道可出现紫蓝色结节，破溃时可发生反复大出血。

（四）预后

水泡状胎块一经确诊应立即予以清除，80%~90% 的患者经彻底清宫后即可痊愈。完全性水泡状胎块有 10%~25% 发展为侵袭性水泡状胎块，约 1% 可恶变为绒癌。部分性水泡状胎块有 0.5%~5% 发展为持续 GTD，大多为侵袭性水泡状胎块。

侵袭性水泡状胎块常发生于完全性水泡状胎块排出后 1 年以内，具有恶性肿瘤的特点，可发生血道转移，但治疗效果及预后均较绒毛膜癌好，治疗方法主要是化学治疗或加手术治疗。

二、妊娠滋养细胞肿瘤 ⓔ

第四节　输卵管疾病

一、输卵管炎症

输卵管炎症性疾病多为感染的结果，是输卵管最常见的疾病，也是导致妇女不孕症的主要原因。根据病原、病变特点及临床经过的不同，输卵管炎可分为急性、慢性、峡部结节性及肉芽肿性 4 个类型。

二、输卵管妊娠

受精卵在子宫内膜以外的部位着床发育谓异位妊娠（ectopic pregnancy），最常发生于输卵管，占 95% 以上，又谓输卵管妊娠（tubal pregnancy）；也可发生于卵巢、腹腔、阔韧带等。输卵管妊娠常引起管壁破裂、出血。

（一）病因及发病机制

就异位妊娠整体而言，不是单一病因因素引起的，大多数患者可能与多种因素有关 ⓔ。

（二）病理变化

1. 肉眼观察　多发生在输卵管外 2/3 的壶腹部，输卵管呈不规则肿大，表面暗红色、粗糙，常见粘连，有时见破裂口。切面见腔内含有新鲜或陈旧血块，并见含有胚胎的胎囊或只见胎盘绒毛。

2. 镜下　输卵管黏膜出现片状蜕膜样变。在胎盘面或腔内血块中可检出绒毛或滋养细胞，是诊断输卵管妊娠最直接的证据（图 13-12）。子宫内膜呈现蜕膜反应，但不见滋养细胞和胎盘绒毛。

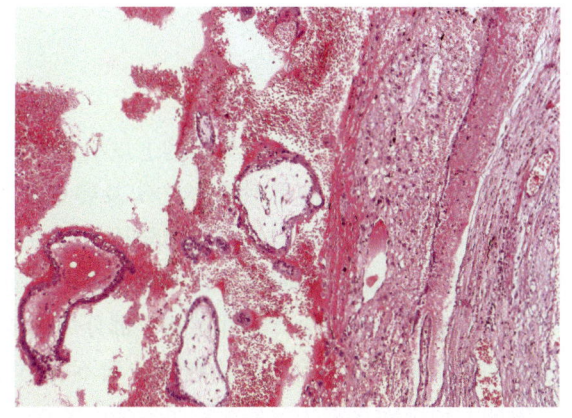

图 13-12　输卵管妊娠
输卵管黏膜出现蜕膜样变，在腔内血块中可检出绒毛

（三）临床病理联系

在输卵管妊娠未流产或破裂前，一般没有明显的症状。患者可出现早期妊娠反应，往往认为是正常怀孕。在输卵管妊娠流产或破裂后，则临床表现明显。腹痛是最常见的症状，其发生率在 90% 以上；还可出现阴道不规则流血，由于腹腔内急性出血，可引起血容量减少及剧烈腹痛，重者可出现晕厥甚至休克。

（四）结局

1. 输卵管流产（tubal abortion） 常发生在妊娠 6~12 周。受精卵种植于输卵管黏膜皱襞内，胚囊生长向输卵管腔内膨出，使胚囊与管壁分离，发生流产。血液积聚于盆腔形成盆腔血肿，甚至引起患者出现失血性休克。

2. 输卵管破裂（tubal rupture） 受精卵种植于输卵管黏膜皱襞间，胚囊生长时易向管壁方向侵及肌层及浆膜，引起输卵管破裂。由于输卵管肌层血管比黏膜处丰富且粗大，出血量多，易发生失血性休克，可危及生命。

3. 继发性腹腔妊娠（secondary abdominal pregnancy） 输卵管妊娠流产或破裂后，胚胎随血液排至腹腔中，多已死亡，偶有孕体可得到足够的血液供应，胚胎得以存活，可在腹腔继续生长，形成继发性腹腔妊娠，常见部位是卵巢、阔韧带或肠系膜。

第五节 卵巢疾病

卵巢肿瘤约占女性生殖系统肿瘤的 30%。在经济发达国家其发病率很高，几乎与子宫体癌及宫颈癌的发病率相当。卵巢肿瘤可分为：上皮—间叶肿瘤、性索—间质肿瘤、生殖细胞肿瘤、生殖细胞—性索—间质肿瘤、杂类肿瘤、间皮肿瘤、软组织肿瘤、瘤样病变、淋巴造血系统肿瘤和继发性肿瘤，以下介绍前三类肿瘤。

一、上皮性肿瘤

肿瘤由一种或多种不同类型的上皮组织构成，混合以多少不一的间质。这类肿瘤是最常见的卵巢肿瘤，约占所有卵巢肿瘤的 60% 及卵巢原发性恶性肿瘤的 80%。

组织学上依据上皮增生和生物学行为分为良性、交界性、恶性。卵巢上皮性肿瘤中常见从良性通过交界性到恶性的转变。在年轻患者中，多数是良性或交界性肿瘤。

卵巢癌患者多数无特异性症状，部分可出现腹痛和盆腔包块。卵巢癌预后较差，主要原因是患者缺少早期症状及有效的诊断方法而不能早期诊断，结果导致约 70% 的患者就诊时肿瘤已到进展期。超声检查常用来检测卵巢肿瘤，并确定肿瘤是囊性还是实性。但即使结合其他影像学方法（如 MRI、CT），也不能确定卵巢肿瘤的良恶性，也不能在手术前确定肿瘤的分期，外科手术探查仍然是确定卵巢肿瘤性质的主要方法。

卵巢癌的主要危险因素包括：①生殖因素：低产次、应用促排卵药、激素替代治疗等；②饮食因素：动物脂肪、奶制品的高摄入，特别是肥胖为卵巢肿瘤发病率增高的危险因素；③遗传因素：卵巢癌有明显的家族聚集现象，家族性卵巢癌大约占病例的 5%，与乳腺癌、子宫内膜癌有关。

（一）浆液性肿瘤

1. 浆液性囊腺瘤（serous cystadenoma） 是由类似输卵管上皮或卵巢表面上皮的瘤细胞构成的良性肿瘤。为浆液性肿瘤中最常见的一种，约占浆液性肿瘤的 60%，多发生于 40~60 岁妇

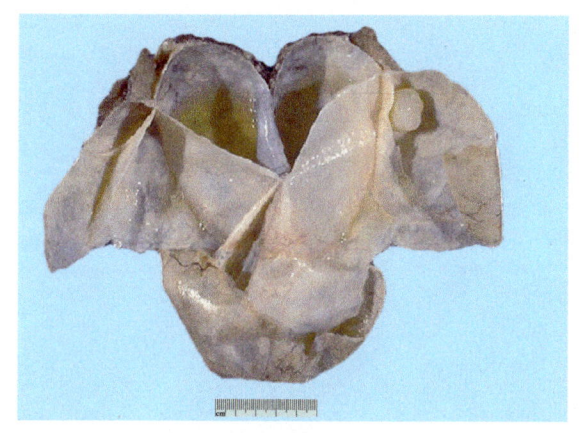

图 13-13　卵巢浆液性囊腺瘤（大体）
瘤体呈囊状，多房性，囊壁光滑

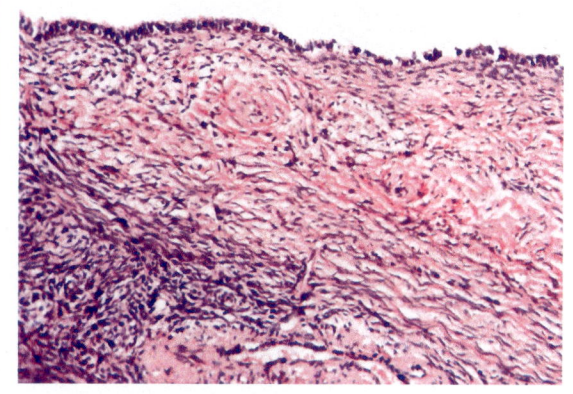

图 13-14　卵巢浆液性囊腺瘤（镜下）
肿瘤囊壁被覆单层低柱状上皮，与输卵管上皮相似，表面可见纤毛

女，以单侧居多，也可发生于双侧（约占 20%）。

（1）肉眼观察：肿瘤 1~30 cm，表面光滑，多为囊性，单房或多房，囊内充满清亮的浆液。囊壁腔面光滑，部分伴有乳头状突起（图 13-13），谓浆液性乳头状囊腺瘤。

（2）镜下：囊壁被覆单层立方或低柱状上皮，与输卵管上皮相似。核多位于中央，染色质纤细，核仁缺如或不明显，无病理性核分裂象（图 13-14）。囊壁和乳头间质由含血管的纤维结缔组织构成，有时在间质内可见圆形钙化小体（谓砂粒体 psammoma bodies）。

2. 浆液性交界性肿瘤（serous borderline tumor）　形态介于良性和恶性之间，比浆液性囊腺瘤更严重的上皮性增殖和细胞异型性，增殖区域超过上皮总量的 10%，但是没有破坏性的间质浸润。约占浆液性肿瘤的 10%，预后比浸润癌好，5 年生存率为 92%~100%，10 年生存率为 75%~90%。

微乳头和/或筛状结构 >5 mm 时，称微乳头亚型，侵袭性较强，称非浸润性低级别浆液性癌。10%~15% 的浆液性交界性肿瘤可出现微浸润灶，即伴微浸润的浆液性交界性肿瘤为卵巢间质中单个瘤细胞或微小的非典型瘤细胞簇，最大径 <5 mm。其生物学行为与不伴微浸润的肿瘤相似。

30% 的浆液性交界性肿瘤发生在卵巢外表面，其中 2/3 可发生腹膜种植。根据预后的不同，浆液性交界性肿瘤的腹膜种植分为非浸润性和浸润性，伴浸润性腹膜种植的患者预后较差，类似低级别浆液性癌，故称低级别浆液性癌。

表 13-2 低级别浆液性癌与高级别浆液性癌的区别

3. 浆液性癌（serous carcinoma）　为卵巢浸润性上皮性肿瘤，是卵巢恶性肿瘤中最常见的类型（约占 40%），约占浆液性肿瘤的 30%。患者平均年龄 63 岁，约 2/3 为双侧性。瘤组织的恶性程度较高，多数病例就诊时已有转移，预后较差。高级别浆液性癌的发生与 *BRCA1* 和 *BRCA2* 突变有关，并有显著的 *P53* 突变。

（1）肉眼观察：多数为囊实性，囊腔内或肿瘤表面有乳头状突起，常伴出血坏死（图 13-15）。

（2）镜下：分为低级别和高级别浆液性癌。低级别浆液性癌多有并存的浆液性交界性肿瘤，常为较一致的小细胞巢并杂乱浸润间质，核分裂活性低（<3/10 HPF），砂粒体很常见。高级别浆液性癌核异型明显，癌细胞可呈腺管状、乳头状或实性，在间质内浸润生长（图 13-16）。核分裂象多，坏死常见。

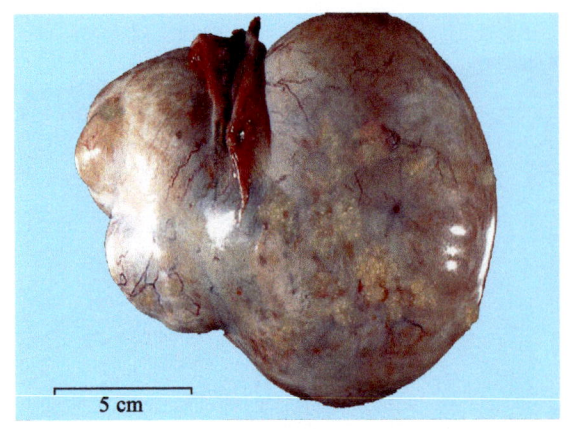

图 13-15 卵巢浆液性癌（大体）
肿瘤呈囊实性

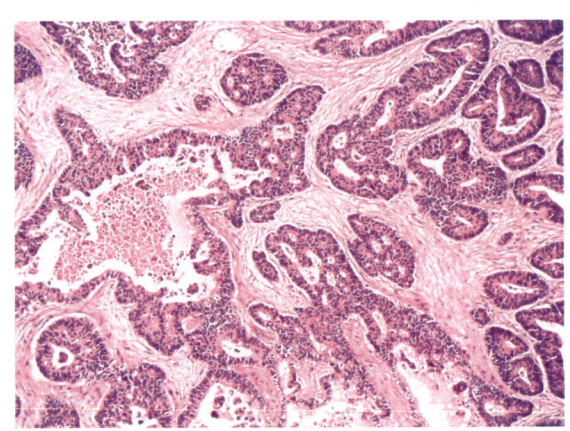

图 13-16 卵巢浆液性癌（高级别）
肿瘤细胞形成腺样结构，腺腔内可见乳头及坏死

（二）黏液性肿瘤

1. 黏液性囊腺瘤（mucinous cystadenoma） 由黏液性胃肠型上皮构成的良性囊性肿瘤，是黏液性肿瘤中最常见的类型，但比良性浆液性肿瘤少见，多发生于 20～40 岁妇女，单侧多见。

（1）肉眼观察：肿瘤表面光滑，圆形或卵圆形，体积较大，直径可达 15～30 cm，常为多房性，内含浓稠黏液，囊内壁光滑，很少有乳头（图 13-17）。

（2）镜下：囊腔内衬黏液性柱状上皮，类似于胃小凹或肠型上皮，多呈单层排列（图 13-18）。间质为纤维结缔组织。

2. 黏液性交界性肿瘤（mucinous borderline tumour） 由含有黏液的胃肠型上皮细胞组成，轻～中度异型增生，增殖区域超过上皮总量的 10%，但无明显间质浸润。占所有黏液性肿瘤的 10%～15%，预后好，5 年生存率为 98%，10 年生存率为 96%，仅少数进展为癌。

交界性黏液性肿瘤偶尔可自行穿破，使瘤组织种植在腹膜上继续生长，并分泌黏液，形成腹膜假黏液瘤（pseudomyxoma peritonei）。

3. 黏液性腺癌（mucinous adenocarcinoma） 是由含有黏液的胃肠型上皮细胞组成的恶性上皮性肿瘤，其与交界性黏液性肿瘤的区别在于有明显的卵巢间质浸润，占卵巢恶性肿瘤的 3%～4%，好发年龄在 40～60 岁，常单侧。

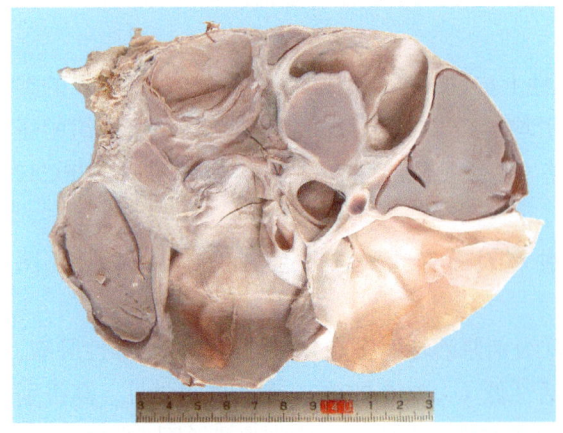

图 13-17 卵巢黏液性囊腺瘤（大体）
瘤组织呈囊性多房性改变，内含浓稠黏液，囊壁光滑

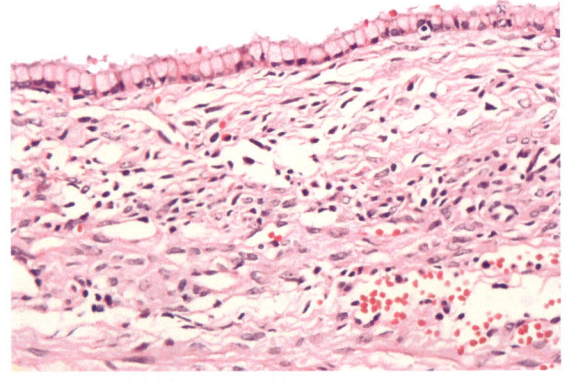

图 13-18 卵巢黏液性囊腺瘤（镜下）
囊壁衬覆单层高柱状黏液上皮细胞

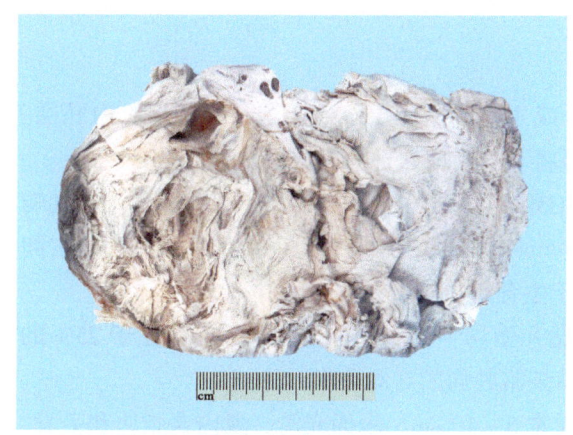

图 13-19 卵巢黏液性腺癌（大体）
癌组织呈多房性伴有实性区域及坏死出血，实性区为灰白色伴出血坏死

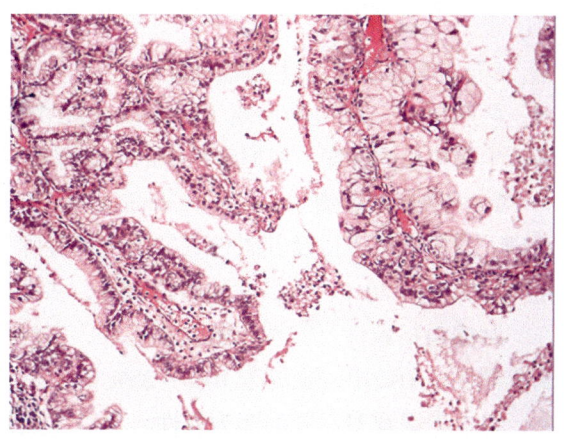

图 13-20 卵巢黏液性腺癌（镜下）
癌组织增生呈乳头状，上皮细胞呈高柱状，富含黏液，异型性明显

（1）肉眼观察：肿瘤体积较大，表面光滑，常与周围器官粘连。切面囊实性，实性区为灰白色或质松脆的乳头状物，常伴出血坏死；囊内含有大量黏液（图 13-19）。

（2）镜下：腺体密集，形状不规则，可融合呈筛状。黏液性细胞异型性明显，病理核分裂象易见（图 13-20）。间质较少，可见包膜及间质浸润。通常有良性、交界性区域。

卵巢黏液性腺癌可直接蔓延至阔韧带、输卵管和子宫，或沿淋巴管转移至盆腔、腹腔腹膜及各器官浆膜层等，5年存活率为 46%～70%。

二、性索-间质肿瘤

性索-间质肿瘤（sex cord-stromal tumor）来源于原始性腺中的性索组织和间叶组织。占卵巢肿瘤的 8%。在正常情况下，性索组织在女性演化为卵巢的颗粒细胞（granulosa cell），在男性演化为睾丸支持细胞（sertoli cell）；间叶组织在女性演化为卵巢的卵泡膜细胞（theca cell），在男性演化为睾丸间质细胞（leydig cell）。因此，当性索组织和间叶组织演化为肿瘤时，仍保留其原来的分化特性。

上述各种细胞可以单独增生形成一种独立的肿瘤，如颗粒细胞瘤、卵泡膜细胞瘤、支持细胞瘤和睾丸间质细胞瘤，也可由上述不同的瘤细胞混合构成有关肿瘤，如颗粒-卵泡膜细胞瘤和支持-间质细胞瘤。这类肿瘤多数具有内分泌功能，颗粒细胞瘤、卵泡膜细胞瘤主要产生雌激素，支持-间质细胞瘤主要产生雄激素。

三、生殖细胞肿瘤

生殖细胞肿瘤（germ cell tumour）是由原始生殖细胞向多个方向分化的一组异质性肿瘤，多见于卵巢，并且是卵巢第二组常见的肿瘤，约占卵巢原发性肿瘤的 30%，其中 95% 为良性的成熟性囊性畸胎瘤，其余均为恶性。这类肿瘤可见于任何年龄，但年轻人较多见。

（一）两胚层或三胚层畸胎瘤

两胚层或三胚层畸胎瘤（teratoma）是由2个或3个原始胚层（外胚层、中胚层、内胚层）的衍生物构成的肿瘤。根据瘤组织的成熟程度，可将其分为成熟性和未成熟性两大类。

1. **成熟性畸胎瘤（mature teratoma）** 是完全由成熟组织构成的囊性肿瘤，又称成熟性囊性畸胎瘤。囊壁内衬表皮及其附件者又谓皮样囊肿（dermoid cyst）。是最多见的生殖细胞肿瘤，占卵巢所有肿瘤的20%，占良性肿瘤的58%，多发生于生育年龄妇女。

肿瘤包括囊性、实性和胎儿型三种，实性和胎儿型均罕见。除单独发生外，可见于25%的未成熟性畸胎瘤中，也见于10%~25%的原始生殖细胞肿瘤的对侧卵巢。

（1）肉眼观察：肿瘤多为囊性、单房，直径通常5~10 cm，表面光滑，囊内含脂质和毛发。囊壁内侧常有一突起的结节，谓Rokitansky头节或"头结节"，头结节内常有毛发、牙齿或骨骼等（图13-21），偶尔可见到肠曲、气管样腔隙，甚至胎儿肢体样结构。

（2）镜下：肿瘤由来源于2个或3个胚层的成熟性组织构成，以皮肤、皮脂腺、汗腺、毛囊及脂肪最多见，其次为软骨、神经胶质、神经细胞、骨及呼吸道上皮，其他如甲状腺、胃肠道上皮等较少见（图13-22）。头结节区常见由三个胚层衍化来的成分：外胚层出现的机会为100%，常见的有鳞状上皮及皮肤附件、大脑、外周神经，罕见的有小脑、神经节、视网膜、脉络丛等；中胚层为79%，常见的有平滑肌、脂肪、骨、软骨，罕见的有心肌、横纹肌、肾等；内胚层为40%，常见的有呼吸道或消化道的上皮及腺体，肝和肺组织结构罕见。

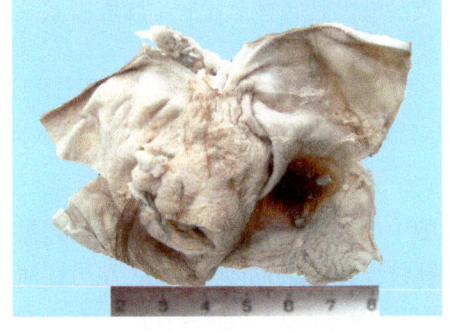

图13-21 卵巢成熟性畸胎瘤（大体）
瘤体呈囊性，内含脂质、毛发及牙齿

成熟性畸胎瘤预后好，恶变率约为1%，常发生在囊壁内头节附近，最常见的恶变为鳞状细胞癌形成。

2. **未成熟性畸胎瘤（immature teratoma）** 含有数量不等的未成熟的胚胎性成分，通常为未成熟的原始神经外胚层组织。此型较少见，约占所有畸胎瘤的3%，多见于20岁以下的患者。

（1）肉眼观察：肿瘤多为单侧性，体积较大，平均直径18.5 cm；切面多为实性、斑驳状、灰褐色，质软而脆，可伴有出血、坏死、囊性变。

（2）镜下：由数量不等的未成熟胚胎组织构成，混合以不同比例的成熟组织。未成熟胚胎组织多为神经外胚层形成的菊形团或原始神经管，胚胎性骨、软骨及肌肉组织等。

未成熟型畸胎瘤的恶性程度与未成熟组织及胚胎性组织的含量有关，未成熟组织含量越多，其恶性度越高，预后亦越差。

（二）无性细胞瘤

卵巢无性细胞瘤（dysgeminoma）是由单一增生的原始生殖细胞构成的肿瘤。本瘤相当于睾丸的精原细胞瘤，少见，占卵巢恶性肿瘤的1%~3%，是最常见的原

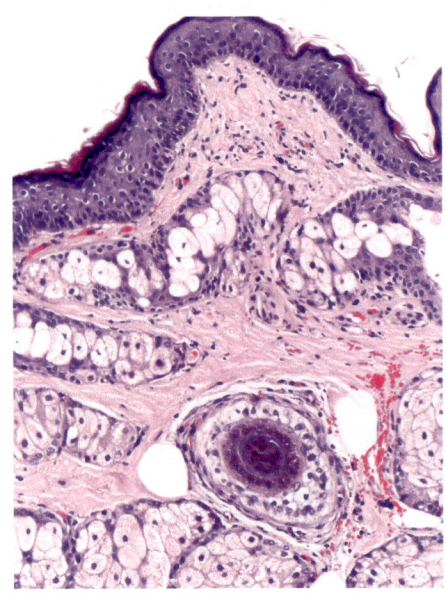

图13-22 卵巢成熟性畸胎瘤（镜下）
可见成熟的鳞状上皮细胞，毛囊及皮脂腺（孙东瑾、申洪供图）

始生殖细胞肿瘤。患者年龄大多在 10~30 岁。无性细胞瘤对放射和化学治疗敏感，5 年生存率超过 90%。

（三）胚胎性癌

胚胎性癌（embryonal carcinoma）是罕见的原始生殖细胞肿瘤，显示原始的上皮分化，由形态一致的瘤细胞聚集成片状、巢状或条索状，伴局灶腺样分化，主要发生于 20~30 岁的青年人，比无性细胞瘤更具有浸润性，是高度恶性的肿瘤。

（四）卵黄囊瘤

卵黄囊瘤（yalk sack tumor）又称内胚窦瘤（endodermal sinus tumor），是原始生殖细胞肿瘤，形态学上呈异质性的原始畸胎瘤样的肿瘤，高度恶性，可分化成多种内胚层结构，半数病例可伴发无性细胞瘤。该瘤少见，多发生于儿童和青年女性。

第六节　前列腺疾病

一、前列腺增生

良性前列腺增生（benign prostatic hyperplasia），是一种老年男性的常见病，以前列腺腺体和间质增生为特征，大体上表现为前列腺肥大（hypertrophy）。发病年龄大都在 50 岁以后，且其发病率随年龄增长而增加，70 岁以上男性均有不同程度增生，但多数无症状。

（一）病因及发病机制

前列腺增生的病因至今不清，一般认为与体内雄激素及雌激素的平衡失调有关。经实验证明，青春期前切除睾丸者不发生前列腺增生，已经增生的前列腺于切除睾丸后可发生退行性变，可用内分泌形成前列腺增生的动物模型，前列腺增生病人生化测定常伴雄激素双氢睾酮的异常积聚。睾酮是男性主要雄激素，在酶的作用下，变为双氢睾酮，双氢睾酮是刺激前列腺增生的活性激素。此外，雌激素对前列腺增生亦有一定影响。

（二）病理变化

1. 肉眼观察　增生的前列腺为灰白色结节状，一般直径在 0.5~2 cm。切面形态与增生的成分有关，以纤维、平滑肌组织增生为主时，质地较韧，有纵横交错的条纹；以腺体增生为主时，呈白色、灰黄色蜂窝状或囊性，指压可有白色混浊液体溢出（图 13-23）。

2. 镜下　增生的前列腺由不同程度增生的腺体、平滑肌和纤维结缔组织组成。腺体腺泡数目增多，体积扩大。腺上皮细胞呈柱状或立方形，核位于基底部，或突入腺泡腔形成乳头状。腺泡腔内有脱落的上皮细胞及分泌物，并可见淀粉样小体。增生的腺体之间有纤维及平滑肌细胞围绕，形成宽窄不一的间隔。间质中常有淋巴细胞浸润（图 13-24）。

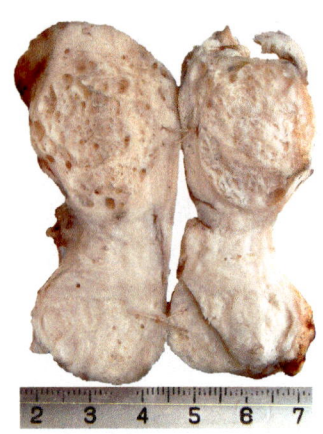

图 13-23　前列腺增生（大体）
增生的前列腺组织呈灰白色、结节状，切面呈蜂窝状

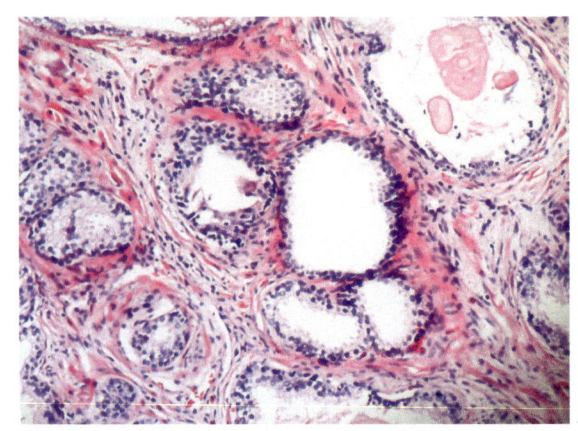

图 13-24　前列腺增生（镜下）
增生的纤维及平滑肌包绕着增生的前列腺腺体，腺体数目增加，腺腔扩张，腺腔内可见淀粉样小体

（三）临床病理联系

尿频是前列腺增生患者最初出现的症状，是由于前列腺充血刺激所引起，夜间较显著。进一步发展，出现前列腺增生最重要的症状进行性排尿困难，轻度梗阻时，排尿迟缓、时间延长或不连续；梗阻加重后，排尿费力，射程缩短，终呈滴沥状；梗阻达一定程度时，膀胱残余尿增加，使膀胱失去收缩能力，发生尿潴留，并可出现尿失禁。

二、前列腺癌

前列腺癌（prostatic carcinoma）是男性最常见的恶性肿瘤之一，多发生于50岁以后，并且随年龄的增长发病率显著提高。其发病率在发达国家较高，我国前列腺癌的发生率低，只占恶性肿瘤的0.3%左右。前列腺癌多发生于前列腺外周区，以后叶多见，尤其多见于后叶的包膜下区，其次是两侧及前叶的包膜下，而发生于中叶者较少见。

（一）病因及发病机制

前列腺癌的病因尚不十分清楚，可能与环境因素、生活方式、遗传因素相关。目前研究表明，雄激素在前列腺癌的发生和发展中起着重要作用。睾酮及双氢睾酮与雄激素受体（AR）结合，形成受体/配体复合物后转移至细胞核，并与DNA结合，使其雄激素反应性基因组分（包括调控细胞分裂的基因）激活，导致前列腺癌的发生。

（二）病理变化

1. 肉眼观察　肿瘤常为单个结节状，与周围正常组织界限不清，切面实性、质硬，可为灰白至橙黄色，橙黄色表明胞质内脂质含量高。

2. 镜下　前列腺癌90%以上为腺癌，少数为移行细胞癌（尿路上皮癌）和鳞状细等。前列腺腺癌的组织病理分级，目前应用最为普遍的是Gleason分级系统。该系统根据腺体的结构进行分级，不考虑细胞核的非典型性。2016版WHO分类的前列腺Gleason分级系统分为5级：①Gleason 1级：由紧密排列、单一圆形腺体形成境界清楚的结节，结节内的腺体不融合；②Gleason 2级：单一圆形腺体松散排列，结节边缘腺体散开；③Gleason 3级：肿瘤性腺体大小形状不规则至乳头状，无坏死，边缘浸润不明显；④Gleason 4级：肿瘤性腺体融合，筛状或肾小球状，多形性明显，边缘浸润明显；⑤Gleason 5级：肿瘤组织失去腺体分化，呈实性团块或单个细胞浸润，癌巢中央坏死。前列腺癌的形态学改变不均一性明显，同一肿瘤中常见一种以上的组织结构形式，其主要与次要形式相加得到Gleason评分，在此基础上可进行分组：≤6分（1组）；3+4=7分（2组）；4+3=7分（3组）；4+4/3+5/5+3=8分（4组）；9~10分（5组）。Gleason评分与前列腺癌的病死率呈很好的线性关系，可较好地预测患者的预后。

（三）扩散

1. **直接蔓延** 前列腺癌可侵入前列腺周围软组织，晚期侵犯周围器官，如膀胱底、精囊腺、尿道等，但很少侵入直肠。
2. **淋巴道转移** 较常见，首先转移至闭孔及下腹淋巴结，其次是髂外、髂总、骶前及坐骨前淋巴结，最后侵入胸导管、锁骨下淋巴结等处。
3. **血道转移** 可转移至骨、肺、肝等处，特别是腰椎、骨盆及肋骨的转移较常见。

（四）临床病理联系

前列腺癌早期可无任何表现，进展期主要表现为膀胱颈部梗阻症状，这是癌组织浸润尿道或膀胱颈部所致，表现为尿频、尿流变细、排尿困难及尿潴留等。当肿瘤穿透包膜侵犯周围神经时，可出现会阴部疼痛。尿道外括约肌受累时，可出现尿失禁。晚期可出现转移灶症状。

（五）预后

影响前列腺癌的预后因素较多，如血清PSA水平、组织学分级、TNM分期及癌侵犯的程度等均与预后有关，远隔器官转移者多数在3~5年内死亡。

第七节　睾丸和阴茎肿瘤 ⓔ

第八节　乳腺疾病

一、乳腺良性上皮增生

乳腺良性上皮增生是发生于乳腺上皮实质及相关结构的良性病变，表现为多种形态类型，绝大部分起源于终末导管小叶单位（TDLU），其中以腺病较多见。

二、乳腺导管内增生性病变

乳腺导管内增生性病变是细胞学形态和组织学结构多样的一组增生病变，包括：①普通型导管增生（usual ductal hyperplasia, UDH）：是指乳腺上皮呈实性或筛状增生，中央部分常呈流水样分布；②柱状细胞病变（columnar cell lesions）：是指被覆柱状上皮的腺泡增生伴不同程度的扩张，当伴非典型性时称平坦型上皮非典型增生（FEA）；③非典型导管增生（atypical ductal hyperplasia，ADH）：是指累及TDLU的以分布均匀的单一形态的上皮细胞增生为特点，但不足以诊断为导管原位癌的病变；④导管原位癌（ductal carcinoma in situ，DCIS）：也称导管内癌（intraductal carcinoma），是一种局限于导管-小叶内的肿瘤性病变，以上皮增生伴轻微到明显的非典型性为特征，有发展为浸润癌的倾向。

大部分UDH不进展，但小部分UDH及FEA、ADH和DCIS构成了一个由良性到恶性病变的渐变谱系，进一步可演变为浸润性导管癌。

三、乳腺肿瘤

（一）乳腺纤维腺瘤

乳腺纤维腺瘤（breast fibroadenoma）是由乳腺腺上皮和纤维组织构成的最常见的一种良性肿瘤。多数发生在生育年龄妇女，以18~25岁多见。与雌激素的升高有关，好发于乳腺的外上象限，临床上主要表现为乳房肿块，治疗以手术切除为主。

1. 肉眼观察 肿瘤常为单发，亦可多发，呈结节状，圆形或卵圆形，表面光滑，边界清楚，质地硬韧。

2. 镜下 肿瘤由增生的纤维组织和腺管构成。腺上皮细胞排列成圆形、卵圆形的腺管，或受纤维组织压迫而伸长、弯曲及变形呈裂隙状，增生的纤维组织疏松或致密，可发生玻璃样变（图13-25）。

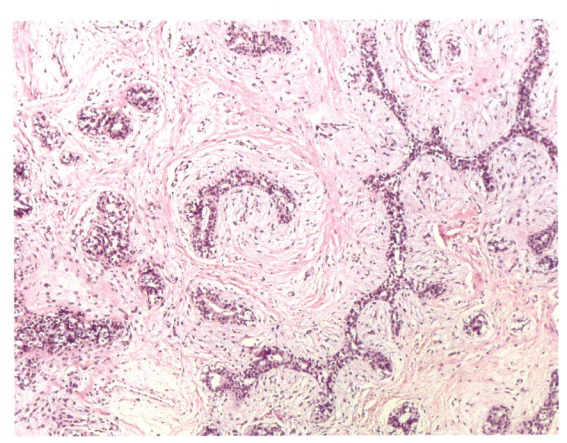

图13-25 乳腺纤维腺瘤
肿瘤由增生的腺体和纤维组织构成，界限清楚，腺管呈"C"形并被挤压成裂隙状

（二）乳腺导管内乳头状瘤

乳腺导管内乳头状瘤（intraductal papilloma）是指乳腺导管内以纤维血管茎为轴心的腺上皮和肌上皮细胞的乳头状肿瘤性增生。此瘤好发于育龄期妇女，常为单侧性，临床上表现为乳头溢液。可发生于乳晕下区大导管内（中央型）或末梢导管小叶内（周围型）。

（三）乳腺癌

乳腺癌（breast cancer）是乳腺导管及腺泡上皮发生的恶性肿瘤。近年来其发病率有不断增加的趋势，在我国，乳腺癌发病率已超过宫颈癌而居女性恶性肿瘤的第一位。常发生于50岁左右的妇女，半数以上发生于乳腺外上象限，其次为中央区和内上象限。

1. 病因及发病机制 乳腺癌的发生与多种因素有关。患者常显示家族聚集特点，两种高外显率基因（*BRCA1/2*）与乳腺癌发病密切相关。激素失衡在乳腺癌的发病中具有重要意义，雌激素增高促进乳腺上皮增生，甚至癌变。此外，环境因素、生育方式、饮食营养等亦与乳腺癌的发生关系密切。

2. 病理变化 乳腺癌形态结构复杂，类型较多。主要有非特殊型浸润性癌和浸润性小叶癌，还有一些特殊性癌。

（1）非特殊型浸润性癌（invasive carcinoma of no specific type）：也称非特殊型导管癌/浸润性

导管癌，是一组异质性肿瘤，缺乏充分的特征，由导管原位癌发展而来，是乳腺癌中最常见的类型，占乳腺癌的 50%~80%，以 40~60 岁妇女最多见。

1）肉眼观察：肿瘤大小不等，一般直径为 2~3 cm，灰白色，质硬，与周围组织界限不清，呈星芒状侵入邻近组织。如果肿瘤侵犯皮肤，阻塞真皮淋巴管导致皮肤水肿，使皮肤出现不规则浅表微小凹陷，表现为橘皮样外观；如侵及乳头，出现乳头回缩、下陷；晚期癌组织侵入周围组织，形成卫星结节。

2）镜下：组织学差异较大，需排除可识别的特殊类型。癌细胞呈索状、簇状或腺样结构浸润于间质中，细胞形态各异，核规则一致或高度多形性，核分裂象多见（图 13-26），组织学根据小管/腺体分化程度、细胞核多形性和核分裂计数进行分级。约 80% 的病例伴有灶性导管原位癌。间质变化也十分明显，可出现纤维结缔组织增生，结缔组织成分缺乏或明显的玻璃样变性，少数病例有明显的淋巴浆细胞浸润。

（2）浸润性小叶癌（invasive lobular carcinoma）：是由小叶原位癌突破基底膜向间质内浸润所致，占乳腺浸润癌的 5%~15%。常为多发性和双侧性，病程较长，平均发病年龄较浸润性导管癌年长 1~3 岁。近 20 年来，50 岁以上妇女发病率升高，这可能与激素替代治疗有关。

1）肉眼观察：常为不规则、界限不清的肿块，有时难以识别。

2）镜下：癌细胞呈单个散在浸润于成束的纤维组织之间，或呈单行条索状排列，有时癌细胞条索呈靶环样围绕正常导管呈向心性排列。癌细胞小或中等大小，多呈圆形、椭圆形，细胞的大小及染色较一致，核异型性不明显（图 13-27）。有时可见从小叶原位癌向浸润性小叶癌过渡的形态。

浸润性小叶癌的扩散方式较特殊，腋窝淋巴结转移少见，为 3%~10%；常转移至骨、胃肠道、子宫、脑膜、卵巢和浆膜等。

（3）特殊性癌：乳腺特殊性癌主要包括典型髓样癌、小管癌、黏液癌、神经内分泌肿瘤及乳头佩吉特（Paget）病等。

典型髓样癌（typical medullary carcinoma）较少见，生长较慢，腋窝淋巴结转移较少也较晚，预后较好，根治术后 5 年存活率近 70%。肿块界限清楚，质松软，灰白色，常有灶性坏死和出血。组织学表现为癌实质多，合体细胞样生长方式，癌细胞较大，圆形或卵圆形，高级别多形性泡状核，核仁一个或多个，分裂象较多。间质少，其中常有显著淋巴浆细胞浸润。

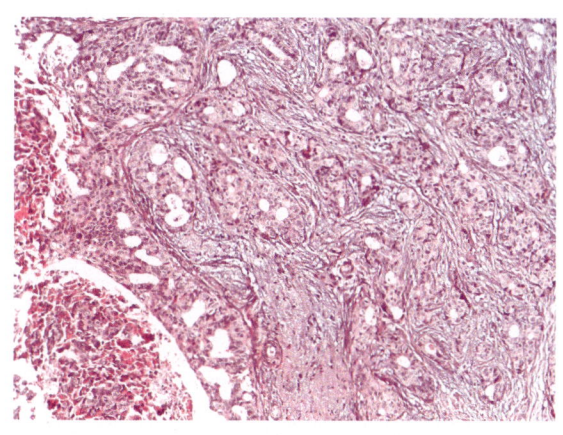

图 13-26　乳腺非特殊型浸润性癌
癌细胞体积大，异型性明显，核分裂象多见，呈条索状、簇状或腺样结构，向间质浸润生长

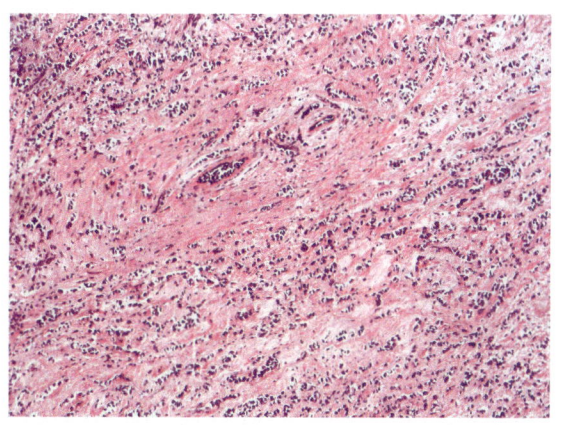

图 13-27　乳腺浸润性小叶癌
癌细胞小且较一致，核异型性不明显，单行条索状排列或靶环样围绕正常导管呈向心性排列

3. 扩散

（1）直接蔓延：癌细胞早期沿乳腺导管蔓延生长，进一步发展则突破腺上皮的基底膜，沿筋膜间隙浸润扩展，侵犯皮肤、胸大肌及筋膜等。

（2）淋巴道转移：是乳腺癌最常见的转移方式。同侧腋窝淋巴结转移最多见，其次是同侧内乳区淋巴结，晚期可累及同侧锁骨上淋巴结，甚至对侧锁骨上淋巴结。

（3）血道转移：乳腺癌晚期，癌组织可沿血道转移至肺、脑、肝、骨等器官或组织。

4. 预后和治疗的标志物　影响预后的因素主要有分期、组织学分级、淋巴管血管侵犯及雌激素受体（estrogen receptor，ER）、孕激素受体（progesterone receptor，PR）、*HER2* 表达情况。正常乳腺的上皮细胞存在 ER 和 PR，雌激素和孕激素通过 ER 和 PR 对细胞功能进行调节。当细胞恶变时，肿瘤细胞可部分或全部保留正常的受体系统，有时受体系统保留很少或完全丧失。临床上可通过免疫组织化学染色对 ER 和 PR 进行检测，明确癌细胞内激素受体是否存在及含量多少，可提示乳腺癌的预后并指导内分泌治疗。ER、PR 阳性率高的乳腺癌预后好，对激素治疗敏感。

大约 15% 的乳腺癌有 *HER2* 基因扩增，与 ER、PR 表达呈负相关，*HER2* 阳性者可使 ER 阳性病人对内分泌治疗的反应率降至 20%，过度表达者其术后早期复发率和远处转移率增加，生存期缩短。*HER2* 阳性乳腺癌对特异性（曲妥珠单抗和拉帕替尼）靶向治疗反应良好。

乳腺癌是一种异质性肿瘤，其在组织形态、免疫表型、生物学行为及治疗反应上存在着极大的差异。第 12 届 St Gallen 国际乳腺癌会议（2011）专家组采取了新的分类方法对乳腺癌患者进行分类治疗，临床上通常应用 ER、PR、*HER2* 及 Ki-67 将乳腺癌划分为 4 类分子亚型（表 13-3），这些亚型具有不同的治疗方案及预后意义。

表 13-3 乳腺癌分子亚型的定义和治疗推荐（2011 年 St.Gallen 共识）

临床视角 13-2 乳腺癌最新诊疗指南（2017 年）

四、男性乳腺发育

男性乳腺发育（gynecomastia）是指男性乳腺组织中由于乳腺导管和腺泡上皮及间质增生所致的乳腺组织增大，可发生于任何年龄，多见于中、老年人。

（张晓杰　柏青杨）

思考题

1. 试述宫颈鳞状细胞癌的起始和演进过程。
2. 试述葡萄胎和绒毛膜癌的病理特点和临床经过。
3. 试述乳腺癌的分子分类及其临床应用价值。

网上更多……

本章小结　　历代著名病理学家介绍　　自测题　　教学 PPT

第十四章
内分泌系统疾病

关键词

侏儒症　　巨人症　　Simmond 综合征　　希恩综合征　　尿崩症　　格雷夫斯病（突眼性甲状腺肿）　　克汀病　　桥本甲状腺炎　　毛玻璃样核　　1 型糖尿病　　2 型糖尿病　　APUD 瘤

　　内分泌系统包括内分泌腺、内分泌组织及弥散分布于各系统或组织内的内分泌细胞。本章介绍垂体疾病、甲状腺疾病、肾上腺疾病、胰岛疾病等。

　　本章学习要求掌握甲状腺肿和糖尿病的基本病理变化及对机体的影响，熟悉垂体腺瘤及甲状腺肿瘤的基本病理类型，熟悉内分泌系统有关疾病的病理改变与临床的关系；了解垂体前叶功能亢进与低下、下丘脑及垂体后叶疾病、甲状腺功能低下、甲状腺炎及亚急性甲状腺炎、异位甲状腺、肾上腺皮质功能亢进及低下、肾上腺肿瘤、胰岛细胞瘤及 APUD 系统肿瘤的基本类型及病变。

思维导图

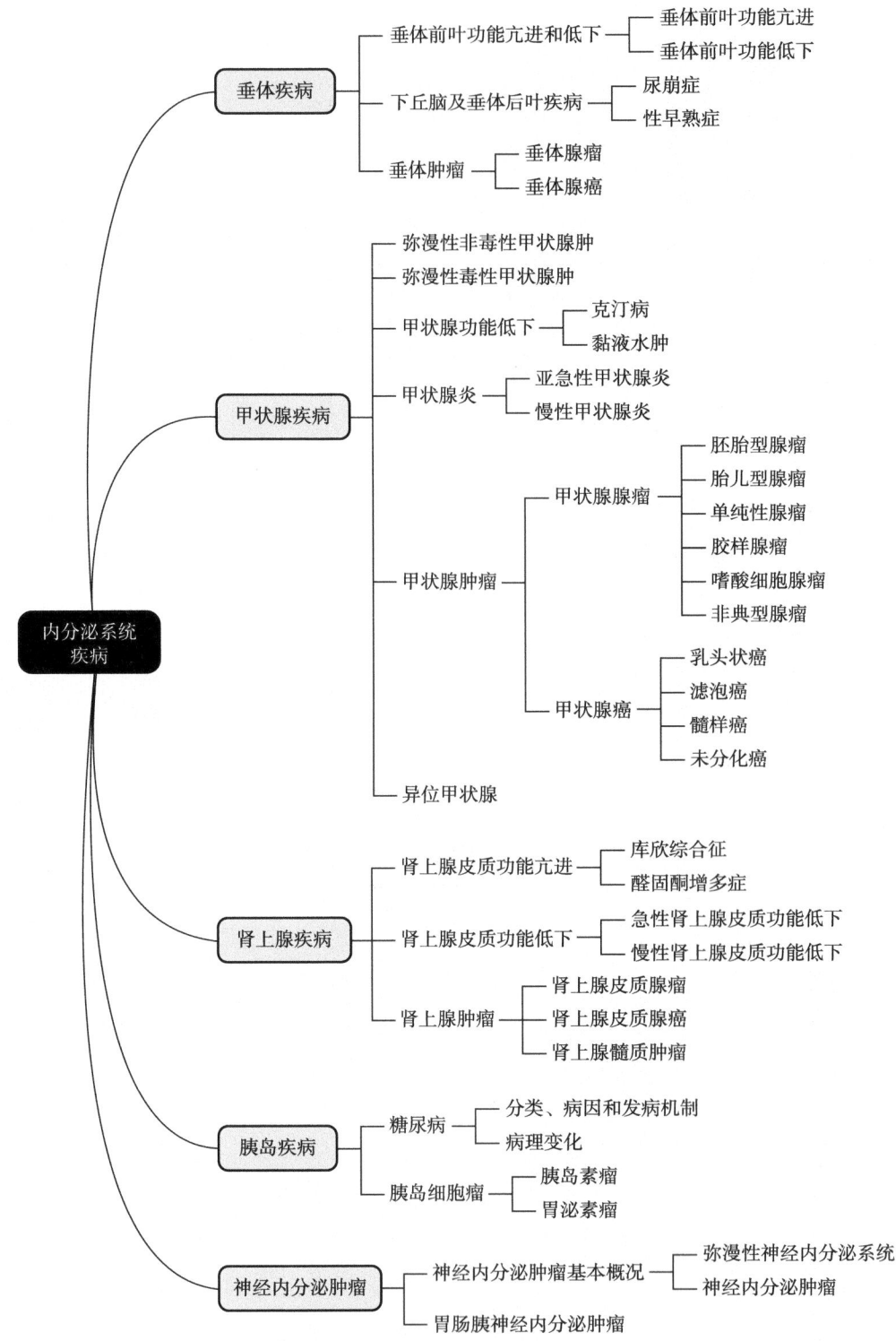

内分泌系统与神经系统共同调节机体的生长发育和代谢，维持体内平衡和稳定，称神经-内分泌系统。由内分泌腺或内分泌细胞所分泌的高效能的生物活性物质谓激素（hormone），其合成与分泌既受神经系统调控，也受下丘脑-垂体-靶器官之间的调节所控制，经组织液或血液传递而发挥调节作用。根据激素的化学性质可将其分为含氮激素和类固醇激素两大类，前者主要在粗面内质网和高尔基复合体内合成，其分泌颗粒有膜包绕；后者在滑面内质网内合成，不形成有膜包绕的分泌颗粒。大多数激素经血液运输至远处的靶细胞或组织而发挥作用，谓远程分泌（telecrine），即内分泌；某些激素可不经血液运输，仅由组织液扩散而作用于邻近细胞，谓旁分泌（paracrine）；有的作用于分泌激素细胞本身，谓自分泌（autocrine）；有的内分泌细胞其信息物质不分泌出来，原位作用于该细胞质内的效应器上，谓胞内分泌（endocellular secretion）。内分泌系统的组织或细胞发生增生、肿瘤、炎症、血液循环障碍、遗传疾病及其他病变均可引起激素分泌增多或不足，导致功能的亢进或减退，使相应靶组织或器官增生、肥大或萎缩。

第一节　垂体疾病 ⓔ

第二节　甲状腺疾病

甲状腺分成左右两叶，中间以峡部相连。侧叶自甲状软骨中部向下延至第 6 气管环平面，峡部覆盖于第 2～4 气管环。平均质量为 20～25 g，滤泡上皮细胞合成和分泌甲状腺素（又称四碘甲腺原氨酸，T_4）和三碘甲腺原氨酸（T_3），T_4 占甲状腺激素的 90% 以上，T_4 只有脱碘转化为 T_3 后才能作用于靶器官发挥生物学效应，主要作用是促进物质分解代谢与能量代谢，促进组织分化、生长和发育成熟。甲状腺激素不但影响中枢神经系统的发育，对已分化成熟的神经系统活动也有作用。甲状腺疾病主要有甲状腺肿、甲状腺功能低下、甲状腺炎和甲状腺肿瘤。

一、弥漫性非毒性甲状腺肿

弥漫性非毒性甲状腺肿（diffuse nontoxic goiter）又称单纯性甲状腺肿（simple goiter），是由于缺碘或某些致甲状腺肿因子所引起的甲状腺非肿瘤性增生性疾病。以往常呈地方性分布，又谓地方性甲状腺肿（endemic goiter），多见于远离海洋的内陆山区和半山区。患者由于甲状腺素分泌不足，使促甲状腺素（TSH）分泌增多而引起的甲状腺肿大，一般不伴甲状腺功能亢进，主要表现为甲状腺肿大，临床症状不明显，后期可压迫邻近器官而出现窒息、吞咽和呼吸困难，声音嘶哑。少数患者可伴甲状腺功能亢进或功能低下等症状，极少数可癌变。

（一）病因及发病机制

1. 缺碘　是本病最主要的致病因素。地方性水、土、食物中缺碘及青春期、妊娠期和哺乳期机体对碘生理需求量增加，致使机体甲状腺素合成减少，继而反馈刺激腺垂体 TSH 分泌增多，甲状腺滤泡上皮细胞随之增生，甲状腺因而增大，摄碘功能增强，使血中甲状腺素水平恢复正常。如果长期持续缺碘，滤泡上皮持续增生，合成的甲状腺球蛋白不能充分碘化而不能被滤泡上皮吸收利用，作为胶质堆积在滤泡腔内，则导致甲状腺肿大。食用碘盐和含碘食品可预防和治疗本病。

2. 致甲状腺肿因子的作用　有些物质可使甲状腺素合成过程的某个环节发生障碍，引起甲状腺素缺乏，导致甲状腺肿大。例如：①水中大量钙、氟、硅等影响肠道对碘的吸收，且使滤泡上皮细胞膜的钙离子增多，从而抑制甲状腺素的分泌。②某些食物（如卷心菜、甘蓝、芹菜、木薯、菜花、大头菜等）含有硫氰酸盐或有机氯酸盐，妨碍碘向甲状腺聚集，抑制碘化物在甲状腺内运送，导致甲状腺肿。③某些药物（如硫脲类药、磺胺类药、锂、钴及高氯酸盐等）可抑制碘离子的浓聚或碘离子有机化。

3. 高碘　碘的长期大量摄入也可影响甲状腺的增生。碘摄食过高，可使过氧化物酶的功能基团过多地被占用，影响了酪氨酸氧化，造成碘的有机化障碍，导致甲状腺代偿性肿大。

4. 遗传与免疫　家族性甲状腺肿的原因是甲状腺素合成中有关酶的遗传性缺乏。涉及：①碘化物运输障碍。②过氧化物酶缺陷。③去卤化酶缺陷。④碘酪氨酸偶联缺陷。有学者认为其发生有自身免疫机制的参与。

（二）病理变化

根据病变发生发展过程及病变特点，可将非毒性甲状腺肿分为三期：

1. 增生期　又称弥漫性增生性甲状腺肿（diffuse hyperplastic goiter）。肉眼观察，甲状腺弥漫性对称性肿大，表面光滑无结节。镜下，滤泡上皮增生活跃，呈立方或矮柱状，滤泡腔小，胶质少，可伴有小滤泡新生和小的假乳头形成，间质充血。

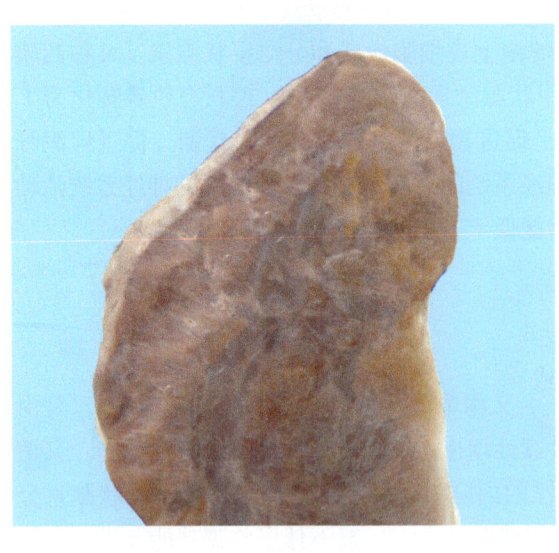

图 14-1　弥漫性胶样甲状腺肿
甲状腺弥漫性对称性肿大，切面呈淡褐色半透明胶冻状（昆明医科大学阮永华供图）

2. 胶质储积期　又谓弥漫性胶样甲状腺肿（diffuse colloid goiter）。肉眼观察，甲状腺弥漫性对称性显著肿大，质量增加，可达 300~400 g，表面光滑。切面呈淡褐色半透明胶冻状（图 14-1）。镜下大部分滤泡显著扩大，腔内为大量浓厚的胶质，上皮细胞受压变扁，少数滤泡增生肥大。

3. 结节期　又称结节性甲状腺肿（nodular goiter）。随着病程的发展，滤泡上皮增生与复旧反复交替，而形成不规则的结节。肉眼观，甲状腺不对称性肿大，表面有数量不等、大小不一的瘤样结节，直径可达数厘米。无包膜或包膜不完整。切面因含胶质的多少及继发改变的有无而呈不同颜色的结节状，可伴有出血、坏死、囊性变以及钙化（图 14-2）。镜下滤泡大小差别较大，部分滤泡上皮细胞扁平或低立方形，部分上皮增生呈乳头状，扩张的滤泡充满胶质，增生的小滤泡内含有较少胶质；间质纤维组织增生形成纤维间隔或包绕形成不规则结节（图 14-3）。

（三）临床病理联系

本病主要症状为甲状腺肿大，较大的甲状腺肿可引起压迫症状，造成呼吸和吞咽困难；甲状腺功能一般无明显变化；有 1%~2% 的病变可发生癌变。

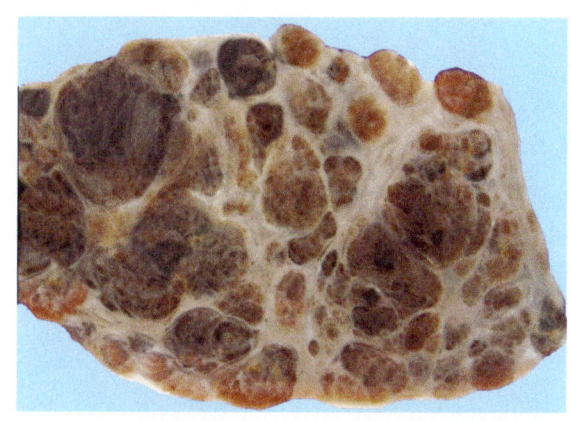

图 14-2 结节性甲状腺肿
切面见大小不等、颜色不一的结节（昆明医科大学阮永华供图）

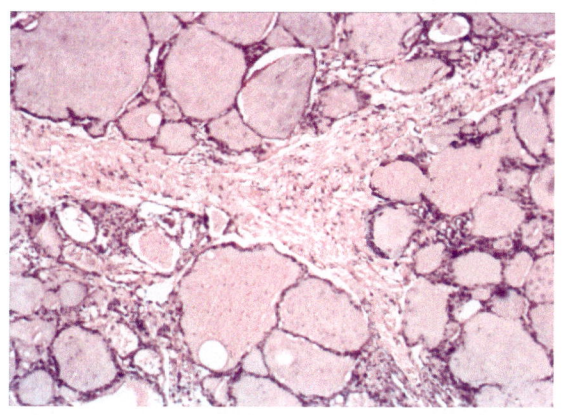

图 14-3 结节性甲状腺肿
滤泡大小不等，纤维间隔包绕形成不规则结节（昆明医科大学孟庆印供图）

二、弥漫性毒性甲状腺肿

弥漫性毒性甲状腺肿（diffuse toxic goiter）是指血中甲状腺素增多，甲状腺肿大并伴有甲状腺功能亢进的自身免疫性疾病。因有 1/3 患者伴有眼球突出，又谓突眼性甲状腺肿（exophthalmic goiter），也称为 Graves 病或 Basedow 病。本病多见于女性，以 20~40 岁多见，男女之比为 1:（4~6）。临床上起病一般缓慢，有 80%~85% 的甲状腺功能亢进症（hyperthyroidism，甲亢）由本病引起，临床主要表现为甲状腺肿，甲状腺功能亢进引起的代谢增高、心悸、多汗、多食、消瘦等症状。

（一）病因及发病机制

本病病因尚未完全明了，可能因精神创伤、感染等干扰了免疫系统而诱发自身免疫性疾病。其根据是：①血中有多种抗甲状腺的自身抗体，且常与一些自身免疫性疾病（如重症肌无力、血小板减少性紫癜等）并存。②血中存在与 TSH 受体结合的抗体，具有类似 TSH 的作用，如甲状腺刺激免疫球蛋白（TSI）和甲状腺生长刺激免疫球蛋白（TGI），分别引起甲状腺素过多分泌和刺激甲状腺滤泡上皮增生，两者共同作用引起毒性甲状腺肿。③本病有家族性倾向，可能与遗传有关。

（二）病理变化

肉眼观察，双侧甲状腺弥漫性对称性肿大，一般为正常的 2~4 倍，重 60~100 g（正常 20~25 g），表面光滑无结节，质较软，切面灰红呈分叶状，胶质含量少，切面质实呈牛肉样外观（图 14-4）。镜下：①滤泡增生，大小不等，滤泡上皮多呈高柱状，部分向腔内突出形成乳头。②滤泡腔内胶质稀薄，在紧靠上皮的胶质内出现大量吸收空泡（图 14-5）。③间质血管增生，明显充血，大量淋巴细胞浸润，并形成淋巴滤泡。经碘治疗的患者，甲状腺体积缩小，由于碘能阻断含甲状腺素胶质的分解和促进胶质的储存，故胶质增多变浓。

除甲状腺病变外，约 1/3 患者有眼球突出。此外，全身淋巴组织、胸腺、脾、心肌、肝皆可受累，而发生增生、变性、坏死及纤维化等变化。

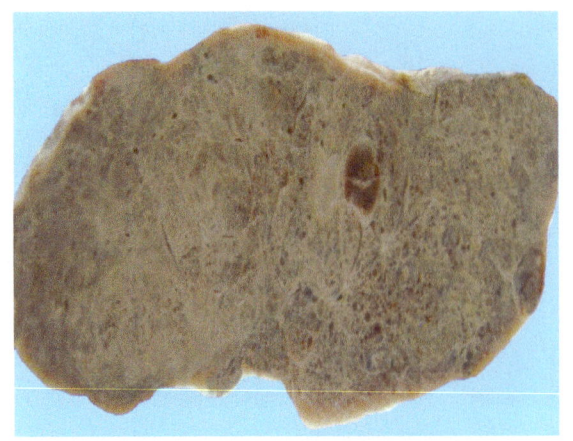

图 14-4 弥漫性毒性甲状腺肿
甲状腺弥漫性肿大,切面灰红呈分叶状,胶质少,质实呈牛肉样外观(昆明医科大学阮永华供图)

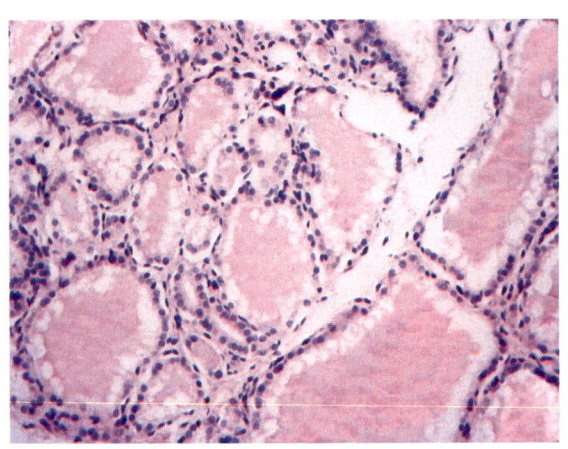

图 14-5 弥漫性毒性甲状腺肿
滤泡增生,大小不等,腔内胶质稀薄,近上皮的胶质内出现大量吸收空泡(昆明医科大学阮永华供图)

(三)临床病理联系

甲状腺肿大、T_3 和 T_4 分泌过多综合征、突眼征及皮肤病变是本病的特征性临床表现。患者表现为:①双侧甲状腺对称性弥漫性肿大,随吞咽上下移动;由于甲状腺血管增生及充血,使左右叶上下极有震颤伴血管杂音。②甲状腺激素分泌过多综合征,由于 T_3、T_4 分泌过多,糖、蛋白质及脂肪氧化加速,基础代谢率升高,产热增多,患者常有皮温增高、怕热、多汗;因甲状腺激素增多影响磷酸化过程,ATP 产生减少,能量不足,患者食欲亢进、消瘦无力。③交感神经过度兴奋,表现为神经过敏、紧张多虑、急躁易怒、手震颤、心悸、气短、脉搏加快、心动过速、心律失常,甚至心力衰竭。④突眼征,因眼眶和球后水肿、纤维脂肪组织增生及淋巴细胞浸润导致眼球突出,上眼睑退缩。⑤皮肤病变,表现为下肢胫前黏液水肿及皮肤色素斑。此外,患者可出现慢性肌病和骨骼脱钙等多器官系统的异常症状。

三、甲状腺功能低下

甲状腺功能低下(hypothyroidism)是甲状腺素合成和(或)释放减少而出现的综合征。成人及少年表现为黏液水肿,幼儿期表现为克汀病(呆小症)。

(一)病因及发病机制

1. **甲状腺素合成障碍** 是先天性或后天性甲状腺素合成障碍,长期缺碘、长期抗甲状腺药物治疗、自身抗体(如 TSH 受体阻断抗体)引起的特发性甲状腺功能低下等。
2. **甲状腺实质性病变** 如甲状腺炎、肿瘤、外科手术或放射性同位素治疗造成的甲状腺组织破坏过多、发育异常等。
3. **垂体或下丘脑病变** TSH 分泌不足,导致甲状腺素合成不足。

(二)类型及病理变化

甲状腺功能低下根据发病年龄不同可分为克汀病和黏液水肿。

1. **克汀病(cretinism)** 又称呆小症,是新生儿及幼儿甲状腺功能减退的表现,其特征为侏儒与智力发育障碍并存。克汀病分类及临床表现 ⓔ。

2. 黏液水肿（myxoedema） 是因少年及成人甲状腺功能低下，组织间质内出现大量类黏液（氨基多糖）积聚而引起的。

四、甲状腺炎

甲状腺炎是以甲状腺炎症和甲状腺功能异常为特征的一组疾病，可分为急性、亚急性和慢性三种。急性甲状腺炎（acute thyroiditis）是由细菌感染引起的化脓性炎，少见。亚急性甲状腺炎及慢性甲状腺炎较常见。

（一）亚急性甲状腺炎

亚急性甲状腺炎（subacute thyroiditis）是一种与病毒感染有关的巨细胞性或肉芽肿性炎症，又称为巨细胞性甲状腺炎（giant cell thyroiditis）或肉芽肿性甲状腺炎（granulomatous thyroiditis），发病年龄以 20～50 岁多见，女性多于男性，男女比例为 1：（3～4）。

肉眼观，双侧甲状腺呈不均匀结节状轻至中度增大，也可先一侧，以后波及对侧，质硬，橡皮样。切面灰白或淡黄色，可见坏死或瘢痕，常与周围组织粘连。镜下：①病变呈灶性分布，范围大小不等，滤泡炎性破坏，胶质外溢，微小脓肿形成。②巨细胞性肉芽肿形成，类似结核结节，但无干酪样坏死，中心为不规则的胶质碎块伴异物巨细胞反应，周围有较多中性粒细胞及不等量的嗜酸性粒细胞、淋巴细胞和浆细胞浸润。

本病多可自行缓解，多数在 6～8 周内恢复正常，可复发，一般不留后遗症。初期因滤泡破坏，甲状腺素释放增多，可出现一过性甲状腺功能亢进。晚期甲状腺严重破坏，乃至纤维化，可出现甲状腺功能减退。

（二）慢性甲状腺炎

1. 慢性淋巴细胞性甲状腺炎（chronic lymphocytic thyroiditis） 又名桥本甲状腺炎（Hashimoto thyroiditis）或自身免疫性甲状腺炎（autoimmune thyroiditis），是一种自身免疫病，多见于中年女性，男女比例为 1：（10～20），临床上表现为甲状腺弥漫性肿大，晚期可发展为甲状腺功能低下，TSH 较高，T_3、T_4 低。肉眼观，甲状腺弥漫性对称性中度肿大，表面光滑或细结节状，质地硬韧，有弹性如橡皮，很少与周围组织粘连，可随吞咽运动活动。切面灰白或灰黄，实性，可呈分叶状结构。光镜下：①甲状腺滤泡萎缩或破坏，胶质含量少。②淋巴滤泡增生，伴生发中心形成；间质大量淋巴细胞浸润并有较多浆细胞和巨噬细胞夹杂其中，有时可出现多核巨细胞，纤维组织增生。③滤泡上皮嗜酸性变，细胞增大，胞质丰富呈嗜酸性颗粒状，核异形，通常看不到核分裂象。本病起病缓慢。表现为甲状腺无痛性肿大，质地坚韧，无压痛，常为双侧。一些自身抗体如 TGAb 和 TPOAb 等滴度高。发病早期，可出现一过性甲亢，然后功能表现正常，最后由于免疫反应对甲状腺组织的持久破坏而出现功能减退。

ⓔ 图 14-7 慢性淋巴细胞性甲状腺炎

2. 纤维性甲状腺炎（fibrous thyroiditis） 又称 Riedel 甲状腺肿或慢性木样甲状腺炎（chronic woody thyroiditis），病因不清，罕见。多见于中年妇女，男女比例为 1：（3～4）。肉眼观，甲状腺中度肿大，表面呈结节状，与周围明显粘连，切面灰白，质硬如木样。镜下，甲状腺滤泡明显萎缩，大量纤维组织增生，玻璃样变，少量淋巴细胞浸润，不形成淋巴滤泡，无肉芽肿，无嗜酸性细胞，病变向周围组织蔓延侵犯。临床上常有甲状腺功能低下的表现，病变多从一侧开始，甲状腺因粘连固定质地坚硬，使患者颈部像戴了铁领圈样，造成呼吸和吞咽困难。患者常合并机体其他部位的特发性纤维化，如腹膜后纤维化。

五、甲状腺肿瘤

甲状腺肿瘤常见，良性肿瘤为甲状腺腺瘤，可并发于结节性甲状腺肿，恶性肿瘤多为甲状腺癌。

（一）甲状腺腺瘤

甲状腺腺瘤（thyroid adenoma）是甲状腺滤泡上皮发生的最常见的良性肿瘤，可发生在正常甲状腺和异位甲状腺，多见于中青年妇女。瘤组织生长缓慢，大部分患者无明显症状，约1%的患者可出现甲亢。

肉眼观：多为单发，多局限在一侧腺体内，呈圆形或椭圆形，有完整包膜，大小从直径数毫米到3～5 cm，表面光滑，边界清楚，无压痛，常压迫周围组织，能随吞咽上下移动；切面多为实性，灰白或棕褐色，质软、肉样或胶冻状，可见包膜，有时可见出血、纤维化、囊性变或钙化（图14-6）。

镜下：甲状腺腺瘤由厚薄不等的纤维包膜包裹，肿瘤的组织形态与周围甲状腺组织不同，但无包膜和血管侵犯。肿瘤组织呈多种结构改变，瘤细胞多排列成滤泡状或梁状，形成滤泡性腺瘤，多表现为以下6种类型。

1. 胚胎型腺瘤　瘤细胞小，排列成条索状或小片状，很少形成完整的滤泡，无胶质类似幼稚胚胎甲状腺组织，间质疏松水肿。

2. 胎儿型腺瘤　又称小滤泡型腺瘤，由含有少量胶质或没有胶质的小滤泡组成，上皮细胞小立方形，大小较一致，类似胎儿甲状腺组织，间质疏松、水肿或黏液变性，此型易出血和囊性变。

3. 单纯性腺瘤　瘤组织有完整包膜，其内滤泡似正常甲状腺滤泡，大小较一致，腔内有胶质储积，间质少（图14-7）。

4. 胶样腺瘤　又称巨滤泡型腺瘤，由含较多胶质的大滤泡构成，胞质丰富，上皮细胞扁平，滤泡可大小不等，并可相互融合成囊，间质少。

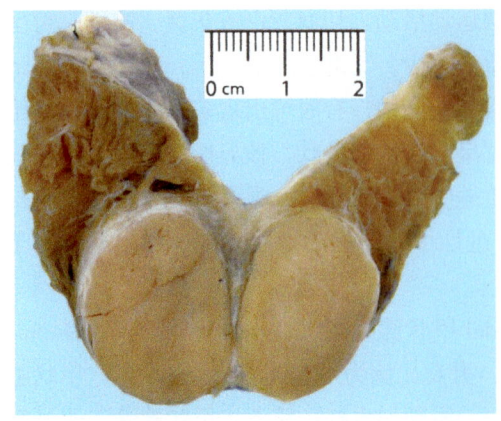

图14-6　甲状腺腺瘤
腺瘤呈圆球形，灰白色，伴出血，有完整包膜（昆明医科大学孟庆印供图）

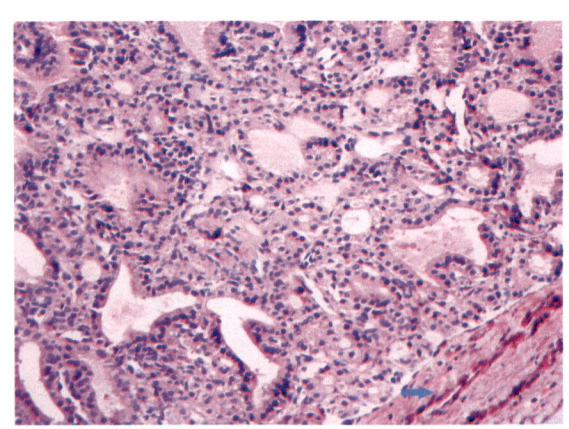

图14-7　甲状腺腺瘤
单纯性腺瘤有包膜（蓝色➡所示），滤泡与正常甲状腺相似（昆明医科大学阮永华供图）

5. **嗜酸细胞腺瘤** 又称 Hürthle（许特莱）细胞腺瘤，瘤细胞呈大多角形，胞质丰富且嗜酸性，排成巢状或索状，很少形成完整的滤泡结构，核小。

6. **非典型腺瘤** 瘤细胞丰富，生长活跃，有异型性，可见核分裂象。瘤细胞排列成巢、索状，很少形成完整滤泡，间质少，但无包膜和血管侵犯，临床上需要追踪观察。

甲状腺腺瘤易与结节性甲状腺肿的单发结节相混淆，两者的主要区别见表 14-1。

表 14-1 甲状腺腺瘤与结节性甲状腺肿的区别

区别点	甲状腺腺瘤	结节性甲状腺肿
结节	单个	多个
包膜	完整	不完整
组织结构	瘤组织结构较一致	滤泡大小不等，一般比正常滤泡大
周围组织	有压迫现象，周围甲状腺组织与瘤内组织不同或结构正常	无压迫现象，与结节内病变相似

（二）甲状腺癌

甲状腺癌（thyroid carcinoma）是由甲状腺滤泡上皮或滤泡旁细胞发生的恶性肿瘤，约占所有恶性肿瘤的 1.3%，是内分泌系统中最常见的恶性肿瘤，女性明显多于男性，女性与男性之比是 4∶1，40~50 岁多见。多数甲状腺癌分化较好，恶性度较低，发展相对缓慢。值得注意的是，有的原发灶很小，临床上却发现转移灶。甲状腺癌组织学上主要有以下 4 种类型：

1. **乳头状癌（papillary carcinoma）** 最多见，约占甲状腺癌的 60%。年轻女性多见，恶性程度较低，生长较缓慢，预后较好，5 年存活率达 95%，生存率与肿瘤大小及是否远处转移有关，而与局部淋巴结是否有转移无关。其发病与暴露于放射性损伤密切相关。

肉眼观，肿瘤一般呈圆形，单个或多个，质较硬，无包膜或包膜不完整，切面灰白或灰棕色，常伴有出血、坏死、纤维化和钙化。部分患者有囊形成，囊内可见乳头。镜下，乳头状结构表现为典型的复杂分支，由单层或多层低柱状或立方形的癌细胞围绕纤维血管轴形成细长、多级分支的乳头（图 14-8），在没有复杂乳头结构的肿瘤，癌细胞核的特征对于诊断极为重要，其特点是细胞核增大，核质比增大，可出现：①毛玻璃样核，表现为核淡染，透明或空泡状，无核仁，细胞核相互重叠；②核沟，即核膜形成的皱褶；③核内包涵体，由核膜内陷包裹胞质而成的淡红色圆形小体（图 14-9）。核分裂象较少或无。间质中可出现同心圆状的钙化小体（砂粒体）。有的乳头状癌可以没有明显的乳头，称滤泡型乳头状癌，有的表现为微小癌，是指癌直径小于 1 cm，又称"隐匿性癌"，预后好，远处转移少见。

乳头状癌免疫组织化学染色通常 CK19、MC、Galectin-3 呈阳性反应，TPO 通常阴性。

2. **滤泡癌（follicular carcinoma）** 约占甲状腺癌的 20%，40~50 岁的妇女多见，以具有滤泡结构为特征，恶性度较乳头状癌高，预后差。

肉眼观，常为孤立性结节，圆形、椭圆形或分叶状，质柔，有弹性，包膜不完整，切面灰白、灰黄或红褐色，可见出血、坏死、纤维化及钙化。光镜下可见癌组织由不同分化程度的滤泡构成，缺少乳头状癌典型的核特征；可见癌组织侵袭包膜、血管和淋巴管，这是诊断滤泡癌的必备条件。高分化者滤泡结构近似正常滤泡，不易与腺瘤区别，须多处取材，注意是否有包膜和血管侵犯加以鉴别；低分化者滤泡少，癌细胞呈实体性或梁索状排列，异型性明显，核分裂象多见。癌细胞核 TTF-1 阳性。

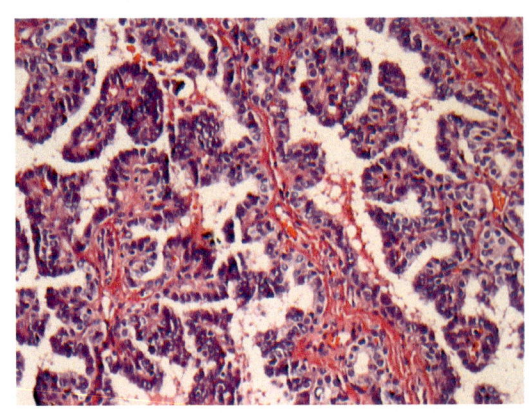

图 14-8　甲状腺乳头状癌

多级分支乳头，中心为纤维血管间质（昆明医科大学院阮永华供图）

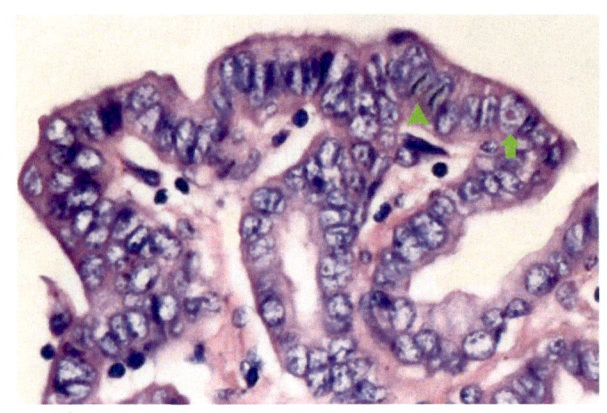

图 14-9　甲状腺乳头状癌

示毛玻璃样核、核沟（绿色▲）及核内包涵体（绿色↑）（昆明医科大学院阮永华供图）

特殊类型：嗜酸细胞癌（Hürthle cell carcinoma），癌细胞胞质较为丰富，颗粒状，红染，核深染，一般有显著的嗜酸性核仁。透明细胞癌（clear cell carcinoma），癌细胞胞质透明。少数病例癌细胞呈多角形，并形成条索状或片状结构。

临床上，滤泡癌常表现为生长缓慢的结节。放射碘扫描多呈冷结节。血道转移率高，淋巴结转移少，主要是通过血道转移到肺、骨和肝。其预后不及乳头状癌好。

3. 髓样癌（medullary carcinoma）　是由滤泡旁细胞（C 细胞）发生的恶性肿瘤，又称 C 细胞癌，属于胺与胺前体摄取和脱羧细胞（APUD）肿瘤的一种，占甲状腺癌的 5%~10%，有家族发病倾向性，发病年龄多在 30 岁左右，散发病例年龄多在 40~60 岁，恶性程度不一，15% 的患者有远隔部位转移。90% 的肿瘤分泌降钙素，产生严重腹泻和低钙血症，有的还同时分泌生长抑素、前列腺素及其他多种激素样物质。

肉眼观，散发性肿瘤多为单结节，家族性肿瘤常呈多结节，无包膜或包膜不完整，但边界清楚，质软，黄褐色。镜下，肿瘤细胞为圆形、多角形或梭形的小细胞，呈实性片块、巢状、索状或小滤泡状排列。间质较丰富，常有淀粉样物质和钙盐沉着。电镜下，瘤细胞胞质内有 280 nm 和 130 nm 的两种神经内分泌颗粒。免疫组织化学标志降钙素阳性，甲状腺球蛋白和 TTF-1 阴性，与乳头状癌、滤泡癌及未分化癌的表达相反。

4. 未分化癌（undifferentiated carcinoma）　又称间变性癌或肉瘤样癌，约占甲状腺癌的 5%，恶性度高，生长快，早期即可向周围组织浸润和转移，预后差，一般在确诊后 1 年内死亡。患者多为 65 岁以上的老年人，约 50% 的患者有结节性甲状腺肿。

肉眼观，肿瘤较大，形状不规则，广泛浸润无包膜，切面呈鱼肉样，常有出血、坏死。镜下肿瘤由高度异型性的肿瘤细胞构成。根据组织学形态可将其分为小细胞癌、巨细胞癌、梭形细胞癌。其中巨细胞癌预后最差。CK、EMA、甲状腺球蛋白、CEA、vimentin 等免疫组织化学染色阳性，Ki-67 和 P53 强阳性。电镜可证实有上皮型细胞连接和张力细丝的存在。

临床视角 14-1　甲状腺肿块的诊断技术

六、异位甲状腺

甲状腺不在颈部正常位置而出现在甲状腺原基胚胎期下降途中的其他部位，如舌根部、咽部、舌内、舌骨上、舌骨下、喉前、胸骨上、气管内、食管内、胸骨后及胸腔内等处，谓异位甲状腺（ectopic thyroid gland）。因甲状腺的发育和下降在解剖学上与心脏邻近，故异位甲状腺亦偶见于心包、心脏、主动脉。文献报道，有甲状腺异位于阴道、阴囊、肝门、腹股沟等部位。

知识拓展 14-1
卵巢甲状腺肿

第三节　肾上腺疾病

一、肾上腺皮质功能亢进

肾上腺皮质由球状带、束状带和网状带构成，分泌三大类激素，即糖皮质激素（皮质醇）、盐皮质激素（醛固酮）和肾上腺雄激素或雌激素。皮质激素分泌过多称为肾上腺皮质功能亢进（hyperadrenalism）。不同的激素分泌过多可引起相应的临床综合征，常见的有以下两种。

（一）库欣综合征

库欣综合征（Cushing syndrome）又称皮质醇增多症（hypercortisolism），是由于糖皮质激素长期分泌过多，促进糖异生、蛋白质异化及继发性脂肪沉积，表现为满月脸、水牛背、向心性肥胖、皮肤变薄并出现紫纹、多毛、高血压、糖耐量降低、月经失调、性欲减退、骨质疏松、肌肉乏力等。本征成人多于儿童，常见于 20~40 岁，女性多于男性，约 2.5∶1。其病因及病变如下。

1. **垂体性因素**　又称垂体性库欣综合征，因垂体腺瘤直接分泌 ACTH 或下丘脑分泌皮质激素释放因子（corticotropine releasing factor，CRF）过多，间接使血清中 ACTH 增高。患者双侧肾上腺弥漫性肥大，质量可达 20 g（正常约 8 g），切面皮质厚度可超过 2 mm，呈脑回状。镜下改变主要表现为网状带和束状带细胞增生。

2. **异位性因素**　为异位分泌的 ACTH 或 CRF 肿瘤引起。最常见的原因为肺小细胞癌，此外还有恶性胸腺瘤、胰岛细胞瘤等，血中 ACTH 增高。肾上腺变化与垂体性相同。

3. **肾上腺病变**　由于肾上腺功能性肿瘤或结节性增生，分泌大量皮质醇，导致血中 ACTH 降低。前者除肿瘤组织外，肾上腺皮质萎缩；后者双侧肾上腺弥漫性肿大伴结节状增生，质量可超过 50 g，以网状带及束状带细胞增生为主，结节内多为束状带细胞。

4. **医源性因素**　长期使用糖皮质激素（如地塞米松等）所致。由于糖皮质激素的反馈性抑制，垂体前叶释放 ACTH 减少，血中 ACTH 降低，导致双侧肾上腺皮质萎缩。

（二）醛固酮增多症

醛固酮增多症（hyperaldosteronism）分为原发性和继发性两种。①原发性醛固酮增多症（primary aldosteronism）：大多数由功能性肾上腺肿瘤引起，少数为原因不明的肾上腺皮质增生所致。镜下可见肾上腺皮质增生，主要表现为球状带细胞增生。临床上患者由于水钠潴留及肾小球旁器萎缩，导致血清中肾素降低、高钠血症、低钾血症及高血压。②继发性醛固酮增多症（secondary aldosteronism）：是由于肾上腺皮质以外的因素引起肾素-血管紧张素分泌过多，刺激球状带细胞而引起醛固酮分泌增多。临床上患者表现为高血压、高尿钾、低血钾、手足抽搐、肢端麻木等。

二、肾上腺皮质功能低下

三、肾上腺肿瘤

第四节 胰岛疾病

胰岛（pancreas islet）是散在分布于胰腺外分泌部之间的内分泌细胞团，主要由4种细胞组成，A细胞占20%，分泌胰高血糖素；B细胞占70%，分泌胰岛素；D细胞占5%，分泌生长抑素；PP细胞很少，约占2%，分泌胰多肽，胚胎和新生儿胰腺内可能有分泌促胃液素的G细胞。胰岛细胞可增生或形成肿瘤，也可萎缩变性，导致有关的激素分泌过多或不足，引起不同的临床综合征及疾病。

一、糖尿病

糖尿病（diabetes）是一种体内胰岛素相对或绝对不足和（或）胰岛素的生物效应降低而引起的全身慢性代谢性疾病。以持续性血糖升高和出现糖尿为特征。其基本病理改变是由胰岛素分泌不足或对其反应缺陷而引起的糖类、脂质和蛋白质代谢失调，并导致全身多器官和组织的损害。临床上主要表现为"三多一少"症状（即多饮、多食、多尿和体重减轻）。本病发病率日益增高，已成为严重威胁人类健康的世界性常见病和多发病。

（一）分类、病因和发病机制

糖尿病依其病因一般分为原发性糖尿病（primary diabetes mellitus）和继发性糖尿病（secondary diabetes mellitus）两大类，通常所称的糖尿病是指原发性糖尿病，又分为胰岛素依赖型糖尿病（insulin-dependent diabetes mellitus，IDDM）和非胰岛素依赖型糖尿病（non-insulin-dependent diabetes mellitus，NIDDM）两种。

1. 原发性糖尿病 分为2型。

（1）胰岛素依赖型糖尿病：又称1型糖尿病或幼年型糖尿病，约占糖尿病的10%，青少年多见。主要特点是：起病急，病情重，发展快，胰岛B细胞明显减少，血中胰岛素降低，胰岛自身抗体阳性，糖尿病"三多一少"症状明显，易出现酮症，治疗依赖胰岛素。目前认为，本型是在遗传易感性的基础上由病毒感染（如腮腺炎病毒、风疹病毒、柯萨奇B4病毒等）或受毒性化学物质（如吡甲硝苯脲等）影响诱发的针对B细胞的一种自身免疫病。患者胰岛B细胞严重损伤，胰岛素分泌绝对不足，引起糖尿病。其根据是：①90%的患者发病后1年内血中可测到抗胰岛细胞抗体和细胞表面抗体，而且10%的患者同时与其他自身免疫病并存。②与HLA类型有明显关系，特别是HLA-DR3、HLA-DR4的人群患此病的危险性高于其他人5~7倍，说明与遗传有关。③血清中抗病毒抗体滴度显著增高，表明与病毒感染有关，病毒感染可通过交叉免疫反应，引起胰岛B细胞损伤。

（2）非胰岛素依赖型糖尿病：又称2型糖尿病或成年型糖尿病，约占糖尿病的90%，发病年龄多在 40 岁以上。主要特点是：起病缓慢，病情较轻，发展较慢，胰岛数目正常或轻度减少，血中胰岛素可正常、增多或降低，胰岛自身抗体阴性，不易出现酮症，可不依赖胰岛素治疗，肥胖者多见。本型发病隐匿，病因、发病机制不如 1 型糖尿病清楚。一般认为，分泌失调引起的胰岛素相对不足及外周靶器官对胰岛素的抵抗性是本病发生的两个基本环节，与肥胖相关的生活方式是重要的环境因素；遗传在 2 型糖尿病发病中也起作用；此外，缺乏运动、营养过剩、外伤、感染、手术、妊娠及精神刺激等都可能成为本病的诱因。

2. 继发性糖尿病　是指因其他疾病引起胰岛广泛损伤，导致胰岛内分泌功能不足所致的糖尿病。这些疾病包括炎症性（胰腺炎）、肿瘤性和某些内分泌疾病（如肢端肥大症、库欣综合征、甲亢、嗜铬细胞瘤和类癌综合征）等。

（二）病理变化

糖尿病的病理变化包括胰岛的原发性病变和糖尿病全身多器官的继发性病变（动脉粥样硬化、微血管病、糖尿病性肾病、视网膜病、神经病变等）。

1. 胰岛病变　不同类型、不同时期的胰岛病变不同。1 型糖尿病早期为非特异性胰岛炎，胰岛内及其周围有大量淋巴细胞浸润，继而胰岛 B 细胞颗粒脱失、空泡变性、坏死、消失，胰岛变小、数目减少；病变进一步发展则胰岛纤维组织增生、玻璃样变。2 型糖尿病早期病变不明显，后期 B 细胞减少，胰岛淀粉样变性。

2. 血管病变　可累及大、中、小动脉及毛细血管。大中动脉常发生动脉粥样硬化或中层钙化，动脉粥样硬化较非糖尿病患者出现较早且较严重，加速动脉粥样硬化的进程是糖尿病导致患者死亡的主要原因。细动脉玻璃样变性，比高血压患者更明显。动脉硬化可引起相应组织或器官缺血和功能障碍。糖尿病性微血管病（diabetic microangiopathy）以毛细血管基底膜弥漫性增厚为特点，并可发生多囊性扩张，形成微小血管瘤，是糖尿病性肾病、神经疾病、视网膜病的发病基础。

3. 肾病变　主要病变包括肾小球病变、肾血管病变和肾盂肾炎，具体表现为：①肾体积增大：见于糖尿病早期，是肾血流量增加，肾小球滤过率增高所致，通过治疗可恢复正常。②肾小球硬化：包括两种类型，一是结节性肾小球硬化，是糖尿病特异性病变之一，主要表现为肾小球系膜内有玻璃样物质沉积，呈结节状，直径 20~200 μm 不等，结节增大可使外周毛细血管阻塞。二是弥漫性肾小球硬化，约见于 75% 的患者，表现为系膜细胞和基质增生，并伴随基底膜的增厚，系膜区弥漫性增宽，系膜细胞增生，毛细血管腔变窄或完全闭塞，最终导致肾小球缺血和玻璃样变性。③肾小管—间质损害：肾小管上皮细胞糖原沉积，呈现颗粒样和空泡样变性，进一步发展则肾小管萎缩。肾间质呈纤维化改变伴水肿，淋巴细胞、浆细胞和中性粒细胞浸润。④血管损害：糖尿病累及所有的肾血管，尤其是入球和出球动脉，多数损害是动脉硬化。动脉粥样硬化在糖尿病患者要比同龄的非糖尿病患者发生得早而且严重。⑤肾盂肾炎和肾乳头坏死：是糖尿病常见的并发症，肾乳头坏死常见于糖尿病患者患急性肾盂肾炎时，是由于缺血加感染所致。糖尿病性肾病（diabetic nephronpathy）引起的肾衰竭是糖尿病死亡的重要原因。

4. 视网膜病变　主要包括：①眼底血管充血、渗出、水肿、微血栓形成、出血及新生血管形成；②微小动脉瘤形成。患者易合并白内障和青光眼，支配眼部肌肉的神经发生功能异常会引起 "重影"，视网膜病变易引起失明。

5. 神经系统病变　表现为节段性脱髓鞘和不同程度的轴索脱失或变性，出现肢体疼痛、麻木、感觉丧失、肌肉麻痹等症状，甚至足下垂、腕下垂及胃、肠和膀胱功能障碍。脑细胞也可发生广泛变性。

6. 其他组织或器官病变 患者可出现骨骼肌萎缩、皮肤黄色瘤、肝脂肪变和糖原沉积、骨质疏松、糖尿病性外阴炎、化脓性和真菌性感染及糖尿病足等。糖尿病足是指糖尿病患者下肢远端所发生的足部感染、溃疡和深层组织破坏，与患者病变部位神经异常和不同程度的周围血管病变相关，是截肢、致残的主要原因。

二、胰岛细胞瘤 ⓔ

第五节　神经内分泌肿瘤

一、神经内分泌肿瘤基本概况

神经内分泌肿瘤（neuroendocrine tumor，NET）少见，在全部恶性肿瘤中比例不足1%，多发生于胃、肠、胰腺。肿瘤起源于全身弥散性神经内分泌细胞。近年来，由于发病率的增加和靶向治疗的实施，医学界对此进行了广泛的研究，特别是在胃肠胰神经内分泌肿瘤（gastroenteropancreatic neuroendocrine tumor，GEP-NET）的分级、生物学行为和治疗方面取得了共识。

（一）弥漫性神经内分泌系统

弥漫性神经内分泌系统（diffuse neuroendocrine system，DNES）是指广泛分布在全身各部位的一些弥漫性内分泌细胞和细胞群。这些细胞的共同特点是摄取胺的前体，使之脱羧基并转变成胺类物质（amine precursor uptake and decarboxylation，APUD），因此此前将此类细胞统称为APUD细胞，发生的肿瘤称APUD瘤。

已知有几十种神经内分泌细胞，分布在人体不同组织和器官的上皮内。如甲状腺C细胞、胰岛细胞、垂体的ACTH细胞、肾上腺嗜铬细胞、颈动脉体Ⅰ型细胞、胃肠道和肺的嗜（亲）银细胞及泌尿生殖道的一些透明细胞等。最早确定这些细胞的是银染色，以后电镜发现典型的神经内分泌颗粒被作为其诊断的金标准。随着免疫组织化学技术的应用，由于其简单、快速，广泛应用于肿瘤的诊断和鉴别诊断。在临床病理上作为大家所能接受的通用标记是铬粒素（chromogranin A，CgA）和突触素（synaptophysin，SYN）。其他如神经元特异性烯醇酶（NSE）、铃蟾肽（bombesin）、促胃液素释放肽（GRP）、Leu-7、TB_2蛋白、PGP9.5蛋白和CD56等抗体应用都有一定的局限性。近年发现并应用的促泌素（secretagogin，SCGN）是一种较理想的广谱神经内分泌细胞标记，具有很好的应用前景（图14-10）。以上单个标记均不能100%确定所有的神

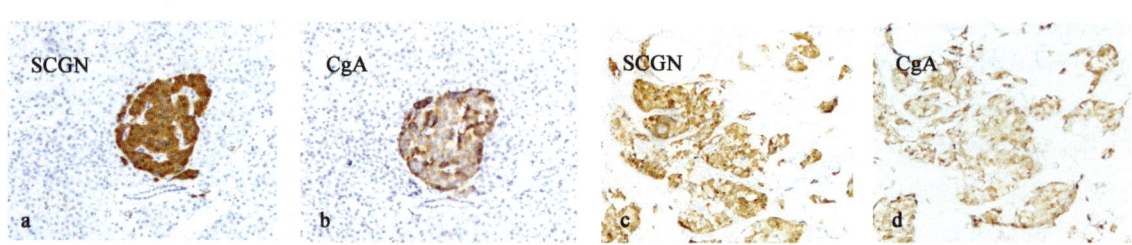

图14-10　神经内分泌组织免疫组织化学染色
a. 胰岛促泌素染色阳性；b. 胰岛铬粒素染色阳性；c. 甲状腺髓样癌促泌素阳性；d. 甲状腺髓样癌铬粒素阳性（浙江大学/中国药科大学来茂德供图）

经内分泌细胞，应用时依不同部位由几个标记组合来实现正确的诊断。

（二）神经内分泌肿瘤

来源于弥漫性神经内分泌系统，肿瘤细胞表达神经内分泌标记，并具有其他神经内分泌特征和形态表型的一大类肿瘤称神经内分泌肿瘤。神经内分泌肿瘤是一组异质性很大的肿瘤，从病理形态到生物学行为，不同的肿瘤有很大的差异。

依据细胞来源，肿瘤分神经型和上皮型两种，前者如嗜铬细胞瘤和副神经节瘤，后者如胃肠道、胰腺和其他部位的肿瘤。根据其起源部位的不同，可分前肠（肺、支气管及空肠上部、十二指肠、胰腺）、中肠（下端空肠、回肠、盲肠和阑尾）和后肠（结肠和直肠）神经内分泌肿瘤。根据肿瘤分泌的物质是否引起典型的临床症状，可将其分为功能性和无功能性，大多的神经内分泌肿瘤是无功能性的。功能性肿瘤在病理组织学中可用免疫组织化学方法确定相应激素的存在。同一肿瘤可分泌不同的激素，甚至在复发和转移前后可分泌不同的激素。

尽管这一类肿瘤有较大的异质性，但其形态学具有共同的特点，特别是低度恶性的肿瘤。细胞体积小，圆形或者卵圆形或者多边形，胞膜清楚，胞质空或淡粉红细颗粒状。核小圆，居中或偏位，染色质细颗粒状，可见小核仁。可有异型性，但核分裂象较少。瘤细胞排列成巢、索、小梁、花带、腺泡、菊形团，也可以弥散小片状。间质有薄壁血管或血窦，有时可见玻璃样或淀粉样物质沉着。

二、胃肠胰神经内分泌肿瘤

美国数据显示，神经内分泌肿瘤发病率为 5.25/10 万，其中胃肠胰神经内分泌肿瘤（GEP-NET）占 65%~75%。神经内分泌肿瘤分功能性和无功能性，日本资料显示，功能性和无功能性各占 50%。我国尚未有完整的覆盖全国的肿瘤登记系统，现阶段其流行趋势尚不明了。

功能性神经内分泌肿瘤以 GEP-NET 为多见。如胰岛素瘤患者低血糖表现；胰高血糖素瘤患者的皮疹、高血糖和血栓；胃泌素瘤患者的顽固性消化性溃疡、腹泻；生长素瘤患者发生糖尿病、胆结石、脂肪泻三联征；类癌综合征患者的阵发性皮肤潮红，反复发作等。无功能性神经内分泌肿瘤患者血液和尿液中可能存在激素水平升高，但不表现特定的症状或综合征。

目前认为，所有神经内分泌肿瘤均具有恶性潜能或是恶性肿瘤，所以病理学诊断，首先要应用免疫组织化学方法明确是神经内分泌肿瘤，然后要依据核分裂象和（或）Ki67 指数对肿瘤进行分级（表 14-2），有时需鉴定特异性激素在肿瘤中的表达。

表 14-2 胃肠神经内分泌肿瘤分级标准

分级	核分裂象（个/10HPF）	Ki67 阳性指数（%）
G1	<2	≤2
G2	2~20	3~20
G3	>20	>20

大部分分化好的 NET 为 G1 或 G2，大部分 G3 肿瘤为分化差的神经内分泌肿瘤（神经内

分泌癌）。

神经内分泌肿瘤可为多中心肿瘤，也可为多发性肿瘤。多发性神经内分泌肿瘤以年轻患者多见，且多有家族遗传史，表现为多个内分泌腺体同时或相继发生肿瘤或呈功能亢进。

（贾永峰　来茂德）

思考题
1. 列出4种引起甲状腺肿大的疾病，并比较其在病理变化及临床表现等方面的差异。
2. 试述1型糖尿病与2型糖尿病的异同点。

网上更多……

　本章小结　　　历代著名病理学家介绍　　　自测题　　　教学PPT

第十五章
骨和关节疾病

关键词

骨折　骨质疏松　佝偻病　骨软化症　化脓性骨髓炎　无菌性骨坏死　痛风　化脓性关节炎　类风湿关节炎　骨瘤　骨样骨瘤　骨母细胞瘤　骨软骨瘤　骨肉瘤　软骨肉瘤　尤文肉瘤　多发性骨髓瘤　骨巨细胞瘤　骨纤维结构不良　骨嗜酸性肉芽肿　朗格汉斯细胞　组织细胞增生症　动脉瘤样骨囊肿　棕色瘤

　　骨关节疾病包括损伤、炎症、发育障碍、代谢和内分泌失调、肿瘤及瘤样病变等。本章内容由骨折愈合、骨的非肿瘤性疾病、骨的肿瘤和瘤样病变及关节疾病组成。

　　本章学习要求掌握骨折愈合的基本过程及影响因素，掌握骨质疏松的基本概念、病理变化及临床病理联系，掌握骨肉瘤的好发年龄、部位及病变特征；熟悉佝偻病、骨软化症、化脓性骨髓炎和无菌性骨坏死的基本概念、病因及基本病理变化，熟悉骨的主要良性肿瘤、恶性肿瘤及瘤样病变，熟悉痛风及类风湿关节炎的病变特点；了解骨肿瘤的基本分类，了解化脓性关节炎及骨关节炎。

思维导图

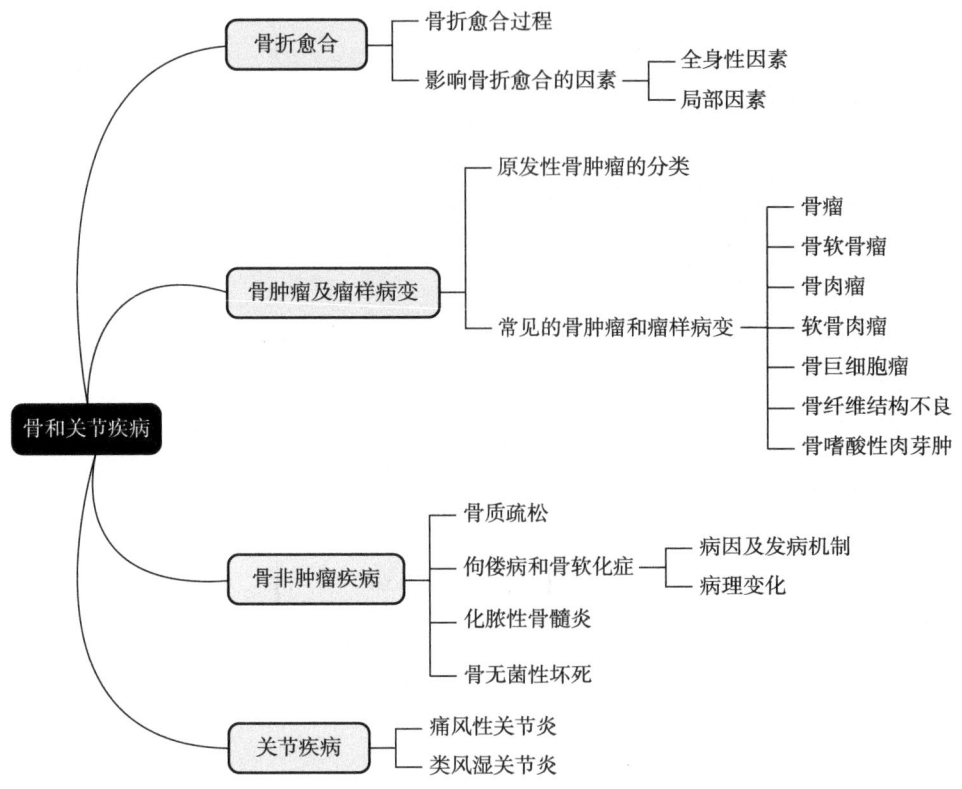

正常人体由206块骨组成，骨与关节共同构成骨骼，成为人体的支架。骨组织结构上分为皮质骨和松质骨，组织成分上包括有机质和无机质，细胞构成上主要包括：成骨细胞、骨细胞、破骨细胞、成软骨细胞、软骨细胞和基质细胞。骨组织发挥着重要的保护、支撑、运动、贮存和造血功能。

骨组织不停地进行骨吸收和骨形成的动态代谢过程，即骨重建过程。甲状旁腺激素、降钙素和1,25-二羟维生素D是参与骨组织代谢最重要的激素，胰岛素、生长激素、糖皮质激素、性激素和甲状腺激素在骨组织代谢过程中也发挥一定的作用。

骨关节疾病种类很多，包括损伤、炎症、发育障碍、代谢和内分泌失调以及肿瘤和瘤样病变等。本章主要介绍骨折愈合、常见骨肿瘤及瘤样病变、常见的骨非肿瘤性疾病、化脓性关节炎和骨关节炎。

第一节　骨折愈合

骨折（fracture of bone）是由机械性损伤引起的骨的连续性和完整性被破坏，它可发生于正常骨也可以发生于病理性骨，前者谓外伤性骨折（traumatic fracture），后者谓病理性骨折（pathological fracture）。

病理性骨折是指已有病变的骨，在通常不足以引起骨折的外力作用下发生的骨折，或没有任何外力而发生的自发性骨折。引起病理性骨折的常见原因如下。

1. 骨的原发性或转移性肿瘤　是病理性骨折最常见的原因，特别是溶骨性的原发或转移性骨肿瘤。原发性骨肿瘤包括骨肉瘤、多发性骨髓瘤和骨巨细胞瘤等，转移性骨肿瘤包括转移性肺癌、前列腺癌、肾癌、乳腺癌和甲状腺癌等。不少原发性和转移性骨肿瘤因发生病理性骨折才被发现。

2. 骨质疏松（osteoporosis）　老年、各种营养不良和内分泌等因素可引起全身性骨质疏松，容易发生胸、腰椎压缩性骨折，同时股骨颈、肱骨上端及桡骨下端骨折较为多见。肢体瘫痪、长期固定或久病卧床等可引起局部失用性骨质疏松而造成骨折。

3. 甲状旁腺功能亢进　机体内钙、磷代谢失调，导致骨的脱钙，容易发生全身多发性病理性骨折。

4. 骨的发育障碍　多种先天性骨疾病均可引起病理性骨折。例如，先天性成骨不全（osteogenesis imperfecta congenita）为一种常染色体显性遗传性疾病，在胎儿或儿童时期发病，乃先天性间充质发育缺陷所致，不易分化为成骨细胞，同时成骨细胞合成骨基质中Ⅰ型胶原纤维障碍，因此长骨骨皮质很薄，骨细而脆，极易发生多发性病理性骨折，又谓脆性骨综合征（brittle bone syndrome）。而骨折后新形成的骨痂为软骨性或纤维性，难以发生骨化。

骨组织具有很强的再生能力，骨折后骨外、内膜中的成骨细胞增生和产生新生骨质是骨折愈合的基础，通常经血肿形成、纤维性骨痂和骨性骨痂形成以及骨痂改建的过程，使骨在结构和功能上恢复正常，达到完全愈合。

一般情况下，经过良好复位后的外伤性骨折，在3~4个月或更长一些时间内，骨折部能恢复到与原来骨组织一样的结构，达到完全愈合。病理性骨折时，骨的原有病变往往使骨折愈合迟缓，甚至几乎没有修复反应，也常使骨原有病变的组织学结构发生改变或复杂化。

一、骨折愈合过程

骨折愈合过程见本书第三章。

二、影响骨折愈合的因素

1. 全身性因素

（1）年龄：儿童骨组织再生能力强，故骨折愈合快；老年人骨再生能力较弱，故骨折愈合时间也较长。

（2）营养：严重蛋白质缺乏和维生素 C 缺乏可影响骨基质的胶原合成；维生素 D 缺乏可影响骨痂钙化，妨碍骨折愈合。

2. 局部因素

（1）局部血液供应：如果骨折部血液供应好则骨折愈合快，如肱骨的外科颈（上端）骨折；反之，局部血液供应差者，骨折愈合慢，如股骨颈骨折。骨折类型也与血液供应有关：如螺旋形或斜形骨折，由于骨折部分与周围组织接触面大，因而有较大的毛细血管分布区域供应血液，愈合较横形骨折快。

（2）骨折断端的状态：骨折断端对位不好或断端之间有软组织嵌塞等都会使愈合延缓甚至不能接合。此外，如果骨组织损伤过重（如粉碎性骨折），尤其骨膜破坏过多时，则骨的再生也较困难。骨折局部如出血过多，血肿巨大，不但影响断面的接触，且血肿机化时间的延长也影响骨折愈合。

（3）骨折断端的固定：断端活动不仅可引起出血及软组织损伤，而且常常只形成纤维性骨痂而难有新骨形成。为了促进骨折愈合，良好的复位及固定是必要的。但长期固定可引起骨及肌肉的失用性萎缩，也会影响骨折愈合。

（4）感染：开放性骨折（即骨折处皮肤及软组织均断裂，骨折处暴露）时常合并化脓性感染，延缓骨折愈合。

骨折愈合障碍者，有时新骨形成过多，形成赘生骨痂，愈合后有明显的骨变形，影响功能的恢复。有时纤维性骨痂不能变成骨性骨痂并出现裂隙，骨折两断端仍能活动，形成假关节，甚至在断端有新生软骨被覆，形成病态关节。

第二节 骨肿瘤及瘤样病变

骨肿瘤分原发性和继发性两大类。本节所讨论的骨肿瘤是指骨组织发生的原发性骨肿瘤，继发性骨肿瘤是指骨外恶性肿瘤转移至骨组织，后者发病率较前者高。恶性原发性骨肿瘤约占人体全部恶性肿瘤的 1%，虽较为少见，但多发生于青壮年，手术治疗范围大，致残率高，预后较差，因此早期诊断及早期治疗十分重要。

而瘤体边缘部分较软，为富于瘤细胞部分。瘤体一般不见出血及坏死。镜下，成骨现象比较明显，为分化好的骨肉瘤。在肿瘤性骨小梁间为增生较活跃的纤维组织，异型性不明显，形态上似分化好的纤维肉瘤。骨旁骨肉瘤通常的治疗方案是手术切除。

（四）软骨肉瘤

软骨肉瘤（chondrosarcoma）是纯软骨分化的恶性肿瘤，由肿瘤性软骨细胞及软骨基质组成。软骨肉瘤是较为常见的恶性骨肿瘤，发病率仅次于骨肉瘤，发病年龄多在中年以后，多见于40~60岁，男性多见。根据发病部位不同，可分为中央型和周围型两种。中央型从骨髓腔发生，肿瘤为骨皮质所包绕或穿破骨皮质，多见于长管状骨，特别是股骨和胫骨；周围型从骨表面生长，向周围软组织及骨皮质侵犯，多见于骨盆、肩胛骨及肋骨等。少数软骨肉瘤来自软骨瘤和骨软骨瘤的恶变。

1. 病理变化

（1）肉眼观察：中央型软骨肉瘤主要发生在骨髓腔内，呈灰白色、半透明的分叶状肿物，其内常见淡黄色的钙化或骨化小灶。这些钙化或骨化小灶可在X线片上观察到，对诊断软骨肉瘤很有帮助，但高度恶性的软骨肉瘤钙化常不明显。随着肿瘤的增大可使骨髓腔变大并侵犯骨皮质，骨外膜受刺激后可有反应性新生骨形成，使受累骨皮质增厚。恶性程度较高的软骨肉瘤，在早期即可穿破骨皮质，向软组织内扩展，形成较大的肿块，周围没有新生骨形成。周围型软骨肉瘤瘤体主要在骨外，其表面被覆一层薄而不完整的包膜。以上两型软骨肉瘤均常发生黏液变、出血及囊性变等继发性改变。

（2）镜下：肿瘤的分化程度差异很大，分化好的软骨肉瘤在镜下易误诊为软骨瘤，但在肿瘤的边缘可以观察到瘤细胞的异型性，如核大、深染，出现较多的双核、巨核和多核瘤巨细胞，并可见明显核仁（图15-9）。分化差的软骨肉瘤瘤细胞异型性很明显，核分裂象多见（图15-10）。软骨肉瘤的基质可为与一般透明软骨相似的透明基质，也可为黏液样基质。

2. 临床病理联系　局部持续性疼痛及肿块往往是软骨肉瘤的主要症状。近关节的肿瘤常影响关节活动；盆骨的巨大软骨肉瘤可压迫邻近器官，引起相应症状。肿瘤部位及X线特征对诊断软骨肉瘤具有重要价值。其自然病程是缓慢生长和晚期转移，不同的分化程度对临床经过有一定影响，分化较好的软骨肉瘤往往生长较慢，预后较好；反之，生长较快，经血道转移至肺、

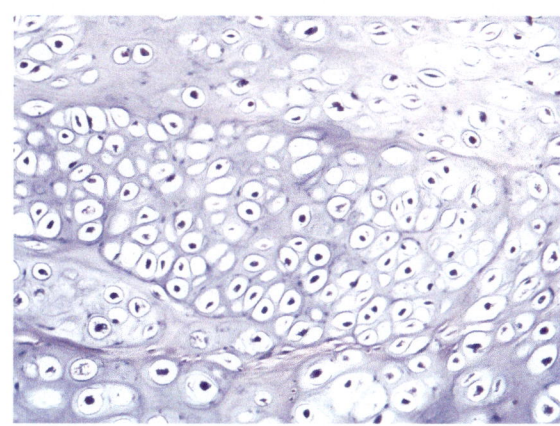

图15-9　高分化软骨肉瘤
肿瘤细胞分化良好，似软骨细胞，有的胞核肥硕，有的可见双核

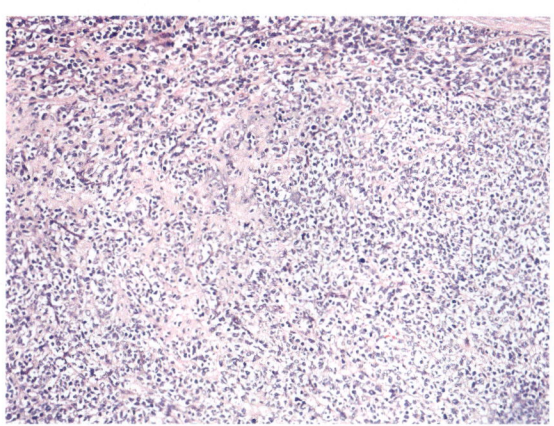

图15-10　低分化软骨肉瘤
瘤细胞异型性明显，可见软骨样分化

肝、肾及脑等处，淋巴结转移极为罕见，预后较差。手术是最主要的治疗方式，术后易复发，多次复发常使恶性程度增加。

（五）骨巨细胞瘤

骨巨细胞瘤（giant cell tumor of bone）是一种有局部侵袭性及复发倾向并具有低度恶性潜能的原发性骨肿瘤。由成片的肿瘤性卵圆形单个核细胞（mononuclear cell）及散在分布的破骨样巨细胞组成。由于瘤组织内有大量多核巨细胞，故谓巨细胞瘤；以往认为这些多核巨细胞是破骨细胞，因此以往也称为破骨细胞瘤（osteoclastoma）。本瘤的组织来源未明，以上各名称纯系形态学的描述性命名。我国骨巨细胞瘤的发病率较高，仅次于骨软骨瘤和骨肉瘤，居第3位。本瘤好发年龄为20~40岁的青壮年，女性较常见，多发生于四肢长骨的骨骺端，尤以股骨下端及胫骨上端多见，约占50%，其次为桡骨下端、尺骨下端或肱骨上端等部位，长骨以外的病变以脊椎多见。

1. 病理变化

（1）肉眼观察：肿瘤常侵犯骨骺线已闭合的长骨端，大多数位于骨骺，早期常为偏心性生长，增大的肿瘤使骨皮质受累而向外膨胀，境界清楚，周围往往有菲薄的反应性骨壳包绕。肿瘤内原有松质骨大部分或全部消失，常有纤维组织或骨性间隔。肿瘤组织呈灰红色，质软而脆，较大的肿瘤常合并出血及坏死，并伴有囊性变而形成大小不等的空腔；囊腔内含有浆液性或血性液体，X线呈肥皂泡样改变。晚期患者骨性包壳如果被破坏，则可侵犯软组织形成肿块。由于肿瘤组织的溶骨性破坏，常造成病理性骨折（图15-11）。关节软骨有抗肿瘤浸润的作用，关节软骨下骨组织可完全被破坏，致使关节软骨失去支持而扭曲变形。

（2）镜下：肿瘤组织主要由单核细胞和多核巨细胞两种细胞组成（图15-12）。单核细胞为梭形、卵圆形或圆形，细胞境界不清，核较大，染色质中等，可见1~2个小核仁。多核巨细胞散布在单核细胞之间，是诊断本瘤的重要特征。多核巨细胞的直径常为30~60 μm，一般内含15~20个核，最多可达100个以上，常聚集在细胞的中央，核的形态与单核细胞相似，胞质丰富，略呈嗜碱性，有时还可见含大量脂类的泡沫细胞；核分裂数多少不等，可达20个/10HPF，但病理性核分裂罕见。间质血管丰富，有多少不等的胶原纤维。肿瘤本身无成骨现象，但有时见有类骨组织及新生骨小梁，常见于肿瘤组织的周围，可能是一种反应性新生骨形成或病理性骨折后形成的骨痂。

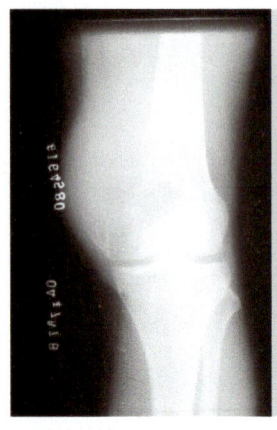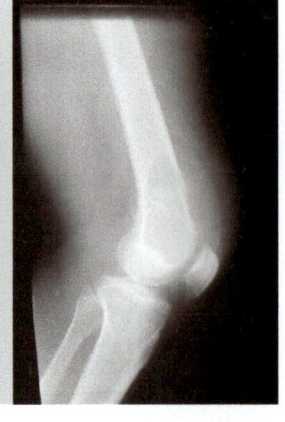

图15-11　骨巨细胞瘤（X线）
肿瘤位于股骨下端，偏心性生长，骨皮质破坏

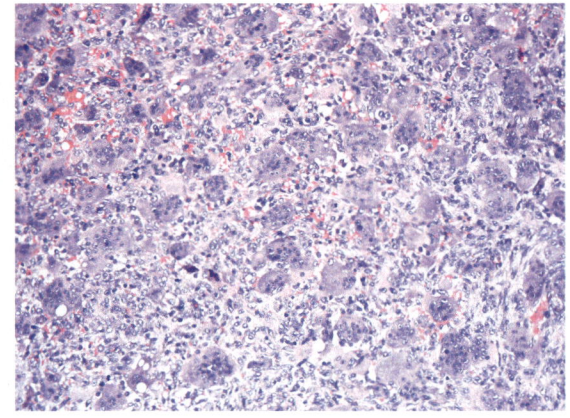

图15-12　骨巨细胞瘤（镜下）
瘤组织由大量单核细胞和均匀分布的多核巨细胞两种细胞组成

2. 临床病理联系　目前，巨细胞瘤不再进行组织学分级，以往单纯组织学分级并不代表肿瘤生物学行为和预后，与肿瘤局部复发、浸润性生长和转移无相关性；以影像学和病理学检查为依据的临床分期与巨细胞瘤的预后相关。

患者早期症状是局部疼痛及压痛，疼痛性质可为间歇性。位于浅表部位者，可出现局部肿胀或肿块。当肿瘤增大而使表面骨皮质膨胀变薄时，触之有捏乒乓球样感觉。位于脊椎的肿瘤，可引起相应神经压迫症状。本瘤以手术治疗为主，局部复发较常见，少数可发生远处转移。

（六）骨纤维结构不良

骨纤维结构不良（osteofibrous dysplasia）是一种良性自限性纤维骨性病变，几乎只发生于胫骨和腓骨，偶见于尺骨和桡骨，可能是纤维结构不良的一种特殊亚型，有人称之为皮质内纤维结构不良（intracortical dysplasia），因其组织学形态与颌骨骨化性纤维瘤相同，有人认为是长骨的骨化性纤维瘤。

本病大多发生在 10 岁以前的儿童，偶见于婴儿，15 岁以后少见。发生部位以胫骨上端 1/3 最常见，病变多为单侧，少数为双侧性或胫骨、腓骨同时受累，偶尔可位于尺骨和桡骨。

1. 病理变化

（1）肉眼观察：病变为实质性，位于皮质，骨皮质变薄或缺损，切开时有沙砾感，灰白、灰黄色，或略呈淡红色，与周围正常骨组织有过渡，常有硬化边缘。CT 显示病变以皮质为中心，不侵犯软组织，由硬化性边缘与髓质分开。

（2）镜下：基本病变为正常的骨皮质被增生的纤维组织替代，纤维结缔组织背景内有不规则骨小梁形成。与纤维结构不良不同，字母形骨小梁较少见，周围有增生活跃的成骨细胞围绕（图 15-13）。纤维细胞和胶原纤维的比例不等。病灶中央以成纤维细胞增生为主，伴有少量短小、纤细的不成熟的编织骨，周边逐渐过渡为较粗的骨小梁，并成熟为板层骨，骨小梁数量增多，互相吻合，最终移行为周围反应性皮质骨（硬化边缘）。纤维间质局部可见破骨细胞样巨细胞聚集。

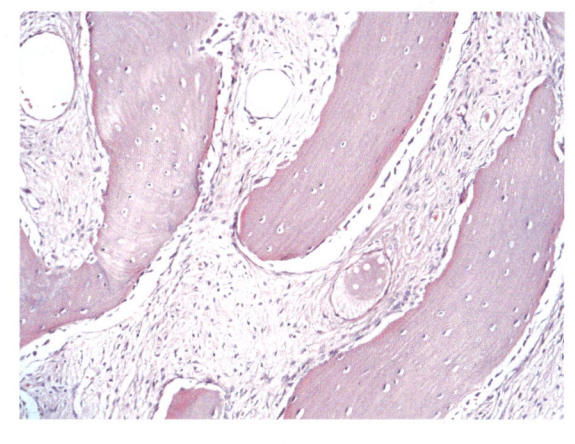

图 15-13　骨纤维结构不良
示不规则编织状骨小梁形成，周围可见增生活跃的成骨细胞围绕

2. 临床病理联系　骨纤维结构不良可长期静止或自发消退，也可缓慢增大甚至累及整个胫骨。病变的进展一般发生在 10 岁以前的骨骼生长期，骨骼成熟后一般不再扩大。临床主要表现为肿胀和（或）疼痛，受累肢体弯曲，少数发生病理性骨折及假关节形成。儿童期手术治疗复发率很高，故以保守治疗为主，不主张手术，只有当发生病理性骨折或严重弯曲畸形时才考虑手术治疗。

（七）骨嗜酸性肉芽肿

嗜酸性肉芽肿（eosinophilic granuloma）是一种以朗格汉斯组织细胞增生为特征的肿瘤性病变，可引起孤立性或多发性骨质破坏，偶可累及其他脏器，又谓朗格汉斯组织细胞增生症（Langerhans cell histocytosis，LCH）。本病病因不明，多认为与原发性免疫缺陷有关。多见于儿童和青少年，约半数在 10 岁以下，平均年龄 13.5 岁，男女发病比例约为 2：1。任何部位之骨组织

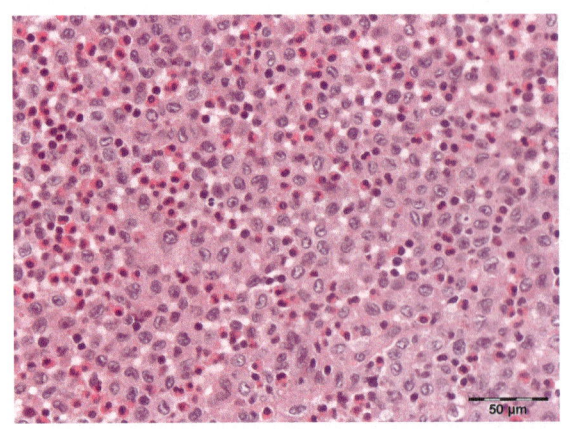 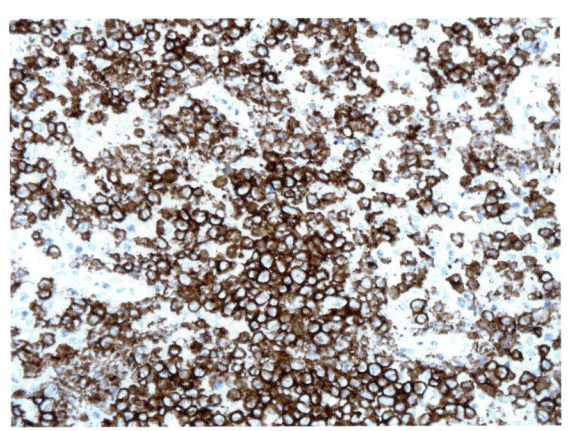

图 15-14　嗜酸性肉芽肿（1）
示构成该肉芽肿的朗格汉斯组织细胞和嗜酸性粒细胞

图 15-15　嗜酸性肉芽肿（2）
免疫组织化学标记CD1α朗格汉斯组织细胞膜阳性

均可发生，以颅面骨、椎骨、肋骨、盆骨和四肢骨中的股骨、肱骨最易受累，手足骨极少累及。孤立性病变约为多发性病变2倍。

1. 病理变化

（1）肉眼观察：可见骨内有囊性破坏区，为均质性肉芽组织所占据。病灶呈灰红色或灰黄色，质脆，病损一般较小，边界清楚。X线观察可见髓质骨的溶骨性破坏，典型病变呈卵圆形，边界清楚呈穿孔状，病灶周围无硬化性改变。

（2）镜下：可见由朗格汉斯组织细胞、嗜酸性粒细胞、淋巴细胞、多核巨细胞、成纤维细胞及少量浆细胞和新生血管构成的肉芽肿（图15-14）。高倍镜下，朗格汉斯组织细胞的胞质嗜酸性，核呈圆形、卵圆形，部分核有核沟或分叶状，核分裂象不多；电镜下，胞质内可见特征性的网球拍样Birbeck颗粒；免疫组织化学标记CD1α（图15-15）、Langerin和S-100蛋白阳性。

有些组织细胞胞质内可见较多小泡，致胞质呈泡沫状，形成泡沫细胞或黄色瘤样细胞；其胞核较小，位于中央或偏旁。泡沫细胞边缘可见多核巨细胞。病灶内嗜酸性粒细胞发育成熟，分布疏密不等，并有嗜酸性灶状脓肿形成。病变恢复过程中，可见细胞成分逐渐被增生的纤维组织所代替而呈现程度不同的纤维化。

2. 临床病理联系　骨嗜酸性肉芽肿最常见的症状是受累骨的局部疼痛和不适，不同病变部位可出现相应的临床症状，少数患者出现骨外病变，如肝、脾、淋巴结肿大，皮肤黏膜和肺部病变。其发展和消失往往十分活跃，可以在几个月内，在邻近或远处骨中出现新的溶骨性病灶，陈旧性病灶可逐渐硬化或融入周围正常骨中而逐渐消失。本病预后较好，病灶经治疗后可修复，也可自愈。活检及免疫组织化学标记对于本病诊断有决定性意义。

第三节　骨非肿瘤性疾病

一、骨质疏松

骨质疏松（osteoporosis）是以骨量减少和骨的微观结构退化为特征，致使骨的强度减低、脆性增加并容易发生骨折的系统性骨骼疾病,临床表现为骨密度(bone mineral density,BMD)降低,骨皮质变薄,髓腔增宽,骨小梁变少、变细并易于折断。骨质疏松主要分为三大类,即原发性骨质疏松、继发性骨质疏松以及原因不明的特发性骨质疏松。通常所说的"骨质疏松"主要是指原发性骨质疏松,又分为绝经后骨质疏松和老年性骨质疏松两大类。主要表现为腰背、四肢疼痛、脊柱畸形甚至骨折。目前,全世界大约有2亿人患骨质疏松,其发病率已跃居世界各种常见病的第7位。我国目前每14人中就有1人患有不同程度的骨质疏松,其中50～60岁发病率为21%,60～70岁发病率为58%,70～80岁发病率几乎100%,尤其是绝经后的妇女发病率更高。我国是世界上老年人口最多的国家,因此骨质疏松已成为威胁我国公民健康的一大疾病。

1. 原发性骨质疏松的发病机制 原发性骨质疏松分N、O两型。N型谓绝经后骨质疏松,O型谓老年性骨质疏松。本病一般与内分泌失调、钙吸收不良和缺少活动锻炼等有关。早在1882年,Pommer就对骨质疏松有所描述,但人们对原发性骨质疏松的病因及发病机制的认识,至今仍不十分清楚。目前多数学者认为,主要原因可能是缺乏雌激素和钙,酗酒、嗜烟、过多的咖啡和咖啡因摄入也是本病发生的危险因素。有报告显示,酗酒者血睾酮水平降低,嗜烟者男女均见中轴骨和肢体骨骨折危险性增加,骨吸收增加,骨生成减少,骨量丢失增多。长期服用皮质类固醇激素,如泼尼松>7.5 mg/d 1年或更久,长期甲状腺激素治疗,长期抗凝剂肝素、化学药物、促性腺激素激动剂或拮抗剂及抗癫痫药等的作用,长期服含铝的磷结合抗酸剂以及低体重(体重指数<19)等均为骨质疏松发生的危险因素。

2. 病理变化 骨质疏松的病理特征是骨骼中矿物质含量下降,骨微细结构破坏。主要病理改变为骨基质和骨量减少。由于骨皮质的内面被破骨细胞渐进性吸收,无论是皮质骨还是松质骨均可出现骨皮质变薄,破骨细胞异常转化,使得破骨细胞的数量明显增多,骨吸收亢进,与此同时,松质骨的骨小梁体积变小,宽度变细,骨小梁数量减少。骨质疏松时骨小梁数目的减少可达30%,骨皮质变薄和骨小梁体积变小、变细及数目减少,使得骨髓腔明显扩大、变空(图15-16,图15-17)。

3. 临床病理联系 骨质疏松的常见临床症状包括不同程度、不同部位的骨骼及关节疼痛,常伴有肢体乏力、抽筋、活动困难或受限制。一些患者有身材变矮、脊柱畸形、弯腰驼背,反复

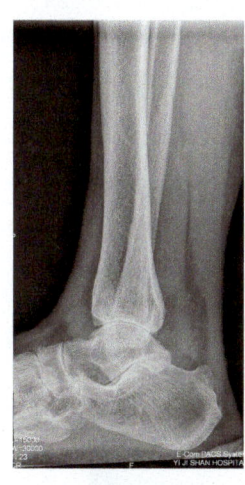

图 15-16 骨质疏松(X线)
示骨皮质明显变薄,骨密度明显减低

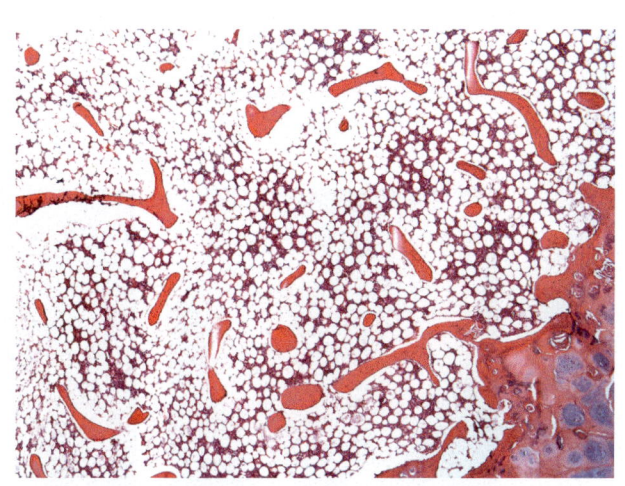

图 15-17 骨质疏松(镜下)
骨小梁纤细且相互分离,数目减少,密度降低

发生骨折。骨质疏松的常见体征是脊柱弯曲变形,患者多处于前倾体位。椎体压痛多见于胸腰椎、髋关节外侧及胸廓,压痛局部常有叩击痛。如骨折愈合欠佳,可出现肢体弯曲畸形、身体协调性下降。

二、佝偻病和骨软化症

佝偻病(rickets)和骨软化症(osteomalacia)是以骨基质钙盐沉着障碍为主的慢性全身性疾病,表现为骨组织内类骨组织(未钙化骨基质)的过多聚积;病变如发生在生长中的骨骼则形成佝偻病,多见于婴幼儿;如发生在成年人,骨的生长已停止者,则形成骨软化症。佝偻病和骨软化症在病因及病变方面基本相同。

(一)病因及发病机制

> 知识拓展 15-1
> 佝偻病病因及发病机制

佝偻病和骨软化症主要是维生素 D 缺乏,钙磷代谢障碍,类骨组织钙化不良所造成的骨骼病变。

人体所需的维生素 D 80%可来自体内合成。因此维生素 D 摄入不足,尤其是日光照射不足是维生素 D 缺乏的主要原因。维生素 D 缺乏性佝偻病或骨软化病多见于骨骼生长快、对维生素 D 需要量高的婴幼儿和妊娠妇女或多产妇。此外,胃肠以及胆道疾患,影响脂溶性维生素 D 和钙磷的吸收,也是维生素 D 缺乏的原因之一。

(二)病理变化

1. 佝偻病病理变化　佝偻病时,由于膜内化骨及软骨化骨的钙化过程均发生障碍,因此长骨和扁骨均同样受累。

(1)四肢长管状骨改变:骺板软骨、干骺端及骨干均可不同程度受累。佝偻病时,软骨细胞增生区钙化、吸收受阻,软骨组织大量堆积并突向干骺端侧,呈半岛样或舌状生长。同时,软骨区内所形成的类骨组织也不能钙化或钙化明显不足,从而构成软骨组织和干骺端类骨组织相互混杂的中间带,致使在正常状态下本应呈一条整齐狭窄的骨骺线显著增宽,且变得参差不齐。在 X 线片上构成骺板之软骨带明显增宽,钙化带模糊不清呈毛刷状。此外,干骺端下的骨膜内化骨也有钙化障碍及类骨组织堆积,使干骺端膨大增宽,X 线片上呈杯口状改变(图 15-18a)。骨干的骨膜内化骨同样也有钙化障碍,因此骨皮质表面和骨皮质的近髓腔侧,都有大量类骨组织堆积,使骨髓腔变窄,长骨横径增加。由于骨质缺钙,类骨组织缺乏承受力,在重力作用下长骨骨干可

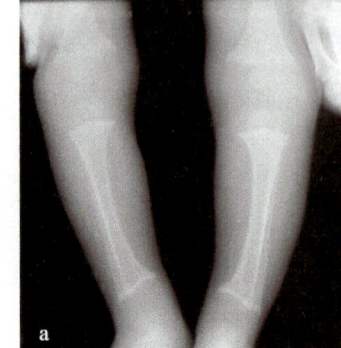 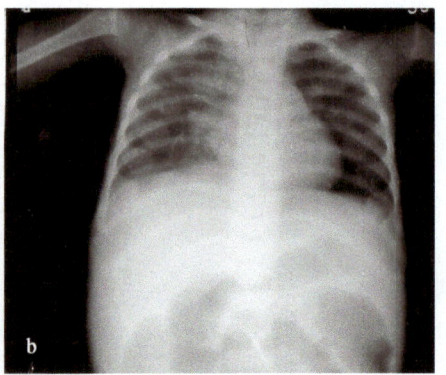

图 15-18　佝偻病(X 线)
a. 干骺端膨大增宽,呈杯口状改变;b. 肋骨和肋软骨的结合部呈结节状隆起

变弯曲，尤以胫骨和股骨最易变形，形成 X 形腿或 O 形腿，以 O 形腿为多见。

（2）颅骨及肋骨的改变：患佝偻病的婴幼儿早期即可出现明显的颅骨病变。颅骨骨缝及囟门闭合常延迟或不完全，因此头形常较大，囟门部呈结缔组织性膜样结构。此外，由于额骨前的两个骨化中心和顶骨的两个骨化中心都在膜内骨化过程中发生钙化障碍，因此，类骨组织在颅骨的四角堆积并向表面隆起，形成方形颅。颅骨由于骨化停止，严重者骨质菲薄，按压时凹陷，并有如乒乓球样的弹性感。

肋骨和肋软骨结合处的改变与长骨骺板及干骺端的改变相似，由于软骨及骨样组织的堆积，致使肋骨和肋软骨的结合部呈结节状隆起（图 15-18b）。因多个肋骨同时受累，故结节状隆起排列成行，形似串珠，称为佝偻病串珠（rachitic rosary），是佝偻病较早期的表现之一。此外，肋骨因含钙量少，缺乏韧性，同时由于膈肌在呼吸时的长期牵拉，在胸壁前部左右两侧各形成横行的沟形凹陷，称为 Harrison 沟。又因在呼吸时，肋骨受肋间肌的牵拉而下陷，使胸骨相对向前突出，形成鸡胸畸形。

除上述常见的佝偻病改变外，还有两种较少见类型的佝偻病，即：①先天性或胎儿性佝偻病，主要是由于母亲在怀孕时维生素 D 严重缺乏，婴儿在出生时已有佝偻病的表现。②晚期佝偻病，多见于北方地区，发病多在 10 岁以后的儿童，其改变介乎婴幼儿佝偻病和骨软化症之间。因此时颅骨的骨化已基本完成，而肋骨生长较慢，故方形颅和肋骨串珠等症状均不明显。骨骼生长较慢，严重时可形成侏儒畸形。

2. 骨软化症病理变化　骨软化症发生于成人，其改变与佝偻病相似。因成人的骨发育已停止，病变仅限于膜性化骨的钙化障碍，导致过量的类骨组织堆积在骨的表面，骨质变软，同时因为承重力减弱而引起各种畸形，常见的有骨盆畸形、脊柱侧突及长骨弯曲等。骨盆畸形表现为骨盆的前后径及左右径均变短，耻骨联合处变尖而向前突出，呈鸟喙状，谓喙状骨盆（triradiate pelvis 或 beak pelvis）。

三、化脓性骨髓炎

化脓性骨髓炎（pyogenic osteomyelitis）是指骨髓和骨髓腔的化脓性炎症。是一种急性或慢性消耗性疾病，由化脓性细菌引起。病原菌以金黄色葡萄球菌最为多见（占 80%～90%），其次为链球菌和大肠埃希菌。

1. 发病机制

知识拓展 15-2
化脓性骨髓炎发病机制

2. 病理变化　化脓性骨髓炎的病变形态受多种因素影响：患者的年龄、受累骨的状态（主要是骨的血供）、细菌的毒性和患者的抵抗力。1 岁以下的婴儿可发生永久性的骺损伤和关节感染，很少累及干骺端或骨干。1 岁以上的儿童则与之相反，皮质干骺端广泛受累，软骨和关节的永久性损伤罕见。细菌通过血管网络从位于干骺端的中心部位穿透皮质，经髓腔播散到骨的其他部位。如果脓液积聚在骨膜下，常可引起骨膜穿孔，蔓延至骨外软组织。死骨片会被新生骨包裹，最后可能以环骨的形式包围整块骨。

镜下，病变处骨质破坏，骨组织溶骨性吸收，破骨巨细胞侵蚀骨组织，可见死骨与新生骨并存，骨髓坏死，大量中性粒细胞浸润；慢性期，演变为浆细胞和单核细胞积聚，骨髓纤维化，同时可伴有明显的骨膜骨质增生。病变若累及软骨，会出现软骨陷窝空虚和扩大等软骨溶解的特征伴大量中性粒细胞浸润。

3. 临床病理联系　急性血源性骨髓炎，全身炎症反应重。病变局部肿胀及压痛明显。如病灶接近关节，则关节亦可肿胀，但压痛不显著。当脓肿穿破骨质、骨膜至皮下时，即有波动，穿破皮肤后，形成窦道，经久不愈。

> 知识拓展 15-3
> 化脓性骨髓炎并发症

外伤性骨髓炎，有开放骨折及软组织损伤等。由于骨骼感染引起骨质破坏，形成死骨，常演变为慢性化脓性骨髓炎，反复发作。甚至发生各种并发症，而影响功能。

骨髓炎的 X 线改变出现得较晚且通常是非特异性的，至今没有一种单独的实验室或影像学检查能够明确诊断骨髓炎。因其临床和影像学表现多种多样，故 X 线表现出不正常就要考虑骨髓炎的可能，结合白细胞计数、血培养与分层穿刺液培养等，在发病后早期做出明确诊断与恰当治疗，可避免发展成慢性骨髓炎及并发症的发生。

四、骨无菌性坏死

骨无菌性坏死也称缺血性骨坏死（avascular bone necrosis）。有的病因明确，包括接受大剂量皮质醇激素治疗、镰状细胞贫血、减压病及酒精中毒、外伤、关节脱位、妊娠、放射和化学治疗等，但大部分患者病因不明。通常所谓的骨无菌性坏死主要是指股骨头无菌性坏死，此外还包括原因不明的胫骨粗隆、肱骨头和某些短骨（如髌骨、舟骨、腕骨、跖骨、椎骨等）的骨软骨炎。

1. 病理变化

（1）肉眼观察：病变早期关节面完整，坏死位于软骨下区，呈黄白色，随着病情发展，表面的软骨可发生皱褶、破裂和塌陷，骨组织变形，甚至可见关节间隙变窄等骨关节炎表现（图 15-19）；切面可见坏死区的骨小梁因负重或外力作用而断裂、塌陷，边缘修复性肉芽组织和纤维组织增生，骨小梁反应性增粗。

（2）镜下：坏死区腔隙内骨髓造血细胞和骨髓脂肪组织坏死，骨小梁内骨陷窝变大变空，内无骨细胞或仅有固缩的核（图 15-20），坏死表面的关节软骨发生变性，表面粗糙或出现裂纹，坏死骨被吸收的同时出现反应性新生骨形成。

2. 临床病理联系　骨无菌性坏死的主要症状，从间断性疼痛逐渐发展到持续性疼痛，再由疼痛引发肌肉痉挛、关节活动受限。发生在大关节者，最终可致残而跛行。

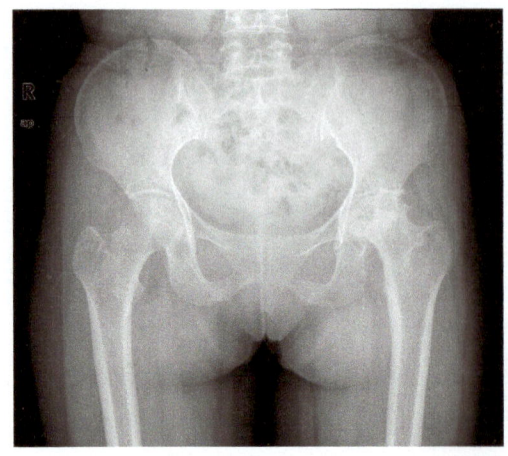

图 15-19　骨无菌性坏死（X 线）
示左股骨头软骨塌陷，骨组织变形，关节间隙变窄

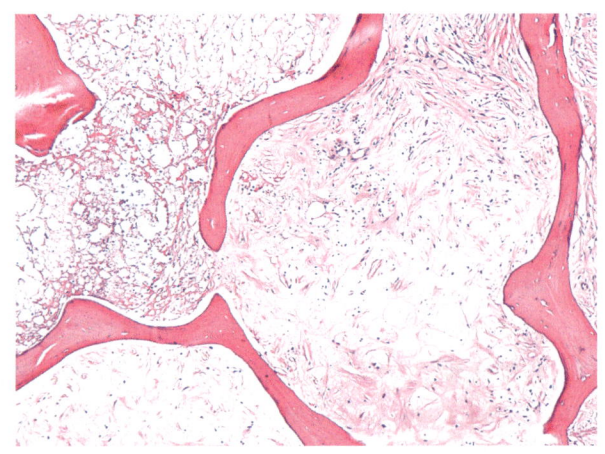

图 15-20　骨无菌性坏死（镜下）
骨小梁及骨髓坏死，缺乏炎症细胞浸润

第四节　关节疾病

一、痛风性关节炎

痛风（gout）是一种因嘌呤代谢障碍导致血和尿中尿酸增加，尿酸盐在关节和肾等器官内沉积而引起的疾病。好发于40岁以上中老年人，尤以男性多见。男女发病比例是20∶1。脑力劳动者、体胖者发病率较高。急性痛风性关节炎多为四肢末端单关节发病，尤其是第1跖趾关节，常先累及小关节，后累及大关节；除了趾、指关节外，手、腕、踝、肘、膝关节均可受累，最终形成痛风石（尿酸盐结石）。

知识拓展 15-4
化脓性关节炎

1. 病因及发病机制　血液中尿酸长期增高是痛风发生的关键原因。人体尿酸主要来源于两个方面：①人体细胞内蛋白质分解代谢产生的核酸和其他嘌呤类化合物，经有关酶的作用而生成内源性尿酸。②食物中所含的嘌呤类化合物、核酸及核蛋白成分，经过消化与吸收，在有关酶的作用下生成外源性尿酸。

尿酸的生成需要一些酶的参与。这些酶大致可分为两类：促进尿酸合成的酶，主要有5-磷酸核酸-1-焦磷酸合成酶、腺嘌呤磷酸核苷酸转移酶、磷酸核糖焦磷酸酰胺转移酶和黄嘌呤氧化酶；抑制尿酸合成的酶，主要是次黄嘌呤-鸟嘌呤核苷转移酶。痛风就是由于有关因素导致这些酶的活性异常，例如促进尿酸合成酶的活性增强，抑制尿酸合成酶的活性减弱等，从而导致尿酸生成过多。或者由于有关因素导致肾排泌尿酸发生障碍，使尿酸在血液中聚积，产生高尿酸血症，后者如长期存在，则尿酸将以尿酸盐的形式沉积在关节、皮下组织及肾等部位，引起关节炎、皮下痛风结石、肾结石或痛风性肾病等一系列病理改变和临床表现。

2. 病理变化

（1）肉眼观察：痛风沉积物呈白垩石样外观，沉积在受累关节及其周围，关节软骨和骨组织广泛侵蚀，软骨边缘软骨膜增生，骨赘形成，关节纤维性粘连，关节面软骨呈白色斑块状，软骨、骨膜和关节囊壁内痛风石形成。X线表现，急性期为关节旁软组织肿胀；慢性期在受累关节及其周围有高密度的无机盐沉积，伴骨和关节软骨缺损，关节腔变窄，关节面不规则。

图 15-1
痛风性关节炎

（2）镜下：急性期滑膜充血，滑膜组织增生伴中性粒细胞浸润，类似于化脓性关节炎，但关节囊内抽出的体液涂片，在偏光显微镜下可见折光的尿酸盐结晶。慢性期可形成特征性痛风肉芽肿，其形态特点是尿酸盐沉积物（痛风石）呈针形，平行或放射状排列，可伴有钙化、骨化，周围被栅栏状组织细胞和异物巨细胞围绕（图15-21）。乙醇固定的未染色切片在偏光显微镜下可见强折光的尿酸盐结晶。尿酸盐的沉积可进行性破坏关节面软骨和软骨下骨组织，并从关节内向关节外软组织蔓延直至皮下。

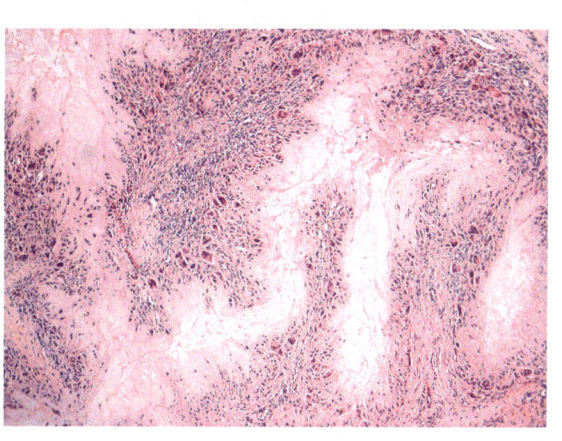

图 15-21　痛风肉芽肿
尿酸盐沉积物（痛风石）呈针形，平行或放射状排列，周围被栅栏状排列的组织细胞和异物巨细胞围绕

知识拓展 15-5
骨关节炎

3. 临床病理联系　发病时主要表现为受累关节的剧烈疼痛和肿胀。通过血、尿尿酸含量测定，关节腔穿刺检查，痛风结节内容物检查以及影像学检查可以诊断。严重者可合并肾功能障碍、缺血性心脏病、肾结石、肥胖症、高脂血症、糖尿病和高血压等疾病。

二、类风湿关节炎

类风湿关节炎（rheumatoid arthritis）是一种以关节受累为主的慢性自身免疫性疾病。病变开始于青壮年，女性居多，男女发病比例 1∶3。主要侵犯全身各处关节，以手足小关节最常见，也可累及大关节或大小关节同时受累，其中，腕关节、近端指关节和远端指关节被称为类风湿关节炎的靶关节，呈多发性和对称性慢性增生性滑膜炎改变，由此引起关节软骨和关节囊的破坏，最后导致关节强直畸形。除关节外，身体其他器官或组织也可受累，包括皮下组织、心、血管、肺、脾、淋巴结、眼和浆膜等处。本病呈慢性过程，病变加剧和缓解反复交替进行。绝大多数患者血浆中有类风湿因子（rheumatoid factor，RF）及其免疫复合物存在。

（卢林明）

思考题

1. 骨质疏松的病理学改变特点是什么？
2. 化脓性骨髓炎的病理学诊断依据是什么？
3. 痛风的病理学特征是什么？
4. 骨肉瘤的病变特点及危害是什么？

网上更多……

本章小结　　历代著名病理学家介绍　　自测题　　教学 PPT

第十六章
神经系统疾病

关键词

流行性脑脊髓膜炎　　　流行性乙型脑炎　　　颅内压增高　　　脑疝
脑水肿　　脑积水　　阿尔茨海默病　　帕金森病　　胶质瘤
星形细胞肿瘤　　少突胶质细胞瘤　　室管膜瘤　　髓母细胞瘤
脑膜瘤　　神经鞘瘤　　神经纤维瘤

神经系统疾病包括中枢神经系统疾病和周围神经系统疾病，分为感染性疾病、变性疾病、脱髓鞘疾病、肿瘤、发育异常及各类神经系统疾病之并发症，后者包括颅内高压、脑水肿、脑积水和脑疝等。

本章学习要求掌握常见感染性疾病中的流行性脑脊髓膜炎和流行性乙型脑炎的病因、基本病理变化及临床病理联系，熟悉其传播途径、发病机理及预后，并熟悉阿尔茨海默病和帕金森病的基本病理变化和临床病理联系，熟悉中枢神经系统肿瘤的 WHO 分级，了解神经系统常见肿瘤的病变特点。

思维导图

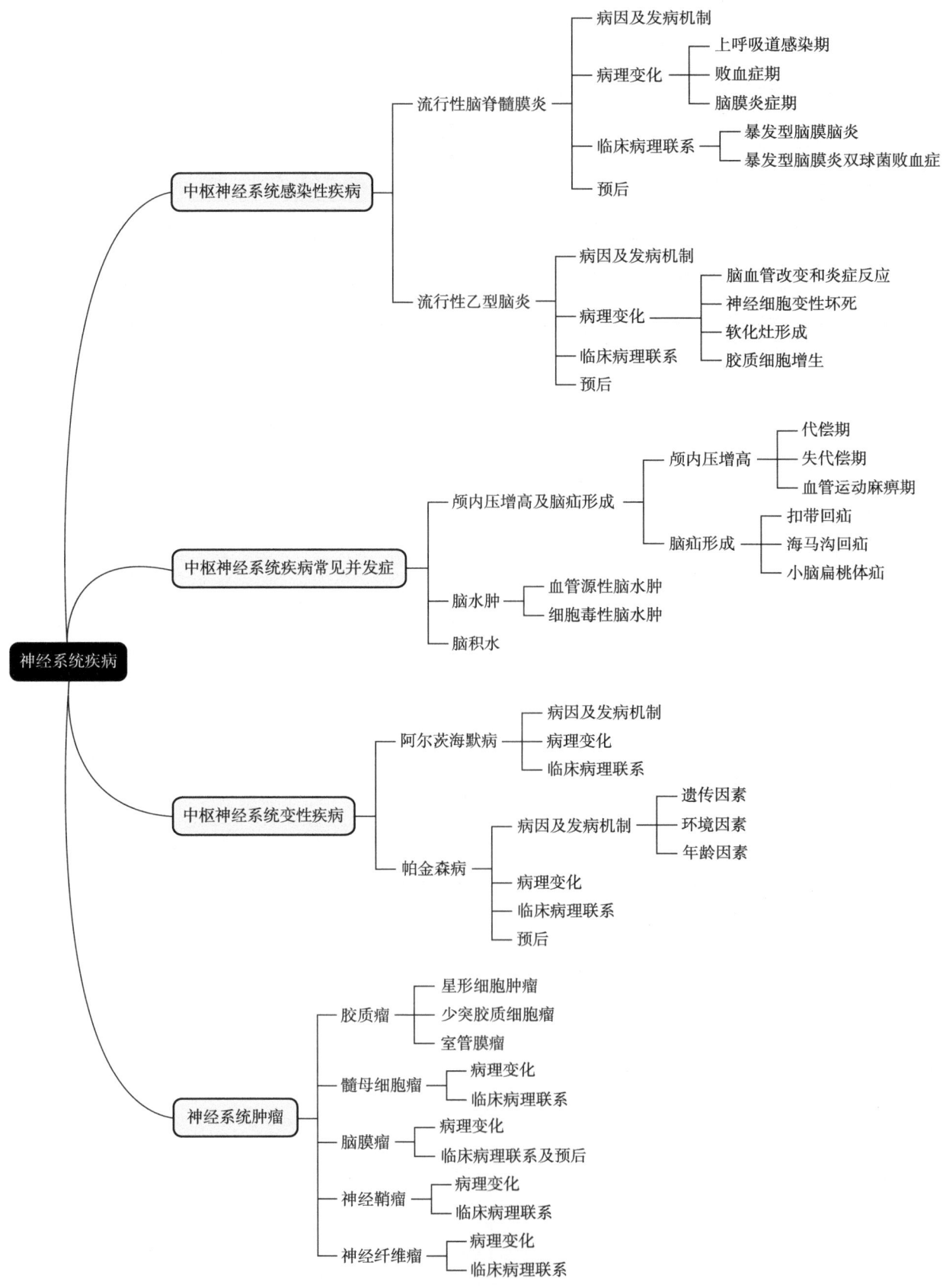

神经系统疾病包括中枢神经系统疾病和周围神经疾病。神经系统的结构和功能与机体各器官关系十分密切，其病变可导致相应支配组织的功能障碍和病变；其他系统的疾患也可影响到神经系统的功能，如失血、缺氧、窒息、心搏骤停等可导致缺血性脑病、脑水肿，甚至脑疝形成而危及生命。由于神经系统具有特殊的结构和功能，因此，神经系统各种疾病的病变和临床表现具有独特的特点，表现为：①病变定位准确，可根据临床表现找出病变的明确部位。②临床表现及预后主要取决于病变部位。③不同性质的病变可导致相同的后果。④可发生其他系统或器官所不具有的特有疾病。⑤颅内没有固有的淋巴组织和淋巴管，其免疫活性细胞来自血液循环。⑥头颅的解剖生理特征具有双重性，颅骨起着保护脑组织的作用，但因空间受限，当脑水肿、颅内肿瘤形成等则易引起颅内压增高。由血脑屏障和血管周围间隙构成的天然防线，虽然在一定程度上限制了炎症反应向脑实质扩展，但也影响某些药物进入脑组织内发挥作用。⑦颅外器官的恶性肿瘤常可发生脑转移，但颅内原发性恶性肿瘤极少向颅外转移。

第一节　中枢神经系统感染性疾病

中枢神经系统感染是指各种生物性病原体（包括病毒、细菌、螺旋体、寄生虫、立克次体、真菌等）侵犯中枢神经系统实质或（和）被膜等引起的急性或慢性炎症性疾病。

1. 分类　中枢神经系统感染性疾病种类繁多。

（1）根据感染的部位可分为：①脑炎、脊髓炎、脑脊髓炎，主要侵犯脑和（或）脊髓的实质。②脑膜炎、脊髓膜炎、脑脊髓膜炎，主要侵犯脑和（或）脊髓的软膜。③脑膜脑炎，脑实质和脑膜合并受累。

（2）根据发病的情况与病程分类：有急性、慢性和亚急性炎症之分。

（3）根据感染的病因分类：可分为病毒性脑炎、细菌性脑膜炎、真菌性脑膜炎和脑寄生虫病等。

2. 感染途径　中枢神经系统感染的途径如下。

（1）血源性感染：病原体通过昆虫叮咬、动物咬伤、不洁注射器静脉或肌内注射、静脉输液等入血入颅；局部感染时病原菌可通过菌血症、败血症或脓毒血症入颅；病原体也可经颈静脉逆行入颅；孕妇感染的病原体可通过胎盘传染给胎儿。

（2）直接感染：穿透性颅脑外伤或邻近组织感染或医源性感染（腰椎穿刺），病原体可直接蔓延进入颅内。

（3）神经干逆行感染：某些嗜神经病毒（neurotropic virus），如单纯疱疹病毒、狂犬病病毒等，首先感染皮肤、呼吸道黏膜或胃肠道黏膜，然后经神经末梢进入神经干，进而引起中枢神经系统感染。

（4）局部扩散：如颅骨开放性骨折、乳突炎、中耳炎、鼻窦炎等，病变可通过局部扩散入颅，导致中枢神经系统感染。

一、流行性脑脊髓膜炎

流行性脑脊髓膜炎（epidemic cerebrospinal meningitis）又谓化脓性脑膜炎（purulent meningitis），是由脑膜炎双球菌感染引起的脑脊髓膜的急性化脓性炎症。多散发，冬春季可流行，通常简称

"流脑"。患者多为儿童和青少年。临床上可出现发热、头痛、呕吐、皮肤瘀点和瘀斑及脑膜刺激症状等，严重者可发生中毒性休克。

（一）病因及发病机制

脑膜炎双球菌具有荚膜，能抵抗体内白细胞的吞噬作用。病原菌可存在于正常人的鼻腔或咽部黏膜，成为带菌者。患者或带菌者分泌物中的病原菌通过咳嗽、喷嚏，由飞沫经呼吸道侵入人体。当机体抵抗力低下或菌量多、毒力强时，病原菌在局部大量繁殖，同时产生内毒素，引起短暂的菌血症或毒血症。2%～3%的患者，因机体抵抗力低下，病原菌到达脑（脊髓）膜，引起化脓性炎症。

（二）病理变化

根据病情进展，流行性脑脊髓膜炎一般可分为三个阶段：

1. **上呼吸道感染期** 细菌在鼻咽部黏膜繁殖，经2～4天潜伏期后，出现上呼吸道感染症状。表现为黏膜充血、水肿，黏膜下少量中性粒细胞浸润，局部分泌物增多。

2. **败血症期** 上呼吸道感染期经过1～2天，部分患者进入此期。由于病原菌栓子栓塞在小血管和内毒素损伤血管壁所致的出血灶，多数患者可表现为皮肤、黏膜瘀点或瘀斑。此期取血做致病菌培养呈阳性，出血处刮片常可找到致病菌。因内毒素的作用，患者可有高热、头痛、呕吐及外周血中性粒细胞增高等表现。

3. **脑膜炎症期** 此期的特征性病变是出现脑脊髓膜化脓性炎症。早期，软脑膜和大脑表面血管高度扩张、充血，炎症沿蛛网膜下隙扩展，以后大量灰黄色脓性渗出物充满蛛网膜下隙，覆盖于脑表面，并充满脑沟，掩盖脑沟脑回，以致表观结构模糊不清（第五章图5-3）。由于炎性渗出物的阻塞，脑脊液循环发生障碍，可引起不同程度的脑室扩张。镜下，蛛网膜血管高度扩张、充血，蛛网膜下隙增宽，其内见大量中性粒细胞、浆液、纤维素渗出、少量淋巴细胞和单核细胞渗出（图16-1）。用革兰染色观察，在脑脊液涂片中可找到致病菌。脑实质一般不受累，邻近的脑皮质可有轻度水肿，严重的病例可累及邻近脑膜的脑实质，使神经细胞变性，形成脑膜脑炎。

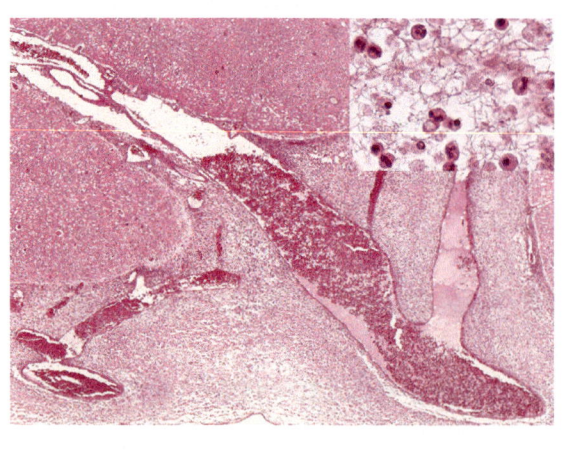

图16-1 流行性脑脊髓膜炎
脑膜血管扩张、充血，脑沟内可见大量中性粒细胞、浆液及纤维素渗出（南方医科大学邹振宁、朱海丽、申洪供图）

（三）临床病理联系

大多数患者为暴发性或急性起病。急性期常表现出畏寒、发热、全身不适、上呼吸道感染等全身症状。由于脑膜血管扩张淤血，蛛网膜下隙脓性渗出物积聚，蛛网膜颗粒因脓性渗出物阻塞，脑脊液吸收障碍，使得颅内压增高，导致患者剧烈头痛、喷射性呕吐、视神经盘水肿、小儿前囟饱满等。患者脑膜刺激症状阳性，表现为颈项强直、屈髋伸膝征（Kernig sign）阳性、项背疼痛等。这是由于炎症累及脊髓神经根周围的蛛网膜、软脑膜和脊膜，使神经根在通过椎间孔处受压，当颈部或背部肌肉运动时，牵引受压的神经根而产生疼痛，颈部肌肉发生保护性痉挛而呈僵硬紧张状态。婴幼儿患者，其腰背部肌肉发生保护性痉挛，形成角弓反张（opisthotonus）。

Kernig 征阳性是由于腰骶节段脊神经后根受到炎症波及而受压所致。当屈髋伸膝时，坐骨神经受到牵拉而发生疼痛。此外，患者常出现精神症状，表现为激动、精神错乱、谵妄、畏光等，随病情发展可出现意识模糊、昏睡或昏迷。新生儿和婴儿患儿，50% 以上可发生癫痫，成年人很少发生。其他神经系统的症状和体征还可有脑神经麻痹，以眼球运动障碍多见，如眼外展肌麻痹、斜视、复视；部分患者可表现为面神经瘫痪、耳聋；少数患者还可有偏瘫、失语等。由于颅内压增高，可致脑疝形成。

根据临床病理特点，流行性脑脊髓膜炎又可分为以下两型。

1. **暴发型脑膜脑炎** 患者病变波及软脑膜下的脑组织，主要是因内毒素的作用，使得脑组织微循环障碍和血管壁通透性增高，引起脑组织淤血和大量浆液渗出，导致严重脑水肿，颅内压急骤升高。临床上表现为突发高热、剧烈头痛、频繁呕吐，常伴惊厥、昏迷或脑疝形成。若抢救不及时，可危及生命。

2. **暴发型脑膜炎双球菌败血症** 患者主要表现为败血症性休克，脑膜的炎症病变较轻，短期内即可出现皮肤和黏膜的广泛性出血点和瘀斑及周围循环衰竭等严重症状。这是因严重感染致大量内毒素释放到血液中，引起中毒性休克及弥散性血管内凝血、双侧肾上腺广泛出血以及急性肾上腺衰竭所致，这组综合症状和体征谓沃－弗综合征（Waterhouse-Friderichsen syndrome）。

（四）预后

大多数患者病情较轻，经过及时和彻底治疗可完全恢复。少数患者可留有一定的后遗症，如脑积水（以婴幼儿常见）、眼肌麻痹、视力障碍、耳聋、共济失调、癫痫发作、轻度偏瘫或智力下降。暴发型脑膜炎患者在急性期可因弥散性血管内凝血死亡。

二、流行性乙型脑炎

流行性乙型脑炎（epidemic encephalitis type B）是由嗜神经性乙型脑炎病毒感染引起的损伤脑实质的急性传染病，多在夏秋之交流行，因与冬季发生的甲型昏睡型脑炎不同，故谓之乙型脑炎。本病首先发现于日本，因此又谓日本夏季脑炎。患者起病急，病情重，病死率高。临床表现为高热、嗜睡、抽搐、昏迷等。本病在我国分布广泛，儿童发病率明显高于成人，尤以 10 岁以下儿童居多，占乙型脑炎的 50%～70%，无明显性别差异。

（一）病因及发病机制

本病的病原体嗜神经性乙型脑炎病毒为有膜 RNA 病毒。传染源是乙型脑炎患者和中间宿主——家畜、家禽。传播媒介为各种蚊类，如库蚊、伊蚊和按蚊。带病毒的蚊子叮咬吸血时，病毒可侵入机体，先在血管内皮细胞及全身单核巨噬细胞系统中繁殖，然后入血引起短暂的病毒血症。病毒能否进入中枢神经系统，取决于机体免疫反应和血脑屏障功能状态。机体免疫力强、血脑屏障功能健全者，病毒不能进入脑组织致病，可形成隐性感染，多见于成人。当免疫力低下、血脑屏障不健全时，病毒则可侵入中枢神经系统而致病。由于受感染的神经细胞表面有膜抗原存在，机体可产生相应的抗体，并与其结合，同时激活补体，通过体液免疫或细胞免疫反应引起神经细胞损伤。

（二）病理变化

病变广泛累及脑脊髓实质，以大脑皮质、基底核和视丘为重；小脑皮质、丘脑和脑桥次之；

脊髓病变最轻，常限于颈段脊髓。

肉眼观察，硬膜较紧张，脑血管充血、水肿，脑组织肿胀，脑回变宽，脑沟窄浅。切面脑组织充血水肿，可见粟粒或针尖大小的半透明软化灶，即筛状软化灶，以丘脑和黑质居多，脑桥、大脑额叶、颞叶、顶叶等次之，枕叶最少。小脑也可有软化灶，主要分布于分子层。软化灶境界清楚，灰白色，多弥散分布，重者脑实质出现散在点状出血（图16-2a）。

镜下，通常出现以下几种基本病变。

1. 脑血管改变和炎症反应　早期仅见脑实质血管高度扩张充血，管腔内充满红细胞，有时可见小灶状出血；血管周围（多为小静脉）间隙增宽，大量淋巴细胞和单核细胞围绕血管呈套袖状浸润，谓淋巴细胞套（图16-2b）。

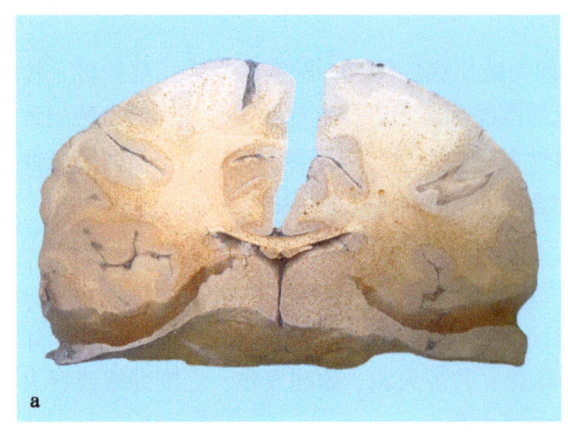
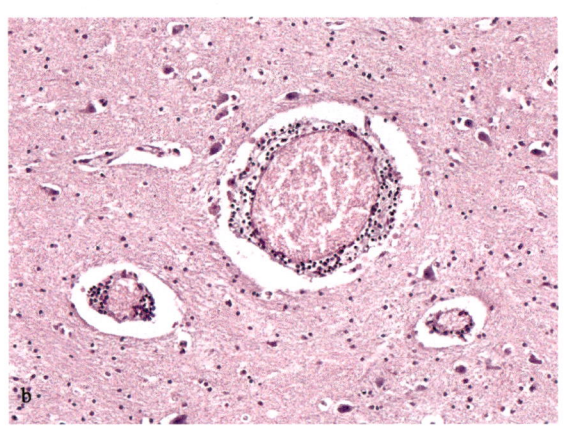

图16-2　流行性乙型脑炎
a. 切片可见大量筛状软化灶（南方医科大学石晓欣、申洪提供）；b. 淋巴细胞和单核细胞袖套状浸润（南方医科大学石晓欣、朱海丽、申洪提供）

2. 神经细胞变性坏死　病毒在神经细胞内增殖，破坏其代谢、功能和结构，引起神经细胞肿胀，尼氏小体消失，细胞空泡变性，核偏位；严重时，神经细胞核固缩、溶解；在变性、坏死的神经细胞周围常有增生的少突胶质细胞围绕，谓神经细胞卫星现象；有时还可见到小胶质细胞和单个核细胞侵入变性坏死的神经细胞内，谓噬神经细胞现象（图16-3）。

3. 软化灶形成　病变严重时，神经组织发生局灶性坏死并液化，形成质地疏松、染色浅淡的筛网状病灶，谓筛状软化灶（图16-4），对本病具有一定的诊断意义。

4. 胶质细胞增生　软化灶可被吸收，并被局灶性增生的胶质细胞取代，增生之胶质细胞聚集成群，形成胶质小结或胶质瘢痕（图16-5）。

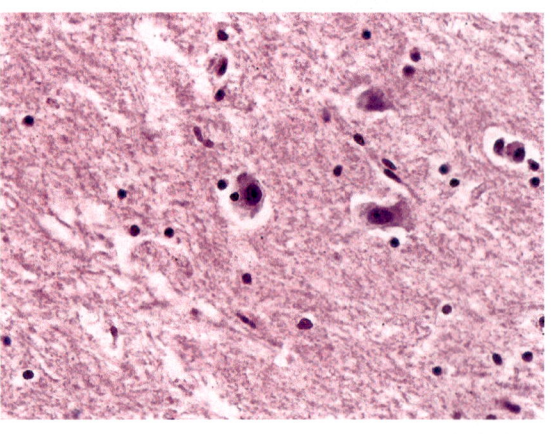

图16-3　噬神经细胞现象
可见小胶质细胞和单个核细胞侵入变性坏死的神经元内（南方医科大学邹振宁、申洪供图）

（三）临床病理联系

患者起病急剧，体温迅速升高。由于神经细胞广泛受累和脑实质的炎性损害，脑实质血管高度扩张充血，血管壁通透性增加，形成脑水肿，导致颅内压增高。患者出现头痛、喷射性呕吐、

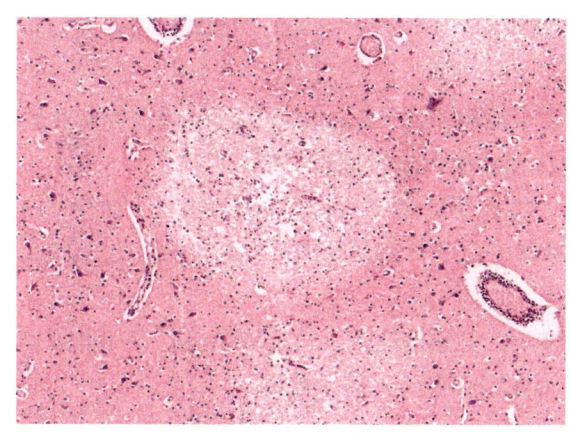

图 16-4 筛状软化灶镜下改变
病灶呈圆形或类圆形,组织疏松、淡染,细胞成分减少
(南方医科大学石晓欣、申洪供图)

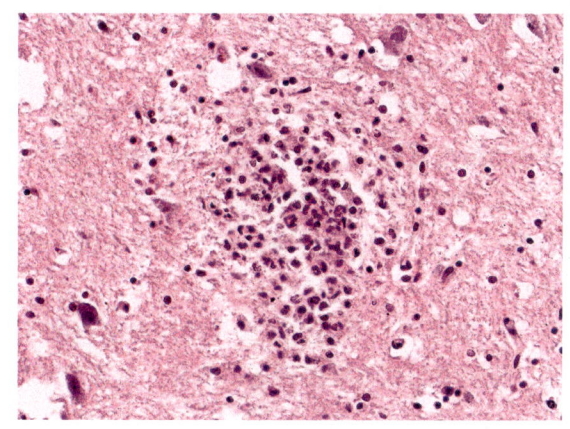

图 16-5 胶质细胞增生
胶质细胞局部增多,呈小结节状(南方医科大学邹振宁、申洪供图)

烦躁不安、嗜睡、昏迷,严重者因颅内压增高可致脑疝,常见的有小脑扁桃体疝和海马沟回疝。小脑扁桃体疝可压迫延髓呼吸中枢,引起中枢性呼吸功能衰竭而致死。脑神经核团受损严重时,可出现肌张力增强、腱反射亢进、抽搐、痉挛等上运动神经元损伤表现。脑桥和延髓的运动神经细胞受损严重时,可出现吞咽困难,甚至发生呼吸、循环衰竭。当脑膜有轻度的炎症反应时,临床上也可有脑膜刺激症状。

(四)预后

患者病程一般较短。多数患者经治疗后痊愈,少数患者因脑组织病变较重,恢复困难,甚至不能恢复,往往遗留中枢神经系统损伤性后遗症,如痴呆、语言障碍、肢体瘫痪、失语及精神异常等;病变严重者,可因呼吸、循环衰竭或并发小叶性肺炎而死亡,病死率为 20%~30%,多发生在发病后 2~7 日。

第二节 中枢神经系统疾病常见并发症

中枢神经系统疾病最常见的重要并发症为颅内压增高、脑水肿和脑积水。三种病变常合并发生,互为因果,后果严重,易致死亡。

一、颅内压增高及脑疝形成

(一)颅内压增高

颅内正常的脑脊液压力(颅内压)一般保持在 0.6~1.8 kPa,如侧卧位时脑脊液压持续超过 2 kPa 时,即为颅内压增高,这是由于颅内容物体积增加所致。颅内压增高的主要原因在于颅内占位性病变和脑脊液循环障碍所致的脑积水。常见的颅内占位性病变有脑出血、颅内血肿形成、肿瘤和炎症(如脑脓肿及脑膜脑炎)等,其后果与病变的大小、程度及其增大的速度有关。有时将其分为弥漫性颅内压增高和局限性颅内压增高。脑水肿可进一步加重占位性病变对颅内压和脑组织的影响。颅内压增高最常见的临床症状为头痛、呕吐、视神经盘水肿，谓颅内压增高三联症。颅内压增高可分为三个阶段。

1. 代偿期 通过反应性血管收缩及脑脊液吸收增加和（或）形成减少，使颅内血容量和脑脊液容量相应减少，颅内空间相对增加，以代偿占位性病变引起的脑容积增加。

2. 失代偿期 占位性病变和脑水肿使颅内容物体积继续增大，超过颅腔所能容纳的程度，继而引起头痛、呕吐、眼底视神经盘水肿、意识障碍、血压升高及反应性脉搏变慢，甚至脑疝形成。

3. 麻痹期 颅内压严重升高使脑组织灌流量减少，引起脑缺氧，导致脑组织损害和血管扩张，继而引起脑组织血管运动麻痹，加重脑水肿，引起意识障碍，甚至死亡。

（二）脑疝形成

当颅内压持续升高引起脑位移，致使部分脑组织嵌入颅脑内的分隔（如大脑镰、小脑天幕）和颅骨孔道（如枕骨大孔等）谓脑疝（brain hernia）。常见的脑疝有以下三种类型。

1. 扣带回疝 又谓大脑镰下疝，是因一侧大脑半球（特别是额、顶、颞叶）的占位性病变引起中线向对侧移位，同侧脑扣带回从大脑镰的游离缘向对侧膨出，形成扣带回疝。疝出的扣带回背侧受大脑镰边缘压迫而形成压迹，受压处的脑组织可发生出血、坏死。大脑前动脉的胼胝体支也可因受压而引起相应脑组织梗死，脑室也可因受压变形。

2. 海马沟回疝 又称小脑天幕疝。小脑天幕以上的脑肿瘤、血肿、梗死等病变引起脑组织肿大，致颞叶的海马沟回经小脑天幕孔向下膨出，形成小脑天幕疝。其不良后果主要有：①同侧动眼神经在穿过小脑天幕孔处受压，引起同侧瞳孔一过性缩小，继之散大固定，同侧眼上视和内视障碍。②中脑及脑干受压后移，可致意识丧失；导水管变窄，脑脊液循环受阻加剧，颅内压增高；血管牵拉过度，引起中脑和脑桥上部出血、梗死，可致昏迷和死亡。③中脑侧移，使对侧中脑的大脑脚底位于该侧小脑天幕游离缘上，形成压迫性Kernohan切迹。④压迫大脑后动脉，引起同侧枕叶距状裂脑组织出血性梗死。

3. 小脑扁桃体疝 又称枕骨大孔疝。由于颅内压增高或后颅窝占位性病变将小脑和延髓推向枕骨大孔并向下位移所致。疝入枕骨大孔的小脑扁桃体和延髓呈圆锥形，其腹侧出现枕骨大孔压迹（图16-6）。由于延髓受压，生命中枢受损，严重时可致呼吸衰竭而猝死。在颅内压增高的情况下，若腰椎穿刺释放出的脑脊液过多、过快，减压过快、过强，可诱发或加重小脑扁桃体疝的形成，临床上应特别注意。

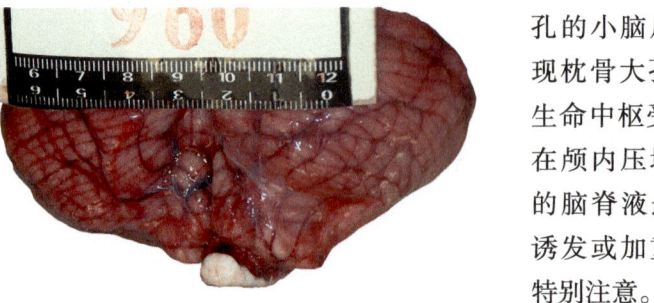

图16-6 小脑扁桃体疝
小脑扁桃体两侧不对称，左侧可见明显压迹（新疆医科大学李巧稚供图）

二、脑水肿

脑水肿（brain edema）是指脑组织内液体过多贮积所引起脑体积增大的一种病理状态，也是颅内压增高的重要原因之一。缺氧、创伤、梗死、炎症、肿瘤和中毒等病理过程均可伴发脑水肿，其形成除上述原发因素外，也与颅内解剖生理特点有关，如血脑屏障的存在限制了血浆蛋白通过脑毛细血管的渗透性运动，脑组织内无淋巴管以运走过多的液体。常见脑水肿类型如下。

（一）血管源性脑水肿

血管源性脑水肿（vasogenic edema）最常见，常并发于脑肿瘤、脑出血、脑外伤或炎症（如流行性脑脊髓膜炎、流行性乙型脑炎及脑膜脑炎）等。此时颅内血管壁通透性增加，血管内含丰富蛋白质的液体通过血管壁进入脑组织间隙，致脑水肿形成。

（二）细胞毒性脑水肿

细胞毒性脑水肿（cytotoxic edema）多由缺血、缺氧或中毒引起细胞损伤，Na^+-K^+-ATP酶功能失常，导致细胞内水、钠潴留所致，缺血性脑病尤其为重。细胞毒性脑水肿可与血管源性脑水肿合并存在。

病理变化：大体改变表现为脑体积增大、重量增加，脑回变宽而扁平，脑沟变浅、变窄，脑室缩小，白质水肿明显。严重的脑水肿常伴有脑疝形成。光镜下，血管源性脑水肿时脑组织疏松，细胞和血管周围间隙变大，有大量液体积聚；细胞毒性脑水肿时，由于神经元、神经胶质细胞及血管内皮细胞内均有过多水分积聚，导致细胞体积增大，胞质淡染，而细胞外间隙和血管周间隙扩大不明显。电镜下，血管源性脑水肿时，细胞外间隙增宽，星形胶质细胞足突肿胀；而细胞毒性脑水肿仅见细胞肿胀。

三、脑积水

脑室系统内脑脊液含量异常增多伴脑室呈持续性扩张之状态谓脑积水（hydrocephalus）。脑积水发生的主要原因有：①脑脊液循环通路阻塞：如脑囊虫、肿瘤、先天性畸形、炎症、外伤、蛛网膜下腔出血等。脑室内通路阻塞所引起的脑积水谓阻塞性脑积水。②脑脊液产生过多或吸收障碍：常见于脉络丛乳头状瘤（分泌过多脑脊液）、慢性蛛网膜炎（蛛网膜颗粒或绒毛吸收脑脊液障碍）等，这类脑积水谓非阻塞性脑积水。

病理变化：轻度脑积水时，脑室轻度扩张，脑组织轻度受压并萎缩。严重脑积水时，脑室高度扩张，脑组织受压萎缩明显，脑实质变薄，甚至可菲薄如纸，脑实质萎缩消失（图16-7）。

颅骨闭合前的婴幼儿，如有脑积水则头颅渐进性增大，脑室扩张，颅骨缝分开，前囟扩大、饱满；因大脑皮质萎缩，患儿智力减退，肢体瘫痪。成人颅骨闭合后发生脑积水时，颅内压增高的症状发生较早，也较严重，可导致颅内压进行性升高，甚者脑疝形成。

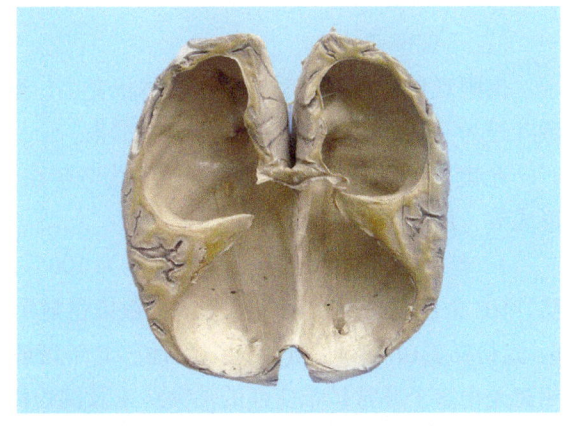

图16-7 脑积水
脑室高度扩张呈囊状，脑组织明显萎缩、变薄，脑实质基本上消失（南方医科大学石晓欣、申洪供图）

第三节 神经系统变性疾病

神经系统变性疾病是一组原因不明的以神经元原发性变性为主要病变的中枢神经系统疾病，

常见的有阿尔茨海默病、帕金森病、皮克病（Pick's disease）、慢性进行性舞蹈病、肌萎缩性脊髓侧索硬化及纹状体黑质变性等，其病变的共同特点在于选择性地累及某1~2个功能系统的神经元，引起受累部位特定的临床表现。如累及大脑皮质神经细胞的病变主要表现为痴呆；累及基底核锥体外系则引起运动障碍，临床上常表现为震颤性麻痹；累及小脑可导致共济失调。不同的疾病还可有各自特殊的病变，如在细胞内形成包涵体或发生神经原纤维缠结等病变。

一、阿尔茨海默病

阿尔茨海默病（Alzheimer disease，AD）又谓老年痴呆，是以进行性痴呆为主要临床表现的大脑变性疾病。起病多在50岁以后，随着年龄增长和世界人口的老龄化，本病的发病率有增高趋势。临床表现为进行性精神状态衰退，包括记忆力、智力、定向力、判断力，情感障碍以及行为失常，甚至发生意识模糊等。患者通常在发病后5~10年内死于继发感染和全身衰竭。

（一）病因及发病机制

目前认为，本病的发病可能与神经细胞的代谢改变有关。① β-淀粉样蛋白的沉积被认为是AD病变发生的关键。AD患者脑内常见β-淀粉样蛋白沉积，由于该蛋白质的正常代谢受到干扰，产生不能溶解的片段β-淀粉样蛋白，后者对神经元有毒性作用，且是构成老年斑的主要成分。② 当tau蛋白发生过度磷酸化时，影响了神经元骨架微管的稳定性，使神经纤维退化，神经微丝和微管异常聚集，出现神经原纤维缠结，破坏了神经元及突触的正常功能，也可导致发病。③ AD发病也有遗传因素的作用，家族性AD呈常染色体显性遗传，多于65岁前发病，目前发现，位于21号染色体的淀粉样前体蛋白（amyloid precursor protein，APP）基因和位于14号染色体的早老素1（presenilin 1，PS1）基因以及位于1号染色体的早老素2（presenilin 2，PS2）基因突变是家族性AD的病因。④ AD的发病可能还与受教育程度有关，研究表明，受教育程度越高，AD的发病率越低。

（二）病理变化

肉眼观察：脑组织明显萎缩，体积变小，重量减轻，脑回窄，脑沟宽，病变以额叶、顶叶和颞叶最为明显。切面可见代偿性脑室扩张。

光镜下，本病的主要病理学改变为老年斑、神经原纤维缠结、颗粒空泡变性和Hirano小体形成等（图16-8）。

1. **老年斑** 为细胞外结构，直径为100~150 μm，其本质为退变的神经轴突围绕淀粉样物质，HE染色呈嗜伊红染色的斑块；银染色显示，斑块中心为一均匀的嗜银团；免疫组织化学抗β-淀粉样蛋白（A4）抗体标记阳性。老年斑最多见于内嗅区皮质、海马CA-1区。电镜下，老年斑是由多个异常扩张变性的轴突终末及淀粉样细丝构成。

2. **神经原纤维缠结** 神经原纤维增粗扭曲形成缠结，HE染色中往往较模糊，银染可清晰显示。电镜证实其由双螺旋缠绕的细丝构成，多见于海马、杏仁核、颞叶内侧及额叶皮质的锥体细胞。

3. **颗粒空泡变性** 表现为神经细胞胞质中出现小空泡，内含嗜银颗粒，多见于海马的锥体细胞。

4. **Hirano小体** 为神经细胞树突近端棒状嗜酸性包涵体，生化分析证实大多为肌动蛋白，

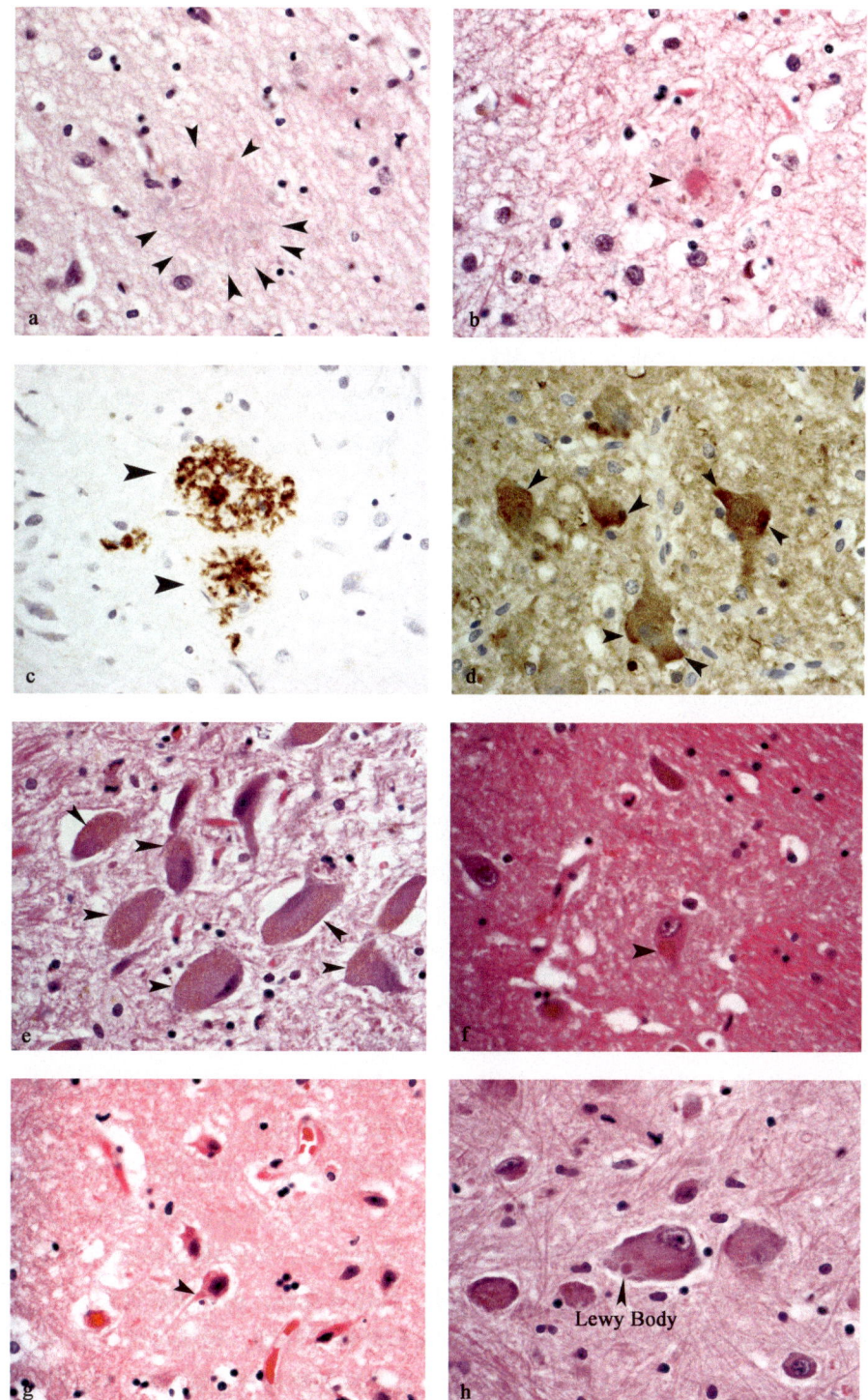

图 16-8 阿尔兹海默病（AD）和帕金森病（PD）病理特征

a. 箭头围绕区示AD中的老年斑，直径100~150 μm，中心为淀粉样蛋白；b. 箭头示AD中的老年斑；c. 免疫组化示β-淀粉样前体蛋白阳性，由正常神经元细胞膜蛋白崩解而成的缩氨酸组成，是老年斑的主要成分。箭头示DAB显色为棕色的老年斑；d. 箭头示免疫组化显示AD中的神经原纤维缠绕，是神经元胞质内的细丝状包涵体，这些神经元内的螺旋状细丝状蛋白，主要成分是微管捆绑蛋白，谓Tau蛋白（Tau proteins），又译涛蛋白；e. 箭头示AD中神经元颗粒变性，内含嗜酸颗粒；f. 箭头示AD神经元树突近端嗜酸性包涵体，称之为Hirano小体，为球形结构；g. 箭头示神经元树突近端Hirano小体，为棒状结构；h. 帕金森病箭头示神经元胞质内呈球形的嗜伊红包涵体，即路易小体（Lewy body），其中心为一染色均匀的圆核，周围是一明亮的光晕。（香港中文大学医学院病理解剖及细胞学系杜家辉教授和李晓明博士供图，物镜60倍）

多见于海马锥体细胞。

上述病变均为非特异性病变，也可见于无特殊病变之老龄脑组织，当其数目增多达到诊断标准并具有特定的分布部位时才能作为AD的诊断依据。

（三）临床病理联系

由于神经元渐进性受损，患者起病多隐匿，早期易被患者及家属忽略，主要表现为渐进性记忆障碍（memory impairment），丧失近期记忆，如刚做过的事或说过的话不记得，当天发生的事不能想起等。随着病情发展，进一步出现认知障碍（cognitive impairment），这是AD特征性的临床表现，即掌握新知识及社交能力下降，并随时间的推移而逐渐加重，表现为错语症、交谈能力减退，最后完全失语，严重时出现定向力障碍，伴随思维、心境、行为等精神障碍的出现并进行性加重，这些往往是患者就医的原因。临床检查时，患者可表现为坐立不安、易激动、少动、不修边幅、个人卫生不佳等。

二、帕金森病 ⓔ

第四节　神经系统肿瘤

中枢神经系统肿瘤包括起源于脑、脊髓或脑脊膜的原发性和转移性肿瘤。其中40%为胶质瘤，约15%为脑膜瘤，约8%为听神经瘤（神经鞘瘤）。转移性肿瘤则以转移性肺癌多见。儿童颅内恶性肿瘤的发病率仅次于白血病，常见的有胶质瘤和髓母细胞瘤。颅内原发性中枢神经系统肿瘤有一些共同的生物学特性和临床表现：①压迫或破坏周围脑组织而引起局部神经症状，如癫痫、瘫痪、视野缺损等。即使一些肿瘤分化良好，也可因压迫重要部位而致死。②由于肿瘤在颅内占位，常引起颅内压增高的各种表现。③即使形态学上分化很差的肿瘤也很少发生颅外转移。

根据WHO中枢神经系统肿瘤分类分级方法，中枢神经系统肿瘤分为WHOⅠ、WHOⅡ、WHOⅢ和WHOⅣ 4个级别。WHOⅠ级肿瘤增殖潜能较低，属于良性，手术切除就可能治愈；WHOⅡ级肿瘤具有浸润性生长能力，增殖活性较WHOⅠ级肿瘤稍高，属低度恶性，术后易复发，可进一步进展为高级别类型；WHOⅢ级肿瘤呈浸润性生长，异型性明显，核分裂明可见，恶性程度较高，临床治疗上除手术切除外，还要求进行术后辅助化疗；WHOⅣ级肿瘤具有明显的细胞异型性，核分裂象明显增多，瘤组织坏死，进展迅速，恶性程度高，患者预后极差。

周围神经肿瘤一般分为两大类，一类来源于神经鞘神经纤维，包括神经鞘瘤和神经纤维瘤。另一类伴有不同程度的神经细胞分化，主要发生在交感神经节和肾上腺髓质，其中原始而低分化的恶性肿瘤为神经母细胞瘤，高分化的良性肿瘤为节细胞神经瘤。

一、胶质瘤

胶质瘤（glioma）是指来源于胶质细胞或具有胶质细胞分化特性的神经系统原发性肿瘤，包括星形细胞瘤、少突胶质细胞瘤、室管膜瘤和脉络丛肿瘤。与身体其他部位肿瘤不同，胶质瘤具有以下一些生物学特性：①胶质瘤无论分化高低均呈浸润性生长，无包膜。第三脑室的毛细胞型星形胶质细胞瘤尽管分化良好，但因位于手术禁区难以切除，预后较差。②胶质瘤在局部主要是向血管周围间隙、软脑膜、室管膜和神经纤维束间浸润性生长。③通过脑脊液转移是颅内肿瘤常见的转移方式，特别是位于脑室旁和脑池旁的胶质瘤更易经脑脊液在颅内转移，经其他途径转移到颅外罕见。以下介绍几种常见的胶质瘤。

（一）星形细胞肿瘤

星形细胞肿瘤（astrocytic tumor）是来源于星形细胞的肿瘤，由不同成熟程度的星形细胞肿瘤家族构成，主要包括毛细胞性星形细胞瘤、弥漫性星形细胞瘤、多形性黄色星形细胞瘤、室管膜下巨细胞性星形细胞瘤、间变性星形细胞瘤和胶质母细胞瘤（图 16-9）等，是最常见的胶质瘤。肿瘤可发生于中枢神经系统的任何部位，以大脑额叶和颞叶最多，以弥漫性星形细胞瘤（diffuse astrocytoma）最为常见。该型肿瘤具有以下特点：①可发生于中枢神经系统的任何部位，以大脑半球、小脑、脑桥、基底神经节处多见；②好发于成人；③组织学特点及生物学行为变化很大；④肿瘤恶性程度有不断增高的倾向，直至发展为胶质母细胞瘤。

1. 病理变化

（1）肉眼观察：星形细胞肿瘤的大小变化很大，可为数厘米大的结节至巨大肿块不等。毛细胞型星形细胞瘤、多形性黄色星形细胞瘤和室管膜下巨细胞星形细胞瘤的边界较清楚，其他类型多数境界不清。在肿瘤组织出现坏死出血时，似与周边组织境界分明，但边界外仍有瘤组织浸润。瘤体灰白色，质地因瘤内胶质纤维多少而异。肿瘤可囊性变，呈海绵状，并可形成大小不等的囊腔，大量的囊腔形成使病变呈胶冻状。由于肿瘤的生长、占位和邻近脑组织的肿胀，使脑组织原有结构受挤压而扭曲变形。

（2）光镜下：肿瘤细胞形态多样。不同类型的肿瘤其细胞核的多形性、核分裂象、瘤细胞密度、血管内皮增生程度以及瘤组织坏死情况不一。星形细胞肿瘤的细胞骨架含有胶质纤维酸性蛋白（glial fibrillary acidic protein, GFAP），免疫组织化学染色呈阳性反应。电镜下，在瘤细胞胞质中可见成束排列的中间丝。组织学上，星形细胞瘤显示由分化好至分化差的不同发展阶段的瘤细胞构成，其生物学行为由低度恶性逐渐转化为高度恶性。毛细胞型星形细胞瘤界限清楚，分化好，异型性小，良性，属于 WHO I 级肿瘤（图 16-9）。低度恶性的星形细胞瘤，属 WHO II 级肿瘤（图 16-10）；间变型星形细胞瘤，为 WHO III 级肿瘤（图 16-11），恶性程度较高，胶质母细

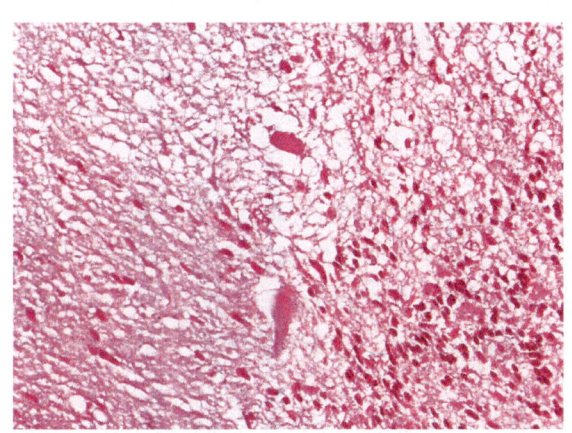

图 16-9　毛细胞型星形细胞瘤
可见 Rosenthal 纤维，WHO I 级（南方医科大学邹振宁、申洪供图）

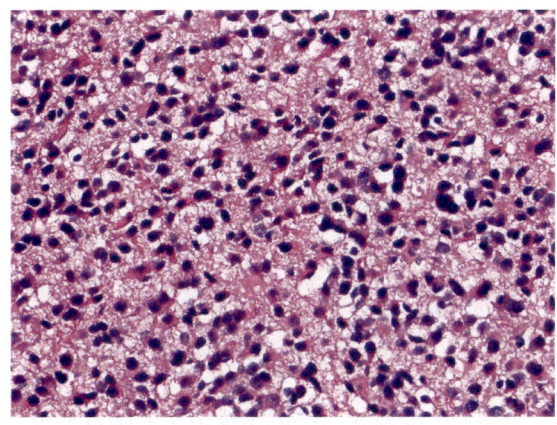

图 16-10　星形细胞瘤
瘤细胞胞体较大，胞质丰富，核大深染，WHO II 级（南方医科大学石晓欣、申洪供图）

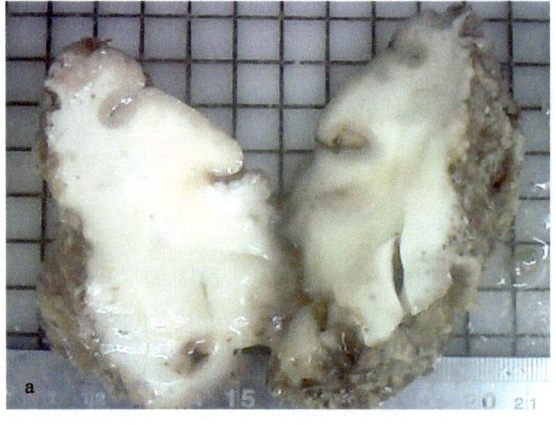
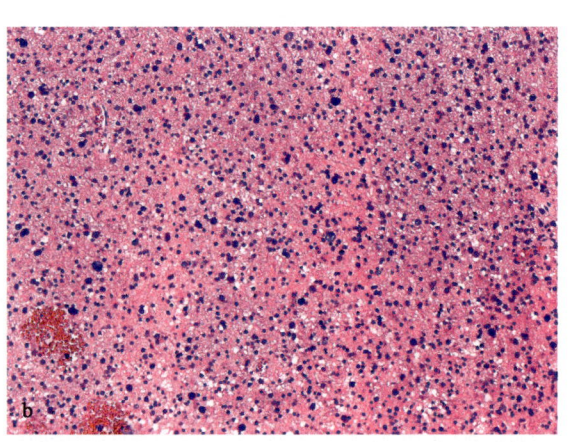

图 16-11 间变型星型细胞瘤
a. 瘤组织大体上呈灰白色、胶冻样，边界不清；b. 光镜下见瘤细胞密集分布，核大深染核质比增大，WHO Ⅲ级（南方医科大学潘斌才、孙东瑾、申洪供图）

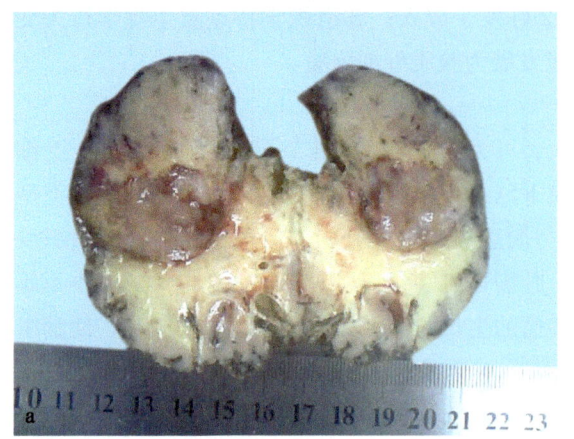
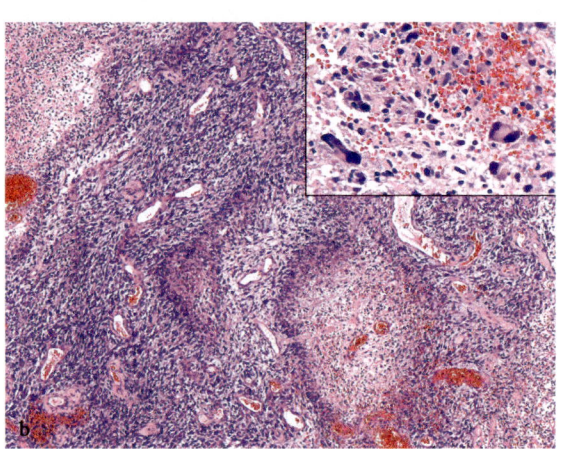

图 16-12 多形性胶质母细胞瘤
a. 瘤组织大体上呈灰白、灰红色，胶冻样，可见出血和坏死，脑沟脑回结构不清，局部囊性变（潘斌才供图）；b. 可见瘤细胞密度增大，核多形性明显，可见多核瘤巨细胞（右上角），可见栅栏状坏死及血管增生，WHO Ⅳ级（南方医科大学孙东瑾、申洪供图）

胞瘤为 WHO Ⅳ级肿瘤（图 16-12），恶性程度最高。

2. 临床病理联系　患者最常见的症状是癫痫，早期可能在语言、感觉、视野或运动等方面会出现轻微改变，额叶肿瘤以行为和性格改变为特征，这些症状可持续数月，也可急性发作。肿瘤的恶性程度不同，其预后不同，手术后平均存活时间为 6~8 年。

（二）少突胶质细胞瘤

少突胶质细胞瘤（oligodendroglioma）是起源于少突胶质细胞的肿瘤，相当于 WHO Ⅱ级，可发生在任何年龄，多见于成年，50~60 岁的成年人居多，男女发病概率几乎相同，好发在大脑皮质和大脑半球，50%~65% 发生在额叶，其他部位依次为颞叶、顶叶、枕叶。临床经过缓慢，一般病程为 5~15 年。癫痫和头痛为其最常见症状。少突胶质细胞瘤对化学治疗敏感。

（1）肉眼观察：瘤体主要位于大脑皮质下的白质内，大小不等，灰红色，浸润性生长，边界尚较清。肿瘤出血、囊性变和钙化较为常见。大脑深部的少突胶质细胞瘤可长入脑室内。

（2）光镜下：瘤组织弥漫分布，浸润性生长。瘤细胞类似少突胶质细胞，分化良好，圆形，大小一致，形态单一；核圆形且居中，核周胞质透亮，形成核周空晕，单个细胞似"煎鸡蛋"，整体组织构象呈蜂窝状结构（图 16-13）。血管多呈枝芽状穿插在瘤细胞群之间，可形成典型的致密鸡爪样分支毛细血管网。还可伴有不同程度的钙化和砂粒体形成。如果瘤细胞分化差，异型性明显，核分裂象多，伴有血管内皮增生和（或）肿瘤灶状坏死则可诊断为间变型少突胶质细胞瘤，相当于 WHO Ⅲ级，这时瘤细胞生长迅速，预后不佳。如瘤组织内混杂数量不等的星形细胞瘤成分，可诊断为少突星形细胞瘤。

（三）室管膜瘤 ⓔ

二、髓母细胞瘤

髓母细胞瘤（medulloblastoma）是发生于小脑的恶性侵袭性胚胎性肿瘤，相当于 WHO Ⅳ级。目前认为，肿瘤的发生是小脑外颗粒层的原始细胞残留或异位所致，因此肿瘤常位于小脑蚓部，并突入第四脑室。本瘤的高发年龄为 7 岁，70% 的患者小于 16 岁，80% 的成人髓母细胞瘤发生在 21～40 岁，约 65% 的患者为男性。常见的症状为共济失调、步态紊乱。患者由于脑脊液循环受阻，颅内压增高，常嗜睡、头痛、晨起呕吐。

（一）病理变化

1. 肉眼观察　瘤组织呈鱼肉状，灰红色。
2. 光镜下　瘤组织弥漫分布，瘤细胞小，呈圆形、卵圆形，细胞质少，细胞核深染，可见数量不等的病理性核分裂。部分瘤细胞排列成菊形团结构，具有一定的诊断意义（图 16-13）。间质中可见少量增生的纤细纤维及血管。免疫组织化学 SYN、CgA 阳性，GFAP 可阳性。

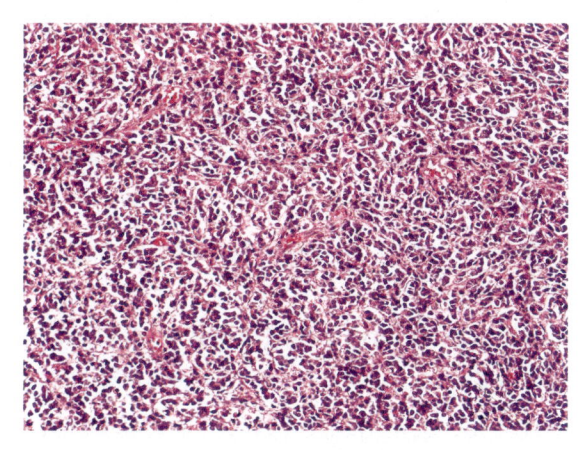

图 16-13　髓母细胞瘤，WHO Ⅳ级
瘤细胞较小，密集分布，核深染，核质比大，可见菊形团样结构（南方医科大学孙东瑾、申洪供图）

（二）临床病理联系

本瘤易通过脑脊液播散，恶性程度高，预后差。

三、脑膜瘤

脑膜瘤（meningioma）是由脑膜和脊髓膜细胞发生的肿瘤，包括硬膜、蛛网膜内层成纤维细胞、软脑膜及蛛网膜内层的细胞。脑膜瘤占颅内原发性肿瘤的 13%～18%，占椎管内肿瘤的 25%。发生年龄在 20～70 岁，以 50～60 岁的人群多见，男女之比约为 1∶2 或 2∶3，椎管内的脑膜瘤甚至可达 1∶4。由于其多为良性，生长缓慢，易于手术切除，复发率和侵袭力均很低，在中枢神经肿瘤中预后最好。

（一）病理变化

脑膜瘤多起源于蛛网膜帽状细胞，其好发部位与蛛网膜颗粒在脑膜上的分布一致。颅内脑膜

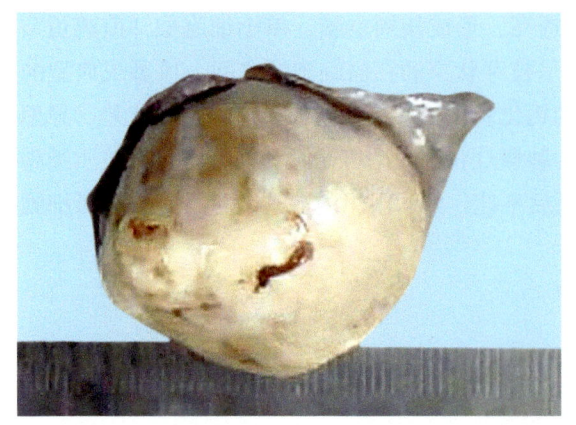

图 16-14　脑膜瘤瘤组织呈球形，包膜完整，膨胀性生长，与硬脑膜紧密相连
（本图由南方医科大学潘斌才提供，张耀忠修图）

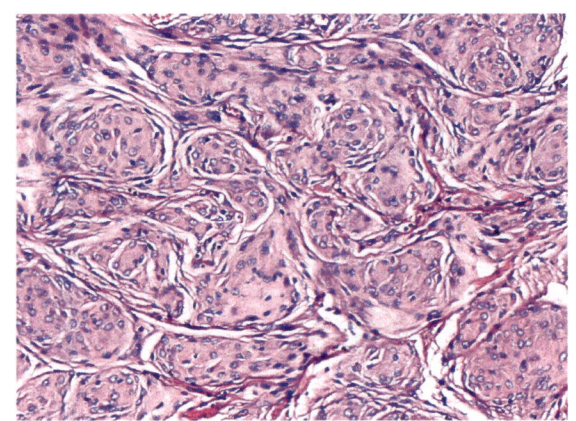

图 16-15　脑膜瘤，WHO Ⅰ级，合体细胞型
瘤细胞胞体大，胞质丰富，呈大小不等的同心圆状或漩涡状排列（南方医科大学石晓欣、申洪供图）

瘤大部分发生于大脑凸面，常与大脑镰相关，其他好发部位有蝶骨嵴、嗅沟、脑桥脑角及脊髓胸段脊神经在椎间孔的出口处。脑膜瘤常单发，偶见多发。

1. 肉眼观察　肿瘤大小差异很大，与肿瘤发生部位有一定关系。肿瘤常与硬膜广泛附着，但呈膨胀性生长，球形或分叶状，压迫脑组织，界限清楚，易与脑组织分离（图 16-14）。切面多为灰白色，质韧，很少坏死；有时切面有砂粒感，是砂粒体型脑膜瘤的特点。

2. 光镜下　脑膜瘤的组织学类型很多，以合体细胞型（又谓脑膜内皮细胞型）、纤维型和过渡型多见。合体细胞型脑膜瘤瘤细胞胞体较大，胞质丰富，常呈大小不等的同心圆状或漩涡状排列（图 16-15），血管壁常有透明变性；纤维型（成纤维细胞型）脑膜瘤瘤细胞多为长梭形，呈致密交织束状结构，其间可见网状纤维或胶原纤维；过渡型脑膜瘤可见上述两种类型改变，或呈现以上两种结构的过渡状态。脑膜瘤组织中多有砂粒体形成。此外，脑膜瘤还有砂粒体型、血管瘤型、微囊型、分泌型、富于淋巴浆细胞型、化生型和脑室脑膜瘤等少见类型。上述类型均属 WHO Ⅰ级。

上述各型 WHO Ⅰ级脑膜瘤若是浸润脑实质则在 WHO 分级时归入 WHO Ⅱ级。属于 WHO Ⅱ级的脑膜瘤有非典型、透明细胞型和脊索样型脑膜瘤。少数脑膜瘤细胞异型性大，生长活跃，可出现坏死，甚至出现颅外转移，主要累及肺及淋巴结，属于恶性脑膜瘤，相当于 WHO Ⅲ级；这一级别类型的脑膜瘤还有乳头状型脑膜瘤和横纹肌样型脑膜瘤及间变型脑膜瘤。

（二）临床病理联系及预后

脑膜瘤常压迫脑组织和周围神经纤维，引起相应的症状和体征，因此，患者的症状与肿瘤生长的部位有关。头痛和癫痫是脑膜瘤的初期表现。WHO Ⅰ级脑膜瘤为良性，生长缓慢，易于手术切除，预后好。

四、神经鞘瘤

神经鞘瘤（neurilemmoma）又称 Schwann 细胞瘤（Schwannoma）或神经膜细胞瘤，是起源于神经膜细胞或施万（Schwann）细胞的良性肿瘤。肿瘤可单发或多发于身体任何部位的神经干或神经根。脑的神经鞘瘤主要发生在听神经的前庭［又称听神经瘤（acoustic tumor）］、小脑脑桥角和三叉神经等。神经鞘瘤是椎管内最常见的肿瘤。发生在周围神经的神经鞘瘤多见于四肢屈侧大神经干。

（一）病理变化

1. **肉眼观察** 肿瘤多呈圆形或分叶状，直径一般小于 10 cm，界限清楚，包膜完整，与其所发生的神经粘连在一起。切面灰白色或灰黄色，有时可见出血、囊性变。

2. **光镜下** 一般可见两种组织构象。①束状型（Antoni A 型）：细胞呈梭形，境界不清，核呈梭形或卵圆形，相互紧密平行排列呈栅栏状或不完全的漩涡状，后者称 Verocay 小体（图 16-16）。②网状型（Antoni B 型）：细胞稀少，排列成稀疏的网状结构，细胞间有较多的液体，常有小囊腔形成。以上两种结构往往同时存在于同一肿瘤中，其间有过渡形式，但多以其中一型为主。一般颅内的神经鞘瘤较多出现 Antoni B 型结构，椎管内的神经鞘瘤多以 Antoni A 型结构为主，且易见小囊腔形成。免疫组织化学瘤细胞 S-100 蛋白阳性。

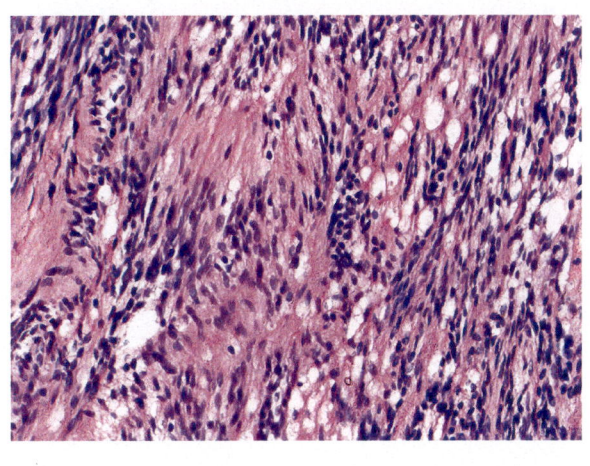

图 16-16 神经鞘瘤，束状型
瘤细胞梭形，呈栅栏状排列（邹振宁、申洪供图）

（二）临床病理联系

临床表现视肿瘤大小和部位而异。一般为无痛性肿块，有些患者是在查体时偶尔发现。瘤体较大者因受累神经受压而引起麻痹或疼痛，并沿神经放射。颅内听神经瘤可引起听觉障碍或耳鸣等症状。大多数肿瘤能手术根治，极少数与脑干或脊髓等紧密粘连，切除较困难。未能完全切除者可复发，罕见恶变。

五、神经纤维瘤

神经纤维瘤（neurofibroma）是施万细胞或束衣细胞构成的良性肿瘤，多发生在皮肤和皮下组织，所有年龄均可以发生，无明显性别差异。

（一）病理变化

1. **肉眼观察** 皮肤或皮下单发性神经纤维瘤呈结节状或息肉状，圆形或椭圆形，境界清楚，但无包膜。切面灰白，质实，可见漩涡状纤维，局部可呈胶冻状，很少发生出血及囊性变。

2. **光镜下** 肿瘤组织由增生的施万细胞、神经束膜样细胞和成纤维细胞构成，其形态依细胞数量及胶原和黏液量的不同而异。瘤细胞核呈波浪状，与其细胞质构成单一或交织的束状排列，并分散在神经纤维之间，可伴有大量网状纤维和胶原纤维及疏松的黏液样基质形成（图 16-17）。若细胞密度增大，核异型并见核分裂象，则提示恶变可能。

（二）临床病理联系

肿瘤表现为无痛性肿块，大部分为皮肤的结节。有些患者肿瘤呈多发，谓神经纤维瘤

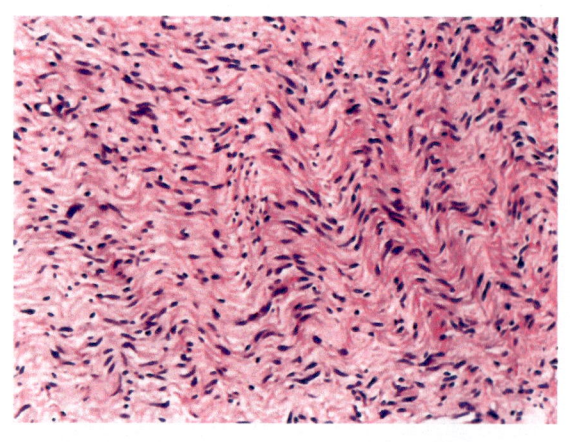

图 16-17 神经纤维瘤
瘤细胞核呈波浪状（南方医科大学潘斌才供图）

病（neurofibromatosis，NF），又称多发性神经纤维瘤或Von Recklinghausen病或Von Recklinghausen神经纤维瘤病，是常染色体显性遗传性疾病。根据明显的临床表现和病理学特征分为三种类型。①周围型（NF-1）：以大量的周围和皮下神经纤维及多发性皮肤咖啡色斑为特点；②中央型（NF-2）：以颅内和椎管内多发性神经根的神经鞘瘤、神经纤维瘤、脑脊髓实质及其膜的肿瘤为特点；③内脏型：以神经节神经母细胞瘤和神经鞘瘤为突出特点，累及内脏和自主神经系统。

（曾思恩　申　洪）

思考题

1. 试述流行性脑脊髓膜炎的基本病理变化及临床病理联系。
2. 试述流行性乙型脑炎的基本病变及临床病理联系。
3. 概括流行性乙型脑炎与流行性脑脊髓膜炎的区别。
4. 脑出血常见的原因有哪些？
5. 试述AD及PD的基本病理变化及临床病理联系。
6. 颅脑常见的原发性肿瘤有哪些？常见的转移性肿瘤有哪些？
7. 试述颅内压增高的常见原因及临床病理联系。

网上更多……

本章小结　　历代著名病理学家介绍　　自测题　　教学PPT

第十七章
传染病及真菌病

关键词

结核结节　　原发复合征　　结核球　　麻风肉芽肿　　伤寒肉芽肿
树胶肿　　梅毒瘤　　细菌性痢疾　　肾综合征出血热
钩端螺旋体病　　淋病　　尖锐湿疣　　梅毒　　SARS　　禽流感
埃博拉出血热　　中东呼吸综合征　　真菌病

　　本章由传染病和真菌病两部分内容构成。

　　本章学习要求掌握结核病的基本病变、转化规律及临床病理联系，掌握原发性肺结核与继发性肺结核的病变特点，熟悉肺外器官结核的病变特点；掌握伤寒的病理变化及临床病理联系，了解其发病机制；掌握细菌性痢疾的病变特点及临床病理联系，了解其发病机制；熟悉钩端螺旋体病、流行性出血热的病变特点，了解其发病机制及临床病理联系；熟悉淋病、尖锐湿疣及梅毒的病因，掌握其病变特点，了解其发病机制及临床病理联系；熟悉新发传染病，包括严重急性呼吸综合征、禽流感、埃博拉出血热、中东呼吸综合征等的病理变化及临床病理联系，了解其发病机制；熟悉深部真菌病的类型及病变特点，了解其发病机制及临床病理联系。

思维导图

- **传染病**
  - **结核病**
    - 病因及发病机制：结核杆菌
    - 基本病变：结核结节
    - 病变发展与转化规律
      - 转向愈合：吸收、消散、纤维化、包裹、钙化
      - 进展恶化：浸润、溶解播散
    - 肺结核病
      - 原发性肺结核：原发复合征
      - 继发性肺结核：局灶型、浸润型、慢性纤维空洞型、干酪样肺炎、结核球、结核性胸膜炎
      - 血源播散所致病变
        - 急性全身粟粒性结核病
        - 慢性全身粟粒性结核病
        - 急性粟粒性肺结核病
        - 慢性粟粒性肺结核病
    - 肺外器官结核：肠结核病、结核性腹膜炎、肾结核病、生殖系统结核病、骨与关节结核病、结核性脑膜炎、淋巴结结核病
  - **麻风病**
    - 病因：麻风分枝杆菌
    - 基本病变：结核样结节或泡沫细胞肉芽肿
    - 两型：结核样型、瘤型
    - 两类：界线类、未定类
  - **伤寒**
    - 病因：伤寒杆菌
    - 基本病变：伤寒肉芽肿
    - 肠道病变：部位：回肠下段
      - 分期：髓样肿胀期、坏死期、溃疡期、愈合期
    - 肠外病变：脾、胆囊、皮肤、神经系统、心血管系统
  - **细菌性痢疾**
    - 病因：痢疾杆菌—福氏、宗内氏、鲍氏、志贺痢疾杆菌
    - 病变性质：纤维素性炎
    - 部位：乙状结肠和直肠
    - 类型：急性：急性纤维素性炎
      - 慢性：变化而有起伏，新老病变交替混杂
      - 中毒性：全身中毒症状明显，肠道病变轻微
    - 临床特点：腹痛、腹泻、里急后重、黏液脓血便及中毒性脑病
  - **肾综合征出血热 钩端螺旋体病**
    - 病因：汉坦病毒
    - 病理变化：全身脏器及皮肤广泛出血
    - 临床特点："三痛""三红"
  - **性传播性疾病**
    - 淋病
      - 病因：淋球菌
      - 部位：下泌尿道和生殖器
      - 病变性质：化脓性炎
    - 尖锐湿疣
      - 病因：HPV病毒（6型、11型）
      - 部位：外生殖器
      - 病变特点：疣状赘生物，挖空细胞，HPV+
    - 梅毒
      - 病因：梅毒螺旋体
      - 基本病变：血管炎及血管周围炎，树胶肿
      - 器官病变：心血管：梅毒性主动脉炎
        - 神经系统：梅毒性脑膜血管和神经梅毒
      - 后天性梅毒：一期：硬下疳
        - 二期：梅毒疹及非特异性淋巴结肿大
        - 三期：心血管梅毒、神经系统梅毒
      - 先天性梅毒：早发性：皮肤黏膜广泛性大疱和剥脱性皮炎及骨损
        - 晚发性：角膜炎、神经性耳聋和Hutchinson齿三联征
  - **新发传染病**
    - 严重急性呼吸综合征（SARS）：病因—变异的冠状病毒
    - 禽流感：病因—禽流感病毒
    - 埃博拉出血热：病因—埃博拉病毒
    - 中东呼吸综合征：病因—MERS冠状病毒（COV）
  - **真菌病**
    - 念珠菌病：急性和慢性炎症
    - 曲霉病：化脓性炎、坏死性炎、慢性肉芽肿性炎
    - 毛霉病：急性化脓性炎症
    - 隐球菌病：隐球菌性亚急性或慢性炎症
    - 放线菌病：慢性化脓性炎症

传染病（infection disease）是由病原微生物通过一定的传播途径进入易感人群个体所引起的一组疾病，并能在人群中引起流行。传染病的主要特征为：①必须同时具备三个基本环节，即传染源、传播途径和易感人群。②病原体入侵人体常有一定的传染途径和方式，并有特定的组织或器官的定位。③传染病的基本病变是炎症。④传染病的临床表现主要有前驱期、潜伏期、发病期和愈合期。⑤大多数传染病经过有效治疗均可治愈。

传染病曾在世界各地流行，严重威胁人类的健康。在发达国家，传染病在疾病的发病率和病死率中仅处于次要地位；但在许多发展中国家，传染病仍是主要的健康问题。近年来，由于基因诊断技术和有效抗生素的应用，传染病的诊断和治疗取得了很大的进展。新中国成立后，传染病的发病率和病死率均已明显下降。有些传染病已消灭，如天花；有些传染病接近消灭，如麻风、脊髓灰质炎等；但目前一些原已得到控制的传染病，由于种种原因又死灰复燃，发病率上升或有上升趋势，如梅毒、淋病、结核病等；此外，还出现一些新的传染病，如艾滋病、埃博拉出血热（Ebola hemorrhagic fever，EHF）、严重急性呼吸综合征（severe acute respiratory syndrome，SARS）、中东呼吸综合征（MERS）和禽流感等。

真菌种类繁多，但与细菌相比，对人类致病的真菌相对较少。近年来，由于抗生素（尤其是广谱抗生素）、激素和抗肿瘤药物的大量使用，临床真菌感染有明显增长趋势。真菌病在某些方面有别于经典的传染病，防治上应引起重视。

第一节 结核病

一、概述

结核病（tuberculosis）是由结核分枝杆菌引起的一种慢性传染病。本病可发生在全身各个器官，但以肺结核病最为多见。病变特点是结核结节形成，并伴有不同程度的干酪样坏死。临床上多呈慢性经过，常有乏力、低热等全身症状及不同器官受累后表现的各自特殊症状。

结核病曾经威胁整个世界，由于有效的抗结核药物的发明和应用，使结核病的病死率一直呈下降趋势。20世纪80年代以来，由于艾滋病的流行和耐药菌株的出现，结核病的发病率又呈现出上升趋势。我国结核病患者人数仅次于印度居世界第二。世界卫生组织已将结核病作为重点控制的传染病之一。

（一）病因及发病机制

结核病的病原菌为结核分枝杆菌（mycobacterium tuberculosis），引起人类结核病的主要菌型为人型、牛型。结核分枝杆菌既不产生内、外毒素，也无荚膜和侵袭性的酶，因此它的致病作用可能主要是由该菌菌体所具有的脂质、蛋白质和多糖类三种成分所引起。

呼吸道传播是结核病最常见和最重要的传播途径，故95%以上的结核病首先发生在肺。开放性肺结核病患者咳嗽、打喷嚏时带菌飞沫可直接被接触者吸入造成感染，或患者从呼吸道排出大量带菌气溶胶微滴，造成传播。直径<5μm的气溶胶微滴能到达肺泡，其内的结核分枝杆菌趋化和吸引巨噬细胞，并被巨噬细胞所吞噬。在有效的细胞免疫建立以前，巨噬细胞将其杀灭的能力有限，使结核分枝杆菌在细胞内繁殖，一方面引起局部炎症，另一方面可发生全身性血源性

播散，成为以后肺外器官结核病发生的根源。少数结核分枝杆菌可经消化道感染，或被开放性肺结核病患者污染的食具经消化道传染；极少的情况下，结核分枝杆菌通过皮肤、黏膜伤口发生感染。

影响结核病的发生、发展和转归的因素很多，其中最重要的是入侵结核分枝杆菌的数量、毒力的强弱和机体反应性（包括一般抵抗力、免疫反应和变态反应）。结核病的免疫反应以细胞免疫为主，机体对结核分枝杆菌产生特异性的细胞免疫一般需要 30~50 天。这种特异的细胞免疫在临床上表现为皮肤结核菌素试验阳性。结核病的免疫反应和变态反应（Ⅳ型）常同时发生和相伴出现。

变态反应的出现提示机体已获得免疫力，对病原菌有抵抗力。发生变态反应的机体对结核分枝杆菌的免疫防御反应较未致敏的机体快，结核菌素试验就是这种反应的表现。结核病发生时，当机体的免疫反应较强时，病变向好转和痊愈方向发展；相反，如变态反应强烈时，则病变趋向恶化和播散。结核分枝杆菌感染后，机体保护性反应为主，则病灶局限，结核分枝杆菌被杀灭；如主要表现为组织破坏性反应，则机体呈现有结构和功能损害的结核病。

（二）基本病理变化

结核菌引起的病变是特异性炎症，也具有一般炎症的增生、渗出和变质三种基本病变。机体内的结核病变，由于机体反应性（免疫反应和变态反应）和发生病变的组织特性的不同，以及侵入细菌数量和毒力的不同，可以出现不同的病变（表 17-1）。

表 17-1 结核病疾病标本与机体的免疫状态

病变	机体状态		结核分枝杆菌		病理特征
	免疫力	变态反应	菌量	毒力	
渗出为主	低	较强	多	强	浆液性炎或浆液纤维素性炎
增生为主	较强	较弱	少	较低	结核结节
变质为主	低	强	多	强	干酪样坏死

1. **渗出为主的病变** 常出现在结核病的早期或机体免疫力低下而变态反应较强，或病菌量多而毒力强等情况。这类病变好发于肺、浆膜、脑膜或滑膜等处。主要表现为浆液性炎或浆液纤维素性炎。早期有中性粒细胞浸润，但很快被巨噬细胞所取代。在渗出液和巨噬细胞内可检出结核分枝杆菌。渗出物可完全吸收不留痕迹，或转变为以增生或坏死为主的病变。

2. **增生为主的病变** 发生在细菌量较少，毒力较低，而机体免疫力较强的情况下，形成对结核病具有诊断意义的结核结节。结核结节（tubercle）是机体对病菌有较强免疫力的形态学表现。

结核结节由干酪样坏死、上皮样细胞（epithelioid cell）或称类上皮细胞、朗汉斯（Langhans）巨细胞，以及在结节外围的淋巴细胞和少量反应性增生的成纤维细胞所构成（图 17-1）。上皮样细胞是结核结节的主要成分，该细胞呈梭形或多边形，胞质丰富，伊红淡染，胞界不清。细胞常以胞质突起相连接；核呈圆形或卵圆形，染色质少，故核染色浅淡甚至呈空泡状，有 1~2 个核仁。朗汉斯巨细胞一般位于结节中央干酪样坏死组织旁，该细胞体积大，直径可达 300 μm，胞质丰富，核的数目可有十几至几十个甚至更多，排列在细胞的周边呈花环状或呈半环如马蹄形或

图 17-1 粟粒性肺结核

密集于胞体的一端。肉眼观察，单个结节不易被看到，数个结节融合后肉眼才可观察到呈粟粒大小、境界清楚、灰白色半透明的结节，微隆起于器官表面。如结节内有干酪样坏死则坏死区呈黄色或灰白色。

3. 变质为主的病变　当大量毒力强的病菌侵入机体，而机体抵抗力低下，免疫力差或变态反应强烈时，上述以渗出为主或以增生为主的病变均可发生干酪样坏死。

干酪样坏死（caseous necrosis）在镜下为红染无结构坏死崩解的颗粒状物，周边可查到

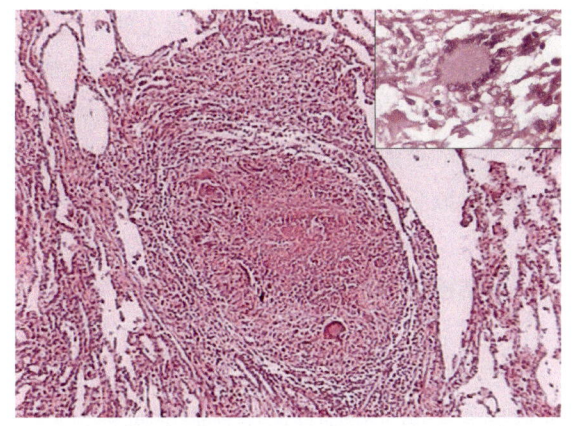

图 17-1　肺结核结节
肺内见一结核结节，由上皮样细胞、朗汉斯巨细胞、淋巴细胞、少量的成纤维细胞及干酪样坏死所构成（右上图为高倍放大，示朗汉斯巨细胞）

结核分枝杆菌（坏死灶中心因缺氧不利于病菌繁殖）；肉眼观察，因坏死组织内含有较多来自被破坏的结核分枝杆菌和单核细胞的脂质成分，故呈淡黄色、均匀细腻，质地较实，形似奶酪，故称干酪样坏死。干酪样坏死灶中坏死组织可发生软化和液化，结核分枝杆菌繁殖。含菌的液化坏死组织排出后原坏死区形成空洞，在坏死物排出的过程中也可引起结核分枝杆菌在体内的扩散蔓延，使病情恶化进展。

图 17-2
淋巴结干酪样坏死

上述增生、渗出、变质三种基本病变常同时存在，但以其中一种病变为主，并且可随着病菌、机体反应性以及治疗情况的变化而发生相互转化。

（三）病变发展与转化规律

结核病的病变发展与变化是随着机体反应性和结核分枝杆菌的致病力之间的转变而变化的。当结核菌致病力降低而机体抵抗力、免疫力增强时，病变转向愈合；反之则转向进展、恶化。

1. 转向愈合

（1）吸收消散：是渗出性病变的主要愈合形式。渗出物经淋巴管或血管吸收，病灶缩小或消散。较小的干酪样坏死灶或增生性病变，如治疗得当可以修复。肺 X 线检查可见渗出性病灶的絮状阴影，当其吸收消散而缩小或消失时，临床称之为吸收好转期。

（2）纤维化、纤维包裹及钙化：增生性病变或小的干酪样坏死灶（直径 1~2 mm）以及未被完全吸收的渗出性病灶，均可以通过机化、纤维化而愈合。

较大的干酪样坏死灶不能完全纤维化，则由坏死灶周围增生的纤维组织将其包裹，随着坏死组织逐渐干燥，钙盐沉积而发生钙化。在被包裹钙化的病灶内，仍然可能有少量的结核分枝杆菌存活，病变只是处于相对静止的状态（称为临床痊愈）；当机体抵抗力低下时，结核病仍可复发进展。肺 X 线检查见边缘清楚、密度较高的纤维化病灶阴影（如有钙化则密度更高），临床称之为硬结钙化期。

2. 转向进展、恶化

（1）浸润进展：病变进展恶化时，在病灶周围出现渗出性病变（病灶周围炎），使病变范围扩大，继而渗出性病变发生干酪样坏死。病变继续进展，则在干酪样坏死周围出现新的渗出性病变，继而再度坏死，这样反复进行，病变范围则持续不断扩大。肺 X 线检查见原病灶周围出现边缘模糊的云絮状阴影，病灶中心可见密度较高的阴影（干酪样坏死区），临床称之为浸润进展期。

（2）溶解播散：病情恶化时，干酪样坏死组织溶解液化后，其内所含的大量结核分枝杆菌的

液状坏死物可通过体内的自然通道（如支气管、输尿管等）排出，播散到体内其他部位（如通过支气管播散到同侧或对侧肺内），引起新的病灶。液化坏死组织排出后原病灶处形成空洞。X线检查可见肺内病灶阴影密度深浅不一，出现透亮区（空洞）及大小不等的新播散病灶阴影，临床称之为溶解播散期。液状坏死组织也可经淋巴道向局部和远处淋巴结播散，引起淋巴结结核；或循血行播散至全身，引起各器官的结核。

二、肺结核病

结核病中以肺结核病最多见，约占全身各器官结核病的90%。第四次全国结核病流行病学抽样调查表明，传染性肺结核病患病率为157.8/10万人，据此推算，全国现有传染性肺结核病患者达200万人。由于机体初次感染结核分枝杆菌和再次发生感染的机体反应不同，导致肺部病变的发生发展表现有各自不同的特点，因此肺结核病可分为原发性肺结核病和继发性肺结核病两大类，两者比较见表17-2。

（一）原发性肺结核病

机体第一次感染结核分枝杆菌所引起的肺结核病谓原发性肺结核病（primary pulmonary tuberculosis）。多发生在儿童，又谓儿童型肺结核病。

结核分枝杆菌被吸入肺内，常位于通气较好、病菌容易到达的部位，即肺上叶的下部和下叶的上部紧靠肺膜处（以右肺多见）。在肺内最先形成的病变称为原发灶，病变开始时为渗出性病变，继而发生干酪样坏死，周围形成结核性肉芽组织。原发灶通常只有一个，偶尔可有两个或两个以上，呈圆形，境界清楚，直径多在1~1.5 cm，灰黄色或灰白色。由于是机体第一次感染结核，对结核分枝杆菌尚未产生足够免疫力，故病菌可侵入淋巴管，引起结核性淋巴管炎，并随淋巴引流蔓延到所属肺门淋巴结，引起结核性淋巴结炎。病变的淋巴结明显肿大，并发生干酪样坏死。淋巴管细微，所形成的淋巴管炎肉眼通常观察不到。肺内原发灶、肺门淋巴结结核及连接两病灶的结核性淋巴管炎这组病变谓原发复合征（primary complex），是原发性肺结核病的病理特征（图17-2）。X线多呈不对称的哑铃状阴影。

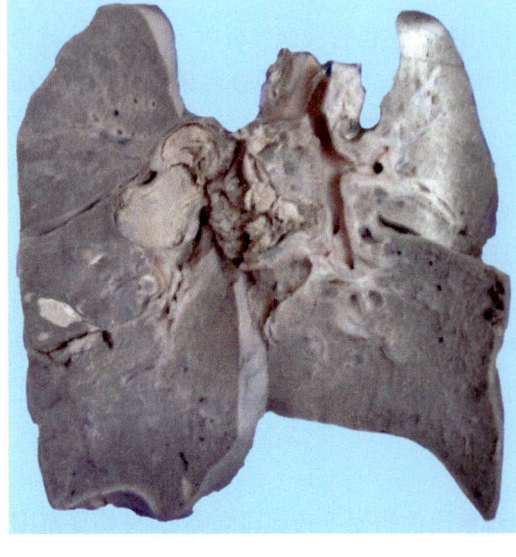

e 图17-3
肺原发复合征

图17-2 原发性肺结核（原发复合征）
右肺中叶下部近肺膜处见一类椭圆形病灶，边界清楚，灰白色；同侧肺门淋巴结肿大

随着机体细胞对结核分枝杆菌免疫功能的建立，约95%的病例不表现明显的症状，仅结核菌素呈阳性反应，少数病变较重者可出现食欲减退、倦怠、潮热和盗汗等全身症状，但很少有咳嗽、咯血等呼吸道症状。少数患者病变可进一步恶化，甚至形成粟粒性肺结核病或全身粟粒性结核病。

（二）继发性肺结核病

继发性肺结核病（secondary pulmonary tuberculosis）是指原发性肺结核病基本痊愈后，机体第二次感染（再次感染）结核分枝杆菌引起的肺结核病。多见于成年人，故又称成人型肺结核病。此型肺结核病多在初次感染后10年或几十年后由于机体抵抗力下降使体内静止的原发病灶再度活化而形成，其病理变化和临床表现比较复杂。根据其病变特点和临床经过可分为以下类型。

1. 局灶型肺结核病　属于早期病变，病灶多发生于肺尖下 2~4 cm 处，右肺多见，直径 0.5~1.0 cm，边界清楚，其周围有纤维组织包裹。镜下多以增生病变为主，病灶中央常发生干酪样坏死。X 线显示在肺尖部有一个或多个境界清楚的结节状阴影。临床上，患者常无明显症状，多在体检时发现，属于非活动性肺结核。当患者的免疫力增强时，病灶发生纤维化，坏死区钙化而痊愈；若患者免疫力降低，可发展为浸润型肺结核病。

2. 浸润型肺结核病　为临床上最多见的一种类型，属于活动性肺结核病。本型多由局灶型肺结核病发展而来，但少数也可一开始即为浸润型肺结核病。病变以渗出为主，中央有干酪样坏死，周围有炎症包绕。患者常有低热、盗汗、食欲缺乏、全身无力以及咳嗽、咯血等症状，痰液内常可检出结核分枝杆菌。

本型肺结核病如能及时合理治疗，渗出性病变可吸收，增生、坏死性病变可纤维化、包裹和钙化而痊愈。若患者免疫力低下或未能获得适当治疗，病变可进展，干酪样坏死灶及其周围浸润性病变扩大（浸润进展）；坏死病变一旦侵蚀了邻近支气管，则液化的干酪样坏死物可经支气管排出，局部形成急性空洞。洞壁粗糙不规则，均为干酪样坏死物，内含大量结核分枝杆菌，进而坏死层外有薄层结核性肉芽组织增生包绕，形成薄壁空洞。从空洞中不断排出的含菌的液化干酪样坏死物质，可经支气管播散，引起干酪样肺炎（溶解播散）。如空洞靠近胸膜，可穿破胸膜引起自发性气胸；如同时有大量干酪样坏死物进入胸腔则可引起结核性脓气胸。

急性空洞壁较薄，患者如能及时治疗，洞壁肉芽组织增生使空洞逐渐缩小最后形成瘢痕愈合；或由于空洞塌陷而形成索状瘢痕愈合。若治疗不当，急性空洞经久不愈，则空洞壁逐渐增厚，发展为慢性纤维空洞型肺结核。

3. 慢性纤维空洞型肺结核病　是成人慢性肺结核病的常见类型。病变特点是：①肺内有一个或多个慢性（厚壁）空洞，多位于肺上叶，大小不等，不规则，壁厚 1 cm 以上。洞内常见残存的梁柱状组织（多为已有血栓形成并机化闭塞的血管）（图 17-3）。镜下洞壁分三层，内层是含有大量结核分枝杆菌的干酪样坏死物，中层为结核性肉芽组织，外层是增生的纤维组织和瘢痕组织。空洞邻近的肺组织明显纤维化，肺膜增厚。②由于结核分枝杆菌长期沿支气管向肺组织播散，在同侧和（或）对侧肺内形成很多大小不等、新旧不一、病变类型不同的相互交杂的病灶，越往下新病灶越多。③后期肺组织严重破坏，广泛纤维化，胸膜增厚并粘连，使肺体积缩小、变形、变硬，严重影响肺功能。

本型肺结核病临床病程迁延，常可历时多年，症状时有起伏。空洞与支气管相通，痰液带有结核菌，故称"开放性肺结核病"，是结核病的重要传染源。X 线示一侧或双侧肺组织内有单个或多个厚壁空洞，伴有支气管播散病灶及明显的胸膜增厚。由于病变进展，空洞内血管受结核病变的侵蚀破溃，可引起大咯血，患者可因吸入大量血液发生窒息而危及生命。如空洞穿破胸膜，可引起气胸或脓气胸；空洞长期排出带菌的痰液，途经喉可致喉结核，咽下后可致肠结核。由于病症迁延，肺组织因肺内的广泛病变而遭严重破坏，从而导致肺组织的广泛纤维化和瘢痕形成，最终发展形成肺内纤维化。此时，肺体积缩小、变硬、变形，胸膜增厚、粘连，可严重影响肺功能，并可引起肺动脉高压而致肺源性心脏病。

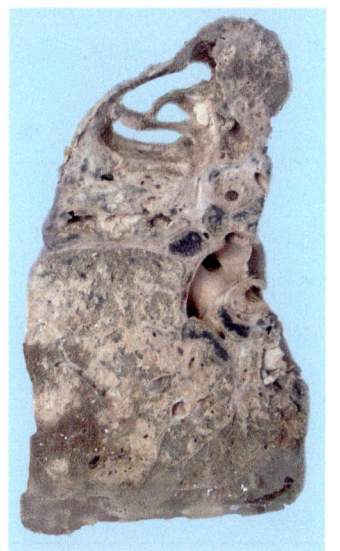

图 17-3　慢性纤维空洞型肺结核

肺上叶见一厚壁空洞，其内见残存的梁柱状组织，其余肺组织内见支气管播散病灶

经适当治疗，空洞内的干酪样坏死物质脱落净化后，较小的空间可通过空洞内肉芽组织增生机化发生瘢痕愈合。较大的空洞，内壁坏死组织脱落，肉芽组织长入，由与空洞相连通的支气管上皮增生向空洞延伸并覆盖，使洞壁腔面变平滑，此时空洞虽仍存在，但已愈合，谓"开放性愈合"。

4. 干酪样肺炎　多发生在机体免疫力低下或对结核菌变态反应过高的患者，可由浸润型肺结核恶化进展或由急、慢性空洞内的病菌经支气管播散所致。病变以大片干酪样坏死为主，坏死组织液化后经支气管排出，可形成多发的急性空洞，根据病变累及范围的不同，分为大叶性和小叶性干酪样肺炎。

大叶性干酪样肺炎可累及一个或多个肺叶。病变的肺叶肿大实变呈干酪样（图17-4），病变肺叶内可见急性空洞形成。小叶性干酪样肺炎的病变以小叶分布，可融合成片。镜下，肺内见广泛的干酪样坏死，肺泡腔内有大量浆液、纤维素性渗出物及以单核巨噬细胞为主的炎症细胞。抗酸染色可见大量结核分枝杆菌。

临床上，患者可表现严重的中毒症状和呼吸系统症状，病情危重，如不及时有效地治疗，患者可迅速死亡，故有"奔马痨"之称。此型肺结核病目前已少见。

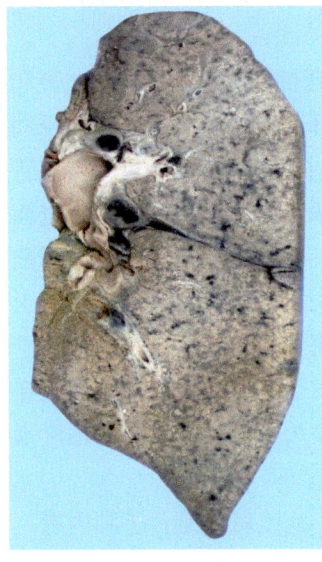

图17-4　干酪样肺炎
病变肺叶实变，见呈大叶分布的干酪样坏死，灰白色

e 图17-4
干酪样肺炎伴纤维素性胸膜炎

5. 结核球　又称结核瘤（tuberculoma），是孤立的、有纤维包裹的、境界分明的球形干酪样坏死灶，直径为2~5cm。常位于肺上叶，多为单个，偶可多个。结核球的来源为：①由浸润型肺结核的干酪样坏死灶发生纤维性包裹而形成；②结核空洞引流的支气管被阻塞后，空洞内填满干酪样坏死物所致；③多个结核病灶融合所致，中心为干酪样坏死，周围纤维包裹而形成。

结核球为相对静止的病变，可存在多年无进展，或发生部分机化和钙化而转向愈合，临床上患者多无明显症状。当机体抵抗力降低时，病灶可恶化进展，此时干酪样坏死灶扩大、液化，包膜溃破，发生支气管播散和空洞形成。由于结核球的干酪样坏死灶较大，周围有纤维包裹，药物难以发挥作用，临床多采用手术切除治疗。

6. 结核性胸膜炎　原发性和继发性肺结核病中均可发生，按病变性质分类如下。

（1）渗出性结核性胸膜炎：又称湿性结核性胸膜炎，临床较常见。多见于原发性肺结核病患者，且大多发生在原发复合征所在的同侧胸膜。病变主要为浆液性或纤维素性炎。浆液量多则引

表17-2　原发性肺结核病和继发性肺结核病的比较

比较点	原发性肺结核病	继发性肺结核病
结核分枝杆菌感染	初次	再次
发病人群	儿童	成人
对结核分枝杆菌的免疫力或过敏性	无	有
病理特征	原发复合征	病变多样，新旧病变复杂
起始病灶	上叶下部、下叶上部近胸膜处	肺尖
主要播散途径	淋巴道或血道	支气管
病程	短，大多自愈	长，需治疗

起胸腔积液，或形成血性胸腔积液。经积极治疗，积液可完全吸收。渗出物中纤维素较多则可发生机化，引起胸膜增厚、粘连。

（2）增生性结核性胸膜炎：又称干性结核性胸膜炎，较少见。由肺膜下结核病灶直接蔓延至胸膜所致。常发生在肺尖部，病变局限。以增生性病变为主，一般不发生胸腔积液。可纤维化而痊愈，可引起局部胸膜增厚、粘连。

（三）肺结核病灶血源性播散引起的结核病

原发性和继发性肺结核病均可通过血道进行播散，前者多见。经血行播散所致的结核病有：

1. 全身粟粒性结核病　本病可分两种类型。

（1）急性全身粟粒性结核病：结核分枝杆菌一次大量侵入肺静脉，经左心进入大循环，播散到全身各器官，如肺、脑膜、肾、肝、脾等，引起急全身粟粒性结核病。肉眼见各器官内均匀密布圆形、灰白色或灰黄色、大小一致、分布均匀、粟粒大小、境界清楚的结核结节。镜下见结节主要为增生性病变（含菌较少时）或渗出、坏死性病变（含菌较多时）。

临床表现病情危重，有高热、盗汗、烦躁不安、衰竭等明显的全身感染中毒症状，X线片上可见双肺弥漫分布着密度均匀、粟粒大小的点状阴影，多数患儿若及时治疗预后仍良好，少数可因结核性脑膜炎致死。

（2）慢性全身粟粒性结核病：可由急性全身粟粒性结核病迁延（3周以上）所致，或由结核菌在较长时期内多次侵入血内播散所引起。患者病程较长，成人多见。病灶分布、大小及病变性质均不一致，同时可见增生、渗出或坏死病变。

2. 粟粒性肺结核病　又称血行播散型肺结核病。本病分急性、慢性两类。

（1）急性粟粒性肺结核病：多为全身粟粒性结核病的一部分。少数病例，由于肺门、支气管旁或纵隔淋巴结结核与附近的静脉（如无名静脉、上腔静脉、颈内静脉）发生粘连，结核分枝杆菌侵入其内，经右心沿肺动脉播散至双肺所致。

（2）慢性粟粒性肺结核病：结核分枝杆菌多由肺外（如肾、骨等）结核病灶间歇性少量多次地入血，播散至双肺所致。多见于成人，病程长，在肺内形成大小不一、新旧不同的病变。

三、肺外器官结核病

肺外器官结核病常见的有淋巴结、肠、脑膜和脑、肾、骨关节及男、女性生殖系统、腹膜和皮肤等。这些肺外器官结核病除淋巴结结核病是由淋巴道播散发生，肠结核病可因吞噬含菌的食物或痰所致，皮肤结核病主要通过受损皮肤直接感染外，其余各器官的结核病，大多是原发性肺结核病血源性播散所致的潜伏病灶进一步发展的结果。当这些潜伏的病灶发展成有明显临床病理表现的肺外器官结核病时，原发性结核病多已痊愈。肺外器官结核病多限于一个器官内，多呈慢性经过。

（一）肠结核病

肠结核病可分原发性和继发性两型。

1. 原发性肠结核病　少见，常发生于小儿，多由饮用结核分枝杆菌污染的牛奶所致，并可形成与原发性肺结核病类同的肠原发复合征（肠的原发性结核性溃疡、结核性淋巴管炎及肠系膜淋巴结结核病）。

2. 继发性肠结核病 多见于成年人，继发于开放性肺结核患者，因长期咽下含病菌的痰液所引起。

肠结核病可发生于任何肠段，以回盲部多见，约占85%。这可能是由于该段肠壁淋巴组织丰富，而病菌易通过肠壁淋巴组织侵入之故；也与肠内容物在该部位停留时间较长，增加了病菌与肠壁的接触和侵入机会有关。依其病变特点的不同可将继发性肠结核病分为两型。

（1）溃疡型：此型多见。病菌侵入肠壁淋巴组织后在此处形成结核结节，结节逐渐融合，继而发生干酪样坏死，破溃后形成溃疡。由于回肠的集合淋巴结位于肠系膜的对侧，病菌由此经环肠管走行的淋巴管向系膜淋巴结播散时，常形成沿肠壁的环状或带状溃疡，其长径与肠之长轴垂直。溃疡边缘参差不齐，溃疡底部的表面有干酪样坏死物（图17-5），其下方为结核性肉芽组织，溃疡愈合后因瘢痕形成和纤维收缩而导致肠腔狭窄。病变肠浆膜面见多数粟粒大小的灰白色结核结节形成及纤维素渗出，后者可致邻近肠组织纤维性粘连。

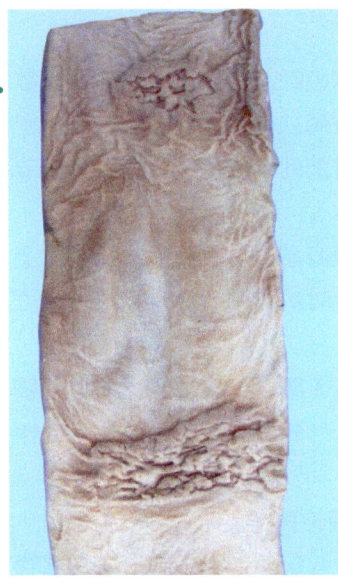

图17-5 溃疡型肠结核病
肠黏膜上见两个溃疡，其长径与肠之长轴垂直，溃疡边缘不整齐，底部见干酪样坏死物附着

（2）增生型：较少见，特点是肠壁大量结核性肉芽肿及纤维组织增生，使病变肠壁明显增厚、变硬，甚至局部形成息肉样肿块，突入肠腔内使肠腔狭窄，黏膜面常见浅在的溃疡形成。

肠结核病多起病缓慢，病程较长。溃疡型肠结核的主要临床表现为全身结核中毒症状以及腹痛、腹泻和便秘交替出现，腹部肿块（与并发肠管粘连及局限性腹膜炎有关）等。增生型肠结核，一般全身症状不明显，突出表现是腹部肿块及便秘和不完全肠梗阻症状。

（二）结核性腹膜炎

结核性腹膜炎多见于青少年。常继发于腹腔内器官结核，如溃疡型肠结核病、肠系膜淋巴结结核病或输卵管结核病。由腹腔外肠结核病经血行播散者少见。依其病变表现可分为湿性和干性两型，但多为混合型。

1. 湿性 又称腹水型，以大量结核性渗出为特征。临床有结核感染的全身中毒症状及腹痛、腹胀、腹泻等。

2. 干性 又称粘连型，以大量纤维素渗出为特点，机化后则引起腹腔脏器粘连。大网膜也常因结核病变而致纤维性增厚、缩小。临床检查腹部因有腹膜增厚，触诊有柔韧感，并可扪及块状物，患者常伴有慢性肠梗阻症状。

（三）肾结核病

肾结核病多见于20~40岁男性。常为单侧性，但晚期病变也可累及对侧。结核分枝杆菌经血行播散至肾，病菌从肾小球不断随原尿排到集合小管，原尿在此浓缩，而菌的数量也在此处增加，故肾结核的病变多从肾皮髓质交界处或肾锥体乳头部开始。病变起初为局灶性结核，其后病灶扩大、融合，发生干酪样坏死，破坏肾乳头并溃入肾盂，坏死物沿尿路排出，病变部位形成空洞。严重者可在肾内形成多个空洞，甚至使肾仅为一残存的空壳。

肾结核病病灶中液化的干酪样坏死组织随尿液沿尿路下行排出时，常使输尿管及膀胱感染。输尿管黏膜发生溃疡，管壁有结核性肉芽肿形成，致管壁增厚、变硬，管腔狭窄，甚至闭塞，从而引起肾盂积水或积脓。

膀胱结核病首先累及膀胱三角区,以后波及整个膀胱。病变可引起黏膜溃疡,结核性肉芽肿可导致膀胱壁纤维性增厚和肌层破坏,使膀胱容积变小。膀胱的结核病变可影响到对侧输尿管口,使管口狭窄,甚至可引起健侧肾的肾盂积水,或由于结核分枝杆菌逆行感染,导致对侧肾发生病变,最终损害该肾功能。

临床上,患者常因肾实质破坏而出现血尿,液化的干酪样坏死物随尿液排出时尿中可检出结核分枝杆菌。患者可出现膀胱刺激征(尿频、尿急、尿痛),晚期膀胱明显挛缩,尿频更甚,尿量少,甚至尿失禁。如双侧肾严重受累,患者可出现肾功能不全。

(四)生殖系统结核病

男性生殖系统结核病主要发生在附睾,也可发生在前列腺、精囊、输精管和睾丸,主要经泌尿道结核病播散引起,偶由血行播散而来。大约80%的附睾结核病合并有肾结核病,大多数附睾结核病是两侧同时发生或先后发生。受累附睾肿大、变硬,无痛或微痛,可与阴囊壁粘连,破溃后形成经久不愈的窦道。前列腺、精囊的结核常无明显症状。附睾结核病是男性不育的重要原因之一。

女性生殖系统结核病主要发生在输卵管,为女性不孕原因之一,其次发生在子宫内膜、卵巢、子宫颈。结核分枝杆菌多由血行或淋巴道播散而来,少数也可源于邻近器官结核病(如腹膜结核病)的直接蔓延。

(五)骨、关节结核病

骨、关节结核病是青少年较多见的一种肺外结核病。多由原发性肺结核病血行播散所致。外伤可为局部发病的诱因。

1. 骨结核病　病变主要侵犯脊椎,其次是长骨及指骨等部位。病变常在血管比较丰富的松质骨及长骨上、下骺端开始,初为小的结核病灶,以后病变发展成为干酪样坏死型或增生型病变。

干酪样坏死型较多见,病变特点为结核性肉芽肿内含大量干酪样坏死,破坏骨质形成死骨。病变常波及周围软组织。干酪样坏死物质液化后可在骨旁形成结核性"脓肿",因该"脓肿"局部无红、热、痛的表现,故谓"冷脓肿"。脓肿穿破皮肤可形成经久不愈的窦道。

增生型病变较为少见,主要形成大量结核性肉芽肿,干酪样坏死少。病灶内骨小梁渐被结核性肉芽肿侵蚀、吸收并消失,但无明显的干酪样坏死和死骨形成。

脊椎结核病在骨结核病中最常见,以第10胸椎至第2腰椎为多见,少数见于颈椎。病变常在椎体的中央发生干酪样坏死,并向其上、下的椎体及椎间盘软骨蔓延破坏。椎体及椎间盘软骨被破坏后,由于躯干的压力致椎体前部被压扁,而后部变形较轻,故椎体成为尖端向前的楔形,引起脊柱后凸畸形(驼背,图17-6)。如果干酪样坏死液化,穿破椎体,可在椎体周围软组织内积聚形成"冷脓肿"。这种脓肿可沿筋膜间隙向下流注,在远处部位形成"冷脓肿"。如患腰椎结核病时,液化坏死的干酪样坏死物在髂窝或腹股沟处形成"冷

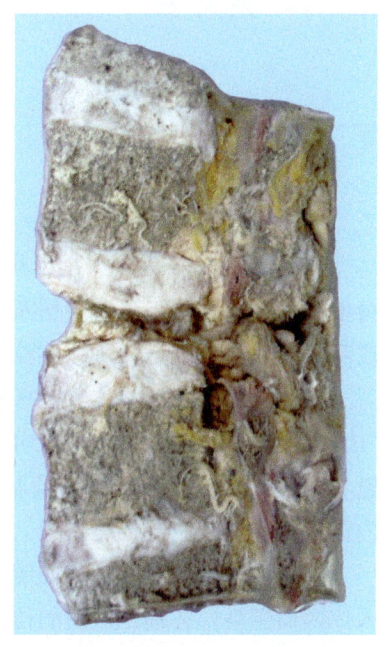

图17-6　骨结核病
椎体被结核病变破坏消失,有干酪样坏死物附着,相邻椎体靠拢

脓肿"。患胸椎结核病时，在胸壁皮下形成"冷脓肿"。由于脊椎塌陷后凸和椎旁结核性肉芽组织及脓肿压迫脊椎，可引起截瘫。

2. 关节结核病　多继发于骨结核病，髋、膝、踝、肘等相对多见。病变的关节滑膜内及关节软骨边缘的软组织内有结核性肉芽肿形成伴干酪样坏死。关节腔内有大量浆液及纤维素渗出。关节结核病虽可治愈，但由于关节软骨破坏后难以再生，并且关节内渗出的纤维素机化和破坏的滑膜等组织的纤维化，常致关节强直，失去运动功能。

（六）结核性脑膜炎

结核性脑膜炎多见于小儿，成人少见。小儿多为原发性肺结核病血行播散引起的全身粟粒性结核病的一部分；成人则可源于肺外器官（骨关节、泌尿生殖系统）结核病的血源性播散，或脑内结核球液化溃破在蛛网膜下隙播散所致。

病变以脑底部（脑桥底、脚间池、视神经交叉）及大脑外侧裂处最明显。病变处蛛网膜下隙内有较多灰黄色、浑浊稠胶样渗出物，软脑膜小血管常被渗出物遮盖；脑膜上或脑室脉络丛及室管膜上可见多少不一、粟粒大小、呈灰白色的结核结节。病变严重者可累及脑皮质引起脑膜脑炎。患者除表现有结核菌感染的全身中毒症状外，常有颅内压增高及脑膜刺激征的症状和体征，如头痛、喷射状呕吐、颈强直等，以及视神经盘水肿和程度不同的意识障碍，严重者可出现惊厥、昏迷。脑脊液中可检出结核分枝杆菌。

（七）淋巴结结核病

淋巴结结核病常见于颈、支气管和肠系膜淋巴结，其中以颈淋巴结结核病（俗称"瘰疬"）最为常见。颈淋巴结结核病可能源于肺门淋巴结结核病或口腔、扁桃体及其他咽喉部结核病的淋巴道播散。多为单侧（偶为双侧）淋巴结受累。病变淋巴结肿大，并可相互粘连，形成较大的肿块，其内的干酪样坏死物可液化并穿破皮肤，在颈部形成经久不愈的窦道。

第二节　麻风 ⓔ

第三节　伤寒

伤寒（typhoid fever）是由伤寒杆菌引起的急性传染病，病变主要累及回肠壁淋巴组织及全身单核巨噬细胞系统，形成伤寒肉芽肿。临床主要表现为持续高热，相对缓脉，肝脾增大，皮肤玫瑰疹及中性粒细胞和嗜酸性粒细胞减少等。本病全年均可发生，但以夏、秋季为多。

1. 病因及发病机制　伤寒杆菌属沙门菌属，革兰染色阴性菌。其表面"V"抗原、鞭毛"H"抗原及菌体"O"抗原，均可使机体产生相应抗体，尤以后两者抗原性强，临床可用于测试患者血液中相应抗体水平，谓肥达反应（Widal reaction），有助于本病诊断。菌体裂解时释放的内毒素是本病的主要致病因素。

患者和带菌者是本病传染源，致病菌随排泄物（粪、尿）排出，污染水和食物的病菌经口进入体内而感染；苍蝇是主要的传播媒介。

致病菌经口进入胃内，大部分被胃酸杀灭。当感染致病菌菌量较大时，部分致病菌可进入小肠，穿过小肠黏膜上皮细胞侵入肠壁淋巴组织，特别是在回肠末端的集合淋巴小结或孤立淋巴小结内繁殖，并沿淋巴管扩散至肠系膜淋巴结，此时致病菌一方面被巨噬细胞吞噬，并在其内生长繁殖致肝脾等增大；同时也经胸导管进入血中，发生菌血症，血内的致病菌迅速被肝、脾、骨髓等单核巨噬细胞系统的巨噬细胞吞噬，并可继续在吞噬细胞内繁殖。此时临床上多无症状，属本病潜伏期，历时1~2周。如机体免疫力强，致病菌可被消灭而不发病；若抵抗力弱，则致病菌大量繁殖并裂解释放出内毒素进入血液，引起毒血症和败血症，临床出现明显的全身中毒症状，回肠末端淋巴组织发生明显肿胀，此时相当于肠伤寒的第1周（第一期：髓样肿胀期），血培养常为阳性。病变继续发展，血中的致病菌经肝进入胆囊，并在其内大量繁殖，随胆汁再次进入小肠，使原已被致病菌致病的肠淋巴组织发生明显的过敏反应，引起肠黏膜坏死和溃疡形成，此时相当于肠伤寒的第二、三期（即坏死期及溃疡期），持续2~3周。在此期，病菌随粪便排出体外，粪便培养阳性，同时血中抗体也逐日增多，肥达反应阳性。以后随着机体免疫力增强，血中和器官内的致病菌被清除，患者症状减轻，病变逐渐愈合，进入第四期（愈合期）。

2. 病理变化　伤寒病变主要侵及全身单核巨噬细胞系统，以肠道淋巴组织、肠系膜淋巴结、肝、脾、骨髓等处最明显。伤寒杆菌引起的炎症是以巨噬细胞增生为特征的急性增生性炎。增生的巨噬细胞胞质丰富，内含吞噬的坏死细胞碎屑、淋巴细胞、红细胞和伤寒杆菌，谓伤寒细胞。伤寒细胞聚集成团，形成小结节，谓伤寒小结或伤寒肉芽肿，是伤寒的特征性病变，具有病理诊断价值。

（1）肠道病变：伤寒的肠道病变主要侵及回肠下段集合及孤立淋巴小结。按照病变发展过程分为四期，每期约为1周。

1）髓样肿胀期：起病的第1周，回肠下段集合淋巴小结和孤立淋巴小结明显增生、肿胀，呈类圆形并隆起于黏膜表面，色灰红，质软，表面形似脑回状（图17-7），其长轴与肠的长轴平行。

2）坏死期：发生于病程的第2周，肿胀的淋巴小结中心部发生坏死，范围逐渐扩大。坏死组织失去光泽，色灰白或被胆汁染成黄绿色。

3）溃疡期：大约发病后的第3周，坏死组织脱落后局部形成溃疡，其形状及大小与病变淋巴小结的大小及形状基本一致。如集合淋巴小结形成的溃疡一般较大，椭圆形，边缘隆起，底部不平，其长轴与肠壁长轴平行；孤立淋巴小结的溃疡小而圆。溃疡可深达黏膜下层、肌层甚至浆膜层，常穿孔，并可发生多发性穿孔，导致急性弥漫性腹膜炎；病变如累及肠壁小动脉，则可引起严重肠出血。

4）愈合期：约在发病后的第4周，溃疡表面的坏死组织脱落，由增生的肉芽组织填充溃疡缺损区，黏膜上皮再生覆盖而愈合。

由于目前临床上早期应用有效抗生素，已很难见到上述4期的典型病例。

（2）其他单核巨噬系统病变：肠外单核巨噬细胞系统如肠系膜淋巴结、肝、脾、骨髓等均可见巨噬细胞活跃增生，

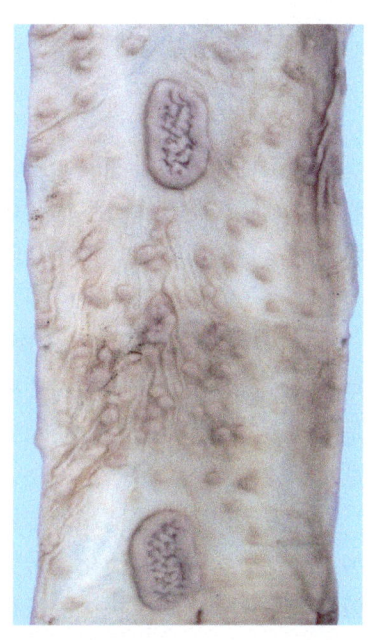

图17-7　肠伤寒髓样肿胀期
肠黏膜表面见2个病灶，呈椭圆形，隆起于黏膜表面，边缘光滑，表面呈脑回状，色灰白，其长轴与肠之长径平行

伤寒肉芽肿形成，也可发生灶性坏死。临床上可出现肝脾大等体征。

由于毒素的作用，心肌可出现颗粒变性，重者可发生中毒性心肌炎；骨骼肌、膈肌、腹直肌、股内收肌等可发生凝固性坏死，又谓蜡样变性。胆囊一般无明显病变或仅有轻度的炎症改变，但伤寒杆菌可在胆汁内生存繁殖，并通过胆汁经肠道排出体外，因此，患者临床痊愈后，伤寒杆菌仍在胆汁内生存而成为带菌者，是重要的传染源。

3. 临床病理联系　伤寒病的病程大约1个月，临床大致可分为以下4期：

（1）侵袭期：相当于肠道病变的髓样肿胀期，此期出现全身感染中毒症状：畏寒、发热、全身不适、乏力等，体温曲线呈梯形上升，血培养阳性。此期如给予积极有效的治疗，致病菌被杀灭，病变可吸收消散而愈合，反之则将继续发展。

（2）坏死期：此期患者体温持续升高，出现皮疹、精神恍惚、相对缓脉、肝脾大等典型的全身感染中毒表现，白细胞计数减少，血培养阳性率仍较高；血清学检查出现特异性抗体，其效价随疾病的进展而逐渐增高。

（3）溃疡期：由于肠道病变的特点，肠出血、肠穿孔等并发症多发生在此期。同时粪便中伤寒杆菌阳性检出率升高，血培养阳性率下降。

（4）愈合期：由于肠道病变开始愈合，临床症状逐渐减轻至消失。

4. 结局和并发症　本病在无并发症发生的情况下，病程一般为4～5周，绝大多数患者可经治疗痊愈。极少数患者因败血症、肠穿孔和肠出血等并发症而死亡。

伤寒主要的并发症有：

（1）肠穿孔：多发生于溃疡期。是伤寒最严重的并发症，发生率为3%～4%。一般系因溃疡较深所致，如同时有肠胀气或腹泻则更易发生。穿孔大小不一，常为单个穿孔，偶尔可多个。穿孔后可引起腹膜炎，严重者可致死。

（2）肠出血：发生于溃疡期，少数患者可发生大出血，引起出血性休克。

（3）支气管肺炎：儿童多见。由于抵抗力低下，肺炎球菌或其他呼吸道细菌可致肺组织继发性感染。

第四节　细菌性痢疾

细菌性痢疾（bacillary dysentery）简称菌痢，是由痢疾杆菌引起的肠道传染病，病变以形成假膜的结肠纤维素性炎症为特征，临床主要表现为腹痛、腹泻，里急后重及黏液脓血便，可伴有发热等全身中毒症状。本病全年均可发生，但以夏、秋两季多见；各年龄组均可发病，但好发于儿童，老年人少见。

1. 病因及发病机制　痢疾杆菌是革兰染色阴性短杆菌，按抗原结构和生化反应可分为4型，即福氏痢疾杆菌、宋内痢疾杆菌、鲍氏痢疾杆菌和志贺痢疾杆菌。4型痢疾杆菌均可产生内毒素，是本菌感染引起全身毒血症的主要致病因素；此外，志贺痢疾杆菌还可产生外毒素等，引起更严重的临床症状。

患者和带菌者是本病的传染源。致病菌随粪便排出，污染食物、水、生活用品或通过苍蝇作为媒介污染食物，经消化道传染。痢疾杆菌进入机体后，是否发病以及病变的轻重，取决于致病菌的数量、致病力及机体的抵抗力。致病菌经口进入消化道，大部分被胃酸杀死，少数进入肠道的致病菌侵入黏膜上皮细胞，生长繁殖后通过基底膜侵入固有膜，进一步繁殖并产生毒素，在毒素作用下引起肠壁炎症及溃疡。毒素吸收入血，则引起全身毒血症。

中毒型菌痢多发生于儿童，发病机制可能与患儿的特异体质对致病菌毒素呈强烈反应有关。

2. 病理变化　菌痢病变主要发生在结肠，尤以乙状结肠和直肠为重，病变严重时可累及整个结肠，甚至回肠下段。根据肠道病变表现、全身症状及临床经过的不同，可将菌痢分为下述3种类型。

（1）急性细菌性痢疾：病变初期呈急性卡他性炎改变，表现为黏液分泌亢进，黏膜及黏膜下层充血，中性粒细胞浸润，上皮细胞变性、坏死、脱落，形成表浅的糜烂。大约在卡他性炎的24 h后，病变发展成为纤维素性炎，又谓假膜性炎，为本病的特征性改变。假膜开始较少，之后逐渐扩展并相互融合成片。假膜呈灰白色，但如伴有出血则呈暗红色，如被胆汁浸染则呈灰绿色。镜检黏膜表面有大量纤维素渗出，混有中性粒细胞、红细胞及坏死的黏膜组织、细菌而形成假膜。大约1周后，由于中性粒细胞等坏死后释放的蛋白溶解酶的作用，使构成假膜的纤维素及坏死组织发生溶解液化，继而脱落形成溃疡。溃疡浅表，形状、大小不一，呈地图状；溃疡之间的肠黏膜充血、水肿，中性粒细胞浸润。

（2）慢性细菌性痢疾：菌痢病程超过2个月以上者谓慢性细菌性菌痢。因机体抵抗力的变化使肠道病变波动起伏，病变肠黏膜上可见已愈合和尚未愈合的溃疡，这种肠黏膜新旧病变混杂和交替出现的表现是本型的特点。一般慢性菌痢的溃疡比急性菌痢深，可达肌层，溃疡底部高低不平，有肉芽组织及瘢痕形成，且溃疡边缘有黏膜增生及息肉形成。由于肠壁的反复受损，可引起肠壁不规则纤维性增厚、变硬，导致肠腔狭窄。

（3）中毒性细菌性痢疾：本型起病急骤，全身中毒症状极为明显，肠道病变较轻，肠黏膜仅呈卡他性肠炎或滤泡性肠炎的改变。常在起病后数小时内发生中毒性休克或呼吸衰竭而死亡。

3. 临床病理联系

（1）急性细菌性痢疾：由于病菌毒素引起的毒血症的作用，患者表现出发热、乏力、头痛、食欲低下，体内中性粒细胞增多等全身中毒症状；由于局部炎症致肠蠕动亢进和痉挛，产生腹痛、腹泻、黏液脓血便等症状；由于炎症刺激直肠壁内的神经末梢和肛门括约肌，出现频繁便意的里急后重表现。严重频繁腹泻者，可发生脱水、酸中毒，甚至休克。

（2）慢性细菌性痢疾：多由急性菌痢转变而来，病程可长达数月乃至数年，肠道病变因机体抵抗力变化而有起伏，新老病变交替混杂，患者反复出现腹痛、腹泻，大便带有黏液及脓血，或腹泻与便秘交替出现，临床上称之为慢性迁延型细菌性痢疾。有时在慢性菌痢的基础上，肠内炎症加剧，临床复现急性菌痢的症状，临床上称之为急性发作型细菌性痢疾；少数患者无明显的慢性菌痢的症状和体征，仅有大便培养持续阳性，临床称之为慢性隐匿型细菌性痢疾，这类患者常疏于治疗，成为本病的带菌者或重要传染源。

（3）中毒性细菌性痢疾：2~7岁患儿多见，以起病急骤，高热（可达40℃以上），短时内出现呼吸循环衰竭、休克或中毒性脑病（嗜睡、昏迷、抽搐等）等全身严重中毒症状为主要临床表现，肠道症状并不明显。病原菌多为毒力较低的福氏和宋内菌型。

急性菌痢的自然病程为1~2周，经适当治疗多痊愈，少数可转变为慢性。慢性菌痢经治疗也可痊愈。中毒性菌痢则病情凶险，可引起死亡，须及时抢救治疗。少数患者可发生肠出血、肠穿孔、肠狭窄并合并支气管肺炎等并发症。

第五节　肾综合征出血热

肾综合征出血热（hemorrhagic fever with renal syndrome，HFRS）又称流行性出血热，是汉坦病毒（Hantaan virus）引起的一种由鼠类传播给人的自然疫源性急性传染病。临床以发热、休克、充血、出血和急性肾衰竭为主要表现，治疗不及时或重症病例多在短期内死于急性肾衰竭。HFRS各季节均可发生，尤以冬季多发。

1. 病因及发生机制　HFRS由感染汉坦病毒（单股负链RNA病毒）引起。本病广泛流行于欧洲、亚洲国家。我国是本病的高发区，除海南、西藏和新疆外，均有病例报告。鼠类是主要传染源。据统计，有170多种脊椎动物能自然感染汉坦病毒属病毒。我国主要以黑线姬鼠和褐家鼠为主要宿主动物和传染源。林区则以大林姬鼠为主。病毒可经呼吸道、消化道、接触、垂直和虫媒传播。

汉坦病毒感染细胞引起细胞结构和功能的损害，同时病毒感染诱发的免疫应答和各种细胞因子的释放引起组织损伤。

2. 病理变化　HFRS的基本病变是毛细血管内皮肿胀、脱落和纤维素样坏死。尸检时可查见全身皮肤和各脏器广泛出血。肺出血在临床上非常突出，有支气管黏膜下点状出血，肺膜表面广泛的细小出血点，肺实质内也有大片出血。患者可有硬脑膜和蛛网膜下隙出血。肾上腺髓质的出血，脑腺垂体出血和右心房、右心耳内膜下大片出血，通常恒定出现具有病理诊断意义。肾髓质的出血呈暗红色，与肾皮质贫血呈苍白色形成鲜明对比。镜下，肾、肾上腺、下丘脑和垂体的出血、血栓形成和坏死为HFRS的特征性病变。

3. 临床病理联系　HFRS的临床表现可分为发热期、低血压休克期、少尿期、多尿期和恢复期。约2/3以上的病例病情较轻，主要表现为发热和上呼吸道感染症状，肾损害很轻。1/3以下的重症病例发热急骤，临床上典型病例可出现"三痛"和"三红"。患者常有头痛、腰痛、眼眶痛的所谓"三痛"，体征有"三红"（面、颈和上胸部潮红）。有头晕、全身极度乏力、食欲缺乏、恶心、呕吐、腹痛、腹泻和烦躁；眼结膜充血和水肿，皮肤（腋下等处）和黏膜（软腭和鼻等处）进行性出血等。

第六节　钩端螺旋体病 ⓔ

第七节　性传播疾病

性传播疾病（sexually transmitted disease，STD）是通过性接触传播的一类疾病。传统意义上的性病（venereal disease）包括梅毒、淋病、软下疳、性病性淋巴肉芽肿和腹股沟淋巴肉芽肿。目前STD谱明显增宽，病种多达20余种。本节介绍淋病、尖锐湿疣和梅毒。

一、淋病

淋病（gonorrhea）是由淋球菌引起的一种最常见的性病。主要病变是泌尿生殖系统发生急性化脓性炎。临床上，除泌尿道及生殖器官的急性化脓性感染的表现外，少数可引起菌血症、关节炎、心内膜炎和脑膜炎等。本病常见于 15~30 岁，男性多于女性。近年来，由于淋球菌基因探针诊断技术的发展，可以快速地诊断和鉴定淋球菌，为本病病原学诊断及治疗提供了可靠依据。

1. **病因及发病机制**　淋球菌为革兰染色阴性双球菌，分为 5 型，其中 T1、T2 型有菌毛，具毒力，具有传染性。带有菌毛的致病菌，可黏附在泌尿道上皮细胞上，不易被尿液冲走，并能抵抗中性粒细胞的吞噬。人类是淋球菌的唯一宿主。

淋球菌有极强的传染性，成人几乎均通过性交传染，儿童可通过接触淋病患者污染的毛巾、衣服等传染。母体若有淋球性宫颈炎、阴道炎，新生儿经产道娩出时可被感染并引起淋球菌性眼炎，致结膜、角膜化脓，造成失明。淋球菌感染后虽可产生免疫反应，但仅为一时性，不形成终身免疫，故可再感染。

淋球菌易侵犯泌尿生殖道的单层柱状上皮和尿路上皮，复层鳞状上皮能抗拒淋球菌的侵袭。患者感染淋球菌后，致病菌黏附并侵入柱状上皮或尿路上皮细胞，在其内大量繁殖，破坏细胞，继而进入固有膜并在该处引起炎症。

2. **病理变化与临床病理联系**　男性患者首先引起前尿道急性化脓性炎；前尿道最前端的舟状窝表面为鳞状上皮，不受侵犯，而前尿道其余部分及尿道旁则发生化脓性炎。此时尿道口红肿，有脓性渗出物自尿道口流出，并有尿痛及排尿困难等。急性期部分未经治疗者，炎症持续 0.5~1 个月后可吸收消退、痊愈；约有半数以上的患者炎症可逆行蔓延，累及后尿道并引起前列腺炎、精囊炎、附睾炎。急性期治疗若不彻底，炎症可转变为慢性，患者可因尿道长期慢性炎症而引起尿道狭窄，排尿困难；附睾的慢性炎症可引起附睾管阻塞而丧失生育力。

女性患者好发部位依次是宫颈内膜、前庭大腺、阴道腺、输卵管及尿道，在这些部位引起急性化脓性炎。病变黏膜红肿，并有脓性渗出物排出。子宫颈感染淋球菌后，致病菌可向上通过子宫体蔓延至输卵管，引起化脓性输卵管炎，常导致输卵管伞端粘连闭塞，使脓性渗出物积聚于管腔内，形成输卵管积脓。输卵管的病变也可波及卵巢，形成输卵管卵巢脓肿或粘连。炎症也可蔓延至盆腔，引起淋球菌性盆腔炎和盆腔器官粘连，形成盆腔肿块。上述病变均可导致不孕。

二、梅毒

梅毒（syphilis）是由梅毒螺旋体引起的慢性性传播疾病。本病病程长并呈潜匿性，可侵犯全身各器官，造成多种器官损害；早期主要侵犯皮肤、黏膜，晚期主要累及心血管及神经系统；临床上表现出各种不同的症状。中华人民共和国成立后，我国大陆梅毒被消灭；但近年来大陆梅毒死灰复燃，发病呈上升趋势。

1. **病因及发病机制**　梅毒螺旋体是本病的病原体，体外活力低，不易存活，通过受损的皮肤或穿过完整的黏膜而引起感染。本病主要通过性交传播，少数可通过接吻或因接触被污染的衣物、用品或输血等方式而受染致病，属后天性梅毒或获得性梅毒；此外，患病孕妇也可通过胎盘感染胎儿，属先天性梅毒（又称胎传梅毒）。梅毒患者为唯一的传染源。

机体感染了梅毒螺旋体后会产生体液免疫和细胞免疫。体液免疫在血清中出现的特异性抗体（感染第6周后），对本病具有诊断意义。体液免疫一方面对机体有一定的保护作用（表现在早期梅毒有不治自愈的倾向），另一方面又可形成免疫复合物对机体造成免疫性损害，如发生膜性肾小球肾炎。细胞免疫在晚期梅毒的病变发生中起重要作用，由免疫细胞介导的迟发型变态反应，使病原体所在部位形成树胶肿。

梅毒螺旋体对理化因素的抵抗力极弱，对四环素、青霉素，以及汞、砷、铋等制剂均很敏感；但若治疗不彻底或不治疗，播散全身的梅毒螺旋体则难以完全消失，而导致晚期梅毒或复发性梅毒。少数患者感染了梅毒螺旋体后，病原体可在体内终身潜伏，表现为血清反应阳性但无症状和病变，谓隐性梅毒。

2. 病理变化

（1）基本病变

1）闭塞性动脉内膜炎和小血管周围炎：闭塞性动脉内膜炎是指小动脉内皮细胞及纤维细胞增生，致管壁增厚，管腔狭窄闭塞。动脉内膜往往呈同心圆样改变。小动脉周围炎是指血管周围有浆细胞、单核细胞、淋巴细胞呈围管性浸润。浆细胞的恒定出现为本病的病变特点之一。该病变可见于梅毒的各期改变。

2）树胶肿（gumma）：又称梅毒瘤（syphiloma）。梅毒所形成的肉芽肿质韧而有弹性，似树胶，故而得名。树胶肿呈灰白色或微黄色，大小不一，大者可达3~4 cm或更大，小者需显微镜才能观察到。病变镜下似结核肉芽肿，中心为凝固性坏死，形态类似干酪样坏死，唯坏死不如干酪样坏死彻底，弹力纤维尚保存；坏死灶周围肉芽组织中富含淋巴细胞和浆细胞，而上皮样细胞和朗汉斯巨细胞较少；可见闭塞性小动脉内膜炎和动脉周围炎。用弹力纤维染色，可见坏死组织内有原血管的轮廓。病变后期树胶肿可纤维化，使病变局部形成明显瘢痕，但钙化少见。树胶肿见于第三期梅毒，可发生于任何器官，最常见于皮肤、黏膜、肝、骨和睾丸。

（2）后天性梅毒：未经治疗的后天性梅毒按病程发展可分为三期：

第一期梅毒：病变特点是硬下疳形成。病原体侵入人体后约经3周的潜伏期，在侵入的局部（多为阴茎冠状沟、龟头、外阴、子宫颈等处）出现小红斑或丘疹，后为硬结，很快溃破形成无痛性溃疡，质硬如软骨，故称硬下疳。典型的硬下疳呈圆形，通常为单发，直径1 cm，边界清楚，边缘隆起，基底洁净。镜下见溃疡底部呈闭塞性动脉内膜炎和血管周围炎改变。溃疡边缘见淋巴细胞、浆细胞和少量巨噬细胞浸润，特殊染色（Levaditi染色）在病变处可见梅毒螺旋体。硬下疳发生后1~2周，局部（常见于腹股沟部）淋巴结无痛性肿大，呈非特异性、非化脓性，约经1个月可不治"自愈"，病变局部留下浅表瘢痕，肿大淋巴结消退。及时治疗可阻止本病向第二期梅毒发展。

第二期梅毒：病变特点是皮肤黏膜出现梅毒疹，临床上处于静止状态，一般在感染后7~8周，螺旋体大量繁殖并进入血液循环，播散至全身，引起皮肤黏膜病变，发生梅毒疹（syphilid）和全身非特异性淋巴结肿大。镜下可见梅毒疹为大量淋巴细胞、浆细胞的弥漫性浸润及闭塞性动脉内膜炎和血管周围炎，病灶内可查到螺旋体。

未经治疗的二期梅毒表面上也可"自愈"，但患者实际上进入隐性梅毒阶段。

第一、二期梅毒属于早期梅毒，具有传染性。若能及时彻底治疗，均可治愈。否则经多年后，一部分患者（约30%）可发展成第三期梅毒，谓晚期梅毒或器官梅毒。病变主要累及心血管（80%~85%），其次为中枢神经系统（5%~10%）；此外，骨骼、肝等也可受侵犯。病变表现除有早期梅毒的闭塞性动脉内膜炎及小血管周围炎外，还有特征性的树胶肿形成，后者通过纤维化和瘢痕收缩引起组织严重破坏、变形和功能障碍。

心血管系统梅毒的病变主要累及主动脉，一般发生在感染后 15~20 年，形成梅毒性主动脉炎，其特点是以升主动脉最重，其次为主动脉弓、胸主动脉，病变至横膈水平就截然而止。梅毒螺旋体早在第一期梅毒时就已通过血道或淋巴道到达主动脉外膜，潜伏多年后，发生病理损害。开始的病变是外膜滋养血管的闭塞性动脉内膜炎及小血管周围炎改变，引起管腔狭窄和闭塞，导致主动脉中层平滑肌和弹力纤维的缺血性退变、坏死，偶可见粟粒大小的树胶肿，继而由瘢痕取代。肉眼可见内膜面出现弥漫分布的微细而深陷的皱纹，致内膜呈树皮样外观。梅毒性主动脉炎常引起冠状动脉口狭窄和闭塞、主动脉瓣关闭不全、动脉瘤形成。

中枢神经系统梅毒主要累及中枢神经系统及脑膜，引起梅毒性脑膜炎和神经梅毒，后者可导致麻痹性痴呆和脊髓痨。

肝梅毒表现为肝的树胶肿形成，可导致肝纤维化及大结节性肝硬化，并因肝被深陷的瘢痕分隔而形成许多不规则的"分叶肝"。骨关节梅毒所形成的树胶肿可引起病理性骨折和关节损害，长骨、肩胛骨及颅骨亦常受累。睾丸梅毒之树胶肿可导致睾丸无痛性肿大，可误诊为肿瘤。

（3）先天性梅毒：梅毒螺旋体可经胎盘感染胎儿，导致先天性梅毒。先天性梅毒见于胎龄在 4 个月以上的胎儿和嗣后出生的婴幼儿。根据被感染胎儿发病的早晚有早发性和晚发性之分。

1）早发性先天性梅毒：是指胎儿或婴幼儿期发病，或在子宫内死亡引起晚期流产、死产或出生不久即死亡的梅毒疾患。患者最突出的病变为皮肤黏膜广泛性大疱和大片剥脱性皮炎。骨损害常见，如胫骨前骨膜炎常伴有骨膜新骨形成，使胫骨向前呈弧形弯曲，形成马刀胫；硬腭和鼻骨因树胶肿的破坏可导致硬腭穿孔和形成特征性马鞍鼻；此外，肝、肺等发生弥漫性间质性炎并纤维化，眼可发生间质性角膜炎或脉络膜炎。

2）晚发性先天性梅毒：是指出生 2 年至数年后才发生的梅毒。患者出生后头 2 年症状并不明显。2 岁后发育不良、智力低下，并出现间质性角膜炎，视力减退甚至失明；由于听神经或内耳的破坏，导致神经性耳聋；牙齿发育障碍，致门齿呈楔形，门齿下缘呈半月形缺损，称为 Hutchinson 牙。间质性角膜炎、神经性耳聋和 Hutchinson 牙，构成了具特征性的晚期先天性梅毒三联征，也称为 Hutchinson 三联征。此外，患者同样也表现有马鞍鼻、马刀胫及内脏器官的病变。

三、尖锐湿疣

尖锐湿疣（condyloma acuminatum）是由人乳头瘤病毒（human papilloma virus，HPV）引起的性传播性疾病，又称性病疣（venereal wart）。主要累及生殖道上皮，呈现良性增生性疣状病变。多见于 20~40 岁青壮年。近年来，尖锐湿疣在我国发病率剧增。

1. 病因及发病机制　HPV 属乳头瘤病毒科，是双链环状 DNA 病毒。目前 HPV 尚不能在体外培养，也无动物模型，人类是其唯一自然宿主。HPV 有 60 多个基因型，在尖锐湿疣病变中以 6 型、11 型最为常见。患者及无症状病毒携带者是本病的主要传染源，患病期 3 个月内传染性最强。病变主要通过性接触直接传染，也可通过带有病毒的污染物或非性行为接触发生间接感染，分娩中经产道或产后密切接触也有可能导致母婴之间传播。潜伏期通常约 3 个月。

HPV 具有宿主和组织特异性，对人皮肤和黏膜，尤其是生殖道上皮细胞有高度的亲嗜性。病毒经接触传播到达黏膜与皮肤，通过微小糜烂面进入上皮细胞造成感染。HPV 的复制增殖与上皮细胞的分化阶段有关。在基底层细胞内病毒处于静止状态，病毒 DNA 的早期基因在棘细胞层开始表达,而晚期基因的表达则在颗粒层的核内进行,完整的病毒体仅在终末分化的角质层细胞中产生。因此,增殖的 HPV 仅可在感染上皮的表层细胞核内检见。感染后的进程和转归与所感染的病毒型别和数量以及机体免疫状态(尤其细胞免疫)有关。免疫功能缺陷可使病损复发或加重。

2. 病理变化　本病在男性好发部位依次为阴茎冠状沟、龟头、包皮、包皮系带、尿道口或肛门附近等,女性多见于阴唇、阴蒂、子宫颈、会阴、阴道及肛周等,偶见于其他部位,如乳房、腋窝、腹股沟、口腔等。

病变最初为散在的小而尖的突起,逐渐扩大,表面凹凸不平,呈疣状颗粒,可互相融合呈鸡冠状或菜花状团块,质软、湿润,淡红或暗红色,顶端可有感染溃烂,触之易出血。镜下,表皮呈疣状或乳头状增生,乳头尖锐,上皮脚下延并呈假上皮瘤样增生;角质层轻度增厚及角化不全;棘层肥厚,可见散在或成群的挖空细胞,该细胞的特点是胞体较正常细胞大,核大居中,圆形、椭圆形或不规则形,深染,核周胞质空化或有空晕,可见双核或多核。真皮层毛细血管和淋巴管扩张,较多淋巴细胞浸润(图 17-8)。

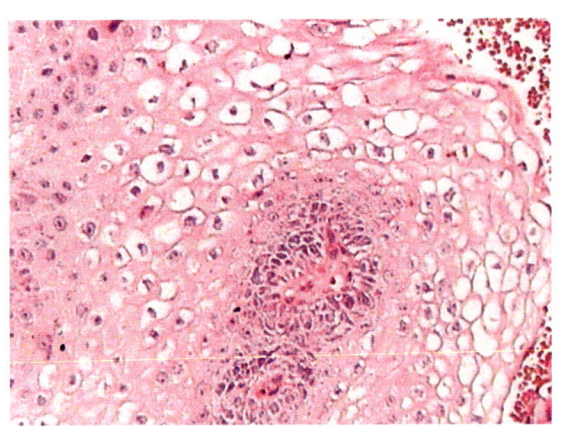
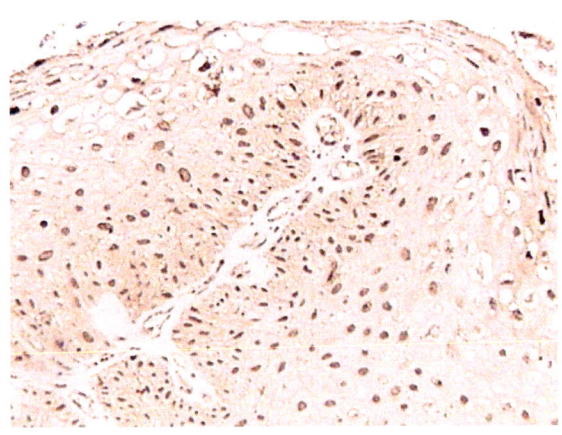

图 17-8　尖锐湿疣
病变表皮呈疣状或乳头状增生,乳头尖锐,上皮脚下延并呈假上皮瘤样增生;角质层轻度增厚及角化不全;棘层肥厚,可见散在或成群的挖空细胞。右图为免疫组织化学检测病变表皮 HPV,可见细胞核 HPV 染色阳性

3. 临床病理联系　尖锐湿疣病损多持续存在或反复发作,临床上可有局部瘙痒、烧灼感。约 1/3 的病例可自行消退。由母婴之间传播而患病的婴幼儿易发生有潜在危险性的上呼吸道复发性乳头状瘤。本病有癌变可能,与 HPV 感染部位和病毒类型关系密切,约 15% 的阴茎癌既往患有尖锐湿疣。在诊断上,除了病理形态学诊断之外,对于有疑问的病变应用免疫组织化学法检测病变中 HPV 抗原,或用原位杂交、原位 PCR 检测 HPV DNA 有助于病原学诊断。

第八节　新发传染病

新发传染病(emerging infection diseases)已成为全球关注的一个公共卫生问题,做好预防和发生以后的控制非常重要。尽管新发传染病在各种干预措施下有的会消失,如 SARS;但有的消失以后还会再来(reemerging),如埃博拉(Ebola)出血热。应加强对这些新发传染病的发病机制研究和防控疫苗的研究,实现对新发传染病的有效控制。近年新发并造成重大影响的主要新发传染病有严重急性呼吸综合征(SARS)、禽流感、埃博拉出血热和中东呼吸综合征。

一、严重急性呼吸综合征

严重急性呼吸综合征（severe acute respiratory syndrome，SARS）是2002年底爆发于中国南方的新型传染病，当时称为非典型性肺炎（atypical pneumonia）。据统计患病8 422人，死亡916人，病死率为11%。2003年世界卫生组织（WHO）定用现名。

1. 病因及发生机制　SARS病毒是一种变异的冠状病毒，以近距离空气飞沫传播，直接接触患者的粪便、尿液和血液等也会受到感染。医务人员因密切接触患者成为高发人群，有家庭和医院聚集发病现象。具体发病机制不清。患者$CD4^+$和$CD8^+$细胞数显著减少，表明T细胞免疫功能受到严重破坏。

2. 病理变化　SARS病例有全身性变化，主要病变在肺、脾、淋巴结等，淋巴组织都有不同程度萎缩。心、肝、肾、肾上腺等器官实质细胞均有不同程度的变性坏死。

肺组织表现为双肺实变，表面暗红色，切面可见肺出血灶，少部分可见出血性梗死灶。镜下可见弥漫性肺泡损害为主，肺组织重度充血、出血和肺水肿。肺泡腔内充满大量脱落和增生的肺泡上皮及渗出的单核细胞和淋巴细胞（图17-9）。肺小血管炎性改变，可见纤维素样坏死伴血栓形成，微血管内可见纤维素性血栓。部分肺泡上皮中可见包涵体，电镜证实为病毒颗粒。重症病例有透明膜形成。病变进一步进展，部分病例肺泡腔渗出物出现机化、肾小球样改变。这种改变预后差。

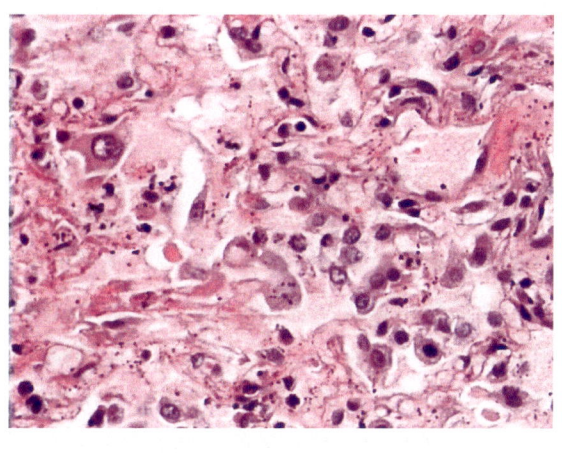

图17-9　SARS肺部镜下改变
肺泡腔内充满大量脱落和增生的肺泡上皮细胞及渗出的单核细胞、淋巴细胞和渗出液（南方医科大学申洪供图）

SARS肺病变依其进展过程可分为三期。第一期为渗出期（exudative phase），在发病起初的10天。其病变特征为肺泡、细支气管、支气管上皮坏死，腔内水肿，纤维素渗出，透明膜形成，出血和炎症细胞浸润。第二期为增生期（proliferation phase），在发病的10～14天。肺泡和间质纤维化，闭塞性细支气管炎伴机化性肺炎（bronchiolitis obliterans organizing pneumonia，BOOP），Ⅱ型肺泡上皮增生和多核巨细胞形成。第三期为纤维化期（fibrotic phase），在发病14天以后，间质增宽，纤维化，BOOP样病变，炎症细胞明显减少，少数组织细胞和淋巴细胞浸润。

3. 临床病理联系　SARS起病急，以发热为首发症状，体温一般高于38℃。可有畏寒、头痛、肌肉疼痛等全身中毒症状。严重病例短期内出现呼吸窘迫综合征，最后因呼吸衰竭而死亡。外周血常有淋巴细胞减少。肺部X线片可呈现不同程度的斑片状浸润阴影。

二、禽流感

禽流感（bird flu或Avian influenza）是由禽流感病毒引起的一种急性传染病。早在1878年就从"瘟鸡"中分离得到H5N1亚型。1997年，在香港首次发现病毒能直接传染给人。至2012年3月，全球报告622例，死亡371例，病死率为60%。

1. 病因及发病机制　禽流感病毒是甲型流感病毒的一个亚型。按病原体类型的不同，可将禽流感病毒分为高致病性、低致病性和非致病性禽流感三大类，引起人类致病的属高致病性禽流感病毒。

此病毒潜伏期通常 7 天以内，病禽和带毒禽鸟是潜在传染源，罕见人传人报道。可通过呼吸道、消化道、皮肤损伤和眼结膜等多种途径传播，以呼吸道传播为主。

2. 病理变化　本病尸检报告很少，报告的主要病理改变在肺。肺血管扩张、淤血，肺水肿，有透明膜形成。肺间质炎症细胞浸润。其他器官可有水肿、出血和灶性坏死等非特异性改变。

3. 临床病理联系　发病初期呈流感样症状，发热、咳嗽，可伴有头痛、肌肉酸痛和全身不适，也可以出现流涕、鼻塞、咽痛等症状。如在疾病初期即有胸闷、气短以及呼吸困难，常提示肺内病变进展迅速，将会迅速发展为严重缺氧状态。临床表现为急性呼吸窘迫综合征，患者因呼吸衰竭而死亡。

三、埃博拉出血热

埃博拉出血热（Ebola hemorrhagic fever，EHF）是由埃博拉病毒引起的急性出血性传染病，2014 年在西非爆发引起全球关注。到 2014 年 10 月 5 日，该次爆发累计超过 8 000 病例，一半以上死亡。

1. 病因及发病机制　埃博拉病毒 1976 年首次发现于苏丹南部和刚果（金）的埃博拉河边一个小村庄，因而得名。以后有小型的暴发，但病例数少，大多不超过 50 例。2014 年的大暴发累及多个国家，成为国际社会的紧急公共卫生事件。

埃博拉病毒属丝状病毒科，单股负链 RNA，18 959 个碱基，相对分子质量为 4.17×10^6，外有包膜，直径约 80 nm，长 970 nm。埃博拉病毒主要通过人的血液、唾液、汗液和分泌物等途径传播。人畜共患，果蝠为中间宿主。潜伏期为 2~21 天。

2. 病理变化　从有限的尸体解剖资料发现，EHF 病人单核巨噬细胞系统激活，但全身各器官没有明显的经典炎性改变，大多是淤血、水肿、出血等非特异性改变。淋巴结萎缩、淋巴细胞明显减少，组织学上可见细胞碎片和凋亡性改变。皮肤黏膜可见瘀点、瘀斑，内脏出血。肝的改变比较有特征性，可见灶性或大片肝坏死，但炎症很轻。未坏死的肝细胞可有轻度到中度的脂肪变，库普弗（Kupffer）细胞增生。肝细胞中可见嗜酸性丝状或卵圆形包涵体。主要在门管区周围的肝细胞或者坏死灶周围肝细胞。用 HE 切片、免疫组织化学、电镜等方法在巨噬细胞、内皮细胞、成纤维细胞等细胞中都可见病毒包涵体以及相关核酸和蛋白质。

3. 临床病理联系　临床上患者可出现全身中毒症状，表现为发热、头痛、咽喉痛和红眼，继而出现严重呕吐、腹泻，患者可在 24~48 h 内出现凝血功能障碍和血小板减少，从而导致广泛性内出血和外出血。在 3~5 天内，出现肾衰竭，并导致多器官衰竭和 DIC。

四、中东呼吸综合征

中东呼吸综合征（Middle East respiratory syndrome，MERS）是由 MERS 冠状病毒（CoV）引起的病毒性呼吸道疾病。该病于 2012 年在沙特阿拉伯首次发现，继而在其他中东国家和欧洲蔓延。2015 年上半年在韩国爆发成为公共卫生事件。2015 年 5 月 25 日，WHO 公布全球感染 MERS-CoV 病例 1 139 例，死亡 431 例，病死率为 37.8%。

1. 病因及发病机制　MERS-CoV 是冠状病毒家族一员，为单链 RNA 病毒。据报道，病毒来自骆驼（camel），所以又称骆驼流感（camel influenza），由骆驼传给人。感染患者的接触是人与人传播的主要途径，医院外传染概率相当低。韩国从2015年5月20日发现第一例，到2015年7月26日确诊186例，仅1例可能是家庭传染，其他均是医院内和医院间传播。在这些病例中出现了第三代传染的病例。该病潜伏期平均5天。

2. 病理变化　迄今没有尸检报告，来自动物实验资料和临床影像资料显示，受感染的病例可以从无症状到严重肺炎，出现急性呼吸窘迫综合征。X线胸片可见肺有斑片状浸润阴影和间质浸润，类似病毒性肺炎。

3. 临床病理联系　MERS症状与SARS类似，最常见的临床表现是发热、咳嗽、气促、肌肉疼痛。可有恶心、呕吐、腹痛、腹泻等胃肠道症状。重症病例导致呼吸衰竭，部分病例可出现器官衰竭，尤其是肾衰竭和感染性休克。

第九节　真菌病

由真菌（fungi）感染引起的一类疾病谓真菌病（mycosis）。真菌种类繁多，超过10万种。与细菌相比，对人类致病之真菌相对较少。据WHO统计，能引起人类疾病的真菌有270余种。近年来，由于广谱抗生素、肾上腺皮质激素、免疫抑制剂及抗肿瘤药物的大量应用，真菌病的发病率明显增长。尤其是AIDS患者，往往伴有严重的真菌感染，约有1/3的患者因并发真菌感染而致死。

临床上将真菌分为四大类：浅表真菌、皮下真菌、深部真菌和机会性致病真菌。前两者主要侵犯皮肤和皮下组织引起浅部真菌病，后两者则引起深部真菌病。深部真菌有较强的毒力性为致病真菌，主要为外源性感染。机会性致病真菌（如假丝酵母菌、曲菌、隐球菌和毛霉菌）的致病力低，为条件致病真菌。

深部真菌病侵犯皮肤深层和内脏，危害较大。诱发深部真菌病的主要因素有：①慢性消耗性疾病和免疫缺陷病，可使机体免疫功能和抵抗力降低；②长期使用广谱抗生素，破坏了体内菌群间的拮抗平衡，有利于真菌大量繁殖；③肾上腺皮质激素可抑制炎症反应和稳定溶酶体膜，影响吞噬细胞溶解杀灭真菌，还能破坏淋巴细胞而使抗体形成减少；④大剂量X线照射、抗肿瘤药物和免疫抑制剂，可抑制骨髓使吞噬细胞生成减少，并损伤正常组织和细胞，为真菌侵入创造条件；⑤治疗时长时间静脉插管、内脏导管（如留置导尿管等）或大手术，有利于真菌侵入和繁殖；⑥某些内分泌功能失调，如肾上腺皮质功能低下、甲状腺功能低下等。

真菌病常见的病理变化有：①轻度非特异性炎。②化脓性炎。③坏死性炎。④肉芽肿性炎。

真菌在人体内引起的病变无特异性，诊断依据是在病灶中找到病原菌。常见的真菌及其鉴别见表17-3。

表17-3　念珠菌、曲菌和毛霉菌的鉴别表

鉴别要点	念珠菌	曲菌	毛霉菌
菌存在部位	炎症病灶内	脓肿及周围	血管壁
假菌丝孢子	两者混合存在	3~4 μm	2.5~5 μm

续表

鉴别要点	念珠菌	曲菌	毛霉菌
菌丝形态	卵圆形	不整形，呈锐角	多形
宽度	细	中	粗
分隔	稀	有，密	不分隔
染色	深，均匀	深，不均匀	浅，均匀

一、念珠菌病

念珠菌病（candidiasis）是由念珠菌引起的一种最常见的真菌病。最常见的致病菌为白念珠菌（candida albicans），常存在于正常人的口腔、皮肤、阴道和消化道内。多为内源性感染，属条件致病菌。本病可发生急性、慢性感染，病变多样，可发生在身体任何部位。在机体抵抗力降低的情况下可引起局部或全身播散性病变。

皮肤和黏膜的浅部念珠菌病较常见。深部念珠菌病多为继发性。念珠菌的毒力与其对机体组织的黏附力密切相关。病菌表面有调节黏附的分子，主要有：①类似于人类 CR3 整合素的一种受体，其能与 C3bi、纤维蛋白原、纤维粘连素和层粘连蛋白上的精氨酸-甘氨酸-天冬氨基团相连接；②能与上皮细胞的糖类相连接的一种植物凝集素；③能与上皮细胞的植物凝集素样分子相连接的某些含甘露糖的蛋白质。病菌还可分泌天冬氨酰蛋白酶和腺苷，前者可降解细胞外基质蛋白造成组织损伤，后者可阻滞中性粒细胞的氧自由基的产生和释放。

浅部念珠菌病的病变常在皮肤和黏膜表面形成不规则的片状白色膜状物。发生在口腔者称鹅口疮（thrush）。糖尿病、妊娠或口服避孕药的妇女更易发生念珠菌性阴道炎。

深部念珠菌病多发生于消化道、呼吸道、心、肾、脑、肝、脾等处。常继发于 AIDS 和恶性肿瘤、疾病终末期及慢性消耗性疾病患者等。

二、曲霉病

曲霉病（aspergillosis）是由曲菌引起的一种真菌病。曲菌菌丝粗细均匀，直径为 2~7 μm，有分隔，分支状，常呈 45° 锐角分支，PAS 和六胺银染色阳性。人类曲霉病中最常见的致病菌为烟曲菌。主要经呼吸道侵及支气管和肺。曲菌多为条件致病菌，只有在宿主免疫耐受、抵抗力降低时才致病。曲菌表面的唾液酸可与细胞外基质蛋白、层粘连蛋白和纤维蛋白原结合，导致组织损伤。曲菌主要分泌的毒素有：①黄曲霉毒素（aflatoxin）：由黄曲霉产生，是一种重要的致癌物；②核糖毒素（ribotoxin）：通过降解 mRNA 以抑制宿主细胞蛋白质的合成；③丝裂吉菌素（mitogillin）：是 IgE 的诱导剂，导致机体对病菌发生超敏反应。

曲霉病常见的病变有：①化脓性病变。②坏死性病变。③慢性病变伴有肉芽肿形成。曲菌常侵入血管引起血栓形成，造成组织缺血、坏死；病灶内有大量菌丝。

三、毛霉菌病

毛霉病（mucormycosis）是由毛霉菌（mucor）引起的一种严重感染的真菌病。本病几乎全为继发性，多表现为急性化脓性炎症，进展迅速，易发生全身广泛播散，病变多累及血管，引起血栓形成和梗死。

本病常见的原发部位是鼻腔、肺和胃肠道，病变可快速扩展到鼻窦和中枢神经系统，继而扩展到肺和胃肠道。

四、隐球菌病

隐球菌病（cryptococcosis）是新型隐球菌（cryptococcus neoformans）引起的一种亚急性或慢性真菌病。病变以中枢神经系统隐球菌病最为常见，也可发生在其他器官。本病多为继发性。

新型隐球菌主要经呼吸道，也可经皮肤或消化道进入人体引起发病，或使之成为带菌者。该致病菌致病力与其以下特征有关：①表面荚膜多糖可抑制中性粒细胞的趋化作用和吞噬作用。②对肺泡巨噬细胞的杀灭具有抵抗力。③产生酚氧化酶，可保护致病菌免遭宿主神经系统中肾上腺素氧化系统的杀灭。此外，新型隐球菌易感染脑的另一个原因是脑脊液缺乏激活补体替代途径的某些补体成分，可降低中性粒细胞的吞噬和灭杀作用。

隐球菌在组织内引起慢性炎症，病变早期，由于隐球菌产生大量荚膜多糖，病变呈胶冻样，炎症反应轻微。晚期病变为肉芽肿，尔后可形成纤维瘢痕，一般不发生钙化。病灶或巨噬细胞内可检见隐球菌（图17-10）。

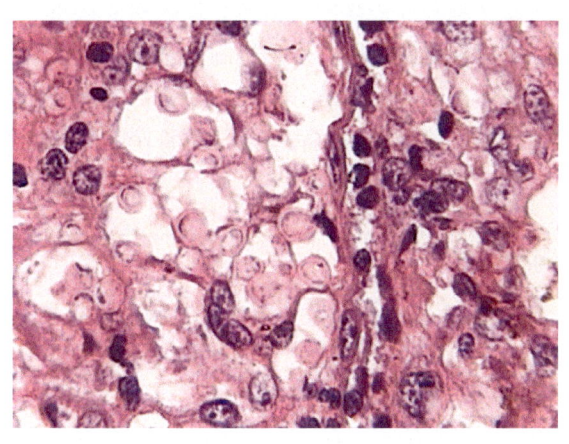

图17-10 隐球菌
病灶内检出隐球菌

隐球菌对中枢神经系统组织有特殊亲和性，主要表现为脑膜炎、脑炎或脑脓肿。隐球菌性脑膜炎的临床症状与结核性脑膜炎相似，容易误诊；脑实质病变常与脑占位性病变混淆。肺隐球菌病的病变常表现为肉芽肿性结节状病灶，需与结核病鉴别。

五、放线菌病

放线菌病（actinomycosis）是由以色列放线菌引起的慢性化脓性炎症。放线菌不属于真菌而为厌氧细菌，因其病变与真菌病相似，本章按照惯例将其与真菌病一并叙述。

放线菌为革兰阳性菌，是人口腔正常菌群中的腐物寄生菌，在拔牙、外伤或其他原因引起口腔黏膜损伤时，病菌可由伤口侵入，也可通过吞咽或吸入带菌物质进入胃肠或肺。患者男性居多，平均年龄在20~45岁。

病变主要为慢性化脓性炎症。肉眼观察，病变多形成多发性小脓肿，常相互融合并向邻近组织蔓延，形成窦道和瘘管。脓肿壁和窦道周围有肉芽组织和纤维组织增生。病原菌在脓肿壁、窦道壁和脓腔内繁殖，形成菌落。脓液内有细小的黄色颗粒，直径为1~2mm，称为"硫黄颗粒"。镜下，颗粒由分支的菌丝交织而成，菌丝中央部染蓝紫色，周围菌丝排列成放射状，菌丝末端常有胶样物质组成的鞘包围而膨大呈棒状，嗜伊红，故谓放线菌。病灶周围纤维组织增生，炎症细胞浸润。部分患者可合并其他细菌感染，使病变复杂。

临床上放线菌感染主要分为：①面颈部放线菌病：最多见，多发生在颌骨附近。最初为牙龈及邻近软组织形成多发性脓肿，尔后彼此沟通形成窦道，穿破皮肤形成瘘管，排出带有"硫黄颗粒"的脓液。重者可扩展到颅骨、脑膜及脑。②腹部放线菌病：主要发生于阑尾和结肠。最初为黏膜下小脓肿，常穿破肠壁引起腹膜炎，侵入腹壁可形成窦道，排出带有"硫黄颗粒"的脓液。③胸部放线菌病：常形成肺脓肿，并可引起肺胸膜瘘或脓胸，侵犯胸壁和肋骨可引起胸壁瘘管，排出"硫黄颗粒"。

（于燕妮 来 翀）

复习思考题

1. 试述结核病的基本病变及转化规律。
2. 试述继发性肺结核病的主要类型及其病变特点。
3. 试述结核病血源性播散的病变特点。
4. 试述伤寒的病变特点及其与临床表现之间的关系。
5. 试述细菌性痢疾的类型及其临床病变特点。
6. 试述梅毒的病因、发病机制及基本病变。
7. 试述后天性梅毒的分期及各期梅毒的病变特点。
8. 试述真菌病的基本病变及常见真菌病的病变特点。

网上更多……

本章小结　　历代著名病理学家介绍　　自测题　　教学 PPT

第十八章
寄生虫病

关键词

阿米巴病　阿米巴痢疾　烧瓶状溃疡　阿米巴肿　肠外阿米巴病
阿米巴肝脓肿　嗜酸性脓肿　血吸虫性肉芽肿　假结核结节
管道型肝纤维化　棘球蚴病　棘球蚴囊肿　弓形虫病
华支睾吸虫病　肺型并殖吸虫病　丝虫病　离心性淋巴管炎
象皮肿　管圆线虫病

寄生虫是指需要经过在宿主体内或附着在宿主体外寄生才能完成包括繁衍在内的其整个生命过程的低等无脊椎动物和单细胞原生生物。医学寄生虫通常是指寄生于人体并对机体产生致病作用的寄生虫，包括医学蠕虫、医学原虫和医学节肢动物，可引起机体感染形成相应寄生虫病。本章根据后续课程学习和临床医学工作需要，由阿米巴病、血吸虫病、棘球蚴病、弓形虫病、华支睾吸虫病、肺型并殖吸虫病、丝虫病及管圆线虫病构成，重点介绍前四种。

本章学习要求掌握寄生虫病的基本病理学知识，掌握肠阿米巴病的病因、病理变化及临床病理联系，熟悉阿米巴病的传播途径、发病机制及主要的肠外阿米巴病，了解阿米巴病的易感人群；掌握血吸虫病的病因、病理变化及临床病理联系，熟悉血吸虫病的传播途径、发病机制及易感人群；熟悉棘球蚴病的病因及基本病理变化；了解弓形虫病、华支睾吸虫病、肺型并殖吸虫病、丝虫病及管圆线虫病的病因与基本病理变化。通过本章学习为临床寄生虫病的学习、诊断和防治奠定基础。

思维导图

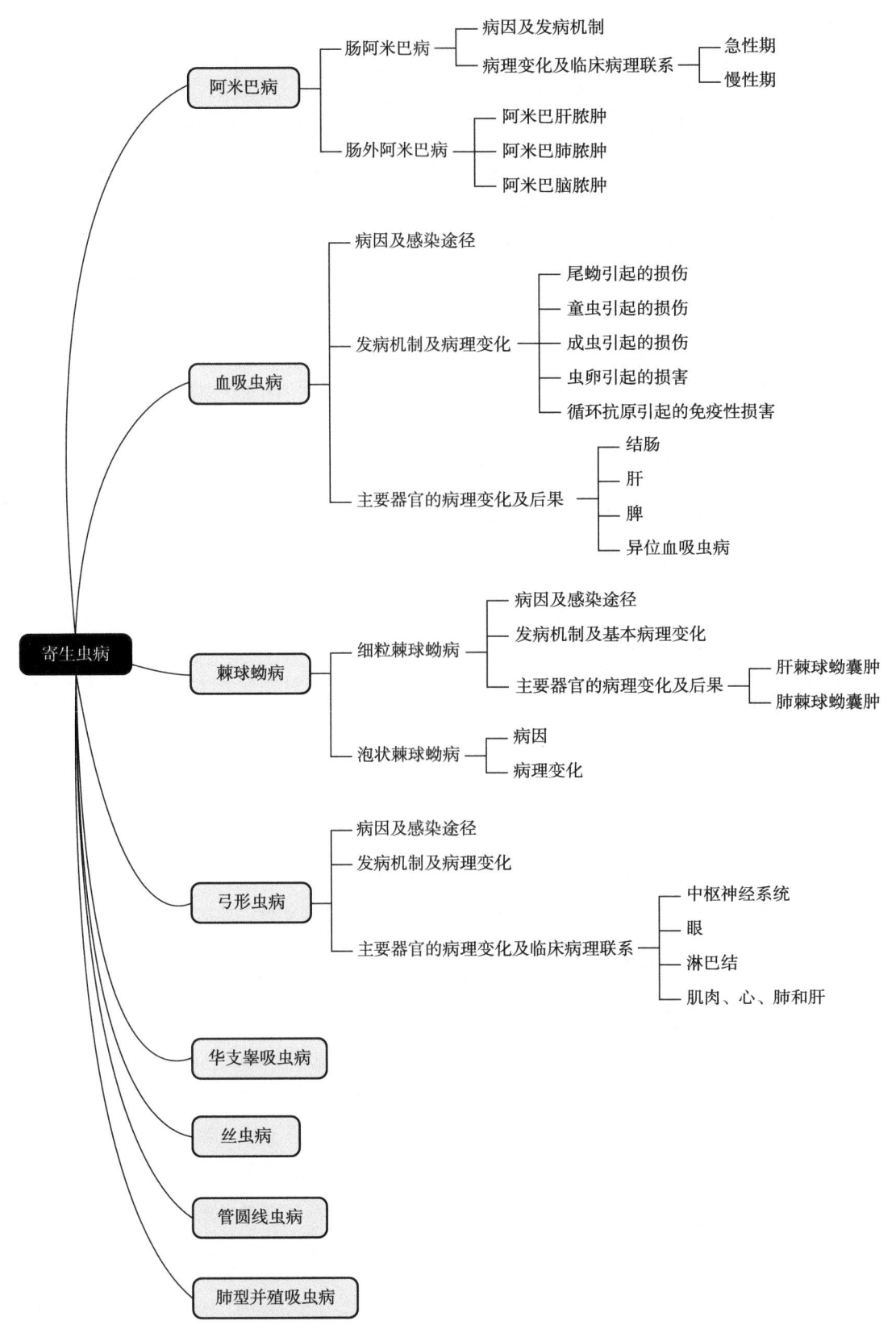

寄生虫病（parasitosis）是寄生虫（parasite）作为病原体引起的疾病，是世界范围内的常见病，主要在发展中国家，尤其是在热带和亚热带地区广泛流行，严重危害人类健康。中华人民共和国成立以来，大陆地区寄生虫病的防治取得了显著的成效；但近年来，有些寄生虫病的发病率呈回升趋势或有新的疫区出现，成为卫生管理及医务工作者需要继续高度重视的问题。

寄生虫病的流行必须具备三个基本条件，即传染源、传播途径和易感人群。寄生虫病受自然、生物和社会因素的影响，且具有地理分布的区域性、季节性和人畜共患病的自然疫源性（Zoonosis-borne disease）等特点。

寄生虫病有急性和慢性之分，大多呈慢性病程。宿主感染寄生虫后可表现为显性感染和隐性感染（又称带虫者，parasite carrier）。有时寄生虫可在常见寄生部位之外的组织和器官中异位寄生（ectopic parasitism），也有同时感染多种寄生虫的多寄生现象。寄生虫对宿主的主要损害有机械性损伤、毒性作用、免疫性损伤，并能夺取机体营养。人体寄生虫病有许多种，本章重点学习阿米巴病、血吸虫病、棘球蚴病和弓形虫病。

第一节　阿米巴病

阿米巴病（amoebiasis）是由溶组织内阿米巴（*Entamoeba histolytica*）原虫感染引起的人类寄生虫病。该原虫主要寄生于结肠，也可经血流运行或直接侵袭到达肝、肺、脑和皮肤等部位，引起相应部位组织的溃疡或脓肿等，亦可同时累及多种组织和器官，表现为全身性疾病。

阿米巴病呈全球性分布，尤以热带及亚热带多见。据统计，全世界每年死于该病的患者不少于4万，感染率为0.37%~30%。在我国，阿米巴病多见于南方，多在经济、卫生环境较差的地区流行，男性多于女性，儿童多于成人。近年来，由于我国环境卫生的不断改善，阿米巴病的发病率明显下降。

一、肠阿米巴病

肠阿米巴病（intestinal amoebiasis）是由溶组织内阿米巴原虫引起结肠壁溃疡性损害的炎症性疾病，急性期常表现为腹痛、腹泻和里急后重等痢疾症状，又谓阿米巴痢疾（amoebic dysentery）。

（一）病因及发病机制

寄居在人体消化道的阿米巴原虫有溶组织内阿米巴、迪斯帕内阿米巴、结肠内阿米巴和哈门内阿米巴等，其中只有溶组织内阿米巴原虫与人类疾病相关，其余为非致病性的共栖型原虫。溶组织内阿米巴原虫有包囊（cyst）和滋养体（trophozoite）两种状态。成熟包囊在传染阶段发挥作用具有传染性；滋养体是阿粑原虫的侵袭形式，在致病阶段发挥作用，但无传染性。包囊存在于慢性患者或无症状带虫者的粪便中，在潮湿环境中存活，在干燥环境中易死亡。滋养体在外界自然环境中只能短时间存活，即使被宿主吞食也会在通过上消化道时被消化液杀灭。人体多因摄入被包囊污染的食物和水而感染。包囊进入消化道后，由于囊壁的抗胃酸作用，能安全到达小肠下段和回盲部，在碱性肠液的消化作用下脱囊，释出有活动能力的阿米巴滋养体。滋养体可摄食细

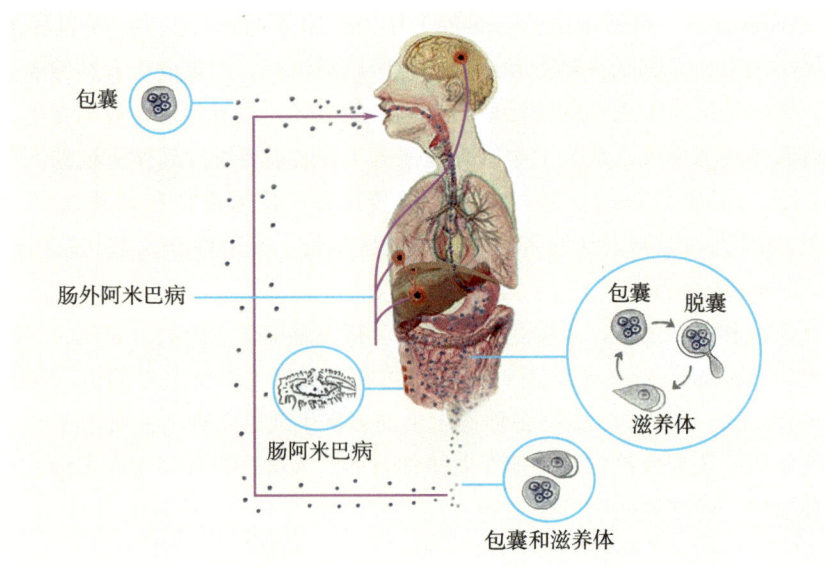

图 18-1 溶组织内阿米巴原虫生活史及致病机制模式图

菌、肠黏液、红细胞等,侵入肠黏膜后继续增殖并侵蚀肠壁组织,引起肠壁溃疡,并可随坏死组织落入肠腔,在急性期肠蠕动增加的情况下,由于无成囊的充分时间,随粪便直接排出体外。滋养体也可侵入肠壁静脉并经血道播散至其他器官,引起肠外阿米巴病。部分未侵入肠壁的滋养体活力逐渐下降,转变为包囊,随粪便排出体外(图18-1)。

知识拓展 18-1 溶组织内阿米巴原虫可能的致病机制

溶组织内阿米巴原虫的致病是虫体和宿主相互作用的结果,与虫株毒力、数量、寄生环境的理化和生物因素及宿主的免疫功能状态有关。致病机制可能与溶组织为阿米巴原虫对组织的机械性损伤和吞噬作用、接触溶解侵袭作用、细胞毒素作用、与细菌的协同致病作用及其免疫抑制和逃逸等有关。

临床病例讨论 18-1 阿米巴病(1)

(二)病理变化及临床病理联系

病变主要在盲肠和升结肠,其次为乙状结肠和直肠,严重患者可累及全部结肠和小肠下段。基本病变为变质性炎,表现为肠壁黏膜及黏膜下组织液化性坏死,并以形成口小底大的烧瓶状溃疡(flask shaped ulcer)为病变特点。临床上依据病程分为急性期和慢性期。

1. 急性期

(1)肉眼观察:①早期,肠黏膜表面可见散在、灰黄色、斑点状浅表溃疡,周围充血、水肿;②继之,滋养体穿过黏膜肌层侵入黏膜下层,大量繁殖并蔓延,组织大片坏死,形成黄棕色黏液脓性物质,呈纽扣状,周围充血、出血;③病变进一步发展,由于黏膜下层组织疏松,阿米巴滋养体易于向四周蔓延,坏死组织范围继续扩大、崩解、液化和脱落,形成形态上大小不一,圆形或卵圆形,口小底大的烧瓶状溃疡,溃疡边缘不规则且肿胀,其内呈潜行性(图18-2,图18-3)。溃疡间黏膜正常或仅为轻度卡他性炎。严重患者,邻近溃疡底部形成隧道并相互沟通,表面黏膜大片坏死、脱落,形成边缘潜行的巨大溃疡;④少数患者溃疡深达肌层甚

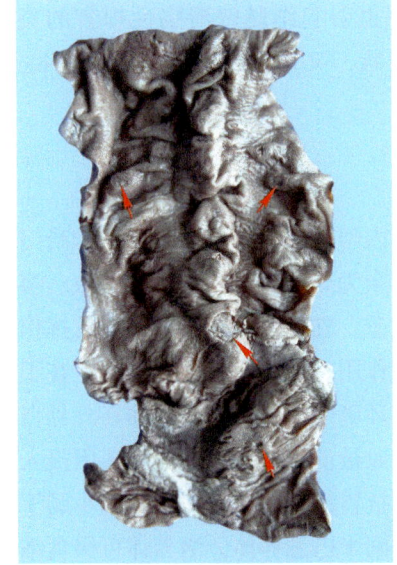

图 18-2 结肠阿米巴病
黏膜表面散在分布、大小不一的圆形溃疡,边缘隆起、肿胀(箭头)

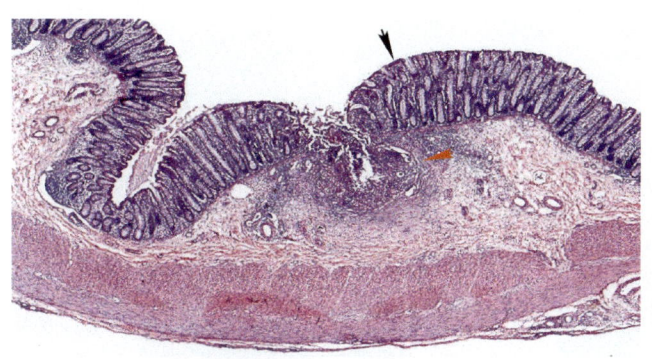

图 18-3 结肠阿米巴病之烧瓶状溃疡
溃疡深达黏膜下层，呈烧瓶状（ → ），溃疡周围黏膜组织正常（ → ）

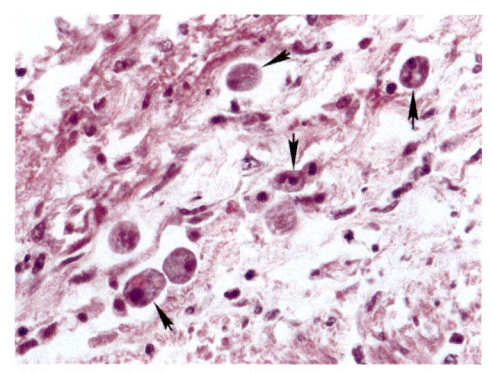

图 18-4 溶组织内阿米巴滋养体
结肠阿米巴溃疡边缘的溶组织内阿米巴滋养体（ → ）

至浆膜层，可引起肠穿孔和（或）阿米巴腹膜炎。

（2）镜下：①病变以液化性坏死为特征，病灶周围组织炎症反应轻，仅见充血、出血及少量淋巴细胞、浆细胞和单核细胞浸润；②溃疡与正常组织交界处及肠壁小静脉腔内可见阿米巴滋养体。滋养体一般呈圆形，直径为 20~40 μm，核小呈紫蓝色，胞质略嗜碱性，胞质内可见糖原空泡或被吞噬的红细胞、淋巴细胞或组织碎片等。滋养体周围常有一空晕，乃周围组织被溶解所致（图 18-4）。

临床上，典型的急性病例表现为腹痛、腹泻和便次增多，排酱褐色、腥臭脓血便。患者由于直肠及肛门病变较轻，里急后重症状不如细菌性痢疾明显，全身中毒症状轻。粪便检查滋养体阳性。急性期多数可治愈，少数患者因治疗不及时、不彻底而转为慢性。

2. 慢性期　病变肠组织形态特点如下：①新旧病变共存，坏死、溃疡、肉芽组织增生及瘢痕共存，黏膜增生和（或）息肉形成；②肠壁因纤维组织增生而增厚变硬，严重时可引起肠腔狭窄；③有些病变因局部上皮组织和肉芽组织增生形成肿瘤样包块，谓阿米巴肿（amoeboma），多见于盲肠，临床上易误诊为大肠癌。

肠阿米巴病的并发症有肠出血、肠穿孔、肠腔狭窄及阑尾炎等，也可引起肝、肺、脑等肠外器官的阿米巴病变。

临床病例讨论 18-2
阿米巴病（2）

二、肠外阿米巴病

肠壁组织内的滋养体可侵入血管，经血道播散至肝、肺及脑等其他脏器，引起肠外阿米巴脓肿，谓肠外阿米巴病（extraintestinal amoebiasis）。多见于肝、肺和脑，部分患者可多个组织和器官同时发病。

（一）阿米巴肝脓肿

阿米巴肝脓肿（amoebic liver abscess）在肠外阿米巴病中最常见，其发病一般认为是肠黏膜下层或肌层的阿米巴滋养体侵入肠壁小静脉，经门静脉运行到肝，偶尔也可直接进入腹腔并累及肝。病灶可单个或多发，单个病灶多见且多位于肝右叶（约占 80%）。

1. 肉眼观察　①"脓肿"大小不一，大者几乎占据整个肝右叶；②"脓肿"内容物呈棕褐色果酱样，由液化性坏死物质和陈旧性血液混合而成；③"脓肿"周围炎症反应不明显，缺乏中性粒细胞浸润，区别于化脓菌引起的脓肿，但习惯上仍称之为"脓肿"；④"脓肿"壁附着尚未彻底液化坏死的残存组织，呈破棉絮状（图18-5）。

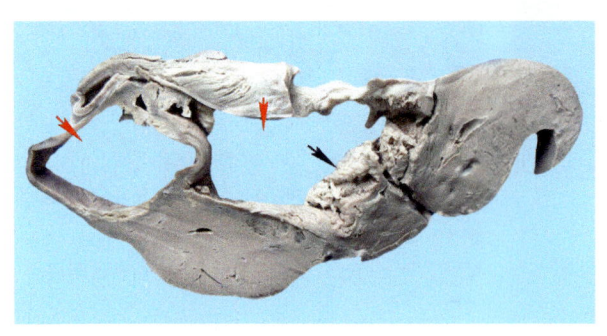

图 18-5　阿米巴肝脓肿
肝右叶两个巨大"脓肿"，"脓液"流失（→），"脓肿"壁腔面粗糙不平，残存组织呈"破棉絮状"（→）

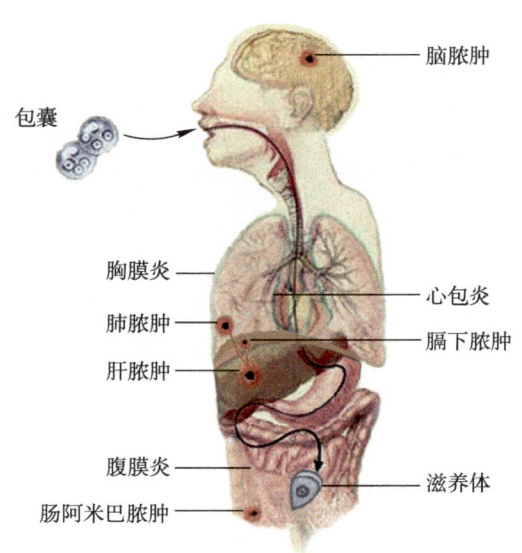

图 18-6　阿米巴病并发症

2. 镜下　①"脓肿"内容物为淡红色无结构的液化性坏死物质；②"脓肿"壁可见尚未彻底液化坏死的组织，少量炎性细胞浸润。坏死组织与正常组织交界处可检出阿米巴滋养体；③"脓肿"周围被增生的肉芽组织及纤维组织包绕；④坏死组织与正常组织交界处可见阿米巴滋养体。

临床上患者常表现为长期低热、右上腹痛、肝大、肝区压痛和全身消瘦等。如果治疗不及时或不恰当，"脓肿"向周围组织蔓延，引起相应部位的阿米巴病变，形成诸如阿米巴性质的肺脓肿、胸脓肿、膈下脓肿、胸膜炎、心包炎和腹膜炎等（图18-6）。

（二）阿米巴肺脓肿

阿米巴肺脓肿（amoebic pulmonary abscess）少见，多位于右肺下叶，常单发；多由阿米巴肝脓肿穿破膈肌，直接蔓延或经血道蔓延而来。患者临床表现类似肺结核的症状，痰液中有可能检出阿米巴滋养体。

（三）阿米巴脑脓肿

阿米巴脑脓肿（amoebic cerebral abscess）少见，多由阿米巴肝脓肿或肺脓肿内的阿米巴滋养体经血流入脑所致。

第二节　血吸虫病

血吸虫病（schistosomiasis）是血吸虫（Schistosoma）寄生于人体引起的寄生虫病。寄生于人体的血吸虫主要有日本血吸虫（S. japanicum）、埃及血吸虫（S. haematobium）、曼氏血吸虫（S. mansoni）、间插血吸虫（S. intercalatum）、湄公血吸虫（S. mekongi）和马来血吸虫（S.

malayensis),其中前3种血吸虫引起的血吸虫病流行范围最广。我国流行的是日本血吸虫病。

血吸虫病分布于亚洲、非洲、拉丁美洲,流行区人口达7亿,受感染人数近2亿。日本血吸虫病分布于亚洲的中国、日本、菲律宾、马来西亚和印度尼西亚。在中国,血吸虫病主要在长江中下游及以南地区流行,近年来一些地区血吸虫病的发病率回升或出现新疫区。

一、病因及感染途径

日本血吸虫的生活史分为虫卵、毛蚴、胞蚴、尾蚴、童虫和成虫等阶段。成虫雌雄合抱,以人体或其他哺乳动物(如牛、马、狗、猫、猪等)为终宿主,寄生在门静脉-肠系膜静脉系统内。毛蚴至尾蚴的发育在中间宿主钉螺内进行。

血吸虫虫卵随患者或病畜的粪便排入水中,虫卵内的毛蚴孵化成熟后,破壳而出,之后钻入中间宿主钉螺体内,经过胞蚴发育成尾蚴,尾蚴离开钉螺再次入水(疫水)。当人、畜与疫水接触时,尾蚴借其头腺分泌的溶组织酶作用和肌肉的收缩作用,钻入皮肤或黏膜并发育为童虫。童虫经小静脉或淋巴管进入血液,随血流运行并经右心到达肺,之后进入体循环向全身播散。只有进入肠系膜静脉的童虫,才能发育为成虫,其余多在迁移中夭折。雌雄成虫交配后产卵,一部分虫卵随血流进入肝,一部分虫卵成熟后破坏肠黏膜进入肠腔,随粪便排出体外,重演血吸虫的生活周期(图18-7)。

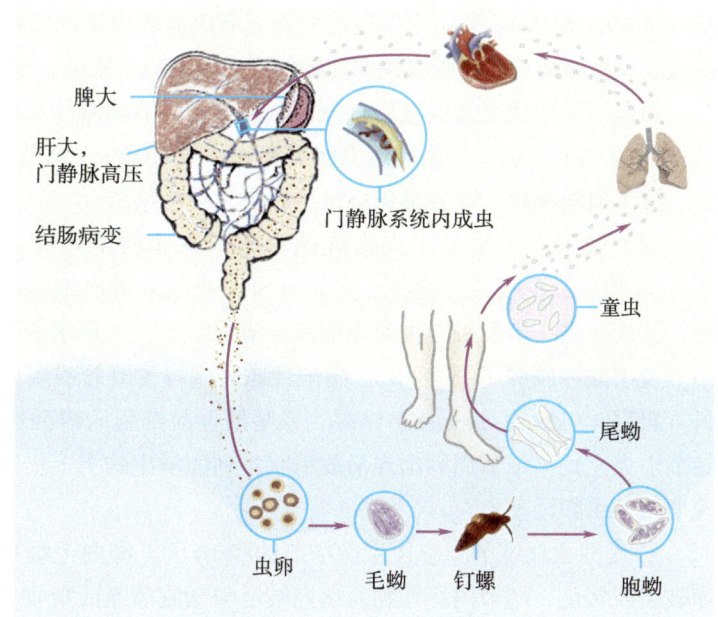

图18-7 血吸虫生活史及感染路径

二、发病机制及病理变化

血吸虫在机体内的不同发育阶段均可对机体造成不同程度的损伤,并以虫卵所致病变最重,其轻重程度依感染程度、机体免疫及营养状况和治疗是否及时、恰当等的不同而异。

(一)尾蚴引起的损伤

尾蚴侵入皮肤引起的皮肤炎症反应谓尾蚴性皮炎(cercarial dermatitis)。尾蚴侵入皮肤后数小时至2~3日发病,表现为红色小丘疹或荨麻疹,奇痒,数日后可自然消退。镜下:真皮充血、水肿及出血,初期为中性粒细胞和嗜酸性粒细胞浸润,之后主要为单核细胞浸润。

(二)童虫引起的损伤

童虫引起的损伤以肺组织受损最明显,表现为肺组织充血、水肿和点状出血,嗜酸性粒细胞和巨噬细胞浸润,血管炎和血管周围炎,病变一般轻微、短暂。

(三) 成虫引起的损伤

少量活的成虫寄生在静脉内因逃逸了免疫攻击，不引起机体反应。大量成虫寄生不但对机体可造成机械性损伤，而且成虫的代谢物、分泌物和死亡虫体的分解产物等作为抗原可刺激机体产生变态反应，致嗜酸性粒细胞增多、血栓形成或血栓栓塞、静脉内膜炎及静脉周围炎、贫血及肝脾大等。成虫吞噬大量红细胞后，在虫体内珠蛋白酶的作用下，可使血红蛋白分解为血红素样色素，谓血吸虫色素（schistosomal pigment）。肝、脾、肠内的单核巨噬细胞增生，吞噬血吸虫色素后沉积在组织器官内。死亡虫体的周围组织坏死，大量嗜酸性粒细胞浸润并聚集，状似脓肿，谓嗜酸性脓肿（eosinophilic absess）。

(四) 虫卵引起的损害

血吸虫病的核心是血吸虫虫卵所引起的损伤。病变主要位于乙状结肠、直肠和肝。未成熟虫卵的毛蚴，无毒性分泌物，所致病变较轻。发育成熟虫卵的毛蚴分泌可溶性虫卵抗原（soluble egg antigen，SEA），宿主产生免疫应答，形成血吸虫病的特征性的虫卵结节，谓血吸虫性肉芽肿或血吸虫虫卵结节。血吸虫性肉芽肿的形成机制尚未阐明，多数学者认为与Ⅳ型变态反应有关。

虫卵结节按病变发展过程可分为急性虫卵结节和慢性虫卵结节。

1. 急性虫卵结节　为成熟虫卵引起的一种局限性、结节状病变。

（1）肉眼观察：病变呈灰黄色、针头大小的结节。

（2）镜下：①结节中央为成熟虫卵，虫卵周围附有嗜酸性、放射状的火焰样物质，谓Hoeppli现象，免疫荧光检测证实其为SEA刺激B淋巴细胞产生相应抗体而形成的抗原抗体复合物；②病变进一步发展，虫卵周围肉芽组织增生，大量嗜酸性粒细胞浸润，形成典型的急性虫卵结节及嗜酸性脓肿（图18-8）。嗜酸性脓肿内可见菱形或多面形、强屈光性的蛋白质晶体，即夏科－莱登（Charcot-Leyden）结晶，系嗜酸性粒细胞的嗜酸性颗粒融合而成；③肉芽组织逐渐向结节中央生长，结节周围出现呈放射状排列的增生的类上皮细胞，嗜酸性粒细胞显著减少，形成晚期急性虫卵结节。

2. 慢性虫卵结节　急性虫卵结节约经10天，卵内毛蚴死亡，毛蚴分泌的抗原物质消失，虫卵破裂或钙化，结节内坏死物质逐渐被巨噬细胞清除或吸收、钙化，巨噬细胞转变为类上皮细胞和少量多核异物巨细胞，结节周围淋巴细胞浸润，成纤维细胞增生，形成由虫卵、类上皮细胞、多核异物巨细胞、淋巴细胞和成纤维细胞组成的慢性虫卵结节（图18-9），其形态类似结核肉芽

> 知识拓展 18-2
> 血吸虫性肉芽肿形成的可能机制

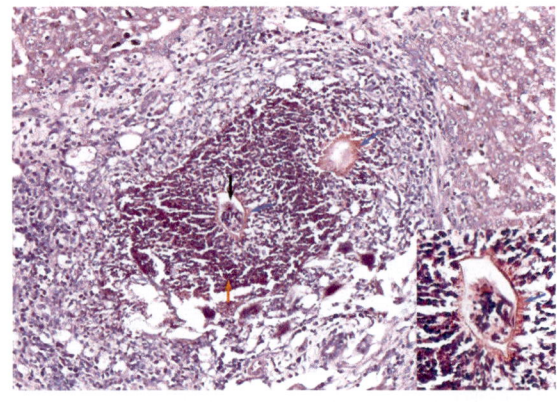

图 18-8　血吸虫病的急性虫卵结节
结节中央为成熟虫卵（→），虫卵表面可见Hoeppli现象（→），结节周围嗜酸性脓肿（→）

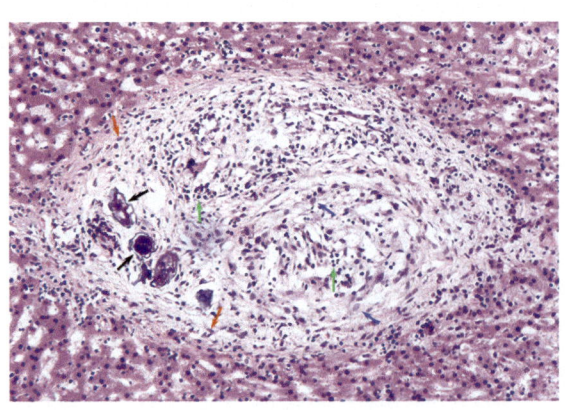

图 18-9　血吸虫病的慢性虫卵结节
结节中钙化的虫卵（→）、类上皮细胞（→）、淋巴细胞（→）和成纤维细胞（→）

肿，故谓假结核结节（pseudotubercle）；病变进一步发展，结节玻璃样变、纤维化，转变为纤维性虫卵结节。急性虫卵结节和慢性虫卵结节是诊断血吸虫病的重要病理学依据。

（五）循环抗原引起的免疫性损害 ⓔ

三、主要器官的病理变化及后果

血吸虫成虫主要寄生在门静脉系统，因此虫卵多沉积在肝、肠组织中引起病变。其病变器官的病理变化及后果如下。

（一）结肠

1. **急性期** 病变主要累及直肠、乙状结肠和降结肠，也可波及右侧结肠和阑尾。虫卵沉积在黏膜及黏膜下层，形成急性虫卵结节。肉眼观察：黏膜充血、水肿，可见灰黄色、细颗粒状结节，直径为 0.5～1 cm。结节中央可进一步坏死并脱落，形成大小不一、边缘不规则的浅表溃疡。溃疡处虫卵可随坏死组织脱落进入肠腔，并随粪便排出，因此急性期粪便中可检出虫卵。临床上患者出现腹痛、腹泻和脓血便等痢疾样症状，谓血吸虫病痢疾（schistosomal dysentery）。此期粪便查虫卵阳性率较高。

2. **慢性期** 由于虫卵反复沉积于肠壁，新旧病变并存，形成大量的慢性虫卵结节和纤维性虫卵结节。肠壁结缔组织增生，肠壁纤维化。

（1）肉眼观察：①黏膜粗糙，可见大小、深浅不一的溃疡；②部分黏膜萎缩，皱襞消失，部分黏膜上皮增生形成炎性息肉；③肠壁纤维组织增生，引起肠壁增厚、变硬，肠腔狭窄，甚至肠梗阻。

（2）镜下：①固有层和黏膜下层虫卵沉积，部分虫卵钙化，可见大量慢性虫卵结节和少量急性虫卵结节；②纤维组织增生，虫卵结节纤维化；③结节周围淋巴细胞和少量嗜酸性粒细胞浸润（图18-10）；④黏膜组织增生，息肉形成，少数病变黏膜上皮出现非典型增生，形成腺瘤或发展为腺癌。

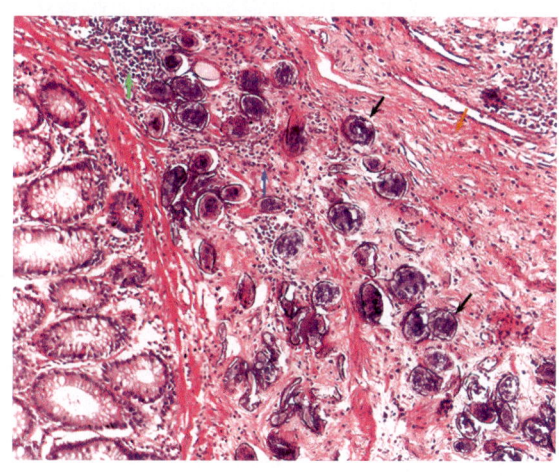

图 18-10 结肠慢性血吸虫病病变
黏膜下血吸虫虫卵并钙化（➡），纤维组织增生（➡），淋巴细胞（➡）及少量嗜酸性粒细胞浸润（➡）。
（孙东瑾、申洪供图，张耀忠修饰）

（二）肝

虫卵主要沉积在汇管区，引起汇管区急性和慢性虫卵结节，左叶更为明显。

1. **急性期**

（1）肉眼观察：肝轻度增大，表面及切面可见数量不等、粟粒或绿豆大小、灰白或灰黄色结节。

（2）镜下：①汇管区附近可见急性虫卵结节；②汇管区内血管及肝窦充血，可有门静脉内膜炎，汇管区内嗜酸性粒细胞、淋巴细胞、浆细胞和巨噬细胞浸润；③肝细胞变性、小灶性坏死或因受压萎缩，库普弗细胞增生并吞噬血吸虫色素。

2. **慢性期** 轻度感染时，仅在汇管区有少量慢性虫卵结节形成，纤维组织轻度增生，一般

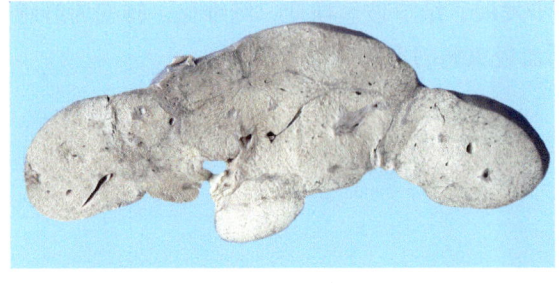

图 18-11 血吸虫病干线型或管道型肝纤维化
肝体积缩小，质硬，切面见纤维结缔组织沿门静脉分支呈树枝状分布（➡）

不出现临床症状。长期、反复或重度感染时出现血吸虫性肝硬化。

（1）肉眼观察：①肝体积缩小、质硬、变形、变色（为棕褐色血吸虫色素沉着所致），表面不平，可见浅的沟纹将肝表面分割成若干大小不等的稍隆起区，严重时形成粗大结节；②切面可见增生的纤维结缔组织沿门静脉分支呈树枝状分布，谓干线型或管道型肝硬化或肝纤维化（fibrosis of liver）（图 18-11）。临床上患者表现出明显的门静脉高压症状和体征，常出现腹水、食管静脉曲张和巨脾等。

知识拓展 18-3　门静脉高压显著的原因

（2）镜下：①汇管区周围形成大量慢性虫卵结节，周围纤维组织大量增生及慢性虫卵结节纤维化，导致肝组织硬化；②门静脉分支受压萎缩、闭塞，可形成血管内膜炎或血栓；③间质血管和小胆管增生；④肝细胞变性、萎缩，但坏死不明显，一般无假小叶形成。所以与门脉性肝硬化不同，血吸虫性肝硬化是不以假小叶形成为特征的肝硬化。

（三）脾

早期脾大不明显，晚期由于长期门静脉高压，形成巨脾。

（1）肉眼观察：①脾质地坚韧，包膜增厚；②切面暗红色，可见棕黄色含铁小结（siderotic nodule），系由陈旧性出血灶伴有铁质、钙盐沉着和增生的纤维组织构成，有时可见梗死灶。

（2）镜下：①脾窦扩张充血，窦内皮细胞及巨噬细胞增生，窦壁纤维组织增生、变厚；②脾小体萎缩、减少；③巨噬细胞内可见血吸虫色素；④偶见虫卵结节形成。临床上患者出现脾功能亢进。

（四）异位血吸虫病

血吸虫成虫或虫卵寄生在门静脉系统以外的组织和器官时谓异位寄生，所形成的病变谓异位血吸虫病，以肺、脑组织的异位血吸虫病多见。

1. 肺　是异位血吸虫病最常见的部位，患者肺内出现急性虫卵结节，周围肺组织充血、水肿，炎症细胞渗出。

知识拓展 18-4　异位血吸虫病的后果

2. 脑　病变多由虫卵所致，表现为急、慢性虫卵结节形成，周围脑组织血管充血、水肿，胶质细胞增生。

3. 其他脏器　肾、胰、胆囊、心脏、膀胱及子宫等组织器官也存在异位血吸虫病变。

第三节　棘球蚴病

棘球蚴病（echinococcosis）是棘球绦虫（*Echinococcus*）的幼虫（棘球蚴，又谓包虫）寄生于人体所引起的疾病，又谓包虫病（hydatid disease），为人畜共患寄生虫病。寄生于人体的棘球蚴有细粒棘球绦虫（*Echinococcus granulosus*）和泡状棘球绦虫（*Echinococcus alveolaris*）两种。棘球蚴病几乎遍布全世界，我国主要分布在西部的四川、青海、西藏、甘肃等省、自治区的牧区和半农半牧区，并以细粒棘球蚴病多见。

一、细粒棘球蚴病

（一）病因及感染途径

细粒棘球绦虫的成虫主要寄生于终末宿主狗、狼等肉食动物的小肠。雌雄同体，由一个头节和三个体节（即幼节、成节和孕节）组成。孕节内含有感染性虫卵，可随终末宿主粪便排出，污染水、牧草、土壤等。当虫卵被中间宿主人及家畜食入后，在胃或十二指肠内孵化为六钩蚴，脱壳后钻入肠壁并侵入小肠黏膜血管，随血流经门静脉到达肝，故临床上肝棘球蚴病（echinococcosis of liver）最多见；少部分六钩蚴由肝经右心到达肺，导致肺棘球蚴

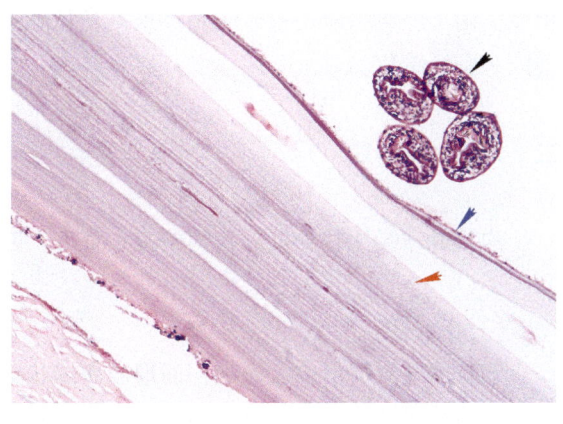

图 18-12 肝细粒棘球蚴病之棘球蚴
囊壁外层为淡红染色平行排列的板层状角皮层（→），内层为生发层（→），腔内可见原头蚴（→）

病；偶有六钩蚴经肺循环到达全身其他器官；六钩蚴也可侵入肠壁淋巴管，经胸导管入血到达全身各处并引起病变。六钩蚴发育为幼虫，谓棘球蚴，由囊内容物和囊壁组成，囊内容物包括无色或微黄色液体和原头蚴（protoscolex）等，每个原头蚴均可发育为一条成虫。囊壁分内、外两层。内层为生发层，具有显著的繁殖能力。生发层向内生芽形成子囊，子囊内壁可生出 5~30 个原头蚴。外层为角皮层，具有吸收营养物质和保护生发层的作用，镜下为红染平行的板层状结构。棘球蚴生存可达 40 年甚至更长，可因损伤、感染而退化死亡；此时母囊及子囊钙化，囊液被吸收浓缩为胶泥样物，囊腔内仍可见原头蚴（图 18-12）。

（二）发病机制及基本病理变化

棘球蚴可寄生在人体任何部位，其对机体的危害程度取决于病变部位、棘球蚴的体积、数量和寄生时间及有无并发症等。

侵入组织的六钩蚴大多被巨噬细胞吞噬破坏，仅少量存活发育成棘球蚴。棘球蚴生长发育中对邻近组织和器官造成机械性压迫、刺激和破坏，引起细胞和组织的萎缩、变性、坏死和功能障碍，周围组织出现嗜酸性粒细胞浸润及巨噬细胞反应。棘球蚴的代谢产物、虫体死亡分解产物和棘球蚴囊液可引起中毒和过敏反应，重者可致过敏性休克。当棘球蚴囊壁破裂，其内原头蚴播散到其他部位，可致棘球蚴病扩散。

（三）主要器官的病理变化及后果

棘球蚴可寄生在人体任何部位，以肝最常见（约占 70%），其次为肺（占 20%~30%），肌肉、心、脾、肾、脑、骨、眼眶等少见。

1. **肝棘球蚴囊肿** 肝棘球蚴囊肿（echinococcus liver cyst）由六钩蚴寄生所致，多见于肝右叶，病变多单发，形成一层纤维囊壁性囊肿（图 18-13），并压迫和破坏局部肝组织，引起肝细胞萎缩、变性或坏死，周围纤

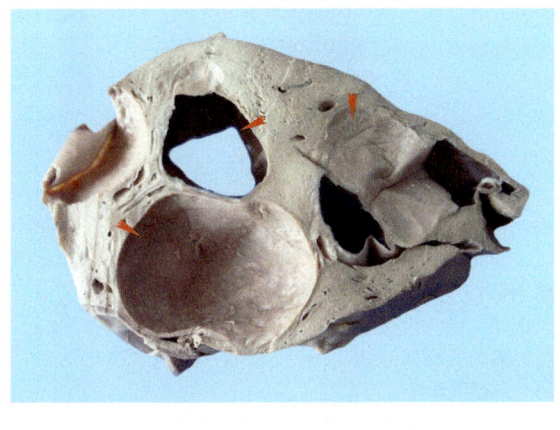

图 18-13 肝棘球蚴囊肿
多个纤维囊壁性囊肿（→）

知识拓展 18-5
肝棘球蚴囊肿主要并发症的危害

维组织增生（区别于泡状棘球蚴囊肿）。肝棘球蚴囊肿的主要并发症为囊肿破裂和继发感染。囊液进入腹腔后可致过敏性休克甚至死亡，也可导致棘球蚴囊肿在腹腔内扩散。

2. 肺棘球蚴囊肿　肺棘球蚴囊肿（echinococcus pulmonary cyst）由六钩蚴经肝侵入肺，或经肝、脾等邻近器官直接侵入肺所致。多见于右肺，好发于下叶或中叶，且多位于肺的周边区，多单发。由于肺组织疏松且血液循环丰富，棘球蚴囊肿生长快并压迫周围肺组织，引起肺不张、肺萎陷和肺纤维化。

知识拓展 18-6
肺棘球蚴囊肿的并发症

二、泡状棘球蚴病

泡状棘球蚴比较少见，我国新疆、青海、四川、甘肃、内蒙古等地有少量病例报告。

（一）病因

泡状棘球蚴不形成大囊泡，而形成海绵状囊泡。囊泡生长较快，子囊为外生性，原头蚴数量较少。泡状棘球绦虫的成虫主要寄生于狐，其次为狗、狼、猫等。中间宿主主要为鼠类，人较少被感染。

（二）病理变化

泡状棘球蚴主要寄生在肝，偶见于肺、脑、脾和腹腔。其病变及后果较细粒棘球蚴病为重。

（1）肉眼观察：①病变一般单发，呈巨块型，囊泡由无数小囊泡聚集而成，呈海绵状或蜂窝状，灰白色，质较硬，与周围组织分界不清；②囊泡内容物为豆腐渣样蚴体碎屑或不透明的稀薄液体（图 18-14）。若发生变性、坏死或溶解，则呈胶冻状液体。若继发感染，则类似脓肿；③泡状囊肿外周无纤维组织包膜，向囊外芽生而生成许多子囊。子囊可以像恶性肿瘤组织一样向周围组织浸润，并侵入血管或淋巴管，播散到肝、肺、肾、心等处。子囊偶尔播散到肝门淋巴结引起淋巴结肿大，加上巨块型囊肿，肉眼易误诊为肝癌。

（2）镜下：①肝组织中散在大小不等的泡状棘球蚴子囊泡，一般仅见角皮层，偶尔有单细

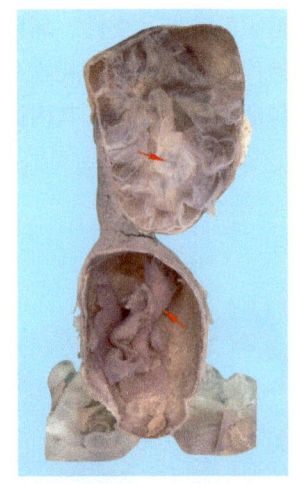

图 18-14　肝泡状棘球蚴病变
大泡状，内含大量小囊泡，呈海绵状或蜂窝状，灰白色，囊内为稀薄液体（➡）（新疆医科大学李巧稚供图，张耀忠修饰）

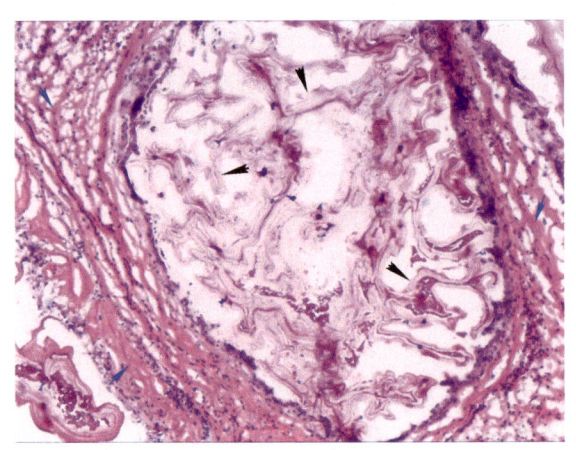

图 18-15　肝泡状棘球蚴病
泡状棘球蚴子囊泡内仅见角皮层（➡），无生发层和头节，囊周组织凝固性坏死（➡）（新疆医科大学李巧稚供图）

胞性生发层或原头蚴（图 18-15）；②囊泡周围嗜酸性粒细胞浸润，伴有结核样肉芽肿形成和纤维组织增生；③随着泡状棘球蚴囊泡的不断增大，囊泡周围肝组织因受压而发生萎缩、变性、坏死、淤胆及纤维组织增生，最终可导致肝硬化。

第四节　弓形虫病 e

第五节　华支睾吸虫病 e

第六节　丝虫病 e

第七节　管圆线虫病 e

第八节　肺型并殖吸虫病 e

（杨丽红）

思考题
1. 哪些人体寄生虫病可引起肠溃疡？各有何病理特点？
2. 简述血吸虫虫卵引起的病理变化。

网上更多……
　本章小结　　历代著名病理学家介绍　　自测题　　教学 PPT

主要参考文献

[1] Kumar V, Abbas AK, Aster JC. Robbins Basic Pathology. 10th ed. Philadelphia: W.B. Saunders, 2017.
[2] U-N·里德, M·维尔纳, H-E·舍费尔. 里德病理学. 上海: 上海科学技术出版社, 2007.
[3] 刘彤华. 诊断病理学. 3版. 北京: 人民卫生出版社, 2013.
[4] 王恩华. 病理学. 3版. 北京: 高等教育出版社, 2015.
[5] 李玉林. 病理学. 8版. 北京: 人民卫生出版社, 2013.
[6] 陈杰, 周桥. 病理学（8年制）. 3版. 北京: 人民卫生出版社, 2015.
[7] 来茂德. 病理学. 北京: 人民卫生出版社, 2014.
[8] 来茂德. 上皮内瘤变. 北京: 高等教育出版社, 2007.
[9] 杨光华. 病理学. 5版. 北京: 人民卫生出版社, 2001.
[10] 王连唐. 病理学. 2版. 北京: 高等教育出版社, 2012.
[11] 苏敏. 病理学. 北京: 中国协和医科大学出版社, 2014.
[12] 苏敏. 图解病理学. 北京: 北京大学医学出版社, 2005.
[13] 刘树范, 阚秀. 细胞病理学. 北京: 中国协和医科大学出版社, 2011.

中英文名词对照索引

郑重声明

高等教育出版社依法对本书享有专有出版权。任何未经许可的复制、销售行为均违反《中华人民共和国著作权法》，其行为人将承担相应的民事责任和行政责任；构成犯罪的，将被依法追究刑事责任。为了维护市场秩序，保护读者的合法权益，避免读者误用盗版书造成不良后果，我社将配合行政执法部门和司法机关对违法犯罪的单位和个人进行严厉打击。社会各界人士如发现上述侵权行为，希望及时举报，我社将奖励举报有功人员。

反盗版举报电话　　（010）58581999　58582371
反盗版举报邮箱　　dd@hep.com.cn
通信地址　　北京市西城区德外大街4号　高等教育出版社法律事务部
邮政编码　　100120

读者意见反馈

为收集对教材的意见建议，进一步完善教材编写并做好服务工作，读者可将对本教材的意见建议通过如下渠道反馈至我社。

咨询电话　　400-810-0598
反馈邮箱　　gjdzfwb@pub.hep.cn
通信地址　　北京市朝阳区惠新东街4号富盛大厦1座
　　　　　　高等教育出版社总编辑办公室
邮政编码　　100029

防伪查询说明

用户购书后刮开封底防伪涂层，使用手机微信等软件扫描二维码，会跳转至防伪查询网页，获得所购图书详细信息。

防伪客服电话　　（010）58582300